改題：実務 医事法講義

実務 医事法

加藤良夫 編著 〔第2版〕

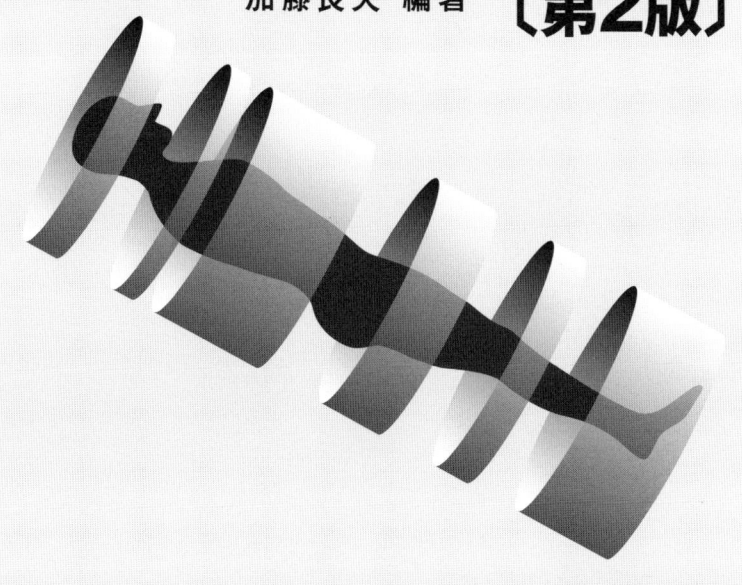

発行 民事法研究会

第2版刊行にあたって

　実務法律講義シリーズの第12巻として『実務　医事法講義』の初版が出版されたのは、2005年（平成17年）9月のことである。以来すでに9年近い歳月が経過した。

　この本は、医事法の「スタンダードミニマム」を意識して編集されたものであり、これまで多くの法科大学院で教科書等として活用されるとともに、医療問題にかかわる弁護士等の実務家にも読まれてきた。そこで、第2版は元のシリーズから独立し、新しい単行本『実務　医事法』として生まれ変わることとなった。

　初版発刊後、医事法関連の科学技術はめざましく進化し、生命倫理の分野でも新しい問題が提起されてきた。また、医療法等の改正がなされ、新しい注目すべき裁判例や医事法に関連する書籍も出ている。

　こうして、この本の改訂の必要性は年々増大していたが、30名にも及ぶ執筆者の共著ということもあって、改訂作業は必ずしも順調に進んできたとはいいがたい。

　このたび改訂版を出版するにあたり、執筆者相互の見解を無理に調整しないとの方針は従来どおりとして、初版を執筆された先生方に改訂作業をお願いした。ただ諸般の事情により、当時の執筆者とは別の方に改訂稿の執筆をお願いしたパートもあった。また、改訂稿を脱稿した後に亡くなられた方（池永先生）もおられた。そして、改訂版の内容については必要最小限の改訂にとどまるところもあれば全面改訂となったところも存在する。いずれにせよ、初版の執筆者の多くが、この本の意義・役割を踏まえて、今回の改訂作業にかかわっていただけたことに感謝している。

　法曹人口の急激な増加等、法曹界を取り巻く状況の変化は、法科大学院における医事法教育についても何らかの影響を及ぼしつつあると思われる。

　他方、医学部や看護学校等では医療の担い手をめざす学生が、医事法に関心をもつ機会は増大していると思われる。この本は、人々の生命・健康にか

第 2 版刊行にあたって

かわるさまざまなテーマを含んでいるので、将来「法」や「医」にかかわる職業に就かない方々にとっても、世代を越えて身近に感じられるものと思われる。とりわけ若い人々が医事法を学び、人間の尊厳や患者の人権について考えることは大切なことであると思われる。

この本が広く活用され、多くの人達に読まれることを願っている。

改訂版の刊行にあたっては、民事法研究会編集部の南伸太郎さんに大変お世話になった。この場を借りて深く感謝を申し上げる。

平成26年4月吉日

加 藤 良 夫

はしがき

　この本は、法科大学院における医事法関連科目の教科書として各法科大学院の教員によって執筆された。

　近時、医療過誤、生殖補助医療、臓器移植、尊厳死等、医事法関連領域のテーマが生起しており、医事法に詳しい法曹が様々な場面で活躍している。今後、医事法に詳しい法曹が活躍する場面は一層増えていくことであろう。

　そのような背景のもとで、多くの法科大学院が医事法関連科目を設けている。法科大学院における医事法の教科書としては、各学生がテーマごとに欠かすことのできないいくつかの論点を的確に把握したうえで、それらについて十分に考えることができるよう、そのための材料が提供されていることが必要である。その意味では、この本は適宜演習問題が掲げられていること等十分配慮がなされていると考える。

　ところでこの本は、各教員の分担執筆であり、価値観が鋭く対立するテーマも存在しているから、各執筆者のそのテーマに対する考え方や個性が原稿に反映されることは否めない。テーマによってはこれを取り除くことは困難であり、ふさわしいこととも思われない。テーマごとに、その中で検討すべき論点が提示されている以上、教員間の考え方のそれぞれを無理に調整しようとはしていないことをご了解いただきたい。また、各テーマの性格上、執筆にあたり若干の重なりが生じ得ることは避けがたいこともご理解いただきたいと思う。

　法科大学院における医事法教育の中でこの本が用いられ、より多くの学生が、医事法に関心を持つようになるとともに、科学技術の発展等に伴う多様な価値観の中で「患者の人権をいかに守るか」ということを具体的、実践的に考えていくことができるようになればと願っている。

　また本書は、各分野の専門家の方々によってきわめて実践的かつ具体的に著されているので、法科大学院生のみならず日頃法律実務の現場で活躍されている若き法曹にとっても、有用な手引書としてご活用いただけるものと確

はしがき

信する次第である。

　多忙の中、多くの執筆者が、法科大学院における医事法教育の必要性、その範囲等について意見交換を重ねて執筆をしていただいたことを編集者として感謝するとともに、この企画を勧めてくださった民事法研究会の田口社長および編集の労をとってくださった上野恭世さんに謝辞を述べる。

　　平成17年8月吉日

加　藤　良　夫

●本書の法科大学院における利用の仕方●

1　本書の特色

　本書の特色は、法科大学院における医事法科目の教科書として各法科大学院の教員によって分担執筆された点にある。医事法の研究者、弁護士、医師等立場も異なっており多様である。これは、医事法で取り上げるテーマの広がりによるところが大である。将来法律実務家となって、医事法分野の事柄に取り組む際には、本書で学んだことが大いに役立つように、テーマごとに判例や論点が示されている点も特色といえよう。

2　法科大学院の授業で本書を利用するにあたって

　医事法は、人権論、契約論、犯罪論、衛生行政法規、生命倫理等にかかわる総合的かつ実践的テーマを対象としており、そのためには憲法、自由権規約、民法、刑法のほか、医師法、医療法、臓器移植法、精神保健福祉法等を縦横に活用して検討をしていく必要がある。

　教員の講義では、各テーマに必要な範囲で関係法規等の解説がなされると思われるが、本書を予習に用いて、教員からあらかじめ提起される課題に対し、どのような論点が存在しているかを抽出し、それらについての各自の見解を整理して授業に臨むことが求められよう。そして授業では、いわゆるソクラテス・メソッドの方式等を用いて可能な限り双方向性、多方向性、参加型の展開を心がけたい。

　また、本書では各テーマごとに「演習問題」を収録しているので、法科大学院生が自らの習得度を検証するうえで役立てていただきたいし、上記のソクラテス・メソッド方式の授業の中でも活用していただきたい。

3　法科大学院生が本書を利用するにあたって

　本書を読み終えたときに、医事法の全体像がつかめるものと思われる。

　本書はいくつかの重要な判例が視点を変えて取り上げられている。判例の

読み方としても参考にしてもらいたい。

本書を活用しつつ積極的に課題に取り組み、授業でも自らの意見を説得的に述べ、異なる意見からも多くのことを学びとってほしい。

4　本書への期待

学生が本書によって、医事法への興味を深め医事法の重要性を認識して、積極的に学ぶようになってほしい。そして学生がそれまでに学んだ法的な知識とともに生命倫理の視点も踏まえて、医療あるいは科学の世界で生ずる様々なテーマに対して「医事法」の視点から道筋をつけて、そこに含まれる論点を一つひとつ検討していくことができるようにこの教科書を役立ててもらいたい。

(加藤良夫)

● 第 2 版執筆者一覧 ●

(執筆順。平成26年4月現在)

加藤　良夫（南山大学大学院法務研究科教授、弁護士）序論
金川　啄雄（金沢医科大学名誉教授）第1章I
髙嶌　英弘（京都産業大学大学院法務研究科教授）第1章II
鈴木　利廣（明治大学法科大学院教授、弁護士）第1章III
小町谷育子（司法研修所民事弁護教官、弁護士）第1章IV
増田　聖子（名城大学大学院法務研究科非常勤講師、弁護士）第2章I、第5章III
上田　正和（大宮法科大学院大学教授、弁護士）第2章II
鹿野　元（弁護士）第2章III
森脇　正（弁護士）第2章IV
山本　賢昌（岡山大学大学院法務研究科非常勤講師、弁護士）第2章V
髙橋　智（金沢大学法科大学院非常勤講師、弁護士）第3章第1節
石川　寛俊（関西学院大学法科大学院教授、弁護士）第3章第2節
金田　朗（弁護士）第3章第3節
粟屋　剛（岡山大学大学院医歯薬学総合研究科教授）第4章I
石井美智子（明治大学法学部教授）第4章II
宍戸　圭介（名古屋経済大学法学部講師）第4章III
川本　哲郎（同志社大学法学部教授）第4章IV
平野　哲郎（立命館大学法学部教授）第4章V、IX
釘澤　知雄（大宮法科大学院大学教授、弁護士）第4章VI
白井　泰子（早稲田大学法科大学院兼任講師、放送大学長野学習センター客員准教授）第4章VII
寺野　彰（獨協学園理事長、獨協医科大学名誉学長、獨協大学法科大学院教授、弁護士）第4章VIII
澤口　聡子（昭和大学医学部客員教授、帝京平成大学地域医療学部・大学院健康科学研究科教授、医師）第4章X
須田　清（大東文化大学法科大学院教授、弁護士）第5章I、V
山下　登（岡山大学大学院法務研究科教授）第5章II
佐藤雄一郎（東京学芸大学教育学部准教授）第5章IV
石津日出雄（川崎医科大学医学部特任教授、医師）第5章VI
甲斐　克則（早稲田大学大学院法務研究科教授）第6章

第 2 版執筆者一覧

池永　　満（弁護士）第 7 章 I、II、III
澤口　彰子（東京女子医科大学名誉教授、東京福祉大学・大学院社会福祉学部教授、
　　　　　医師）第 7 章 IV

〔初版執筆者〕
森田　　明（第 1 章 IV）
大石　和昭（第 2 章 V）
宇都木　伸（第 5 章 IV）

● 略称一覧 ●

【法　令】

憲法　　日本国憲法
民訴法　　民事訴訟法
刑訴法　　刑事訴訟法
感染症予防法　　感染症の予防及び感染症の患者に対する医療に関する法律
精神保健福祉法　　精神保健及び精神障害者福祉に関する法律
麻薬・向精神薬取締法　　麻薬及び向精神薬取締法
個人情報保護法　　個人情報の保護に関する法律
個人情報保護法施行令　　個人情報の保護に関する法律施行令
行政機関個人情報保護法　　行政機関の保有する個人情報の保護に関する法律
独立行政法人等個人情報保護法　　独立行政法人等の保有する個人情報の保護に関する法律
GCP省令　　医薬品の臨床試験の実施の基準に関する省令
墓埋法　　墓地、埋葬等に関する法律
臓器移植法　　臓器の移植に関する法律
児童虐待防止法　　児童虐待の防止等に関する法律

【判例集等】

民録	大審院民事判決録	家月	家庭裁判月報
民集	最高裁判所民事判例集	訟月	訟務月報
集民	最高裁判所裁判集民事	医民集	医療過誤民事裁判例集
刑録	大審院刑事判決録	交民集	交通事故民事裁判例集
刑集	最高裁判所刑事判例集	判時	判例時報
高民集	高等裁判所民事判例集	判タ	判例タイムズ
高刑集	高等裁判所刑事判例集	ジュリ	ジュリスト
東高時報（刑事）	東京高等裁判所刑事判決時報	法セミ	法学セミナー
		法時	法律時報
下民集	下級裁判所民事裁判例集	金商	金融・商事判例
裁時	裁判所時報	医事法判例百選	医事法判例百選〔第2版〕（別冊ジュリスト219号）
刑月	刑事裁判月報		

目　次

序　論 …………………………………………………………… 1

〈表1〉　シラバスの分析／5

第1章　患者の人権

I　インフォームド・コンセント ……………………………… 8
　1　インフォームド・コンセント序説 ……………………… 8
　　(1)　現代的意義 ………………………………………… 8
　　(2)　法的根拠と説明義務 ……………………………… 9
　　(3)　インフォームド・コンセントの構造 …………………11
　　(4)　インフォームド・コンセントの訴訟 …………………13
　　(5)　インフォームド・コンセントの由来 …………………14
　2　インフォームド・コンセントにおける説明義務の諸問題 ……16
　　(1)　説明義務の対象となる医療行為 …………………16
　　(2)　説明すべき事項の内容と程度 ………………………18
　　(3)　医療水準と説明義務 ………………………………20
　　(4)　医療行為の裁量性と患者の自己決定 ………………21
　　(5)　患者に説明することが不適当な場合 ………………23
　　(6)　医師の説得と患者の拒否 …………………………25
　　(7)　治験における説明義務 ……………………………26
　3　インフォームド・コンセントの取得義務者とその相手方 ……28
　　(1)　説明・同意取得義務者 ……………………………28
　　(2)　その相手方 …………………………………………28
　4　インフォームド・コンセント取得義務違反の効果 ………31
　　(1)　立法主義 ……………………………………………31

(2) 因果関係の問題 …………………………………………31
　　(3) 損害の評価 ……………………………………………32
　〔演習問題〕/35
II　医療における情報の意義と機能 ………………………………36
　1　はじめに ………………………………………………………36
　　(1) 問題の所在 ……………………………………………36
　　(2) 問題への対応 …………………………………………38
　　(3) 情報の電子化・ネットワーク化に伴う問題 ……………39
　2　医療に関連する情報の意義と分類・機能 ……………………41
　　(1) 情報の分類の視点 ……………………………………41
　　(2) 情報の内容に基づく分類 ……………………………41
　　(3) 情報の機能に基づく分類 ……………………………46
　3　おわりに ………………………………………………………51
　〔演習問題〕/52
III　自己決定権 ……………………………………………………53
　1　自己決定権とは ………………………………………………53
　2　生命倫理原則と患者の自己決定権 …………………………53
　3　日本法における患者の自己決定権 …………………………54
　4　自己決定権台頭の背景と諸問題 ……………………………55
　5　自己決定権の実質的保障プログラム ………………………57
　6　自己決定権行使の態様 ………………………………………57
　7　自己決定権の限界 ……………………………………………58
　　(1) 一般的限界論 …………………………………………58
　　(2) 人間の尊厳・公共性と自己決定権 ……………………59
　　(3) 社会的合意と自己決定権 ……………………………60
　8　自己決定権侵害の法的効果 …………………………………61
　〔演習問題〕/62
IV　プライバシーの権利 …………………………………………63

1　プライバシーの権利と個人情報保護制度の成立経緯 ……………63
　　(1)　はじめに …………………………………………………………63
　　(2)　「プライバシー」「自己情報コントロール権」とは …………63
　　(3)　プライバシーの権利と個人情報保護制度——OECD の
　　　　8 原則 ……………………………………………………………64
　　(4)　日本における制度化の経過 …………………………………66
　2　現行の個人情報保護制度の概観 ………………………………68
　　(1)　個人情報保護条例とその運用状況 …………………………68
　　(2)　個人情報保護法の構造と問題点 ……………………………69
　3　医療分野における個人情報についての基本的視点 …………73
　　(1)　医療における個人情報の利用と保護の必要性 ……………73
　　(2)　医療にかかる個人情報についての取扱いの特例 …………74
　　(3)　医療にかかる個人情報の取扱いに関する視点 ……………75
　4　医療におけるプライバシーをめぐる問題点 …………………76
　　(1)　利用・提供規制とその例外 …………………………………76
　　(2)　診療記録の本人への開示 ……………………………………80
　5　個別法制定の動き …………………………………………………85
　〔演習問題〕／87

第 2 章　医療契約

I　医療契約総論 ……………………………………………………88
　1　問題の所在 …………………………………………………………88
　　(1)　はじめに …………………………………………………………88
　　(2)　モデルケース——患者と医師らおよび医療機関との間に
　　　　契約は成立していないのか？ …………………………………88
　2　医療契約の法的性質・特性 ………………………………………90

(1) 判例・学説 …………………………………………………………90
　　(2) モデルケースの場合 ………………………………………………90
　　(3) すべての医療契約が準委任契約なのか …………………………91
　　(4) 請負契約性が認められる点はないか ……………………………92
　　(5) 法的性質論の意義 …………………………………………………92
　3 医療契約の当事者 ………………………………………………………93
　　(1) 患者側 ………………………………………………………………93
　　(2) 医療側 ………………………………………………………………94
　　(3) 保険診療の場合の契約の当事者 …………………………………95
　4 医療契約の成立 …………………………………………………………95
　　(1) 申込みと承諾 ………………………………………………………95
　　(2) 患者の申込み ………………………………………………………96
　　(3) 医療側の承諾——応招義務との関係 ……………………………96
　5 医療契約の効果 …………………………………………………………99
　　(1) 医療側の負担すべき債務 …………………………………………99
　　(2) 患者側の負担すべき債務 ………………………………………105
　6 医療契約の終了 ………………………………………………………106
　　(1) 医療契約の終了原因 ……………………………………………106
　　(2) 当事者からの解除 ………………………………………………107
　〔演習問題〕／109
II **医療水準** ……………………………………………………………………110
　1 「医療水準（論）」とは何か …………………………………………110
　2 医療水準の判断方法 …………………………………………………111
　　(1) 注意義務の基準に関する初期の判例の展開 …………………111
　　(2) 判例における医療水準（論）の形成・確立——未熟児
　　　　網膜症訴訟事件をとおして ……………………………………113
　　〔コラム〕 未熟児網膜症／114
　　(3) 判例によって形成・確立された医療水準（論）の判断枠

13

      組み（内容） ……………………………………………………118
   3 医療水準を判断する主なポイント ……………………………119
    (1) 新規の治療法と法的義務 …………………………………119
    (2) 当該医療機関の性格（役割）等の諸事情を具体的に検討
      すること ……………………………………………………119
    (3) 知見（情報）の普及と医療従事者の研鑽 ………………120
    (4) 知見（情報）と治療（実践）における医療水準の違い ………120
    (5) 医療慣行と医療水準の違い ………………………………121
   4 医療水準（論）と説明義務 ……………………………………121
   5 医療水準（論）の限界・課題と今後の展望 …………………123
    (1) 医療水準の確定の困難性、証明の困難性 ………………123
    (2) 医師の免責のために機能する可能性 ……………………124
    (3) 医療水準（論）の細分化と空洞化 ………………………124
   〔演習問題〕／125
 III 問診義務 ………………………………………………………127
   1 問診義務の意義 …………………………………………………127
   2 問診義務違反の類型 ……………………………………………128
    (1) 診断上必要な問診を怠った場合 …………………………129
    (2) 重大な結果を避けるための問診を怠った場合 …………129
   3 問診義務の判断要素 ……………………………………………129
    (1) 医療水準 ……………………………………………………129
    (2) 問診の方法 …………………………………………………130
   4 問診義務違反が問題とされた判例 ……………………………130
    (1) 集団予防接種における問診義務 …………………………131
    (2) 麻酔医の問診義務 …………………………………………132
    (3) 薬剤投与と問診 ……………………………………………134
    (4) 緊急疾患と問診 ……………………………………………137
   〔演習問題〕／140

IV 転医義務 …………………………………………………………141
1 転医義務の概念およびその法的根拠 …………………………141
2 転医義務の形成過程と医療水準 ………………………………142
3 転医義務の内容と要件 …………………………………………143
4 転医義務の裁判例の検討 ………………………………………145
 (1) 転医の要件および時期の判断の過失 ………………………145
 (2) 医療検査のための転医の要件 ………………………………146
 (3) 転医の機会、時期の判断に過失がないとされた事例 ……147
 (4) 転医義務の前提としての診断義務の違反事例 ……………149
 (5) 転医をするに際しての転医先への説明義務の内容 ………150
 (6) 専門科目外の疾患の患者を専門医に転医させる義務 ……151
 (7) 分娩前に転送義務を否定し、分娩後に転送義務を肯定した事例 …………………………………………………………152
 (8) 重大で緊急性のある病気の疑いと転医義務の履行 ………154
5 まとめ ……………………………………………………………156
〔演習問題〕／157

V 説明義務 …………………………………………………………158
1 説明義務の意義 …………………………………………………158
2 説明義務の種類 …………………………………………………158
3 説明義務の法的根拠 ……………………………………………159
4 説明義務の類型化 ………………………………………………160
 (1) 手術の危険性に関する説明義務 ……………………………160
 (2) 先端的治療法（非標準的ながん化学療法）に関する説明義務 …………………………………………………………162
 (3) 標準的ながん化学療法に関する説明義務 …………………164
 (4) 先端的治療法（未確立な治療法）に関する説明義務 ……164
 (5) がんの告知（家族に対する告知） …………………………166
 (6) 緊急性のない治療と代諾 ……………………………………167

(7) 療養指導に関する説明義務 …………………………………167
　　(8) 整形美容目的の手術に関する説明義務 ……………………169
　　(9) 予防的治療法に関する説明義務 ……………………………170
　5　裁判例をとおしての説明義務（類型化）のまとめ ……………171
　〔演習問題〕／172

第3章　医療訴訟

第1節　医療訴訟の概要 ……………………………174

I　医療訴訟の現況 ………………………………………………174
　〈表2〉　医事関係訴訟事件の処理状況および平均審理期間／175
　〈表3〉　医事関係訴訟事件の終局区分別既済件数およびその割合／176
　〈表4〉　地裁民事第一審通常訴訟事件・医事関係訴訟事件の認容率／177
　〈表5〉　医事関係訴訟事件（地裁）の診療科目別既済件数／178
II　相談から証拠保全まで ………………………………………179
III　証拠保全 ………………………………………………………182
IV　証拠保全から訴訟提起前まで ………………………………183
V　訴え提起後の手続 ……………………………………………184
VI　最後に …………………………………………………………186
　〔演習問題〕／186

第2節　理論的な課題 ………………………………188

I　医療行為と責任――その特徴 ………………………………188
　1　医療と社会 …………………………………………………188
　2　医療行為に関する責任の性質 ……………………………188
　3　診療過誤による責任A＝危険を防止すべき技術者としての

         注意義務 ……………………………………………………………189
    4 情報提供にかかわる責任Ｂ＝患者の主体的地位を保障すべき
      専門家の義務 ………………………………………………………194
    5 民事責任の法律構成 ………………………………………………202
     (1) 債務不履行と不法行為 …………………………………………202
     (2) 医師の責任Ａ、Ｂと法律構成との関係 ………………………203
     (3) 原告が負担する責任発生要件 …………………………………204
  II 義務違反＝過失はどのように判断されているか …………………206
    1 診療行為と過失——総論 …………………………………………206
    2 診療過誤——専門的営みと過失判断による介入 ………………209
     (1) 患者の非協力と医師の注意義務（過失相殺）………………209
     (2) 過失の特定——訴訟上の証明 …………………………………213
     (3) 薬剤の特定と過失の成否 ………………………………………214
     (4) 手術操作と過失の認定 …………………………………………215
    3 医療慣行と過失判断——「平均」「通常」というミスリード ……215
    4 医療機関の種類と開業医の義務——合理的行動の類型化 ……216
    5 過失の推定——訴訟における証明困難 …………………………218
    6 鑑定意見と裁判所の過失判断——専門家のあり方を素人が
      裁く意味 ……………………………………………………………219
  III 賠償すべき損害とは何か ………………………………………………222
    1 事実としての損害——社会的実質 ………………………………222
    2 賠償すべき損害の費目 ……………………………………………223
    3 回復可能性の侵害——賠償可能な損害か ………………………225
    4 説明義務違反による損害の範囲 …………………………………228
  IV 因果関係の判断——始点と終点、証明の程度 ……………………232
    1 因果関係の判断基準（因果関係の推定）………………………233
    2 過失の競合と因果関係 ……………………………………………238
    3 因果関係の始点 ……………………………………………………239

目次

  4 因果関係の終点 …………………………………………………242
  〔演習問題〕／244

第3節 実務上の論点 …………………………………………247

 Ⅰ 医療訴訟の特質 ………………………………………………247
 Ⅱ 医事部導入以前の審理 ………………………………………250
 Ⅲ 医事部での審理 ………………………………………………252
  1 計画審理 …………………………………………………252
  2 事実および争点整理段階における工夫 ………………252
   (1) 診療経過一覧表の作成 ……………………………252
  【書式1】 診療経過一覧表／253
   (2) 争点整理における専門的知識導入の工夫 ………256
   (3) 争点整理表の作成 …………………………………262
  3 証拠調べの工夫 …………………………………………263
   (1) 集中証拠調べ ………………………………………263
   (2) 証拠調べにおける工夫 ……………………………263
  4 判断の段階における専門的知識の導入（鑑定）における工夫 ……265
   (1) 鑑定人選任の迅速化の工夫 ………………………265
   (2) 鑑定事項決定における鑑定人との協議 …………267
   (3) さまざまな鑑定方式 ………………………………269
  5 和解および判決 …………………………………………273
  6 控訴審での審理 …………………………………………274
 Ⅳ 医療訴訟の質を向上させるために …………………………275
  1 医事部での審理の評価と課題 …………………………275
   (1) 医療事件の特質 ……………………………………275
   (2) 鑑定の現状と課題 …………………………………275
   (3) 専門委員制度の積極的な活用 ……………………278
 Ⅴ 産科医療補償制度 ……………………………………………280

1　制度の概要 …………………………………………………………280
　　2　医療紛争解決への萌芽 ……………………………………………280
　　3　原因分析 ……………………………………………………………282
　Ⅵ　医療ADR ………………………………………………………………285
　　〔演習問題〕／286

第4章　生命倫理

　Ⅰ　生命倫理総説 ……………………………………………………………288
　　1　生命倫理とは何か …………………………………………………288
　　2　生命倫理と医療倫理はどう違うか ………………………………290
　　3　医事法と医療倫理のクロスポイント ……………………………291
　　4　生命倫理のパースペクティブ——文明論的生命倫理 …………293
　　5　生命倫理射程のワイド化 …………………………………………295
　　〔演習問題〕／297
　Ⅱ　生殖補助医療 ……………………………………………………………298
　　1　生殖補助医療の種類と実情 ………………………………………298
　　〈表6〉　人工受精、体外受精、クローン／299
　　2　問題点 ………………………………………………………………300
　　　(1)　人間の尊厳 ……………………………………………………300
　　〔コラム〕　胚は人か物か／301
　　　(2)　「医療」行為 …………………………………………………302
　　〔コラム〕　リプロダクティブ・ライツ／303
　　　(3)　インフォームド・コンセント ………………………………304
　　　(4)　子の福祉 ………………………………………………………305
　　3　規　制 ………………………………………………………………306
　　　(1)　諸外国 …………………………………………………………306

19

目　次

　　(2)　日本産科婦人科学会会告 …………………………………………306
　　(3)　旧厚生省の生殖補助医療技術に関する専門委員会 ……………307
　　(4)　厚生審議会生殖補助医療部会 ……………………………………308
　　(5)　法制審議会生殖補助医療関連親子法部会 ………………………308
　　(6)　日本学術会議生殖補助医療の在り方検討委員会 ………………309
　4　親子関係 ………………………………………………………………310
　　(1)　AIDの父子関係をめぐる裁判例 …………………………………310
　　(2)　夫の死後の人工受精 ………………………………………………310
　　(3)　性別変更者 …………………………………………………………312
　〔事例研究〕　代理懐胎・出産／313
　5　着床前診断 ……………………………………………………………314
　6　クローン ………………………………………………………………316
　7　まとめ …………………………………………………………………317
　〔演習問題〕／317

Ⅲ　脳死と臓器移植 …………………………………………………………319
　1　日本における移植法のあゆみ ………………………………………319
　　(1)　脳死と臓器移植 ……………………………………………………319
　　(2)　移植法と臓器摘出行為の合法化 …………………………………319
　　(3)　臓器移植法の成立と改正 …………………………………………320
　2　脳死論 …………………………………………………………………321
　　(1)　脳死と人の死 ………………………………………………………321
　　(2)　日本の脳死立法 ……………………………………………………322
　〈表7〉　「脳死した者の身体」の定義／322
　　(3)　脳死判定 ……………………………………………………………323
　〈表8〉　脳死判定基準／323
　3　臓器移植の法的問題 …………………………………………………325
　　(1)　臓器移植法の目的・理念 …………………………………………325
　　(2)　臓器提供の意思表示方式 …………………………………………325

〈表9〉　臓器移植法における意思表示方式／326
　　　(3)　小児移植 ……………………………………………………327
　　　(4)　親族優先提供 ………………………………………………328
　　4　生体間移植 ……………………………………………………329
　　　(1)　生体間移植と法 ……………………………………………329
　　　(2)　臓器売買 ……………………………………………………331
　　〔演習問題〕／333
Ⅳ　精神医療 ……………………………………………………………334
　　1　はじめに ………………………………………………………334
　　2　精神障害者の人権 ……………………………………………334
　　　(1)　人権とその制約の根拠 ……………………………………334
　　　(2)　国連原則 ……………………………………………………336
　　　(3)　強制入院の正当化根拠 ……………………………………336
　　　(4)　人権侵害の事例 ……………………………………………337
　　　(5)　患者の自己決定権 …………………………………………337
　　3　わが国における強制医療の実態 ……………………………341
　　　(1)　精神保健福祉法 ……………………………………………341
　　　(2)　心神喪失者等医療観察法 …………………………………341
　　4　人権の保護 ……………………………………………………342
　　　(1)　医療従事者の倫理 …………………………………………342
　　　(2)　精神医療審査会 ……………………………………………343
　　　(3)　保護者制度の改正 …………………………………………344
　　5　おわりに ………………………………………………………345
　　〔演習問題〕／346
Ⅴ　安楽死・尊厳死 ……………………………………………………347
　　1　生命に関する自己決定権と医の倫理 ………………………347
　　2　安楽死・尊厳死の分類・定義 ………………………………347
　　3　尊厳死 …………………………………………………………349

目 次

 (1) 外国の裁判例 ……………………………………………349
 (2) 外国の立法例 ……………………………………………357
 (3) 終末期医療に関するガイドライン ……………………359
 〔図１〕 終末期医療の方針決定に至る手続／362
 (4) 東海大学病院安楽死事件 ………………………………363
 (5) 尊厳死法案 ………………………………………………364
 (6) 意識調査 …………………………………………………365
 4 尊厳死をめぐる論点 …………………………………………366
 (1) 延命医療差控え・中止の時期 …………………………366
 (2) 家族による代行判断 ……………………………………366
 (3) リビング・ウィル（生前発効遺言書）………………367
 (4) 中止の対象行為 …………………………………………368
 (5) 治療義務の限界と自己決定権の関係 …………………368
 〔事例研究１〕 患者の尊厳死の希望の無視／368
 5 積極的安楽死 …………………………………………………369
 (1) 日本の裁判例 ……………………………………………369
 (2) 外国の裁判例 ……………………………………………376
 〔コラム〕 ドクター・デス～ジャック・キヴォーキアン医師／378
 6 安楽死に関する外国の立法例 ………………………………379
 7 積極的安楽死・自殺幇助をめぐる議論 ……………………383
 (1) 肯定説の根拠 ……………………………………………383
 (2) 否定説の根拠 ……………………………………………384
 (3) 積極的安楽死・自殺幇助を肯定する場合の法的根拠 …385
 (4) 積極的安楽死・自殺幇助を肯定する場合の要件 ……387
 〔事例研究２〕 安楽死を希望する患者に対する対応／388
 8 まとめ …………………………………………………………390
 〔演習問題〕／391

VI 人工妊娠中絶 ……………………………………………………392

1	序論	392
2	人工妊娠中絶は自己決定権に含まれるのか	393
3	刑事法的視点	394
(1)	堕胎の罪（刑法212条〜216条）	394
(2)	優生保護法から母体保護法へ	396
(3)	出生前診断と着床前診断	400
(4)	減数（減胎）手術	403
4	民事法的視点	405
(1)	人工妊娠中絶が行われなかった事例	405
〔説例1〕	人工妊娠中絶が行われなかった事例／405	
(2)	人工妊娠中絶が行われた事例	412
〔説例2〕	人工妊娠中絶が行われた事例／412	
5	まとめ	414
〔演習問題〕／415		

Ⅶ　ゲノム研究のヒトへの応用──ヒトゲノムの解読から遺伝子操作まで ………416

1	遺伝の現象からDNAの研究へ	416
2	ヒトゲノム研究の流れ	417
3	医療の変貌	419
(1)	遺伝子関連検査の対象拡大と普及	419
(2)	遺伝子治療の動向	420
〔コラム〕	ゲルジンガー事件	421
(3)	日本における遺伝子治療の状況	422
〔コラム〕	遺伝子治療臨床研究に関する指針／424	
(4)	遺伝子技術によるエンハンスメント	425
〔コラム〕	遺伝子ドーピング／426	
4	ゲノム医学の進展をめぐる倫理的諸問題	426
(1)	ポストゲノムシークエンス時代の医療・医学研究をめぐる	

目次

　　　　倫理問題 ……………………………………………………………426
　　　(2) 遺伝子操作をめぐる倫理問題 …………………………………428
　　　〔コラム〕霊長類で遺伝子改変動物づくりに成功／430
　　5　まとめ ………………………………………………………………431
　　　〔コラム〕G. R. テイラーの"生物医学革命のスケジュール
　　　　　　　予測"／432
　　　〔演習問題〕／433
Ⅷ　臨床試験 ……………………………………………………………………434
　　1　臨床治験の歴史と目的 ……………………………………………434
　　　〔コラム〕臨床治験に用いられる言葉／435
　　　〔コラム〕臨床治験に用いられる略語／436
　　2　臨床治験の定義——法的根拠 ……………………………………437
　　　(1) 臨床治験とは ……………………………………………………437
　　　(2) 臨床治験の流れ …………………………………………………438
　　　(3) 二重盲試験 ………………………………………………………438
　　　(4) 臨床治験の要件 …………………………………………………438
　　3　臨床治験関与組織 …………………………………………………438
　　　(1) 医療機関側 ………………………………………………………438
　　　(2) 製薬企業（治験依頼者）側 ……………………………………439
　　　(3) 医薬品医療機器総合機構 ………………………………………440
　　　(4) 日米EU医薬品規制調和国際会議 ………………………………440
　　4　臨床治験の意義と原則 ……………………………………………440
　　5　臨床治験の現状と問題点 …………………………………………441
　　6　臨床治験の空洞化 …………………………………………………443
　　7　GCP省令 ……………………………………………………………443
　　8　臨床治験におけるインフォームド・コンセント ………………445
　　9　有害事象への対処 …………………………………………………446
　　10　今後の歩むべき道 …………………………………………………447

(1)　治験のネットワーク化の推進 ……………………………………447
　　　(2)　医師主導の治験 ……………………………………………………448
　　　(3)　企業主導の治験 ……………………………………………………448
　　　(4)　その他 ………………………………………………………………448
　　（参考）　ヘルシンキ宣言／449
　　〔演習問題〕／455
IX　信仰に基づく輸血拒否 ………………………………………………………456
　　〔事例研究1〕　意識不明の成人患者による輸血拒否／456
　　〔コラム〕　エホバの証人と輸血拒否／457
　1　裁判例 ……………………………………………………………………458
　　　(1)　日本の裁判例 ………………………………………………………458
　　　(2)　アメリカの裁判例 …………………………………………………464
　2　輸血拒否ガイドライン …………………………………………………465
　　【書式2】　輸血と免責に関する証明書（例）／466
　3　事例研究1の検討 ………………………………………………………467
　　　(1)　患者が子どもがなく妊娠中でもない場合 ………………………467
　　　(2)　患者が3歳の子どもの母親であった場合 ………………………468
　　　(3)　患者が妊娠中であった場合 ………………………………………468
　4　未成年者による輸血拒否 ………………………………………………469
　　〔事例研究2〕　意識のある未成年患者による輸血拒否 ………………469
　　　(1)　患者に同意能力がない場合 ………………………………………469
　　　(2)　患者に同意能力が認められる場合 ………………………………471
　　〔コラム〕　10歳の少年の叫び～川崎事件／473
　5　審判例 ……………………………………………………………………473
　6　未成年者の輸血同意・拒否のフローチャート ………………………474
　　〔図2〕　未成年者の輸血同意・拒否のフローチャート／475
　7　事件研究2の検討 ………………………………………………………476
　　　(1)　患者が12歳の場合 …………………………………………………476

目　次

　　(2)　患者が16歳の場合 …………………………………………476
　8　患者、医師、司法の関係 …………………………………………477
　〔演習問題〕／478

X　小児医療 ……………………………………………………………479
　1　総論——小児医療と生命倫理 ……………………………………479
　2　代諾者による代理決定 ……………………………………………481
　〔事例研究1〕　Baby Doe 事例／482
　〔事例研究2〕　Baby K 事例／483
　〔事例研究3〕　HIV における Medical Neglect 事件／485
　〔コラム〕　インフォームド・コンセントとインフォームド・
　　　　　　アセント／486
　3　告　知 ………………………………………………………………487
　4　児童虐待 ……………………………………………………………487
　　(1)　親権の喪失制度の見直し ……………………………………488
　　(2)　未成年後見制度の見直し ……………………………………488
　〔コラム〕　親権とは／488
　5　小児医療と生命倫理にかかわる今日的な問題 …………………489
　　(1)　子どもの権利と医療 …………………………………………489
　　(2)　インター・セックス（半陰陽）の児に対する医療 ………490
　　(3)　子どもと生殖補助技術 ………………………………………490
　　(4)　子どもの遺伝子検査 …………………………………………490
　　(5)　脳死・臓器移植と子ども ……………………………………491
　　(6)　終末期医療と子ども …………………………………………491
　　(7)　その他の問題 …………………………………………………492
　〔演習問題〕／492

第5章　医事法制

I　医事法制の概要 ……………………………………………………493
  1　沿　革 ………………………………………………………………493
    (1)　医疾令（古代の医制） …………………………………………493
    (2)　江戸期（小石川養生所と医学館） ……………………………494
    (3)　幕末期 ……………………………………………………………494
    (4)　明治期から戦前までの医制 ……………………………………495
    (5)　戦後の医制 ………………………………………………………495
  2　現行医師法の特色 …………………………………………………496
  3　医療法 ………………………………………………………………496
  4　国民健康保険法 ……………………………………………………498
  5　日本医師会 …………………………………………………………498
  6　医事法制の担い手 …………………………………………………499
    (1)　医療の担い手法制 ………………………………………………499
    (2)　薬事関係 …………………………………………………………503
    (3)　医療保険関係 ……………………………………………………503
    (4)　医療施設関係 ……………………………………………………503
    (5)　公衆衛生・保健関係 ……………………………………………503
    (6)　生命倫理、先端医療 ……………………………………………504
  〔演習問題〕／504

II　医師法 ……………………………………………………………………505
  1　はじめに──医師法の意義 ………………………………………505
  2　資格に関する法規制 ………………………………………………506
    (1)　資格が与えられるための要件──「免許」 …………………506
    (2)　臨床研修 …………………………………………………………511
  3　業務に関する法規制 ………………………………………………514

目 次

　　　(1) 医師以外の者に対する禁止を内容とする法規制
　　　　　──「業務独占」と「名称独占」……………………………515
　　　(2) 診療行為に付随する業務についての法規制 …………………518
　　　　(ｱ) 総　説 ……………………………………………………518
　　　　(ｲ) 診療義務（応招義務）…………………………………519
　　　　(ｳ) 無診察治療等の禁止 ……………………………………527
　　　〔コラム〕 遠隔医療の実施に伴う法律問題／529
　　　　(ｴ) 異状死体等の届出義務 …………………………………531
　　　　(ｵ) 処方箋交付義務 …………………………………………532
　　　　(ｶ) 診療録の記載・保存の義務 ……………………………534
　　　　(ｷ) 証明文書関係義務 ………………………………………535
　　　　(ｸ) 療養指導義務 ……………………………………………537
　　　　(ｹ) 守秘義務（秘密保持義務）……………………………539
　　〔演習問題〕／542
Ⅲ 医療法 ……………………………………………………………544
　　1 医療法の目的 …………………………………………………544
　　2 医療提供の基本規定 …………………………………………545
　　　(1) 医療提供の理念 ……………………………………………545
　　　(2) 国・地方公共団体の責務 …………………………………545
　　　(3) 医師らの責務 ………………………………………………545
　　3 医療提供施設の種類 …………………………………………546
　　　(1) 病　院 ………………………………………………………546
　　　(2) 診療所 ………………………………………………………547
　　　(3) 介護老人保健施設 …………………………………………547
　　　(4) 助産所 ………………………………………………………547
　　　(5) 類似名称の使用制限 ………………………………………547
　　4 医療に関する選択の支援等 …………………………………548
　　　(1) 医療に関する情報提供等 …………………………………548

28

(2)　広告制限 …………………………………………………548
　5　医療の安全の確保 ……………………………………………549
　　(1)　国などの責務 ……………………………………………549
　　(2)　医療提供施設の管理者の責務 …………………………549
　　(3)　医療安全支援センター …………………………………550
　6　医療提供施設の開設・管理・施設基準 ……………………550
　　(1)　開設など …………………………………………………550
　　(2)　管理・施設基準など ……………………………………551
　　(3)　特定機能病院の管理者の義務 …………………………551
　　(4)　特定機能病院以外の事故等報告病院 …………………552
　　(5)　事故等報告書の提出 ……………………………………553
　　(6)　地域医療支援病院の管理者の義務 ……………………553
　7　行政による指導・監督 ………………………………………553
　8　医療提供体制の確保 …………………………………………554
　　(1)　基本方針 …………………………………………………554
　　(2)　医療計画 …………………………………………………554
　　(3)　医療従事者の確保等に関する施策等 …………………554
　　(4)　公的医療機関 ……………………………………………555
　9　医療法人 ………………………………………………………555
　〔演習問題〕／555

Ⅳ　薬事法 ……………………………………………………………557
　1　はじめに ………………………………………………………557
　2　医薬分業と薬剤師 ……………………………………………557
　　(1)　医薬分業の歴史と現状 …………………………………557
　　(2)　薬剤師の身分制度 ………………………………………559
　3　薬　　局 ………………………………………………………560
　　(1)　薬局と保険薬局 …………………………………………560
　　(2)　薬剤師・登録販売業 ……………………………………562

29

目次

　　4　医薬品等の定義と管理 ……………………………………………563
　　　(1)　医薬品、医薬部外品、医療機器、化粧品 ………………563
　　　(2)　医薬品の分類 …………………………………………………564
　　〔図3〕　医薬品・医薬部外品・化粧品の承認審査の分類／564
　　　(3)　その他の特別の概念とその規制 …………………………564
　　5　製造販売・製造承認等の制度 …………………………………566
　　　(1)　製造販売業、製造業の許可 …………………………………567
　　　(2)　医薬品の製造承認 ……………………………………………568
　　　(3)　市販後の調査の重要性 ………………………………………569
　　6　医薬品の管理 ……………………………………………………571
　　　(1)　毒薬・劇薬 …………………………………………………571
　　　(2)　処方せん医薬品 ………………………………………………572
　　　(3)　医薬品にかかわる情報の扱い ………………………………572
　　　(4)　不適正な状況が発生した場合の監督権限 ………………574
　　　(5)　製造販売中・停止等 …………………………………………574
　　〔演習問題〕／575

V　感染症予防法 …………………………………………………………578
　　1　はじめに …………………………………………………………578
　　2　感染症対策の沿革 ………………………………………………578
　　3　感染症予防法の制定 ……………………………………………579
　　4　感染症予防法の骨格 ……………………………………………580
　　5　感染症予防法の改正 ……………………………………………581
　　6　感染症予防法の対象とする感染症 ……………………………582
　　　(1)　分　類 …………………………………………………………582
　　　(2)　感染者（患者）の治療 ………………………………………585
　　　(3)　診断した医師の届出義務 ……………………………………585
　　　(4)　届出の内容 ……………………………………………………586
　　　(5)　届出を受けた知事の措置 ……………………………………586

(6)　検疫行政 …………………………………………………586
　7　病原体の管理 …………………………………………………587
　　　(1)　分　類 …………………………………………………587
　　　(2)　犯罪構成要件と刑事罰 ………………………………588
　8　感染症予防法の今後の課題 …………………………………589
　9　感染の防止——予防接種と接種被害の救済 ………………590
　　　(1)　予防接種法 ……………………………………………590
　　　(2)　新型インフルエンザ予防接種による健康被害の救済に
　　　　　関する特別措置法 ………………………………………590
　　　(3)　特定Ｂ型肝炎ウィルス感染者給付金等の支給に関する
　　　　　特別措置法 ………………………………………………590
　　　(4)　新型インフルエンザ等対策特別措置法 ……………591
　〔演習問題〕／591
Ⅵ　死体検案と死体解剖 ……………………………………………592
　1　異状死体とは …………………………………………………592
　　　(1)　わが国における死亡者の取扱いの概要 ……………592
　　〔図4〕　わが国における死亡者の取扱いの概要／593
　　　(2)　異状死体の届出 ………………………………………594
　　　(3)　異状死ガイドライン（日本法医学会）………………594
　2　死体検案 ………………………………………………………596
　　　(1)　検視——行政検視、司法検視 ………………………596
　　　(2)　検案——二つの形態 …………………………………597
　3　死体解剖 ………………………………………………………597
　　　(1)　正常解剖（系統解剖）…………………………………598
　　　(2)　病理解剖 ………………………………………………599
　　　(3)　法医解剖 ………………………………………………599
　4　死亡診断書（死体検案書）と死産証書（死胎検案書）……602
　　　(1)　死亡診断書（死体検案書）の意義 …………………602

31

(2)　死亡診断書（死体検案書）の関係法令 ································603
　　(3)　死亡診断書と死体検案書の区別 ······································603
　　(4)　死亡診断書（死体検案書）の作成、交付 ···························604
　【書式3】　死亡診断書（死体検案書）の様式と記入例／605
　　(5)　死産証書（死胎検案書） ··606
　5　死体解剖に関連する主な法令・通知 ··606
　　(1)　死体解剖保存法 ··606
　　(2)　医学及び歯学の教育のための献体に関する法律 ·················612
　　(3)　臓器の移植に関する法律 ··614
　　(4)　食品衛生法 ···616
　　(5)　検疫法 ··617
　　(6)　刑　法 ··617
　　(7)　刑事訴訟法 ···618
　〔演習問題〕／619

第6章　医事刑法

Ⅰ　医事刑法の意義 ··620
Ⅱ　医事刑法の基本的視座 ···621
　1　人格（権）の尊重と人間の尊厳 ···621
　2　法によるチェックと法に対するチェック ···································622
　3　患者の自己決定権とメディカル・パターナリズムの調和 ············623
　4　疑わしきは生命の利益に ···625
　5　メディカル・デュープロセスの法理 ···625
Ⅲ　医療行為・治療行為と刑法 ··627
　1　はじめに ···627
　　(1)　医療行為と治療行為 ··627

	(2) 治療行為と刑法 …………………………………………628
2	治療行為の適法化要件 ……………………………………629
	(1) 医学的適応性 …………………………………………629
	(2) 医術的正当性 …………………………………………630
	(3) インフォームド・コンセント ………………………630
3	インフォームド・コンセントをめぐる刑法上諸問題 …………631
4	輸血拒否 ……………………………………………………632
	(1) 輸血拒否の法的意義 …………………………………632
	(2) 輸血拒否をめぐる判例 ………………………………633
	(3) 輸血拒否をめぐる刑法上の問題点 …………………637

IV 刑事医療過誤 …………………………………………639

1 医療事故と医療過誤 ………………………………………639
2 医療事故の原因・関係者の責任・事故防止 ………………639
3 刑事医療過誤判例の動向 …………………………………641
   (1) 類型と時期区分 ………………………………………641
   (2) 北大電気メス事件 ……………………………………643
   (3) 横浜市立大学病院患者取違え事件 …………………645
   (4) 埼玉医科大学病院抗がん剤過剰投与事件 …………652
4 医療事故の届出義務と医療安全の確保 ……………………659
   (1) 問題の所在 ……………………………………………659
   (2) 都立広尾病院事件 ……………………………………660
   (3) 今後の課題 ……………………………………………666

V 薬害と刑法 ……………………………………………670

1 問題の所在 …………………………………………………670
2 帝京大ルート ………………………………………………670
3 (旧)ミドリ十字ルート ……………………………………673
   (1) (旧)ミドリ十字ルート一審判決 ……………………673
   (2) (旧)ミドリ十字ルート二審判決 ……………………675

(3)　薬害と製薬会社幹部の刑事責任 …………………………………676
　4　(旧)厚生省ルート ……………………………………………………677
　　(1)　(旧)厚生省ルート一審判決 ……………………………………677
　　(2)　(旧)厚生省ルート二審判決 ……………………………………679
　　(3)　(旧)厚生省ルート最高裁決定 …………………………………679
　　(4)　官僚の不作為責任をめぐる検討課題 ……………………………681
　5　今後の対策 ……………………………………………………………683
　〔演習問題〕／683

第7章　医療政策・医療制度

I　公衆衛生行政と患者の人権——ハンセン病裁判が教えるもの ………684
　〔コラム〕らい・癩・レプラ（lepra）の疾病史メモ／684
　1　事案の概要 ……………………………………………………………685
　2　らい予防法の概要 ……………………………………………………686
　3　厚生大臣による隔離政策遂行の違法性と責任 ……………………688
　　(1)　隔離の必要性 ……………………………………………………688
　　(2)　隔離の必要性の不存在 …………………………………………689
　　(3)　隔離の必要性が消失して以降における厚生省の作為義務と
　　　　その違反 …………………………………………………………690
　4　国会議員における立法不作為の違法と責任 ………………………691
　　(1)　新法の憲法的評価 ………………………………………………691
　　(2)　立法不作為の違法と責任 ………………………………………693
　5　被告国の違法行為がもたらした共通損害の内容と請求権の
　　起算点 …………………………………………………………………694
　　(1)　共通損害としてとらえられるもの ……………………………694
　　(2)　「優生政策」等の損害論における位置づけ ……………………695

(3) 除斥期間の起算点と慰謝料の算定 ……………………………696
　6　熊本地裁判決確定後のハンセン病問題政策の進展 ……………696
　　(1) 熊本地裁判決の確定から促進法の制定まで …………………696
　　(2) 検証会議の検証作業と最終報告書 ……………………………698
　　(3) 検証会議の「再発防止のための提言」とその後の進展状況 ……699
　7　公衆衛生行政における強制措置とその許容性 …………………701
　　(1) 強制入院と独立審査手続、適切な医療提供 …………………701
　　(2) 「公共の福祉」による人権制約の許容性と国際人権規約 ……702
〔コラム〕　弁護士会を動かした「法曹の責任」を問う1通の手紙／704
〔演習問題〕／705

II　患者の権利を促進する医療政策上の原則と戦略 …………………706
　1　日本国憲法における生存権保障と健康の位置 …………………706
　2　国際人権規範と健康権、医療保障の位置づけ …………………707
　3　患者の権利を促進する原則と戦略に関する世界と日本の動き ……709
　　(1) 『ヨーロッパにおける患者の権利の促進に関する宣言』
　　　　の採択 ……………………………………………………………709
　　(2) WHO宣言が基礎とする「人権と価値」………………………710
　　(3) 患者の権利各則の内容と特徴 …………………………………711
　　(4) 日本における患者の権利法制化の運動 ………………………712
　4　裁判外権利擁護システム …………………………………………714
　　(1) 患者が有する「苦情調査申立権」……………………………714
　　(2) 裁判外における苦情手続（complaints procedure）の
　　　　スキーム …………………………………………………………715
　　(3) 苦情手続における施設内外の「独立した機構」の役割と
　　　　関係 ………………………………………………………………716
　5　裁判外苦情手続の実際——日本における実践から ……………718
　　(1) 患者の権利オンブズマンの展開 ………………………………718
　　(2) 苦情調査申立権の行使を支援することが基本的課題 ………718

目 次

　　（3）自立支援方式の根拠と相談員の役割 ……………………719
　　（4）医療機関における苦情調査手続への対応と医療事故訴訟
　　　　件数の減少 ……………………………………………………721
　　（5）患者の権利オンブズマンにおける調査・点検・勧告事業の
　　　　実施状況 ………………………………………………………722
　6　苦情手続の法制化をめぐる状況と課題 ……………………723
　　（1）医療・福祉分野における苦情手続の法制化の進行 ………723
　　（2）介護保険法上の位置づけ …………………………………723
　　（3）社会福祉法上の位置づけ …………………………………725
　　（4）福祉分野における苦情手続と点検システムの必要性 ……725
　〔演習問題〕／727

Ⅲ　医療事故防止・患者安全政策の展開 ……………………………728
　1　はじめに ………………………………………………………728
　2　「安全な医療を受ける権利」の提唱 ………………………730
　　（1）患者の権利法案の改訂 ……………………………………730
　　（2）「医療被害防止・補償法要綱案（骨子）」の発表 …………731
　　（3）「安全な医療を受ける権利」と個人の優越 ………………731
　3　「安全な医療を受ける権利」の具体化 ……………………732
　　（1）安全な医療を受ける権利に対応する医療機関等の義務 …732
　　（2）安全な医療を受ける権利を保証する「医療被害の救済を
　　　　受ける権利」 …………………………………………………734
　4　医療機関における医療事故政策の転換 ……………………735
　　（1）国立大学病院長会議の提言──「事故を隠さない」 ………735
　　（2）同提言──「事故から学ぶ」 ………………………………737
　　（3）提言──患者中心の医療とインフォームド・コンセント
　　　　原則の推進 ……………………………………………………738
　5　厚生労働省における「医療安全政策」の確立と医療法等の
　　　改正 ……………………………………………………………740

36

(1)　医療安全推進総合政策 …………………………………………740
　　(2)　厚生労働省の取組みの概要 ……………………………………741
　　(3)　「今後の医療安全対策について」 ……………………………742
　　(4)　医療法、医療法施行規則の改正 ………………………………747
　6　医療事故調査手続と第三者機関の役割 ……………………………748
　　(1)　医療機関としての誠実な対応についての調査報告義務 ………748
　　(2)　医療事故調査委員会 ……………………………………………749
　　(3)　第三者機関の機能と医療事故報告事業の展開 …………………750
　　(4)　第三者機関に関するその他の検討課題 …………………………751
　〔演習問題〕／752
　〔コラム〕　わが国の国民皆保険制度と法律的な枠組み／753
Ⅳ　高齢者医療・老人医療 ……………………………………………………755
　1　はじめに ………………………………………………………………755
　2　後期高齢者医療制度のしくみ ………………………………………756
　3　どのような給付が受けられるか ……………………………………758
　〈表10〉　高齢者医療費の自己負担限度額／759
　〈表11〉　高額介護合算療養費／760
　〔事例研究1〕　交通事故にあったときなど／760
　〔事例研究2〕　病院で受ける医療のほかに支給される療養費／761
　〔事例研究3〕　高齢者医療の世帯合算／761
　〈表12〉　高齢化の推移／762
　4　高齢化の現況における医療給付 ……………………………………762
　5　後期高齢者医療制度改革の基本的な方向 …………………………763
　6　新たな制度の具体的な内容 …………………………………………764
　7　高齢者のための新たな医療制度等 …………………………………768
　8　高齢者医療費の動向 …………………………………………………769
　9　おわりに ………………………………………………………………770
　〔演習問題〕／771

目　次

・年月日順判例索引／772
・事項索引／780

序　　論

　この本は、法科大学院における医事法関連科目の教育で使用されることを念頭に、各法科大学院で医事法教育を担当する教員によって執筆・作成された教科書（4単位に対応するもの）である。

　申すまでもなく法科大学院は、法曹養成に特化した専門職大学院であり、いかなる法曹を社会に送り出すのかという視点を決して忘れるわけにはいかず、そのためには常に社会から法曹に何が要請されているのかということを的確に把握する必要がある。

　そこで、はじめに、（この教科書の執筆との関連で）社会は医事法領域に関して法曹に何を期待しているか、法曹はこれまで医事法関連領域と日々どのようにかかわりをもってきたか、将来どのような活動の場が生じてくるかを検討しておきたいと思う。

　医療の世界では、医療事故が多く発生しており、その被害にあった人々の被害回復を求める声も報道され、医療の安全についての人々の関心も高まっている。そのため、法曹は、医療過誤事件にかかわり、これに取り組まなければならないという場面も増加してきている。医療過誤事件とのかかわりとしては民事事件ということもあれば、刑事事件ということもある。医療側からの依頼に応じてかかわりをもつこともあれば、患者側からの依頼によってかかわりをもつこともある。裁判官あるいは検察官の立場からのかかわりもある。よって、医療過誤事件とりわけ数の多い民事医療過誤訴訟についてその要諦を正しく理解し、これに適切に取り組むことができるように力をつけていくことは、医療関係者のみならず、広く社会からの法曹に対する要請の一つである。

　医師、看護師等の養成課程において「関係法規」や「患者の人権」あるいは「医療事故防止と被害者救済」についても教育することが必要であり、そ

れらの教育の担い手としても、法曹が医療界から期待されている。卒後教育にあっても、インフォームド・コンセント等患者の人権や生命倫理にかかわる諸問題について、これらの領域に造詣の深い法曹が講演等を依頼されることも少なくない。

　病院や学会内の「倫理委員会」や「治験審査委員会」あるいは「事故調査委員会」等の外部委員として、法曹が参画することが医療界からも求められている。

　各種の行政機関にかかわる委員会（たとえば地域医療に関する委員会等）の委員として、学識経験者の一人として法曹が参加している例も増えている。

　さらには、国および地方レベルの議会への法曹のかかわりも増えていくことが考えられ、医事法の素養をもち医療政策へのかかわりを期待される場面も生じてくると考えられよう。

　これらの基本にあるのは、必ずしも正解が一つに限定されるものではないさまざまなテーマについて、いくつかの医事法学的な視点と幅広い問題意識を踏まえ、価値観の多様化する現代社会の中でいかにして人権とりわけ患者の人権を擁護していくことができるのかということであり、そのことを考えていくための力をつけていくことが求められているといえよう。

　次に、ひと口に医事法といっても、その範囲は相当に広いので、法科大学院における医事法教育の目的と範囲について考えておかなければならない。法科大学院において、医事法（およびその関連科目）を担当する教員は、それぞれの多様な経験の中から法科大学院で限られた単位数の下、何のために何を教えるべきかを考えることができるので、法曹に必要と考えられる医事法の視点を踏まえ、医事法関連の項目・内容を検討し、授業を展開することになる。しかし、各法科大学院で医事法を学んだということならば、どの法科大学院でも確実に学ぶべき一定レベルの知識や問題意識のスタンダードがあってしかるべきと考えられる。

　わが国における法科大学院教育の歴史は浅く、法科大学院における医事法教育の具体的内容もまた成長過程にあるといわざるをえない。したがって、

各法科大学院における医事法教育の現状を把握する中からスタンダードを定めていく方法にも合理性があるといえよう。

日本医事法学会では、平成16年（2004年）に開催された第34回研究大会において、「医療にかかわる諸問題については人々の関心が高く、医事法領域において検討されるべきテーマも急速に拡大している。このような時代背景の下、医療界はもとより社会は医事法分野に造詣の深い法曹を求めている。したがって日本医事法学会としても、法曹養成の役割を担う法科大学院において、現にどのような医事法教育がなされているのか、またどのような内容の教育をすべきか等について関心を向け、十分に検討をしておく必要がある」として、ミニシンポジウム「法科大学院における医事法教育」を開催した。

そして、日本医事法学会ではミニシンポジウムの準備の一環として、わが国の法科大学院における医事法教育の実情の一端を把握するため、2004年6月に全法科大学院（当時68校）あてにアンケートを実施した。

アンケートでは、①医事法関連の科目（医療過誤、インフォームド・コンセントを中心とした患者の人権、医師法、医療法等の医事関連法規、脳死や体外受精等の生命倫理、医療政策等について教授する科目があればその科目）が設けられているかどうか、②当該科目の名称、③単位数、④担当者、を尋ねるとともに、あわせてシラバスの写しの送付を依頼した。

幸いほとんどの大学院より回答が届いた（回答のなかったところについては担当者が個別に依頼をした）。

アンケートの結果から次のようなことが明らかとなった。

① 「医事法関連科目」を設けている法科大学院は、68校中43校（他に2校は法医学のみ）にも及んでいる。

② その科目の名称としては「医療と法」「医事法」が多いが、「医療と人権」「医療と倫理と法」「医療過誤法」等多様であり、「特殊不法行為」「現代法の根本問題」「民事法総合研究」等科目の名称をみただけではそれが医事法関連科目であるとは判別がつかないものもある（シラバスの

内容も合わせてみるとその科目が医療過誤訴訟を中心に扱っているものとわかることもある）。

③　多くの法科大学院では医事法関連科目の単位数は2単位であり、2、3年次に配当された選択科目となっている。しかし、医事法関連科目を複数（4単位以上）設けている法科大学院も16校（大宮、岡山、九州、京都産業、慶応、大東文化、東海、名古屋、南山、新潟、日本、福岡、明治、名城、横浜国立、早稲田）ある。この中には、医事法関連科目として6ないし8単位設けている大学院も8校ある。

④　医事法関連科目を担当する者としては、民法（医事法）や刑法、生命倫理の学者以外にも医師（法医、臨床医）や弁護士（19名）等多様である。

また、シラバスについては、各シラバスの中で取り上げられているテーマ、項目、事柄の中から、多く用いられているキーワード的な項目30個ほどをピックアップし、それらを八つのカテゴリーに分類して表を作成し、法科大学院ごとに、医事法関連科目のシラバスの中で取り上げられているキーワード的項目をできる限り丁寧に拾い、表の該当欄に印をつけ、その数をカウントしたところ、表（後掲）のようになっていた〔なお、各カテゴリーに対応する数字は、これを固定的にみるべきではなく、一応の傾向（そのテーマの数が多いとそれだけそのテーマを取り上げている大学院も多いという傾向）を示すものということができよう〕。

シラバスをみる限り、少数ながら医療福祉（介護保険）、病院経営と税、医師会、エイズと人権、病の民俗学、DNA鑑定、性同一性障害、医療事故防止等もテーマの一つとして取り上げている大学院があった。

授業の方法としては、判例、事例を基にして考え討議する等の工夫をしようとしていることがうかがわれた。中には、少数ではあるが、医療現場の訪問や模擬証人尋問を予定しているものもあった。

ミニシンポジウムでは、上記アンケート、シラバスの集計・分析の結果が報告され、限られた短い時間の中ではあったが、医事法教育の担当者2名に

よる体験発表と問題提起を受け、質疑・討論がなされた。

その結果、今後の課題としては、法科大学院における医事法教育の目的、教育すべき範囲（教育内容、取り上げる項目）、教科書・教材、教育方法、成績評価、担当者の研修等につき、医事法関連科目の担当者を中心として今後一層検討・実践が重ねられる必要があること、また、医事法については、当面、新司法試験の選択科目に含まれなかったが、そのことについてどう評価し、どう対応すべきかについても意見交換が必要であること等が浮かび上がってきた。これを受けて、その後、各法科大学院で医事法関連科目を担当する教員の交流会が重ねられている。

〈表1〉 シラバスの分析

	キーワード	カウント数
1	患者の人権 （インフォームド・コンセント、自己決定権等）	85
2	医療契約（医療水準、問診義務等）	62
3	医療過誤（理論的論点、実務上の論点）	92
4	生命倫理（生殖補助医療、脳死、安楽死、遺伝子等）	149
5	医事法制（医療法、医師法等）	63
6	医事刑法	17
7	医療政策	9
8	法医学、医学の基礎	13

以上述べてきたとおり、社会の法曹に対する期待、とりわけ、医事法関連領域にかかわりをもつ法曹の過去・現在・未来の具体的な業務の内容をしっかりと踏まえ、法科大学院の医事法教育の教科書を作成すること、そして、現に法科大学院において教育されている医事法教育の内容を踏まえて教科書を作成することが必要となっている。

そこで、この教科書では、第1にインフォームド・コンセントを中心とした患者の人権について、歴史的背景を踏まえ、その基本的事項について解説し、第2に、実際の診療は医師・医療機関と患者との医療契約として展開さ

れていることから、医師の診療上の義務に関する判例を踏まえて、医療契約の基本的内容について解説し、第3に、医事法領域における法曹実務上最大のテーマが医療過誤訴訟であるから、その理論的論点と実務上の論点について解説し、第4に、医科学の発展に伴い、新しい医療技術が可能となり、医療の現場でもさまざまな場面で生命倫理の視点から検討すべき問題に直面することが増大してきているので、その中の代表的なテーマについて要点を解説し、第5に、わが国の医療を形づくっている医療法や医師法、薬事法等の医事法制について概説し、第6に、医事刑法の視点から重要項目について解説し、第7にわが国の医療制度や医療政策の特色と問題点等について述べられている。

今後、各法科大学院における医事法教育の実践の積み重ね、社会の動き等を踏まえ、医事法担当教員の相互研鑽とともに、必要に応じてこの本の改訂がなされていくことになろう。

追補（第2版）

日本医事法学会では、近時、ランチョンセッション等の場で、医事法の基本原理に関し、意見交換がなされている。

基本原理は「目的」や「役割」とは異なるし、「基本的視点」とも異なる。

基本原理といえるためには、時や場所を越えてすべてものものに共通し（普遍性）、侵すことのできないもの（不可侵性）でなければならない。

「医事法」として取り扱われる分野は、この本の目次におおむね示されているとおり幅広く、疾病の治療と看護に限らず、健康の増進、疾病の予防、リハビリ、介護、死体解剖、疫学研究等にも及び、科学技術の発展もあってすこぶる広範囲にわたり、その外延はいよいよ不鮮明である。

今日の医事法が、超学際的なバイオエシックスも包摂していることに鑑みれば、医事法にのみ妥当する特有の基本原理があるのかどうか甚だ疑問である。むしろそのようなものは存在しないというべきであろう。

また、医事法に特有な基本原理を打ち立てようとすることにどれほどの意

味があるのかということについても大きな疑問がないわけではない。

　ただ、ある医事法分野の具体的なテーマ・政策の採否やその善悪を論ずる際、いつも場当たり的で無原則に考えているわけでもない。論者が共通して理由づけに用いる基本的な価値はいくつか存在している。生命の尊重、健康の保持、身体の自由はもとより、たとえば「平等に反するから」とか「本人の意思を尊重すべきだから」という場合の「平等」「意思の尊重」という価値は、普遍性を有している。

　医事法にのみ妥当する特有の基本的原理は存在しないとの立場に立ちつつ、強いて医事法の基本原理を一つあげるとすれば、「人間の尊厳」であり、さらにこれに加えるとすれば、インフォームド・コンセント原則をはじめとする「患者の人権」も医事法の基本原理であると考える。

　もっとも「人間の尊厳」といっても、「正義」や「善行」と同様その内容が明確に定まっているわけでもないが、常に人間の尊厳について考えていくことは、それなりの意義もあるのではないだろうか。

　また、医事法は諸外国にも存在しており、各国で医事法の基本原理に関する論考も展開されているものと思われるから、それらも参考にしつつ、わが国でも議論されるべきであろう。

　医事法の観点からみると、医療機関の規模・機能・適正配置、医療の理念、医療の安全・質の向上等を定める「医療法」や、医師等医療の担い手の資格・業務等を定める「医師法」等の医事関係法規もまた、人々の生命、健康を守るために必要なものであり、底流には、人間の尊厳、患者の人権が存在しているから、かかる基本原理を全うすべく関係法規は解釈される必要がある。また、医事に関連する諸政策を立案するにあたっては、常に人間の尊厳、患者の人権を指針に検討する必要があろう。ただ、政策の立案と実現にあたっては、財政的裏づけや効率性等の視点も重要であることは当然のことであるが、それらは、政策上考慮すべき基本的視点の一つではあっても、普遍性・不可侵性は必ずしもなく、医事法の基本原理と観念できるものではないと考えている。

　　　　　　　　　　　　　　　　　　　　　　　　　　　（加藤良夫）

第1章　患者の人権

I　インフォームド・コンセント

1　インフォームド・コンセント序説

(1)　現代的意義

　医療ないし医療過程において、医師が患者に、これから行う医療行為について説明し、患者がこれを納得して同意しながら、医療が進められていくという、患者の権利を尊重し、患者が医療に主体的に参加するという医療のあり方は、日本の医療を大きく変えた。

　それは、何よりも**インフォームド・コンセントの原則**が法理論として確立し、一般国民の間にもその権利意識が定着したからである。インフォームド・コンセントの原則（以下、「IC原則」という）は、医師・患者間の関係、そのあり方に大きな変化を及ぼすものである。

　医師と患者との関係についての社会学的モデルとして、**医療父権主義**（Medical Paternalism）と**患者主権主義**（Patient Sovereignty）がある。前者は、医療の専門家である医師が、患者のため何が最善であるかを決定し、自らそれを行うというもので、患者はそれに従っていればよい、とする。後者は、医師は専門家として医療情報を提供し、患者は自らのため決定し、医師はそれを尊重し、その技術を提供するというものである。

　現代の医療は、そのいずれも妥当ではなく、**インフォームド・コンセント**（以下、「IC」ともいう）によって保障された自己決定権を根底におきながら、患者が自覚的に医療に参加し、そして、医療行為の決定については、情報提供と同意・選択を通じて、相互尊重と共同意思決定が重要視される。[1]

しかし、患者は、医療に関する専門的知識がなく、病を得て心も病んでいることが多い。ここで患者の権利の実効性を図るため、あるいは、患者の利益のため、配慮義務といった法理が必要であるように思われる。

また、市民法的な当事者対等を原則とする契約法の下で、医療契約を考える場合には、患者のおかれている社会的、心理的立場を考慮して患者に対する後見的配慮を制度的に担保する法理論が求められているように思われる。

(2) 法的根拠と説明義務

自分のことは自分で決めることができるという**自己決定権**や**自己の身体に対する支配権**は、憲法上保障された基本的人権である。

アメリカでは、憲法修正条項5条（1791年）の「人の身体の肉体的安全性に対する基本権」および「プライバシーの権利」として憲法上の基本的人権の一つとして承認されている。わが国でも、憲法13条の「個人の尊厳」、「生命、自由及び幸福追求に対する権利」として最大限尊重される。思想、信条の自由（憲19条）、苦役等からの自由（憲18条）、信教の自由（憲20条）からも基礎づけることができよう。

自己決定権保障のため、医師に説明義務および同意取付義務があると考えられるが、これらの義務の発生の根拠として、不法行為法および診療契約や信義則の存在をあげることができる。医療法（昭和23年法律第205号）は、平成9年の法改正で、医師等の「医療の担い手は、医療を提供するに当たり、適切な説明を行い、医療を受ける者の理解を得るよう努めなければならな

---

1 President's Commission for the Study of Ethical Problems in Medicine and Biomedical and Behavioral Research; A Report on the Ethical and Legal Implication of Informed Consent in the Patient-Practitioner Relationship-Making Heath Care Decision Vol. 1. p. 35 (1983)、平林勝政「Making Health Care Decision──インフォームド・コンセントに関する大統領委員会報告書紹介──」唄孝一編『医療と法と倫理』（岩波書店、1983年）523頁以下、金川琢雄「インフォームド・コンセント」斎藤隆雄監修『生命倫理学講義』（日本評論社、1998年）53頁。加藤一郎＝森島昭夫編『医療と人権』（新美育文・医師と患者の関係）（有斐閣、1984年）83頁以下。金川琢雄『診療における説明と承諾の法理と実情』（多賀出版、1988年）59頁以下。

なお、吉田邦彦「近時のインフォームド・コンセント論への一疑問」同『契約法・医事法の関係的展開』（有斐閣、2003年）329頁。

い」（同法1条の4第2項）と規定し、患者等に対する説明の努力義務を明示するが、説明義務および同意取得義務を定めるものではない。

　さて、ICにおいて重要なのは、医療行為の前に行われるべき医師の説明である。同意の前提となる医師の説明は、患者がその医療行為を選択するための資料の提供の意味をもつものであるから、説明不十分のままの同意は同意として価値がないと考えられる。ここで問題にしている説明は、「患者の有効な同意を得るための説明」であるが、この医師の説明義務に明確な位置づけを与えるため、**医師の説明義務**に関する他の類型のものを概観しておきたい。

　わが国の裁判例を検討すると、医師の説明義務は、次の類型に分類することができる。[2]

① **患者の有効な同意を得るための説明**
② **療養方法等の指示指導としての説明**（治療行為の内容としての説明。医師法22条）
③ **転医勧告としての説明**
④ **遺族等に対する死因・死亡の経過についての説明**

　上記①の説明は最も重要であるが、これの説明は後述することとする。②は、患者に対し病状等の理解を与え、治療・療養上の注意事項を説明するものであり、医師法上医師の義務（医師法23条）ともされ、医療行為の内容ともなるものである。この説明に対しては、患者の選択の余地はなく、同意を前提とするものでもない。

　③は、自己の専門や設備では、専門医として臨床医学の水準に適合する治療行為等を行うことが困難である場合、医師は患者にこのことを説明し、しかるべき医療機関へ転医を促すための説明である。[3]

---

[2] 金川琢雄「医療における説明と承諾の問題状況」日本医事法学会編『医事法学叢書3──医事紛争・医療過誤』（日本評論社、1986年）225頁。

[3] 金川琢雄「医師の転医勧告義務に関する1試論」金沢医科大雑誌8巻1号1頁（1984年）、西野喜一「説明義務、転医の勧奨、患者の承諾、自己決定権」判タ686号79頁（1989年）。

②と③とを区別をしない学説が多いようであるが、②の説明は、医療行為としての医療水準適合性が要求されるが、③の説明は、その注意義務の水準は若干緩和して考えられ、むしろ、それは医療水準達成のための説明である。②は、診療過程におけるものであるのに対し、③は、そこにおける診療を終わらせるためのものでもある。

従来、④の説明は、特に医師の説明類型として、独立の意味をもたないものと考えていたのであるが、診療契約の当事者でない遺族等に対する説明であること、事情により死因解明義務を認めなければならない場合もあることなどから、一つの説明類型として認めるのが妥当であると考えるに至った。[4]

(3) インフォームド・コンセントの構造

インフォームド・コンセントに基づく医療は、医師の説明があり、これに患者が同意し、これにより医療行為が行われ、その医療行為の結果が生ずるという事実経過（因果の流れ）がある。

ICは、説明に基づく同意であるから、説明不足（説明義務違反）による同意は、同意としての価値はなく、無効である、といわれる。しかし、その無効の法的根拠は何か、これに関し、三つの立場がある。

これには、①理論上（当然に）無効になるとする裁判例もみられるが、最近の裁判例では、②その間の因果関係を否定することによって同意が無効であるとする例、また、③同意を問題にすることなく端的に説明義務違反のみを問う**注意義務説**によるものが多い。[5][6]

上記②の**因果関係否定説**によるものとしては、たとえば、いわゆるＴ大

---

[4] 金川琢雄「死因事後説明過誤事件」唄孝一ほか『医療過誤判例百選〔第2版〕』（有斐閣、1996年）24頁、金川琢雄「判批」判時1661号183頁（判評481号21頁）（1999年）。金川琢雄「死因不明と医師の説明義務」西原道雄先生古稀記念論集『現代民事法学の理論(下)』（信山社、2002年）329頁、服部篤美「死に至る経過及び原因を説明する義務」唄孝一先生賀寿記念論集『人の法と医の倫理』（信山社、2004年）399頁、中村哲「医師の説明義務とその範囲」太田幸夫編『新・裁判実務大系(1)——医療過誤訴訟法』（青林書院、2000年）69頁。

[5] 金川琢雄「インフォームド・コンセント取得義務違反と損害賠償額の算定」賠償科学25号95頁（2002年）金川琢雄『医事法の構想』（信山社、2006年）89頁以下。

[6] 金川・前掲（注5）参照。

AVM手術事件は、説明義務違反を認定したうえで、その因果関係につき、「担当医らが手術の危険性等について十分な説明をしていたならば、Aが手術を承諾しなかった可能性を否定することができない。また、Aが担当医から十分な説明を受け、手術にある程度の危険を伴うことを知らされたとしても、手術を承諾した可能性を否定することもできない。そうすると、担当医らがAに対して十分に説明していればAが本件手術を承諾しなかったかどうかは必ずしも明らかでない」（東京地判平成4・8・31判時1463号102頁）として、説明と同意との因果関係を否定した。つまり、説明義務違反と同意との因果関係の存否の判断基準として**合理的患者標準説**（客観説）によるものであること、その真偽不明であれば立証責任の有無によって判断しなければならないとして、同意の存在（有効性）は、違法阻却事由であり医師側が立証責任を負うことから、医師側に不利な判断（同意不存在）を導いているものと思われる。

また、（二重瞼の修復術に関し）「原告本人の供述によれば、原告は（右）手術の危険性の説明を受けたならば本件手術を依頼しなかったことが認められるから、その余を判断するまでもなく、被告には本件診療契約上の債務不履行がある」（東京地判平成9・11・11判夕986号271頁）として、説明義務違反と同意（本件では「依頼」）との因果関係（ここでは、その判断基準として**具体的患者標準説**＝主観説）を否定している。

裁判例について、なお十分に検討しなければならないが、説明不十分＝説明義務違反がある場合には、その因果関係が否定され、同意不存在＝同意無効という結果になっている。このことは、説明義務違反と同意無効とが一体のものとなっていると解せられるのである。

次に、③説明義務に関する注意義務説について検討する。この説は、同意取得義務から説明義務を切り離し、独立の注意義務として認め、説明義務違反がある場合、これを債務不履行とし、これから生ずる因果関係のある損害について賠償を認めようとするものである。

たとえば、（乳がんの全摘手術につき）「乳房切除術と乳房温存術のいずれ

を選択するかの機会を与え、原告の意思を再確認すべき診療契約上の義務があったというべきである。しかるに、被告が(右)説明を怠ったことは前記認定説示したところにより明らかであるから、(右)説明義務違反があったと言わなければならない」として、説明義務違反＝債務不履行と因果関係のある損害は(医療技術上の過失認定はされていない)、慰謝料(弁護士費用を含む)である、とした(大阪地判平成8・5・29判時1594号125頁)。

注意義務独立説においては、説明義務違反は債務不履行であるとしているが、どこまで因果関係のある損害と認めるかが問題である。いずれにしろ、同意という言語的表現はないが、その因果の流れの中に医療行為(同意なき)の存在が思惟されており、説明義務違反が同意無効と同価値のものと考えられていると思われる。説明義務違反は、同意無効を包摂しているものと考えるのが妥当である(なお、下記4(3)参照)。

さて、インフォームド・コンセントという言葉は、インフォームド(informed、知らされた、という英語の過去分詞)とコンセント(consent、同意)とが結びついてできた合成語である。これがどのような構造になっているか必ずしも明らかにされていないが上述のように文字どおり、説明義務違反と同意無効とが一体となっていると解せられるのである。[7]

(4) インフォームド・コンセントの訴訟

医療過誤訴訟においては、医療上の技術的過誤と患者に対するIC取得義務違反ないし説明義務違反の双方を1個の訴訟の中で主張しその損害賠償を請求することが多く行われる。

これらは1個の訴訟物であり、また紛争の一回的解決の要請から、その損害賠償請求に関しては、一体的に評価すべきであるとする主張が強い。[8]

しかし、筆者は、医療技術上の過誤と説明義務違反やIC取得義務違反の

---

[7] 同旨のものとして、中村哲「医師の説明と患者の判断同意について」判タ773号4頁(1992年)、中村哲『医療過誤訴訟の実務的課題』(判例タイムズ社、2001年)、稲垣喬『医師責任訴訟の構造』(有斐閣、2002年)42頁。なお、山下登「損害論」年報医事法学8号103頁(1993年)。

[8] 稲垣・前掲(注7)132頁。

主張・証明は一応観念上両者を区別して評価し、しかる後にそれを個別的に審理して評価し、一体的に賠償額を確定すべきであると考える。この両者は、若干性格を異にする側面をもつからである。

　医療技術上の過失および説明義務・同意取付義務は、臨床医学の実践における医療水準を離れて論ずることはできないが、前者は、いわば医療水準からの離反による身体の健全性の侵害であるのに対し、後者は、説明義務違反による選択の機会の喪失、人格権の侵害であって、この両者の請求の性質が異なるものと思う。

　そして、後者については、近時の判例（最判平成7・6・9民集49巻6号1499頁、判時1537号3頁、判タ883号92頁、医事法判例百選45①事件）は、**医療水準の内容**について、医学・医療技術の進歩発展との関係から、その「知見の普及」とこれを実施するための「技術・設備の普及」とに時間差が生じうることを認め、医療機関に要求される医療水準は、相対的に論じられなければならない、と説示した（金川「判批」判時1549号185頁）。

　患者に対する説明義務は、臨床医学の実践における医療水準に即応して行わなければならないが、それは前記の「知見の普及」のレベルで行わなければならない。自らの専門や技術・設備で医療水準に適合した医療の実施が困難なときは、**転医（勧告）義務**が生ずる。つまり、医療技術上の過失と説明義務違反における過失とは、その判断基準が異なることもありうるのである。

　また、患者の同意が医療行為の違法阻却事由であるとすると、その立証責任が医師にあり、医療の技術的過誤を不法行為とするとその証明責任が患者側にあることなど、両者が異なる場面の訴訟であることを特色づけるように思われ、この両者は観念上、一応区別して考えるのが妥当である。

(5)　インフォームド・コンセントの由来

　IC原則は、自律（Autonomy）の尊重と個人の福利（Personal wel-being）の増進という倫理的基礎をもつものであり、その根底には、人間としての人格の尊厳性があることは説くまでもあるまい。

　IC原則は、倫理的原理（自律、善行、公正）と法とが互いに影響を及ぼし

ながら、アメリカ判例法上発展し、確立するに至ったものである。[10]

1914年、シュレンドルフ判決（Schloendorff v. Society of New York Hospital. 1914. 211N.Y. 125, 129, 105 N.E. 92——患者は、麻酔による腹部検査に同意し、手術は行わないと約束していたのに子宮筋腫の切除を受けたのは同意のない手術と主張）で、カードゾー判事（Cardozo, B.N）は、「成人に達し、健全な精神を持つすべての者は、自分の身体に何がなされるべきかを決定する権利がある。患者の同意を得ずに手術を行う医師は、暴行（assult）を犯すものであり、その損害を賠償する責任を負う」とする有名な判決を出している。当時は、患者の同意の有無に問題の重点がおかれ、書面や口頭による同意のほか、黙示（挙動）の同意や推定的同意の有効性が議論されていた。ドイツでも、これより早く、相手方の同意を得ない身体接触や同意を得ない手術は、違法行為として犯罪となりうるとの判決が出されていた。[11]

1957年のサルゴ判決（Salgo v. Leland stanford, Jr. University Board of Trustees. 1957. 317 P. 2d 170〈cal〉——腰部からの大動脈造影検査をした後、下半身が麻痺したため、医師が検査と麻酔の危険性を警告しなかったのは過失にあたると訴えた）において、インフォームド（情報開示による）とコンセント（同意）とが結びつけられた新しい用語が生まれ、1960年のネイタイソン判決（Natanson v. Kline. 1960. 186 Kan. 393, 350 P. 2d 1093, opinion on denial of motion for rehearing, 187 Kan. 186, 354P. 2d 670——乳房切除後にコバルト照射を受けて重い放射線やけどを負ったことについて、同意無効と警告義務違反を過失として訴えた）において、インフォームド・コンセントの原則の法理が確立した、とされている。[12]

9　前掲（注1）・President's Report; Making Health care Decision vol. 1, p. 2、平林・前掲（注1）527頁。T. L. Bauchamp, RR Faden "Informed consent" Encyclopedia of Bioethics II、p. 1232（Macmillan Reference USA. 1998）。

10　前掲（注1）の各文献のほか、RR. Faden, TL. Beauchamp; A History and Theory of Informed Consent（oxford Unv, Press. 1986）訳書；酒井忠昭＝泰洋一『インフォームド・コンセント』（みすず書房、1994年）93頁以下。

11　BG st 25, 376, PP. 1864。唄孝一「治療行為における患者の承諾と医師の説明——西ドイツにおける判例・学説——」同『医事法学への歩み』（岩波書店、1970年）3頁。

15

そして、1964年には、被験者に対する説明と自発的同意の必要性を強調する「**ヘルシンキ宣言**」（第18回世界医師会総会にて採択、2000年など修正）、**アメリカ病院協会**の「**患者の権利宣言**」（1973年）、**患者の権利に関するリスボン宣言**（第34回世界医師会で採択、1981年）などを概観すると、IC原則は、患者の権利として認められるに至ったのは、20世紀に入ってからのことである。IC原則は、市民法における私的自治の原則と類似のものとみられがちであるが、これとは異なる法原則であり、人の身体に関することであり、独自の発展を遂げたものと思われる。[13]

2　インフォームド・コンセントにおける説明義務の諸問題

(1)　説明義務の対象となる医療行為

(ア)　基本的な考え方

インフォームド・コンセント（説明および同意取付）の対象となる医療行為は、原則として、いわゆる医的侵襲を伴う医療行為もしくは患者の生命身体に影響を及ぼす可能性のある医療行為である。医療行為は、すべて医的侵襲を随伴するものといい、あるいは、医療行為は、常態的に患者の生命身体に影響を及ぼす可能性があるといいうるかもしれないが、医療過程におけるすべての医療行為について、逐一患者に説明し、その同意を取り付けなければならないというものでもあるまい。

基本的な考え方として、医療は、高度の専門的性格を有することから、医師に一定範囲の裁量権を認めなければならないと同時に、その行為の患者の生命身体に対する影響、侵襲の程度からみて、患者の自己決定に委ねることが相当であるかどうかによって、医師の患者に対する説明・同意取付を要する医療行為の範囲が定まるものと考えられる。

12　金川・前掲（注2）、訳書108頁、金川・前掲（注1）53頁。
13　資料集；生命倫理と法（ダイジェスト版）15頁以下（太陽出版、2004年）。増井徹＝丸山英二「ワークショップ――ヘルシンキ宣言の改訂にみる『ヒトを対象とした科学研究』」年報医事法学25号33頁（2010年）。

具体的には、全身麻酔等による手術について説明と同意取付には異論はないが、採血、検査のための造影剤の注射、皮下注射、放射線照射、内服薬の投与などについて、患者の意思決定に委ねなければならない程度の身体生命に影響を及ぼす治療行為は、説明・同意取付の対象となる治療行為と解すべきである。患者の生命・身体に影響を及ぼすべき医薬品の投与につき、説明・同意が取り付けられていれば、同様の作用のあるA剤をB剤に変更することについては同意は不要（医師の専門的裁量の範囲内）と解すべきである。説明および同意取付の要・不要はその医療行為の種別や上述の要因などにより相対的に考えなければならないのである。なお、厚生労働省は、「診療情報の提供等に関する指針」（平成15・9・12医政発第0912001号）というガイドラインを策定し、診療情報を提供することにより、患者と医療従事者とが診療情報を共有し、インフォームド・コンセントの理念の実をあげようと呼びかけているが、これは医師等に法的義務を課すものでない。

　(イ)　**緊急の場合**

　緊急の場合とは、患者の救命のため、患者に説明し、その同意を取得する時間的余裕のない場合である。その緊急性の程度や状況によって最少限の説明と同意が必要な場合もある。最高裁は、自転車の転倒事故により後頭部受傷した男子（10歳）の開頭手術につき、事実認定上、緊急の場合とされていないが、判決文中の事実関係からみて緊急の場合と想定される事例につき、手術の内容とその危険性について説明の必要があるが、それ以外に、患者の現症状とその原因、手術による改善の程度などについては、説明義務はないと、判示した（最判昭和56・6・19判時1011号54頁）。

　(ウ)　**法律に規定がある場合**

　説明および同意取付が困難であるとして、法律に規定がある場合には、これらを省略してよい。自傷他害のおそれがある精神障害者の措置入院、緊急措置入院（精神保健福祉法29条、29条の2）、入院勧告に従わない1類感染症患者の入院措置（感染症予防法19条）、麻薬中毒者に対する麻薬中毒者医療施設への入院措置（麻薬・向精神薬取締法58条の8）などがある。これらの患者

17

は、いずれも危険な存在であるため、あるいは、判断能力が欠如しているため、社会防衛のためやむを得ない措置と考えられている。これらの入院措置を行うに際し、説明および同意取付は義務づけられていないが、説明と同意を得ることが望ましいことはいうまでもない。

なお、幼児等に対するインフルエンザの予防接種は、昭和61年法改正前には、一般的臨時の予防接種（強制接種）とされていたが、法改正等により、保護者等に対する説明（文書による）と同意により行うこととされた。インフォームド・コンセントの理念を取り入れたもので妥当な方向を示すものと評価しうる。[14]

(2) 説明すべき事項の内容と程度

通常、**説明すべき項目**として、①診断（病名）、②実施しようとする医療行為の目的（必要性）、③その医療行為のための期間、④それに付随する危険（副作用）、⑤予後、⑥代替可能な医療行為、⑦それらを実施しなかった場合の予後、などがあげられる。そのほか、説明不十分として、その義務違反とされたのは、合併症、ショック死の可能性などの危険性や他の療法との比較検討（利害得失）の説明の欠如などがある。

裁判例の検討の結果、いいうることは、①実施しようとする医療行為の危険性が高く、重大な結果（特に死亡）発生の可能性が大きくなればなるほど、その説明の範囲や程度は広くなる。②生命や身体に重大な結果が発生する場合でも、その発現の可能性が極めて小さく、あるいは患者がすでに知っていたり、社会の一般常識となっている危険性等については説明義務はない。③美容整形手術は、生命健康を維持するための必要性・緊急性（「医学的適応性」）が少なく、患者の主観的願望を満足させるためのものであるから、その意思を十分に尊重すべきであり、そのための十分な説明と意思確認が必要である。

---

[14] 金川琢雄「インフルエンザ予防接種方法の変更とインフォームド・コンセント」年報医事法学 7 号79頁（1992年）。なお、飯塚和之「説明義務の軽減・免除」年報医事法学 8 号99頁（1993年）。

以上のような裁判例の傾向を看取することができるが、患者に対して説明を要する場合、どのような患者を基準としてどの程度に説明すれば、その説明義務を果たしたことになるのか、古くから争われている[16]。

① **合理的医師標準説**は、通常の合理的（平均的）医師ならば説明するであろう情報を説明すべきである、とする。

② **合理的患者標準説**は、通常の合理的（平均的）患者が必要とするであろう情報を説明すべきである、とする。

③ **具体的患者標準説**は、医療を受けようとする当該患者が必要としている情報を説明すべきである、とする。

患者の有効な同意を得るための説明は、医療の場において、患者に選択の機会を与え、自己決定のための判断資料の提供という意義をもつものであるから、それは医師を基準とする判断によるべきではなく、医療を受けようとしている当の患者を基準とすべきである。しかし、患者個人の主観的基準により医師の説明義務の程度・基準が設定されることになると、医師には予測不可能な事項についてまで説明義務を負わせることになって妥当ではない。したがって、医師の説明義務の基準は、具体的患者を基準におくが、その説明は、医師の予見可能な範囲・程度にとどめなければならない、と思われる（**具体的患者標準修正説**、二重標準説）。

わが国の裁判例では、当初、合理的医師標準説のものもみられたが、次第に合理的患者標準説によるものが多くなってきたように思われる。

美容整形手術に関しては、具体的患者標準説によるものが多い[17]。

最近では、具体的患者標準説（同修正説、二重標準説）によるものが少なからず見受けられる[18]。

15　金川琢雄「医療における説明と承諾の問題状況」法時55巻4号71頁（1983年）。
16　新美育文「インフォームド・コンセントに関する裁判例の変遷」年報医事法学16号97頁（2001年）など。
17　広瀬美佳「美容整形の医療過誤」太田幸夫編『新・裁判実務大系(1)――医療過誤訴訟法』（青林書院、2000年）361頁。

(3) 医療水準と説明義務

　医療は、医療行為実施当時の「**臨床医学の実践における医療水準**」に則して実施すべきことは、最高裁の確定した判例である（最判昭和57・3・30判時1039号66頁）。

　そして、最高裁は、その医療水準を認定するについては、当該医療機関の性格、所在地域の環境の特性等の諸般の事情を考慮すべきであって、これを一律に解するのは妥当でないことを明らかにしている。このことは、説明義務を履行するに際しても変わりがない（最判平成7・6・9判時1537号3頁）。そして、さらに新しい治療法に関する医療水準の形成・普及は、まず学会発表や文献、マスコミ等による「**知見の普及**」があり、これに次いで、これを実施するための「**技術・設備の普及**」があるが、その治療法の難易度や財政上の制約等によって時間的な差異が生ずることもありうることを説示している[19]。したがって、有効な同意を取得するための説明は、原則として、「臨床医学の実践における医療水準」に則して行うべきことになるが、新規治療法等について、その「知識の普及」と実施のための「技術・設備の普及」とが時間的に一致しないときは、前者を基準として説明義務を果たすべきことになる（仙台高秋田支判平成15・8・27判タ1138号191頁）。

　当該医療機関において、「知識の普及」が期待しうる程度に認められ、「技術、設備の普及」が十分でないときは、転医ないし転医勧告義務が生ずることになる。

　医療水準に達していない治療法やその評価が確立していない治療法であっても、患者に対する十分な説明と同意があれば、これが認められる趣旨の裁

18　AVM（脳動静脈奇型）手術に関する新潟地判平成6・2・10判時1503号119頁、東京地判平成8・6・21判時1590号90頁、乳がん手術に関する京都地判平成9・4・17判タ965号20頁など。なお、金川琢雄「判批」判時1606号197頁（判評463号35頁）（1997年）。

19　金川琢雄「判批」判時1549号185頁（判評444号39頁）（1996年）、新美育文「診療債務内容特定のための『医療水準』」平7重要判例解説63頁（有斐閣、1996年）。なお、稲垣喬「医療水準」同『医師責任訴訟の構造』（有斐閣、2002年）14頁、241頁、西野喜一「医療水準と医療慣行」太田幸夫編『新・裁判実務大系(1)――医療過誤訴訟法』（青林書院、2000年）203頁など参照。

判例がある。

　AVM（脳動静脈奇型）に対する人工塞栓術施行に関する説明義務につき、「治療法としての評価が確立していない治療法を受けるのは患者であり、結果の善し悪しにかかわらず治療の末生じた結果を背負っていかなければならないのは患者以外の何者でもない」。「担当医らが、本件手術を行うには、本件手術の意義、有効性、その合理的根拠（有効性に関し議論の余地がある場合にはその議論の状況）、手術に伴う合併症の有無、手術を行わなかった場合の危険性、他に取り得る方法の有無などについて、原告に対し十分に説明し同意を得たうえで行うことが不可欠」であると判示した（新潟地判平成6・2・10判時1503号119頁、同旨東京高判平成11・5・31判時1733号37頁）[20]。なお、最高裁は、予防的な療法を実施するに際しては、各選択肢の利害得失に関する医学的知見のうち、医療水準となっているものについては、抽象的レベルではなく、具体的にわかりやすく説明し、患者に**熟慮する機会**を与えるべきであると判示している（最判平成18・10・27判時1951号59頁）。

　また、医療技術の進歩が著しい分野においては、一般的適応があるとはいえないが、一定の能力を有する医療従事者が患者の同意を得て、一定の医療設備および医療環境の下で実施する場合には、一定の治療効果が期待できるので当該治療行為が許される場合がありうるとして、当該患者の選択に資する十分な説明をしたうえで同意があれば正当な治療行為ということができる、とする（平成12年当時、経皮的冠動脈形成術（PTCA）につき、東京地判平成16・2・23判タ1149号95頁）[21]。

　最高裁も、平成3年当時、乳がん手術に対する乳房温存術治療法が、医療水準に達した治療法とは認められないが、一定の要件の下で、患者に対する説明義務があることを認めた（最判平成13・11・27判時1769号56頁）[22]。

(4) 医療行為の裁量性と患者の自己決定

　医療行為については、その専門性、技術的性格のため、医師に一定の（自

20　金川琢雄「判批」判時1606号197頁（判評463号35頁）（1997年）。
21　加々美光子「判例紹介」民事法情報221号86頁（2005年）。

由）裁量が認められている。「説明義務の履行についても、医師に裁量を認めるべきであり、合理的な裁量範囲を逸脱しない限り、医師は説明義務違反に問われることはない」（大阪地判昭和60・6・10判タ594号92頁）のである。

　たとえば、人工股関節置換手術に関する説明義務違反事例では、説明の程度、方法につき医師の合理的裁量に委ねられる部分が多い（東京高判平成3・11・21判時1414号54頁）とされ、合理的裁量の範囲内であれば、「陰茎充塡物除去につき」「個々具体的な手術の方法につき、逐一患者の同意を得なくとも、術式の選択と治療方法は医師の高度な専門的判断に委ねられる」（東京地判昭和56・9・28判タ459号120頁）や、手術につき、局部麻酔か全身麻酔かは、医師の裁量による」（東京地判昭和55・3・17判時979号83頁）などの事例がある。医師の裁量と患者の自己決定とが相反するときは、患者の自己決定が優先する。実務上、医師の説明義務の基準に関する合理的医師標準説によれば、医師の裁量の幅が広くなり、具体的患者標準説によれば、その範囲は狭くなる。

　ガンの告知については、その説明義務は認められているが、大幅な裁量の余地が認められている。

　「……なかんずく、患者の病状、意思・精神状態、受容能力、医師と患者の信頼関係の有無程度、患者家族の協力態勢の有無程度などの事情が大きな関係を持っているものと考えられる。このような諸般の状況についての適切

22　金川琢雄「未確立治療法に関する医師の説明義務」植木哲教授還暦記念論集『医事法の方法と課題』171頁（信山社、2004年）、金川琢雄「判批」判時1549号185頁（判評444号39頁）（1996年）、なお、本件に関し、稲垣喬「判批」判時1652号190頁（判評478号28頁）（1998年）、新美育文「解説」リマークス26号28頁、手嶋豊「判批」ジュリ1224号90頁、塩崎勤「判批」民事法情報189号57頁などがある。

23　稲垣喬「医療の裁量性」同『医師責任訴訟の構造』（有斐閣、2002年）27頁、同『医事訴訟と医師の責任』（有斐閣、1981年）23頁。なお、浦川道太郎「説明義務と医師の裁量」年報医事法学8号82頁（1993年）。金川琢雄『実践医事法学〔増補新訂版〕』（金原出版、2008年）123頁。

24　ガンの告知については、後述5参照。なお、ガン告知に関する文献は多いが、さしあたり次の文献をあげておきたい。畔柳達雄「がんをめぐる判決」同『医療事故と司法判断』（判例タイムズ社、2002年）3頁、手嶋豊「がん患者に対する諸問題」太田幸夫編『新・裁判実務大系(1)――医療過誤訴訟法』（青林書院、2000年）399頁。

な判断は、最終的には医療の専門家である医師の判断によるところが大きく、その合理的裁量は尊重されなければならない」（名古屋高判平成2・10・31高民集43巻3号178頁、最判平成7・4・25判時1530号53頁）。

合理的裁量の範囲内の事項であれば、医師はその部分についての説明不十分であっても説明義務違反にはならないのが判例の立場である。

(5) 患者に説明することが不適当な場合

患者に対する病名等の説明・告知に際しては、患者に精神的打撃を与えないように配慮する義務があるように思われる。不治の末期がん患者や精神障害者に対しては、特にその配慮が必要である（秋田地判平成8・3・22判時1595号123頁参照）。不相当な死の危険を告知したことが違法であるとして、損害賠償を認めた事例もある（大阪地判平成8・4・22判時1585号66頁）。

本人に病名等を説明・告知しないことが債務不履行にならないとする事例もあるが、**末期がん患者に対する説明**において医師に大幅な裁量の余地が認められていることから、結果的に債務不履行ということにならないこともあるが医師は病名等の説明義務を負う。[25]

本人に説明・告知することが不適当と考えられる場合、近親者に説明することにより、その義務を履行しうるか、の問題がある。

医療現場では、病状等を患者本人に説明することが不適当と判断した場合、近親者に説明することが多いが、これは、①本人に代わって近親者に説明し、その意向を探り本人に説明するかどうかの検討資料とする、②近親者に説明して、本来、患者本人に医師が直接説明しなければならないことを近親者に説明してもらう、③近親者に説明して、近親者および患者本人の治療への協力体制を充実させる、などを目標としていることが考えられる。[26]

東京地裁は、ボールマンⅢ型進行性胃癌患者に対する説明に関し、「患者

---

25 最判平成7・4・25民集49巻4号1163頁、判時1530号53頁。手嶋豊「解説」平7重要判例解説（有斐閣、1996年）60頁、同「判批」年報医事法学11号150頁（1996年）、唄孝一ほか『医療過誤判例百選〔第2版〕』（有斐閣、1996年）28頁。

26 富田清美「家族に対する説明の義務」唄孝一ほか『医療過誤判例百選〔第2版〕』（有斐閣、1996年）26頁。

に対する医師の診療契約上の義務の観点から検討すると……、何らかの事情で、患者本人に対する病状等の告知が適当でない場合には、その家族等の近親者に病状等を説明し、その協力の下に患者が適切な治療を受けることが可能となるような措置を執ることが含まれるものと解される」（東京地判平成6・3・30判時1522号104頁）と判示した。この判決では、近親者に対する説明の根拠とされているのは、「患者が適切な治療を受けることが可能となる措置」としており、これは、筆者の説明類型からすると（上記1(2)参照）、②の治療方法等の指導ないし治療行為の内容としての説明であって、治療を受けるに際し、有効な同意を得るための説明ではなかったように思われる。

　最高裁は、患者家族に対する説明に関し、次のように判示した（最判平成14・9・24判時1803号28頁、原審・仙台高秋田支判平成10・3・9判時1679号40頁）。やや長くなるが引用する。「医師は、診療契約上の義務として、患者に対し診断結果、治療方針等の説明義務を負担する。そして、患者が末期的疾患にり患し余命が限られている旨の診断をした医師が患者本人にはその旨を告知すべきでないと判断した場合には、患者本人やその家族にとって、その診断結果の重大性に照すと、当該医師は、診療契約に付随する義務として、少なくとも、患者の家族等のうち連絡が容易な者に対しては接触し、同人又は同人を介して更に接触できた家族等に告知の適否を検討し、告知が適当であると判断したときは、その診断結果等を説明すべき義務を負うものといわなければならない。なぜならば、このようにして告知を受けた家族の側では、医師の治療方針を理解したうえで、物心両面において患者を支え、また、患者の余命がより安らかで充実したものとなるよう家族等としてもできるかぎりの手厚い配慮をすることができることになり、適時の告知によって行われるであろうこのような家族の協力と配慮は、患者本人にとって法的保護に値する利益というべきである……[27]」。

　本判決においても、患者本人に説明・告知することが不適当な場合、その

27　新美育文「家族へのガン告知検討義務」リマークス28号26頁（2004年）。

家族等に説明すべきであるとするが、その法的根拠として、診療契約の付随的義務であり、そして家族等に説明することにより、その家族の協力と配慮の下で安らかで充実した余生を送ることが可能になることが患者本人の法的に保護される利益である、とする。一方で、家族と接触を試みること、接触できた家族への告知が適当かどうかを検討すべきである、とする点で、不確定要素を含むことにおいて問題がないとはいえない。しかし、家族等への説明により、本人がより安らかで充実した余生を送ることが可能となる、とする趣旨は、患者が自らの残された余命を自らの意思で決めることが可能となる点で、筆者の主張する説明類型からみれば、説明類型①（10頁）の自己決定にかかわる説明義務にも大いにかかわりのある説明で重要な判例であるように思われる。

(6) 医師の説得と患者の拒否

医師は、**患者の最善の利益（Best Interest）** は何かを探り、これを患者に説明し、同意を得て治療を進めようとするが、それにもかかわらず患者がこれを拒否した場合、医師は、説得の義務があるかどうかの問題がある（なお、東京地判平成元・3・13判タ702号212頁——医師に不信を抱き受診を中止した患者につき、その原因を突き止め適切な助言をすべきだ、とした事例を参照）。

裁判例では、「医師は、専門的立場から正当と信ずる治療法を患者に受け入れるよう説得することは、むしろ専門家として当然の責務であって、それが強迫にわたるなど特殊の事情の存しないかぎり、何ら患者の自己決定権を侵害する違法なものとなりえない」（東京地判昭和63・10・31判時1296号77頁）と説示するが、妥当である。

医師は、患者の最善の利益のために尽力をするが、それが患者の主観的な意思（preference）と衝突する場合に、どちらを優先させるべきか、古来より論議されてきたところである。[28]

しかし、この場合は、患者の自己決定権を優先させなければならない。医学的に妥当な手術であっても、患者の同意を得ない治療法は違法である。医学の立場のみの主張は許されない、との判旨は、現在も妥当である（秋田地

大曲支判昭和48・3・27判時718号98頁、判タ297号275頁)。

エホバの証人による輸血拒否についても、患者の正常な判断能力に基づくものである場合には、その意思は尊重されなければならない。

最高裁は、宗教上の信念からいかなる場合にも輸血を拒否するとの固い意思を有する患者に対して、他に救命する手段がない事態になった場合に輸血するという方針を採っている病院医師は、この病院の採っている方針を説明する義務がある、とし、「医師らは、(右)説明を怠ったことにより、Aが輸血を伴う可能性のあった本件手術を受けるか否かについて意思決定をする権利を奪ったものといわざるを得ず、この点において同人の人格権を侵害したものとして同人が被った精神的苦痛を慰謝すべき責任を負う」(最判平成12・2・29民集54巻2号582頁、判時1710号97頁、判タ1031号158頁)と判示した。妥当であると考える。[29]

(7) 治験における説明義務

治験とは、医薬品の有効性と安全性を確かめ、臨床における有用性を評価するために行う臨床試験である。医薬品の製造(輸入)承認の申請をする際に提出すべき資料のうち、臨床試験の成績の収集を目的とする試験でもある(薬事法14条3項。同法は、2013年(平成25年)11月に改称されたが、本稿脱稿時点(平成26年3月)では未施行のため、ここでは改正前の名称・条文として紹介する)。治験は、原則として新しく開発される医薬品について実施されるが、市販後の医薬品について行われることがある。

治験は、第1相、第2相、第3相と段階を踏んで行われるが、医薬品とし

---

[28] 唄孝一「医師の説明と患者の承諾」同『医事法学への歩み』(岩波書店、1970年) 3頁。なお、橋本雄太郎＝中谷瑾子「患者の診療拒否をめぐる法律問題」判タ569号8頁(1986年)、塚本泰司「インフォームド・コンセント再考」唄孝一先生賀寿記念論集『人の法と医の倫理』(信山社、2004年) 343頁。

[29] 植木哲「宗教上の理由から輸血拒否の意思が固い患者に輸血した医師の不法行為責任」リマークス23号14頁(2001年)。なお、塚本・前掲(注28)は、本件判旨に医師の立場から反対する。なお、吉田邦彦「信仰に基づく輸血拒否と医療・他」太田幸夫編『新・裁判実務大系(1)——医療過誤訴訟法』(青林書院、2000年) 53頁、山田卓生『山田卓生著作選集〈第4巻〉医事法 生命倫理』(信山社、2010年) 165頁以下。

て有効性と安全性が必ずしも確立されていない開発途上の医薬品であるため、これを実施するに際しては、被験者・患者に対する説明は、詳細かつ、綿密なものにならざるを得ない。

　わが国では、平成9年からは、従来からの「基準＝ガイドライン（GCP. Good Clincal Practice)」を省令として強化した（GCP省令）。

　治験責任医師等は、被験者となるべき者を治験に参加させるときは、あらかじめ治験の内容その他治験に関する事項について当該被験者の理解を得るよう、文書により適切な説明を行い、**文書による同意**（署名または記名捺印）を得なければならない（GCP省令50条〜53条）。また、被験者・患者の意思に影響を与えるものと認める情報を入手したときは、そのことを報告し、治験の参加を継続するか否かの意思を確認しなければならない（同省令54条）、など詳細な規定が定められている。[30]

　ここでは、薬事法上の治験ではないが、治験に関する裁判例をあげておきたい。[31]

　患者は、子宮頸部粘液性線癌であったが、病院医師は、この治療法としていずれの療法も保険で認められている標準的治療法であるCAP療法とCP療法とがあるが、この両者の比較臨床試験（これを本来的目的のほかに他事目的という）を実施することとし、このことを患者に説明しなかった。この他事目的が治療方法の具体的内容の決定に影響を及ぼす可能性がある場合、この他事目的について患者に説明することが必要であったのにこれを怠ったのは、自己決定権の侵害になるなどと判示したものである。かなり厳しい内容の判断であるが妥当であろう。[32]

30　日本製薬工業会＝医薬品評価委員会編『新GCPハンディ資料集』（KK.ミクス、1997年、2001年）、早川眞一郎「臨床研究・臨床試験におけるインフォームド・コンセントをめぐって」樋口範雄編『ケーススタディ生命倫理と法』（有斐閣、2004年）125頁。

31　名古屋地判平成12・3・24判時1733号70頁。

32　金沢地判平成15・2・17判時1841号123頁、橋本雄太郎「判批」判時1861号173頁（判評547号11頁）（2004年）。

3 インフォームド・コンセントの取得義務者とその相手方

(1) 説明・同意取得義務者

　説明・同意取得の義務者は、医療行為を実施しようとする医師が、事前に行わなければならない。医療行為に関する説明は、その医師のほかに補助医や看護師その他の方法（たとえば、説明文書など）を用いてもよいが、説明および同意取得の責任者は、医療行為を実施する医師である。たとえば、内科で受診し、胃ガンの手術が必要となった場合、内科医からガンの状況、手術の範囲、時間や危険性等の説明を受け、外科医のほうへ廻った場合において、説明・同意取得について義務のあるのは、手術を行う外科医である。内科医から十分な説明を受け、同意している場合でも外科医は、それで十分か否かを確認すべき義務がある。

　麻酔は、それ自体、患者の身体に影響を及ぼす侵襲行為であるから、麻酔実施医は、その者の立場として、診察および説明・同意取得すべきである（東京地判昭和58・11・10判時1134号109頁、なお札幌高判昭和56・5・27判時1020号55頁）。また、チーム医療として手術を行う場合において、チーム医療の総責任者が自ら説明しない場合、十分に説明が行われるよう配慮すべき義務があり、説明および同意が取得されているか否かを確認すべき義務がある（最判平成20・4・24判時2008号86頁）。

(2) その相手方

　自らの身体に医療を受けることについて、医師の説明を理解し、これに同意を与えるには、その前提として**正常な判断能力**があることが必要である。

　成人（満20歳以上）は、判断能力があると推定しうるが、未成年者、精神障害者、認知症者、昏睡状態にある者などについては問題がある。

　未成年者については、民法上遺言しうる年令は、満15歳（民法961条）と定められており、臓器移植に関し臓器提供可能年齢を15歳とする（厚生省：臓[33]

---

[33] 厚生省保健医療局臓器移植研究会監修『臓器の移植に関する法律関係法令通知集』（中央法規出版、1998年）28頁。

器移植ガイドライン）ことなどから、15歳以上とする説が有力であるが、刑事責任年齢が14歳未満（刑法41条）とされているから、14歳以上とする説などが主張されている。

　しかし、ここで必要とされる判断能力は、自分の身体に何がなされ、その結果がどうなるかを理解しその利害を判断する能力である。この判断能力は、なされようとしている医療行為の種類、程度、危険性等によって異なると思われるので、一律に年齢によってその有無を判定するのではなく、相対的に解しなければならないと思われる。

　判断能力がないと判定されれば、その者に対する医療行為に関する説明・同意取得は、**代諾ないし代行判断**によらざるを得ない。このことは、精神障害者やその他認知症高齢者等についても同様の問題が生ずるので後述する。

　精神障害者であっても、判断能力があれば本人の同意を得なければならない（名古屋地判昭和56・3・6判タ436号88頁）。また、手術中であっても、本人に判断能力が認められれば、他人がこれに代わって同意を与えることは許されないのは当然である（広島地判平成元・5・29判時1343号89頁）。

　本人に説明・同意についての判断能力があるかどうかは、医療現場では、その説明・同意取付をする担当医師が判断して行っているのであるが、その判断能力に疑問があるときは、第三者である医師の立会いを求める、あるいは第三者である医師にその能力の有無を判定しもらうことが望ましい。後の紛争の予防のためである。

　さて、判断能力の不十分な未成年者（15歳未満）については、親権者による代諾養子縁組が認められていることから（民法797条）、15歳未満の子に対する医療行為についても、親権者の代諾が可能である、という考え方が有力である。

　精神障害者で、判断能力がない者については、精神保健福祉法上の保護者の制度（同法20条、22条）を根拠として保護者に代諾ないし代行判断と認めるべきである、との有力な主張がある。

　また、高齢認知症者（いわゆる高齢痴呆症の者）に付せられる**成年後見人**は、

その者の財産管理および身上監護の配慮義務（民法858条）が認められているが、後見人に被後見人に対する医療行為に関する説明・同意の代諾、代行判断を認めることについては、立法当初においても十分な議論が行われているとは思われない。[34]法務省民事局は、成年後見人の身上監護に関する配慮義務について善管注意義務（同法644条）が適用され、後見人は被後見人の医療・介護施設等への入退所、処遇の監視・異議の申立て等に関する事項は含まれるが、診療上の強制を伴う一身専属的な事項は、後見人の権限に含まれないとしている。[35]

以上、いずれの場合の代諾ないし代行判断に関する法制度は整備されていないし、またその議論も熟していないように思われる。[36]

代諾者や代行判断者が、本人のため代諾や代行判断を行う基準は、「もし、本人が判断するとすれば、このような判断である」ことを模写（replicate）することでなければならないと思われる。[37]つまり、可能な限り、本人の意思を探り、これを尊重すべきであると思う。

かつて作成した昏睡状態に陥った者の「リビングウィル」は、現在もその者の意思が継続しているかどうか不明であるが、それに反する事情がないかぎり、「**本人の意思の推定**」によりこれを認めるべきである。[38]

また、家族の代行判断も、家族が本人の日頃の言動などから本人の考え方を最もよく知っているのであるから、これを本人の意思の推定の判断資料と

34　道垣内弘人「『身上監護』『本人の意思の尊重』について」ジュリ1141号29頁（1998年）。
35　法務省民事局参事官室『成年後見制度の改正に関する要綱試案の解説――要綱試案・概要・補足説明』（きんざい、1998年）39頁以下。
36　新美育文「意思決定代行制度の整備にむけて」法時67巻10号6頁（1995年）。なお、同誌に各国の意思決定に関する論稿がある。アメリカ・丸山英二、ドイツ・岩志和一郎、イギリス・新美育文、フランス・欅島次郎。
37　前掲（注1）。アメリカ大統領委員会報告書のうち、Deciding to Forgo Life-Sustaing Treatment p. 5（1983年）、なお、金川琢雄『実践医事法学〔増補新訂版〕』（金原出版、2008年）126頁。
38　佐伯仁志「末期医療と患者の意思・家族の意思」樋口範雄編『ケーススタディ生命倫理と法』（2004年）86頁、新井誠『成年後見と医療行為』（日本評論社、2007年）69頁、137頁以下、新井誠＝西山詮『成年後見と意思能力』（日本評論社、2002年）14頁、223頁以下など。

して本人の意思を認めるという考え方が妥当なのではないだろうか。

4 インフォームド・コンセント取得義務違反の効果

(1) 立法主義

インフォームド・コンセント取得義務違反に対する法的制裁として、①行政処分（医師法などの行政取締法に規定をおき、その義務違反に対して勧告、戒告、懲戒、免許停止などの行政措置・処分を行う）、②刑事責任（専断的医療行為などとして、強要罪、傷害罪として罰金、禁錮、懲役などの刑事罰を加える）、③民事責任（不法行為や債務不履行があるとして、患者に対する損害賠償責任を課す）の立法主義がある。医師の団体が自らの自律規範をつくり、これに違反する団体構成員である医師に、聴聞、審議、評価等を行い相当の措置等を行う方法も示唆的である（British General Medical Council）[39]。

わが国では、アメリカやドイツなどと同様、③の責任追及が行われている。なお、わが国では、①については規定がなく、②についても、刑法の謙抑主義の視点から、刑法学者の間では、インフォームド・コンセント取得義務違反に対し、刑事罰を課すことは妥当でないとされている[40]。

(2) 因果関係の問題

説明義務違反に基づく医療行為によって生ずる損害賠償額を検討するには、2段階の因果関係を考慮しなければならない。

説明義務違反と同意との間の因果関係（これを**意思「決定の因果関係」**または「**第1の因果関係**」と呼ぶことがある）および無効の同意に基づく医療行為とその医療行為の結果との因果関係（医療行為により身体傷害もしくは障害が残ることから「**障害の因果関係**」または「**第2の因果関係**」と呼ぶことがある）である。

---

[39] 宇都木伸「医師のself respect——イギリスの中央医師評議会の変遷」唄孝一編『医療と法と倫理』（岩波書店、1983年）149頁。なお、吉田謙一＝黒木尚長＝河合格爾「英国の医事審議会——General Medical Council——」判タ1153号80頁（2004年）。

[40] 町野朔『患者の自己決定権と法』（東京大学出版会、1985年）116頁。

上記3において、説明義務違反と同意との関係について、理論上同意無効説、説明との因果関係を否定することによって同意が無効となるという因果関係否定説、同意の有無を直接問題にせずに説明義務を注意義務の一つとする立場があることを述べた。そして、この注意義務説においても、説明義務違反→同意無効→無効の同意による医療行為→その医療行為の結果、という因果の流れがあり、同意の有無は言語上表現されていないが、観念上思惟されていること、説明義務違反と同意無効とは、一体のものとなっているということを述べた。

　説明義務違反と同意無効とが一体となっていると観念しうるならば、第1の因果関係（**意思「決定の因果関係」**）は特に議論を要せず、説明義務違反のみを認定すればよいことになる。

　次に問題になるのは第2の因果関係（「**障害の因果関係**」）である。

　結論を先に述べると、無効の同意による医療行為の結果について、その医療行為に医療技術上の過失が認められないかぎり、説明義務違反（同意無効）とその医療行為の結果との因果関係（第2の因果関係）は認められないという考え方が妥当である。その医療行為についてまで、損害賠償の範囲が及ばないと考える。つまり、説明義務違反は、選択の機会の喪失、自己決定権の侵害であり、これに対する損害賠償は、慰謝料にとどまると思われる。

(3)　損害の評価

　説明義務違反または無効の同意によって医療行為が行われ、その医療行為の結果につき不具合があったとしても、医師に医療技術上の過失が認定されなかった裁判例を検討すると、二つの流れがあることがわかる。

　第1のタイプは、説明義務違反、同意なき医療行為は、不法行為または債務不履行であるとして、その損害として慰謝料（弁護士費用を含む）のみを認め、その医療行為の結果に関する逸失利益等を認めない事例である。

　たとえば、僧帽弁置換心臓手術につき、裁判所は、説明義務違反、同意無効を認定したうえで、患者の心臓に顕著な肥大拡大があったこと、僧帽弁閉鎖不全のほかに大動脈弁閉鎖不全も認められることなどから、本件手術を受

けなかった場合でも2、3年の余命であったこと、患者の手術や死に至る経過につき過失が認められないことから、同意なき手術と患者の死亡との因果関係を否定し、慰謝料（弁護士費用を含む）の損害賠償を認めた（熊本地判昭和52・5・11判時863号66頁）。また、糖尿病性網膜症の手術に関し、説明・同意取得義務違反を認定したうえで、原告の病態にとって本件手術は残された唯一の治療法であったこと、手術を受けなかった場合の予後は失明に至る可能性が大きく、手術を拒否して現状の視力を維持して失明を免れたかどうかは明らかでない、として、失明による逸失利益等の財産的損害を認めず、慰謝料のみを認めた（名古屋地判昭和59・4・25判時1137号96頁）。いわゆるAVM（脳動静脈奇型）手術で、手術を受けず保存的療法を行った場合、死亡に至らずとも後遺症を残す可能性が大きかった事例（東大AVM事例・東京地判平成4・8・31判時1463号102頁）、本件手術を受けなかった場合、手術前の障害状態のままで相当期間生命を全うできた可能性は決して高いものではないことを理由にその因果関係を否定し、逸失利益等の損害賠償を認めなかった（東京AVM事例・東京地判平成8・6・21判時1590号90頁、金川琢雄「判批」判時1606号197頁）。

また、二度にわたり脳動脈に対するクリッピング手術を受けた患者に重篤な後遺障害が残った場合、第2手術の前に第1手術において脳動脈瘤頸部にはクリップが全く掛かっていなかったという正確な病状を説明しなかった説明義務違反があるが、第2手術後に発生した後遺障害との間に因果関係が認められないとして慰謝料（弁護士費用を含む）のみを認めた事例（名古屋地判平成20・2・13判時2028号76頁）などの事例がある。

第2のタイプは、説明義務違反からその医療行為の結果に至るまでの因果の流れについて、その因果関係を認める事例である。

典型的な事例は、いわゆる新潟AVM塞栓術事例で、「担当医らが説明義務を尽していれば、原告が本件手術を受けなかった可能性が高く、本件手術を受けなければ原告に本件後遺症が生ずることもなかったことが認められ、いずれにしても、担当医らは原告に生じたすべての損害を賠償する責任があ

るといわなければならない」（新潟地判平成6・2・10判時1503号119頁）として、入院雑費、付添い看護費用、家屋改造費、逸失利益等の損害賠償を認めた。未破裂脳動脈瘤につきラッピングしてコーティングする手術を受けた患者が、てんかん重積発作を起こし、遷延性意識障害となり死亡した事例につき、裁判所は、担当医師が説明義務を尽くしていけば、患者が本件手術を受けなかった高度の蓋然性があり合併症により死亡することがなかったと認められるとして、その損害賠償は、治療費、逸失利益、慰謝料等であるとした（大阪地判平成17・7・29判時1906号79頁）。また、遺伝性の難病の子の診療を担当していた専門病院の医師が、その子の両親から次子をもうけても遺伝上大丈夫かと質問された際、その回答として誤った情報を提供したことは、説明義務違反であり、慰謝料のほか、弁護士費用、家屋改造費用等を認めた事例（東京高判平成17・1・27判時1953号132頁）がある。

多汗症等の治療に関する事例でも、「本件手術の決定において、被告の説明義務違反が認められる以上、被告が行った多汗症の手術は原告に対する不法行為に該当するというべきであり、被告は手術によって原告に生じた損害について賠償する責任がある」（東京地判平成7・7・28判夕895号222頁）として、治療費、通院交通費、通院慰謝料等を認めた。

さて、医師の説明義務違反による医療行為に関し、いかなる範囲についてその因果関係を認めるべきか、なお検討を要するところであるが、さしあたり、筆者は医師の説明義務違反に基づく医療行為は、自己決定権の侵害（人格権侵害）であり、選択の機会の喪失であって、同意なき医療行為について技術上の過失が認められない以上、その因果関係（第2の因果関係）はないものと考えられ、損害賠償は、慰謝料によるべきだと思う。その結果生じた身体上の不具合等の治療費、入院雑費などの逸失利益等に該当するものは、慰謝料算定の事情として斟酌すべきものと思う。[41]

---

[41] 金川・前掲（注5）（注6）参照。なお、平林勝政「インフォームド・コンセント再論――日本」年報民事法学8号58頁（1993年）、山下登「損害論」年報医事法学8号103頁（1993年）。

〔演習問題〕
1　医師が患者の同意を得るための説明義務の範囲・程度は誰を基準にすべきか。治療行為の危険性の程度などの関連性を考慮に入れて説明義務を履行すべきであろうか。
2　医師の裁量権の根拠は何か。それは同意を得るための説明においても認められるか。医師の裁量と患者の意思が衝突する場合、どのように解決すべきか。また、いずれを優先すべきか。
3　治療行為として評価の確立していない先駆的治療行為を実施しようとする場合、医師はどのような説明義務を負うか。
4　「エホバの証人」による輸血拒否があった場合、どのように対処すべきか。
5　末期がん患者に対する医師の告知・説明はどのように考えられるか。本人に告知・説明が不適当と考えられるときは、家族に対する説明義務はあるか。
6　患者に判断能力のない場合、誰が代行判断者となるか。またその代行判断はどのような内容であるべきか。
7　インフォームド・コンセント取得義務違反による治療行為が行われた場合で、かつ、医師の医療技術上の過失が認定されなかった場合の損害賠償の範囲について述べよ。

（金川琢雄）

II　医療における情報の意義と機能

1　はじめに

(1) 問題の所在

　一般に、医療における情報の意義や機能が論じられる場合、「**医療情報**」や「**診療情報**」という用語のもとで、患者の診療に際して医療機関が取得した患者の個人情報だけが念頭におかれている場合が多い。[1]しかし、適切な医療を実現するための情報は、必ずしも患者の個人情報に限られない。一般的な医学知見情報はもちろんのこと、医療を構成する人的・物的組織を適切に運営するための情報や、医療機関の従来の治療実績などもまた、医療において重要な意義を有している。

　そこで、ここでは、医療に関連して用いられるさまざまな情報を包括的に対象としつつ、その内容や機能に着目してこれを整理したうえ、今後の医療において情報の果たすべき役割とその法的取扱いに関する全体像の提示を試みる。以下では、その作業の前提として、医療と情報をめぐる現在の問題状況を概観する。

　近時における自然科学の著しい進歩と技術の発展は、人類にさまざまな恩恵をもたらしている。経済、運輸、建築、通信、医療、法律など、さまざま

1　菅野耕毅『医事法学概論〔第2版〕』（医歯薬出版、2004年）183頁以下は、「医療情報」という用語をこの意味で用いており、同様に、開原成允＝樋口範雄編『医療の個人情報保護とセキュリティ〔第2版〕』（有斐閣、2005年）28頁以下および手嶋豊『医事法入門〔第3版〕』（有斐閣、2012年）71頁以下は、「診療情報」という用語をこの意味で用いている。また、平成14年に日本医師会が公表した「診療情報の提供に関する指針〔第2版〕」においては、診療情報とは「診療の過程で、患者の身体状況、病状、治療等について、医師またはその指揮・監督下にある医療従事者が知り得た情報」であると定義されている。さらに、厚生労働省の診療に関する情報提供等の在り方に関する検討会が平成15年に公表した「診療情報の提供等に関する指針」〈http://www.mhlw.go.jp/shingi/2004/06/s0623-15m.html〉では、「診療の過程で、患者の身体状況、病状、治療等について、医療従事者が知り得た情報をいう」と定義されている。本稿において以下で診療情報という用語が用いられる場合、この検討会の定義に従う。

な社会分野において新たな知見に基づく技術が実用化され、われわれの生活はますます便利になっている。しかし、新たな科学技術の利用は、必ずしもわれわれに福音だけをもたらしているわけではなく、以下のように、システム自体に内在する危険の発生や、システムにおける人間疎外現象という弊害を発生させている点に注意すべきである。

　第1に、膨大化した科学知見や技術は、もはや個々人ではとてもその全体を把握できなくなっており、その結果として現代社会を支えるさまざまなシステムの内部においては、専門領域の細分化・労働の分割化が進んでいる。また、人的要素以外にも、さまざまな物的設備の利用や管理が不可欠である。このような現代型システムにおいて、人的・物的組織が適切にコントロールされない場合には、システムの利用者に大きな被害がもたらされる危険がある。

　また、社会システムの複雑化・高度化・専門化は、従来、個別の人間関係を通して提供されていたサービスの多くを、多数の専門家対個人、あるいは物的設備の利用という形へと変容させ、その結果として、顔の見える人間関係や、利用者側におけるサービス内容の理解可能性を減少させている。たとえば、銀行窓口の利用がATMの利用に代替され、さらにインターネットバンキングに取って代わることは、利便性・効率性の追求という目的からは望ましいといえるが、これらの技術に対応できない利用者との関係では、**デジタルデバイド**[2]という新しい問題を発生させている。

　以上のような問題状況は、まさに医療分野において典型的に現れている。現在の医療においては、医療の高度化・複雑化に伴い、医師の専門分野は細分化される一方であり、さまざまなパラメディカルスタッフによる医療サービスの分担もまた、適切な医療の実施に不可欠な要素となっている。さらに、技術の進展に伴い、医療に投入される医療機器と医薬品の種類や数は増大の一途をたどっており、医療関係者がこれらの使用に必要な情報をすべて自力

　2　デジタルデバイドとは、コンピューターやインターネットなどの情報技術を使える者と使えない者との間に生じるさまざまな格差を意味する。

で調達することはもはや不可能である。組織化された医療における連携ミス、医療機器の操作ミスや誤作動、医薬品の不適切な利用などを原因とする医療過誤事例が多数報告されているのは、このような背景に基づくところが大きい（第3章第2節参照）。

医療における人間疎外現象もまた、従来から繰り返し報告されている。数時間待ちの数分診療、行くたびに担当医の変わる病院、何のためになされるかわからない診断や治療、利用目的のわからない多数の医療機器、どのような目的で処方されているのかわからない多数の内服薬など、効率性を優先したシステムの中で患者が「客体」として扱われることにより、最も人間的であるべき医療が、人間性を喪失する結果になっている（第1章I参照）。

(2) **問題への対応**

このような弊害に対して、医療の分野ではさまざまな対応が試みられている。まず、組織のコントロール不全から生じる危険については、組織を適切に機能させるためのシステム構築によってこれに対処する方向が実現されつつある。とりわけ近時は、さまざまな情報を有機的に統合することにより医療ミスを回避したり、よりよい医療を実現したりするための情報システムを構築する動きが顕著である。その代表例が、診療録の記載情報の標準化・電子化に向けての動きや、**医療過誤情報**[3]の収集と分析・**データベース化**[4]などである。さらに、医療関係者および医療機器・医薬品の製造業者、関連する行政部門やNPOなどの間における情報伝達・情報共有のシステムもまた、多くの分野で整備されつつある。チーム医療や臓器移植ネットワークに典型的にみられるような高度な役割分担システムはその例である。

---

[3] 診療録の標準化・電子化への動きについては、厚生労働省の保健医療情報システム検討会が平成13年に公表した「保健医療分野の情報化にむけてのグランドデザイン 最終提言」がめざすべき今後の方向性をまとめており、これを踏まえて、同省の標準的電子カルテ推進委員会が平成17年に最終報告書を提出している〈http://www.mhlw.go.jp/shingi/2005/05/dl/s0517-4b.pdf〉。このような標準化の動きは、保健医療情報標準化会議が平成22年に公表した「厚生労働省において保健医療情報分野の標準規格として認めるべき規格について」によって、医薬品や病名、紹介状、患者への情報提供書などにも広げられている〈http://www.mhlw.go.jp/shingi/2010/01/dl/s0125-12a.pdf〉。

次に、医療における人間性疎外については、主に情報偏在の是正によって対処されている。すなわち、医療における患者の主体的地位を回復するために、医師の説明義務、患者の自己決定権、診療記録の閲覧請求などの法的枠組みやガイドラインが整備されつつある（第1章ⅠⅢ、第2章Ⅴ参照）。

これらの制度の趣旨は、専門家と一般人の間に典型的にみられる情報偏在状況に対処するため、専門家から一般人への情報提供を促進することによって、一般人の側における自律的・主体的な意思決定を可能にすることにある。この点で、消費者取引において強調される情報提供義務や不実表示の禁止等と同じ目的を有するが、医療においては、意思決定の対象が身体・生命・健康という最も重要な法益である点に照らせば、財産的利益が対象となる通常の消費者取引よりもさらに情報提供の必要性が高いといえる。

(3) 情報の電子化・ネットワーク化に伴う問題

現代型システムにおける問題は、組織のコントロール不全や人間性疎外だけにとどまらない。情報技術の高度化とコンピューターネットワークの発達が社会全体の情報化をもたらした結果、多くの社会システムにおける情報がオンライン化されることによって、コンピューターネットワークシステムが新たな問題を生ぜしめている。ネットワーク上での名誉毀損や著作権侵害、個人情報の電子化およびデータベース化・オンライン化によるプライバシー侵害の危険性の増大などがその例である。[5]

プライバシー侵害の問題は、従来から消費者信用の領域で取り上げられて

---

[4] 厚生労働大臣の登録分析機関である公益財団法人日本医療機能評価機構が、医療事故情報の収集・分析を断続的に行い、その成果を報告している〈http://www.med-safe.jp/contents/info/〉。また、事故には至らなかったが事故に結びつく可能性があった事例（ヒヤリとした事例、はっとした事例という意味で、ヒヤリ・ハット事例と呼ぶ）の情報を収集し事故に学ぶシステムを構築する動きとして、厚生労働省が設置した「医療に係る事故事例情報の取扱いに関する検討部会」が、平成15年に、医療に係る事故事例情報の取扱いに関する検討部会報告書を公表している〈http://www.mhlw.go.jp/shingi/2003/04/s0415-3.html〉。

[5] なお、情報の電子化がもたらす影響として、検索・ディスプレイ表示・印刷が容易になり他者によるデータ閲覧の機会が増大すること、複数データの関連づけが容易になること、容積が小さくなり滅失・盗難が生じやすくなるなどの点がしばしばあげられるが、これらはコンピューターによりデータを扱う場合に共通の問題であるため、ここでは省略する。

いるが、とりわけ医療分野における患者の個人情報はセンシティブ情報を多く含むため、濫用されれば患者のプライバシーは回復不可能なまでに侵害される場合がある。この点において、医療情報の濫用は、消費者信用情報や著作権侵害の事例とは質的に異なっている。また、名誉毀損のようにもっぱら精神的損害が生じる事例とは異なり、遺伝情報の漏洩などでは、精神的損害だけでなく、就職差別や保険加入の拒否などの遺伝子差別が生じる危険性がある点にも特徴がある。さらに、人間の遺伝情報は、非常に高い市場価値を有する場合が少なくないことから、企業の利潤追求のターゲットにされる危険性も、他の種類の情報の場合より大きい。[6]

しかし、他面において、患者の診療情報が電子化され、データベースとしてオンラインで研究に利用できるようになることは、医学研究を進展させ、ひいてはその成果を社会全体に還元できる点で望ましいといえる。とりわけ、**ポストシークエンス時代**（塩基配列の解析終了後）の医学研究は、診療情報にとどまらず、患者の嗜好や行動パターンなど生活全般にわたる各種の情報を大規模なデータベースに集積しなければ成り立たない（第4章Ⅶ参照）。

このような状況に対応するため、医療機関が収集した患者の診療情報を原則として保護し、患者による自己の情報コントロールを可能にするとともに、適切な医学研究に診療情報を利用可能にするための法的枠組みやガイドラインが整備されつつある。また、医療機関内における診療情報の管理を対象とした専門家の役割も増大しつつある。[7]

---

[6] アメリカでは、大学病院の医師が7年間にわたり患者の治療に不必要な検査を行い続け、患者の血液中の特殊な分子について患者本人が知らない間に特許を申請し、バイオ企業から300万円の契約金を受け取ろうとしていたという事例が報告されている（ムーア事件・Moore v. Regents of the University of California, 793 P. 2d 479 (Cal. 1990)）。また、わが国においても、多数の患者の病歴情報を薬局に売却しようとした事例が報告されている（朝日新聞2000年12月7日付け朝刊）。

[7] 代表的なものとして、日本病院会による診療情報管理士（health information manager）の資格認定がある。

2　医療に関連する情報の意義と分類・機能

(1)　情報の分類の視点

　医療に関連する情報を、その内容および機能に着目すると、次のような分類が可能であると思われる。第1に、情報の内容に基づく主な分類として、①診療の過程で、患者の身体状況、病状、治療等について医療従事者が知るに至った情報（診療情報）、②医療機関側の個別情報（医療機関の提供しうる医療の具体的な内容や、医師の専門分野・従来のキャリア、手術の経験数、成功率など）、③医学知見、医療機器・医薬品関連情報などの一般的・客観的情報、をあげることができる[8]。

　第2に、情報が果たすべき機能に照らせば、④患者の治療目的、⑤患者の自律的決定の支援目的、⑥公衆衛生の増進、医学研究、教育目的などの公益目的、⑦その他の目的（診療報酬の計算、薬剤開発・商品開発などの企業活動）、に大別することができる。

　以下ではこれらの分類を念頭におきつつ、主要な問題点を検討する[9]。

(2)　情報の内容に基づく分類

(ア)　診療情報

　診療情報には、患者の氏名、性別、年齢、住所、電話番号、職業、医療保険の種別、病歴、生活状況、現在の症状、診断結果、検査結果、投薬歴、治療歴、現在の治療内容、家族関係、家族の病歴など、さまざまなものが含まれる[10]。診療情報については、診療録をはじめとする各種の診療記録の形で記

8　もちろん、これ以外にもさまざまな内容の情報がありうる。たとえば、医療に関係する各種の法規定や従来の医療裁判例なども適切な医療の実施に必要な情報であるし、そのほか、診療費請求や健康保険制度に関連する情報も実務上は重要である。

9　なお、これらの分類以外に、情報を用いる主体による分類が考えられる。医療に関連する各種の情報を扱う主体としては、診療を担当する医療機関の関係者（担当医、それ以外の医師、看護士、薬剤師、検査技師、事務担当者など）、患者、それ以外の第三者（他の医療機関、研究機関、教育機関、国・地方公共団体の医療行政の担当機関、健康保険の組織、保険会社、製薬会社、警察・検察庁、裁判所、弁護士など）が考えられる。とりわけ直接の医療関係者および患者以外の第三者によって診療情報が用いられる場合には、主体ごとに若干異なった倫理的・法的問題が生じうると思われる。

録化され、保存されることになる。診療記録の適切な作成および保存は各種の医療関係法規において法定されている公法上の義務であるが[11]、現在の医療において、診療記録の作成と保存は適切な診療を行うために不可欠の前提であるため、診療契約に基づき、医療機関が患者に対して負担する私法上の義務でもあると解される[12]。

次に、診療情報もまた個人情報であるため、一般の個人情報と同様の保護が原則として認められる。これは、医療関係者の**守秘義務**、および情報主体たる患者による情報のコントロールに分けられる。まず、患者のプライバシーは憲法13条の幸福追求権の一内容として位置づけられ、原則的な保護の必要性が明確にされるとともに（ここでは、私事をみだりに公開されないという消極的側面だけでなく、自己に関する情報をコントロールしうるという積極的側面を含む権利として把握されている）、刑法134条や各種の医療関係法規、あるいは診療契約に基づき、医療機関側に守秘義務が課せられている。また、民事手続法・刑事手続法において、一定の医療関係者には訴訟における証言拒否権が認められている[13]。

---

10 医師法施行規則23条は、診療録の記載事項を「1　診療を受けた者の住所、氏名、性別及び年齢。2　病名及び主要症状。3　治療方法（処方及び処置）。4　診療の年月日」と定めているが、近時は、これらにとどまらず、本文に記載されたような多くの個人情報を集約して記録した診療録の作成と記載情報の標準化が指向されている。なお、「診療情報」の定義については、前掲（注1）を参照。

11 診療録につき、医師法24条1項および歯科医師法23条1項参照。また、医療法21条1項9号に従い、病院は、診療に関する諸記録を備えておかねばならない。診療に関する諸記録の具体的内容は、医療法施行規則20条10号により、過去2年間の病院日誌、各科診療日誌、処方せん、手術記録、看護記録、検査所見記録、エックス線写真、入院患者および外来患者の数を明らかにする帳簿並びに入院診療計画書とされている。さらに、地域医療支援病院および特定機能病院については、それぞれ医療法22条2号および医療法施行規則21条の5第2号、医療法22条の2第3号および医療法施行規則22条の3第2号により、過去2年間の病院日誌、各科診療日誌、処方せん、手術記録、看護記録、検査所見記録、エックス線写真、紹介状、退院した患者に係る入院期間中の診療経過の要約および入院診療計画書とされている。

12 患者は、診療契約に基づき、医療機関に対して診療記録を適切に作成するよう請求することができ、この義務の違反により損害が生じている場合には、損害賠償の請求が可能であることになる。また、医療過誤訴訟において、適切な診療記録が作成されていなかったことにより患者側の証明が困難になった場合には、これを証明妨害として医師に不利な扱いをなすことが認められる（吉野正三郎「西ドイツにおける医療過誤訴訟の現実と課題(上)」判タ530号26頁以下）。

さらに、民間の医療機関が有するほとんどの診療情報については、**個人情報保護法**に基づき、患者に、①自己の個人情報の開示請求、②自己に関する情報が間違っている場合にその訂正請求、③誰に対してどのような情報の利用を認めるかの自己決定、が可能である（診療情報と個人情報保護法等との関係については第1章Ⅳ参照）。行政機関ないし独立行政法人の有する診療情報についても、個人情報保護法とほぼ同等の内容を有する行政機関個人情報保護法ないし独立行政法人等個人情報保護法に基づき、ほぼ同じ法的地位が患者に認められている。[14]

このように、診療情報の保護はさまざまな法律により重畳的に規定されているが、それらの相互関係は必ずしも明確ではなく、違反の法的効果についても、刑事責任、行政責任、民事責任に分かれているため、法的保護の重なる部分や保護の薄い部分が生じるなどの問題点がある。たとえば、刑事罰を伴う守秘義務は必ずしもすべての医療関係者に網羅的に適用されるわけではないし、個人情報保護法は小規模の事業者には適用されないなどの点が指摘されている。[15]

とりわけ個人情報保護法と診療情報との関係には問題が多い。個人情報保護法は、個人情報についての一般法として性格づけられているので、診療情報の特質が必ずしもその内容に十分反映されているとはいえないからである。

診療情報の特質として一般的にあげられるのは、①その多くが**センシティブ情報**に属するため、個人情報の中でもとりわけプライバシー保護の要請が強いこと、②治療目的を達成するために医師に情報の留保が正当化される余地があること（医師の治療上の特権と呼ばれる）、③公衆衛生の向上や医学研究など、公益のために利用する社会的必要性が高く、患者のプライバシー保護と研究の自由という異なった価値の間で相克が生じうること、④患者の死

13　民事訴訟法197条1項2号、刑事訴訟法149条参照。
14　さらに、地方自治体が情報公開条例を有する場合には、これに基づいて情報請求を行うことも可能である。
15　個人情報保護法2条3項5号および個人情報保護法施行令2条参照。

亡後に遺族等による診療情報の開示や訂正が必要な場合があること、⑤高い市場価値を有する場合が少なくないこと、である。さらに**遺伝情報**については、⑥特定の疾病については発病の確率や時期などが相当程度予見可能であること、およびこの点との関係で、知る権利のみならず、「知らないでいる権利」が必要な場合があること、⑦生涯不変であること、⑧個人情報であるとともに、血縁関係にある親族の情報とも相当程度共通すること、⑨死者や身体の一部もまた情報の媒体たりうること、などである。

　これらの特質と個人情報保護法を比較すると、個人情報保護法では、通常の個人情報とセンシティブ情報という情報の性質に応じた区別がなされていないこと、死者の情報は保護の対象にされていないことなど、重要な点において診療情報の特質が反映されていない。

　しかし、診療情報の特質を反映したルールの必要性は認識されており、特別法に代わるものとして、厚生労働省により、診療情報の特質に配慮したガイドラインが新たに設けられ、あるいは従来のガイドラインが改訂されている(これらのガイドラインの詳細および個人情報保護法との関係については、第1章Ⅳ参照)。

　(イ)　**医療機関側の個別情報**

　個々の医療機関が提供しうる医療のレベルや内容、専門分野・従来の実績

16　とりわけ遺伝性疾患については、すでに死亡している近親者の情報を利用することが重要な意義をもつ場合が少なくない。

17　たとえば、医療分野については、「個人情報の保護に関する基本方針（平成16年4月2日閣議決定）」において、「情報の性質や利用方法等から特に適正な取扱いの厳格な実施を確保する必要がある分野」の一つに位置づけられている。

18　医療関係者が患者の個人情報を使うにあたってのガイドラインとして、厚生労働省が平成16年に策定した「医療・介護関係事業者における個人情報の適切な取扱いのためのガイドライン」（平成18年と平成22年に改正）、および平成17年に策定した「医療情報システムの安全管理に関するガイドライン」がある（最新版は平成25年の第4.2版）。また、同省の「診療情報の提供等に関する指針」（平成15年）、および日本医師会の「診療情報の提供に関する指針〔第2版〕」（平成14年）は、主に患者に対する情報の提供場面を念頭においたガイドラインであるが、これらにおいても、本文で示した診療情報の特質が考慮されている。ガイドラインと個人情報保護法との関係については、濱田幸夫＝吉川展代「個人情報保護に係る医療分野における取組み」ジュリ1287号32頁以下が詳しい。

44

等に関する情報が患者や他の医療機関に提供されるべきか否か、されるべきであるとすればどのような形でなされるべきかについては、従来、必ずしも十分に議論されてこなかった。しかし、高度に専門化し、かつ医療機関の種別による機能分担が図られている現代医療において適切な医療を実現するためには、まず患者自身がその症状に応じて適切に医療機関を選択できる環境を整えることが必要である。同様のことは、患者が適切なセカンドオピニオンを提供しうる医師を選択する場合や、地域のかかりつけ医師がより高度な治療のために医療機関を患者に紹介する場合、治療中にたまたま専門外の疾患を発見した医師が当該疾患の専門医を患者に紹介する場合などにも妥当する。

　そこで、特に患者による医療機関の適切な選択の支援を目的として、平成18年の医療法改正により、平成19年から医療機能情報提供制度（医療情報ネット）が設けられた。この制度によって、限られた範囲ではあるが、医療機関に関する比較可能な情報を直接に患者が入手できるようになっている[21]。

　しかし、この制度はまだ社会的に十分認知されているとはいえず、提供されている情報の種類も限定されている。また、上記の諸規定は公法規定であ

---

[19] 医学研究に用いられる患者の個人情報の取扱いについては、「ヒトゲノム・遺伝子解析研究に関する倫理指針」「遺伝子治療臨床研究に関する指針」「疫学研究に関する倫理指針」「臨床研究に関する倫理指針」等の多くのガイドラインが策定され、原則として個人情報保護法と同等の内容のルールがこれらの指針に盛り込まれている。これらと個人情報保護法との関係については、濱田＝吉川・前掲（注18）参照。

[20] 「保健医療分野の情報化にむけてのグランドデザイン　最終提言」（前掲（注3））9頁においては、医療機関ごとの診療実績のデータ分析や医療機関相互の比較を客観的に行う環境が整備されることにより、患者自身による医療機関の選択や、かかりつけ医師による他の医療機関の紹介などが可能になる点が指摘されている。

[21] 医療法6条の3第1項に基づき、病院、診療所、助産所の管理者は、医療を受ける者が病院等の選択を適切に行うために必要な一定の情報（診療科目、診療日、診療時間、対応可能な疾患治療内容など）を各都道府県の知事に報告するとともに、当該事項を記載した書面を閲覧に供する義務を負う。さらに、医療法施行規則1条の4に基づき、都道府県知事は、当該情報を、インターネット等の適切な方法により公表する義務を負う。平成26年3月現在、各都道府県の提供する医療情報ネットのリンク一覧が、厚生労働省ウェブサイト内に設けられている〈http://www.mhlw.go.jp/stf/seisakunitsuite/bunya/kenkou_iryou/iryou-teikyouseido/〉。

るため、現時点ではこれらの医療機関側情報がどの程度まで医師の説明義務内容になるかは明確ではない。今後、広告規制の緩和、公的な医療情報提供の整備を背景として、関連する法制度（医療機関の説明義務、医療法や薬事法において規定されている医療広告規制の枠組み等）を総合的に検討することが必要であろう。

　(ｳ)　医学知見、医療機器、医薬品関連情報などの一般的・客観的情報

　一般的な医学知見や医療機器、医薬品に関連する各種の情報は、先述のように現在の医療を実施するうえで必要不可欠な要素であり、これらの情報については、何よりもまず医療関係者の自由なアクセス環境が確保されねばならない。近時はインターネット上でこれらの情報を入手しうる環境が整いつつあり、とりわけ医薬品に関しては多数のオンラインデータベースが存在する[22]。

　また、患者にとっても、疾病や医薬品に関する情報をわかりやすい形で入手できれば、自己の疾病に対する理解が進み、主体的に医療に関与することが可能になるというメリットがある。現在においても、患者向けの医療関連情報を提供するウェブサイトは多数存在するが、情報の正確性・信頼性などの点で問題があるものが少なくない。今後、関連会社や公的機関がイニシアチブをとって、質の高い医学情報をわかりやすく患者に提供するためのデータベースの構築が望まれる。

(3)　**情報の機能に基づく分類**

　(ｱ)　**患者の治療を目的とする情報**

　次に、機能別に**医療関連情報**を分類する場合、その中心にあるのが、患者の治療それ自体を目的とする情報である[23]。その多くは、治療のために医療機関が取得する患者の診療情報からなるが、必ずしもこれにとどまらず、医療

---

[22]　医薬品医療機器総合機構が運営する、独立行政法人医薬品医療機器情報提供ホームページ〈http://www.info.pmda.go.jp/〉や、国立医薬品食品衛生研究所のホームページ〈http://www.nihs.go.jp/index-j.html〉、一般財団法人日本医薬情報センターの医薬品情報データベース〈http://database.japic.or.jp/〉など、多数のデータベースが稼働している。

46

の人的・物的資源を適切に機能させるための各種の情報もこれに含まれる。また、医療機関から患者に対して提供される療養指導のための説明や、医療機関から患者に対してなされる転医や検査の推奨情報もこれに属する。

　治療目的の各種の情報の取扱いに関して注意すべきなのは、次の点である。医療システムの適切な運営・管理のための各種の情報（最新の医学知見情報、医療機器・医薬品情報、電子診療記録の標準的なフォーマット、医療過誤に対する安全対策情報など）が公益的見地から広く一般に提供されるべきであり、これによって医療全体の質の向上や効率化・医療コストの削減等が期待されるのに対して、患者の診療情報については、本人の承諾がある場合を除き、先述のように原則として医療関係者に守秘が求められる点である[24]。したがって、治療目的であっても、他の医療機関の医師や外部の検査機関等の第三者へ診療情報を提供する場合には、原則として患者の同意が必要である。ただし、通常はこのような同意は診療契約の趣旨から推定されうるし、紛争を避けるために、診療開始時に、包括的にこの種の同意を取得しておく方法も考えられる。

　(イ)　患者の自律的決定を支援する目的で提供される情報

　第2に、医療における患者の主体的地位を確保するために医療機関側から患者に対して提供される各種の情報がある。その中心にあるのが、患者の**自己決定権**[25]を適切に行使できるようにするための情報であり、通常は、医療水[26]

23　近時の遺伝子研究の進展により医療現場と研究とが不即不離の関係になりつつあることに照らせば、患者の個人情報の利用を研究と治療という目的によって分類することにもはや意味はない、との指摘がなされている（坪井栄孝「はじめに――医学情報と個人情報」宇都木伸＝菅野純夫＝米本昌平編『人体の個人情報』（日本評論社、2004年）iv頁）。確かに、今後は医学研究と直結した医療が増加するであろうことを考えれば、このような指摘は基本的方向としては正しいと思われる。しかし、今後のすべての医療が医学研究と直結することが予定されているわけではなく、医学研究に用いられるべき情報はなお医療全体からみればわずかであること、個人情報保護法50条1項3号において、実定法上も学術研究目的での利用が区別されていることなどに照らせば、今後も目的による区別は必要であろう。

24　「保健医療分野の情報化にむけてのグランドデザイン　最終提言」（前掲（注3））においては、質の高い医学情報を整理・収集してインターネット等により医療従事者や国民に提供することを課題としてあげていたところ、先述した医療情報ネットは、すでに当該課題の一部を実現している。

47

準にある複数の医療行為のメリットと危険についての情報がこれに含まれる（第1章ⅠⅢ参照）。これらを説明するにあたっては、疾病の説明や治療方法についての説明もあわせて必要になるので、患者の診療情報や一般的な医学知見などもまた、患者の自己決定のために必要な情報に含まれることになる。

　現在、理念としての患者の自己決定権を否定する見解はみられないが、その実現に向けてどのようなシステムを構築するかについては、なお争いがある。まず、情報提供の法的根拠としては、医療機関と患者との契約に基づく[27]説明義務ないし情報提供義務、患者の自己決定権ないし身体の完全性を保護するための不法行為法上の注意義務があげられるのが通常である。先述のように、患者の個人情報については、個人情報保護法その他の法令ないし地方自治体の情報公開条例によって開示を実現する方法もある。また、医療過誤訴訟が前提とされる場合には、証拠保全手続や文書提出命令などの方法による情報取得も可能である。

　注意すべきは、これらの法的根拠は必ずしも網羅的ではなく、これらから抜け落ちる事例も少なくないことである。たとえば、診療契約に基づく**説明義務・情報提供義務**は、必ずしも契約上明確に合意されているわけではなく、その内容は契約の合理的解釈によって左右されうる。また、個人情報保護法は、小規模の事業者には適用されない。[28]患者にカルテの閲覧請求を含む私法上の情報請求権が認められるか否かについても争いがある。

　さらに、医療の特質として、一定の場合に医師における情報留保が必要であることがしばしば指摘されている。すなわち、患者に情報の受容能力が欠

---

[25] 患者の自己決定権は、憲法13条の幸福追求権から導かれる人格権の一種に位置づけられており、自己決定権を適切に行使できるようにするための医療機関の説明義務の前提となる。現在、説明義務違反に基づく自己決定権侵害は、技術過誤と並ぶ第2の責任追及根拠となっており、判例・学説上、広く認められている。

[26] 患者の自己決定権の範囲については、宗教上の理由に基づく輸血拒否にまで及ぶとする最高裁判決（最判平成12・2・29判時1710号97頁）があるが、必ずしも宗教上の理由に限らず、適切な説明を受けたうえでの治療拒否一般にまで及ぶと解すべきであろう。

[27] 診療担当医以外の医師にセカンドオピニオンを求める場合、その根拠は情報提供契約ということになる。

[28] 個人情報保護法2条3項5号および個人情報保護法施行令2条参照。

如し、情報の提供がかえって患者の身体的・精神的状況の悪化をもたらすおそれが高い場合には、医師の治療上の特権として、情報留保が正当化される余地がある。しかし、この場合であっても、患者が希望する限り、親族や代理人に対する情報提供までもが拒絶されてはならないと評価すべきであろう。

近時は、日本医師会および厚生労働省のガイドラインにより、原則としてカルテの閲覧を含めて患者の情報請求が広く認められているが、実体法上の権利義務関係をあいまいにしたまま、ガイドラインによって、いわば灰色の扱いを続けることについては、患者の法的地位の安定という観点から問題を残している。

なお、医療従事者が診療過誤を生ぜしめたが患者がこれに気がついていない場合、診療過誤があった事実および医療機関に対する損害賠償請求が可能であることを患者に伝える義務があるかついては従来議論が十分になされていない。しかし、よりよい医療の実現という観点からは、これらの情報提供を法的義務ととらえるか否かにかかわらず、これについても積極的に提供されることが望ましいといえる。[29]

(ウ) 公衆衛生の増進、医学研究、教育目的などの公益目的で用いられる情報

第3に、公衆衛生の増進、医学研究や医学教育のために情報が用いられる場合がある。上記2(2)(ウ)でみたような医学知見等の一般情報がこの目的で広く用いられることは当然であり、また、患者の個人情報との関係でも、感染症予防法[30]、児童虐待防止法，がん登録等の推進に関する法律[31]などの法令によって、医師ないし医療機関に行政機関への届出や通報が義務づけられている場合には、これらの届出や通報は本人の同意がなくとも違法ではない。

---

29 なお、単なる病名告知や、治療方法がない場合の病状説明、さらに治療後の経過説明のように、必ずしも治療に関する患者の主体的決定を前提としない情報提供もありうるが、この種の情報についても、その提供は患者のライフスタイルの決定に資すると解されるので、これを別異に考えるべきではない。

30 感染症予防法による届出制度については、佐藤雄一郎「医療者と患者の間の医療情報」宇都木＝菅野＝米本編・前掲（注23）60頁以下を参照。

最も解決が困難なのは、医学研究に患者の個人情報を用いる場合の条件である。現在用いられている一般的な医学知見の多くは、もともと具体的な患者の診療過程で得られた診療情報を集積・分析することによりもたらされたものであり、このように医学研究をとおして医療が向上することにより、間接的に患者にも利益がもたらされる。また、先述のように診療情報をデータベース化して利用することは、現在の医学研究に必要不可欠である。[32]しかし、他方では、個人データを提供する患者に直接の利益が生じるわけではなく、医学研究利用の場合にのみ無条件にプライバシー侵害を容認する十分な理由があるとはいえない。

そこで、通常は、患者から研究利用についての包括的同意を取り付ける方法、あるいは情報の匿名化がなされることで対処がなされている。しかし、包括的同意については同意としての実体を欠くとして有効性に疑念が示されており、情報の匿名化についても、治療にあたった医療関係者や一定の親族がデータをみれば個人が特定されうる場合も考えられる。すなわち、匿名化は必ずしも個人識別不可能化とイコールではない。

ここでは、プライバシー保護と、研究の自由および研究をとおした社会全体の福祉向上という対立する価値の間における利益調整が問題になっており、プライバシー保護と研究目的の個人情報利用との関係につき、どのような基本スタンスをとるのかが重要な問題となる。

診療情報が個人にとって有する重要性や、研究者といえども商品交換経済における市場原理から自由ではないこと、学術研究機関が研究目的で個人情

---

31 平成25年12月に成立した、がん登録の推進等に関する法律（未施行）6条1項に基づき、病院および一定の要件を満たす診療所の運営者は、原発性がんであるとの初回の診断を行った場合、一定の情報（患者の氏名、性別、生年月日および住所、がんの診断日、がんの種類、進行度、がんの発見経緯、治療内容、死亡を確認した場合その死亡の日など）を、都道府県知事に届け出なければならない。

32 がん登録の推進等に関する法律では、病院等に対し、ガンに関する個人の診療情報の届出義務を課したうえ、これに基づいて収集された情報をデータベース化して（「全国がん登録データベース」という）医療の質の向上や調査研究目的で使用することが予定されている（同法6条、9条）。

報を利用する場合は個人情報保護法の適用除外の対象であること等を考慮するならば、社会的な理由から個人のプライバシー侵害を正当化するのはあくまで例外であり、そのための合理的理由が明示され、しかも明確な手続に従ってのみ認められるとの立場を堅持すべきであろう。[33] このような立場からすれば、ガイドラインを中心とした現在の手続は法的根拠を欠き、手続の明確性にも欠けるおそれがある。

次に、医学教育においては、医療現場で臨床実習が行われており、実際の患者の情報を用いて学習する必要性は高いといえる。このような教育利用についても、長期的にみれば、適切な医療の実現に不可欠な要素であることから、医学研究に準じた枠組みで利益調整を図ることが必要であると思われる。

　(エ)　その他の目的（診療報酬の計算、薬剤開発・商品開発などの企業活動）

以上で概観した場合を除き、公益に無関係な目的で患者の診療情報が利用される場合には、上記2(3)(ウ)でみたような例外扱いを考える必要はなく、原則として診療情報の利用には情報主体たる患者の同意が必要と解される。

3　おわりに

以上の検討の結果から、現代の医療と情報の関係について、次の点を指摘することができる。

まず、一般的・公益的性格をもつ医療関連情報については、これを広く社会にアクセス可能な状態におくことにより、医療の質の向上やコストの削減を図る必要性が認められ、近時は実際にそのような試みが多数なされ、一部はすでに法制化されている。

次に、患者の個人情報については、原則として医療関係者に守秘が要求されるとともに、情報主体による情報コントロールのための枠組みが整備されつつあるが、この枠組みは、刑法、民法、個人情報保護法などに加え、主に

33　がん登録の推進等に関する法律17条〜21条は、一定の調査研究のために先述した「全国がん登録データベース」を用いる場合の要件と手続を規定しているが、同意原則が貫徹されておらず匿名化要件も不十分であるなど、かなり問題がある。

51

診療情報の特殊性を考慮したガイドラインによって構成されている。このような枠組みの問題性として、ガイドラインによる対処は、患者の法的地位の安定という点で疑問を残すこと、とりわけ診療情報の研究利用の許容性については、より厳格な手続を法定するのが望ましいことがあげられる。

そのほか、医療に関連する情報の内容や機能を考えるうえでは、医療過誤訴訟、脳死と臓器移植、生殖医療、遺伝子診断・遺伝子治療、再生医療[34]、治験、美容整形など、それぞれの医療の特質に応じた考察が必要であると思われるが、これらについては、従来必ずしも十分な議論はなされておらず、今後の検討が必要である。

〔演習問題〕
1 現代の医療において情報の果たすべき役割と重要性が増大しているのは、どのような社会構造の変化に由来するのだろうか。医療実務と消費者取引とを対比しつつ検討せよ。
2 医療に関連する情報は、その内容に着目した場合、どのような分類が可能だろうか。
3 内容に基づく分類のうち、患者の診療情報はどのような特質を有し、現在、どのような枠組みで保護されているのだろうか。また、患者の診療情報以外にはどのような内容の情報があり、現在、どのような扱いがなされているのだろうか。
4 医療に関連する情報は、その機能に着目した場合、どのような分類が可能だろうか。
5 機能に基づく分類のうち、患者の自律的決定を支援する目的で医療機関から患者に提供される情報については、現在、どのような枠組みのもとで扱われており、どのような問題点を抱えているだろうか。
6 医学研究や医学教育などの公益的目的で患者の個人情報が用いられる場合の問題点をあげたうえ、これに対する解決策を検討せよ。

(髙嶌英弘)

---

34 平成25年11月に、再生医療等の安全性の確保等に関する法律が成立した（未施行）。同法においても、説明と同意原則（同法14条1項、2項）や個人情報保護（同法15条）の規定がおかれているが、再生医療の特質との関係で十分な検討がなされたとはいえない。

III 自己決定権

1 自己決定権とは

　自己決定権とは、プライバシー領域に関する事柄（私事）に対し、自ら決定することができる権利をいう。なお、権利とはその状態や要求が社会的に正当化されるための概念といえる。

　「自己決定権」なる権利の保障は日本国憲法には明記されていない。しかし、学説は「個人の尊重」「幸福追求に関する国民の権利」（いずれも憲法13条）という包括的基本権に包含されるとする。なお、この包括的基本権の性格をめぐっては、人格的自律を強調する「人格利益説」と、人の生活活動全般にわたる一般的自由を強調する「一般的行為自由説」が対立している。また、個人の尊厳については民法の解釈基準とされている（民法1条2項）。

　なお、ここでは、主として医療分野における患者の自己決定権についての問題状況を整理した。

2 生命倫理原則と患者の自己決定権

　生命倫理原則とは、アメリカ型バイオエシックスの中で、医療集団の側の倫理的態度、自己規律の方向性をめざしてまとめられた、Autonomy（自律尊重）、Beneficence（善行）、Non-maleficence（無危害）、Justice（正義）の4原則をいう。この4原則のうち自律尊重が患者の自己決定権への最大限の配慮を意味している。

　なお、この4原則は時には相互に対立する原則ともなり得、他の3原則から自律尊重、患者の自己決定権尊重への批判がなされ、後述の自己決定権の限界論争にもつながっている（生命倫理原則については、第4章I参照）。

3　日本法における患者の自己決定権

　日本法では、患者の「自己決定権」を明記した法律はないものの、1990年代に入り、自己決定権の保障を前提として次のような規定が登場するに至っている。

① 　医療法1条の2第1項は、医療提供の理念として「医療は、……個人の尊厳の保持を旨とし」と定め、人格的自律権、自己決定権の前提たる個人の尊厳を宣言している。

　　そして、医療法1条の4第2項は「医師、歯科医師、薬剤師、看護師その他の医療の担い手は、医療を提供するに当たり、適切な説明を行い、医療を受けるものの理解を得るよう努めなければならない」と定め、自己決定権の一態様である **Informed Consent**（十分知らされたうえでの承諾）の権利を不十分ながら表現している。

② 　薬剤師法25条の2も同様に「薬剤師は、販売又は投与の目的で調剤したときは、患者又は現にその看護に当たっている者に対し、調剤した薬剤の適正な使用のために必要な情報を提供しなければならない」と定めている。

③ 　薬事法に基づくGCP省令第4章第4節は「被験者の同意」（同省令50条ないし55条）を明記している。

④ 　臓器移植法は、臓器移植に関する意思の尊重を明記している（同法2条ほか）。

⑤ 　精神保健福祉法22条の3は、精神障害者の入院について、任意入院、すなわち患者自身による入院同意を原則としている。

⑥ 　医療過誤民事判例においても、Informed Consent の原理は最高裁判所レベルで確立した。すなわち、エホバの証人に対する輸血療法をめぐる事案において、「輸血を伴う可能性のあった手術を受けるか否かについて意思決定をする権利」（最判平成12・2・29判時1710号97頁）を認め、治療法の選択に関する医師・医療機関の**説明義務**を強調している（最判

平成13・11・27判時1769号56頁、最判平成17・9・8判タ1192号249頁、最判平成18・10・27判時1951号59頁）。
⑦　刑事判例では、いわゆる東海大学安楽死事件判決（横浜地判平成7・3・28判時1530号28頁）および川崎協同病院事件判決（東京高判平成19・2・28判タ1237号153頁）が治療中止等における患者の自己決定権要件に言及している。

4　自己決定権台頭の背景と諸問題

　患者の自己決定権が台頭してきた背景には、1970年代以降、次のようなことがあったとされている。
　第1には、医療不信である。数多くの医療事故・過誤や非人道的な人体実験の発覚が、一般市民や患者たちの医療不信をかきたて、医療上の決定や参加について自分で決める権利を主張し始めた。
　第2には、先端医療技術が引き起こしてきた解決困難な問題の登場である。生命維持治療の発展による遷延性意識障害患者に対する治療のあり方をめぐって、人間の尊厳を守るために治療中止や安楽死を求める行動が起きた。人工生殖技術の臨床応用なども、患者の自己決定権を正当性の根拠としている。
　第3には、急性疾患中心から慢性疾患中心への疾病構造の変化である。無病息災の時代から一病息災、完治困難な成人病等の慢性疾患を抱えながらいかに生命の質を高めていくかが問われるようになり、自分の人生のあり方を自分で決めたいとの要求である。
　そして第4には、これらの現象とも関連しつつ、医療消費者による自律的患者像の追求である。
　すなわち、患者の自己決定権は、主として次のような場面においてこれまで法的にも問題とされてきたのである。
　第1に、古くから侵襲的医療行為の承諾、拒否、選択の場面で問題とされてきた。
　侵襲性のある医療行為が適法とされる要件（違法性阻却事由）としても、

患者の有効な承諾が求められている。医療行為によって引き起こされた悪しき結果の責任を問題にする医療過誤訴訟においては、主として医師の説明義務が強調され、多くの判例が積み重ねられてきた分野である。日本の最高裁判所で初めてこの点について言及された判決は、最判昭和56・6・19（判時1011号54頁）である。近年では、治療法の積極的選択権保障のための医師の説明義務も問題となっている（詳しくは、第1章ⅠⅡ、第2章Ⅴ参照）。

　第2に、臨床実験への参加をめぐって自己決定権が問題とされる。

　この分野における自己決定権は、世界的には第2次大戦中のナチス医療に対するアメリカ軍事法廷のニュールンベルグ判決に基づく綱領（1947年）に始まり、世界医師会によるヘルシンキ宣言（1964年、その後の度重なる改訂）と、その後の各国の医薬品の臨床試験の実施基準、米国・国家研究規制法（1974年）等がある。なお、日本法では、医薬品分野についてのみ、前述の薬事法改正による基準があるにすぎない（詳しくは、第4章Ⅷ参照）。

　第3に、終末期の選択に関連する諸問題である。

　延命治療の拒否・中止、積極的安楽死が自己決定権を根拠に主張されている。また、治療拒否が場合によっては死の選択を意味する、信仰を理由とする輸血拒否や、他人の不治の病を救うための臓器移植においても、自己決定権が問題とされている（詳しくは、第4章ⅢⅤⅨ参照）。

　第4に、妊娠・出産に関する選択の領域で問題とされる。

　古くから胎児の生命保護の観点から禁止されてきた人工妊娠中絶について、「生む・生まないは女性の自己決定権」として主張されている。出生前診断とも関連して障害児の選択的中絶をめぐって、米国では政治問題化している。また、人工生殖技術の臨床応用に伴い、挙児希望をかなえる権利としても主張されている（詳しくは、第4章ⅡⅥ参照）。

　第5に、日常医療における医療消費者の権利である。

　一方で医療消費者たちの自律的患者像の追求があり、他方で患者との信頼関係の再構築や医事紛争を防止しようとする医療者側の行動や倫理指針化の動きが活発化している。

世界的には、全米病院協会「患者の権利章典」(1973年)、リスボン宣言(1981年。1995年バリ島改訂)、国際連合「精神病者の保護及び精神保健ケア改善のための原則」(1991年)、世界保健機関欧州会議「ヨーロッパにおける患者の権利の促進に関する宣言」(1994年)が有名である。

日本では、患者の権利宣言全国起草委員会「患者の権利宣言案」(1984年)、全国保険医団体連合会「開業医宣言」(1989年)、日本医師会「説明と同意に関する報告書」(1990年)、医療生協「患者の権利章典」(1991年)が歴史上著名である。

5　自己決定権の実質的保障プログラム

自己決定権は人格的自律権を根拠としつつも、現実の患者像が医療の専門性や医師患者関係を反映して自律性の弱い人間像を前提としているため、医師に情報提供・説明・助言義務を課して、実質的保障を図ろうとしている。Informed Consent が、まさにそのことを端的に表現している。

そして、この場面では医師の裁量権との調整が問題となり、説明基準について合理的医師説、合理的患者説、具体的患者説、二重基準説が対立している。前掲最判平成12・2・29、前掲最判平成13・11・27、および、前掲最判平成17・9・8は二重基準説を前提としていると解せられる。

6　自己決定権行使の態様

現実の自己決定権行使の形態は多様である。その多様性の幅の中で、真に自己決定といいうるか否かの評価が求められることになる。たとえば、熟慮に基づく決断から思いつき的決定までの幅、積極的選択から受動的同意・承諾までの幅、さらには、よりよい選択から苦渋に満ちた選択までの幅、書面や口頭による明確な本人意思から推定的意思までの幅等がある。

自己の利益にならない医薬品臨床試験における第1相被験者(健康な被験者に対する毒性テスト)や移植のための重要臓器の提供者、さらには不可逆的選択ともいえる積極的安楽死を求める意識のある患者等は、熟慮に基づく

明確かつ積極的選択があってはじめて自己決定権の行使に値すると考えることもできる。

しかし他方、自己決定権は「過ちを犯す権利」「愚行権」ともいわれ、このような区別をすべきでないとの見解もありうる。

7 自己決定権の限界

(1) 一般的限界論
(ア) 意思決定の代行

自己決定権が人格的自律権であることからすると、自律性のない、もしくは乏しい患者（たとえば、重度の精神障害者や認知症患者、幼児、意識障害者等）は、自己決定権行使の主体たり得ないと解することにもなる。この場合には、意思決定の代行（子どもの親権者、精神障害における保護義務者、成年後見人による意思決定）が問題となる。

このような意思決定の代行は、はたして自己決定権足りうるのかが問題とされている。自己決定権が患者本人の人格的自律権に根拠をおくのであれば、代行は「自己」決定ではなく「他者」決定ないし法の介入に他ならないということにもなる。本人の「最善の利益」や「意思の推定」を要件にしてみても、他者決定であるとの批判をかわすことは困難ともいえる。幼児の場合は、そもそも本人意思を推定することすらできないのである。

子どもの場合、年令で一律本人の自己決定権の有無を定めるのか、個別的な能力判定に基づくべきかも問題になる。日本ではこれまで、遺言年齢である15歳以上とか、国際的成人基準である18歳以上とか、日本法における成人基準の20歳以上等の一律制限的解釈が好まれ、米国では「成熟した未成年」として個別的判断がなされてきた。

能力に問題のある患者に対する説明の必要性からは、Informed Assent も議論されている。患者を自律性が乏しいと固定的にとらえず、発展性のある人ととらえ、自律を育てる視点を導入しているといえる。

臓器提供等の本人に利益のない選択の場合の代行の可否も問題となる。本

人の最善の利益といえないからである。

　(イ)　**自傷他害**

　自己決定権は、本来他人を害する場合には制限される。

　それでは、本人を害する場合、たとえば自傷、自殺などの場合は制限されるのであろうか。人格的自律権を徹底すれば、判断能力のある患者すなわち自律性のある患者であれば許されることとなる。

　しかし、自殺関与罪（刑法202条）があるように、社会的には自殺を自己決定権の行使として容認することは困難である。

　精神保健福祉法29条は、他害のみならず、自傷を理由とする精神障害者の強制入院を認めている。

　(ウ)　**緊急的医療行為**

　患者の病状からみて、患者の自己決定権行使を求めることが困難な場合、たとえば、救急医療の現場等では、自己決定権が制限される場合もあると解されている。

　(エ)　**知らされない権利**

　自己決定権を放棄して、医師や家族等の他者に決定を委ねることも自己決定権行使の一態様といえる。それでは、自己決定権の前提たる情報提供、説明を受ける権利を放棄することはできるのであろうか。

　日本では、知らされない権利を保護すべきとの考えが強い。自己決定を患者の権利のみならず医療における適正手続と考えれば、権利放棄できないとの考え方もある。

　(2)　**人間の尊厳・公共性と自己決定権**

　人間の尊厳は自己決定権の発生根拠といわれる。しかし、同時に自己決定権の制限根拠にもなりうるともいわれている。

　それでは、人間の尊厳とはいかなる概念であろうか。

　人間の尊厳は、古くから生命の尊厳を意味してきた。それは、人間の生命の絶対的価値性を表している。

　個人の尊厳すなわち人格的自律をも意味している。自己決定権の発生根拠

といわれるゆえんである。

　また、人間の尊厳は、人間を手段、道具として利用することを否定する。

　さらには、種としての統一性の保持をも意味するとの考え方もある。

　アメリカ型人間の尊厳論は、どちらかといえば、個人の自由、契約的社会観、強い自律的個人を理念とする人間観を重視し、自律尊重が強調されているとされる。アメリカ型バイオエシックスにおいて形成された生命倫理4原則で自律尊重が筆頭にあげられていることも、そのことと無縁ではない。

　これに対して、ヨーロッパ型人間の尊厳論は、どちらかといえば、公共の秩序、共同体的社会観、自立性の弱い現実的人間観を重視し、自律尊重と公共の利益の調整を図ることを強調しているとされる。

　後者の考え方を徹底すれば、代理懐胎は人間（他者）を自己の挙児希望の目的で手段化、道具化するもので人間の尊厳に反し、自己決定権では正当化されないことになる。自己決定の代行の場面でも、代行者の意思や本人の推定的意思よりも、生命の尊厳や公正性がより重視されることになる。

　ヒト・クローン製造の禁止理由についても、前者では主として危険性やその予測不可能性を根拠とし、後者では主として人間の尊厳における種の統一性保持や人間の手段化、道具化に道を開く「滑りやすい斜面」「危険な坂道」を根拠とすることになろう。

　なお、近年では、有効性・有用性の定まらない医薬品の承認や使用をめぐって、癌患者等の治療を受ける権利が自己決定権を根拠に主張されている。公共の利益である医薬品の安全性（自己決定権の保障が他害性を招く危険があるともいえる）との調整が問題となっている。

(3)　**社会的合意と自己決定権**

　ある事柄について、これを許容することの政策化が議論される際に、いまだ「社会的合意」形成に至っていないことを理由にする消極的意見が少なくない。

　脳死と臓器移植の立法化が議論されている際にも、社会的合意形成が必要であるとの議論から、社会的合意とは何か、なぜ必要とされるのか、どのよ

うな意思形成をもって社会的合意というのかが問題とされた。

　社会的合意形成が必要とされるとの主張は、議会における多数決原理では不十分であるとの趣旨を含んでいる。憲法や法律で絶対多数を要求されているわけではないが、事柄の性質上、慎重な決定過程を必要とするとされるのであろう。

　民主主義は、本来、十分な情報提供と徹底した討論による全員一致の結論が理念であるが、それが到達困難な現状から、多数決原理を苦渋の選択としている。

　人間の将来に重大な影響を及ぼす政策については、専門家による十分な情報提供や国民的学習・意思表明の促進などを行って政策決定すべきともいえる。このような理由から、社会的合意の形成を適正手続であるとする見解もある。

　しかし、ここで注意すべきは、「望む人には禁止せず、望まない人には強制しない」との自己決定の論理が社会的合意をまとめるためのロジックとして用意されることがあるということである。望む人には禁止しないことが自己決定権からみて正当性を有するようにみえる。しかし、「望む人には禁止せず」が人間の尊厳に反しないか否かを検討すべきであるにもかかわらず、その本質的問題点を覆い隠し、合意形成に利用される危険があるともいえる。

8　自己決定権侵害の法的効果

　自己決定権を侵害する医療行為が、人格権侵害すなわち権利侵害として損害賠償責任の要件における違法性または故意・過失を構成することは疑いない。問題は、人格権侵害を超えて、当該医療行為によって引き起こされた生命健康侵害の責任を問うことが可能か否かである。日本の医療過誤判例の大勢は、因果関係論として、説明義務違反がなければ当該医療行為を同意しなかったであろう高度の蓋然性を要求することで、ほとんどの事案について生命健康侵害の責任を、因果関係の不存在を理由に否定している。

　刑事法的にも、患者の自己決定権を保護法益とする刑事法規がないことも

あって、医学的適応性のある医療行為を、有効な承諾がないことだけで傷害罪や過失致死傷罪に問うことに消極的である。

〈参考文献〉
- 自己決定権一般について　①西谷敏『規制が支える自己決定』(法律文化社、2004年) 151頁以下、②佐藤幸治『憲法〔第三版〕』(青林書院、1995年) 443頁以下、③山田卓生『私事と自己決定』(日本評論社、1987年)
- 患者の自己決定権について　④山田卓生「自己決定権とインフォームド・コンセント」(坂本百大ほか編著『生命倫理』)(北樹出版、2005年) 69頁、⑤田中成明『現代法の展望・自己決定の諸相』(有斐閣、2004年) 131頁以下、⑥立山龍彦『新版・自己決定権と死ぬ権利』(東海大学出版会、2002年) 1頁以下、⑦マーシャ・ギャリソン「自己決定権を飼いならすために」法の支配131号65頁 (2003年)、⑧池永満『患者の権利〔改訂増補版〕』(九州大学出版会、1997年)
- 生命倫理原則について　⑨内山雄一ほか編『資料集・生命倫理と法』(太陽出版、2003年) 5頁以下、⑩香川知晶『生命倫理の成立』(勁草書房、2000年) 201頁以下、⑪ビーチャム＝チルドレス『生命医学倫理』(成文堂、1997年)
- 人間の尊厳について　⑫葛生栄二郎＝河見誠『いのちの法と倫理〔第三版〕』(法律文化社、2004年) 3頁以下、⑬葛生栄二郎「生命倫理における人間の尊厳」丸山マサほか編『医療倫理学』(中央法規出版、2004年) 123頁
- 社会的合意について　⑭菱山豊『生命倫理ハンドブック』(築地書館、2003年) 37頁以下

〔演習問題〕
1　なぜ、近時、「自己決定権」の重要性がクローズアップされるようになったのだろうか。その背景には何があるのだろうか。
2　「自己決定権」と「知る権利」とはどのような関係にあるのだろうか。
3　現行法(憲法、条約、法律)の中から「自己決定権」の考え方を示すと思われる条文を指摘しなさい。

(鈴木利廣)

IV　プライバシーの権利

1　プライバシーの権利と個人情報保護制度の成立経緯

(1)　はじめに

プライバシーの権利は、生命倫理をめぐるさまざまな場面で議論される。ここでは、個別の問題を論ずる前提として、プライバシーをめぐるさまざまな概念、制度について理解を深め、基礎的な認識を身に付けることを主眼とする。

(2)　「プライバシー」「自己情報コントロール権」とは

プライバシーという概念は、19世紀末のイエロー・ジャーナリズムの氾濫するアメリカで、私生活の暴露に対抗する原理として、判例の分析の中から提唱されたものである。ここで提唱されたプライバシーの内容は、「ひとりにしておいてもらう権利」(right to be let alone) と表現される[1]。

その後、プライバシーの権利は、二つの方向に発展する。一つは、「私事への不介入」から発展して、「自分のことは自分で決める」という私生活領域一般についての自己決定権が提唱された。他方、自己の情報に関しては、「ひとりにしておいてもらう権利」という「消極的意義」(古典的意義) に限らず、「自分の情報をコントロールする権利」という「積極的意義」(現代的意義) が強調されるようになった。

自己決定権とプライバシーとの関係については、自己決定権一般をプライバシーに含ませてしまうのは、プライバシーの概念をあまりに拡大し、あいまいにすることとなりかねないので、自己決定権はプライバシーと密接な関係はあるが、独立した概念ととらえるべきではないかと考える。本書でも、プライバシーとの関連性は踏まえつつも、自己決定権およびインフォー

1　プライバシー概念の生成経過と個人情報保護制度確立の経過について、堀部政男『現代のプライバシー』(岩波新書、1980年)、同『プライバシーと高度情報化社会』(岩波新書、1988年)。

63

ド・コンセントはそれぞれ独立の項目で論じている。

自己情報コントロール権は、プライバシーの現代的定義として定着しつつある。[2]これは、行政や民間事業者による大量の情報収集・利用が可能になり、また必要でもある今日、限られた有名人だけでなくすべての人について個人情報の保護の必要があることを前提として、スキャンダルの暴露にとどまらず、個人情報一般についての収集・利用を制限し、本人からの開示・訂正等の権利を保障しようとするものである。

このようにプライバシーの概念は、時代によって発展してきたが、今日では、それが個人の尊厳に直結する問題であり、基本的人権の一つとして位置づけられることに異論はない。憲法はプライバシー権を明示していないが、一般に憲法13条の幸福追求権の内容の一つとして理解されている。[3]

また、世界人権宣言12条は「何人も、自己の私事（privacy）、家族、住居もしくは通信に対してほしいままに干渉され……ることはない」と規定し、国際人権規約B規約17条も同旨の規定を置いている。

(3) プライバシーの権利と個人情報保護制度——OECDの8原則

自己情報コントロール権を実現するには、訴訟等による事後的な規制だけではなく、あらかじめ個人情報の流れを規制し、本人が関与できるためのしくみが必要である。この「しくみ」として構想されたのが、**個人情報保護制度**である。

個人情報保護制度の骨格となっているのは、1980年のOECD（経済協力開発機構）理事会勧告の8原則である。この原則は人権保障ということだけではなく、むしろ経済活動のために個人情報を流通させる必要があることを前提として、流通させる以上は、十分な保護措置を講じさせるという発想でつくられたものであるが、実際には、個人情報保護についての厳格な原則として、日本を含む各国の法制化の指針となってきた。

---

[2] 佐藤幸治『日本国憲法論』（成文堂、2011年）182頁以下。
[3] 芦部信喜『憲法〔第五版〕』（岩波書店、2011年）119頁以下。判例上は、「宴のあと」事件判決が嚆矢とされている（東京地判昭和39・9・28判時385号12頁）。

OECD 理事会勧告は「最小限の基準」として次の八つの基本原則を示している。

なお、「個人データ」は「識別された又は識別されうる個人（データ主体）に関するすべての情報」と定義されている。

OECD の 8 原則の内容

① 収集制限の原則

　個人データの収集には制限を設けるべきであり、いかなる個人データも、適法かつ公正な手段によって、かつ適当な場合には、データ主体に知らしめ、または同意を得たうえで収集されるべきである。

② データ内容の原則

　個人データは、その利用目的に沿ったものであるべきであり、かつ利用目的に必要な範囲内で正確、完全であり最新なものに保たれなければならない。

③ 目的明確化の原則

　個人データの収集目的は、収集時よりも遅くない時点において明確化されなければならず、その後のデータ利用は、当該収集目的の達成または当該収集目的に矛盾しないで、かつ、目的の変更ごとに明確化された他の目的の達成に限定されるべきである。

④ 利用制限の原則

　個人データは明確化された目的以外の目的のために開示利用その他の使用に供されるべきではないが、次の場合はこの限りではない。

　　データ主体の同意がある場合、または、法律の規定による場合

⑤ 安全保護の原則

　個人データは、その紛失もしくは不当なアクセス・破壊・使用・修正・開示等の危険に対し、合理的な安全保護措置により保護されなければならない。

⑥ 公開の原則

　個人データに係る開発、運用および政策については、一般的な公開の政策が取られなければならない。個人データの存在、性質およびその主要な利用目的とともに、データ管理者の識別、通常の住所をはっきりさせるための手段が容易に利用できなければならない。

⑦ 個人参加の原則

　個人は次の権利を有する。

> データ管理者が自己に関するデータを有しているか否かについて、データ管理者またはその他の者から確認を得ること。
> 　自己に関するデータを、(i)合理的な期間内に、(ii)もし必要なら、過度にならない費用で、(iii)合理的な方法で、かつ、(iv)自己にわかりやすい形で、自己に知らしめられること。
> 　上記の要求が拒否された場合には、その理由が与えられることおよびそのような拒否に対して異議を申し立てることができること。
> 　自己に対するデータに対して異議を申し立てること、およびその異議が認められた場合には、そのデータを消去、修正、完全化、補正させること。
> ⑧　責任の原則
> 　データ管理者は、上記の諸原則を実施するための措置に従う責任を有する。

　OECD理事会勧告は、これらの原則を公的分野、私的分野の両方に適用されるものとし、加盟国にこれらの原則を国内法で考慮すべきことを求めている。そして、個人データの国際流通を促しつつ、プライバシー保護が不十分な国にはデータの流通を制限できるとしている。

(4) 日本における制度化の経過

　次に、OECDの8原則以降、日本で個人情報保護制度がどのように展開してきたかを概観する。

日本における個人情報保護制度の展開

- 1982年7月　行政管理庁・プライバシー保護研究会（座長加藤一郎東京大学教授（当時））の意見（加藤研究会の5原則）
- 1987年1月　総務庁・行政機関における個人情報の保護に関する研究会（座長林修三元内閣法制局長官）の意見
  ＊地方自治体での制度化
  　電子計算機処理を規制する条例（1975年国立市など）から
  　総合的な個人情報保護条例（1985年島本町以降）へ
- 1988年12月　行政機関の保有する電子計算機処理に係る個人情報の保護に関する法律（旧個人情報保護法）成立
- 1990年3月　神奈川県個人情報保護条例制定

　　　　＊その後、都道府県レベルでも制定進む
- 1998年11月　内閣総理大臣を本部長とする高度情報通信社会推進本部の「高度情報通信社会推進に向けた基本方針」で法律による規制の検討へ
- 1999年8月　個人情報保護法制の見直しを条件に、住民基本台帳法改正により住民基本台帳ネットワークシステム（住基ネット）が制度化される
- 1999年11月　高度情報通信社会推進本部「個人情報保護検討部会（座長堀部政男中央大学教授）の「我が国における個人情報保護システムの在り方について（中間報告）」を発表
- 2000年10月　高度情報通信社会推進本部「個人情報保護法制化専門委員会」（委員長園部逸夫元最高裁判事）が「個人情報保護法制に関する大綱」を発表
- 2001年3月　「個人情報の保護に関する法律案」（個人情報保護法（「基本法制」）案）上程
- 2002年3月　行政機関個人情報保護法案（旧個人情報保護法の改正案）上程、その後個人情報保護法案と共に継続審議に
- 2002年8月　住基ネット施行
- 2003年5月　修正された個人情報保護関連5法成立
　　　　＊各省でガイドラインの策定

　OECDの8原則は、目的の明確化、収集の制限、利用の制限によって取り扱う個人情報を最小限にし、かつそれを本人のコントロールの及ぶ、いわば「閉鎖系」で取り扱うとしたことや、本人の開示、訂正等の権利を保障することで自己情報コントロール権を具体的な権利として確立したものである。

　日本の地方自治体における1980年代以降の個人情報保護条例は、OECDの8原則に準拠したものであるし、1988年制定の旧個人情報保護法および2003年5月に制定された個人情報保護法および行政機関個人情報保護法も、内容的には極めて不十分ながら、政府からはOECDの8原則を踏まえて策定したと説明されている。

　なお、国際的な基準としては、1995年10月以降、「個人データ処理に係る

個人の保護及び当該データの自由な移動に関する欧州議会及び理事会の指令」（EU指令）が公表された。これはOECDの8原則にいわばメリハリをつけてより具体的なものにしたものである。

2　現行の個人情報保護制度の概観

(1)　個人情報保護条例とその運用状況

日本では、1970年代から地方自治体、特に市町村で個人情報保護のための法的措置が検討されるようになった。税金、健康保険、年金等の大量の個人情報を保有する住民に最も近い自治体が、個人情報の保護の必要に迫られて、国や都道府県に先行して条例を制定したのである。

地方自治体の**個人情報保護条例**は、内容にばらつきはあるものの、OECDの8原則に比較的忠実な内容になっている。

多くの条例では、旧個人情報保護法に比較して、より積極的な規定を設けていた。まず、電算機情報に限らず、すべての公文書を対象としていたし、センシティブ情報の原則取扱い禁止、直接収集の原則および間接収集した場合の通知義務、開示請求・訂正請求のほか、利用の差止めを求める中止請求を認めていた。また、「運営審議会」などといわれる第三者的機関を設けてセンシティブ情報の取扱いや目的外利用・外部提供の例外を認めるにあたっては、そこに諮問するなどの手続がとられている。

個人情報保護条例により、教育情報や医療情報の本人開示は大きく前進した。教育情報についていえば、指導要録、調査書（内申書）、体罰などの事故報告書の本人開示請求がされ、開示の範囲はだんだんに広がってきている。

医療情報については、当該地方自治体の公立病院の診療録の開示の実績が重ねられ、診療記録開示の流れの先駆けとなった。ほかにレセプトの開示、精神医療に関し措置入院にかかる診断書等、退院等の請求にかかる精神医療審査会資料、精神保健相談記録などが一部開示されるに至っている。[4]

---

[4]　神奈川県の診療録開示に至る経過について、森田明「診療録開示請求を県立病院が拒否」日経メディカル編集部『判例に学ぶ医事紛争予防学』（日経BP社、1996年）。

次に、外部提供についての運営審議会によるチェックの例を紹介する。神奈川県藤沢市のケースのうち医療にかかわるものをあげる。
① 看護専門学校受験生の成績の出身校への提供：従来、今後の進路指導の参考にするという理由で、出身校に受験成績を知らせていたが、進路指導に役立つか疑しく、本人抜きに直接出身校に知らせる必要性に疑問がある等から外部提供を認めないこととした。
② 厚生省（当時）へ県を通じて老人保健法（当時）に基づく医療費助成の実態調査のために個人名と医療費等の情報を提供：個別の調査をするために必要であり、機関委任事務であったこと等から応じることとしたが、事前通知の例外としては認めず、個別に事前通知をした。
③ 結核の無料検診をPRするために「国民健康保険に加入している30代の人」の名簿を目的外利用：こうした人には結核検診を案内する必要性が大きいこと、健康保険と無関係な事業ではないこと等から目的外利用を認めた。

このように、外部提供、目的外利用については、必要性、本人の利益等を総合的に考慮して可否を判断している。これは第三者機関を関与させたことによる成果であり、個人情報保護法、行政機関個人情報保護法では第三者機関の事前関与がない点が問題である。

(2) 個人情報保護法の構造と問題点

1988年成立の旧個人情報保護法は、対象が極めて限定されている（国の機関の、電子計算機処理にかかる情報のみが対象）ほか、さまざまな規制について広汎な例外があり、実質的な規制がされていないとの批判が強かった。

1999年8月の住基ネット導入のための住民基本台帳法改正を契機に、以前からの懸案でもあった民間部門も含めての個人情報保護法制の見直しがされ、2003年5月に個人情報保護関連5法が成立した。この5法の中で中心となる法律は、個人情報保護についての基本法としての規定を設ける（第1章〜第3章）とともに広く事業者に個人情報保護についての具体的な義務を規定（第4章以下）した「個人情報の保護に関する法律」（個人情報保護法あるいは

基本法制と呼ばれる）と、旧個人情報保護法の改正法であり、国の機関を対象とする「行政機関の個人情報の保護に関する法律」（行政機関個人情報保護法）である。しかし、これらに対しては法案段階から批判が多く、特に個人情報保護法については、「マスコミ規制法」であるとして、マスコミから強く批判され、成立が大幅に遅れた。結果的にはマスコミ等広範囲の適用除外を定めることなどで成立に至ったが、国会の審議で法の内容について十分な議論が尽くされたとはいいがたく、解釈上の疑義が多くの点で残されている。[5・6]

個人情報保護法の構造

第1章　総則
　目的
　定義　「個人情報」、「個人情報データベース等」
　　　　「個人情報取扱事業者」
　　　　　……政令による除外　過去6月以内5000件を越えない
　　　　「個人データ」、「保有個人データ」
　基本理念
第2章　国及び地方公共団体の責務等
第3章　個人情報の保護に関する施策等
　個人情報の保護に関する基本方針
第4章　個人情報取扱事業者の義務等
　第1節　個人情報取扱事業者の義務
　「個人情報」に関する義務（15〜18）
　　　利用目的の特定
　　　利用目的達成に必要な範囲を超えた取扱いの禁止
　　　　例外／本人の同意、法令等四つの例外（16③）
　　適正な取得

---

[5] 法案に対する批判を総括した文献として、田島泰彦編『個人情報保護法と人権』（明石書店、2002年）。

[6] 個人情報保護法全般の解説については、ここでは割愛せざるを得ない。多くの解説書があるが、比較的信頼できる逐条解説書として次のものがある。三宅弘ほか『個人情報保護法　逐条分析と展望』（青林書院、2003年）、宇賀克也『個人情報保護法の逐条解説』（有斐閣、2004年）、園部逸夫編『個人情報保護法の解説〔改訂版〕』（2005年、ぎょうせい）。

取得に際しての利用目的の通知等
　　　個人情報取得時に利用目的をあらかじめ公表または通知・公表
　　　契約書作成時の利用目的明示
　　　例外（18④）
　「個人データ」に関する義務（19〜23）
　　正確性の確保、安全管理措置
　　従業者の監督、委託先の監督
　　第三者提供の制限　原則禁止
　　　例外／本人の同意、法令等四つの例外（23①）
　　　データベース事業者を想定した例外規定（23②）
　　　第三者に当たらないとされる場合（23④）
　「保有個人データ」に関する義務（24〜30）
　　保有個人データに関する事項の公表等
　　　本人の知りうる状態に置く義務
　　　求めによる利用目的の通知義務
　　　例外（24②）
　　開示の求め
　　　例外／不開示事項（25①、25③）
　　訂正の求め
　　利用停止の求め
　　求めに応じない場合の理由の説明
　　求めに応じる手続、手数料
　苦情の処理
　主務大臣の報告徴収、助言、勧告及び命令等
　　第2節　民間団体による個人情報保護の促進
　第5章　雑則　マスコミ等の適用除外
　　　　　　　「必要な措置を講じかつ公表する」努力義務
　第6章　罰則　大臣命令違反を処罰、両罰規定

　個人情報保護法は、すべての民間事業者に共通の規制を課しており、業務の特質を無視している点で問題があると指摘されていた。医療の分野については、もともと個人情報保護法とは別の独立の個人情報保護のための法制を

71

第1章　患者の人権

設けることとされていたが、結局それは見送りになり、2004年12月に策定された厚生労働省の「**医療・介護関係事業者における個人情報の適切な取扱いのためのガイドライン**」（以下、「医療・介護事業者ガイドライン」という）により、個人情報保護法を運用して対処することとなった。そのほか、医療分野、医学研究分野、雇用管理分野等で、以下のようなガイドラインが策定されている。[7]

○医療分野
〔医療機関等、介護関係事業者〕
- 医療・介護関係事業者における個人情報の適切な取扱いのためのガイドライン（平成16年12月24日通知、平成18年4月21日改正、平成22年9月17日改正）
- 「医療・介護関係事業者における個人情報の適切な取扱いのためのガイドライン」に関するQ&A（事例集）
- 「医療情報システムの安全管理に関するガイドライン」（平成17年3月31日通達）

〔健康保険組合〕
- 健康保険組合等における個人情報の適切な取扱いのためのガイドライン（平成16年12月27日通達）
- 「健康保険組合等における個人情報の適切な取扱いのためのガイドライン」を補完する事例集（Q&A）（平成17年4月12日掲載）
- 国民健康保険組合における個人情報の適切な取扱いのためのガイドライン（平成17年4月20日掲載）
- 国民健康保険団体連合会等における個人情報の適切な取扱いのためのガイドライン（平成21年6月24日掲載）

○医学研究分野
- ヒトゲノム・遺伝子解析研究に関する倫理指針（平成16年12月28日告示改

---

[7] ガイドラインの詳細は、厚生労働省HP「厚生労働分野における個人情報の適切な取扱いのためのガイドライン等」〈http://www.mhlw.go.jp/topics/bukyoku/seisaku/kojin/〉参照。

定、平成20年12月1日一部改正）
- 疫学研究に関する倫理指針（平成19年8月16日告示改定、平成20年12月1日一部改正）
- 遺伝子治療臨床研究に関する指針（平成16年12月28日告示改定、平成20年12月1日一部改正）
- 臨床研究に関する倫理指針（平成16年12月28日告示改定、平成20年7月31日全部改正）
- ヒト幹細胞を用いる臨床研究に関する指針（平成18年7月3日告示、平成22年11月1日全部改正）

○雇用管理分野
- 雇用管理に関する個人情報のうち健康情報を取り扱うに当たっての留意事項について（平成24年6月11日通達）

　もとよりガイドラインは一つの解釈であり、これが法の解釈として正しいとは限らない。批判的に検証しつつ、さまざまな場面における個人情報保護法適用のあり方を検討する必要がある。特に重要な、個人情報の利用・提供および本人開示については、項を改めて述べる。

3　医療分野における個人情報についての基本的視点

(1)　医療における個人情報の利用と保護の必要性

　医療機関には、患者の健康状態やそれに対する評価、診療行為の経過など個人の医療情報が集積される。日本では、これらの情報の収集・利用について患者の意向が顧みられずに、医療側の判断に任される傾向があった。IT技術や先端医療技術の発展により、電子カルテの普及、遺伝子情報の解析等が進んでいる現在、ただでさえ他人に知られたくないものである患者の医療に関する情報が、より詳細に分析され、より容易に利用される危険性が高まっている。医療分野において、個人情報保護の原則の徹底は強く求められている。

　しかし、他方で、診療に際しての情報収集は相当広範囲かつ詳細にわたる

ことは避けられないし、それを研究目的で利用することの意義も否定できない。必要な利用は認めつつそれが不当に拡大しないように利用および提供の範囲をいかに制限するか、が問題である。

(2) 医療にかかる個人情報についての取扱いの特例

EU指令や個人情報保護法では、医療にかかわる一定の場合に個人情報保護原則の例外条項を設けている。

1995年EU指令における除外規定としては、データの質に関する原則の中で、「特定、明確、および合法的な目的のために収集される」べきとしつつ、「歴史的、統計的または科学的な目的のためのデータ処理は、構成国が適切な保護措置を定めている場合には、これに反しているとはみなされない」（6条1項(a)）とする。一方、「歴史的、統計的または科学的な利用のために長期保存される個人データに関して、適切な保護措置を定めなければならない」としている（6条1項(e)）。

特別カテゴリーのデータの処理（センシティブ情報の取扱い）として、「加盟国は、人種、民族……健康又は性生活に関するデータの処理を禁止しなければならない」（8条1項）とするが、「第1項は、データ処理が予防的医療、医療診断、看護もしくは治療の提供の目的のため又は健康管理サービスの運営のために必要な場合、並びに国内法又は国の管轄機関が定めた規則により、職業上の義務を負う医療専門家によって、又は秘密に関する同様の義務を負うその他のものによって、データが処理される場合には、適用されない」（8条3項）として医療分野について、広い例外規定をおいている。

本人からのデータ収集でない場合、原則として、そのデータの管理者、処理目的等を本人に知らせるべきとしているが（11条1項）、その例外として、「第1項は、特に統計目的又は歴史的、科学的調査の目的のための処理であり、当該情報の提供が不可能であり若しくは過度の困難を伴う場合、又は、記録、開示が法律により明示的に規定されている場合には、適用されない。このような場合には、構成国は、適切な保護措置を定めなければならない」（11条2項）とする。

これらの除外規定は、単に医療の特殊性から保護義務を解除するものではなく、その特質に応じた他の保護措置がとられることを前提とするものであることに注意を要する。

　個人情報保護法における除外規定としては、利用目的による制限の例外（16条3項3号）、および第三者提供の制限の例外（23条1項3号）として、「公衆衛生の向上又は児童の健全な育成のために特に必要がある場合であって、本人の同意を得ることが困難であるとき」との規定がおかれた。

　これは、法案の検討過程で、日本医師会や日本疫学会などから疫学調査等の支障にならないよう法の例外規定を設けるようにとの強い働きかけがあったことによる。しかし、単に例外にすることでは解決にはならず、法が適用されないなら別途のルールが必要とされるのである。

(3) 医療にかかる個人情報の取扱いに関する視点

　医療は、基本的に、契約関係であり、相互に権利義務を負っている。個人情報保護は医療側の義務の一つである。日本では、今日でもなお、「医療は医師と患者間の信頼関係が重要である」として、医療が契約関係であること、さまざまな法の規制の下に成り立っていることについての理解を欠いている医療関係者が少なくない。法的規制と「信頼関係」は何ら矛盾するものではない。医療の特質を法規制にあたって考慮する必要はあるとしても、医療に関しては法的規制はなじまない、といった議論は成り立たない。

　また、診療録のように、医師が作成・保管すべき情報であっても、患者の個人情報であることは否定できない。他人の支配下にある情報にアクセスする必要があるからこそ自己情報コントロール権が論じられてきたのである。

　医療情報についての本人開示請求は、いずれ何らかの形でこの分野についての法制化がされることは避けられないであろう。医療機関には、それに応じた診療記録の作成・保管体制が求められる。また、電子カルテの導入は、医療情報の作成・保管のあり方を大きく変えることになる。医療情報の取扱いに関する論議は、現状を固定的な前提にするのではなく、新しい診療記録の作成・保管体制を展望しつつ論ずる必要がある。

個人情報保護法では、個人が識別されない場合は個人情報にあたらず規制の対象外となる。しかし、匿名化しても、何らかのやり方で情報を結合することで容易に特定可能であれば識別可能情報にあたることになるし、疾患の内容自体から個人が特定される場合もある。医療情報の重要性から、匿名化した情報でも、保護の必要はあるとして対処すべきである。

　医療情報の第三者への流出防止も患者のプライバシー保護という観点からの具体的な対策が要求される。これまでは、守秘義務といっても、患者のための守秘義務という観点が弱く、医療従事者間等での情報のやりとりについて安全対策の認識が不足していた。

　研究、統計等のための利用など、必要、有益なことであっても、患者側の利益を無視することなく、個人情報の保護措置、代替措置等を検討すべきである。

4　医療におけるプライバシーをめぐる問題点

(1)　利用・提供規制とその例外

　個人情報の利用・提供の規制は、治療に関する医療機関の間での情報のやり取り、研究・統計、外部からの照会への回答、などさまざまな場面で問題となる。これについての法の規定と、医療・介護事業者ガイドラインの内容を紹介しつつ問題点を指摘する。

　個人情報保護法の、利用目的による制限（同法16条）と、第三者提供の制限（同法23条）は、ほぼ同じ構造をもっている。まず、あらかじめ本人の同意をとることが原則とされている。本人にあらかじめ知らせて、同意の下に個人情報を取り扱うことは、自己情報コントロール権の基本となる考え方である。

　同意が不要な場合として、個人情報保護法が定める例外は、利用制限についての例外（同法16条3項）と第三者提供についての例外（同法23条1項）で同じ内容の四つの項目をおいている。

(ア)　**同意が必要ない場合**

　(A)　法令に基づく利用の場合（同法16条3項1号、23条1項1号）

　医療・介護事業者ガイドラインでは、代表例として、「医療法に基づく立入り検査、介護保険法に基づく不正受給者に係る通告」をあげている。また、別表3として、ここにいう「法令」にあたるものを例示している。

　裁判所の文書提出命令（民訴法220条）、令状による捜査（刑訴法218条）、個人の事業税にかかる質問検査権（地方税法72条の63）など、具体的な応答義務を負わせるものは明らかにこれにあたる。証拠保全についても同様に考えられる。

　法令上、回答を求めることができるとはされているものの、強制力はないとされている、捜査照会（刑訴法197条2項）や弁護士会照会（弁護士法23条の2）、裁判所の文書送付嘱託（民訴法226条）なども、「法令に基づき」提供する場合にあたるとはいえるから、個人情報保護法との関係ではこれらに回答することは合法である。しかし、これらの照会に回答することが常に合法となるとは限らない。[8]

　これらの照会については、回答が強制されないのであるから、回答する内容、回答を求める必要性を勘案して回答するか否かを判断することが求められる。また、本人の同意書の提出を求めることも一つの方法であるが、同意書の有無だけで是非が決まるものではない。

　(B)　人の生命、身体または財産の保護のために必要がある場合であって、本人の同意を得ることが困難であるとき（同法16条3項2号、23条1項2号）

　医療・介護事業者ガイドラインは、「意識不明で身元不明の患者について、関係機関へ紹介する場合、意識不明の患者の病状や重度の痴呆性の高齢者の状況を家族等に説明する場合」をあげている。

　(C)　公衆衛生の向上または児童の健全な育成の推進のために特に必要が

8　弁護士会照会に応じて地方公共団体が住民の前科を回答したことが不法行為になるとして、損害賠償を命じた最高裁判所の判決がある（最判昭和56・4・14判時1001号3頁）。

ある場合であって、本人の同意を得ることが困難であるとき（同法16条3項3号、23条1項3号）

　医療・介護事業者ガイドラインは、これにあたる例として、「健康増進法に基づく**地域がん登録事業**による国又は地方公共団体への情報提供、がん検診の精度管理のための地方公共団体又は地方公共団体から委託を受けた検診機関に対する精密検査結果の情報提供、児童虐待事例についての関係機関との情報交換、医療安全の向上のため、院内で発生した医療事故等に関する国、地方公共団体又は第三者機関等への情報提供のうち、氏名等の情報が含まれる場合」をあげているが、公衆衛生の向上のための調査とされていても、法的根拠がなかったり、主体が公的機関でないなど情報の管理について信頼できない事情がある場合には、これにあたるとしてよいか疑問である。

　　(D)　国の機関もしくは地方公共団体またはその委託を受けた者が法令の定める事務を遂行することに対して協力する必要がある場合であって、本人の同意を得ることにより当該事務の遂行に支障を及ぼすおそれがあるとき（同法16条3項4号、23条1号）

　医療・介護事業者ガイドラインは、例として、「国等が実施する、統計報告調整法の規定に基づく統計報告（いわゆる承認統計調査）および統計法8条の規定に基づく指定統計以外の統計調査（いわゆる届出統計調査）に協力する場合」をあげている。しかし、「法令の定める事務を遂行することに対して協力する必要がある場合」の範囲がどのようなものまで含むかは疑問が多い。個人情報の収集を当然想定しているような事務に限るというべきだろう。

　　(イ)　「第三者に該当しない」ので、同意が必要ないと考えられる場合
　　(A)　個人データの取扱いを委託する場合（同法23条4項1号）
　　医療・介護事業者ガイドラインでは、検査等の業務を委託する場合、病院機能評価など外部監査機関への情報提供を例としてあげている。
　　(B)　合併等による事業の承継に伴い個人データが提供される場合（同項2号）

(C) 個人データを特定の者との間で共同して利用する場合であって、その旨並びに共同して利用される個人データの項目等についてあらかじめ本人に通知しまたは本人が容易に知り得る場合（同項3号）

医療・介護事業者ガイドラインでは、病院と訪問看護ステーションの共同利用の場合をあげている。それ以外にも、介護施設と医療機関との間などでも共同利用関係は考えられる。共同利用についてあらかじめ本人に知らせておくことが重要である。

(ウ) 同意がとられていると考えられる場合

医療・介護事業者ガイドラインでは、「第三者への情報の提供のうち、患者の傷病等の回復等を含めた患者への医療の提供に必要であり、かつ、個人情報の利用目的として院内掲示等により明示されている場合は、原則として黙示による同意が得られているものと考えられる」として、他の医療機関からの紹介に回答する場合、家族等への病状説明などの例をあげている。しかし、掲示により、十分趣旨が理解されることが前提であるし、重要な情報の提供には黙示の同意で足りるとはいえないであろう。

(エ) 本人の同意が必要な場合

医療・介護事業者ガイドラインでは、保険会社からの照会、職場からの照会、学校からの照会、マーケティングなどのための照会については、本人の同意なしに回答してはならないとしている。さらにいえば、本人の同意がある場合でも、真意によるものか慎重に対処しなければならない。たとえば、何年も前の日付の包括的な同意書で同意ありと認めることは問題がある。

なお、診療情報提供指針（後述する「**診療情報の提供等に関する指針**」）では、第三者への提供についても触れており、「医療従事者は、患者の診療のため必要がある場合には、患者の同意を得て、その患者を診療した又は現に診療している他の医療従事者に対して、診療情報の提供を求めることができる」。「診療情報の提供の求めを受けた医療従事者は、患者の同意を確認した上で、診療情報を提供するものとする」として、診療のための情報のやりとりでも患者の同意を得るべきことを明らかにした。

(オ)　利用・提供をめぐる問題

　ここでは項目のみあげる。それぞれの問題について議論を深める必要がある。

　(A)　疫学研究

　疫学研究は、疾病の罹患をはじめ健康に関する事象の頻度や分布を調査し、その要因を明らかにする研究をいう。これには診療記録に由来するデータを集積することが不可欠であり、個人情報保護と衝突する場面の一つである。[9]

　(B)　学会等における研究発表

　これについても、同意原則の確立、匿名化についてのルールづくりなどが必要である。

　(C)　行政、介護事業との関係で、行政・事業者との情報収集・提供

　高齢者・障害者に対する医療は、福祉行政や介護保険制度の下での介護事業とかかわりをもちつつ進められる。それぞれが個人情報保護の責任を負っているこれらの者の間で、どの範囲の情報のやりとりをすべきかが深刻な問題となっている。

　(D)　遺伝子情報にかかわる問題

　第4章Ⅶ参照。

　(E)　先端医療技術と個人情報

　第4章Ⅷ参照。

　(2)　診療記録の本人への開示

　(ア)　本人開示確立前の状況

　カルテなどの診療記録は、明らかに本人の情報であるにもかかわらず、長年にわたり、本人が求めても医療機関は診療記録の開示に応じないという理不尽な状況が続いた。患者側は、診療記録を入手するためには、訴訟を前提

　9　疫学調査についてのガイドラインとして、「疫学研究に関する倫理指針」（2003年7月30日厚生労働省告示第255号）がある。この指針では、研究対象者からインフォームド・コンセントを得ることを原則としているが、倫理審査委員会の承認を得ることで広汎な例外が認められている。また、この倫理指針自体が適用されないものも多く、その実効性には疑問がある。

とした証拠保全手続によるしかなかった。1980年代末から、個人情報保護条例による開示事例がみられるようになり、状況は動き始めた。1997年には通達により保険者に対してレセプトの開示を求められるようになった。[10]

そして、転換点になったのが1988年6月の「診療情報の活用に関する検討会」の報告書であった。これを契機に各医療機関は本人開示を原則とするガイドラインを次々に策定するようになった。[11]

診療情報開示に至る経緯

- 1997年6月　通達によりレセプト開示を実施
- 1998年6月　厚生省、「診療情報の活用に関する検討会」報告書を公表
　　　　　　　カルテ開示の法制化の提言、遺族からの請求は検討対象外、カルテに代わる書面でも可
- 1999年1月　日本医師会、ガイドライン作成を検討し、中間報告を公表
- 1999年1月　医療審議会で法制化に向けて検討開始
- 1999年2月　「国立大学付属病院における診療情報の提供に関する指針」公表
- 1999年6月　医療審議会、法制化見送り
- 1999年10月　「都立病院における診療情報の提供に関する指針」公表
- 2000年1月　日本医師会、「診療情報の提供に関する指針」によるカルテ開示実施
- 2000年7月　「国立病院等における診療情報の提供に関する指針」公表
- 2002年10月　医師会、「診療情報の提供に関する指針」を改訂
- 2003年5月　個人情報保護関連5法成立
- 2003年9月　厚生労働省、「診療情報の提供等に関する指針」公表

10　1998年の検討会報告書以前の状況について、森田明「カルテ公開請求権の確立を」患者の権利法をつくる会『カルテ開示』（明石書店、1997年）。
　なお、直接診療記録の開示を求める訴訟については、東京高判昭和61・8・28判時1208号85頁で原告敗訴となっている。現状では裁判所の考え方も異なるかもしれないが、診療記録入手だけのために訴訟を提起するのは、その費用、時間、労力からすれば現実的ではない。
11　検討会報告書について論じた文献として、医事法学会「年報医事法学14」（日本評論社、1999年）、ジュリ1142号（有斐閣、1998年。報告書全文も収録）。

(イ) 「診療情報の提供等に関する指針」による開示の手続

　このように、多くのガイドラインが存在する中で、個人情報保護法により一定範囲の民間の医療機関については開示が法的義務とされることとなった。しかし、そもそも診療情報の開示・提供などについては、医療機関の規模や経営主体により取扱いが異なるべきではなく、共通のルールが確立されることが求められている。2003年9月に厚生労働省が都道府県に通知して医療機関への周知を求めた**「診療情報の提供等に関する指針」**（以下、「診療情報提供指針」という）はこのような考え方から、各種ガイドラインを集大成した「通則」としてつくられたものである。各種ガイドラインでも、本人への開示については、診療情報提供指針の内容に従うものとしている。そこで本人開示については、診療情報提供指針を中心に説明する。

　診療情報提供指針は、まずその趣旨として、法に定められた義務というにとどまらず、インフォームド・コンセントの理念からも積極的に情報提供すべきことを求めている。そして、開示の具体的方法として、次のように定めている。

① 「医療従事者等は、患者等が患者の診療記録の開示を求めた場合には、原則としてこれに応じなければならない。診療記録の開示の際、患者等が補足的な説明を求めたときは、医療従事者等は、できる限り速やかにこれに応じなければならない。この場合にあっては、担当の医師等が説明を行うことが望ましい」。

② 患者本人以外に、法定代理人、任意後見人等にも開示の求めを認める。

③ 医療記録の管理者は、次のような診療記録の開示に関する手続を定めなければならない。

　「・診療記録の開示を求めようとする者は、医療機関の管理者が定めた方式に従って、医療機関の管理者に対して申し立てる。なお、申立ての方式は書面による申立てとすることが望ましいが、患者等の自由な申立てを阻害しないため、申立ての理由の記載を要求することは不適切である。

・申立人は、自己が診療記録の開示を求め得る者であることを証明する。
・医療機関の管理者は、担当の医師等の意見を聴いた上で、速やかに診療記録の開示をするか否か等を決定し、これを申立人に通知する。医療機関の管理者は、診療記録の開示を認める場合には、日常診療への影響を考慮して、日時、場所、方法等を指定することができる。

なお、診療記録についての開示の可否については、医療機関内に設置する検討委員会等において検討した上で決定することが望ましい」。

④　医療機関の管理者は、申立人から診療記録の開示に要する費用を徴収することができる。

⑤　診療情報の提供を拒みうる場合　これは別項で述べる。

⑥　指針は、遺族に対する診療情報の提供についての規定を置いている。

この点は、法律上の義務でない部分について定めたもので、重要である。「医療従事者等は、患者が死亡した際には遅滞なく、遺族に対して、死亡に至るまでの診療経過、死亡原因等についての診療情報を提供しなければならない。(中略)ただし、診療記録の開示を求め得る者の範囲は、患者の配偶者、子、父母及びこれに準ずる者(これらの者に法定代理人がいる場合の法定代理人を含む。)とする。遺族に対する診療情報の提供に当たっては、患者本人の生前の意思、名誉等を十分に尊重することが必要である」。

　　(ｳ)　不開示にできる場合

個人情報保護法は、次の三つの場合に保有個人データの全部または一部を不開示にできるとしている(同法25条)。

①　本人または第三者の生命、身体、財産その他の権利利益を害するおそれがある場合

②　当該個人情報取扱事業者の業務の適正な実施に著しい支障を及ぼすおそれがある場合

③　他の法令に違反することとなる場合

また、診療情報提供指針は、次の場合に診療情報の提供を拒みうるとしている。

① 診療情報の提供が、第三者の利益を害するおそれがあるとき
② 診療情報の提供が、患者本人の心身の状況を著しく損なうおそれがあるとき

各種ガイドラインおよび診療情報提供指針は、どちらも具体的な基準として次のようにいう。

「患者・利用者の状況について、家族や患者・利用者の関係者が医療・介護サービス従事者に情報提供を行っている場合に、これらの者の同意を得ずに患者・利用者自身に当該情報を提供することにより、患者・利用者と家族や患者・利用者の関係者との人間関係が悪化するなど、これらの者の利益を害するおそれがある場合・症状や予後、治療経過等について患者に対して十分な説明をしたとしても、患者本人に重大な心理的影響を与え、その後の治療効果に悪影響を及ぼす場合」。

これらの基準の運用にあたっては、次のような点に注意が必要であろう。

「人間関係が悪化するなど利益を害する」ということは、具体的な事情から予測できることが必要で、一般論としてあるいは漠然と「知らせないほうがことを荒立てずにすむからよかろう」という程度では足りないというべきである。

「治療効果に悪影響」ということも、当該患者の疾病の状況、患者の事情から、具体的な悪影響が予測されることが必要であり、がん患者、精神病患者についても、開示が当然に悪影響を及ぼすとはいえない。[12]

12　開示不開示の判断については、個人情報保護条例に関する過去の判例が参考になろう。
　① 横浜地判平成8・3・25判時1587号53頁　本人の「措置入院に関する診断書」および「精神保健法第23条に基づく申請書」の非開示決定を支持した。原告のとってきた行動等の具体的事実から、診断に著しい支障が生じるおそれがあると認定したもので、これらの文書が一般的に本人開示できないとしたものではない。
　② 東京高判平成14・9・26判時1809号12頁　市の高齢者保護サービスとしてのホームヘルパー派遣にあたり、ケースワーカーが作成した生活指導記録表に記載された情報を不開示とした処分を取り消し、開示を命じた。開示により支障を生じるという主張を、「担当ワーカーは、ケース記録の作成に当たり適切な表現を用いるよう努めるべきであり、適切を欠く表現をしてしまった場合には対象者への開示の際に表現上の問題点について補足的に説明することによって信頼関係の維持に努めるべきである」等と述べて否定した。

㈆　不開示に対する不服申立ての方法

　開示請求に対して、不開示または一部開示の応答をされた請求者が不服を述べたい場合どうすべきか。個人情報保護法が主に想定しているのは、苦情窓口（同法31条、42条、13条）に持ち込み、関係者の話合いで解決すること、違法な行為がある場合には主務大臣の報告徴収、助言、勧告、命令という権限（同法31条～34条）の行使を促すことである。

　では、それ以外に、直接、開示を求める訴訟が提起できるか。実は個人情報保護法の規定はこの重要な点について明確ではなく、解釈が分かれている。しかし、立法経過からすれば、請求権を認めるべきである。[13]

　なお、仮に開示を求める裁判を起こすことはできないとしても、不開示事由にあたらないにもかかわらず不開示としたことについて、診療契約上の顛末報告義務違反としての債務不履行責任や診療契約に伴う付随義務または信義則上の義務に違反するものとして債務不履行責任ないし不法行為責任に基づき、慰謝料の支払いを求める損害賠償請求訴訟は成立する。[14]

5　個別法制定の動き

　社会保障・税の分野において共通に用いられる番号体系およびそのための情報連携の基盤のあり方が政府で議論され、2011年には「社会保障・税番号大綱」が策定された。同大綱は、医療・介護分野の個人情報については、社会保障・税の番号である行政手続における特定の個人を識別するための番号の利用等に関する法律（通称マイナンバー法）の規制とは別に、個別法を独

13　請求権を認めるものとして、三宅ほか・前掲（注6）187頁、宇賀・前掲（注6）121頁、否定的といわれるものとして、園部・前掲（注6）167頁～168頁。
　　東京地判平成19・6・27（判時1978号27頁）は、個人情報保護法25条1項に基づく訴訟による個人情報の開示請求を否定している。しかし、同判決に対しては、立法経過に照らして疑問とする批判がなされ（二関辰郎「個人情報保護法に基づく開示請求の権利性──裁判規範性を否定した東京地裁判決の批判的検討」自由と正義2008年4月号140頁）、個人情報保護法の開示・訂正・利用停止の求めの制度の実効性を大きく損なうものであり、日本の個人情報保護法をグローバル・スタンダードから著しく乖離した脆弱なものにしてしまうことになり、その影響が極めて懸念されるとの指摘がある（宇賀克也「判批」判時1990号164頁）。

自につくり対応することとしている。このため、社会保障分野サブワーキンググループおよび医療機関等における個人情報保護のあり方に関する検討会は、2012年9月、「医療等分野における情報の利活用と保護のための環境整備のあり方に関する報告書」を公表した。そこでは、検討事項として、①本人の情報を識別するため医療等の分野のみで用いられる番号（医療等ID（仮称））のあり方、②医療等分野の異なる機関間で、情報の共有・連携を安全かつ効率的に行うためのしくみの導入、③個人情報保護法6条に基づく格別の措置としての利用と保護のルールの整備があげられている。同報告書は、医療・介護側の情報の利活用に重点が置いているきらいがあり、患者のプライバシー権（自己情報コントロール権）の侵害の危険性が払拭できないところがある。

今後、医療・介護分野の個人情報に関する個別法の制定が加速化する可能性があり、十分な検討が望まれる。

---

14 医師が診療録の開示を拒否した事案で、医師の債務不履行責任ないし不法行為責任を認めた最近の判例に次のようなものがある。
 ① 東京地判平成23・1・27判タ1367号212頁　インプラント手術を受けた原告が、手術部位から出血し、被告の歯科医師に対する信頼を失い、通院を中止し、カルテ開示を求めたが、被告が拒否した経過に照らして、原告に、被告の診療行為の適否や、他の歯科医院に転院することの要否について検討するため、診療経過の説明およびカルテの開示を受けることを必要とする相当の理由があったとした。被告の診療契約に伴う付随義務あるいは診療を実施する医師として負担する信義則上の義務として、特段の支障がない限り、診療経過の説明及びカルテの開示をすべき義務を負っていたとし、被告の債務不履行ないし不法行為責任を認めた。
 ② 福岡地判平成23・12・20判例集未登載　医師等は、診療契約上の報告義務（民法655条、645条）の一環として、少なくとも患者が請求した場合には、その時期に報告するのが相当とはいえないなどの特段の事情がない限り、患者に対して医療行為の内容、経過、結果等について説明および報告すべき義務（てん末報告義務）を負い、患者が医師等に対して上記の説明および報告として診療録等の診察記録の開示を求めた場合には、患者の自己情報コントロール権を尊重する観点からも、医師等は、そのような方法により説明および報告することが求められているといいうるとし、医師等の説明の内容や方法、診療録等の診察記録の記載の内容等の事情を考慮して、医師等の患者に対する説明および報告が合理的であるといえない限り、医師等にてん末報告義務違反があると認めた。

〔演習問題〕
1　患者から自分のカルテを入手したいとの相談を受けた場合、どのようにアドバイスすべきか。次の諸条件の違いを想定して説明せよ。
　「医療過誤を疑って訴訟を考えているか」、「どれだけ費用をかけられるか」、「患者本人か、遺族か、本人が意識不明で面倒を見ている内縁の妻の場合はどうか」。
2　次のケースで、個人情報保護の観点からどのような問題があるか。
　A市立病院にいたB医師は同病院の民営化に伴って移籍することになった。B医師は移籍に先立ち、同病院の職員に命じて自分の患者および自分が担当していないが同じ診療科に通っている現在および過去の患者約1万人の住所、氏名の一覧表を作らせCDに記録させた。また、自分が担当した患者約1,000人のカルテおよび画像情報を自らDVDに記録した。移籍の際にこのCDおよびDVDを持ち出し、移籍先の病院を紹介する案内状を一覧表をもとにその病院の職員に命じて発送した。また、DVDに記録した診療情報をもとに学術論文を書いて発表した。

(森田　明・小町谷育子)

第2章　医療契約

I　医療契約総論

1　問題の所在

(1)　**はじめに**

現在のわが国では、ほとんどの人が一生のうち何回か患者となり、医師らの診察を受ける。この患者と医師ら医療従事者（以下、「医師ら」と総称する）、診療所・病院などの医療提供施設（以下、「医療機関」と総称する）との関係を、法的にどのようにとらえるのかが、本章の問題である。

(2)　**モデルケース――患者と医師らおよび医療機関との間に契約は成立していないのか？**

成人であるAが、数日前から胸痛を感じたため、B医師の開設するB診療所でB医師の診察を受けたという例（以下、「モデルケース」という）を考える。

AとB医師はいかなる法律関係にあるといえるだろうか。

AとB医師との間には、医療提供に関する契約（以下、「**医療契約**」という）が成立していると考えるのが通説、判例である。これに対して、患者と医師の関係を、契約としてとらえることに対する批判があり、アメリカ・カナダなどコモン・ローの諸国においては、患者と医師の関係は信認関係であるとする見解が承認されていると紹介されている。[2] 民法の契約は原則として両当事者が対等な関係にあることを前提にしているところ、患者は病んでい

1　樋口範雄『医療と法を考える――救急車と正義』（有斐閣、2007年）9頁。
2　手嶋豊『医事法入門〔第3版〕』（有斐閣、2008年）27頁。

てまさに医療をうける必要があること、情報格差があることから、患者と医師との関係は対等でない点など、契約としてとらえる問題が指摘されている。

確かに、患者が医師らおよび医療機関と対等の立場に立つことは困難であり、現在もなお対等でないことは事実である。しかし、この現実をそのまま容認して、一方が他方に大きく依存する関係に認められる信認関係であるととらえることには違和感を感じざるをえない。長らく患者が医療の客体の立場にあったことを見直し患者を医療の主体として位置づけ、その権利を擁護しようとしてきた今日までのさまざまな取組み（詳細は第 1 章参照）に鑑みれば、患者らと医師らおよび医療機関との関係を契約ととらえることに意義を見出すことができる[3]。したがって、患者と医師らおよび医療機関とが容易には対等な関係に立ちがたいことなど、医療の特性を十分に配慮したうえで、患者と医師らおよび医療機関との関係は信頼関係を前提とした契約関係としてとらえて、その契約の概念を精緻なものとすることが探られるべきではなかろうか[4]と考える。

以上の視点に立って、本章では、医療契約の法的性質、契約の成立・終了、契約の効果（契約上双方が負うべき債務の内容）をどう考えるべきか、さらに、患者が乳幼児だった場合、15歳だった場合、道路で意識不明になって倒れ救急車で搬送された場合、重度の精神障害や認知症の場合はどうか、あるいは、医療機関の規模や性質によって相違があるのか、さらに、健康診断・美容整形術の場合はどうかなど、契約の当事者、契約の目的など医療提供の態様はさまざまであるから、これら態様の相違によって、医療契約の内容にどのような相違があるのかについて考察する。

---

[3] 植木哲『人の一生と医療紛争』（青林書院、2010年）37頁。
[4] 前田達明ほか『医事法』（有斐閣、2000年）230頁以下、遠藤浩ほか『民法(6)契約各論〔第4版増補補訂版〕』（有斐閣、2002年）（森島昭夫）248頁、我妻栄ほか『我妻・有泉コンメンタール民法——総則・物権・債権〔補訂版〕』（日本評論社、2006年）1136頁。

2 医療契約の法的性質・特性

医療契約は、いかなる法的性質を有するのであろうか。

(1) 判例・学説

学説上は、①**準委任契約**説、②**請負契約**説、③**雇用契約**説、④**混合契約**説、⑤**無名契約**説などがあるが、①の準委任契約説が通説といわれている。なお、雇用契約説は、委任を無償と定めているドイツでの通説といわれている。[5]

多くの裁判例も、準委任契約説を採用していることを明示している。確認できたもっとも古い裁判例は、神戸地竜野支判昭和42・1・25（判時481号119頁）であり、同判決後、同旨の判決が続いている。たとえば、釧路地帯広支判昭和57・6・21（判時1105号116頁）（未熟児網膜症事案）では、「医療行為の特性を考えると、医療の目的は医療行為そのものを行うことであって、その成功という結果の実現を約束するものではない」とし、静岡地判平成11・4・6（判タ1011号223頁）（変形性肩関節症事案）でも、「医療契約については、その性質上請負契約のように治療の結果を約束することは不可能というべき」として、いずれも明確に請負契約性を否定して、準委任契約であると判断している。現在の裁判実務では、原告（患者側）が医療契約を準委任契約と主張し、被告（医療側）も、この点に特段の異議も述べないで、審理され判決が出されていることがほとんどであろう。[6]

(2) モデルケースの場合

モデルケースに従って、具体的に医療契約の内容や特性を考察する。

Aは、胸痛の原因となっている疾患の診断と治療を求め、B医師が、これを引き受けることによって契約は成立したといえよう。ところが、契約成立の時点、すなわち、初診の段階では、いつ、どのような診療がなされていくのかという契約の具体的内容については、特定できない。Aの症状に従って順次、必要なさまざまな検査（問診、血液検査、心電図検査、各種画像検

---

5 植木哲＝丸山英二編『医事法の現代的諸相』（信山社、1992年）129頁以下。
6 秋吉仁美編著『医療訴訟』（青林書院、2009年）199頁。

査など）をし、診療を重ねていく過程で（すなわち、契約の履行とともに）診断に至り、それに従って、治療内容（投薬や手術など）が決定され、実施されていく。この契約内容の流動性、並びに、問診、触診、検査、投薬、手術など複数の医療行為が包含されうること、それぞれの行為の実施にあたって個別に合意が必要とされることがあること、が医療契約の特性である。

　また、どんなに診療を尽くしても、疾患の原因が確定診断できない場合もある。さらに、確定診断できたとしても、現在の医学では治癒できない疾患や病態は多々あり、当面の病状の緩解あるいはコントロール以上の治療は不可能な場合もある。また、B診療所の人的物的設備では治療が不可能で、高次医療機関に転院して治療すべき場合もある。

　以上のとおり、モデルケースにあるような、疾患の診断・治療を内容とする多くの医療契約の場合、疾患の「治癒」という結果を契約の内容にしているとは考えがたい。つまり、かかる医療契約は、事務処理の完成（診断・治療の結果の治癒）を目的とする「**結果債務**」ではなく、その疾患の診断・治療のために必要な最善の医療を実施することを目的とする「**手段債務**」である。

　よって、その法的性質を、民法の典型契約に置き換えて考えた場合、「準委任契約」がもっともこれに近いという結論になろう。これが、通説である準委任契約説の根拠になっているといえよう。なお、「準委任契約」ととらえたとしても、後述するとおり、たとえば、委任者の破産による契約解除の条項など、民法が委任契約に定めるすべての条項がそのまま医療契約に妥当するものではない。無名契約説は、この点を根拠にしていると思われる。[7]

(3)　すべての医療契約が準委任契約なのか

　医療提供の態様はさまざまである。疾患の診断・治療を目的とするようなモデルケースとは異なった目的をもつものも多くある。たとえば、二重まぶたにする、鼻を高くする、豊胸する、脂肪を吸引するというような美容整形

---

[7] 内田貴『民法II債権各論』（東京大学出版会、1997年）280頁、品川孝次『契約法（下巻）』（青林書院、1998年）241頁。

の場合、義歯や義足・義手の作成を依頼する場合、矯正歯科の場合、定期健康診断や人間ドックなど健康状態についての検査だけを受ける場合、あるいは、ドナーが臓器などの摘出の手術を受ける場合などがあげられる。

　これらの場合には、ある明確な仕事の完成が医療契約の目的である。かかる医療契約では、民法の典型契約に置き換えた場合、「請負契約」により近い性質を有するものと解することが相当ではなかろうか。[8]

(4)　請負契約性が認められる点はないか

　さらに、モデルケースのような診断・治療を目的とする医療契約も、先に述べたとおり「手術」「検査」、という独立した複数の医療行為に細分化してとらえ直すことができる。そして、その中には、たとえば、ペースメーカー埋め込み術、胃瘻増設術、シャント増設術のように、明らかにその結果の完成を目的とすると思われる医療行為が含有されていることがある。これらの個別の医療行為についてはその行為の完了を目的としているものであり、これにも、一定の請負契約性を認めることができよう。京都地判昭和51・10・1（判時849号93頁）（球結膜腫瘤摘出術事案）は、「手術についての契約は患者の腫瘤摘出のための診療契約で、その性質はその目的が明確である点よりして請負の要素の強い準委任契約とみるのを相当とする」とし、高知地判昭和41・4・21（医民集546頁）（十二指腸潰瘍事案）も、十二指腸潰瘍の治療全体については準委任契約としながら、その手術については、「十二指腸潰瘍の手術の完成を目的とする一種の請負契約」と判断している。

(5)　法的性質論の意義

　以上のとおり考察すると、医療提供の内容・目的が多様化している現在、これを考慮しないで、いっさいの医療契約をまとめて、法的性質を議論し、演繹的に医療契約上の債権債務の内容を問うことは、乱暴であろう。それぞれの医療契約の内容・目的によって、民法上の典型契約のうち、どれに類似し、どの点がどう異なるのかを丁寧に吟味して、その債権債務の内容を規定

---

[8]　若松陽子編『歯科医療過誤訴訟の課題と展望――新しい医療の指針を求めて』（世界思想社、2005年）113頁。前田和彦『医事法講義〔新編〕』（信山社、2011年）204頁。

することが求められよう。

また、医療契約を、個々の検査や手術などの医療行為に分断してとらえることだけでは相当ではなかろう。患者の疾患の診断・治療を目的とする医療契約は、これらの検査や手術などの医療行為が一体となって、患者の疾患の診断・治療のために医師らが必要な最善の医療を提供するというのが、契約の目的であるという考察は必要であろう。そのうえで、医療契約の中には、請負性の高い医療行為も含まれること、その請負性の程度に従って、債務の履行の有無や程度が規定されると考えるのが相当ではないかと考える。

3　医療契約の当事者

医療契約の当事者を患者側、医療側（医師ら、医療機関を総称する。以下同様）それぞれについて考える。[9]

(1) 患者側

(ア) 行為能力のある患者の場合

(A) 行為能力のある患者の場合

モデルケースのように、成人で意思能力ある患者の場合、患者が医療契約の当事者になる。

患者には意思能力があるが、受診の時に意識不明で、他人によって医療機関に担ぎ込まれた場合はどうだろうか。

夫婦の一方が患者で、他方が診察を求めた場合には、日常の家事による債務として夫婦が連帯して契約当事者となると考えられている（民法761条）。では、配偶者以外の者が意識不明の患者を連れてきた場合はどうなるだろうか。第三者のためにする契約（同法537条）が成立するとする説、無権代理（同法116条、117条）もしくは事務管理（同法697条）などの説がある。

(B) 行為能力はないが意思能力のある患者の場合

医療契約は取引行為と異なり、自己の生命・健康にかかわる事柄であるか

---

[9] 椿寿夫編『現代契約と現代債権の展望（第6巻）』（新美育文・診療契約論ではどのような点が未解決か）（日本評論社、1991年）250頁以下に詳しい。

ら、意思能力があれば十分であり、患者自身が法定代理人の同意を得て契約当事者となりうるし、法定代理人が代理名義で契約を締結することもできるとする説が一般的である。

法定代理人が同行せず、未成年者が単独で受診した場合はどうであろうか。

医療契約は、財産処分に関する契約とは性質を異にし、未成年者であっても、自分自身で身体の不調を訴え受診している以上、未成年者が当事者本人として契約が締結できるし、原則として、法定代理人が契約の取消しはできないと考えるべきであろう。

ただし、すべての医療契約を一律にこのように解してよいだろうか。たとえば、美容整形契約などのように、その目的が生命身体の安全には直結せず、かつ、健康保険の対象にならず高額な医療費の支払いが必要となる医療契約の場合には、処分を許された財産（民法5条）の範囲とはいえず、法定代理人による取消しが可能であるとすべき場合もあると考える。

　(イ)　意思能力のない患者の場合

意思能力のない患者の場合、その親権者、成年後見人などの法定代理人が代理人として契約の当事者となる。

胎児・新生児に対する診療に関しては、産婦を要約者、産婦人科医療機関を諾約者、胎児を第三者とした第三者に対する契約が成立し、出生時に、親権者が黙示に受益の意思表示をしたと認めた判例（名古屋地判平成元・2・17判タ703号204頁、長崎地判平成11・4・13判タ1023号225頁など）がある。

(2)　医療側

医療側の医療契約の当事者は、個人開業医の場合は、医師自身であることに異論はない。法人化した医療機関の場合には、その開設者であり、勤務する医師ら医療従事者は、その履行補助者とするのが多数説であり、現在実務上は異論がない。医師らには、大幅な裁量があり、開設者が医療の内容について、医師に指示監督することがないから、担当医が受任者ではないかとする説もある。しかし、診療報酬請求権の帰属性や複数の医師らが関与するチーム医療の現状などに鑑みれば、与し得ないと思われる。開設者と担当医と

の雇用契約の中で、担当医には、患者との医療契約の具体的決定についての権限が委ねられていると解すれば足りよう。[11]

(3) 保険診療の場合の契約の当事者

現在のわが国の医療の多くは、健康保険法、国民健康保険法、船員保険法などが定める保険診療によって、医療給付がなされている。そのため、保険診療の場合には、保険者（国や健康保険組合など）を要約者、保険医療機関として指定を受けた医師または医療機関を諾約者、被保険者（患者）を受益者とする第三者のためにする契約であるとする説がある。

しかし、健康保険制度は、医療を受ける機会を保障する社会保障制度であって、患者は、自由に、受診する医師らや医療機関を選択できるし、診療報酬の支払い以外の点で、保険者が患者と医師らの診療に関与する余地もない。よって、保険診療であると否とにかかわらず、医療契約の当事者は、医師らあるいは医療機関の開設者と考えが一般である。[12]

東京地判昭和47・1・25（判タ277号185頁）も「保険診療において、保険者と療養取扱機関との間にどのような公法上の権利義務関係が生ずるかとは関わりなく、保険診療の被保険者である患者と療養取扱機関との間には、診療に関する合意によって直接診療契約が締結されると見るべきものである」とし、現在、実務上も異論がない。

4　医療契約の成立

(1) 申込みと承諾

患者側の医療提供の申込みがあり、医療側が、これを承諾することによって、医療契約は成立する。

申込み、承諾の方法は自由であるし、明示、黙示いずれでもよい。

神戸地竜野支判昭和42・1・25（判時481号119頁）は、「通常病的症状を訴

10　内田・前掲（注7）280頁。
11　前田ほか・前掲（注4）214頁。
12　遠藤ほか・前掲（注4）242頁（森島）。

えて病院を訪れる患者と医師の間には、患者においてまず病的症状の医学的解明を求め、これに対する治療方法があるなら治療行為を求める旨の事務処理を目的とした準委任契約の申込みをなし、医師において診察を始める以上は右病的症状の医学的解明という事務処理を目的とした準委任契約の申込みを意思の実現により承諾し、続いて患者を他に紹介する等これに対する治療を断らずこれを行う以上は治療行為という事務処理をも引き続き行うことを前同様承諾したものと解するのが相当である」としている。

(2) 患者の申込み

患者側にとって、医療契約には、契約自由の原則が尊重される。いつ、どの医療機関でどのような医療の提供を受けるかは、自由に選択できる（医療過疎地域、緊急時など現実には自由に選択できない場面も少なくないが、それは事実上の制約であろう）。ただ、医療提供の内容については、患者の健康状態や疾患に応じた医学的制約や倫理上制約はあると考えるべきであろう。

(3) 医療側の承諾──応招義務との関係

医療側にとっては、**応招義務**との関係が重要である。

すなわち、医師には「診療に従事する医師は、診察治療の求めがあった場合には、正当な事由がなければ、これを拒んではならない」という医師法上の義務がある（医師法19条1項）。歯科医師、薬剤師、助産師にも同旨の義務がある（歯科医師法9条1項、薬剤師法21条、保健師助産師看護師法39条1項）。

応招義務は、医療行為を独占する医師らがこれと引き替えに負担する公法上の義務にすぎず、医師本来の職業上倫理上の義務である（通説といわれている）から、これは、個別の患者との私法上の医療契約においては、無関係[13]なのであろうか。

これについて、千葉地判昭和61・7・25（判タ634号196頁）は、「医師の応召義務は、直接的には公法上の義務であって、医師が診察を拒否すればそれがすべて民事上の過失になるとは考えられないが、医師法19条1項が患者の

13　近江幸治『民法講義Ⅴ契約法〔第3版〕』（成文堂、2006年）293頁。

保護のために定められた規定であることに鑑み、医師が診療拒否によって患者に損害を与えたときには、医師に過失があるとの一応の推定がなされ診療拒否に正当事由がある等の反証がないかぎり医師の民事責任が認められると解すべきである。そして、病院は、医師が医業をなすところであって傷病者が科学的でかつ適正な診療をうけることができる便宜を与えることを主たる目的として運営されなければならない（筆者注：改正前の医療法１条、改正後の同法１条の２→現行医療法１条の５）から、医師についてと同様の診療義務を負っていると解すべきである」と明解に判示している。神戸地判平成４・６・30（判時1458号127頁）も上記判示を踏襲した判断をしている。

契約成立は認めることはできないが、医師らは、不法行為による損害賠償義務は負うとするのが、通説である。[14]

憲法13条および25条によって保障される医療を受ける権利（健康権）を保障することができるのは、医業を独占している医師だけであり、応招義務は、この基本的権利を保障するために医師に課せられた職業上の義務である。[15] 言い換えれば、応招義務によって保護しようとする利益は単に不特定多数者の一般的公益のみならず、個々の患者の個別的利益でもあるから、医師の違法な診療拒否は債務不履行としてとらえうるのではなかろうか。[16] 患者から診療の申込みを受けた医師は、正当な事由のないかぎり、承諾義務が発生するとするのが相当と考える。[17]

では、「正当な事由」はどのような場合に認められるであろうか。昭和24・9・10医発752号厚生省医務局長通知は、「診療に従事する医師又は歯科医師は、診療の求めがあった場合には、これに必要にして十分な診療を与えるべきであることは、医師法第19条または歯科医師法第19条の規定を俟つまでもなく、当然のことであり、仮にも患者が貧困等の故をもって、十分な治

14　加藤一郎＝森島昭夫編『注釈民法(19)債権(10)不法行為〔新版〕』（有斐閣、1995年）153頁など。
15　大谷実『医療行為と法〔新版補正第２版〕』（弘文堂、1997年）38頁。
16　前田ほか・前掲（注４）223頁以下。
17　山口和男＝林豊編『現代民事裁判の課題(9)』（山口忍・診療契約上の問題）（新日本法規出版、1991年）107頁、品川・前掲（注７）239頁。

療を与えることを拒む等のことがあってはならないことは勿論である」として、「何が正当な事由であるかは、それぞれの具体的な場合において社会通念上健全と認められる道徳的な判断によるべき」としながら、例示として、医療費の不払い、時間外、特定の場所に勤務する者のみの診療に従事する医師であること、天候の不良、専門外の疾病などは診療拒絶の正当な事由にはあたらないものとしている。昭和30・8・12医収第755号厚生省医務課長回答では、「正当な事由」のある場合とは、医師の不在または病気等により事実上診療が不可能な場合に限られ、患者の再三の求めにもかかわらず、単に軽度の疲労の程度をもってこれを拒絶することは、医師法19条の義務違反を構成するとしている。

　「正当な事由」とは、医師の不在または病気、あるいは現在他の患者の治療中であって到底当該患者の治療ができない等によって実際に診療が不可能な場合に限定して考えるべきであろう。昭和49・4・16医発第412号厚生省医務局長通知では、地域における急患診療が確保され、かつ、地域住民に十分周知されているような休日夜間診療体制が敷かれている場合に、来院した患者に休日夜間診療所等で診療を受けるように指示することは、同条の規定に反しないとしながらも、病状が重篤である等直ちに必要な応急の措置を施さなければ患者の生命、身体に重大な影響が及ぶおそれがある場合においては、診療に応じる義務があるとしている。「正当な事由」を判断する要素としては、診察を求める患者の状態（当該医療機関において直ちに診療すべき緊急性の程度）と医療機関側の物的・人的設備状況、代替医療機関における診療の可能性があり、これらを総合判断することになろう。前掲千葉地判昭和61・7・25、前掲神戸地判平成4・6・30が具体的な事情を詳細に認定したうえで、正当な事由の存在を否定した判断にみられるように、一刻を争う救急患者が搬送されてきていて、その医療機関に診療可能な医師がいる限り、患者に何らの救急救命措置もとらないまま、患者を追い返すというような対応に正当な事由を見出すことはできない。

5 医療契約の効果

医療契約は、医療側が患者に対して、最善の医療を提供し、患者が、これに対して対価を支払うことを基本とする双務契約である。以下、これらの債務の内容を検討する。

(1) 医療側の負担すべき債務

医療契約上、医療側が負担すべき債務は、最善の医療を提供する義務として包括されるが、その内容を細分化すると、次のように整理できよう。

① 最善の医療を実施する義務（狭義）
② 問診義務
③ 転院（医）・転送義務
④ 説明義務（顛末報告義務）
⑤ **安全管理（配慮）義務、院内感染対策義務**
⑥ **死因説明・解明義務**
⑦ 診療録記載・保管・開示義務
⑧ 個人情報保護義務
⑨ 証明文書交付義務

以上のうち、①は、本章Ⅱ、②が同Ⅲ、③が同Ⅳ、④が同Ⅴに詳述されるため、以下は、これら以外の義務について述べる。

(ア) 安全管理（配慮）義務、院内感染対策義務

一般に契約関係に入った当事者には、互いに相手方の生命、身体、財産的諸権利を侵害しないように配慮すべき安全配慮義務があり、患者を自己の診療所、病院という施設内で管理する医療側にもこれが認められる。医療法20条は、「病院、診療所又は助産所は、清潔を保持するものとし、その構造設備は、衛生上、防火上及び保安上安全と認められるようなものでなければならない」と定める。これは、医療機関が負う公法上の義務ではあるが、同法の目的は、いうまでもなく患者の安全を図ることにあり、個別の医療契約上も、医療側は、安全管理義務を負うことは明らかである。

この点、ベッドや診察台、病室の窓などからの転落事故、院内での転倒事故、院内設置物による事故などについて、医療側の安全管理責任を認めた裁判例がある。たとえば、福島地会津支判平成12・8・31（判時1736号113頁）は、高齢の患者が、子どもが触ったために閉じだした防火扉に接触して受傷した事故について、病院が高齢者や身体に疾患を有する者が多数往来している場所であること、事故が起きたとき回避が困難であり、かつ、従来からの疾患もあってより重篤な結果を招きかねないことを認定したうえで、「本件事故現場のような病院等の施設の占有者には、右のような事故を回避するため、一般の住宅や一般公衆の出入りする通常の施設の占有者とは違った、利用者の安全により高度の注意義務が課せられている」としている（同旨高知地判平成7・3・28判タ881号183頁）。ベッドからの転落については、広島高岡山支判平成22・12・9（医療判例解説36巻2頁）や宇都宮地判平成6・9・28（判時1536号93頁）、東京地判平成11・9・16（判タ1038号238頁）などがある。

　さらに、医療法6条の10は、「病院、診療所または助産所の管理者は、厚生労働省令で定めるところにより、医療の安全を確保するための指針の策定、従業員に対する研修の実施、その他の当該病院、診療所又は助産所における医療の安全を確保するための措置を講じなければならない」と定めて、医療法施行規則1条の11が、安全管理指針の整備、安全管理委員会の開催、安全管理研修の実施など、具体的な安全管理体制について規定し、同規則10条では、感染病患者の隔離や消毒を義務づけている。同規則9条の23は、特定機能病院に対して、安全管理および院内感染対策の専従者の設置、安全管理部門の設置を義務づけている。安全管理義務の内容の一つが、院内感染の発生や拡大を防止すべき義務があることは明らかである。これらは、まさに患者の安全のために必要とされた一般的措置であるから、これらの体制整備を欠如して患者に損害を及ぼした場合には、当該患者について医療契約上の安全管理義務を尽くしていたということを医療側が立証できない限り、医療契約上の安全管理義務違反を認めるべきではあろうと考える。院内感染が問題と

された裁判例も多数にのぼるが、医療機関の感染対策に問題があるとしたものとしては、大阪地判平成13・10・30（判タ1106号187頁）、新潟地判平成18・3・27（判時1961号106頁）などがある。

 (イ) **遺族への死因説明・解明義務**

　医療契約は、患者と医師らあるいは医療機関との間で締結されているから、患者の死亡によって、契約は終了する。したがって、医師らあるいは医療機関が、患者の遺族に説明義務（顛末報告義務）や死因解明義務を負うかが問題となる。

　これについて、広島地判平成4・12・21（判タ814号202頁）は、自己が診療した患者が死亡するに至った場合には、患者が死亡するに至った経緯・原因について、診療を通じて知り得た事実に基づいて遺族に対し適切な説明を行うことも、医師の遺族に対する法的な義務であり、医師の基礎的な医学上の知識の欠如等の重大な落ち度によって誤った説明が行われた場合には、医師に不法行為上の過失があるとした。また、東京地判平成9・2・25（判時1627号118頁）は、死体解剖保存法の趣旨、病院の機能・役割、死者を悼む遺族感情を考慮し、「死因を疑うべき相当な事情があり、かつ遺族が死因の解明を望んでいるときは、病院としては、遺族に対し、病理解剖の提案又はその死因解明に必要な措置を提案して、それらの措置の実施をもとめるかどうかを検討する機会を与える信義則上の義務を負う」と判断し、その控訴審である東京高判平成10・2・25（判時1646号64頁）も、医療機関には、死亡した患者の配偶者および子ら遺族から求めがある場合は、信義則上、これらの者に対し、患者の死因について適切に説明を行うべき義務を負うとし、一般に病理解剖が患者の死因解明のための最も直接的かつ有効な手段であることが承認されていることをあわせ考慮すれば、具体的な事情のいかんによっては、社会通念に照らし、医療機関において、死亡した患者の配偶者および子ら遺族に対し、病理解剖の提案をし、その実施を求めるかどうかを検討する機会を与え、その求めがあった場合には、病理解剖を適宜の方法により実施し、その結果に基づいて、患者の死因を遺族に説明すべき信義則上の義務を負う

べき場合がありうるなどと判断していた。これに対して、甲府地判平成16・1・20（判タ1177号218頁）が、担当医師には診療の内容、死亡の原因、死亡に至る経過について、その専門的な知識を基に、説明を求める遺族に対して誠実に説明する法的義務があると認め、都立広尾病院事件の控訴審判決である東京高判平成16・9・30（判時1880号72頁）では、「病院の開設者及びその全面的代行者である医療機関は診療契約に付随する義務として、特段の事情がない限り、所属する医師等を通じて、医療行為をするに当たり、その内容及び効果をあらかじめ患者に説明し、医療行為が終わった際にも、その結果について適時に適切な説明をする義務を負うものと解される。病院側が説明をすべき相手方は、通常は診療契約の一方当事者である患者本人であるが、患者が意識不明の状態にあったり死亡するなどして患者本人に説明をすることができないか、又は本人に説明することが相当でない事情がある場合には、家族（患者本人が死亡した場合には遺族）になることを診療契約は予定していると解するべきであるので、その限りでは診療契約は家族等第三者のためにする契約も包含していると認めるべきである。患者と病院開設者との間の診療契約は、当該患者の死亡により終了するが、診療契約に付随する病院開設者及びその代行者である医療機関の遺族に対する説明義務は、これにより消滅するものではない」と判示した。[18]

本来、医療契約の契約終了までの顛末は、すべて患者に説明すべきことが医療側の負担する診療契約上の義務であることは明らかである。ところが患者の死亡によって、患者本人へ説明は不可能になってしまったときには、患者の遺族（必ずしも相続人には限られず、民法711条を参照とした遺族が相当であると考える。東京地判平成16・1・30判タ1194号243頁など）が説明を受けることは、当然の遺族感情として法的保護に値する。自己決定の機会の保障、自己情報のコントロール権という知る権利もこれを是定する根拠となる。したが

---

[18] これら近時の裁判例の検討については、劔持淳子「医師の顛末報告義務」（判タ1304号35頁）、岩田太編著『患者の権利と医療の安全』（伊澤純・患者の遺族に対する医師の説明義務）（ミネルヴァ書房、2011年）に詳しい。

って、医療契約上、患者が死亡した場合には遺族に対して顛末を報告することが予定されていると解することが妥当であり、医療契約に付随する義務として、法的根拠が説明できると考える。なお、前掲平成16・1・30のとおり、信義則上の義務とするものや患者の顛末報告義務請求権あるいはその地位を相続するとする考えもある。また、患者の死因が何であるかは、顛末報告の一環として非常に重要な要素であり、これを明らかにするためには、病理解剖が最善であること、医療側から提案されない限り、通常、遺族らが独自に病理解剖の必要性を認識することはできないものであることから、遺族が死因の解明を望む場合には、医療側に病理解剖の提案をすべき義務を認容するのが妥当と考える。

　(ウ)　**診療録記載・保管・開示義務**

　医師法は、医師に、診療録の記載と保存を義務づけている（同法24条）。その第1の目的は、診療の都度、診療の経過を記載することによって、適正な診療を実施することにある。さらに、患者の社会的権利義務に関係する事実の確認、患者と医師らとの法的紛争の処理のための的確な証拠資料として役割もある（福岡高判昭和52・7・13判時869号32頁、名古屋高金沢支判昭和54・2・15判タ384号127頁など）。よって、診療録の記載および保管は、適正な診療の実施を目的とする医療契約上も、医療側が負担すべき義務である。

　次に、この診療録の開示（閲覧・謄写）義務については、これ否定した裁判例（東京高判昭和61・8・28判時1208号85頁、大阪高判昭和61・1・3判タ589号108頁）がある。ただ、これらも、医療事故等の発生が前提とされたり、診療録の記載そのものが問題とされたりするなど、診療録閲覧の具体的必要性があると考えられるような事情が存する場合に、開示義務が認められることは認めており、一般にすべてを否定しているとは考えがたい。そして、近時、具体的事情に基づいて、診療契約に付随する義務あるいは診療を実施する医師の信義則上の義務として、カルテの開示義務があるとみとめた裁判例が散見される（大阪地判平成20・2・21判タ1318号173頁、東京地判平成22・1・28判タ1328号167頁、東京地判平成23・1・27判タ1367号212頁）。

学説上は、民法645条を根拠に認容する説や自己情報コントロール権を根拠に認容する説[19]が有力に唱えられてきた。[20]

患者の自己決定権を保障するためにも、自己情報コントロール権の一環としても、診療記録の開示義務は、認められるべきであると考える。こうした考えの広がりを受けて、厚生労働省は、平成15年9月12日に「診療情報の提供等に関する指針」を公表して、すべての医師、医療機関を対象として、原則として、患者・遺族に対して診療記録を開示することを認めた。平成17年4月1日には、個人情報保護法が全面施行され、個人情報取扱事業者となる医師、医療機関については、同法上、開示が義務づけられた（同法25条）。さらに、同日、「医療・介護関係事業者における個人情報の適切な取扱のためのガイドライン」が施行され、個人情報取扱業者に該当しない小規模医療機関においても、個人情報保護法および同ガイドラインの遵守を求めている。よって、現在では、医療契約上の義務として、診療録の開示義務があると解釈するのが妥当と考える。

　(エ)　個人情報保護義務

医師らは守秘義務を負う（刑法134条1項）。さらに、平成17年4月1日から個人情報保護法が全面施行されたことから、医師らおよび医療機関が、個人情報保護義務を負うことは明確になり、医療契約上も、この義務を包含するものと考えられる。

　(オ)　証明文書交付義務

医師には、診断書、検案書、出生証明書、死産証書の交付義務がある（医師法19条2項）。これらは、官公書に対する各種申請の添付資料として不可欠であり、また、保険請求など社会生活上の必要性が高い書類であり、かつ、医師にしか作成が許されない文書であることから、医師に認められた公法上の義務である。しかし、医療契約を締結した患者との間でも、その患者について、かかる証明文書を作成できるのは、まさにその医師しかいない以上、

19　新堂幸司「訴訟提起前におけるカルテ等の閲覧・謄写について」判タ382号10頁（1979年）。
20　新美育文「医療過誤——その現代的論点」ジュリ828号152頁（1985年）。

契約上の義務となるものである。[21]

(2) 患者側の負担すべき債務

患者に診療契約上、診療報酬支払義務があることには異論がない。

これ以外に、患者には、医療契約上負担すべき義務があるだろうか。

最も議論されるのは、診療協力義務である。これを肯定する説もある。[22]医療が、医師らと患者との協同関係において成り立ち、患者の協力なしには、医療の目的の達成が困難である点に異論はない。たとえば、患者は、医師の問診にはしかるべく応答することが望ましいし、療養指導に従い、指示されたときに受診すべきが望ましい。

しかし、医師との間に医療契約を締結し、医療が開始されたとしても、その後の治療などの具体的な内容の決定や実施にあたっては、それぞれ、患者が自分でその可否や実施を決定できる。医療契約を締結したということを理由に、たとえば、患者の服薬が契約上の義務になったり、ある日に受診することが契約上の義務になって、患者がこれを強制されると考えることには、強い違和感を抱かざるを得ない。

さらに、そもそも仮に患者がこれらに協力しなかったとしても、その結果、疾患が治癒しないとか、進行するという不利益を受けるのは、患者自身であって、医師らや医療機関ではない。しかるに、患者の負担する契約上の法的義務とする意味がどこにあるのだろうか。法的義務とすることによって、患者が療養指導に従わないことが債務不履行であるとして、医師らから医療契約を解除することが必要であろうか。むしろ、診療に協力することは、何より、疾患の治癒・緩解という患者自身の利益に結びつくことであり、本来進んで協力するはずであるのに、どうして患者が協力しないのか、それは、問診の方法や、療養指導を含めた説明のあり方に問題がないのか、工夫が必要でないのかなどを、医師らが見直し、患者が診療に協力するよう説明に努め

---

21 宇都木伸=塚本泰司編『フォーラム医事法学Ⅰ現代医療のスペクトル』(尚学社、2001年) 235頁。

22 菅野耕毅『医事法の研究(2)医療契約法の理論〔増補新版〕』(信山社、2001年) 126頁、前田・前掲(注8) 217頁。

ることこそ、求められるべき医療の姿ではないのであろうか。あるいは、患者がどのような医療を望んでいるのかを再確認すべきではないだろうか。この努力をなさずして、患者が協力しないことに安易に患者の責任を求めて医療側から医療契約を断絶する法的根拠を必要とはしないと考える。

6　医療契約の終了

(1)　医療契約の終了原因

　医療契約を準委任契約と理解し、民法上の委任の規定をあてはめると、委任事務の終了、委任事務の履行不能などのほか、委任者また受任者の解除（民法651条）、委任者または受任者の死亡または破産手続開始決定、受任者の後見開始審判（同法653条）によって医療契約は、終了することになる。医療契約の特性を踏まえると、これが、このまま妥当するとは考えがたい。順次検討する。

(ｱ)　当事者の死亡

　患者の死亡、医師個人との医療契約の場合、医師の死亡が診療契約の終了原因となることは問題ない。医療契約が法人との間で締結されているときには、担当医の死亡によっては、終了しない。法人が解散するなどした場合には、それが終了原因になる。

(ｲ)　当事者の破産手続開始決定

　患者に破産手続開始決定がなされても、終了原因とはならない。医師個人が当事者の場合にも、その必要はなかろう。ただ法人の場合には、解散原因となる（医療法55条6号）ため、終了原因となる。

(ｳ)　受任者の後見開始審判、医師資格喪失

　医師個人が、後見開始審判を受ければ、医師免許が取り消される（医師法7条1項）ため、これが、終了原因となる。また、受任者が医師個人であり、その医師が医師資格を喪失した場合（同法3条、4条、7条）には、医療契約は終了すると考える。

㈢　医療行為の完了、不能

　医療行為は、契約である以上、当然その目的を達成したり、あるいは、それが不能であることが確定したときには、終了するとはいえる。しかし、医療契約の特性から、どの時点をもって、医療行為の目的達成といえるか、これ以上実施不能といえるのかについては、必ずしも明白でなく、その認定には慎重であるべきであり、基本的には、医師ら、医療機関が、一方的に、これを通告して、医療契約を終了するのではなく、患者と医師ら、医療機関が、ともに、この事実を確認し、納得したうえで、合意のうえで終了することが望ましい。

(2)　当事者からの解除

　委任契約においては、当事者双方からいつでも解除できる（民法651条1項）が、医療契約ではどうであろうか。

㈠　患者からの解除

　患者からの解除には特段の制約を設ける理由はないと考える。患者が、医療を受けるか受けないのか、いつ受けるのか、どの医療機関で受けるのかは、患者自身で決めることができることは、患者の自己決定権から保障されるべきであり、いったん、ある医師あるいは医療機関との間で医療契約を締結したとしても、それは、いつでも、解除できてしかるべきであろう。一方、患者から一方的に医療契約を解除されたとしても、それまでの診療報酬が支払われさえすれば、医師ら、医療機関には、通常、特段の損失があるとは考えられないし、仮に、これがあるときには、民法652条2項の定めに従い、賠償することによって、填補されれば足りる。これに対し、双務・有償の準委任契約であり、当事者双方の利益のためになされた契約であるから、患者も医療側もいずれも、民法651条1項に基づく解除はできないとする見解もある[23]。

　なお、公衆衛生や患者、社会の安全の観点などから患者の入院が法的に強

23　菅野・前掲（注22）140頁。

制される場合（精神保健福祉法29条、感染症予防法19条、麻薬・向精神薬取締法58条の8など）には、公益の見地から、一定の期間退院が制限される。

(ｲ)　**医療側からの解除**

　医師らには、応招義務があるから（上記4(3)参照）、「正当な事由」がない限り、医師側からの解除はできない。

　大阪地判昭和60・9・13（判タ596号50頁）、肺結核患者の強制退院措置の是非が争われた事案において、「原告をなお治療を要する状態で退院させる場合、原告において他の治療機関への入通院手続等その時に原告自らがとりうる手段を迅速、適切に講じてもなお新たな治療を受けられるようになるまでの間に病状が悪化することが明かないしその危険性が大きいときには、被告において、原告が他の治療機関への入、通院手続等自分で取りうる手段を迅速、適切に講じさえすれば病状を悪化させることなく、新たな治療をうけられるよう配慮した措置を講じた上で退院させるべき債務を負い、かかる措置を講じないで他院させ、これによって原告の病状を悪化させたような場合にはそれについての不履行の責任をまぬかれない」と判断している。しかし、上記4(3)に述べたとおり、「正当の事由」がない限り、医師には、診療義務があるから、なお、治療の必要がある以上、退院しても他院へ入通院すれば病状の悪化のおそれがないだけでは、解除が認められるとは解されない。解除が認められるには、患者の行為が、医師らの医療行為を妨害するとか、他の患者の権利を侵害するなど、明らかに、信頼関係を破壊し、社会通念上受忍不能な行為があった場合に限られると解される。[24]

24　山口＝林・前掲（注17）（山口）119頁。

〔演習問題〕
1　医療契約はどのような法的性質を有するのか。
2　医療契約の法的性質のとらえ方によって、医師が負担する債務の内容に異同があるか。
3　医療契約上患者にはどのような義務があるのか。その義務違反は、どのような効果をもたらすのか。

(増田聖子)

II　医療水準

1　「医療水準（論）」とは何か

　病院や医師等に対して、債務不履行あるいは不法行為を理由として損害賠償責任を追及していくためには、行為者である医師や看護師等に「過失」が備わっていなければならない。過失とは、当該行為者が注意をすれば、結果の発生を予見でき、結果の発生を回避することができたのに、注意を尽くさなかったために、結果の発生を予見せず、結果の発生を回避するための措置をとらなかった、という注意義務違反を意味する。そして、医療過誤事件において、この注意義務の基準となるのが「**医療水準**」という概念である。

　「過失」の有無（さらには程度）は、故意と異なり、高度の規範的評価を伴うものであって、その判断は非常に難しい。現に、多くの医療過誤訴訟事件においては、過失の有無が最大の争点になっている。

　医療の現場においては、日々、高度の医学的な専門知識や経験に基づいて各種の医療行為が行われ、そこで実施される行為は、患者の生命や身体に大きな影響を与えるものである。

　しかし、だからといって、死亡したり治癒しなかったという結果にのみとらわれて、医療従事者の法律上の責任を直ちに認めることは適切でない。医療に関する知識や技術は日々進歩しており、新規の治療法や技術が先端的な研究機関（たとえば、大学病院や専門病院）で開発されつつあり、その医学的効用が認められようかという段階にあるからといって、それに沿った医療行為を実施しなかった担当医師には過失あり、ということは、過度に被害者救済を実現しようとするものであって、適切とはいいがたい。

　反対に、臨床医学の現場においては、この程度の医療行為がなされているのが通常なので、この程度のことを行っておけば法律上の責任は問われない、ということであれば、医療が個々の国民の生命や身体の安全の実現において

果たすべき役割に照らすと、これも適切とはいいがたい。

「医療水準（論）」とは、このような双方の利害関係の調整という困難な問題を抱える医療従事者の注意義務の基準をどのように設定するのが適切であるのかに関する議論であり、法律上の責任の要件である「過失」の成否に関する重要な概念である。

医療従事者に法律上要求される「医療水準」のラインは、医学の進歩とともに絶えず変動しうるものである。患者のある病態に対する10年前の医療水準と現在の医療水準は当然異なる。また、当該医療機関がどのような役割を現実に期待されているのか（たとえば、大学病院であるのか、総合病院であるのか、それとも、一般の個人開業医であるのか等）によっても、異なってくるであろう。

また、医療水準（論）は、病院や医師等に対する損害賠償責任追及のための「過失」の有無（さらには程度）にかかわるだけでなく、患者への説明義務の範囲と限界を画するという機能をも有している。

医療水準をめぐる議論は、個々の医療過誤訴訟事件における裁判所（とりわけ最高裁判所）の判断の積み重ねによって形成・確立され、学説がこれに検討を加えつつ発展してきたものであるので、以下においては、代表的な最高裁判所の判例を紹介しながら、説明を行うことにしたい。

2　医療水準の判断方法

(1) 注意義務の基準に関する初期の判例の展開

(ア) 最判昭和36・2・16民集15巻2号244頁、医事法判例百選45②事件（東大輸血梅毒事件）

〔事案の概要〕

子宮筋腫の治療のため国立大学附属病院に入院し、手術の前後に複数回にわたって輸血を受けたが、その内の1回の輸血の際の給血者が梅毒に感染していたため、患者も梅毒に感染した。

医師は、給血者からの採血の際、給血者が、血液斡旋所会員証および陰性

を示す血清反応証明書を所持していたので、十分な健康診断を行わず、「身体は丈夫か」という発問による問診を行ったのみで、採血を行った。

〔判旨（抜粋）〕

「注意義務の存否は、もともと法的判断によって決定さるべき事項であって、仮に所論のような慣行が行なわれていたとしても、それは唯だ過失の軽重及びその度合を判定するについて参酌さるべき事項であるにとどまり、そのことの故に直ちに注意義務が否定さるべきいわれはない。……いやしくも人の生命及び健康を管理すべき業務（医業）に従事する者は、その業務の性質に照し、危険防止のために実験上必要とされる最善の注意義務を要求されるのは、已むを得ないところといわざるを得ない」。

〔判旨のポイント〕

・医療慣行に従ったからといって、直ちに注意義務が否定されることにはならない。
・医業従事者は、危険防止のために実験上必要とされる最善の注意義務を要求される。

　　(イ)　最判昭和44・2・6民集23巻2号195頁（水虫レントゲン線照射事件）

〔事案の概要〕

両足の裏側に水虫ができたので、国立病院において水虫治療のため両足にレントゲン照射を行い、照射部位に黒色斑点が出現したものの照射を継続し、その後、照射を中止したが、潰瘍（皮膚癌）が生じ、両下腿切断手術を行わざるを得なくなった。

〔判旨（抜粋）〕

「人の生命および健康を管理する業務に従事する医師は、その業務の性質に照らし、危険防止のため実験上必要とされる最善の注意義務を要求されるとすることは、すでに当裁判所の判例……とするところであり、したがって、医師としては、患者の病状に十分注意しその治療方法の内容および程度等については診療当時の医学的知識にもとづきその効果と副作用などすべての事情を考慮し、万全の注意を払って、その治療を実施しなければならないこと

は、もとより当然である」。

〔判旨のポイント〕
- 医師は、実験上必要とされる最善の注意義務を要求される。
- 医師の治療方法の内容および程度等は、診療当時の医学的知識に基づいて、万全の注意を払って行われるべきである。

　　(ウ)　最判昭和54・11・13集民128号97頁（未熟児網膜症（長崎市立市民病院）事件）

〔事案の概要〕

　極小未熟児として出生し、呼吸障害（呼吸停止）、チアノーゼ、その他の全身状態の不良が顕著であった新生児に対して、酸素を投与する必要ありとの判断を行い、酸素投与を行ったが（酸素濃度は最高でも40％程度）、その結果、網膜に障害が残り、視力が回復困難な程度に著しく減退するに至った。

〔判旨（抜粋）〕

　「右の事実関係のもとにおいては、被上告人Ｙの上告人Ｘに対してした予防ないし治療の方法は、当時における本症に関する学術上の見解や臨床上の知見として一般に受容されていたところにほぼ従って行われたものであって当時の医学水準に適合したものというべきであり、その間特に異常ないし不相当と思われる処置が採られたとは認められないのであるから、小児科医師としての裁量の範囲を超えた不相当なものであったということはできない」。

〔判旨のポイント〕
- 医師の予防ないし治療方法が相当であったか否かの判断基準は、当時の学術上の見解や臨床上の知見として一般に受容されていた当時の医学水準に適合したものといえるかどうかによる。

　(2)　判例における医療水準（論）の形成・確立——未熟児網膜症訴訟事件をとおして

　上記(1)で紹介した最高裁判例の中で示された注意義務の判断方法において、医療水準（論）の萌芽が窺われるが、「医療水準」という表現が正面から用

第2章　医療契約

いられ、過失の判断基準として「医療水準（論）」が大きく議論されるようになったのは、一連の未熟児網膜症訴訟事件においてであり、ここにおいて、判例上、医療水準（論）が形成・確立することになる。

> **コラム　未熟児網膜症**
>
> ●未熟児網膜症とは？
> 　極小未熟児（在胎期間が32週未満、出生時の体重1,600グラム以下）として出生し全身状態が極めて不良（呼吸障害、チアノーゼ等）の新生児に対して、救命のための措置として、保育器内で一定濃度の酸素を継続して投与することにより、網膜を傷つけ、視力が回復困難な程度にまで著しく減退ないし失明する、という病気。
> 　未熟児に対する酸素療法の普及とともに発症数が増加したといわれている。
>
> ●未熟児網膜症に対する治療法は？
> 　未熟児網膜症に対する治療法として、昭和40年代前半に、光凝固法という治療法が研究開発され、何例か実施された。
> 　その後、診断と治療の統一的基準を定めることを目的として、昭和49年に厚生省の研究班が組織され、翌昭和50年3月にその研究成果が発表され、同年8月、医学雑誌にその内容が掲載されるに至った。
> 　さらにその後、昭和57年度に厚生省（当時）の研究班が再度組織されて研究が行われ、また、先端的医療機関において次々と光凝固法が実施されるようになっていったが、他方で、治療法としての有効性に疑問を述べる見解も少なからず存在していた。
> 　このような状況下、未熟児網膜症に対する治療として光凝固法を実施しなかった医師について過失の有無が争われたのが、一連の未熟児網膜症訴訟事件であった。その中で、裁判所は、医師に要求される医療行為のレベルとしての「医療水準」が医師の注意義務の基準たるべきものとしたのである。

　㋐　最判昭和57・3・30集民135号563頁（未熟児網膜症（高山日赤病院）事件）

〔判旨（抜粋）〕

114

「人の生命及び健康を管理すべき業務に従事する者は、その業務の性質に照らし、危険防止のため実験上必要とされる最善の注意義務を要求されるが……右注意義務の基準となるべきものは、診療当時のいわゆる臨床医学の実践における医療水準であるから、前記事実関係のもとにおいて、所論の説明指導義務及び転医指示義務はないものとしたうえ、被上告人の不法行為責任及び債務不履行責任は認められないとした原審の判断は正当であって……」。
〔判旨のポイント〕
- 医師の注意義務の基準は、診療当時のいわゆる臨床医学の実践における医療水準であるとして、最高裁判所として初めて「医療水準」という概念を明らかにした（医師の過失は否定した）。
  →本判例は、未熟児網膜症において医療水準論が展開される出発点となった最高裁判例である。

(ｲ) 最判昭和61・5・30集民148号139頁（未熟児網膜症（坂出市民病院）事件）

〔判旨（抜粋）〕
「人の生命及び健康を管理すべき業務に従事する者は、その業務の性質に照らし、危険防止のため実験上必要とされる最善の注意義務を要求されるが……右注意義務の基準となるべきものは、診療当時のいわゆる臨床医学の実践における医療水準であるところ、前記確定事実によれば、……入院中の昭和45年11月頃当時、光凝固法は当時の臨床医学の実践における医療水準としては本症の有効な治療法として確立されていなかったのであり、また、ほかに本症につき有効な治療方法はなかったというのであるから……医師としての対応の当否は別として、同医師に前記のような法的義務を負わせることはできないというべきである」。
〔判旨のポイント〕
- 医師の注意義務の基準は、診療当時のいわゆる臨床医学の実践における医療水準であるとしつつ（上記(ｱ)最判昭和57・3・30）、光凝固法は当時の臨床医学の実践における医療水準としては有効な治療法として確立されていな

かったとして、医師の過失を否定した。

　　(ウ)　最判昭和63・1・19集民153号17頁（未熟児網膜症（北九州市立八幡病院）事件）

〔伊藤裁判官補足意見（抜粋）〕

「医療水準は、医師の注意義務の基準となるものであるから、平均的医師が現に行っている医療慣行とでもいうべきものとは異なるものであり、専門家としての相応の能力を備えた医師が研さん義務を尽くし、転医勧告義務をも前提とした場合も達せられるあるべき水準として考えられなければならない。そして、このような医療水準は……医師の注意義務の基準とされるものであるから、当該医師の置かれた諸条件、例えば、当該医師の専門分野、当該医師の診療活動の場が大学病院等の研究・診療機関であるのか、それとも総合病院、専門病院、一般診療機関などのうちのいずれであるのかという診療機関の性格、当該診療機関の存在する地域における医療に関する地域的特性等を考慮して判断されるべきものである。……医療水準は、全国一律に絶対的な基準として考えるべきものではなく、前記の諸条件に応じた相対的な基準として考えるべきものである」。

〔補足意見のポイント〕

- 医師の注意義務の基準となる医療水準は、平均的医師が現に行っている医療慣行とは異なり、あるべき水準として考えられなければならない。
- 医療水準を判断するにあたっては、当該医師の置かれた諸条件(当該医師の専門分野、当該医療機関の性格、医療に関する地域的特性等）を考慮すべきであって、医療水準は、全国一律に絶対的な基準として考えるべきものではない。

　　(エ)　最判平成7・6・9民集49巻6号1499頁、医事法判例百選45①事件（未熟児網膜症（姫路日赤病院）事件）

〔判旨（抜粋）〕

「注意義務の基準となるべきものは、診療当時のいわゆる臨床医学の実践における医療水準である……ある新規の治療法の存在を前提にして検査・診

断・治療等に当たることが診療契約に基づき医療機関に要求される医療水準であるかどうかを決するについては、当該医療機関の性格、所在地域の医療環境の特性等の諸般の事情を考慮すべきであり、右の事情を捨象して、すべての医療機関について診療契約に基づき要求される医療水準を一律に解するのは相当でない。そして、新規の治療法に関する知見が当該医療機関と類似の特性を備えた医療機関に相当程度普及しており、当該医療機関において右知見を有することを期待することが相当と認められる場合には、特段の事情が存しない限り、右知見は右医療機関にとっての医療水準であるというべきである。そこで、当該医療機関としてはその履行補助者である医師等に右知見を獲得させておくべきであって……新規の治療法実施のための技術・設備等についても同様であって、当該医療機関が予算上の制約等の事情によりその実施のための技術・設備等を有しない場合には、右医療機関は、これを有する他の医療機関に転医をさせるなど適切な措置を採るべき義務がある」。

〔判旨のポイント〕

- 新規の治療法についての医療水準を判断するにあたっては、当該医療機関の性格、所在地域の医療環境の特性等の諸般の事情を考慮すべきであり、当該医療機関と類似の医療機関に、その知見がどの程度「普及」しているか（「確立」ではない）が重要な要素である。
- 医療水準の基準となる知見は、当該医療機関に期待することが相当と認められる知見である。
- 知見を有しながら治療法実施の技術・設備等を有しない場合には、それらを備えた他の医療機関へ転医させる等の義務がある。

　㈹　最判平成8・1・23民集50巻1号1頁、医事法判例百選46事件（腰椎麻酔剤ペルカミンS事件）

〔事案の概要〕

　虫垂切除手術が必要であると診断され、同手術が実施されることになり、麻酔剤としてペルカミンSを投与して腰椎麻酔を行ったうえで手術を開始したが、手術中に容態が急変し、心停止ともなり、脳機能低下症のため日常

生活が著しく困難となる障害が残った。

〔判旨（抜粋）〕

「人の生命及び健康を管理すべき業務（医業）に従事する者は、その業務の性質に照らし、危険防止のために実験上必要とされる最善の注意義務を要求されるのであるが……医師の注意義務の基準となるべきものは、一般的には診療当時のいわゆる臨床医学の実践における医療水準である……この臨床医学の実践における医療水準は、全国一律に絶対的な基準として考えるべきものではなく、診療に当たった当該医師の専門分野、所属する診療機関の性格、その所在する地域の医療環境の特性等の諸般の事情を考慮して決せられるべきものであるが……医療水準は、医師の注意義務の基準（規範）となるものであるから、平均的医師が現に行っている医療慣行とは必ずしも一致するものではなく、医師が医療慣行に従った医療行為を行ったからといって、医療水準に従った注意義務を尽くしたと直ちにいうことはできない……本件麻酔剤を使用する医師は、一般にその能書に記載された2分間隔での血圧測定を実施する注意義務があったというべきであり、仮に当時の一般開業医がこれに記載された注意事項を守らず、血圧の測定は5分間隔で行うのを常識とし、そのように実践していたとしても、それは平均的医師が現に行っていた当時の医療慣行であるというにすぎず、これに従った医療行為を行ったというだけでは、医療機関に要求される医療水準に基づいた注意義務を尽くしたものということはできない」。

〔判旨のポイント〕

- 医師が、平均的医師が現に行っている**医療慣行**に従った医療行為を行ったからといって、医療水準に従った注意義務を尽くしたことにはならないとして、麻酔剤の能書（添付文書）に記載されたとおりに血圧測定を実施しなかったことについて過失を認めた。

　(3)　**判例によって形成・確立された医療水準（論）の判断枠組み（内容）**

①　医師の注意義務の基準となるのは、診療当時のいわゆる臨床医学の実践における医療水準である。

② 医療水準を判断するにあたっては、当該医療機関の性格（大学病院や専門病院、小規模病院、一般開業医等）やその所在する地域の医療環境の特性等の諸般の事情を考えなければならない。
③ 医療水準の基準となる知見は、当該医療機関に期待することが相当と認められる知見である。
④ 知見を有しながら治療法実施の技術・設備等を有しない場合には、他の医療機関へ転医させる等の義務がある。
⑤ 平均的医師が現に行っている医療慣行に従ったからといって、医療水準に従った注意義務を尽くしたことにはならない。

3　医療水準を判断する主なポイント

(1)　新規の治療法と法的義務

新規に開発されたばかりで未だ試行段階にある治療法は、医療水準とはなりえないが、専門的研究者の間で、当該治療法の有効性（治療効果）および安全性（副作用等）の一応の確認がなされた治療法については、医療機関に要求される医療水準と考えてよい。

もっとも、未熟児網膜症訴訟事件の例をみてもわかるように、当該治療法の有効性および安全性の確認がなされた治療法であるか否かの判断は、具体的な数値をもって示すことができず、実は極めて困難な作業である。

(2)　当該医療機関の性格（役割）等の諸事情を具体的に検討すること

ある具体的な治療法についての医療水準は、当該医療機関が果たしている性格（役割）や、所在する地域の医療環境の特性等の諸般の事情によって異なる。したがって、当該医療機関が、先進的研究機関を有する大学病院や専門病院であるのか、地域の基幹となる総合病院であるのか、その他の総合病院であるのか、小規模病院であるのか、それとも個人開業医であるのか、さらには、当該医療機関の置かれた環境等を具体的に検討する必要がある。

新規の治療法は、専門的研究者による治療法の仮説が立てられるところから始まり、臨床実験がなされ、有効性（治療効果）と安全性（副作用等）の

確認が行われ、その成果が各種の文献に発表され、学会や研究会での議論を経てその有効性と安全性が承認されると、各種の医療機関に普及していく。そしてその普及は、先進的研究機関を有する大学病院や専門病院、地域の基幹となる総合病院、その他の総合病院、小規模病院、一般開業医の診療所といった順序で普及していく。

このように、当該疾病の専門的研究者の間でその有効性と安全性が是認された新規の治療法の普及は、医療機関の性格によって異なるので、診療契約に基づき医療機関に要求される医療水準であるか否かの判断は、当該医療機関の性格を検討せずには行うことができない。

(3) 知見(情報)の普及と医療従事者の研鑽

知見(治療法についての情報)が普及し、ある治療法ないし医療行為がその医療機関における医療水準として要求されるということになると、当該医療機関は、診療契約の履行補助者の立場にある所属医師等に、その知見を獲得させなければならない。

所属医師等の側についていえば、医療水準として要求される医療行為を実現できるように研鑽し努力すべき義務が課せられることになる。

(4) 知見(情報)と治療(実践)における医療水準の違い

新たな治療法についての知見として一定水準のものが要求されており、医療機関がそれを現実に知見として有していながらも、その新規の治療法を実施するための技術や設備等を要求水準として期待することができない場合も考えられる。医療機関の経営ないし予算等がその理由である。

この場合には、新規の治療法を適切に実施することができない医療機関は、当該治療法を実施できる技術や設備等を備えた他の医療機関に患者を転医させるべき義務を負うことになる。これに関して、最判平成15・11・11(民集57巻10号1466頁、医事法判例百選47事件)は、開業医に患者を高度な医療を施すことのできる適切な医療機関へ転送すべき義務があるとした事例である。

したがって、医療機関に要求される注意義務の基準となる医療水準は、新規の治療法についての知見レベルのものが要求されるといえる。そして、知

見の普及は、治療法実施の技術や設備等の普及よりも、一般的には短期間で実現されうる。

(5) 医療慣行と医療水準の違い

医療従事者は、医療という高度の専門性を有する事柄にかかわるので、一般的には高度の注意義務を課せられていると言うことができる。

もっとも、研究ないし学問としての医学水準の程度の義務までもが課せられるのではなく、診療当時のいわゆる臨床医学の実践における医療水準が求められるにとどまる。

とは言っても、従来から臨床現場において平均的に行われているところのいわゆる医療慣行に従ってさえいればそれで十分であるというものでもない。医療水準とは、ある具体的な場面において、当該医療従事者にはこの程度のことまで要求される、という規範的な水準なのである。それまでの業界の慣行に甘んじることなく、医療従事者には、日々、研鑽・努力が求められているのである。

ただ、臨床医療の現場における医療慣行が、十分な医学的合理性に支えられているものであれば、医療慣行に従った医療行為については、注意義務違反性が否定されることになる。

4 医療水準（論）と説明義務

医療水準（論）は、損害賠償責任追及のための「過失」の有無（さらには程度）にかかわるだけでなく、患者への説明義務の範囲と限界を画するという機能をも有している。とりわけ、いまだ確立していない治療法の存在と内容についての患者への説明義務をどのように考えたらよいのかという困難な問題がある。これは、患者の自己決定権をどの程度重視すべきであるのかという問題でもある。

これについては、最判平成13・11・27（民集55巻6号1154頁、医事法判例百選31事件）（乳房温存療法事件）が重要である。同事件は、乳がんと診断された患者が乳房温存療法を希望していたにもかかわらず、担当医は乳房を切除す

る手術を行った、という事案であるが、最高裁判所は次のように述べて、医療水準として未確立の治療法について、医師が説明義務を負う場合があり得ることを認めた。

「医療水準として確立した療法（術式）が複数存在する場合には、患者がそのいずれを選択するかにつき熟慮の上、判断することができるような仕方でそれぞれの療法（術式）の違い、利害得失を分かりやすく説明することが求められるのは当然である。

しかし、本件における胸筋温存乳房切除術と乳房温存療法のように、一方は既に医療水準として確立された療法（術式）であるが、他方は医療水準として未確立の療法（術式）である場合、医師が後者について常に選択可能な他の療法（術式）として説明すべき義務を負うか、また、どこまで説明すべきかは、実際上、極めて難しい問題である。

一般的にいうならば、実施予定の療法（術式）は医療水準として確立したものであるが、他の療法（術式）が医療水準として未確立のものである場合には、医師は後者について常に説明義務を負うと解することはできない。とはいえ、このような未確立の療法（術式）ではあっても、医師が説明義務を負うと解される場合があることも否定できない。少なくとも、当該療法（術式）が少なからぬ医療機関において実施されており、相当数の実施例があり、これを実施した医師の間で積極的な評価もされているものについては、患者が当該療法（術式）の適応である可能性があり、かつ、患者が当該療法（術式）の自己への適応の有無、実施可能性について強い関心を有していることを医師が知った場合などにおいては、たとえ医師自身が当該療法（術式）について消極的な評価をしており、自らはそれを実施する意思を有していないときであっても、なお、患者に対して、医師の知っている範囲で、当該療法（術式）の内容、適応可能性やそれを受けた場合の利害得失、当該療法（術式）を実施している医療機関の名称や所在などを説明すべき義務があるというべきである。そして、乳がん手術は、体幹表面にあって女性を象徴する乳房に対する手術であり、手術により乳房を失わせることは、患者に対し、身

体的障害を来すのみならず、外観上の変ぼうによる精神面・心理面への著しい影響ももたらすものであって、患者自身の生き方や人生の根幹に関係する生活の質にもかかわるものであるから、胸筋温存乳房切除術を行う場合には、選択可能な他の療法（術式）として乳房温存療法について説明すべき要請は、このような性質を有しない他の一般の手術を行う場合に比し、一層強まるものといわなければならない」。

5　医療水準（論）の限界・課題と今後の展望

(1)　医療水準の確定の困難性、証明の困難性

　医学は日進月歩であり、新規の治療法は次々と開発される。医療行為を受ける患者側からすれば、有効な治療法をぜひとも行ってもらいたいと願うのは当然のことである。しかし他方で、医師側からすれば、治療法としてある程度の一般性・普遍性が認められていないのであれば、その治療法を実施しなかったことによる法律上の責任の発生は耐えがたいということになる。

　このような両者の調和を図るものとして、当該医療機関の法律上の責任を基礎づける注意義務の基準としての医療水準という概念が、未熟児網膜症訴訟事件等における判例の積み重ねによって形成され、医療水準の概念自体はほぼ確立している。

　しかし、実は、この医療従事者側に要求される医療行為の水準自体、具体的な事件において確定していくのは非常に困難な作業である。

　新規の治療法は、従来の治療法にはない有効性（治療効果）が備わっている反面、安全性（副作用等）の検証が行われなければならない。一体どの程度の有効性と安全性の確認がなされれば、医療従事者に要求してよい医療行為の水準といえるのかは直ちには明らかでない。

　さらにいえば、医療水準は、治療法として一般化し普及しているのか否か、という事実認定の問題にとどまるものではなく、当該医療機関の性格・役割や周囲の医療環境等をも具体的に踏まえたうえで、当該治療法についての知見を有することをその医療機関に期待してよいか否か、という高度の規範的

評価をも含む概念でもある。したがって、訴訟における証明の場面においては、ある治療法が医療水準として要求されていることの評価根拠事実を証明すべき立場にある原告（患者側）にとって、困難な局面も大いに予想される。

(2) 医師の免責のために機能する可能性

上記(1)と関連するが、医療水準という概念は、最先端の治療法が開発されていたとしても、それを直ちに臨床医療現場の医師に要求される医療行為の基準とはしないものであって、本来的に、医師の法律上の責任を限定しようとする方向性を有していることは否定できない。つまり、医師の免責のための理論的裏づけ概念となりうるものである。実際にも、医療水準（論）を示した初期の最高裁判例は、医療水準（論）に依拠しつつ、医療機関の責任を否定する判断を示していた。

このことは、医療技術は日々進歩しているにもかかわらず、臨床医はこれまで一般的に行われてきた治療法にただ従っていればよい（そうすれば法律上の責任を問われることはない）という医療姿勢を無意識のうちに追認することにもなり、医師が、新規の治療法の研鑽に日々努力することに消極的影響力をもたらしうる。これは、医療行為のユーザーである患者にとって、せっかく新規に研究開発された有効な治療法を施してもらうことを期待できないということにもなり、不幸なことでもある。

最高裁判所も、上記2(2)(エ)最判平成7・6・9判決以降は、医療水準（論）を展開しながら医療機関の責任を安易に否定してきたそれまでの姿勢を改めたと一般的に理解されており、現状追認ないし医療慣行に従った医療行為の実践は医療水準に従った注意義務を尽くしたことにはならないとの姿勢を示すようになっている。

(3) 医療水準（論）の細分化と空洞化

医師に要求される医療の「水準」という以上は、ある程度の一般性のある基準（尺度）であることが予定されている。医療行為の基準についていえば、「学問ないし研究段階での医療行為」というレベルと、「臨床現場において平均的に行われている医療行為」というレベルとに大きく二分される。そして、

法律上の責任を発生させる基準となるレベルとしていずれがふさわしいか、ということになると、前者のレベルに従うことはできないであろう。患者側の利益に偏重しすぎており、責任を追及される側の医療従事者側の立場にも配慮する必要がある。

しかし、だからといって、医師の注意義務違反の判断を後者の単一のレベルのみで行いうるかというと、それも適切ではなく、また、安易な現状追認・医療慣行是認論（さらには、結果としての医師の研鑽努力不要論）も支持し得ない。

結局は、すべての事案において、患者の状況や当該医療機関の性格ないし役割その他の各種の事情を総合的に見て、個別具体的に、その場面に置かれた医師としては具体的に何がどの程度要求されることになるのかを検討していかざるを得ない。医療水準という単一のレベルのみでは、注意義務違反を判断することはできない。仮に、医療水準（論）に依拠するとしても、非常に細分化された医療水準（論）ということになるであろう。そして、水準が細分化されるということは、水準（論）としての意味が結果として大きく失われるので（空洞化）、「医療水準（論）」という概念自体の有用性があらためて問われることにもなりうる。

〔演習問題〕
1 「医療水準」とは何か。「医療水準」の概念は、最高裁判所の判例によってどのように形成されてきたか。
2 医療水準を判断する際、どのような点が主なポイントになるのか。
3 難病患者に対する新規の治療法が研究開発され、有効性と安全性が確認済みということで、大学病院や専門病院においては、実際にその治療法が実施されていた。
① 新規の治療法の有効性と安全性に対して、一部から異論が唱えられていれば、その治療法を実施することはできないのか。
② 大学病院と個人開業医の診療所とでは、要求される医療行為の水準に違いはあるのか。そのように考えられる理由は何か。

4　医療水準としては未確立であるものの、一定の成功例が報告されており患者が望んでいる治療法について、医師は患者に対してどの程度の説明義務を負うのか。

(上田正和)

III　問診義務

1　問診義務の意義

　問診とは、医師が患者から病気の症状や患者の体質、既往症等の必要な情報を聞き出し、患者の病状を診断し、以後の検査や治療行為の要否および選定のために行われるものである。従来、判例は、その正確性からいって、検査、視診、触診、聴診等に比べて従属的なものと位置づけていた（後掲最判昭和36・2・16）。しかし、現病歴、既往歴、家族の病歴等、その患者または家族だけからしか入手できない情報が、その後の検査方法や治療方針の決定に重要な意義を有することがあり、その意味で、問診は診療の第1段階であるといわれる。

　このように、問診が正しく行われることは、診断が正しくなされるために不可欠な前提行為であり、なすべき問診をせず、そのことが原因で死亡等の結果が生じた場合には、**問診義務**違反が問題となる。

◎問診義務の存否
▶「輸血梅毒事件」最判昭和36・2・16民集15巻2号244頁
〔事案〕　昭和23年2月5日、子宮筋腫の治療のため、T大学附属病院産婦人科に入院し、手術の前後4回にわたり輸血を受けたが、同年同月27日実施の第4回目の輸血の給血者が当時すでに梅毒に感染していたため、患者も梅毒に罹患した。訴訟における争点は、2月27日に、主治医が給血者から採血するに際して、過失がなかったのか、という点であった。主治医は、給血者が、健康診断書および血液検査を受検した者に交付される血液斡旋所の会員証および梅毒血清反応で陰性であった証明書を持参していたので、給血者に対する十分な健康診断を行わず、「身体は大丈夫か」という発問による問診を実施したうえで採血を行ったが、給血者は同年2月14、15日頃に梅毒に感

染する機会を有しており、実際にも、2月27日に梅毒に感染していた。

〔判旨〕「医師が直接診察を受ける者の身体自体から知覚し得る以外の症状その他判断の思料となるべき事項は、その正確性からいって、血清反応検査、視診、触診、聴診等に対し、従属的であるにもせよ、問診によるより外ない場合もある」。「本件給血者は、職業的給血者ではあったが、原判決及びその引用する第一審判決の確定した事実によれば、当時別段給血によって生活の資を得なければならぬ事情にはなかったというのであり、また、梅毒感染の危険の有無についても問われなかったから答えなかったに過ぎないというのであるから、これに携わった医師が懇ろに同人に対し、真実の答述をなさしめるよう誘導し、具体的かつ詳細な問診をなせば、同人の血液に梅毒感染の危険あることを推知し得べき結果を得られなかったとは断言し得ない」。「いやしくも人の生命及び健康を管理すべき業務(医業)に従事する者は、その業務の性質に照らし、危険防止のために実験上必要とされる最善の注意義務を要求される」。医師が、「相当の問診をすれば結果の発生を予見し得たであろうと推測されるのに、ただ単に『からだは丈夫か。』と尋ねただけでは直ちに輸血を行ない、以って本件の如き事態をひき起こすに至ったのであるから、原判決が医師としての業務に照らし、注意義務違背による過失の責ありとしたのは相当であ」る。

〔コメント〕 本判決は、問診義務違反についてのリーディングケースである。本判決は、梅毒感染の危険性について、真実の答述をなさしめるように誘導し、具体的かつ詳細な問診をなすべき義務を認めた。また、問診を省略する慣行については、仮にそのような慣行が行われていたとしても、過失の軽重およびその度合を判定するについて参酌される事項にすぎず、そのことゆえに直ちに注意義務が否定されるいわれはないと判示した。

2 問診義務違反の類型

問診義務は、以下の二つの類型に分けて考えることができる。

(1) 診断上必要な問診を怠った場合

　病気の診断上必要な問診、すなわち、患者の自覚症状、状態等につき、適切な問診を行わなかったために、正しい診断がなされず、必要な検査や適切な治療が行われる機会が失われ、その結果、死亡等の結果が発生した場合である。

　たとえば、開業医がクモ膜下出血の患者を胃腸炎と誤診した事案で、十分な問診、諸検査を怠ったとして開業医の過失を認めたケースがある（福井地判平成元・3・10判時1347号86頁）。

(2) 重大な結果を避けるための問診を怠った場合

　問診義務違反が単独で問題とされるケースの多くは、この類型であるが、たとえば、投薬に伴う副作用のように、その検査や治療自体に危険性、副作用等を伴う場合に、十分な問診が行われなかったために、死亡等の重大な結果が発生したという場合である。後述のインフルエンザ予防接種による死亡のケース（後掲最判昭和51・9・30）、あるいは、アスピリン喘息患者に対する鎮痛解熱剤投与によるショック死のケース（後掲広島地判平成2・10・9）等は、この類型にあたる。

3　問診義務の判断要素

(1) 医療水準

　問診義務に限らず、医師には、どの程度の医療が求められているのか、すなわち、医療水準の問題がある。この点、最高裁は、未熟児網膜症事件において、医療水準の内容につき、「診療当時のいわゆる臨床医学の実践における医療水準」と判示し、医療水準は、臨床医による実践的な水準によるべきこと、そして、診療当時のものであることが明らかにされた（最判昭和57・3・30判時1039号66頁）。

　問診義務については、診療当時の医療水準を前提とすれば、ある所見が認められれば、平均的な医師であれば、ある疾患を疑い、その前提となる問診を行わなければならないにもかかわらず、そのような問診をしなかったとい

う場合に、問診義務違反を問われることになる。

　なお、医療慣行に従っていたとしても、医療水準に従った注意義務を尽くしたとはいえない場合がある。前述の輸血梅毒事件（前掲最判昭和36・2・16）においても、「医師の間では、従来、給血者が右のような（梅毒血清反応で陰性であった）証明書、会員証等を持参するときは問診を省略する慣行が行われていたとしても、そのことの故に直ちに注意義務が否定されるべきいわれはない」と判示している。

(2) 問診の方法

　医師が問診する場合、その内容がその患者にとって、具体的かつわかりやすい内容でなければならない。たとえば、医学的には素人である患者の年齢や理解力に応じて、その内容が診断に際して重要であることが理解できるように問診することが必要である。

4　問診義務違反が問題とされた判例

　問診義務について、「輸血梅毒事件」（前掲最判昭和36・2・16）は、その正確性からいって、情報収集手段としては、他の検査や視診、触診、聴診等に対して従属的なものと位置づけていたが、「インフルエンザ予防接種事件」（後掲最判昭和51・9・30）においては、問診に禁忌者発見の第一次的な機能を持つものと判示した。その後、薬物ショックに関する判例では、医師の問診が必要不可欠なものと位置づけられたものも多い。

　問診義務違反が問題となった事例において、問診を全くしなかったという例は少なく、一応問診をしたが、その内容が不十分で、問診の内容、程度が不適切であったのではないかと争われるケースが多い。前掲最判昭和36・2・16も、対象者が真実の答述をできるように誘導し、具体的かつ詳細な問診をなすべきことを要求しているし、前掲最判昭和51・9・30も、対象者および保護者に対し健康状態についての異常の有無を質問するだけでは足りず、禁忌者を識別するに足りるだけの具体的質問、かつ被質問者に的確な応答を可能ならしめるような適切な質問をしなければならないと判示している。

(1) 集団予防接種における問診義務

▶「インフルエンザ予防接種事件」最判昭和51・9・30民集30巻8号816頁

〔事案〕 昭和42年11月4日、接種対象者である男児（1歳1カ月）は、赤羽保健所において、公務員である医師からインフルエンザ予防接種を受けた。その男児は、接種の1週間くらい前から間質性肺炎および濾胞性大小腸炎に罹患していたところ、翌日午前7時頃、右疾病のため死亡した。

〔判旨〕「インフルエンザ予防接種は、接種対象者の健康状態、罹患している疾病、その他身体的条件又は体質的素因により、死亡、脳炎等重大な結果をもたらす異常な副反応を起こすこともあり得るから、これを実施する医師は、右のような危険を回避するため、慎重に予診を行い、かつ、当該接種対象者につき接種が必要であるか否かを慎重に判断し、実施規則4条所定の禁忌者を的確に識別する義務がある。ところで、右実施規則4条は、予診の方法として、問診、視診、体温測定、聴打診等の方法を規定しているが、予防接種を実施する医師は、右の方法すべてによって診断することを要求されるわけではなく、特に、集団接種のときは、まず、問診及び視診を行い、その結果異常を認めた場合又は接種対象者の身体的条件等に照らし必要があると判断した場合のみ、体温測定、聴打診等を行えば足りると解するのが相当である」。「従って、予防接種に際しての問診の結果は、他の予診方法の要否を左右するばかりでなく、それ自体、禁忌者発見の基本的かつ重要な機能をもるものである」。「予防接種を実施する医師としては、問診するにあたって、接種対象者又は保護者に対し、単に概括的、抽象的に接種対象者の接種直前における身体の健康状態についてその異常の有無を質問するだけでは足りず、禁忌者を識別するに足りるだけの具体的質問、すなわち実施規則4条所定の症状、疾病、体質的素因の有無及びそれらを外部的に徴表する諸事情の有無を具体的に、かつ、被質問者に的確な応答を可能ならしめるような適切な質問をする義務がある」。「このような方法による適切な問診を尽くさなかったため、接種対象者の症状、疾病その他異常な身体的条件及び体質的素因を認

識することができず、禁忌すべき者の識別判断を誤って予防接種を実施した場合において、予防接種の異常な副反応により接種対象者が死亡又は罹病したときには、担当医師は接種に際し右結果を予見しえたものであるのに過誤により予見しえなかったものと推定するのが相当である」。

〔コメント〕 本判決は、集団予防接種につき医師の問診義務を認めたリーディングケースである。本判決は、インフルエンザ予防接種を実施する医師が問診をするにあたっては、摂取直前における対象者の健康状態についてその異常の有無を概括的、抽象的に質問するだけでは足りず、禁忌者に該当するような症状、疾病および体質的素因の有無並びにそれらを外部的に徴表する諸事由の有無につき、具体的に、かつ、被質問者に的確に応答を可能ならしめるような適切な質問をする義務があると判示した。

(2) 麻酔医の問診義務
▶「悪性過高熱と問診」大阪高判昭和53・7・11判時917号71頁、判タ364号163頁

〔事案〕 A（当時7歳）は、K大学医学部附属整形外科において、右股関節ペルテス氏病と診断され、全身麻酔により骨盤骨切術を受けたが、手術中に悪性過高熱が発生し、翌日、脳循環不全、心不全により死亡した。判旨によれば、Aの死亡原因は、「全身麻酔の筋弛緩剤サクシニルコリンが投与された結果、これが同人の先天的な体質に異常に反応して悪性過高熱が発現し、ひいて死に至ったものである蓋然性が強い」とされた。また、Aの手術の1年5カ月前に叔父B（父の弟）が「回盲部の癒着性イレウスの手術を受けたところ、筋弛緩剤サクシニルコリンの投与後全身性筋強直、挿管困難があり、更に、体温の急激な上昇（41度8分）が現れ、全身状態の悪化を経て死不全により死亡したものであって、その経過はAの本件手術の場合と極似している」ことが判明している。

〔判旨〕 「麻酔剤等によるショックや副作用は理学的検査や臨床検査だけでは予知できないものが多いことから、麻酔担当医としては、麻酔前に患者乃至その付添人に相当な問診をなし、患者及びその血縁者のアレルギー体質、

既往における使用薬剤の異常反応の有無、麻酔施用の有無等前述のような麻酔事故の危険性の判断資料を収集し、そのうえで適切な麻酔計画をたてる義務があるというべきである」。

「Ⅰ医師がしたＡの家族歴に関する問診は、本件手術当時同様の場合に一般的に行われていた問診と比べて欠けたところはなく、また、悪性過高熱を特別に意識して血縁者の麻酔手術中の事故の有無を問うていないことは、当時としては無理からぬところであるというべきである」。

「本件におけるⅠ医師の質問は、血縁者がどのような病気をしたか、とか、具体的な病名、薬品名等をあげて、特定の病気、体質を持つ者はいないか、を聞く単純なものであって、被質問者に的確な応答を困難ならしめるような性質のものではない。Ｂの死亡は本件手術の１年５カ月位前の出来事であるから、被控訴人Ｘにとって記憶に新しかったはずであり、血縁者がどのような病気をしたか、という簡単に素直にありのまま応答していれば、これを端緒とする問答の発展により、自然にＢの死因に関してＸの知る限りの事実は明らかにされたであろうことは、容易に推測されるところである」。「しかるに、Ⅰ医師の質問に対するＸの応答は、そういうことはない。皆健在である、というものであり、それはそれ以上に問答の発展する予知をなくするものであった」。

「本件事故は、これに先行するＢの死亡事故がなければ全く防ぎようのない不可抗力による事故とせざるを得ないものであることは、これからの判示によっても明らかである。そして、Ｂの死亡当時、これがＢの特異な体質に起因するものであって、このような体質は家族性を有する可能性があるから、血縁者はなるべく全身麻酔は避けるべきであるというＢの死因が究明され、それが縁類者に知れわたっておれば、Ｘといえども、それがわが子の生命にかかわることであるだけに、Ⅰ医師らの質問に対して真先にそのことを告げたであろう。それがそうでなかったことはまことに不幸なことといわなければならない。それはともあれ、この場合はともかくも被質問者の方で質問者に何らかの手掛かりを提供しなければならぬ。これは全く被質問者

の守備範囲に属する事柄である。ほんのわずかな手掛りの提供であっても、それをきっかけとしてI医師において次々と質問を発展させ、ついにはこの麻酔を差し控えるかどうかの判断に迫られるところのBの異常な死亡事故という鉱脈を掘り当てたことであろう。Xとしては、折角与えられたところのわが子の死亡事故を防止し得るほとんど唯一ともいうべきチャンスを生かし得なかったことはまことに残念なことであり、運命ともいうべきものであるが、これは他人の責任に帰すべき筋合のものではない」。

〔コメント〕　本判決は、Xが医師の質問に対し的確に応答していれば、他の家族にAと同様の病症で死亡した事実を発見し得たものであることを理由に、担当医の問診義務違反を否定した。禁忌者の識別は医師の専門的事項に属する問題であり、本判決の結論は、患者側に酷な内容となっているのではないかとも思われる。

(3)　薬剤投与と問診

▶「ストマイ注射によるショック死」東京地判昭和60・10・29判時1213号98頁

〔事案〕　A（60歳、男性）は、昭和49年5月4日、Yの耳鼻科医院で慢性副鼻腔炎、慢性気管支炎と診断され、以後、治療を受けていた。昭和51年6月5日、慢性副鼻腔炎の急性増悪と診断され、同日から同年9月までの間に10回にわたりストマイを含む溶液の噴霧治療（ストマイネブライザー）を受けたが、その間一時軽快したが、8月27日には、再び、慢性副鼻腔炎の急性増悪と診断され、9月4日には呼吸困難を、10月23日には気管支喘息の発作を訴えて治療を受けていた。同年11月13日、Aが微熱を訴えてYの診療を求めたので、Yは、ストマイ0.5グラムを上腕部に筋肉注射したところ、Aは、突然、ショック死した。

〔判旨〕　「本件事故当時においてストマイ注射によるショックの発生することが一般医師の間で広く知られていたこと、Aにはストマイネブライザーに対して少なくとも過敏症状と疑うに足りる徴候の認められること、注射によるショックの発生率がストマイネブライザーの場合よりも高いことなどか

らすると、被告において本件ストマイショックの発生を予見することは十分可能であったと認められるから、被告において慎重に問診し過敏症のテストをするなど本件注射前の安全確認を行い、その結果過敏症の疑いがあれば本件注射を差し控えるべき注意義務があったと認められるところ、被告はその義務を果たさず漫然と本件注射を行ったものである。そして本件全証拠によるも右注意義務を果たす余裕のないほど本件注射が緊急であったと認めることはできない」。

〔コメント〕 本判決は、薬物ショックに関する多数の判例の一つで、本件のの場合、事前にショック発生の危険を疑わせるような徴候があったことや、これに対するＹの無関心な態度等を総合的に考慮して、Ｙとしては、安全確認のための十分な問診を実施して過敏反応検査を実施すべきであったのに、このいずれもをも怠ったとして、Ｙの責任を認めた。

▶「アスピリン喘息患者への解熱鎮痛剤の投与によるショック死」広島地判平成2・10・9判タ750号221頁

〔事案〕 アスピリン喘息（アスピリン等の解熱鎮痛剤により発作が誘発される喘息）のＡが、Ｙ病院に入院して鼻茸の切除手術を受けたところ、手術後に鼻部疼痛を訴えたため、その鎮痛剤として、Ｙ病院の医師がＡに解熱鎮痛剤ボルタレンを投与した結果、Ａはアナフィラキシー様ショックにより、窒息、心停止状態になり死亡した。

〔判旨〕 「アスピリン喘息患者は、成人喘息患者全体の約10パーセントを占めるところ、アスピリン喘息患者に対し、酸性解熱鎮痛薬（非ステロイド性抗炎症薬、以下『鎮痛解熱剤』という）を投与すると、ショック等を誘発され、場合によっては、Ａのようにアナフィラキシー様ショックを起こして死亡することもありうることは前記認定のとおりである。したがって、本件のように喘息患者に対して鼻茸の手術が施行されることが予定され、術後、鎮痛解熱剤を使用することが当然予測し得るような場合には、術後に鎮痛解熱剤を投与することが許されるか否かを判断する前提として事前にアスピリン喘息の確定診断を図ることが極めて重要な意味を持つことになる。そして、右

診断の方法としては、問診とスルピリン吸入誘発試験が有用であるが、右誘発試験は、昭和58年当時において、アスピリン喘息が疑われるすべての喘息患者に対し実施すべきであるとの評価まではされていなかったことは、前記認定のとおりである」。「以上によれば、前段で述べた本件のような場合につき、スルピリン吸入誘発試験を実施しないことが直ちに法律上の注意義務違反になるとまでは認め難いけれども、右誘発試験を施行せずにアスピリン喘息罹患の有無の確定診断をするに当たっては、右誘発試験に代わるべき詳細な問診を行う義務があるというべきである」。

「右認定事実によれば、アスピリン喘息の有無を判断するために、S教授はN医師に対し、薬物の既往歴についての再チェックを指示していたというのであるから、N医師としては、右指示に基づき問診を行うに当たっては、Aに対し、例えば『今回の鼻茸の切除手術後には鎮痛解熱剤の投与も考えられる。ところが、アスピリン喘息患者に対し、そのような薬剤を投与すると場合によっては生命の危険も生じうる。そこで、これからアスピリン喘息に罹患しているかどうかを判断するために問診を行う。』といった形で問診の趣旨を説明して理解させた上、『これまでに薬剤の投与によって異常が生じたようなことはないか、あるいは、医師から飲んではいけない薬があるとの指示を受けたことはないか。』という趣旨の質問をすべきであったというべきである」。「そのような形での質問をすれば、県立病院に入院した原因がボルタレン及びバシカルの服用にあるとの事実をAから引き出せたはずである。しかるに、N医師の問診によっては、右事実を引き出せなかったというのであるから、N医師は、右のような形での問診を行わなかったと推認せざるを得ない。したがって、N医師の問診には不適切な点があったというべきであり、問診義務違反の責めは免れないものである」。

〔コメント〕　本判決は、喘息患者であるAに対し鼻茸の手術をするにあたっては、術後鎮痛解熱剤を使用することが当然予測できるのであるから、事前にアスピリン喘息の確定診断を得るべきであり、その場合、スルピリン吸入誘発試験を実施しなかったことが義務違反とまではいえないが、それに代

わるべき詳細な問診をなすべきであるにもかかわらず、これをしなかったとして医師の過失を認めた。なお、控訴審（広島高判平成4・3・26判タ786号221頁）は、問診義務違反を否定し、鎮痛解熱剤投与自体が安全確認義務違反にあたるとして医師の過失を認めた。

(4) 緊急疾患と問診
▶「外傷性腹膜炎による死亡」大阪地判平成元・11・30判タ725号65頁
〔事案〕　36歳であったAが派出所で逮捕され、取調中に腹痛を訴え（Aの遺族はこの腹痛は、警察官の暴行による内臓破裂であると主張している）、その夜のうちに2回病院に運ばれたが、その都度、格別異常はないとして、警察に戻された。翌日朝に病状が悪化し、再度病院に搬送され開腹手術を行ったところ、十二指腸破裂による腹膜炎等ですでに手遅れとなって死亡した。
〔判旨〕「Aは、当時、有形力を腹部に受けて以来既に6時間半ほど経過していたし、4時間余前後に被告M（医師）の第1回診療を受けたのにその痛みが依然続いていたため、夜半の4時半ごろ救急車で再度来院したものであるし、しかも右救急車内では嘔吐しており、更にその後の点滴中にも嘔吐していたのであるから、かかる場合T（2回目の診療をした医師）は、前項記載の医師の義務に照らすと、Aに対して、殴られた部位や程度、腹痛の程度や経過、嘔吐、悪心の有無などについて、一層入念に問診触診、聴診等をなし受傷以来の病状過程の観察、とりわけ第1回診療時との症状の差異や、現時点の症状の正確な把握につとめ、嘔吐が現れたり、腹痛が増強傾向にあることが疑われる場合には、嘔吐が続かないかを看護婦らに命じて看視報告させたり、白血球の増加傾向を調べるべく血液検査を行うとか、更に病状の進み具合によっては再度のX線検査や腹腔穿刺を試みるとか、第1回診療をした一般外科専門のMを探して症状の推移の正確な把握につとめるとかの処置のいくつかを適宜行い、試験開腹をすべきか否か、するならばいつすべきかを十分慎重に判断すべき義務があった。しかるに、Tは、漫然前記のごとくMのカルテの記載内容に従って触診、聴打診をしたにとどまったため、Aから受傷機転の詳細を聞き出すべく努力せず、救急車内で嘔吐し

た事実さえ聞き洩らし、腹痛の増加傾向の疑いを見逃し、血液検査等もせず、あるいは点滴中再度嘔吐したことも把握できず、触診・聴診や尿検査の結果が第1回の診療時と同じに見えたことから、M医師を探そうともせず、安易に症状の変化はないと判断してむしろ胃炎や胃けいれんの可能性が強いと誤った診断をしたものと認められる」。「Tがこれらの問診等を怠ったのは、阿倍野警察署からAが有形力を受けた状況を知らされていなかったこと、Aの非協力的な態度、あるいはAが覚せい剤中毒であるとの誤報をカルテから知ったことなどの諸事情から、Aの訴えを重視せず、詳しい情報の欠如、誤り等の下で判断したことが1つの見逃せない原因になっているものと推測される。しかし、このような事情があったはいえ、これらはもとよりTに対して前記の義務を免れさせるものではなく、前述の病状等の下では、Tには問診等を怠り病状の経過や現状を正確に把握しなかった過失があるといわざるを得ない」。

〔コメント〕　本判決は、2回目の医師Tは、初回の診療時との症状の差異の把握に努め、適切に対応すべきであったのに、初回のカルテに頼って漫然と触診、聴打診を行ったのみで、受傷時の詳細やその後の病状の経過を問診により確認しなかったとして医師の過失を認めた。他方、本判決は、Aに治療を受ける気がなかったことや、診療時の非協力的態度がなければ一命をとりとめていた可能性があること等から、8割の過失相殺をした。しかし、2度も受診をしてその都度医師から異常はないと言われていた患者としては、自分に生命の危険が迫っているとは認識できないであろうし、8割の過失相殺は過大ではないか、との疑問がある。

▶「救急診療と硬膜下出血による死亡」神戸地明石支判平成2・10・8判時1394号128頁

〔事案〕　A（60歳）は、昭和60年12月23日午後9時20分頃、酔って自宅の階段から転落し頭部を打って動かなくなったため、救急車でY病院に搬送され、当直医であったK医師の診察を受けた。Kは、付き添っていたX（Aの妻）から「階段から落ちて頭を打った」との趣旨のことを告げられたが、

Aの呼気から酩酊状態にあるものと判断し、それ以上の事情は聞かないまま視診、触診を行ったうえ（その時点では、Aの意識は回復していた）、「連れて帰って寝かせておけば治る」と告げて帰宅させた。帰宅後、Aは、翌24日午前０時頃、嘔吐して頭痛を訴えるなどし、午前２時頃からは、いびきをかいて呼んでも答えない状態となったが、家人がK医師の指示どおりそのままにしていたところ、同日、午前10時頃になって失禁していることが判明し、救急車で別の救急指定病院に搬送され、緊急開頭手術を受けたが植物状態となり、翌61年９月23日死亡した。

〔判旨〕「医師としては、単に患者の現症状を診察するだけでなく、亡Aの年齢、既往歴、受傷時刻、受傷状況、受傷時の意識状態及びその後の意識状態の変化、他の諸症状の有無変化等につき、問診を尽くすべき義務が存在したというべきである。さらに、同被告（K医師）は、同人が酩酊状態にあると判断したのであるから、同人の意識障害の存否程度を判断するにあたり、脳損傷による意識障害を酩酊状態と誤認することのないように、同人自身または原告Xから、亡Aの飲酒量、飲酒時刻、摂取した酒類等の事情を十分に問診しておく必要も存在したものと認められる」。「なぜならば、仮に、同被告が右問診を行ってさえいれば、同被告は、亡Aが転倒の際頭部を強打している可能性が大であり、かつ受傷後もまだ約半時間しか経過していないのであるから、同人が現在意識清明期にあることだけでは、同人の脳損傷の可能性を否定できないと考えて、今後の意識状態の変化等、病態の変化の有無を観察した上でなければ、同人の脳損傷の存否を判断することはできないとの結論に達したと考えられるからである」。「そうすると、同被告は、脳損傷の存否を判断するにあたり、右判断に必要不可欠な基礎資料を問診により収集すべき義務があるにもかかわらず、これを怠ったというべきである」。

〔コメント〕　本判決は、医師は、本件のような場合、Aの年齢や、既往歴、受傷時刻やその際の状況、受傷時の意識状態とその後の推移、飲酒量等について問診義務を尽くすべきであったのであり、そうしていれば、Aが頭部を打っていることや、診療が受傷害後間もない時期に行われていること等か

らして、意識が回復したことだけで脳損傷の可能性を否定することはできず、経過観察をする必要があるとの判断に達したはずであるとして問診義務違反を認めた。また、経過観察の必要性があったのに患者を帰宅させる際、十分な説明義務を尽くさなかったとして、説明義務違反も認めた。

〔演習問題〕
1 「問診義務違反」は、それ自体、医師の注意義務違反と観念できるのか。
2 「問診義務」と「医療水準」との関係を論ぜよ。
3 薬剤投与に際して、医師はどのような「問診義務」を負うのか。

(鹿野　元)

Ⅳ　転医義務

1　転医義務の概念およびその法的根拠

　医師は法律上認められた特定の診療科目（医療法70条1項）を自己の専門科目として選択し患者に対する診療に従事する。しかし、多種多様な疾患の中から自己の専門科目外の領域の疾患、あるいは自己の専門科目内の力量技量を超えた疾患の診療が求められる場合は、他の医療機関の専門医や設備等が充実した医療機関に、患者を転送することによって、患者は自己の疾患について診療当時の**医療水準**に沿った診療を享受することが可能となり、医師はその場合に、他の医療機関に患者を転送する義務を負うことになる。

　医師が負うこの転送義務は、いわゆる診療契約に付随する義務の一内容としても把握することができるほかに、法律上も明文をもって医師の転医義務を規定している。

　医療法1条の4第3項に「医師は、……必要に応じ、医療を受ける者を他の医療提供施設に紹介し、その診療に必要な限度において医療を受ける者の診療または調剤に関する情報を他の医療提供施設において診療または調剤に従事する医師……に提供し、及びその他必要な措置を講ずるよう努めなければならない」と定められており、さらに健康保険法72条に根拠をもつ保険医療機関及び保険医療養担当規則16条には、「保険医は、患者の疾病又は負傷が自己の専門外にわたるものであるとき、又はその診療について疑義があるときは、他の保険医療機関へ実施し転医させ、又は他の保険医の対診を求める等診療について適切な措置を講じなければならない」と定められている。これらの規定は、医療法1条の4第1項の良質な医療提供義務あるいは同条2項の説明義務と同様に、法形式上は努力義務の体裁をとっているものの、これらの義務が単に診療契約に付随するレベルの義務にとどまらず、法律の明文で、義務として定められていることにより、転医義務の重要性を認識さ

せるものである。

2　転医義務の形成過程と医療水準

　転医義務が医療契約の内容として取り上げられ、争われた最大の医療訴訟は、昭和50年代初頭から争われた、いわゆる一連の「**未熟児網膜症訴訟**」である。この「未熟児網膜症訴訟」で転医義務が争われる場合、転医先の医療機関に医療水準として確立した治療法の存在（**光凝固療法等**）が前提となっていた。したがって、単に転医義務の存否のみが問題とされていたのではなく、医療水準上確立した治療法の存在、およびそのことに対する**説明義務**の存否が同時並行的に議論されていたのである。この点、たとえば、高松地方裁判所の判例は、「……医療水準が当該医師の具体的な医療技術を超えている場合、患者がその水準の医療行為を受けうるように他の専門医や設備の充実した病院に患者を転送すべき義務がある。保険医療の場合、専門外患者、または診療上疑義がある患者に対し、このような義務が明示されているが、一般的にもこれが医師の職責であることは否定できない」（高松地判昭和55・3・27判タ413号57頁）と判示して、この間の事情を端的に指摘している。法的な転医義務の形成過程は、「未熟児網膜症訴訟」を契機に、実のところ医療水準の形成過程と同様の経過を経たのである。

　すなわち、医師が自己の専門外あるいは専門技術外の疾患に遭遇した場合に、患者に対し適切な医療機関を受診させるべく転医を考慮したとしても、転移先の医療機関にその患者の疾患に即応した治療方法が存在しない限り、転医の実益が発生しないのである。そこで、転医義務に関していえば、転医先の治療法自体が診療当時の医療水準として確立し定着普及しているかどうかといった点が、従来裁判上の争点になっていたのである。たとえば、最高裁判所の判決をみると、未熟児網膜症の治療法としての光凝固の医療水準性を論ずるにあたり、当時の医療水準を全国一律のものとしその治療法が医療水準として定着していたかどうかという観点からみれば足りるとされていた（最判平成4・6・8判時1450号70頁）。ところが、最高裁判所は、その後、「診

療契約に基づき医療機関に要求される医療水準で有るかどうかを決するについては、当該医療機関の性格、所在地域の医療環境の特性等の諸般の事情を考慮すべきであり、新規の治療法に関する知見が当該医療機関と類似の特性を備えた医療機関に相当程度普及しており、当該医療機関において右知見を有することを期待することが相当と認められる場合には特段の事情がない限り、右知見は右医療機関にとっての医療水準というべきである」との判断を示した（最判平成7・6・9民集49巻6号1499頁、判時1537号3頁、判タ883号92頁、医事法判例百選45①事件）。すなわち、ある治療法の普及、定着といった概念とは別に、新たに治療法の有効性と安全性を備えた治療法を重視し、これについての知見が期待できたかどうかといった側面に医療水準的な評価をするという方向に発展してきたのである。これを転医義務との関係でみてみると、全国一律に普及定着していた治療法という概念とは別に、有効性と安全性が確立している治療法が、全国的に普及定着していなくてもその知見が求められることが期待できる限り、原則として、その治療法は医療水準として定着していると考えられているのであり、このことは転医先の選択にもおのずから影響を与えることになったのである。

　要するに、医師の転医義務の存否を議論する場合に、医療水準として定着している治療法を実施できる医療機関の存在の有無あるいはそれを前提とした説明義務の履行の当否が、法的責任を論ずるうえにおいて論議されることは不可避の事態であった。

　しかし、現代の医療訴訟で論議されている転医義務の存否をめぐる法律問題は、単に医療水準、説明義務の問題にとどまらず、さまざまに設定された論点の下で、相当きめ細かにその要件が論じられている。

3　転医義務の内容と要件

　法律上の過失の要件としての転医義務の内容は多岐にわたり、この傾向は医療への期待の増大に従ってますます拡大する傾向にある。そこで、ここでは、転医義務の基本的要件として指摘されている内容を明らかにし、その具

体例を裁判例に沿って検討することとする。

　法律上の転医義務の内容について、金川琢雄氏が極めて簡潔にまとめられているので、その内容を引用する。

① 患者の疾患が自己の専門外か、自己の臨床経験ないし医療設備によって当該患者の疾病改善に困難であること

② 患者の一般状態が転医のための搬送に耐えうること、すなわち、危険状態を脱していること、あるいは、すでに手遅れとなっていないこと

③ 地理的環境的要因として、患者の病状との関連で、搬送可能な（転医可能な）地域内に適切な設備・専門医を配置した診療機関があること

④ 転医することによって、患者に重大な結果回避の見込みがあること、ないしその疾病改善の見込みがあること

　そのほか、金川氏は、ⓐ求諾義務：転医先に対し、患者を受け入れるか否かを確認する義務、ⓑ転医先に対する説明義務：転医の際、患者の診療経過および転医の理由となる傷病、症状について患者ないし保護者、および、転医先の医師に説明する義務、ⓒ適正搬送義務：患者の状況が搬送が可能か否かを確認したうえで、患者を最善の状態にして、最善の方法により転送する義務を転医義務の内容として指摘されている。金川氏の指摘されるこれらの義務は、医師が患者に対し転医の要件を満たしていると判断した場合は、当然実行されるべき医師の義務であってこれら義務の成否自体は、医療訴訟上、争われることは少ないと思われるものの、問題は転医の要件該当性の判断であり、その当否をめぐって争われることが多い。

　すなわち、医師は、以上の各要件該当性を検討吟味したうえで、患者の症状との関連で、いつ、どの医療機関に搬送するのが患者の治療上の利益のために有用かということを総合的に判断しなければならないのである。その判断過程を誤り、転医が実現しなかったか、あるいは、転医先が誤っていた、あるいは適期に遅れたといった事情があって、当該患者が診療当時の医療水

1　金川琢雄『診療における説明と承諾の法理と実情』（多賀出版、1988年）36頁。

2　金川・前掲（注1）230頁。

準に沿った診療を受けることができず、そのために患者に何らかの損害事実が発生した場合は、医師が結果回避義務の内容としての転医義務の不履行の責任を負うということになるのである。

4 転医義務の裁判例の検討

(1) 転医の要件および時期の判断の過失

・最判昭和60・3・26判時1178号73頁

　本件は、いわゆる未熟児網膜症事件であり、昭和51年2月に出生した極小未熟児（在胎34週、生下時体重1200グラム）が急激に進行する未熟児網膜症により失明した医療事故により担当の眼科医が、同児に対し他の医療機関の専門医による診断治療を受けさせる措置をとらなかったことにつき医師に過失が認められた事例である。

　判決は、「担当医師としては、第2回眼底検査の結果、前示の第2回所見を得、第1回の眼底検査からわずか1週間を経過したにすぎない割には、患者の眼底に著しく高度の症状の進行を認めたのであるから、本症Ⅱ型の疑いの診断をし、頻回検査を実施すべきであり、また、本症の患者2、3名の眼底検査をした程度の経験を有するに過ぎなかったのであるから、直ちに経験豊かな他の専門医の診察を仰ぎ、時期を失せば適切な治療を施し、もって失明等の危険の発生を未然に防止すべき注意義務を負うに至ったものというべきところ、同医師は患者の症状の急変に驚き、おかしいと感じながらも十分に未熟児網膜症の病態の把握ができなかったため、頻回検査の必要性にも気づかず、1週間の経過観察として、次週に他の医師の診断を求めたのにとどまったが、かかる処置は、患者が未熟児網膜症の劇症型であったことに照らすと、不適切なものであったというべきであり、このため患者は光凝固等の外科的手術の適期を逸し失明するに至ったものであるから、担当医師には医師としての注意義務違背の過失があったものというべきであり、右処置と患者の失明との間には相当因果関係があるものというべきである」と判示した。

　本件では、担当医師は、未熟児網膜症のうち特にⅡ型の遭遇経験が多くな

く、患者に発生している病態の正確な把握ができなかった可能性は否定しきれない。しかし、患者の眼底検査を実施した際、「おかしい」と感じていたわけであるから、その感覚をより発展させて、他の医師に相談するなり、他の医療機関に判断を求める等の処置を担当医師に求めても過剰な期待とならない意味で、担当医師の過失が認められた結論は肯定できる。この判決が指摘している転医義務の問題は、前掲の金川氏の転医義務の要件に直接的には該当していないと考えられるが、本件の問題はそれ以前の問題として考えることができる。すなわち、医師は、患者の症状をみた時に、それが自己の専門外なのか自己の臨床経験ないし医療設備によって当該患者の疾病改善に寄与できるのか否かの判断を的確にする必要が求められているのである。この医学的判断ができない場合は、その疾病の診断困難性の問題と同時に医師の「**研鑽義務**」の問題が論じられることになる。

(2) 医療検査のための転医の要件

・大阪高判昭和61・3・27判時1220号80頁

本件は、**化膿性（細菌性）髄膜炎**に罹患した乳児に対し、化膿性髄膜炎は早期発見早期治療が必要であり、特に新生児の場合症状が、非典型的で臨床診断が困難であるので、異常所見があるときは本症を疑って、腰椎穿刺検査を実施（あるいは実施可能なほかの医療機関に転送）すべきなのに、これをしなかった医師の過失が認められた事例である。

判決は、「担当医師は小児科等の診療科目を標榜してその診療に当たっている開業医であり、かつ診療所の標榜する内科・小児科医として応急診療に従事していたものであるが、当日午後3時ごろ診療所にて患者を診察した際、患者の不機嫌、発熱、嘔吐の状況を聞き、同患者が嗜眠状態で顔色は土色、唇は乾燥し一般状態も良くないことを確認したうえ、髄膜炎の特異症状である大泉門膨隆を触診したのであるから、そして乳児の髄膜炎が急激な経過をたどる予後不良の疾患であるから、直ちにルンバール検査をして髄膜炎の確定診断と起炎菌を決定し、これに適応する抗生物質を投与すべく、診療所では同検査が不能であるからこれを実施できるほかの病院へ同児を転送し髄膜

炎による不幸な転帰を回避すべき注意義務があったと解すべきである」と判示した。

　乳幼児が不機嫌、発熱、嘔吐等の症状を呈した場合、他の症状の有無にもよるが、最悪の疾患として髄膜炎を想起すべきであり、そのための診断方法を最優先として実施すべきである。そのためには腰椎穿刺検査（ルンバール検査）が必須の検査方法であるとされている。その後、起炎菌の特定（細菌性、結核性、ウィルス性）がなされ、起炎菌に即応した治療が実施される。しかし、腰椎穿刺検査を実施するための設備が備わっていない場合は、その検査の適応がある限り、その検査実施可能な、他の医療機関に転送し検査を受けるべきであったのである。本件の場合は、担当小児科医が、患者の諸症状から髄膜炎の疑いをもったかどうかが、転医を決断する動機になったはずである。髄膜炎の症状、特に本件患者の諸症状は、髄膜炎として非典型的症状であったことも医師にとっては不幸であったといえるものの、小児科医を標榜している限りは、髄膜炎を真っ先に想起することを求めても、過剰な期待とはいえないと考えられる。

(3)　転医の機会、時期の判断に過失がないとされた事例

・横浜地判昭和61・12・17判時1236号122頁

　本件は、胃潰瘍による胃切除手術を受けた際に、実施された気管内挿管による全身麻酔後に、喘鳴、呼吸困難、無気肺等の症状が出たために、気管切開術を実施したところ、その合併症として喉頭気管狭窄症が発生し、症状は進展していたが、耳鼻咽喉科の専門医に転医受診させるまでの間、通常想定される医療行為をしていた医師に過失がないとされた事例である。

　判決は（少々長文になるが事案の理解のために引用する）、「担当医師は、当時患者がまだ空腸ろうの造設されたままでその閉鎖術を完了していないのみならず、点滴を継続するなど全身状態についての全般的管理の必要な状態であったうえ、患者の咽頭痛等の症状が、同年8月11日に見られたウィルス感染による上気道炎と関連する疑いもある声門（喉頭）浮腫に起因するものとも推察されたので同月30日に、他病院耳鼻咽喉科あての紹介状を書いて患者

を同病院で受診させようとしたものの同病院の医師からこれを拒否されたことも考慮し、なお被告病院において従来の経過も踏まえた上での出来る限りの治療を継続してしばらく経過観察をしたうえで大学病院にでも受診させようとしたこと、そして同年9月2日には患者の呼吸困難の増悪が見られたので、被告病院の医師は、同日患者に第2回目の気管切開術を施行したが、その際担当医師は患者の気管切開孔の上方、すなわち声門下腔についてはこれを確認していないが、これまでの症状に加えて気管切開孔をふさいでも発声ができなかったこと等から、喉頭炎による喉頭浮腫から声門下腔の狭窄を生じていると思われるが、器質的変化はないであろうと判断し、第1回目の気管切開術施行後には順調な経過をたどっていることを考慮して、抗生剤を投与して1週間ないし10日ぐらい様子を見ることとしたこと、右経過観察期間が長すぎるとも言い難いこと、しかるに、右期間を経過するもカニュウレを抜去して声門を通しての通常の呼吸をさせようとすると呼吸困難が見られ、この状態の改善する様子が見られなかったので、患者の胃切除等の手術による全身状態の回復の状態をも考慮したうえ、被告病院の担当医師全員の判断に基づき同月15日に大学病院宛の紹介状を書いたこと、同病院においても、患者の前記胃切除等の手術による全身状態の十分な改善を待ち、翌年5月19日以降になって漸く患者の喉頭気管狭窄症についての治療を始めたことが認められる」との事実関係の下で、「右認定事実によれば、患者の診療目的となっている主たる疾患の診療経過、患者の全身状態および臨床症状ならびに疑われる疾患の原因、性質および治療方法等諸般の事情を斟酌すれば、被告病院の医師において、同年8月30日ころないし同年9月2日ころにかけて、患者を耳鼻咽喉科の専門医に受診させる等してその判断および措置を求めなければならない時期であったとまでは断定することができず、かえって、通常医師として期待される医療措置を講じていたものと言わざるを得ない」と判示して、医師の転医義務違反はないと結論づけた。

　本件は、診療経過中に耳鼻咽喉科あての紹介状を書き、転医を実行しようとしたものの紹介先から受診を拒否されている。そして、その後も患者の状

態を克明に診察し、患者に現れた臨床症状、疑われる疾患の原因、性質等から専門医の診察に委ねるほかないと判断した場合は格別、そうでない場合は通常の診察をして経過観察をし、それでもなお疑われている疾患について改善がみられないときは、専門医の助言を受けあるいは転医することが求められると判示しているのである。医師が患者に対して診療行為を行う場合、患者が自己の専門外の疾患にかかっているのかどうかの判断は具体的な場合に、極めて困難な判断を伴う場合が多い。

したがって、どの時点が転医の機会あるいは時期であるのかについて困難な判断が強いられる。その分岐点は、患者に発生している臨床症状あるいは全身状態から、最も重大な疾患を想定して除外診断を行うべきか、あるいは重大な疾患を想定しなくても通常の医療行為を実施していてもさしたる不都合が生じないと判断することができるかどうかという点に求めることができる。しかし、いずれにしても、患者の臨床経過についての克明な判断、観察が必要であることはいうまでもない。

本件判決は、転医義務の問題の中でも極めて困難な医学的判断が求められる事例である。

(4) 転医義務の前提としての診断義務の違反事例

・横浜地判平成7・3・14判タ893号220頁

本件は、新生児に体重の異常減少、栄養障害、呼吸障害が徐々に発生し重度の脳障害が発生しているのに、診療に従事した産婦人科医師が全身状態の精査や大病院への転送を怠った過失があるとされた事例である。

判決は、「本件外来診察時における原告の症状は、異常に体重が減少し、先天性食道のう腫が原因で慢性的な栄養障害を呈しており、呼吸障害も徐々に現われていたと認められるのであって、右症状はそれを放置しておけば全身状態が悪化して呼吸が停止するなど危険な状態を引き起こすに十分なものであった」としたうえで、「担当医師は患者の体重を測定し、哺乳力を検査する等全身状態を精査し、また、緊急に補液の処置をとるべき注意義務があったというべきである。さらに、被告医院は、新生児に対する挿管・点滴等

の処置のための設備は整っていなく、新生児のレントゲン検査も行っていなかったのであるから、精査目的と管理目的で直ちに医療設備の整ったしかるべき病院に転送すべき義務があったというべきである」。「しかるに担当医師は患者の体重が異常に減少して栄養障害が存在していたことに気づかず、軽度ながら存在した陥没呼吸、ないし呼吸障害を見落とし、哺乳不足があるとしてもそれは母親側の授乳過誤が原因であり、便秘のほかにとくに異常はないと診断し、浣腸をした後、患者の母親に対して母乳にミルクを、たすように指導しただけでそのまま帰宅させているのである」として医師の過失を肯定した。

この事件の担当医師は、新生児の異常症状に対する医学的配慮がほとんど欠落しており、そのため当然臨床症状を前提とすれば、挿管・点滴等が必要であったことあるいはレントゲン検査も初歩的検査として当然必要であることに思い至るべきであり、被告医院に、それらの医療器具、あるいは、検査器具が設置されていないのであれば、少なくとも患者の重症度に思い至るとすれば、それらの設備を備えたほかの医療機関に転送を求めても、本件の場合決して過剰な期待といえない。本件は、転医義務の問題という以前に、誤診によって患者に適正な診療を受ける機会を喪失させた事例としてとらえることができる。

(5) 転医をするに際しての転医先への説明義務の内容

・大阪高判平成8・9・10判夕937号220頁

本件は、生後6カ月の男児がベッドから転落して泣いていると訴えて内科・小児科の開業医を訪れたところ、開業医は頭蓋内出血を疑い、緊急に開頭手術を行うべきであると考え、脳外科の専門医に転送した。しかし、開業医が緊急な開頭手術の可能性を伝えていなかったために、転医先の脳外科医が治療の時期を失し、患者に硬膜外血腫による後遺症を残した事例である。

判決は、「本件は、開業医の専門領域外の脳外科へ転院させる場合であり、開頭手術等の脳外科的治療が必要かどうかは精密検査を行ったうえでの脳外科専門医の判断によって決定されることになるので、開業医に置いて、転送

先病院に対し開頭手術が必要であるとの断定的判断までを伝える義務は無いものの、当時は土曜日の午後という時間帯であって、24時間体制の救急病院であり、かつ脳外科を主たる標榜科目としている病院であっても、常に緊急に開頭手術等の脳外科的治療を行なえる態勢がとられているとは限らないから、転送先病院に対し患者が緊急の開頭手術を要する可能性が高い救急患者であることを確実に告知し、その準備態勢についても重々の依頼をするなどの義務があったものというべきであり、開業医に右義務に違反した過失があるというべきである」と判示した。

本件は、転医手続をする際にも、場合によっては、転医先の医療機関がいち早く医療行為に着手できるように、できるだけ詳細な診療情報、特に緊急性の判断についての情報を伝えることを法的義務として認めた事例である。転医を実行するにあたっては、転医先の具体的な状況把握が必要であり、これらの状況を十分に考慮したうえで、転医の手続をとることが求められるのである。転医元の医療機関は、転医を実行すれば、すべての医療責任が免れられるというものではなく、両医療機関が一体となって患者の治療に従事するとの観点（共同診療）に立てば、転医元の診療情報、特に緊急かつ重大な診療情報は、それらが転医先が医療行為をするうえで有用であると判断されれば、それらのことを積極的に説明すべき義務が発生すると考えるべきである。

⑹　専門科目外の疾患の患者を専門医に転医させる義務
・名古屋地判平成12・9・18判時1750号121頁

本件は、**精索捻転症**に罹患した小学校2年生の男児を診察した内科医が、下腹部痛の原因疾患として精索捻転症の可能性が高いことを認識することが可能であったことを前提として、泌尿器科専門医への転医勧告義務を怠った過失があるとされた事例である。

判決は、内科医が本件初診時に精索捻転症の診断治療ができないとしても、これには過失はないと判断したものの、「本件初診時において、激痛は認められず、また、その他精索捻転症における典型的な症状が認められないとし

ても、患者は左下腹部および左陰嚢部といった局所的な痛みを訴えており、また、痛みの訴えの程度に強弱が見られるとはいえ、ベッドの上方にずり上がるようなかなり強い痛みを触診において訴えていること、担当医師も、本人尋問において精索捻転症の可能性があることは認識していたと供述していることに照らすと、本件初診時において精索捻転症であるとの確定的診断に至らなくても、原因疾患として精索捻転症の可能性が高いと認識することは十分に可能であったと言える。加えて精索捻転症が急激に発症・進行し、非常・緊急の処置を行わなければ睾丸の壊死を回避できなくなる危険性の高い疾患であり、精索捻転症の疑いがあり、精索捻転症を否定できなければ、緊急手術を行って診断を確定する必要があって、経過観察を行うことは危険性が高いことを考慮すると、……患者および親権者に対し精索捻転症に関する説明、具体的には精索捻転症の特徴、発生機序、対処方法、特に対処は緊急性を要することを説明したうえ、親権者に対して、経過観察上の危険性に対する注意を十分に喚起するとともに患者および親権者に対して泌尿器科専門医への転医を勧告し、右疾患に対する泌尿器科専門医の医療水準の下の診断・治療を受けさせるべき注意義務があるというべきである」と判示した。

　本件は、患者を診察した医師は内科医であり、泌尿器科領域の精索捻転症はその接触する機会が極めて乏しく、確実な知識があったとは思えない。しかし、医師は、本件疾患が精索捻転症である可能性を疑っていたのであるから、仮に本症であれば、捻転を解除するには時間的制約があるほどの緊急性を帯びた疾患であることは明らかであるから、患者側にその旨の説明を十分にしたうえで転医を勧告する義務があったというものである。内科医の立場では、必ずしも精索捻転症の確定診断および治療を実施することは求められないにしても、その診断の疑いをすれば、時間的制約、緊急性を考慮して、その旨具体的に患者側に説明し、転医を勧告することは過剰な期待とはいえない。

　(7) **分娩前に転送義務を否定し、分娩後に転送義務を肯定した事例**
・東京高判平成13・5・30判タ1095号225頁

IV　転医義務

　本件は、入院から出産までの間が、70時間近くに及ぶ**遷延分娩**のケースであり、新生児は出生後の低酸素状態により、頭蓋内に出血が発生、その後、児に脳性麻痺の後遺障害が生じた場合に、担当医師に分娩前には、帝王切開術の施行および他の医療機関への転送義務は、これを否定したが、分娩後にはその対応のため転送義務を認めた事例である。

　判決は、「妊婦について、入院と分娩間の時間が長いことのゆえに遷延分娩といえないまでも、1月15日午後9時ごろ痛みと子宮口の開大を伴った子宮収縮が始まって分娩が開始し、同日午後1時10分に子宮口が3cm開大し、その後さらに1cm開くのに9時間要しており、分娩の遷延に伴い胎児に与えるストレスや危険が増加することを考慮すると、遅くとも、フリードマンの頚管開大曲線における活動期以降に子宮口の開大が毎時間1.2cm以下であることが明らかとなった同日午後2時10分頃には、帝王切開により早期かつ迅速に胎児を娩出させるか、または帝王切開術を施行しうる他の医療機関へ妊婦を転医させることを考慮すべきであった。しかし担当医師は、帝王切開術を施行しないこととしていた以上、自らこれを施行する義務を負わず、胎児心拍すら記録されていない事情もあって、上記時点においては、胎児が低酸素状態にあったと認めるに足りる証拠もなく妊婦を高次の医療を施しうる医師のもとに転送すべき法的義務を負っていたと認めることもできない」としたうえで、「新生児は1月16日午前零時29分の出生の直後、アプガースコアは悪くなかったものの、中枢神経系の異常を示す落陽現象がみられ、同1時10分ごろ呼吸障害のため1時間あまり酸素投与され（これにより呼吸数は1分間28回まで改善された）同3時には顔色は青白く、目を閉じ、手足を全く動かさないなど、全身状態がかなり悪化していたのであり、落陽現象が正常児にも起こる例があることを考慮しても、担当医師は新生児について、出生後速やかに、小児科の医師にゆだねるべき法的義務を負っていたにもかかわらず、落陽現象の示すことの重大性を認識せず、同1時10分頃酸素を投与したのみで同3時頃他の病院に受け入れ方要請するまで、新生児を放置した。このことは不法行為上の過失にあたる」と判示した。

153

本件は、前半の問題として帝王切開術施行の医学的適応の問題および胎児心拍が記録されていない事情を考慮すると、問題が残る結論ではあったとしても、分娩後に新生児に発生した落陽現象の重大性に気づかなかったことがその後の転医義務履行につながらなかったことを考慮すると、担当医師の、転医義務違反の過失は免れないと考えられる。産婦人科医が「落陽現象」についてどの程度の知識を有すべきかどうかの問題が残るが、新生児を扱う以上、この種の疾患の基本的知識は当然備えていることが期待されており、その疑いをもてば、専門医療機関に転医させて、新生児に治療を受けさせる機会を提供することも医師の義務といえるのである。

(8) **重大で緊急性のある病気の疑いと転医義務の履行**
・最判平成15・11・11判タ1140号86頁

　本件は、開業医である担当医師が、患者が2年半の間にわたって発熱、頭痛、腹痛等を訴えて25回以上も診察を受けていたにもかかわらず、急性脳症を含む重大かつ緊急性のある疾患であることを見逃し、総合医療機関に転医させるべき義務を怠った事例である。

　判決は、「患者は初診から5日目の昭和63年10月3日午後4時頃以降の本件診療を開始する時点で、初診時の診断に基づく投薬により何らの症状の改善が見られず、同日午前中から700ccの点滴による輸液を実施したにもかかわらず、前日の夜からの患者の嘔吐の症状が全くおさまらないこと等から、それまでの自らの診断およびこれに基づく上記治療が適切なものでなかったことを認識することが可能であったものとみるべきであり、さらに、担当医師は患者の容態等からみて上記治療が適切でないことの認識が可能であったのに、本件診療開始後も、午前と同様の点滴を、常時その容態を監視できない2回の処置室で実施したのであるが、その点滴中にも、患者の嘔吐の症状がおさまらず、また。患者に軽度の意識障害等を疑わせる言動があり、これに不安を覚えた母親が担当医師の診察を求めるなどしたことからすると、担当医師としては、その時点で、患者が、その病名は特定できないまでも、本件医院では検査および治療の面で適切に対処することができない、急性脳症

等を含む何らかの重大で緊急性のある病気にかかっている可能性が高いことをも認識することができたものと見るべきである。この重大で緊急性のある病気のうちには、その予後が一般に重篤できわめて不良であって、予後の良否が早期治療に左右される急性脳症等が含まれること等にかんがみると、担当医師は上記の事実関係のもとにおいては、本件診療中、点滴を開始したものの、患者の嘔吐の症状がおさまらず、患者に軽度の意識障害を疑わせる言動があり、これに不安を覚えた母親から診察を求められた時点で、直ちに患者を診断したうえで患者の上記一連の症状からうかがわれる急性脳症等を含む重大で緊急性のある病気に対しても適切に対処しうる高度な医療機器による精密検査および入院加療等が可能な医療機関へ患者を転送し適切な医療を受けさせる義務があったものというべきであり、担当医師にはこれを怠った過失があると言わざるを得ない」と判示した。

　本件事例は、結局のところ、頭痛、発熱、嘔吐等の症状が持続しており、それに対して何らかの治療行為を実施したにもかかわらず症状が改善せず、むしろ悪化の兆しを呈していた状況からすれば、診断名自体の再検討あるいは治療法自体の再検討が必要とされる病気の態様である。本件患者が上記の諸症状を長期間にわたって持続していることは、判決が指摘しているように急性脳症等を含む何らかの重大かつ緊急性を帯びた疾患を想起すべきでなかったかと思われる。その意味で、判決の結論は妥当である。

　ただし、この判決は転医義務違反と因果関係についても新判断を示している。判決は、本件患者は重大な後遺障害が残存したことを結果発生とみて、過失と結果発生との間に相当程度の可能性の存在が証明されれば不法行為責任が成立すると判断している。判決は、「患者の診療にあたった医師が、過失により患者を適時に適切な医療機関へ、転送すべき義務を怠った場合においても、その転送義務に違反した行為と患者の上記重大な後遺症の残存との間の因果関係の存在は証明されなくとも、適時に適切な医療機関への転送が行われ、同医療機関に置いて適切な検査、治療等の医療行為を受けていたならば、患者に上記重大な後遺症が残らなかった相当程度の可能性の存在が証

明されるときは医師は、患者が上記可能性を侵害されたことによって被った損害を賠償すべき不法行為責任を負うものと解するのが相当である」と判示した。

　この判決の趣旨は、転医義務不履行の問題にとどまらず、いわゆる過失と結果発生との間の因果関係の法的判断のあり方についての判断である。判決は因果関係は、相当程度の可能性が証明されれば、その成立が肯定されるということ、およびその程度の可能性が証明されれば発生した結果は重度の後遺障害でも足りるとした。この判決は、因果関係についての結果を「死亡時点の生存可能性」ととらえ、その可能性の侵害が法的保護に値するとした最高裁の従来の判決理論を、さらに一歩進め、法的保護の範囲を拡大したものである。

5　まとめ

　医療訴訟の争点の一つとしての「転医義務」をめぐる争いは、転医の適応、時期、転医先の選択等につき、従来以上の先鋭な争いになることが予想される。特に、従来それほど重視されなかった具体的な転医先の選択をめぐっては、一層激しい議論が展開されると思われる。医療そのものが、細分化、専門化されれば、転送元の医療機関も、具体的な患者の疾患を前提とした場合に、どのような転医先が最も患者の利益につながるのかということにつき判断に窮することが、しばしば発生している。

　たとえば、交通事故患者が、事故により左脛骨近位端骨折、左膝か動脈を損傷したところ、病院でギプス包帯による患肢の緊縛、圧迫のため組織内圧が亢進したことと相まって、血流が阻害されて左下肢が壊死になり、左下肢切断を余儀なくされた事例がある。本件自体は、多様な争点を含む訴訟であったものの、転医義務に関しては、転医先の選択の判断が最大の争点であった。被告病院は、一般外科が診療科目であり、血管損傷については専門外であった。そこで、担当外科医は、骨折、動脈損傷、神経損傷のさらなる治療目的で、患者を一般整形外科へ転送したところ、左下肢の壊死状態が進行し、

結果的にさらに他の医療機関で左下肢切断となった。転送元の外科医の責任につき、判決は、「……転医の時点では、患者には左下肢の血管損傷を疑わせる症状が発現しており、外科医自身、これを疑い、転医先の病院で患者に血管造影検査がされることを期待していたのであるから、外科医としては血管損傷の診療を専門とする血管外科の医師が配置されている病院に患者を転医させるべきであったところ、転医先病院には血管造影検査に習熟した医師さえ配置されておらず、そのため、患者の血管損傷について適時に適切な診療を受けることができなかったものということができるから、外科医は患者を転医させる際の注意義務を尽くしたとはいえない」と判示して、外科医の転医義務違反の過失を求めた（広島高岡山支判平成12・1・27判例集未登載）。

転医先を決定する場合、患者の疾患治療に最適の診療科目を備えた医療機関の選択、および、その際に最適の技量を有する専門医の確認を得て、転医を実施しないと、転医義務の不履行の過失が成立するということである。

転医義務に限定しても、将来的には、診療情報の全面公開に待つしかないが、現状の医療環境を考えると、おのずと限界があることも現実である。規範的な法的判断は、医療の健全な発展と患者の利益の双方に寄与する役割を担うべきである。

〔演習問題〕
1 「転医義務」と「説明義務」および「医療水準」は、相互にどのような関連性を有するか。
2 転院先の選定の要件としてどのようなことが考えられるか。
3 転医先の専門性、および専門医の待機、転医時の直ちの診療開始等につき、転医元の医師は、転医に先立ち、どの程度確認もしくは把握しておくべきか。

（森脇　正）

Ⅴ　説明義務

1　説明義務の意義

　説明義務とは、医師が患者に対してその病状、治療に伴う危険、その他を説明すべき義務である。説明義務が発生する根本的な考えは、医師から治療を受ける患者は単に治療を受ける客体にすぎないものではなく、主体的な存在でもあることから出発している。人は身体と精神の一体化した存在であるから、医師に治療を託した患者といっても、自らのすべてを委ねたというのではなく、ある手術を受ける前には医師から治療行為の危険性などの説明を受けたうえで自ら手術を求めるか否かを決める権利を留保している。
　この「身体の一体性にのっかった**自己決定権**」の尊重が医師の説明義務を基礎づけている。最高裁は、宗教的理由による輸血拒否訴訟上告審判決において、「患者が、輸血を受けることは自己の宗教上の信念に反するとして、輸血を伴う医療行為を拒否するとの明確な意思を有している場合、このような意思決定をする権利は、人格権の一内容として尊重されなければならない」と判示した[1]（最判平成12・2・29判時1710号97頁、医事法判例百選36事件）。

2　説明義務の種類

　説明義務の種類については、①患者の有効な承諾を得るための説明義務、②療養方法等の指示・指導としての説明（治療行為の内容としての説明）義務、③転医勧告としての説明義務の3種類に分類される。①の患者の承諾の有効要件としての説明義務とは、手術のように患者の身体に対する医的侵襲を行うにあたり患者の承諾を得る前提として病状、手術内容、その危険性を説明することであり、②の説明義務は結果回避義務の一態様であって、診療中あ

　1　根本久編『裁判実務体系⒄医療過誤訴訟法』（稲田龍樹・説明義務）（青林書院、1990年）189頁。

るいは診療後において発生が予見される危険ないし悪い結果（医療目的に反した生命身体への侵害）を回避するため患者にその対処方法を説明することである[2]。

3　説明義務の法的根拠

　説明義務を損害賠償請求訴訟において主張するとき、不法行為責任を追及する場合には違法性阻却事由として被害者の承諾の有効要件としての説明義務を問い、契約責任を追及する場合には不随義務の不履行問題として説明義務を問うことが多い。

　医師と患者の間に医療契約、すなわち準委任に類似した契約がある場合には、同契約上の義務として民法656条が準用する645条を根拠として説明義務が発生する。医療契約がない場合には、医師は、「その業務の性質に照らし危険防止のために実験上必要とされる最善の注意義務を要求される」ところから、上記注意義務の一つとして説明義務を負うことになる[3]。

　なお、平成9年の医療法の改正により、医師等の医療の担い手は、医療を提供するにあたり、適切な説明を行い、医療を受ける者の理解を得るよう努めなければならないとの規定がおかれるに至った（説明義務に関する最高裁判例としては、最判昭和56・6・19判時1011号54頁、、最判昭和61・5・30判時1196号107頁、最判平成7・4・25判時1530号53頁、医事法判例百選29事件がある）。

　医師の説明義務は、医療過誤訴訟の重要なテーマであり、裁判の主要な争点として取り上げられ、裁判例が集積してきている。以下、裁判例の検討をとおして、説明義務の類型化を試みることとする。

2　根本・前掲（注1）（稲田）190頁。
3　根本・前掲（注1）（稲田）190頁。

4 説明義務の類型化

(1) 手術の危険性に関する説明義務

▶大阪地堺支判平成13・9・12判タ1123号198頁〔未破裂脳動脈瘤のクリッピング手術の結果、後遺障害が生じた場合において、手術の危険性について担当医師の患者に対する説明義務違反が認められた事例〕

判決は、本件手術は通常のクリッピング手術と比較して片麻痺等の手術合併症が発症する危険性が大きいのであるから、医師においてこのことを患者に説明すべき義務を負っているのに、医師は患者に対し「脳動脈は破裂する危険がある」、「手術に伴う合併症の危険は数％存在し、極めて稀であるが、死亡することもありうる」との通常のクリッピング手術を受ける患者に対する標準的な説明をしたにとどまり、このような危険に関する説明義務を尽くしておらず、患者の**自己決定権**を侵害した旨判示した（なお、判決は、慰謝料として100万円を認定した）。

▶東京高判平成11・5・31判時1733号37頁〔AVM（脳動静脈奇形）の全摘手術を受けた患者に重篤な左片麻痺などの障害が残ったことについて、手術の危険や保存的療法と外科的療法との得失の比較の説明において、具体性、詳細性の観点から不十分なものがあったとして説明義務違反が認められた事例〕

判決は、脳AVMのように、保存的療法によるか外科的療法によるか優劣に議論があり、しかも手術により死亡もしくは重大な後遺症の発現する可能性が無視し得ない程度に存在するという場合には、医師において、患者の病状、手術の内容と危険性、保存療法と手術の得失等について、患者が手術によるか保存的療法によるかを自由かつ真摯に選択できるよう説明する義務があることはいうまでもなく、とりわけ医師の側において当該施設における同種症例の手術結果について一定の経験と知見を有している場合には、単に手術の危険性について抽象的、一般的な説明にとどまることなく、適宜それらの手術実績に基づく知見も情報として示すなどし、患者が当時における保

存的療法と外科的療法双方の予後、危険性等について適切な比較検討をなしうるため、十分な具体的説明を行うべき義務があるというべきであると述べ、本件病院の担当医師らによる説明義務違反によって、患者は手術の危険性等の点において十分検討し、自らの権利と責任において自己の疾患についての治療法を選択する機会を奪われ、自らの人生を真摯に決定する機会を喪失したことになるのであって、これによって患者の被った精神的損害は重大である旨判示した（なお、判決は、本件病院の担当医師らは、すでに昭和55年頃に北里大学病院や国立相模原病状で実施された非出血性大型AVM3例の手術成績がいずれも不良であったことから、非出血性大型AVMの手術適応の決定は慎重にすべきであるとの知見を自ら得ていながら、患者らに対してはこれらの知見に基づく情報を必ずしも伝えないまま手術の同意をさせたことは、説明義務違反としては程度が重いものがあるといわざるを得ない旨判示して、慰謝料1600万円を認定した）。

▶東京高判平成13・7・18判タ1120号235頁〔死亡の危険性等に対する医師の説明義務違反があったとして、**自己決定権**侵害に基づく損害賠償請求を認容した事例〕

判決は、医療行為なかんずく患者の身体への重大な侵襲を伴う手術は、患者の生命や健康、精神に重大な影響を及ぼすものであるから、それを行うについては患者の同意が必要である。この同意は、自己の人生のあり方は自らが決定することができるという**自己決定権**に由来するものであり、医師が患者の同意を得るについては、患者による自己決定権の行使がその責任において適切に行われるように、患者に対し、当該患者の病状、治療方法、治療に伴う危険等について適切に情報を開示して説明を行うべき義務があるものと解される。そして、その具体的な内容は、それぞれの病状、選択すべき治療内容等の諸事情に応じて、各医療行為ごとに異なるものというべきであると述べ、本件手術を担当した医師としては、患者に対し、十分な情報に基づき上記選択を尽くさせるため、患者の病状およびその危険性、本件手術の内容およびその危険性等について、具体的に説明する義務があったというべきで

あり、特に、本件手術の危険性ないしそれによる死亡率は、手術を受ける患者およびその家族にとって、上記選択をなすにあたりもっとも重視すべき情報の一つであることが明らかであるから、特段の事情のない限り、その点について十分な説明を行うことは、手術を担当する医師にとって当然の責務であったものというべきである旨判示した（なお、判決は、患者としては、医師の説明が十分なものであったならば、本件手術を受けるのか、それとも差し当たり現状のまま様子をみるかについて、慎重に考慮し、選択する余裕があったというべきところ、医師の不十分な説明のために、自らの疾病の治療方法として本件手術を受けることの当否、ひいては自らの余生の生き方を自らの責任で選択する機会をもつことができなかったというべきであり、その精神的苦痛は慰藉に値するものというべきであると判示し、慰謝料として、100万円を認定した）。

(2) 先端的治療法（非標準的ながん化学療法）に関する説明義務

▶東京高判平成11・9・16判時1710号105頁〔研究段階であったアクチノマイシンDとシスプラチンの併用投与（非標準的な癌化学療法）により骨髄抑制の副作用が発現して死亡した子宮がん患者に関して、医師の説明義務不十分による過失があるとされた事例〕

判決は、本件の明細胞がんの場合のような臨床的な標準的治療方法が確立していない疾病の治療においては、契約上診療義務を負う医者としては、善管注意義務に従い、当時の臨床医学の水準に基づいて最善と考えられる治療方針を採用すべきであり、また、採用することができると解されるが、その治療方法が、臨床医学的に一応承認されていても特定の症例にとってその適否や効果が未開拓の分野に属し、治療が研究段階または実験段階にあるとしても、治療方法に研究目的、実験目的がなく、もっぱら臨床上の必要に迫られたものであり、その効果に対する一応の臨床医学的な裏づけがあると認められる場合においては、その治療効果の程度、限界または副作用につき患者等に対して説明してその決定、選択を尊重すべき義務を負うとしても、診療契約上の治療方法に関する医者の医学的裁量性に照らして、その治療方法を選択したことをもって直ちに過失がある、または診療契約上の債務不履行が

あるということはできない、と治療方法に関する過失は否定したが、医師らの患者に対するアクチノマイシンＤの投与を含む本件化学療法は、研究手段または実験として行われたものとはいえないから、医師らにそのことに関する説明義務があったということはできないが、上記化学療法は平成 4 年当時においては明細胞がんに対する標準的治療方法として確立したものではなかったことも前示のとおりである。

　上記化学療法には深刻な副作用を伴う蓋然性があることはよく知られていたと認められるから、仮に医師らが上記化学療法の有効性を提唱した研究者であり、医師らにおいては、この治療方法を採用したことに治療上の過失がないとしても、深刻な副作用を伴う生活ないし生存状況とがんの予後に伴う生活ないし生存状況や危険性等を衡量して患者のクオリティ・オブ・ライフあるいはより楽な死への過程を考えた医療を選択するために、この種の先端的治療方法をとることについて患者等の自己決定を尊重すべき義務があり、そのために患者ないしその家族に対して採用しようとする先端的治療方法について厳密に説明したうえで承諾をとる義務があるというべきであるとし、医師らは、日常的な会話の中で患者に対してある程度の説明を行ったと推認されるが、上記のような説明も、すでに第 1 クルーが終了し、医師らから血小板数等の著しい減少があったこと等の詳細な説明がない限り、アクチノマイシンＤの投与による深刻な副作用や出血性ショック死等の危険性を考慮に入れた患者の**自己決定権**を尊重する内容のものではなかったと認められ説明義務を尽くしたとはいえない旨判示した（なお、判決は、（患者への）説明義務は、診療契約上の債務そのものではなく、診療契約上の債務に付随し、個々の診療行為について個別に発生する義務であるから、医師らが、最善と信ずる治療方法を採用し診療契約上の債務不履行または不法行為上の過失がないからといって、上記説明義務が軽減されるものではないとし、控訴人に生ずる損害は、十分に説明を受けなかったという精神的損害のみであると認めるのが相当であるとして、慰謝料として合計150万円を認定した）。

(3) 標準的ながん化学療法に関する説明義務

▶静岡地判平成10・12・24判夕1027号221頁〔乳がんおよび大腸がんの手術を受けた患者が肝不全等により死亡した場合、血液検査をしないで抗がん剤を投与した医師に過失および説明義務違反はないとされた事例〕

判決は、一般に、医師は、診療契約上、患者に対し、手術などの医学的侵襲行為を患者の身体にするにあたり、患者の承諾を得る前提として、診断に基づく病状やこれに対する治療方法およびその必要性、危険性等について説明する義務を負っているが、その説明の程度は、侵襲の危険性の程度により変化するものというべきであると述べ、本件で医師は、乳がんの手術前に、患者らに対し、抗がん剤の投与により骨髄障害、消化器症状が生ずることがあるとの説明をし、さらに、大腸がんの手術前には、原告に対し、二重のがんであることや摘出手術後の治療として抗がん剤投与が有効かつ必要であることなどを説明したこと、他方で、本件で投与されたマイトマイシンの投与量、投与方法は、一般に外科医が用いている範囲内のものであり、かつ、その安全性も一応確立されているものであって、その総投与量からしても、重篤な副作用は予定されていないことがそれぞれ認められる旨判示し、本件において、医師が患者らに対し、抗がん剤を投与するにあたり説明義務を尽くさなかったとする原告らの主張を退けた（なお、判決は、（患者らへの）説明の際に医師は、具体的な薬品名、投与量、投与方法等の説明をしていないが、本件のマイトマイシンの投与は、外科医が通常用いるものであり、その投与量も、重篤な副作用が生じる程度とまではいえないものであり、説明内容が上記点を欠いていたことをもって、本件マイトマイシンの投与にあたり必要とされる説明を欠いたとまではいうことができないと判示している）。

(4) 先端的治療法（未確立な治療法）に関する説明義務

▶最判平成13・11・27判夕1079号198頁、医事法判例百選31事件〔乳がんの手術にあたり、当時医療水準として未確立であった乳房温存療法について医師の知る範囲で説明すべき診療契約上の義務があるとされた事

V 説明義務

例〕

　判決は、本件においては、実施予定の手術である胸筋温存乳房切除術について被上告人が説明義務を負うことはいうまでもないが、それと並んで、当時としては未確立な療法（術式）とされていた乳房温存療法についてまで、選択可能な他の療法（術式）として被上告人に説明義務があったか否か、あるとしてどの程度まで説明することが要求されるのかが問題となっている。

　ここで問題とされている説明義務における説明は、患者が自らの身に行われようとする療法（術式）につき、その利害得失を理解したうえで、当該療法（術式）を受けるか否かについて熟慮し、決断することを助けるために行われるものである。

　医療水準として確立した療法（術式）が複数存在する場合には、患者がそのいずれを選択するかにつき熟慮のうえ、判断することができるような仕方でそれぞれの療法（術式）の違い、利害得失をわかりやすく説明することが求められるのは当然である。（中略）

　一般的にいうならば、実施予定の療法（術式）は医療水準として確立したものであるが、他の療法（術式）が医療水準として未確立のものである場合には、医師は後者について常に説明義務を負うと解することはできない。とはいえ、このような未確立の療法（術式）ではあっても、医師が説明義務を負うと解される場合があることも否定できない。少なくとも、当該療法（術式）が少なからぬ医療機関において実施されており、相当数の実施例があり、これを実施した医師の間で積極的な評価もされているものについては、患者が当該療法（術式）の自己への適応の有無、実施可能性について強い関心を有していることを医師が知った場合においては、たとえ医師自身が消極的な評価をしており、自らはそれを実施する意思を有していないときであっても、なお、患者に対して、医師の知っている範囲で、当該療法（術式）の内容、適応可能性やそれを受けた場合の利害得失、当該療法（術式）を実施している医療機関の名称や所在などを説明すべき義務があるというべきであると述べ、そうだとすれば、被上告人は、この時点において、少なくとも上告人の

乳がんについて乳房温存療法の適応可能性のあることおよび乳房温存療法を実施している医療機関の名称や存在を被上告人の知る範囲で明確に説明し、被上告人により胸筋温存乳房切除術を受けるか、あるいは乳房温存療法を実施している医療機関において同療法を受ける可能性を探るか、そのいずれかの道を選ぶかについて熟慮し判断する機械を与えるべき義務があったというべきである旨判示した（大阪高判平成14・9・26判夕1114号240頁。差戻控訴審として、説明義務違反により被った慰謝料として100万円を認定した）。

  (5) **がんの告知（家族に対する告知）**
  ▶最判平成14・9・24判夕1106号87頁、医事法判例百選30事件〔医師が末期がんの患者の家族に病状等の告知しなかったことが診療契約に付随する義務に違反するとされた事例〕

判決は、医師は、診療契約上の義務として、患者に対し診断結果、治療方針等の説明義務を負担する。そして、患者が末期的疾患に罹患し余命が限られている旨の診断をした医師が患者本人にはその旨を告知すべきではないと判断した場合には、患者本人やその家族にとってその診断結果の重大性に照らすと、当該医師は、診療契約に付随する義務として、少なくとも、患者の家族等のうち連絡が容易な者に対しては接触し、同人または同人を介してさらに接触できた家族等に対する告知の適否を検討し、告知が適当であると判断できたときには、その診断結果等を説明すべき義務を負うものといわなければならないと述べ、なぜならば、このようにして告知を受けた家族等の側では、医師側の治療方針を理解したうえで、物心両面において患者の治療を支え、また、患者の余命がより安らかで充実したものとなるように家族等としてのできる限りの手厚い配慮をすることができることになり、適時の告知によって行われるであろうこのような家族等の協力と配慮は、患者本人にとって法的保護に値する利益であるというべきであるからであると理由を述べたうえ、医師らには、患者の家族等と連絡をとるなどして接触を図り、告知するに適した家族等に対して患者の病状等を告知すべき義務の違反があったといわざるを得ないと判示した（仙台高秋田支判平成10・3・9判夕1024号253

頁。原審は告知義務違反の慰謝料として120万円を認定した）。

(6) **緊急性のない治療と代諾**
▶東京地判平成13・3・21判時1770号109頁〔帝王切開の際に、患者本人の同意を得ず、患者の夫の同意を得て子宮筋腫等のために子宮が摘出された場合について、上記摘出術に患者本人の同意を得がたい緊急性はなく、夫の代諾が許されない等として違法とされた事例〕

　判決は、説明と同意について、医師が患者に対して手術のような医的侵襲を伴う治療を行う場合には、患者の自己決定権が尊重されなければならないから、医師は患者に対し、治療を行うことが緊急を要し、これを受けるか否かの判断を患者に求める時間的余裕がないなどの特段の事情があるときを除いて、患者の症状、治療の方法・内容および必要性、その治療に伴い発生の予測される危険性、代替的治療法の有無、予後等、患者が当該治療を受けるかどうかを決定するのに必要な情報を、当時の医療水準に照らし相当と認められる範囲内で具体的に説明して、当該治療を行うことについて患者の同意を得る診療契約上の義務を負うというべきであると述べ、医療行為がときに患者の生命、身体に重大な侵襲をもたらす危険性を有していることに鑑みれば、患者本人が、自らの自由な意思に基づいて治療を受けるかどうかの最終決定を下すべきであるといわなければならないから、緊急に治療する必要があり、患者本人の判断を求める時間的余裕がない場合や、患者本人に説明してその同意を求めることが相当でない場合など特段の事情が存する場合でない限り、医師が患者本人以外の者の代諾に基づいて治療を行うことは許されないというべきであると判示した。

(7) **療養指導に関する説明義務**
▶最判平成7・5・30判時1553号78頁、医事法判例百選56事件〔医師が未熟児である新生児を黄疸の認められる状態で退院させ、上記新生児が退院後核黄疸に罹患して脳性麻痺の後遺症が生じた場合につき、医師の退院時における説明および指導に過失がないとした原審の判断に違法があるとされた事例〕

判決は、新生児の疾患である核黄疸は、これに罹患すると死に至る危険が大きく、救命されても治癒不能の脳性麻痺等の後遺症を残すものであり、生後間もない新生児にとって最も注意を要する疾患の一つということができるが、核黄疸は、血液中の間接ビリルビンが増加することによって起こるものであり、間接ビリルビンの増加は、外形的症状としては黄疸の増強として現れるものであるから、新生児に黄疸が認められた場合には、それが生理的黄疸か、あるいは核黄疸の原因となりうるものかを見極めるために注意深く全身状態とその経過を観察し、必要に応じて母子間の血液型の検査、血清ビリルビン値の測定などを実施し、生理的黄疸とはいえないが疑いがあるときは、観察をよりいっそう慎重かつ頻繁にし、核黄疸についてのプラハの第1期症状が認められたら時期を逸することなく交換輸血実施の措置をとる必要があり、未熟児の場合には成熟児に比較して特に慎重な対応が必要であるが、このような核黄疸についての予防、治療方法は、上告人が出生した当時すでに臨床医学の実践における医療水準となっていたものである。本件において上告人を同月30日の時点で退院させることが相当でなかったとは直ちにいいがたいとしても、産婦人科の専門医である被上告人としては、退院させることによって自らは上告人の黄疸を観察することができなくなるのであるから、上告人を退院させるにあたって、これを看護する上告人らに対し、黄疸が増強することがありうること、および黄疸が増強して哺乳力の減退などの症状が現れたときは重篤な疾患に至る危険があることを説明し、黄疸症状を含む全身状態の観察に注意を払い、黄疸の増強や哺乳力の減退などの症状が現れたときは速やかに医師の診察を受けるように指導すべき注意義務を負っていたというべきところ、上告人の黄疸について特段の言及もしないまま、何か変わったことがあれば医師の診察を受けるようにとの一般的な注意を与えたのみで退院させているのであって、かかる被上告人の措置は、不適切なものであったというほかはないと判示した。

▶東京地判昭和58・1・28判時1081号88頁〔医師が患者に対する経過観察のための適切な指示・説明を怠り、その結果急性虫垂炎の診断・治療

V 説明義務

▶神戸地明石支判平成2・10・8判時1394号128頁〔酔って自宅の階段から転落死した患者が、救急診療を受けて帰宅した後、容体が急変し、硬膜下出血等によって死亡した場合につき、救急診療を担当した医師に、問診義務を尽くさないまま脳損傷の可能性はないものと速断した過失、および、患者を帰宅させるにあたり、付添人に、今後の容体変化に対する留意点やとるべき措置に関する説明義務を尽くさなかった過失があるとされた事例〕

▶高松高判平成8・2・27判時1591号44頁〔髄膜腫摘出手術を受けて退院後に中毒性表皮融解壊死症により死亡した事案において、投薬による副作用の重大な結果を回避するために、担当医師には副作用を念頭に置いた具体的な情報を提供し、説明指導すべきであるのに、これを怠った過失があるとされた事例〕

▶東京高判平成14・9・11判時1811号97頁〔皮疹の治療のため薬剤の投与を受けた患者が中毒性表皮壊死症を発症した場合に治療を担当した医師に投薬治療上の過失および説明義務違反の過失はないとされた事例〕

▶大阪地判平成10・9・22判タ1027号230頁〔S字結腸のポリープ摘出手術（ポリペクトミー）の手術後、手術部位に生じた穿孔により腹膜炎を発症した場合に、医師に手術後の療養方法の指導、説明義務を怠った過失があるとされた事例〕

(8) 整形美容目的の手術に関する説明義務

▶福岡地判平成5・10・7判時1509号123頁〔未婚の陥没乳頭の女性に乳頭の形成ないし造設術を施したところ、上記乳頭壊死等に至った場合に医師の説明義務違反の過失があると認められた事例〕

本件手術のように整形美容目的の手術の場合、手術の必要性や緊急性に乏しいうえ、その目的が整容ということから、手術の担当医師に対しては、手術の実施にあたって、手術の方法や内容、手術の結果における成功の度合い、

副作用の有無等のみならず、通常の手術の場合以上に手術の美容的結果、中でも手術による傷跡の有無やその予想される状況について十分に説明し、それにより、患者がその手術を応諾するか否かを自ら決定するに足りるだけの資料を提供する義務が当然負わされているものと解するのが相当である旨判示した。

(9) 予防的治療法に関する説明義務

▶最判平成18・10・27集民221号705頁〔未破裂脳動脈瘤の存在が確認された患者がコイル塞栓術を受けたところ術中にコイルが瘤外に逸脱するなどして脳梗塞が生じ死亡した場合において担当医師に説明義務違反がないとした原審の判断に違法があるとされた事例〕

未破裂脳動脈瘤の存在が確認された患者がコイル塞栓術を受けたところ、術中にコイルが瘤外に逸脱するなどして脳梗塞が生じ、死亡した場合において、①その治療が予防的なものであったこと、②医療水準として確立していた療法としては、当時、開頭手術とコイル塞栓術が存在していたこと、③担当医師は、コイル塞栓術の術中に動脈瘤が破裂した場合には救命が困難であり、このような場合にはいずれにせよ開頭手術が必要になるということなどの知見を有していたことがうかがわれること、④患者が開頭手術を選択した後の手術予定日の前々日のカンファレンスにおいて、開頭手術はかなり困難であることが新たに判明したことなど判示の事実関係の下では、上記カンファレンスの結果に基づき、その翌日にコイル塞栓術を実施した担当医師が、同手術を実施することの承諾を患者から得るにあたって、上記の知見や上記カンファレンスで判明した開頭手術に伴う問題点の具体的内容についての説明をしたうえで、開頭手術とコイル塞栓術のいずれを選択するのか、いずれの手術も受けずに保存的に経過をみることとするのかを熟慮する機会をあらためて与えたか否かなどの点を確定することなく、担当医師に説明義務違反がないとした原審の判断には、違法がある旨判示した。

5　裁判例をとおしての説明義務（類型化）のまとめ

　上記4(1)～(2)は、外科的手術において、死亡や重い後遺症が発生したケースである。判決は、死亡や重い後遺症が発生する危険性の高い手術については、極めて高い水準の説明義務を課しているものである。このような場合の説明義務の内容は、標準的な説明では不十分であり、他の療法との得失の比較の説明において、患者が自ら決定できるように具体性、詳細性が求められ、手術成績の知見（死亡率）を有する場合には、これらの知見に基づく情報を開示して説明すべき義務があると判示しているものである。

　上記(3)は、抗がん剤の投与により患者が死亡したケースである。副作用の強い薬を使用する場合には、危険性の高い治療ということから、高い水準の説明義務を課しているものである。基本的には、薬剤の名前、治療効果の程度、限界、副作用の症状・程度・頻度等の説明をしなければならない。特に、抗がん剤による先端的治療法については、その内容を厳密かつ詳細に説明したうえで患者・家族の承諾をとる義務があると判示しているものである。

　上記(4)は、乳房温存療法（先端的治療法）について、医師の知る範囲で説明すべき診療契約上の義務があるとされたケースである。未確立な療法（術式）であっても、患者がこの療法（術式）の自己への適応の有無、実施可能性について強い関心を有している場合には、患者にその治療法の内容や適応可能性について説明し、患者に治療法の選択の機会を与えるべき義務があると判示しているものである。

　上記(5)は、医師が末期癌の患者の家族に病状等を告知しなかったケースである。医師は、患者に対し、診断結果、治療方針等の説明義務を負うものである。がんの告知も同様であり、最近ではがんを告知しないケースは少なく、告知しない場合には合理的な理由が必要になるものである。医師が本人に対して告知すべきでないと判断した場合にも、家族に対する説明はすべきである。家族らは患者の余命がより安らかで充実したものとなるよう手厚い配慮をすることができるようになり、この家族等の協力と配慮は、患者本人にと

っても法的保護に値する利益であると判示しているものである。

　上記(6)は、患者本人の同意を得ずに、夫の同意を得て子宮が摘出されたケースである。緊急に治療をする必要があり、患者本人の判断を求める時間的余裕がない場合などの特段の事情が存在する場合でない限り、医師が患者本人以外の者の代諾に基づいて治療を行うことはできないと判示したものである。患者本人が、自ら自由な意思に基づいて治療を受けるかどうかの最終決定を下すべきであるという点からも当然の結論である。

　上記(7)は、①退院時における説明・指導、②経過観察のための指示・説明、③帰宅させるにあたっての容体変化に対する留意点やとるべき措置についての説明、④副作用についての情報提供・説明、⑤投薬上の説明、⑥手術後の療養方法の指導・説明、について各判示しているものである。

　上記(8)は、未婚の陥没乳頭の女性に乳頭の形成ないし造設術を施したところ、上記乳頭壊死、左乳輪切開部分の傷等に至った場合に医師の説明義務違反を認めたケースである。整容目的の手術の説明義務については、手術の必要性や緊急性に乏しいうえ、その目的が整容ということから、説明義務を通常の医療行為の場合に比較して、説明の内容や程度が高度であるべきであると判示しているものである。

　上記(9)は、病気を発症する前の患者に対し、予防的な療法を行う際の説明義務の内容について判示したものである。予防的な療法を行う場合、患者が現実に病気を発症するかは不明であるから、患者に対し、治療を行わず保存的に経過をみる選択肢があることを説明する必要がある。そして、いったん患者が予防的な療法を行う決意をした後に、その療法につき新たな知見が得られたり、患者の状態につき新たな事実が判明した場合には、予防的な療法を行うか、保存的に経過をみることとするのかを熟慮する機会をあらためて与えなければならないと判示しているものである。

〔演習問題〕
1　「説明義務」とは何か。なぜ説明義務が求められるのか。

2 説明義務の根拠は、最高裁判所の判例ではどのように考えられているのか。
3 自己決定権とはどういうものか。
4 説明義務の法的根拠はどこに求められているのか。
5 判例の分析を通して、以下の手術・治療に関する具体的な説明義務の内容（要件）を明らかにされたい。
  ① 手術の危険性に関する説明内容
  ② 先端的治療法に関する説明内容
  ③ 標準的な癌化学療法に関する説明内容
  ④ 療養指導に関する説明内容

（大石和昭・山本賢昌）

第3章　医療訴訟

第1節　医療訴訟の概要

I　医療訴訟の現況

　医療事故の発生件数は公表されたり、調査されているわけではないので、正確な数値は把握できないが、最近の司法統計（平成24年）によれば、医事関係訴訟事件の新受件数は793件、既済は844件である。訴訟まで持ち込まれるもの以外に示談交渉や調停等で解決している例、あるいは、その段階で未解決のまま終わってしまう例、さらには、医療事故として相談することを患者があきらめている例、医療事故と気がつかずにいる例を考えると、かなりの数になるといわれており、交通事故に匹敵するという考えを示すものもある。

　医療訴訟の新受件数は平成16年の1110件をピークに減少傾向にあったが、ここ最近は800件弱と一定している。弁護士の数が近時劇的に増えているのに、新受件数が増えないのは、各弁護士会が行っている医療ADR（紛争解決センターなどの名称で設置されている）等を利用した裁判以外の解決や示談が増えたからという見方もあるが、勝訴率の低下によって、訴え提起を控える当事者が多いのではないかという意見もある。

　司法統計によれば、医療訴訟の平均審理期間は、24.5カ月であるが、一般事件が約半年程度であるから、約4倍程度時間がかかっていることになる。医療訴訟に時間がかかりすぎるとしばしば批判されるのは統計からも裏づけられている。

平均約2年もの時間をかけて審理された結果として出される判決の認容率は22.6％で、ここ数年20％から25％前後を推移しているが、平成15年の44.3％の数値からみると半減している。ちなみに、一般事件の認容率が84％程度（人証調べを要する事件の認容率でも62％程度）になっているので、いかに医療訴訟の勝訴率が低いかがわかる。この認容率の低さも医療訴訟の問題の一つとして指摘されることが多い。

〈表2〉　医事関係訴訟事件の処理状況および平均審理期間

（平成15年～平成24年）

年	新受（件）	既済（件）	平均審理期間（月）
平成15年	1,003	1,035	27.7
平成16年	1,110	1,004	27.3
平成17年	999	1,062	26.9
平成18年	913	1,139	25.1
平成19年	944	1,027	23.6
平成20年	876	986	24.0
平成21年	732	952	25.2
平成22年	791	921	24.4
平成23年	768	801	25.1
平成24年	793	844	24.5

（注）　1　医事関係訴訟事件には、地方裁判所および簡易裁判所の事件が含まれる。
　　　　2　平均審理期間は、各年度の既済事件のものである。
　　　　3　本表の数値のうち、平成16年までの各数値は、各庁からの報告に基づくものであり、概数である。
　　　　4　平成24年の数値は、速報値である。

第1節　医療訴訟の概要

〈表3〉　医事関係訴訟事件の終局区分別既済件数およびその割合

(平成15年～平成24年)

年 \ 区分		判決	和解	請求の放棄	請求の認諾	取下げ	その他	計
平成15年	件数	406	508	4	3	47	67	1,035
	比率	39.2	49.1	0.4	0.3	4.5	6.5	100.0
平成16年	件数	405	463	2	0	49	85	1,004
	比率	40.3	46.1	0.2	0.0	4.9	8.5	100.0
平成17年	件数	400	529	0	0	46	87	1,062
	比率	37.7	49.8	0.0	0.0	4.3	8.2	100.0
平成18年	件数	402	607	1	1	50	78	1,139
	比率	35.3	53.3	0.1	0.1	4.4	6.8	100.0
平成19年	件数	365	536	1	1	47	77	1,027
	比率	35.5	52.2	0.1	0.1	4.6	7.5	100.0
平成20年	件数	371	493	3	0	40	79	986
	比率	37.6	50.0	0.3	0.0	4.1	8.0	100.0
平成21年	件数	366	473	2	0	38	73	952
	比率	38.4	49.7	0.2	0.0	4.0	7.7	100.0
平成22年	件数	324	488	3	1	51	54	921
	比率	35.2	53.0	0.3	0.1	5.5	5.9	100.0
平成23年	件数	294	406	5	0	31	65	801
	比率	36.7	50.7	0.6	0.0	3.9	8.1	100.0
平成24年	件数	319	433	3	0	34	55	844
	比率	37.8	51.3	0.4	0.0	4.0	6.5	100.0

（注）　1　医事関係訴訟事件には、地方裁判所および簡易裁判所の事件が含まれる。
　　　　2　本表の数値のうち、平成16年までの数値は、各庁からの報告に基づくものであり、概数である。
　　　　3　平成24年の数値は、速報値である。

〈表４〉 地裁民事第一審通常訴訟事件・医事関係訴訟事件の認容率

(平成15年〜平成24年)

区分 年	地裁民事第一審通常訴訟事件	(うち人証調べ実施)	医事関係訴訟事件
平成15年	85.2	68.7	44.3
平成16年	84.1	67.4	39.5
平成17年	83.4	65.4	37.6
平成18年	82.4	63.5	35.1
平成19年	83.5	63.8	37.8
平成20年	84.2	62.4	26.7
平成21年	85.3	62.5	25.3
平成22年	87.6	62.3	20.2
平成23年	84.8	62.5	25.4
平成24年	84.4	62.5	22.6

(注) 1 認容率とは、判決総数に対して認容件数の占める割合であり、認容には一部認容を含む。
2 地裁民事第一審通常訴訟事件は、地方裁判所の医事関係訴訟事件を含む。
3 医事関係訴訟事件の認容率は、平成16年までは地方裁判所および簡易裁判所の事件、平成17年以降は地方裁判所の事件をそれぞれ基礎としている。
4 本表の基礎となる事件数のうち、平成16年までの医事関係訴訟の事件数は、各庁からの報告に基づくものであり、概数である。
5 平成24年の数値は、速報値である。

第1節　医療訴訟の概要

〈表5〉　医事関係訴訟事件（地裁）の診療科目別既済件数

(平成22年～平成24年)

診療科目 年	平成22年	平成23年	平成24年
内　　　　科	237	181	164
小　児　科	22	19	22
精神科（神経科）	29	30	33
皮　膚　科	17	7	6
外　　　　科	142	123	145
整　形　外　科	105	93	99
形　成　外　科	24	24	24
泌　尿　器　科	9	15	18
産　婦　人　科	89	82	59
眼　　　　科	24	22	34
耳 鼻 咽 喉 科	16	9	19
歯　　　　科	72	76	86
麻　酔　科	6	8	9
そ　の　他	104	81	103

（注）　1　本表の数値は、各診療科における医療事故の起こりやすさを表すものではないでの、注意されたい。
　　　　2　複数の診療科目に該当する場合は、そのうちの主要な一科目に計上している。
　　　　3　平成24年の数値は、速報値である。

178

II　相談から証拠保全まで

　医療訴訟においては、証拠保全に至る法律相談が、極めて重要である。

　医療事故のとらえ方は、医師と法曹（裁判所、弁護士）、そして当事者とで見解の異なる場合がある。理論的にいうと、医師も法曹も患者も同じ基準で事例をみるという前提であれば問題はないが、残念ながら医師と法曹と患者では、医師に過失責任を問えるかどうかで見解が相違することがしばしばある。医師の側では内心は医療過誤であると考えていたが、裁判では過失なしと判断される場合もあるし、医師の側では医療過誤ではないと思っていても裁判では過失ありと判断される場合もある。

　どうしてこのような違いが生じるかといえば、法律上の過失の本質についての正確な理解が医師と患者（場合によっては弁護士）にない場合が多いことがあげられよう。

　過失責任とは何かであるが、予見可能な事実を予見することができながら、それを予見しなかったこと、あるいは、予見していたのに回避をしなかったこと（ただし、回避可能性が必要）と理解されている。そして、このような予見可能性があったかどうかについては現在までの判例の集積の結果、診療当時の臨床医学の実勢における**医療水準**を基準として判断されるべきである（未熟児網膜症事件に関する最判平成7・6・9民集49巻6号1499頁、判時1537号3頁、判タ883号92頁、医事法判例百選45①事件参照）と考えられている。しかも、訴訟上の因果関係の認定は一点の疑義も許されない自然科学的証明ではなく、経験則に照らして全証拠を総合検討し、特定の事実が特定の結果発生を招来した関係を是認しうる高度の蓋然性を証明することであり、その判定は通常人が疑いを差し挟まない程度に真実性の確信をもちうるものであることを必要とし、かつ、それで足りるとされているように（ルンバールのショックによる脳出血事件に関する最判昭和50・10・24民集29巻9号1417頁参照）、責任の有無を判断するのは専門家の医師ではなく国民の代表者たる裁判官である。

179

第1節　医療訴訟の概要

　ただし、このような過失判断は結果論とは違うということに留意しなければならない。すなわち、事故後結果から振り返って懐古的に（いわゆるレトロスペクティブ）に評価をするということではなく、事故当時に当該医師に与えられていた情報、知見、医療施設の状況、地域の状況などから、プロスペクティブな視点で判断を加えるということである。したがって、医師としては、治療行為当時の医療水準の実勢に照らして予見できない結果について責任を問われることはないし、予見できたとしてもその予見した結果に対する医療水準の実勢に照らして適切といえる回避義務を尽くしていれば責任を問われることはない。

　このように、医療事故における法律相談においては、上記のような基準に照らして検討が加えられなければならない。

　さらに、医療手技そのものの落ち度もさることながら、賠償請求をするかどうかにおいては説明義務違反が検討されねばならない。

　患者は自ら疾患に対処するについて運命の選択に関する決定権を有するもので、同決定に関する手続的保障が重要な人格権の一つ（保護に値する有用な法益）として理解されており、このため医師が検査や手術など患者に対する必要な手段を決定するに際し、あるいはその侵襲にあたっては患者から事前に承諾を得る必要がある。さらに、その前提としてその承諾に必要な情報を患者側に開示して十分な決断の場を提供する必要があると理解されており、このため医師としてなすべき説明が広く医師の診療をめぐる義務として理解され、これに反した医師には**説明義務違反**を理由として患者の被った精神的な損害について賠償の必要があるとされている[1]。また、説明が適切になされたならば、手術を回避していたと考えられるような場合は、逸失利益についても賠償が認められることになる。また、仮に医療手技行為自体に過失が認められなくとも、別のリスクの低い治療法を選択できたのにその選択をさせなかったような場合には、**説明義務違反**による損害賠償が認定されることと

1　稲垣喬『医師責任訴訟の構造』（有斐閣、2002年）参照。

なる。

　判例では、説明義務違反はここ数年で広く認められてきているが、現実には説明義務に関する意識が極めて希薄な医師が少なくないように思われる。

　なお、事故直後に相談を受ける場合があるが、その場合には解剖を検討しなければならない。

　解剖には、司法解剖、行政解剖、病理解剖があるが、医療過誤が問題となりそうな事例では、解剖を実施しておくほうが病院側にとっても患者側にとっても重要なことである。むろん、解剖したからといって過失の有無が直截に明らかになるわけではないが、無用な争点の発生を防ぐことができる。なお、患者から解剖の申出があったのにこれを拒んだ場合、事情いかんによっては医師側の過失が事実上推定されることもあろう。

III　証拠保全

　弁護士に依頼する前に患者自身によりカルテ開示が済んでいる場合や医療側で責任を明らかに認めている場合、損害額が非常に低額である場合などを除き、依頼者から聴取した事情により過失が認められる蓋然性が高い場合には、通常証拠保全がなされる。**証拠保全手続**は、訴訟提起前に証拠調べを実施する手続である。証拠保全の方法は裁判所によって違いがある。写真を中心とするところや保全先の協力を得て保全先病院でのコピーを行うところ、一時カルテを保管する方法などさまざまである。

　証拠保全は、訴訟提起前にあらかじめカルテの内容を特定しておくことに意味があるのであり、保全手続によって病院側が不利になるということはあり得ない。むしろ、医療証拠を検討して訴訟を断念せざるを得ない場合も多い。

　病院側が証拠保全を誤解しカルテ類を隠すなどの行為にでると、病院側の過失が推定されるなどの不利益を被ることとなるので、病院側としては、厳に避けなければならない。

Ⅳ　証拠保全から訴訟提起前まで

　証拠保全後、患者側は、前述の基準に従って医療過誤ありと主張できるかどうかを検討する。その際には、保全された医療記録の翻訳、各種医学文献、判例などを参考にするが、臨床医の立場から協力医に医学的見解を求めて、事故時の医学水準からみて、事故の発生が予見可能といえるかを慎重に検討することが多い。

　また、委任契約上の報告義務の履行（民法645条）を求めることにより、医療証拠からだけではわからない点について、医師の側の見解を求めることが行われる（いわゆる「**説明会**」）ことが多い。

　以上の検討の結果、医療過誤事案であると認識された場合には、まず、示談を求めて内容証明郵便などで損害賠償の意思表示を行い、医師側が過失を認めた場合には、患者側との間で任意に話合いが行われる場合がある。

　損害賠償の意思表示後、民事調停手続が利用される場合もある。和解が可能な場合には同手続で賠償額の合意点を探ることになるし、和解不可能と判断される場合でも訴訟前提に争点整理が行われる。

　損害賠償請求の意思表示から訴訟に至るまで説明会や調停を介入させるかどうかは、医療訴訟を担当する弁護士の裁量によるものであり、事案の難易、賠償額、医師の対応、患者の気持などを総合的に判断して弁護士は事案解決にとって裁量の方法を選択することとなる。

V　訴え提起後の手続

訴え提起後は、多く分けて四つの段階がある。
① **争点整理**段階……医師側が診療経過表や医療証拠（翻訳付き）の提出、医療行為の評価についての証拠に基づく主張、書証の提出
② 証拠調べ段階……証人尋問、鑑定等
③ 終局段階……判決、和解等
④ 上訴段階……控訴、上告

通常訴訟と大いに異なるのは争点整理段階である。ここでは医学的知見のない裁判所に対して原告被告双方がいかにわかりやすく当該事案で問題となる医療行為について説明をすることができるかが問題となる。そのため、代理人は図面、脚注などを駆使した書面を利用している場合もある。また、書面だけでなく裁判所からの質問や相手方からの釈明に適切に答えられるかも重要となる。また、最近は医学的知見を裁判所にレクチャーしたりする等の試みも裁判所ごとに行われている。なお、**専門委員**の裁判の関与については、専門委員に医師同士のかばい合いの心理が働くのではないかという懸念を表明する患者側弁護士もおり、専門委員の関与に同意しない代理人もいる。

争点整理段階で患者・医師の尋問を経ずして裁判所の心証が得られる場合もあり、この場合は、裁判所から和解や取下げなどが勧告される場合がある。

医療訴訟における証人尋問には、オーソドックスなタイプの尋問から、対質手続といって複数の医師を同時に尋問する方法など、医療事件の適切・迅速な処理を模索しさまざまな工夫が裁判所によってなされている。オーソドックスな尋問についても従前みられたような五月雨式の尋問はなく、ほとんどが集中的に1回の尋問で主尋問・反対尋問が行われる。

近年このような**集中証拠調べ**実現のため陳述書が多用され、主尋問の意義が失われつつあり、主尋問の技術よりも陳述書作成の技術が重要視されている傾向にある。実際、**陳述書**の作成経緯だけ尋問していっさいの主尋問を行

わず再主尋問だけを行うということさえもできる。主尋問手続の中で証言が破綻することが期待できず、あらかじめ攻撃防御方法を意識した陳述書が作成されている現在の医療訴訟では、反対尋問技術こそ最も重要と理解されている。特に医療訴訟では、患者の症状の変化等の医療情報が主治医の側に集中しているため、患者側代理人は反対尋問の中で、主尋問的尋問を行うという極めて難しいスキルを身につける必要がある。

　尋問を終えて裁判所の心証がまだ形成されない場合には、**鑑定**が実施される。最近は裁判所と大学（医学部）の努力により各地の裁判所に**鑑定人協議会**がつくられ、以前は鑑定人探しだけで数カ月から1年、鑑定書完成までにさらに数年がかかっていたものが、鑑定人選任・鑑定書完成まで1年もかからないという迅速処理が実現している。また、複数の医師によるカンファレンス鑑定（複数の医師が口頭で意見を述べる形で鑑定を実施する）などが東京地裁を中心に実施されている。

　終局段階では、裁判所から和解が勧告され、当事者は判決を求めるか、和解をするかの選択を迫られることとなる。

　なお、和解の試みは、どの段階でも裁判所の心証が形成された段階もしくは当事者双方が和解をする意向を示している場合などの段階でなされることが多い。

VI 最後に

　医療事故処理において最も不幸なことは、医師側に責任がないことが明らかな事案や逆に医師側に責任があることが明らかな事案で両当事者が争い長時間をかけて訴訟を行うことである。患者側、病院側で、それぞれ過失に対する見解が分かれ、裁判所の判断を仰ぐのが相当である事案は訴訟もやむを得ないし、むしろ訴訟しか解決の場はないともいえるが、そうでない場合には患者や医師の一方が相当に傷つくこととなる。

　このような結果を防ぐには、病院、患者とも法律家への相談をきちんと行うことが必要である。医療相談の実際の体験からすると、両当事者とも弁護士に相談していないケースが多々みられる。

　医療事故に関していえば、病院側も患者側も、法律家と結びついていないところが最大の問題といえよう。

　特に、病院側では保険に加入している場合がほとんどであるから、保険会社を通じて早期に弁護士の意見を聞いておく必要があろう。

　医療過誤といえる事例については率直に過失を認め、示談によって解決を図るほうが効率的であるし経済的でもある。また、過失が認められるケースであっても、患者側の対応の仕方や体質的な素因がある場合があるので過失相殺による減額も可能な場合がある。

　一方、医療過誤といえないと考える場合には弁護士のアドバイスを受け、適切な説明を行い、患者の側に医療過誤でないことを説明する必要があろう。書面や説明会を行って説明をする方法もある。相手方がすでに弁護士を依頼している場合には、弁護士に対して説明を行うことも有用である。

〔演習問題〕
1　医療事故に関する法律相談を行う場合、留意しなければならないのは主にどのような点か。

2　過失の判断はどのような基準によるか。いわゆる「説明義務違反」による損害賠償が認められるのはどのような根拠に基づくのか。
3　医療過誤訴訟について訴え提起から判決に至るまでの大まかな訴訟の流れについて述べよ。

(本章第1節・髙橋　智)

第 2 節　理論的な課題

I　医療行為と責任──その特徴

1　医療と社会

　疾病の原因を探求し改善を求めて医療専門家を訪ねる患者と、専門的知見を駆使し病状を検査・診断し治療を施す医療者との間で、診療が所期の目的を達し得ないで身体への被害が生じた場合の法律関係をどのようにみるか、が医療過誤責任の課題である。

　患者と医師との関係は対等な当事者による契約であり、患者自身の選択による診療を受けるというとらえ方──**契約責任**──がある。**診療契約**の法的性質については、**準委任契約**とするのが学説の多数の考えであるが、委任に近い**無名契約**とする立場もある。

　一方、医師と患者は専門家と素人であり、対等な交渉・合意の前提となる情報量や判断能力に大きな差があるから、当事者の合意を基に関係を規律するのは不平等であるとして、医師が専門家として合理的な行動をしたかどうかで医師の責任を規律する考え方──**不法行為責任**──がある。

　医療過誤訴訟の実際では、契約責任に基づく**債務不履行**と不法行為に基づく故意・過失の双方を請求原因とするものが多い。

2　医療行為に関する責任の性質

〈対象〉　医師と患者との間の規範を基礎づけるものは、次の二つの側面がある。

　　A　診療過誤[1]　　生命・身体への危険を防止し管理すべき義務
　　B　情報提供　　専門家として患者の主体性を尊重すべき義務

医療は身体侵襲を伴う行為であるが、それが社会的に許された危険として、また職業的営みとして行われる特徴がある。身体侵襲という医療行為の客観的危険の側面からは責任Ａが導かれ、専門職業人として患者の主体性を尊重すべき側面からは責務Ｂが導かれる。前者は、同じく専門家責任ながら、取扱業務に伴う被侵害利益の点から、弁護士や会計士の業務とは異なる。後者の点は、生命・身体への危険防止が要求される面は共通ながら、相手の主体的立場を尊重すべき義務までは観念されない、たとえば列車運転手や危険物取扱主任者らとの責任の違いを導く。責任Ｂは、生命身体への侵襲を防止する目的から、つまり責任Ａの履行の手段として行われる（たとえば、手術の同意や転医義務など）こともある。

3 診療過誤による責任Ａ
＝危険を防止すべき技術者としての注意義務

医療とは、疾病によって患者の身体に生じる危険を防止するための、検査や診断、治療などの一連の行為である。レントゲン照射による画像診断や投薬、手術などの医療処置には、身体への新たな侵襲としての害作用は避けられない。その意味からは、医療そのものが身体への危険を内包している。

しかしまた、これら必要な診療を適宜に行わず疾病の進行にまかせて病状が悪化すれば、不作為という形での**危険防止責任**を問われかねない。疾病の進行を予見し、悪しき結果を回避するために、身体侵襲を伴っても積極的に医療処置を加えるか、それとも新たな侵襲の危険や多くを期待できない治療効果を考えて、経過観察による自然治癒力に期待するか、また複数の治療法のいずれを選択するかは、高度に専門的な**裁量判断**に委ねられる。

医療は、疾病の治癒やけがの完全回復など期待どおりの結果を約束するものではない。思いどおりに事が進まないからといっても、債務不履行や故意

1　医療過誤でない医療事故責任……医療専門家たる医師の患者に対する診療の適否とは別の施設管理上の責任（ベッド転落、患者と第三者との殺傷事故）などは、医療者のありようでなく一般の注意義務基準で足りる。

第2節　理論的な課題

過失は推定できない。しかし逆に、結果がいかなるものであっても医師の責任は問うことはできない、という**免責特権**が与えられるものでもない。医師は、患者の病状を好転させることを約束するものではないが、好ましい結果（疾病による身体への危険を防止し健康を回復すること）に向けて、なしうるすべてを行う注意義務が要求される。そしてその注意義務の基準は、同種の疾病の診療に携わる医師としての、臨床医学で期待される水準的医療である（これに反して情報提供責任Bでは、臨床医学で期待される医療水準でなく、患者の希望や生活条件などの個別の人格的条件にかかる——ただし治療を行う有効要件としての同意に関する説明義務を除く）。

〔判例1〕　最判昭和36・2・16民集15巻2号244頁、医事法判例百選45②事件・輸血梅毒事件

〔事案〕　子宮筋腫の手術のため大学病院で輸血を受けたところ、売血者からの血液が梅毒に感染しており、原告も梅毒に罹患した事件で、医師が採血に際して「身体は大丈夫か」と聞いただけで健康診断を行わなかった。医師の責任を認めた原審判決に対し、不可抗力であり医師に不可能を強いるものだとして医療側が上告したが、上告棄却。

〔判旨〕　「注意義務の存否は、もともと法的判断によって決定されるべき事項であって、仮に、医師の間では従来、供血者が右のような証明書、会員証等持参するときは問診を省略する慣行が行われているとしても、そのことの故に直ちに注意義務が否定されるべきいわれはない……いやしくも人の生命及び健康を管理すべき業務（医業）に従事する者は、その業務の性質に照らし、危険防止のために実験上必要とされる最善の注意義務を要求される」。

〔解説〕　子宮筋腫の手術を行うに際し、輸血が必要として行うのであれば、輸血による梅毒感染の危険を防止するために、最善の注意義務が要求されるのに、本件では「身体は大丈夫か」と尋ねただけであり、医師として最善を尽くしたとはいえない。

輸血を行うのなら、輸血の安全性を確保するのが医師の当然の責任であ

るとの考えに立脚しており、どのような問診を行い、どのように結果回避処置をすべきかの特定まで要求しないで、結果回避責任を認めた点が注目される（下記Ⅵ3参照）。これは専門的判断を伴う責任を問う場合に、裁量の裏返しと考えるべきものである。

〔判例2〕　最判昭和44・2・6民集23巻2号195頁・水虫放射線障害事件

〔事案〕　両足裏の水虫治療のためレントゲン照射による治療を約2年受けてきたが、黒色斑点が出現後もなお3カ月治療が継続され、6年後に皮膚癌のため右下腿切断の手術を受け、さら半年後に皮膚癌のため左下腿切断の手術を受けた。医師の責任を認めた原審判決に対する医療側からの上告に対し、上告棄却。

〔判旨〕　「医師としては、患者の病状に十分注意しその治療方法の内容および程度等については診療当時の医学的知識に基づき効果と副作用などすべての事情を考慮し、万全の注意を払ってその治療を実施しなければならないことは、もとより当然である」。

「問題は、その病状と治療効果、そのおかす危険度との調和と、その治療に当たっての医師としての払うべき注意いかんということでなければならない。……本件レ線照射によりAの水虫の病状は改善されたであろうが、水虫の治療において原審認定のほどに過大なレ線照射をしてその治療効果を著しくあげようと図ることは（他に研究目的があり、かつ、このことを患者が了承していた等特別の事情があるときには別に解する余地があろうが）医師の注意義務を十分に尽くしているものとは解せられない」。

〔解説〕　水虫の病状改善に効果があったにしても、病状と治療効果、その副作用（危険度）との調和から、その治療にあたっては細心の注意を払って皮膚癌のような重大な障害が発生することがないよう万全の措置をすべき業務上の注意義務を怠ったとされた。生命身体への危険防止義務が高度に要求される。

〔判例3〕　最判平成8・1・23民集50巻1号1頁、医事法判例百選46事件・腰椎麻酔ショック事件

第2節　理論的な課題

〔事案〕　腰椎麻酔下で虫垂切除手術を受けた7歳の患者が、手術開始後まもなく悪心を訴え同時に脈拍の異常と血圧低下が報告され、昇圧剤等の処置をとったが心停止の状態になり、意識が回復せず重度の脳機能低下症の後遺症が残った。麻酔剤の添付文書には2分間隔で血圧を測定すべきとあるが、5分ごとの測定が慣行化していた。最高裁は、医師の責任を否定した原判決を破棄して、差し戻した。

〔判旨〕　「医薬品の添付文書の記載事項は、……投与を受ける患者の安全を確保するために、これを使用する医師等に対して必要な情報を提供する目的で記載するものであるから、医師が医薬品を使用するに当たって右文書に記載された使用上の注意事項に従わず、それによって医療事故が発生した場合には、これに従わなかったことにつき特段の合理的理由がない限り、当該医師の過失が推定される」。

〔解説〕　医師の注意義務の基準となるのは、平均的医師が現に行っている医療慣行とは必ずしも一致しない。医薬品の添付文書は、医薬品の危険性につき高度の情報を有する者が、患者の安全を確保するため記載したものであるから、これに従わずに事故が発生した場合には、危険防止のため最善を尽くしたとはいえず、医師の過失が推定される。義務の基準は、<u>人並みに行為したかどうか</u>ではなく、<u>期待されるべき行為</u>をしたかどうか、つまり規範に従ったかどうかが判断される。

〔判例4〕　**最判平成14・11・8集民208号465頁・皮膚粘膜眼症候群事件**

〔事案〕　精神病院に入院した患者が、医師から処方された向精神薬の副作用によってスチーブンス・ジョンソン症候群（皮膚粘膜眼症候群）を発症し失明したとして、医薬品添付文書に過敏症状と皮膚粘膜眼症候群の副作用の記載があるのに継続投与した過失が争われた。最高裁は以下の理由から責任を否定した原判決を破棄して、差し戻した。

〔判旨〕　「精神科医は、向精神薬を治療に用いる場合において、その使用する向精神薬の副作用については、常にこれを念頭において治療に当たるべきであり、向精神薬の副作用についての医療上の知見については、その

最新の添付文書を確認し、必要に応じて文献を参照するなど、当該医師の置かれた状況の下で可能な限りの最新情報を収集する義務がある」。

〔解説〕 医薬品による身体への危険性を防止するために、医師が行うべき注意は、当該医薬品の最新の添付文書を確認してさらに文献を収集するなど、可能な限りの最新情報を収集したうえで、当該医薬品の投与中止などの危険防止措置を講じる義務がある。添付文書の記載が不十分な場合には、検査と問診によって情報を補充して危険防止のための責任を肯定したものとして、すでに最判昭和60・4・9金商729号39頁・チトクロームC判決がある。

〔判例5〕 最判平成21・3・27集民230号285頁・麻酔薬併用事件

〔事案〕 A（65歳女性）は人工骨頭置換術のため、全身麻酔薬プロポフォールの静脈内投与を受け、その後硬膜外麻酔として塩酸メピバカインを注入され、同時に全身麻酔薬塩酸ケタミンの静脈内投与を受けたが、手術中に血圧が低下し死亡した。

〔判旨〕 本件手術における麻酔担当医は、プロポフォールと塩酸メピバカインを併用する場合には、プロポフォールの投与速度を通常より緩やかなものとし、塩酸メピバカインの投与量を通常よりも少なくするなどの投与量の調整をしなければ、65歳という年齢のAにとっては、プロポフォールや塩酸メピバカインの作用が強すぎて、血圧低下、心停止、死亡という機序をたどる可能性が十分にあることを予見し得たものというべきであり、そのような機序をたどらないように投与量の調整をすべき義務があったというべきである（参照条文：民法709条）。

〔解説〕 局所麻酔と全身麻酔の併用や、効用および作用時間の異なる麻酔の組合せは、いずれも一般的に行われている麻酔方法である。このような麻酔方法は、各薬剤の効能に応じた苦痛の除去が可能というだけでなく、相互に各薬剤の量を減らすことができるという利点がある反面、各種薬剤の複合効果による影響（特に血圧低下）に留意を要するものとされている。

4 情報提供にかかわる責任Ｂ
＝患者の主体的地位を保障すべき専門家の義務

　疾病の改善を求めて専門家たる医師を訪ねる患者は、医学知見および専門技術を駆使した医療を受けることで、身体の完全性回復と社会的な人格の確保をめざす。医療は一方で、危険防止のための専門技術を患者の身体へ施す一連の処置であるとともに、患者の自然治癒力や疾病克服への自助努力を促す療養を全うする過程でもある。前者は責任Ａを導き、後者は責任Ｂを基礎づける。

　医師がなすべき処置には、疾病に立ち向かうべく自ら行う診療行為のほか、疾病と向き合う患者が自らのあり方を熟慮し決定するに際し、必要な情報を患者に提供する義務を負う。必要とされる情報には、①治療上の危険を自ら引き受ける旨承諾（いわゆるインフォームド・コンセント）し、②他とは異なる治療法を選びとり（後掲〔判例６〕〔判例７〕）、③診療に伴う生命・生活のありようを選択し（後掲〔判例８〕）、④病状と診療の経過を知るため（後掲〔判例９〕）、とさまざまな態様がありうる。

　一般にこれら情報の提供は、医師が患者に文書や説明する形でなされることから、**説明義務**[2]と総称されている。しかし医師を含めた専門家が、自分の行為の適否について、依頼人や社会から求められた場合に負うべき釈明としての**説明責任**（accountability）とは異なり、診療の過程で患者が必要とする情報を積極的に提供すべき義務であるので、単に「説明」という態様にとどまらない。目的に応じ情報伝達の手段は多様でありうるので、目的に着目して「**情報提供義務**」[3]ととらえるのが正確である。

　この責任は、専門家と一般素人との間に存在する膨大な情報の格差を是正

---

[2] いわゆる説明義務違反は、医師の説明という行為態様による過失をいうだけで、義務が生じる根拠やその範囲および内容が不明確であるが、判例の集積から、①有効な承諾、②療養方法の指導（治療行為の内容）、③転医勧告、④診療内容の事後的説明（顛末報告義務）、の四つに分類される。

し、患者が疾病に立ち向かう人格的地位を尊重すべき医師の役割に由来する。提供すべき情報の範囲と質は、上記①〜④など要求される目的に応じて多様である。そしてその注意義務の基準は、標準的医師に期待される一般的な臨床水準ではなくて、患者の希望や生活条件など個人的な事情を勘案した具体的なものとなる（ただし、①の当該治療に伴う有効性と危険性に関する水準的情報が提供すべき対象となる意味では、診療過誤責任Aの基準に近似する）。

〔判例6〕　最判平成12・2・29民集54巻2号582頁・エホバ輸血事件

〔事案〕　宗教上の信念としていかなる場合にも輸血を拒否すると固い意思を有するAが、できる限り輸血をしないで手術を行うが輸血以外に救命手段がない事態に立ち至ったときには輸血をするとの手術方針の病院で手術を受け、術中に大量出血があったために、Aや家族の承諾をとらずに救命のために輸血をした。不法行為責任を一部認めた原審判決に対して、患者側および医療側の双方が上告した。最高裁は双方の上告を棄却した。

〔判旨〕　「患者が輸血を受けることは自己の宗教上の信念に反するとして、輸血を伴う医療行為を拒否するとの明確な意思を有している場合、このような意思決定をする権利は、人格権の一内容として尊重されなければならない。

3　医師の信念と情報提供義務……患者の人格的地位を尊重すべき役割から医師の情報提供義務が導かれるとすれば、医師の信念に反しても、患者が医療上の選択をするのに必要な情報を提供すべきかどうかが問題となる。宗教的信念は人により異なり、最適の治療法が何かは医学上の論争であり、治癒不能な疾病への向き合い方は個人の生き様と深くつながっている。医師は医療者としての信念や確信をもつように、患者は疾病とのかかわり方についてさまざまな思いをもっている。それに寄り添い助言すべき医師が、その個人的信念や専門的能力から患者に与えるべき情報が偏ってしまうことは、正当視し得ないであろう。エホバ輸血事件や乳房温存療法事件はこのことを示唆している。

4　診療情報保護責任……カルテ等の医療記録を作成保存し患者にその情報を提供すべき義務は、医療情報が究極の個人情報として重要であることに由来するが、それは同時にプライバシー情報としてみだりに第三者に漏洩させないように情報を保護すべき責任が生じる。刑法の守秘義務のほか個人情報保護法による制約もある。

　診療情報は、医学の基礎研究に役立つほか、健康食品販売などの経済目的からも、情報利用が動機づけられる。必ずしも医療固有の問題ではないが、患者の同意なくHIV抗体検査を行ってその結果を依頼者に通知したことがプライバシー権侵害になるとして慰謝料等を認めた東京地判平成15・5・28判夕1136号114頁がある。

……本件においては、被告医師らは、右説明を怠ったことにより、患者が輸血を伴う可能性のあった本件手術を受けるか否かについて意思決定する権利を奪ったものといわざるを得ず、この点において患者の人格権を侵害したものとして、同人がこれによって被った精神的苦痛を慰謝すべき責任を負う」。

〔解説〕　この事件では、患者を救命するための手術中の輸血を違法としているのではなく、あらかじめその可能性を告げずに手術の承諾を取り付けた点を人格権の侵害として不法行為による損害賠償を認めている。また患者側の債務不履行責任（無輸血手術のみを行う旨の合意を根拠に）を問う上告を退けて、不法行為による賠償責任のみを認めた点も注目される。これは、本件での担当医師のどの行為を、いかなる基準から違法とみるのかに大きく関係する。いかなる場合にも輸血をしないとの合意が、公序良俗に反せず有効といえるのかどうかが、債務不履行による請求を退けた理由になっているかどうかは明らかでない。

〔判例7〕　最判平成13・11・27民集55巻6号1154頁・乳房温存療法事件

〔事案〕　乳癌と診断されて、乳房の膨らみをすべて取る胸筋温存乳房切除術を受けたAが、乳房の一部のみを取る乳房温存療法に適しており、Aも乳房を残す手術を希望していたのに、十分な説明をしないまま、Aの意思に反し乳房切除を行った。説明が十分であり義務違反はないとの原判決に対し、患者側が上告し、最高裁は破棄し差し戻した。

〔判旨〕　「医師は、患者の疾患の治療のために手術を実施するにあたっては、診療契約に基づき、特別の事情のない限り、患者に対して、当該疾患の診断（病名と病状）、実施予定の手術の内容、手術に付随する危険性、他に選択可能な治療方法があれば、その内容と利害得失、予後などについて説明すべき義務があると解される。

……医療水準として未確立の療法（術式）ではあっても、……当該療法（術式）が少なからぬ医療機関において実施されており、相当数の実施例があり、これを実施した医師の間で積極的な評価もなされているものにつ

いては、患者が当該療法（術式）の適応である可能性があり、かつ、患者が当該療法（術式）の自己への適応の有無、実施可能性について強い関心を有していることを医師が知った場合などにおいては、たとえ医師自身が当該療法（術式）について消極的な評価をしており、自らはそれを実施する意思を有していないときであっても、なお、患者に対して、医師の知っている範囲で、当該療法（術式）の内容、適応可能性やそれを受けた場合の利害得失、当該療法（術式）を実施している医療機関の名称や所在などを説明すべき義務がある」。

〔解説〕 医療水準に達していない治療法であっても、患者の強い関心等がある場合には、たとえ医師がその治療に消極的評価を持っており自ら実施する意思がなかったにしても、患者に当該治療法についての情報を説明すべきだとした。医師の患者への情報提供義務は、医療水準に達しておらずその実施についての医師の消極的意見にもかかわらず、なお患者に療法選択の機会を与えるべきとした。患者が治療を選ぶ権利は、医師の信念より優先される。

〔判例8〕 東京地判平成15・4・25判タ1131号285頁・PM病事件

〔事案〕 重度障害を伴うペリツェウス・メルツバッハル病（PM病）の疑いがあるAを定期的に診察している小児科医および耳鼻科医に、次の子をもうけても大丈夫か質問し、両医師から全くその危険がないような説明を受け、その後第2子（健常児）をもうけ、さらに第3子をもうけたが、第3子も第1子同様の遺伝疾患であるPM病に罹患していた。

〔判旨〕 「夫婦がどのような家族計画を立て、何人の子どもをもうけるかは、まさにその夫婦の人生の在り方を決する重大事であって、本来的に夫婦が自らの権利と責任において決定すべき事柄であることはいうまでもないが、……第2子以降の子どもがAと同様にPM病に罹患して出生するか、健常児として出生するかは、原告らの生活にとっては極めて深刻な問題であり、原告らの切実かつ重大な関心事であったことは明らかである。……乙医師は、原告らの本件質問に応じて説明を行う以上、信義則上、

当時の医学的知見や自己の経験を踏まえて、PM病に罹患した子供の出生の危険性について適切な説明を行うべき法的義務を負っていたというべきであり、原告らに対し、不適切な説明を行って誤った認識を与えた場合には説明義務違反として、不法行為責任を負うと考えられる」。

〔解説〕 本件での質問は、原告や重度障害児Aの病状や治療法に関するものでなく、原告らの家族計画にかかわるものであったから、Aの診療契約上必要な応答ではない。しかし乙医師が原告らから期待されているのは、Aの診療を通じて得た遺伝性疾患PM病が原告らの第2子、第3子の出生にどのような影響を及ぼすかであり、原告らが乙医師にAを受診させているのは、その種の情報提供を受けて家族のあり方を決定する趣旨を含んでいると考えてよい。判決が、「質問に応じて説明を行う以上、信義則上、……適切な説明を行うべき法的義務を負う」とするのは、診療そのものにかかわる債務不履行ではなく、また標準的医師のありようから義務を導くのでもない、英米コモンロー諸国における信認関係（一方が他方に大きく依存する関係）ないし引き受け責任（信頼を受けて事案を引き受ける）に類似している。

〔判例9〕 甲府地判平成16・1・20判時1848号119頁・カルテ改ざん偽証事件
〔事案〕 出産のため産婦人科病院に入院したAと出産児Bが死亡した事故につき、医療過誤に基づく損害賠償請求とYが診療録の改ざんおよび偽証をさせたことおよびBが出産後死亡しているのに死産としたためBを供養する機会を失ったことに基づく損害賠償事件で、医師の過失は否定されたが、改ざん等の行為につき高額の賠償を命じた。
〔判旨〕 「医師は、診療契約を結んだ患者に対し、診療内容の報告・説明をする義務を負う（民法645条）。患者が診療行為に伴い死亡した場合、説明を求める主体としての患者はすでに亡いが、人の死という重大な結果が発生した以上、患者の遺族がその経緯や原因を知りたいと強く願うのは当然のことである一方、診療の経過を最もよく知っているのは担当医師であり、また、その専門的な知識をもとに死亡の経緯や原因について適切な説

明をすることができるのも担当医師しかいない。

　したがって、自己が診療した患者が不幸にして死亡するに至った場合、担当医師は、患者に対して行った診療の内容、死亡の原因、死亡に至る経緯について、その専門的な知識をもとに、説明を求める患者の遺族に対して誠実に説明する法的な義務があるというべきである。

　被告は、花子の遺族である原告太郎から説明を求められたにもかかわらず、上記のとおり、診療録等の改ざんや偽証工作を行い[5]、4年以上にもわたって真実を隠蔽し続け、疑問を抱いた原告らの調査に基づき刑事告発がされた後に初めてその事実を告白するにいたった。被告は、本件訴訟において有利な結果を得たいという自己本位の考えから、原告太郎に対して負う上記の法的説明義務を故意に踏みにじったものであって、被告による一連の行為は極めて悪質な不法行為であるといわざるをえない。

　……被告の改ざん工作、偽証工作のため、事案の解明が困難になり、訴訟が著しく長期化することになったばかりか、原告太郎はまた、被告の改ざん工作、偽証工作を暴くためにも大きな努力を強いられたのであり[6]、花子の死亡以降、本件訴訟を通じて、原告太郎が負った精神的負担、さらには社会的・経済的負担は相当大きなものであったといわなければならない。以上の事案その他本件訴訟に現れた一切の事情を総合すると、原告太郎が上記被告の行為によって被った精神的苦痛に対する慰謝料としては1500万円が相当である」。

〔解説〕　医師の情報提供義務に反するのみならず、カルテ改ざんや偽証工

---

[5] 参考問題＝文書作成義務 Dokumentationspflicht、ドイツでは医師の重要な義務と位置づけ、診療録の不記載・不提出・改ざん等を診療の全貌が証明できないとして証明責任の転換、事実認定上の不利益要因とし本来の賠償請求を肯認させる扱いである。わが国では医師法24条で診療録（カルテ）の作成保存が義務づけられているが、医療過誤訴訟ではカルテが所在不明となったり重要な検査記録が紛失する例が多いので、提訴前の証拠保全が活用されている。

[6] 証明妨害・東京地判平成6・3・30判時1523号106頁……裁判所の証拠保全期日で存在を確認されながら、診療録の一部は「見あたらない」として提示を拒否した件で民事訴訟法317条の趣旨に従い、原告の供述を真実と認めた。しかし、一般にこうした証明妨害の法理で医療記録不提出に対処する例は少ない。

作は犯罪であり、多額の慰謝料につながっている。医療行為に関する責任は、A診療過誤責任とは別に、B情報提供責任があることを端的に示す事例である。

〔判例10〕 最判平成17・9・8集民217号681頁・骨盤位分娩と説明義務事件
〔事案〕 X（出産時31歳）はY病院で妊娠が確認され、その後も、通院を続け医師の診察・検査を受けていたが、胎児が骨盤位であることが判明した。医師は経腟分娩が可能であると判断して、Xに対し、経腟分娩に問題はないと説明し、経腟分娩によるとの方針を伝えた。X夫婦は、骨盤位であるのに経腟分娩をすることに不安を抱き、医師に対し繰り返し帝王切開術によって分娩をしたいとの希望を伝えたが、医師は、もし分娩中に問題が生じればすぐに帝王切開術に移行することができると説明し、分娩誘発し、経腟分娩を行った。分娩時に臍帯の腟内脱出が起こり、胎児は重度の仮死状態で出生し、蘇生措置を受けたが死亡した。

〔判旨〕 帝王切開術を希望するというXらの申出には医学的知見に照らし相応の理由があったということができるから、医師はこれに配慮し、Xらに対し、分娩誘発を開始するまでの間に、胎児の推定体重、体位、その他骨盤位の場合における分娩方法の選択にあたっての重要な判断要素となる事項をあげて経腟分娩によるとの方針が相当であるとする理由について具体的に説明するとともに、帝王切開術に移行することが相当でないと判断される緊急事態も生じうることなどを告げ、その後陣痛促進剤の点滴投与を始めるまでには胎児が複殿位であることも告げて、Xらが胎児の最新の状態を認識し、経腟分娩の場合の危険性を具体的に理解したうえで、Y病院医師の下で経腟分娩を受け入れるか否かについて判断する機会を与えるべき義務があった（参照条文：民法415条、709条）。

〔解説〕 骨盤位の場合の経腟分娩は、児頭が先進する状態（頭位）の場合と比べ、前期または早期破水の頻度が高く、先進部が児頭に比べて小さく軟らかで球形ではないため、軟産道開大に時間を要し、遷延分娩となりやすいうえ、臍帯下垂や前期または早期破水に伴う臍帯脱出を起こしやすい

こと、分娩経過中、臍帯が体や四肢の間で圧迫されて血流が遮断される時期があるため、短時間で娩出しないと新生児仮死の可能性が高くなることなどの危険性が指摘されている。他方、帝王切開術については、麻酔を使用したうえで母胎を切開する外科的侵襲であることに伴う危険性がある等の問題があるため、骨盤位の場合にすべて帝王切開術を行うべきものとする考え方は一般的ではなく、経腟分娩によるか帝王切開術を行うかの選択については、胎児の推定体重、胎位、母胎の骨盤の形状、妊娠週数、妊婦の年齢などの諸要素を総合的に考慮して判断するのが一般的である。

〔判例11〕 最判平成18・10・27集民221号705頁・コイル塞栓術説明義務事件
〔事案〕 AはY病院で左内頸動脈分岐部に未破裂脳動脈瘤が確認された。AはY病院の医師から、放置した場合の危険の程度、治療する場合の治療法とその危険性等の説明を受け、説明から約1カ月後、開頭手術を希望する旨医師に伝えた。Y病院で開頭手術が実施されることになったが、手術前日の手術前カンファレンスの結果、脳動脈瘤の場所の関係から、まずコイル塞栓術を行い、うまくいかないときは開頭手術を実施するという方針が決まった。医師はカンファレンスの終了後、Aにカンファレンスの結果を説明し、Aからコイル塞栓術を実施することの承諾を得たが、説明時間は30分〜40分程度であった。コイル塞栓術の結果、コイルの一部が逸脱し、Aは脳梗塞により死亡した。
〔判旨〕 Y病院医師らの説明義務違反の有無は、開頭手術とコイル塞栓術の利点と危険性についての当時の医学的知見、および、手術前カンファレンスにおいて新たに判明したAの脳動脈瘤の場所上の問題点を踏まえた開頭手術の危険性とコイル塞栓術の危険性の説明をしたか否か、上記説明をしたうえで、開頭手術とコイル塞栓術のいずれを選択するのか、いずれの手術も受けずに保存的に経過をみることとするのかを熟慮する機会を与えたか否か、仮に与えなかったとすれば、それを正当化する特段の事情があるか否かによって判断されることになるというべきである（参照条文：民法709条）。

〔解説〕 開頭手術では治療中に神経等を損傷する可能性があるが、治療中に動脈瘤が破裂した場合にはコイル塞栓術の場合よりも対処がしやすいのに対して、コイル塞栓術では、身体に加わる侵襲が少なく、開頭手術のように治療中に神経等を損傷する可能性が少ないが、動脈の塞栓が生じて脳梗塞を発生させる場合があるほか、動脈瘤が破裂した場合には救命が困難であるという問題もあり、このような場合にはいずれにせよ開頭手術が必要となる。

5 民事責任の法律構成

(1) 債務不履行と不法行為

〔医師―患者〕関係を契約関係ととらえて、**準委任契約**に基づく**債務不履行**（民法415条）とする考えと、客観的行為義務違反（専門家としての合理的行動をとらなかった）としての**不法行為**（同法709条）ととらえる考え、の双方がありうる。〔医師―患者〕間を規律する基本的な法律は、ドイツでは2003年3月に「患者のための権利章典」、フランスでは2002年3月に「患者の権利及び保健衛生制度の質に関する2002年3月4日の法律2002―303号」が定められており、また裁判以外の医療事故の被害救済制度はスウェーデンやニュージーランドでは30年以上の歴史がある。

債務不履行と不法行為とでは、誰が原告および被告となるかの当事者、民法711条による近親者固有の慰謝料請求権の可否、遅延損害金の起算点、消滅時効期間などについて、差異がある。かつては、**債務不履行責任**であれば、不履行をした医師側が故意過失がないことの立証責任を負うので、患者側が有利になるとの考えもあったが、帰責事由や過失の内容および証明責任の所在については大差はないとの考えが一般であり、現在では債務不履行ないし不法行為を選択的に併合して損害賠償請求するのが一般である。

医療過誤訴訟は、死亡や重度障害など重大な身体被害が生じた例が多く、患者や家族を巻き込んだ訴訟の提起には相当の覚悟が要求されるので、事故後かなりの時間を経て訴訟が提起されることが多く、さらに解決までには長

期間を要する。こうした訴訟の現実が反映されて、理論的な考えの相違よりも、当事者・固有の慰謝料請求・遅延損害金・消滅時効などの極めて実務的な要請から、債務不履行か不法行為を選択して請求原因を構成するのが一般である。

　前記のように、患者からみた医療過誤訴訟の困難さや社会経済的な非効率が指摘されて、裁判外紛争処理制度（ADR）も検討されているが、わが国では〔医師―患者〕間の規範（ルール）がいまだ形成途上であって諸外国のように制度化されるのにはなお時間を要する。

　(2)　医師の責任 A、B と法律構成との関係

　医師の責任の基礎を、診療過誤による責任 A ＝危険を防止すべき技術者としての注意義務と、情報提供にかかわる責任 B ＝患者の主体的地位を保障すべき専門家の義務とに二分すれば、法律構成による差異はどのように現れるだろうか。

　A 責任が、医療専門技術者による疾病の克服に向けられた診療上の注意とすれば、疾病をめぐる患者側条件や医療側環境に措定されるにせよ、当該疾病の診療につき同業者に期待される水準が注意義務の基準となる。この場合には、不法行為で責任を基礎づけることはできるが、同時に特別法としての債務不履行によっても可能となる。

　これに対して、患者に対して提供すべき情報の責任 B 内容は、疾病という客観性に大きく規定されるものの、それが患者にどういう影響を与えるのかについての個別事情に左右されるから、当該医師と患者との具体的関係性が基準となる。前掲〔判例 7〕乳房温存療法事件では、患者が乳房温存療法に強い関心を有していることや、医師がそれを知ったという前提で、診療契約上の義務を肯定していることや、〔判例 9〕カルテ改ざん偽証事件での遺族への**顛末報告義務**などは、B 責任を基礎づける事情は債務不履行構成になじみやすいといえる。

　もっとも、〔判例 6〕エホバ輸血事件では、債務不履行責任を否定して不法行為責任のみ認めたことや、〔判例 8〕PM 病事件では不法行為責任を肯

定したことなどから、事案によっては契約当事者間の合意から帰結するより医師の合理的行動の観点から帰責の当否を判断する方が規範的意味を見い出せることもある（たとえばエホバの輸血事件のように無輸血手術の合意があったにせよ、そのような合意に法的効果を認めるべきかどうかは議論の余地があろう）。

(3) 原告が負担する責任発生要件

債務不履行であろうと不法行為であろうと、原告患者側が被告医師の責任を求めるには、次の(ア)〜(ウ)の要件を主張し立証する責任を負う。これら要件は、医療過誤に限らず、交通事故など人身被害請求事件や、企業取引に伴う経済的損害の回復を希求する損害賠償請求訴訟に共通である。医療過誤訴訟に限れば、その責任発生要件はコモンロー諸国やドイツ・フランスを含む大陸法系の国もほぼ共通である。

(ア) 義務違反の過失＝規範

医療は、身体に対する侵襲が不可避であり、生命身体が保護法益である点は争いないから、医療に際して予測外の身体侵襲を生じさせる行為が違法であるのは当然である。その場合に、守るべき注意を怠り身体への被害が生じた場合に、義務違反の過失と評価されることになる。

義務違反となるかどうかの基準は、診療過誤Aの場合にはあるべき**診療水準**という客観的条件が基礎になるが、情報提供Bの場合では当該患者の置かれた立場と医師が承知していた具体的事情に応じて異なることは前述した。

(イ) 損害の発生＝身体への侵襲、患者の人格的地位の毀損

医療事故が生じたときは、絶対的な法益である患者の生命身体が侵害されているから、損害の発生は明らかである。診療過誤A類型では、身体の完全性は欠落（死亡、障害、身体損傷）して、損害は現実化している。しかし情報提供Bでは、情報の欠落で自由な意思決定が阻害されたという事実、つまり人格権が侵害されて精神的苦痛を被ったことは動かないものの、それ以上に身体への有形的被害も情報提供義務に違反したことによる損害といえるかどうか議論がある（たとえば乳房の喪失という有形損害）。

また死亡や後遺障害という事実は厳然としているにもかかわらず、過失との因果関係が（高度の蓋然性として）証明されないまでも、いわゆる相当程度の可能性の存在が証明された場合（治療機会が奪われたときも同様）に、それは可能性喪失という損害を積極的に認めるのか、死亡という損害の証明が不十分にしかなされていないという訴訟上の負担を定量的に処理しようとするのか、明瞭でない（したがって、損害費目は慰謝料に限られるとの説と逸失利益も否定できないとの説に分かれる）。

　㈢　過失と損害との因果関係＝責任限度を画する

　検査や手術などの診療行為によって患者の身体が損傷させられた場合は、医師の患者の損害とのつながりは明白である。しかし、医師がなすべき検査や治療を行わずに、疾病の進行にまかせた結果、死亡や後遺症が生じてもはや治療が行えない病状になった不作為の場合は、もし過失がなければ結果が発生していたであろうかどうかの仮定の問いによって、因果関係を観念するほかない。あれなければこれなし（but for test）を経験則による事実判断というレベルでとらえることはできない。不作為の因果関係では、事実の経験則的判断という、後掲〔判例24〕ルンバール脳出血事件での因果関係の原則が妥当しない。だから、因果関係はあるかないか（all or nothing rule）であるとの悉無律（しつむりつ）に拘泥すると、証明不十分にされてしまう。これら証明上の困難を緩和することで、実体法上の因果関係認定を容易にしたのが後掲〔判例27〕肝癌見落とし事件である（因果関係の終点の規範化）。

II 義務違反＝過失はどのように判断されているか

1 診療行為と過失——総論

　診療は、高度の専門知識と治療技術を駆使した一連の行為であるから、なすべき具体的な行為が何であるかを一義的に決めることはできず、幅広い裁量が許される。また期待された好ましい結果を必ずしも請け負うものではない。この意味から、医師の義務は「（特定物を）与える債務」でなく「（目的に導かれて）なす債務」であるとされる。思いどおりの成果が得られないからといって、**債務不履行（＝義務違反）**とされるわけではないが、その反面で「（目的に導かれて）なす債務」を尽くしたかどうかが、過失の成否となる。

　なす債務を尽くしたかどうかについては、診療が専門的な判断を連続して行うこと、また技術的側面を有することから幅広い裁量が許され、結果責任が問われることはない。一般に診療行為には、①患者の身体条件の個別性——宿主因子、②疾病と生体反応の多様性——疾病因子、③治療側の環境（薬、機器、設備）条件——治療因子が、影響するとされる。自由な専門的判断が治療効果を生みだすこともあり、なす債務には裁量による幅がある。

　しかし同時に、この「なす債務」における裁量の幅は、診療目的に導かれるものであるから、他面からいえば、それは幅のある治療機会（診療手段）を、適切に提供するべき義務を伴っている。つまり、医師がなすべき特定の行為を考えれば、裁量の面から、それをなすべきか否かを一義的に決することはできないが、それらはより望ましい他の治療機会（診療手段）が代替し優先されるべき関係にあるからで、何もしないことが許容されるわけではない。

　医療過誤訴訟においては、「**医師の裁量**」[7]という言葉が免責に使われるが、その根拠と目的に即して考えれば、違法評価の柔軟性という意味にとどまる（逆にいえば、幅のある行為として義務が課せられていると考えてよい。そう考え

る実益は、後述のとおり、義務違反の行為と発生した結果との間の因果関係を考察する際に、義務違反の行為を画一的特定された行為でなく幅のある行為ととらえることで、因果関係を肯定してよいとの一連の最高裁判例の理解につながる）。

　数ある治療法のうちどれを当該患者に対してどのように実施するかは、専門的営為ともいえる裁量判断が尊重されるために、結果からだけの責任批判は当たらない。しかしそれは、専門的判断が介在したという営為に与えられる特典であるから、単なる見落としや怠慢と評すべき不作為の過失には、医師の裁量論は妥当しないことに注意が必要である。そもそも判断がなされていない（単なる怠慢）ときには、専門的裁量による免責の主張はその前提を欠くことになろう。

〔判例12〕　最判平成18・4・18集民220号111頁・術後腸管壊死事件
　〔事案〕　AはY病院で冠状動脈バイパス手術を受け、術後のバイタルサインは落ち着いており、出血量も少なく、良好な経過をたどっていた。Aは翌日から腹痛を訴えるようになり、高度のアシドーシスも認められるようになった。Aの病状は悪化し、手術の翌々日夕刻開腹手術を受けたが、腸管に広範な壊死が認められ、壊死部分切除等が施行され手術は終了したものの、Aは回復せず翌日死亡した。
　〔判旨〕　開腹手術の実施によってかえって生命の危険が高まるために同手術の実施を避けることが相当といえるような特段の事情が認められる場合でない限り、腸管壊死が発生している可能性が高いと診断した段階で確定診断に至らなくても直ちに開腹手術を実施し、直ちに壊死部分を切除すべ

7　**医師の裁量と情報提供責任**……行為の違法性を判断するに際して医師の裁量が認められるのは、自由な専門的判断が治療の改善につながるとの診療行為の性質に由来しているから、医師が行う治療の適否に直接関係しない情報提供義務の場面では、基本的に妥当しない（「説明の仕方」という表現上の問題は、行為の裁量という規範的要素とは次元が異なる）。〔判例7〕乳房温存療法事件の最高裁判決が、医療水準としては未確立な療法（術式）であっても患者に説明すべき義務が認められる場合もあるとしながら、「自らは胸筋温存乳房切除術が上告人に対する最適応の術式であると考えている以上は、その考え方を変えて自ら乳房温存療法を実施する義務がないのはもちろんのこと、上告人に対して、他の医療機関において同療法を受けることを勧める義務もないことは明らかである」として、治療法の実施義務とは区別して論じているのは当然である。

第2節　理論的な課題

きであり、これを怠り対症療法を行っただけで経過観察を続けた医師の術後管理には過失があるというべきである（参照条文：民法415条、709条）。

〔解説〕　腹痛が常時存在し、これが増強するとともに、高度のアシドーシスが進行し、腸閉塞の症状が顕著になり、腸管のぜん動運動を促進する薬剤を投与するなどしても改善がなければ、腸管壊死の発生が高い確率で考えられる。腸管壊死の場合には、直ちに開腹手術を実施し、壊死部分を切除しなければ救命の余地はなく、壊死部分を切除した時点で他の臓器の機能がある程度維持されていれば、救命の可能性があるが、他の臓器の機能全体がすでに低下していれば救命は困難である。

〔判例13〕　最判平成18・11・14集民222号167頁・術後出血性ショック事件

〔事案〕　A（56歳男性）はY病院で上行結腸ポリープの摘出手術を受けたが、術後、発熱、下痢等があり、下血が認められるようになった。輸液、輸血が行われたが、病状は悪化し、術後9日目に急性胃潰瘍による出血性ショックにより死亡した。

〔判旨〕　①4月29日から5月1日にかけてのAの下血、血便の量が相当多量になっていたこと、②術後におけるAのヘモグロビン値やヘマトクリット値の推移をみると、それぞれ参考基準値をかなり下回る値にまで急に下降していること、③Aには頻脈がみられ、ショック指数も1.0を超えることが少なくなかったこと等の事実が認められ、これらの事実はAに対し4月30日および5月1日各日の800mlずつの輸血に加えてさらに輸血を追加する必要性があったことをうかがわせるものである。また、4月29日の段階でAの上部消化管出血を疑うべきであり、医師は緊急内視鏡検査を行うべきであった。原審はY病院医師において、Aに対し輸血を追加すべき注意義務違反があることをうかがわせる事情について評価を誤ったものであるうえ、乙意見書と戊意見書の各内容を十分に比較検討する手続をとることなく、戊意見書を主たる根拠として直ちに、Aのショック状態による重篤化を防止する義務があったとはいえないとしたものではないかと考えられる（参照条文：民法709条）。

〔解説〕 上部消化管出血の場合、胃出血では主として吐血、十二指腸出血では下血を愁訴とすることが多い。単位時間あたりの出血量が極めて少ないときは下血となる。出血性ショックが疑われれば、内視鏡検査の実施に先立って酸素投与と急速輸液を行い、ショックからの離脱を図りながら、内視鏡検査と輸血の準備を行う。推定出血量1000mlまではとりあえず輸液のみで対処可能である。輸血は、推定出血量が1000mlを超えたら開始し、ほぼ推定出血量と同量の輸血を施行する。出血性ショックでは目標ヘマトクリット値を30として生理食塩水とともに輸血する。尿量 1 ml、脈拍数100以下、収縮期血圧100以上、中心静脈圧 3 〜10、ヘマトクリット値30〜35が輸液、輸血の目安となる指標である。

前記一連の最高裁判例が、「その業務の性質に照らし、危険防止のために実験上必要とされる最善の注意義務が要求される」(〔判例 1 〕輸血梅毒事件)、「すべての事情を考慮し、万全の注意を払ってその治療を実施しなければならない」(〔判例 2 〕水虫放射線障害事件)、「副作用については、常にこれを念頭において治療に当たるべきである、……当該医師の置かれた状況の下で可能な限りの最新情報を収集する義務がある」(〔判例 4 〕皮膚粘膜眼症候群事件) とするのは、こうした医療行為の特性から導かれる医師の、「その職務上の使命の遂行」(〔判例18〕顆粒球減少症事件) が問われているからである。

前掲〔判例 5 〕麻酔剤併用事件で、麻酔剤併用による作用によって「心停止や死亡という機序をたどる可能性が十分にあることを予見し得たものというべきであり、そのような機序をたどらないように投与量の調整をすべき義務があった」として、投与量の調整は医師の裁量であって過失とはいえないとした医療機関側の上告を退けたのも、その例である。

2 診療過誤——専門的営みと過失判断による介入

(1) 患者の非協力と医師の注意義務 (過失相殺)

診療は、事実の面からいえば、医師と患者の協力によって成り立つ。そこから、患者が医師の指示に従わず非協力的な場合には、医師の責任はどうな

るのかは、議論がある。医師と患者とでは、疾病や診療についての知識や情報に大きな差があるから、必ずしも医師が期待するような合理的行動に出ないことはありうる。他方、医師には患者に情報提供する義務があるが、これは患者の合理的行動を促す意味もある。

〔判例14〕　最判平成7・4・25民集49巻4号1163頁・胆嚢癌告知事件

〔事案〕　夫と子がいる患者の胆嚢の進行癌を強く疑い、医師は精密検査の必要ありと判断したが、告知による悪影響をおそれて胆石がひどく早急に手術する必要があるとだけ説明した。患者は海外旅行や仕事、家庭の事情から、旅行後の入院を約束したが、その後に入院予約を延期し、医師の診察も受けずにいたところ、9カ月後に胆嚢癌で死亡した。

〔判旨〕　「E医師にとってAは初診の患者で、家族関係や治療に対する家族の協力の見込みも不明であり、すでにAから入院の同意をとり、入院後に家族の中から適当な者を選んで説明しようとしたことが不合理であるとはいえない。その機会が失われたのは、AがEに相談せずに入院を中止したためであって、これをEの責めに帰せしめることは相当でない。

……およそ患者として医師の相談を受ける以上、十分な治療を受けるためには専門家である医師の意見を尊重し治療に協力する必要があるのは当然であって、本件においてE医師がAおよびその夫に対し胆のう癌の疑いがある旨の説明をしなかったことを診療契約上の債務不履行に当たるということはできない」。

〔解説〕　進行性の胆嚢癌であると説明しなかったのは債務不履行にあたるとして賠償請求がなされたが、医師に相談せずに予約された入院を延期して海外旅行に行った患者は、医師の意見を尊重して治療に協力すべきであ[8]

8　患者の非協力と過失相殺…結果発生が作為の場合に、患者の過失が考慮されることはない。診療への協力義務（問診への回答）があるにしても、注意義務の規範は医療慣行ではなくあるべき医療水準だから〔判例1〕輸血梅毒事件参照）、発問者それなりの方法が研鑽義務ないし医療機関の知見獲得義務としてとらえることになる。悪性過高熱と麻酔医の問診義務に関する大阪高判昭和53・7・11判時917号71頁は先例の意義に乏しい。なお最判平成2・3・6集民59巻213頁・断食道場事件の神坂亮一「百選85事件評釈」参照。

210

ったとして請求を棄却している。本件につき、患者の心構えを説くが患者自らは早期の死でその結果を甘受しており、不適当な行動をとるインセンティブは少なく、「事例的判示」の意味しかないとの批判（樋口範雄「百選29事件評釈」）がある。

〔判例15〕　大阪地判平成15・10・29判時1879号86頁・くも膜下出血看過事件
〔事案〕　5日夕刻から頭痛を覚え嘔吐を繰り返し翌日6日になおも嘔気を催したためYの診察を受けた。MRAや脳波検査で異常はなく、頭痛はストレスによると診断され、鎮痛剤を処方して帰宅させた。10日には症状が軽減したため出勤し仕事を終えて帰宅したが、頭痛が治まらず救急車で搬送され、くも膜下出血と診断されたが手術不能となり、その後死亡した。Yは9日にMRAの予約を入れ再来院を指示したのに、激しい頭痛で会社を欠勤しているにもかかわらず、指示に従わなかった過失があると主張。
〔判旨〕　「確かにAは9月9日にも激しい頭痛のため会社を欠勤しているにもかかわらず、Yを再受診してMRAを受けようとはしていない。しかしながら、……そもそも、9月9日にMRAの予約を入れて再来院を指示したという事実自体、疑問といわざるをえない。仮にYが9月9日にMRAの予約をしていたとしても、……脳神経外科の専門医であるYが、Aに対し、くも膜下出血ではないと告げており、かつ、MRAを実施すべき緊急性はなかったとされていたのであるから、むしろ、くも膜下出血ではないとのYの判断に安心して、Aが再来院の指示に従わなかった可能性も十分考えられ、再来院しなかったことを過失と評価することはできない」。
〔解説〕　MRA検査の予約を入れて再来院を指示したのに患者が拒否した過失が原因だとの医療側主張に対して、そうした事実自体に疑問を呈したうえで、むしろ再検査の重要性を伝えていない医師の判断を誤診と評価している。「死人に口なし」でないが、死亡事件では患者が医師の指示に従わなかった過失が原因とされる例が少なくないが、重要性を聞かされていながら医師の指示に従わないとは通常考えにくく、患者が予定外の行動に

出たとの具体的事情がない限り、これを患者側の不利益に斟酌することは許されない（同様に〔判例14〕胆嚢癌告知事件では、入院延期を看護助手に連絡していることから、むしろ病院の体制的な問題だとの指摘もある）。

〔判例16〕　東京地判平成14・3・18判タ1139号207頁・急性喉頭蓋炎事件

〔事案〕　のどの痛みや呼吸困難を訴え8月7日午後8時ころY病院で診察を受けて点滴中に病態が急変し、翌8日午前5時ころ低酸素症による肺機能・脳機能低下により死亡した。判決は緊急事態下での気道確保に関し、医師が適切な気道確保処置を怠ったとして、過失を肯定した。被告は、本件の背後に存在した急激な死への転帰をたどりうる病態、疾患そのものが死亡の結果発生に大きく寄与したので、民法722条2項の類推適用で損害額減額を主張。

〔判旨〕　「しかし、本件は、被告医師らにより、気道の確保が適切になされていればAは救命されていた蓋然性が高く、Aの疾患が、死亡という結果に大きく寄与していたと認めることは困難であるから、……結果発生への寄与という事実を欠く。そしてA及び原告らには何らの過失が認められないこと、他方、被告医師らの過失は軽いとは言えないことなどを総合的に考慮すると、本件において民法722条2項の過失相殺の規定を類推適用しなければ、公平を失するとはいいがたい」。

〔解説〕　急激な死への転帰を辿った症例では、医師の注意義務違反とともに、病態や疾患そのものが死亡に大きく寄与しているとして、過失相殺の類推適用が問題となる。疾病による死亡（病死）を自然的因果の流れでみれば、死亡に至った起因力は疾患がもたらす病態であるのは間違いない。しかし規範面から診療経過を評価すれば、医師の過失がなければ結果が避けられたかどうかが問われている。病態や患者の体質的素因は、結果に起因力ある（過失とは行為に対する法的非難であるのに）行為ではなく、また非難を受けるべき状態ではないから、これらを不利益に扱うことは許されない。

　もともとけがや疾病からくる生命身体への危険を防止する営みが医療で

あり、医療行為の適否が評価の対象となる医療過誤訴訟では、病態や疾病という自然的事実を起因力として、規範レベルにおける過失相殺や類似の効果をめざすのは本末転倒というべきである。

(2) 過失の特定——訴訟上の証明

〔判例17〕 最判昭和39・7・28民集18巻6号1241頁・無痛分娩麻酔注射事件

〔事案〕 産婦人科医院に入院した産婦が、無痛分娩の方法として腰部に脊髄硬膜外麻酔注射を受けたところ、注射部位からブドウ球菌に感染して脊髄硬膜外膿瘍に罹患し、腰部の疼痛と下肢麻痺が出現して後遺症が残った。

〔判旨〕「原判決は、前記注射に際し注射器具、施術者の手指あるいは患者の注射部位の消毒不完全（消毒後の汚染を含めて）であり、このような不完全な状態で麻酔注射をしたのはYの過失である旨判示するのみで、具体的にそのいずれについて消毒が不完全であったかを明示していない……。しかしながら、これら消毒の不完全は、いずれも、診療行為である麻酔注射にさいしての過失とするに足るものであり、かつ、医師の診療行為としての特殊性にかんがみれば、具体的にそのいずれの消毒が不完全であったかを確定しなくても、過失の認定事実として不完全とはいえない」。

〔解説〕 医師の裁量の裏返しとして、なすべき行為としての過失は、裁量と同じく幅のある行為として指摘できる。治療行為の一環として麻酔剤を注射するに際しては、外部からの細菌感染も生じないよう安全を確認して行うことが当然に要請される（判決文では、「医師の診療行為としての特殊性」とある）。ブドウ球菌による脊髄硬膜外膿瘍が生じたのは、硬膜外注射を経由して体内には存在しないブドウ球菌が持ち込まれた事実は疑いないから、経路の詳細までの主張立証は要しない。〔判例1〕輸血梅毒事件では、「危険防止のために実験上必要とされる最善の注意義務が要求される」として、「そのような危険がないと認められる供血者から輸血すべきである」というだけで、いかなる行為が要求されるのかまで言及していない（患者側は結果回避可能性という要件事実について主張責任と立証責任を観

念すればよく、結果回避可能性の前提となる間接事実まで主張立証責任を考える必要はない。前田達明「最高裁急性脳症事件の評釈」判時1885号190頁参照)。

なお医療訴訟の実務では、過失の詳細まで主張立証させようとするきらいがあるが、これは患者側に過度の立証負担を課すのみならず、細かな医学論争に迷い込む弊害もある。

(3) 薬剤の特定と過失の成否

〔判例18〕 最判平成9・2・25民集51巻2号502頁・顆粒球減少症事件

〔事案〕 風邪で3月17日から約4週間にわたり開業医から、顆粒球減少症の副作用のある数種の抗生物質等の投薬を受け、発疹が発現していたが見落とされた。Aの訴えにより4月14日に検査がなされ顆粒球減少症と診断されたが、手遅れで4月23日死亡した。

〔判旨〕「顆粒球減少症の副作用を有する複数の薬剤の投与を原因として患者が同症にかかった場合において、鑑定は右薬剤はいずれも起因剤と断定するには難点があり、発症時期に最も近接した時期に投与されたネオマイゾンが最も疑われるが確証がなく、複数の右薬剤の相互作用により同症が発症することもあり得るものの本件においては右相互作用による発症は医学的に具体的に証明されていないとするにとどまり、本件において右相互作用により同症が発症したという蓋然性を否定するものではなく、証拠として提出された医学文献には同症の原因論は未完成な部分が多く個々の症例において起因剤を決定することは困難なことが多い旨が記載されているなど判示の事実関係の下においては、右鑑定のみに依拠してネオマイゾンを唯一単独の起因剤と認定することには、経験則違反の違法がある」。

〔解説〕 複数の薬剤の投与による相互作用を原因として顆粒球減少症にかかった場合において、個々の症例において起因剤を特定することが困難なことが多いとの事実関係にあるならば、特定の薬剤を唯一単独の起因剤と認定して過失の成否を論じる必要はないとした。ここでも、結果回避可能性という要件事実について主張責任と立証責任を観念すればよく、結果回避可能性の前提となる間接事実まで主張立証責任を考える必要はない。

(4) 手術操作と過失の認定

〔判例19〕 最判平成11・3・23判時1677号54頁・脳神経減圧術事件

〔事案〕 顔面けいれんの根治手術である脳神経減圧術を受けた患者が、手術後まもなく小脳部に血腫等が発生しこれによって死亡した。原審は、手術部位と血腫の位置が直ちに近接しているとはいいがたく、手術部位から出血したと認めるに足る証拠もなく、血腫の位置から想定する限り、脳ベラ操作の誤りがあったことを認めるに足りる証拠もないこと等から請求を棄却した。

〔判旨〕 「原審の判断は、前記事実を軽視し、Xらに対し、本件手術中における具体的な脳ベラ操作の誤りの具体的な立証まで必要であるかのように判示しており、……採証法則に反するものといわねばならない」。

〔解説〕 脳神経手術中での出血による脳梗塞が原因で死亡した例で、脳ベラ操作に誤りがあったこと、および脳ベラ操作による出血が生じたことの具体的立証まで要求する必要はないとした。この件では、手術中の出血の原因が、高血圧症によるか否かが争われたが、手術中の具体的な操作に起因する出血である点までの立証がないとして請求を棄却した原判決に、法令違反の違法があるとして破棄されている。

3 医療慣行と過失判断──「平均」「通常」というミスリード

前掲〔判例1〕 最判昭和36・2・16・輸血梅毒事件

〔判旨〕 「注意義務の存否は、もともと法的判断によって決定されるべき事項であって、仮に、医師の間では従来、供血者が右のような証明書、会員証等持参するときは問診を省略する慣行が行われているとしても、そのことの故に直ちに注意義務が否定されるべきいわれはない」。

前掲〔判例3〕 最判平成8・1・23・腰椎麻酔ショック事件

〔判旨〕 「医療水準は、医師の注意義務の基準（規範）となるべきものであるから、平均的医師が現に行っている医療慣行とは必ずしも一致するも

のでなく、医師が医療慣行に従った医療行為を行ったからといって、医療水準に従った注意義務を尽くしたと直ちにいうことはできない」。

〔解説〕　過失とは「客観的」行為義務違反であり、注意義務の存否はもともと法的判断によって決定されるべき規範的な事項である。医療水準とは、平均的な医療という意味ではなく、「あるべき水準」というのがより正確である。判決がいうように平均的医師が現に行っている医療慣行とは必ずしも一致しないのは、法規範が現にある事実それ自体とは異なる以上、当然である。この判決は、一般開業医で常識と医療水準を同列に扱った点を批判し、医療水準と異なる医療慣行に安易に従うことへの警鐘を鳴らしたと理解すべきとの指摘がある（松野嘉貞「百選〔初版〕37事件評釈」）。

4　医療機関の種類と開業医の義務──合理的行動の類型化

前掲〔判例18〕　最判平成9・2・25・顆粒球減少症事件

〔判旨〕「開業医の役割は、風邪などの比較的軽度の病気の治療に当たるとともに、患者に重大な病気の可能性がある場合には高度な医療を施すことのできる診療機関に転医させることにあるのであって、開業医が、長期間にわたり毎日のように通院してきているのに病状が回復せずかえって悪化さえ見られるような患者について右診療機関に転医させるべき疑いのある症候を見落とすということは、その職務上の使命の遂行に著しく欠けるところがあるというべきである」。

「開業医は、顆粒球減少症の副作用を有する多種の薬剤を長期間継続的に投与された患者について薬疹の可能性ある発疹を認めた場合においては、自院又は他の診療機関において患者が必要な検査、治療を速やかに受けることができるように相応の配慮をすべき義務がある」。

〔解説〕　医師が患者の診療を行うとは、診療による疾病、病状の回復を目指すものではあるが、回復を約束するものではない。疾病による生命身体に対しての「危険防止のために実験上必要とされる最善の注意義務が要求される」（〔判例1〕輸血梅毒事件）。具体的には、多様な治療の機会（診断

およびに治療方法)を提供することである。その中には、担当医師が自らの施設で行うほか、専門医への紹介や、より高度な医療を施すことのできる診療機関に転医させて、治療の機会を提供することも含まれる。

医療の現実は、開業医から市中病院、先端医療施設までさまざまであり、風邪などの比較的軽度の病気の治療から高度先端医療による難治性疾患まで医療機関の機能分化が進んでいる。こうした現実の中で、開業医の役割は、軽度の病気についての初期診療のほか、重篤な疾患の可能性がある患者を早期に高次の医療機関への紹介、転送することにある。その意味で開業医には、医師の専門分野、設備・規模などからみて、複雑な疾患の診療を行う注意義務まではないが、自分の手に負えない疾病を選別して他施設での適切な治療を受けられるよう配慮すべき義務がある（医師法23条の療養指導義務参照）。

〔判例20〕　最判平成15・11・11民集57巻10号1466頁・急性脳症事件

〔事案〕　小学6年生のXは頭痛、発熱等を訴えて開業医Yに通院し治療を受けていた。通院期間中の深夜、大量のおう吐があり、その翌日朝から大量の点滴治療を受け、さらに午後からも再び点滴を受けていたがおう吐は治まらず、意識障害を疑わせる言動があった。点滴終了後に帰宅したものの、おう吐が続き、翌朝意識の混濁した状態で総合病院に転院した。急性脳症と診断され、常時介護を要する重度障害を残した。

〔判旨〕　「開業医が、その下で通院加療中の患者について、初診から5日目になっても投薬による症状の改善がなく、午前中の点滴をした後も前日のおう吐の症状が全く治まらず、午後の再度の点滴中に軽度の意識障害等を疑わせる言動があり、これに不安を覚えた母親が診察を求めたことなどから、その病名は特定できないまでも、自らの開設する診療所では検査及び治療の面では適切に対処することができない何らかの重大で緊急性のある病気にかかっている可能性が高いことを認識することができたなどの判示の事情の下では、当該開業医には、上記診察を求められた時点で、直ちに当該患者を診断した上で、高度な医療を施すことができる適切な医療機

関へ転送し、適切な医療を受けさせる義務がある」。

〔解説〕　初診から5日目になっても症状の改善がなくさらに脳中枢性疾患を疑わせる意識障害が生じた場合には、開業医としては、「何らかの重大で緊急性のある病気にかかっている可能性が高いことを認識できた」のであるから、より高次の医療が施せる適切な医療機関へ転送し、適切な医療を受けさせる義務があるとした。ここでは予見可能性ひいては結果回避可能性が肯定されている（最近の最高裁判決における過失の判断は、予見可能性＝結果回避可能性という構造になっているが、これは危険が発生するとの予見可能性があれば、医師としての専門的裁量を駆使して結果を回避すべき行為が多様に具体化されるとの認識に裏打ちされているからである）。

5　過失の推定——訴訟における証明困難

前掲〔判例3〕　最判平成8・1・23・腰椎麻酔ショック事件

〔判旨〕　「医師が医薬品を使用するに当たって右文書に記載された使用上の注意事項に従わず、それによって医療事故が発生した場合には、これに従わなかったことにつき特段の合理的理由がない限り、当該医師の過失が推定される」。

〔解説〕　医薬品の能書きは、当該医薬品の危険性（副作用等）につき最も高度な情報を有している製造業者等が投与を受ける患者の安全を確保するために、これを使用する医師等に対し必要な情報を提供する目的で記載するものである。医薬品は能書き記載に従って使用することで、その有効性および安全性が確保されており（薬事法14条・製造承認、同法52条・添付文書の記載事項）、添付文書の記載事項を欠く医薬品の販売が禁止されている（同法55条）。

　医師が治療にあたり使用する医薬品の能書き（添付文書）記載の注意事項に従うのは当然であるから、それに従わずに注意書きによって防止すべきとされる副作用等が生じた場合には、発生した結果に対する過失は推定できる。もっとも他の代替医薬品がなく、緊急に使用すべき治療上の必要

があるなど、使用上の注意事項に従えない合理的理由がある場合は格別となる。

6　鑑定意見と裁判所の過失判断
——専門家のあり方を素人が裁く意味

前掲〔判例18〕　最判平成9・2・25・顆粒球減少症事件
〔判旨〕「顆粒球減少症の副作用を有する複数の薬剤の投与を原因として患者が同症にかかった場合において、鑑定は、4月14日より前の患者の病歴に同症発症を確認しうる検査所見及び症候がないこと並びに同日以降の患者の症状の急激な進行から推測して、発症日を4月13日から14日朝とするが、これは患者の同症発症日をどこまでさかのぼり得るかについて科学的、医学的見地から確実に証明できることだけを述べたにすぎないものであり、他方、同症発症を確認し得る検査所見及び症候がないのは医師が同症特有の症状の有無に注意を払った問診及び診療をしなかった結果にすぎず、患者の症状進行が急激であったと断ずるには疑いを生じさせる事情も存在するなどの事実関係の下においては、右鑑定のみに依拠して発症日は4月13日から14日朝と認定することには、経験則違反の違法がある」。

前掲〔判例19〕　最判平成11・3・23・脳神経減圧術事件
〔判旨〕「診療録中に血腫に関する前記記載があるにもかかわらず、これを検討することなく、鑑定人Tの鑑定及び同人の証言から直ちに、血腫の位置は小脳正中及び傍正中部にあるとした原審の認定は、採証法則に反する。……なお鑑定人Tの鑑定は、診療録中の記載内容等からうかがわれる事実に符合していない以上、鑑定事項に比べ鑑定書はわずか一頁に結論のみを記載したもので、その内容は極めて乏しいものであって、本件手術記録、AのCTスキャン、その結果に関するY_1、Y_2らによる各記録、本件剖検報告書等の記載内容等の客観的資料を評価検討した過程が何ら記されておらず、その体裁からは、これら客観的資料を精査した上での鑑定かどうか疑いがもたれないではない。したがって、その鑑定結果及び鑑定

第 2 節　理論的な課題

人の証言を過大に評価することはできないというべきである」。

〔解説〕　医療過誤訴訟では、医療行為上の過失が認められるかどうか、またその過失と発生した結果との間に因果関係があるかどうかが、実質上の争点である。そして過失とは、客観的行為義務違反つまり標準人が行うであろう、あるいは行うことのできる行為義務に反したかどうかであり、また過失行為のもつ医学的意味を理解しなければ発生した結果との因果関係も定かにはならない。この意味で、医学専門家による鑑定意見が多用され、かつ判決結果へ与える影響は大きい（医学鑑定による医師の有責・無責意見と判決結論との間には強い牽連関係があることが指摘されている）。

　しかし一方、「注意義務の存否は、もともと法的判断によって決定されるべき事項であって、仮に、医師の間では……慣行が行われているとしても、そのことの故に直ちに注意義務が否定されるべきいわれはない」（〔判例1〕輸血梅毒事件）、「注意義務の存否はもともと法的判断によって決定されるべき規範的事項であるから、平均的医師が現に行っている医療慣行とは必ずしも一致しない」（〔判例3〕腰椎麻酔ショック事件）から、「平均人」や「通常人」の行いが何であるかを知り得ても、それが直ちに法的判断（規範的事項）としての過失の成否には直結しない。この点は、〔判例1〕輸血梅毒事件からの一貫した判例法でもある。

　ところが、規範的判断よりも事実認定であるとの認識が先行するきらいのある因果関係の判断については、客観的証拠と医学的経験則を積み重ねて推論を重ねる医学鑑定に依存することが多い。そのため裁判所での証拠調べにより明らかになった、関係者の証言やカルテの客観的記載など他の関連事実との整合性を欠いたままで、鑑定意見を偏重する弊も少なくない。後掲〔判例24〕ルンバール脳出血事件は、「訴訟上の因果関係の立証は、一点の疑義も許されない自然科学的証明ではなく、経験則に照らして全証拠を総合検討し、特定の事実が特定の結果発生を招来した関係を是認しうる高度の蓋然性を証明することであり、その判定は、通常人が疑いを差し挟まない程度に真実性の確信を持ちうるものであることを必要とし、かつ、

それで足りる」として、因果関係の立証が科学的証明ではなく経験則的判断（一般社会人の常識的判断）で足りることを明らかにしている。裁判における事実認定が自然科学的証明とは異なるのは、当然のことであるのに、医療過誤訴訟ではしばしば混乱が生じている（その原因は、わが国固有とされる「精密司法」とのドグマに由来する抑制的事実認定と、「事実」と「判断」の峻別があいまいにされる訴訟審理のあり方——後掲〔判例27〕肝癌見落とし事件は因果関係の判断と損害事実を峻別すべきとして原判決を破棄したのは実務への警鐘であると思われる）。

　上記最高裁の〔判例18〕〔判例19〕の2判決は、鑑定に安易に依存する下級審実務に警鐘を鳴らす意義があり、ことに〔判例18〕における判示内容は厳しいまでも詳細な批判を展開しており、最高裁判決としては極めて異例なものである。

III　賠償すべき損害とは何か

1　事実としての損害——社会的実質

　医療過誤訴訟では、生命・身体への危険を防止すべき診療過誤Aと患者の主体性を確保すべき情報提供Bの二つの責任がある。前者Aは**生命身体への損傷**が現実化した**有形損害**（physical harm）が基本であるのに比し、後者は**人格的地位の侵害**という無形損害が基本となる。

　　　診療過誤A　　生命身体への損傷　①有形被害 physical harm
　　　　　　　　　　　　　　　　　　②回復可能性侵害　loss of chance
　　　　　　　　　　　　　　　　　　③将来の損害　future damage
　　　情報提供B　　人格的地位の侵害　④無形被害 psychiatric damage
　　　　　　　　　　　　　　　　　　⑤後続する有形被害

　Aの例では、**肉体的損傷**が現実に存在（完全性が失われた）してそれが医師の過失と因果関係がある場合には、現存在それ自体①が損害である。これに対して、肉体的損傷は現に存在するがそれと過失との因果関係は判然とせずに、現実の損傷を回避できた可能性が失われた②にとどまる場合の、**回復可能性の侵害**（治療機会喪失による損害。loss of chance of getting better outcome）という損害がある。また現時点では存在しないが、近い将来に損害事実として具現化する③**将来の損害**（future damage。継続的損害の将来分、環境汚染による晩発性障害である癌、ある確率で起きる疾患の再発など）がある。

　一方、Bの**情報提供義務違反**による損害は、必要とされる情報の種類ごとに異なるのは、上記Ⅰ3「情報提供にかかわる責任B」と〔判例6〕～〔判例11〕参照。

　　ⓐ　治療上の危険の承諾……危険を引き受け了解できなかった
　　　　　　　　　　　　　（＋後続手術による有形被害）
　　ⓑ　治療法の選択……他の選択肢につき意思決定ができなかった

（＋後続手術による有形被害）
ⓒ 　生命・生活のありよう……疾病と向き合う生活の質を低下させられた
ⓓ 　病状と診療の経過報告……事実を正確に知らされるべき

　この類型では、必要な情報提供を受けられなかったために、治療上の選択を誤まった（上記ⓐ、ⓑ）か、その後の生活スタイル（様式、設計などのあり方）を全うできなかった（上記ⓒ、ⓓ）という人格的地位に対する④無形被害が生じる点は共通である。

　しかし、治療上の選択を誤まった（上記ⓐ、ⓑ）例ではさらに、十分な情報提供があればその治療方法（手術など）を受けなかったと考えられる場合には、治療に伴う⑤有形損害（治療費用や手術による身体損傷など）を含めて賠償を命じる例（美容整形、歯科インプラントなど説明不十分例）もある。これらは、損害の有無よりも、因果関係ある損害をどの範囲まで認めうるかの問題である。こうした類型の損害は、損害とは、元の状態から失われた後の現状との差だとするいわゆる**差額説**（最判昭和42・11・10民集21巻9号2352頁）の立場からは説明が困難である。

2　賠償すべき損害の費目

　医療過誤訴訟は、金銭賠償請求が基本であるから、上記の有形被害（身体被害ともいえる）や**無形被害**（精神損害も同じ）という事実を、財産的損害と非財産的損害に区分して金銭に換算し、請求内容を具体的に確定できる。

A　有形被害 physical harm は、事実が現実化した程度に応じて、①現実化した有形被害→②被害回避の可能性→③将来の有形被害の3段階に区分できる。

9　民法での損害と額の認定……民法709条は権利侵害による損害を賠償すべきと定め、同法710条は財産権以外の損害についても賠償責任を課して、同法711条は他人の生命を侵害した者は被害者の父母等に対する損害賠償責任を課している。そして民法417条は、損害賠償は金銭賠償が原則と定め、同法722条で不法行為に準用している。ここから民法の損害は、財産的損害と非財産的損害に区分され、しかも金銭でその額を定めることとされる。一方、民事訴訟法248条により、損害が生じた場合にその額の立証が困難な場合には、裁判所が相当な損害額を認定できる。

第2節 理論的な課題

　　　　財産的損害　　積極的　治療関連費、介護療養費
　　　　　　　　　　　消極的　労働力減退＝逸失利益
　　　　非財産的損害　〈内的〉損傷による苦痛
　　　　　　　　　　　　　　pain & suffering emotional distress
　　　　　　　　　　　〈外的〉社会参画の低下
　　　　　　　　　　　　　　hedonic damage（loss of enjoyment of life）
　B　無形被害 psychiatric damage は、精神的自由の侵害が中心となるが、それに伴う財産的侵害もありうる。
　　　　非財産的損害　意思決定の自由を侵害
　　　　　　　　　　　PTSD など精神的外傷
　　　　財産的損害　　意思決定の自由侵害に伴う経済損害
　　　　　　　　　　　障害児出生による介護費用や、PTSD による労働能力喪失と逸失利益[11]

10　財産的損害と非財産的損害……民法上は、財産的損害と非財産的損害の区分しかないが、実務上は「慰謝料」という損害費目が多用されて、非財産的損害とほぼ同義語になっている。しかし慰謝料とは、死亡や身体障害などの有形被害という事実の精神面への反映である苦痛を媒介にしてそれを金銭で慰謝する目的で賠償額を導く（財産的損害を補完する）ものから、有形被害がない名誉や精神的自由への侵害によるいわば人格感情にも拡大して、金銭賠償としても用いられる（この場合には補完性はない）。
　非財産的損害は、身体への有形的損傷が媒介になってもそれに伴う肉体的精神的苦痛（pain & suffering）という心理面と、（後遺症としての労働能力喪失とは別に）そこから社会参加の制限が余儀なくされ人生の楽しみを奪われる生活享受の喪失（loss of enjoyment of life）という社会面をあわせもっている。従来の損害認定が稼働能力の割合的喪失とこれに比例した慰謝料補完という二つの費目が中心なのは、一家の生活を経済面から補填するとの時代的意義を有していた。しかし社会保障の充実などから、個人の生命・生活の意義を稼働能力の発揮よりも多様な社会参加による自己実現に求める価値観が一般化している現代社会では、非財産的損害の内実と意義づけを再構成しなければならない。なお最判昭和39・1・28民集21巻1号136頁は、数理的に算定できない無形被害は慰謝料に限られるものではない、としている。
11　意思決定の自由が侵害された場合の経済損害、障害児出生に伴う介護費用等の賠償には消極的判例が多いことは、前掲〔判例8〕東京地判平成15・4・25の解説参照。また交通事故によるPTSD（心的外傷後ストレス障害）が神経系統の機能または精神の障害が後遺症等級7級4号に該当するとして労働能力喪失期間を認めた大阪地判平成11・2・25交民集23巻328頁がある。

3 　回復可能性の侵害——賠償可能な損害か

〔判例21〕　最判平成12・9・22民集54巻7号2574頁・生存可能性侵害事件

〔事案〕　Ａは明け方4時30分ころ突然の背部痛で目を覚まし、5時35分ころ夜間救急外来においてＢ医師の診察を受けた。同医師は急性すい炎、狭心症を疑い、鎮痛剤を注射したうえで、急性すい炎を想定した薬剤を点滴させた。診療開始から点滴実施のために診察室を出るまでは約10分であった。5分ほどしてＡは「痛い、痛い」と顔をしかめ、ぴくっと大きな痙攣をしたあと深い眠りについたようになった。ほどなく呼吸停止し、心臓マッサージが施されたが、7時45分ころ死亡した。

〔判旨〕　「本件のように、疾病のため死亡した患者の診療に当たった医師の医療行為が、その過失により、当時の医療水準にかなったものでなかった場合において、右医療行為と患者の死亡との間の因果関係の存在は証明されないけれども、医療水準にかなった医療が行われていたならば患者がその死亡の時点においてなお生存していた相当程度の可能性の存在が証明されるときは、医師は、患者に対し、不法行為による損害を賠償する責任を負うものと解するのが相当である。けだし、生命を維持することは人にとって最も基本的な利益であって、右の可能性は法によって保護されるべき利益であり、医師が過失により医療水準にかなった医療を行わないことによって患者の法益が侵害されたものということができるからである」。

〔解説〕　医療水準にかなった診療が行われず医師の過失は明らかであるが、仮に医師が医療水準にかなった診療を行ったにしても、はたしてその患者を救命できたかどうかが明らかでない場合には、過失と患者の死亡との間の因果関係は証明されていないとして請求が棄却されるのが一般であった。

しかし、救命できた事実が高度の蓋然性によって証明できないのは、医師が適切な診療を行わず患者の病状の資料が揃わない結果である場合には、医師の過失が原因で因果関係証明ができないことも多く、そのために医師の責任が免れる結果となるのは、正義を実現すべき裁判所には背理ともい

える。そこでこうした場合に医師の責任を明らかにする意味で、患者の適切な医療を受ける機会を侵害したとして慰謝料を認める判例が増加していたが、その法的構成には期待権侵害や延命利益、治療機会の喪失などの考え方があった。

　最高裁は、こうした考え方に基づくかどうかを明らかにせずに、「患者がその死亡の時点においてなお生存していた相当程度の可能性の存在」が証明されるときは、「不法行為による損害を賠償する責任を負う」との立場を明らかにした。つまり、「なお生存していた相当程度の可能性」を、医師の過失によって奪われた保護法益として捉え、賠償責任を命じた。これにより、過失と死亡との間のつながりが、高度の蓋然性で証明されるときには、死亡それ自体が損害として評価されるのに対し、「なお生存していた相当程度の可能性」という状態を死とは区別された独立の保護法益ととらえて、賠償を認めることにした。

　上記の損害となる事実が現実化した程度に応じて、①(避け得たと評価されるものの)結果としての死亡→②(避け得たとは断定できないが)死亡回避の可能性が認められる(しかし結果としては死亡)→③(結果としての死は不存在であるが)将来の死亡(の可能性)とに区分できる。うち、②の「相当程度の」と絞りをかけた範囲限度で、生存可能性という評価対象を保護法益、つまり賠償すべき損害として認めたものである。

　この判例は、同一の証明対象である死亡に対し、(高度の蓋然性か相当程度の可能性かという)証明の程度に応じて損害額を区分したものでなく、(死亡とは)異なる損害事実を不法行為による保護法益とした点に注意が必要である(「相当程度の可能性」は死亡との間の因果関係の証明レベルという経験則判断ではなく、過失によって失われた治療機会＝回復可能性のレベルを示す医学的な確率的事実である)。

〔判例22〕　最判平成16・1・15裁時1355号27頁・スキルス胃癌事件
　〔事案〕　胃の内視鏡検査で胃の内部に大量の食物残渣があり内部を十分に観察できなかったのに再検査をせず、3カ月後に別の医療機関での内視鏡

検査でスキルス癌と診断されて、それから4カ月後に死亡した。

〔判旨〕「医師に医療水準にかなった医療を行わなかった過失がある場合においてその過失と死亡との間の因果関係の存在は証明されないが、上記医療が行われていたならば患者がその死亡の時点においてなお生存していた相当程度の可能性の存在が証明されるときには、医師は、患者が上記可能性を侵害されたことによって被った損害を賠償すべき不法行為責任を負うものと解すべきである（最高裁平成9年(オ)第42号同12年9月22日第2小法廷判決・民集54巻7号2574頁参照）」。

「このことは、診療契約上の債務不履行責任についても同様に解される。すなわち、医師が適時に適切な検査を行うべき診療契約上の義務を怠った過失があり、その結果患者が早期に適切な医療行為を受けることができなかった場合において、上記検査義務を怠った医師の過失と患者の死亡との間の因果関係の存在は証明されなくても、適時に適切な検査を行うことによって病変が発見され、当該病変に対して早期に適切な治療等の医療行為が行われていたならば、患者がその死亡の時点においてなお生存していた相当程度の可能性が証明されるときは、医師は、患者が上記可能性を侵害されたことによって被った損害を賠償すべき診療契約上の債務不履行責任を負うものと解するのが相当である」。

〔解説〕 前掲〔判例21〕の最高裁判例を引用しながら、患者がその死亡の時点においてなお生存していた相当程度の可能性の存在が証明されるときに不法行為責任を負うとの法理が、診療契約上の債務不履行責任についても同様であることを明らかにした。〔判例21〕では、「医師の医療行為が、その過失により、当時の医療水準にかなったものでなかった場合」という注意義務違反を措定するのに対し、債務不履行では、「適時に適切な検査を行うことによって病変が発見され、当該病変に対して早期に適切な治療等の医療行為が行われていたならば、」という用法で注意義務違反を表している。

前掲〔判例20〕　最判平成15・11・11・急性脳症事件

〔事案〕　開業医で通院治療を受けたが転医先で急性脳症と診断され重度後遺症。

〔判旨〕　「患者の診療に当たった医師が、過失により患者を適時に適切な医療機関へ転送すべき義務を怠った場合において、その転送義務に違反した行為と患者の上記重大な後遺症の残存との間の因果関係の存在は証明されなくとも、適時に適切な医療機関への転送が行われ、同医療機関において適切な検査、治療等の医療行為を受けていたならば、患者に重大な後遺症が残らなかった相当程度の可能性の存在が証明されるときは、医師は、患者が上記可能性を侵害されたことによって被った損害を賠償すべき不法行為責任を負うものと解するのが相当である」。

〔解説〕　後掲〔判例27〕は、死亡の時点でなお生存していた高度の蓋然性があれば医師の過失と患者の死亡という結果との間の因果関係が認められるとして、因果関係の判断のいわば終点となる事実は、何年何月何日という歴史的な当該死亡であることを明らかにした。発生した結果が死亡ではなく、重度の後遺障害である場合にこの考えをあてはめれば、医師の過失と因果関係がある損害事実とは、後遺障害一般ではなく、具体的にその患者が被った障害等級に該当する後遺障害である。具体的な等級まで特定していないが、「重大な後遺症」として軽度の後遺症ないし後遺症なしの状態と対置させて、それからの回復可能性に注目する。

この判決では、後遺症なし（完全回復）ないし軽度後遺症にとどまった相当程度の可能性を保護法益として、これを医師の過失によって侵害した場合には不法行為責任を負うことを明らかにした。

4　説明義務違反による損害の範囲

前掲〔判例8〕　東京地判平成15・4・25・PM病事件

〔事案〕　重度障害を伴う遺伝病の子供が出生する可能性につき誤った情報を伝えた医師に対し、障害児の介護費用等の損害が生じたとして不法行為

責任による賠償を求めた事案。判決は両親の家族計画に関する意思決定に不当な影響を与えたとして慰謝料1600万円を認めたが、重度障害児の出生の結果生じた介護費用等については、法的因果関係がなく、損害もないとして請求を退けた。

〔判旨〕「夫婦が、どのような家族計画を立て、何人の子供をもうけるかは、まさにその夫婦の人生の在り方を決する重大事であって、本来的に夫婦が、種種の事情を考慮した上で自らの権利と責任において決定すべき事柄であり、何人もこれを尊重すべきものであって、この決定に容喙できるものではない。……PM病発症の可能性は、かかる決断をするに当たって極めて重要な要素であるが、子をもうけるか否かは、その一点のみをもって決まる問題ではなく、原告らの子を望む思いの程度や人生に対する考え方、態度にも深くかかわるものであって、第三者たる乙医師の説明のみによって左右されるとも考え難い。……原告らにPM病に罹患した子供が生まれる可能性は、他の健常児の親の場合と同程度であると受け取って安心してしまったのは、いささか安易な受け取り方であり、遺伝の問題についてもやや楽観的すぎる対応であったと認められる。……原告らは乙医師から適切な説明を受けていたとしても、事態を楽観視して、第二子以降をもうけるという決断をしていた可能性も否定できないといわなければならない。……他方、乙医師は、原告らとの間に診療契約を締結して、診療報酬を取得した結果、本件質問に対して適切な説明を行うべき注意義務を負っていたのでなく、信義則上認められる説明義務を負っていたのにすぎないのであって、このような説明義務を怠ったことによる責任の範囲は、自ずと限られると解すべきである。……法的因果関係はない」。

「第三子は、本来、PM病を発症すべき状態でなくては、この世に生を受けることのできなかった存在であり、かかる第三子の出生に伴う介護費用等を損害と評価することは、第三子の出生をもって、原告らに対していわば負の存在であると認めることにつながる……、介護費用を説明義務と法的因果関係のある損害とは認められない」。

第2節　理論的な課題

〔解説〕　この判決では、医師の誤った説明によって重度の障害をもつ子どもをもうけるに至ったとして、意思決定の自由という保護法益を侵害された損害を認めたが、同時に保護法益が侵害された結果である、重度障害児の養育と不可分な介護費用等の損害については、法的因果関係がないとして否定した。同時に障害児の出生に伴う介護費用等を損害と評価することは、当該児の出生をいわば負の存在であると認めることにつながるからと、そもそも損害とは認められないとする。

　先天的な重度障害児の出生により介護等の経済的負担がかかることは事実であるが、子の出生に伴う経済的負担も実はさまざまであり、社会的には親が負担するとされている。これを倫理的な観点から、損害とは認めないとする考えは、わが国に限らず、欧米でもある。しかし一方、健常児に比べてより重い経済的負担がかかるのは現実であり、これを損害でないとするのは合理的とはいえない。そこで、医師の義務違反の程度が軽度であるとか、出生それ自体は医師の義務違反の有無とは別個の両親による家族計画の結果にすぎないなどの理由から、因果関係のある損害とはいえないとの理由づけがされている。先天性障害児の出生に伴う介護費用を損害として賠償請求できるか否かについては、欧米でもいまだ論争途上にある。

〔判例23〕　大阪高判平成14・5・9判例集未登載・歯科インプラント事件

〔事案〕　1989年当時、ごく少数の歯科医が歯科インプラント治療を始めた段階で、技術的にも未熟で経験もほとんどないのに「夢の人工歯根」と宣伝を行った。義歯による補綴も可能な患者に対し歯科インプラントを実施したが、不具合により全部抜去し、なお慢性上顎洞炎等の後遺症が残った。説明義務違反等を理由に、治療費、逸失利益、入通院慰謝料等の後続の全損害を請求した事案。被告は、説明義務違反とインプラント治療とは因果関係はなく、またインプラントの不具合は手術のプラークコントロール不良が原因であり、因果関係がないとも主張した。

〔判旨〕　「本件インプラント治療において、結果的には、適応の判断、手術の手法の選択及び施術の手技に過失を認めることはできるわけではない。

しかし、本件診療契約において治療内容としてどの程度の結果までを内容としていたかにかかわらず、説明義務が尽くされていれば、控訴人はインプラント治療を受けなかったとみるべきであるから、控訴人のインプラント治療のための費用、これと相当因果関係のある除去手術の費用、逸失利益、慰謝料等が、被控訴人との債務不履行及び不法行為と相当因果関係のある損害である」。

〔解説〕　インプラント施術という医療行為には、過失はみあたらず、それ自体は適法な行為であると認定したうえで、説明義務が尽くされていれば患者はインプラント治療を受けなかったとみるべきであるとして、インプラント治療がなければ生じなかった諸費用を損害と認めた。

前掲〔判例8〕PM病事件では、「適切な説明を受けていたとしても、事態を楽観視して、第二子以降をもうけるという決断をしていた可能性も否定できない」との理由で因果関係を否定した点と比較すれば、事案ごとの事実判断の違いといえるが、過失の程度内容が発生した結果に対する帰責の範囲を画しているともいえる（適切な説明をしていおれば、結果がどのようなものであったかの問いは、不作為の因果関係であるから、経験則的な事実認識というより規範的価値判断である）。

美容整形や近視矯正術など医学的適応の少ない施術に関する説明義務違反では、慰謝料のみならず逸失利益や医療費など全損害を認容する例が多いのは、治療上の必要が乏しいのに勧めた注意義務の性質に関係している。

なお、肝癌患者に対し、アルコール療法など他の治療法について十分説明せずに、肝臓摘出術を行い、その際胆のう摘出手術をした症例で、肝切除に伴い胆のう摘出するのが通例で医学的必要性があるから損害賠償義務を生ぜしめるほどの違法性はないとの主張に対し、肝切除術が説明不十分で違法である以上肝切除の遂行を目的とする胆のう摘出手術も違法であるとして胆のう摘出による損害賠償を認めた大阪高判平成16・1・16判例集未登載・胆のう切除事件がある。

231

Ⅳ　因果関係の判断——始点と終点、証明の程度

　医療過誤訴訟での**因果関係**は、医療行為上の過失と身体に対する有形被害との間の牽連性の有無を論じる。医療とは医師に広範な裁量が与えられる多様性ある患者への働きかけであるから、因果関係の始点となる過失は、「適時に適切な検査を行うことによって病変が発見され、当該病変に対して早期に適切な治療等の医療行為が行われていたならば」（〔判例22〕スキルス胃癌事件）とされるように、抽象的で足りる。

　医療行為という認識可能な事実行為に続いて患者の身体被害が生じた場合では、医師の義務違反行為と発生した結果事実との間の因果関係は、通常人の経験則的判断で認識可能である。しかし医師がなすべき行為を行わなかったために、疾病が進行して結果が発生してしまった不作為が問われる事例では、結果を招来せしめた直接の起因力（自然的事実の流れ）は、なすべき医療的な介入がなかったために進行した疾病であって、医師の行為ではない。

　ここでの因果関係は、異なる二つの事実を経験則判断で結びつけられるかどうかの経験則に基づき認識ではなく、「適時に適切な検査を行うことによって病変が発見され、当該病変に対して早期に適切な治療等の医療行為が行われていたならば」（〔判例22〕スキルス胃癌事件）患者の予後は実際と変わっていたかどうかの仮定的な判断となる。

　したがって、患者に生じた現実の結果をどのようにとらえるか、という因果関係判断の終点を何に求めるか（早晩人は死ぬものだから、早晩発生する死が避け得たかどうかの問いならば、ほとんどの慢性疾患や老齢患者は自然の経過にまかせるだけで、医療上の失敗があっても、発生した結果とは因果関係がなくなってしまう）は重要である。以上は次のように整理できる。

　① 因果関係の判断は、通常人が経験則に基づき確信できる程度で足りる
　② 始点となる過失は、裁量の幅のある抽象的な事実主張で足りる
　③ 終点となる結果とは、患者のその時生じた1回限りの被害事実の有無

1　因果関係の判断基準（因果関係の推定）

〔判例24〕　最判昭和50・10・24民集29巻9号1417頁・ルンバール脳出血事件
〔事案〕　化膿性髄膜炎で入院中の3歳児に連日のルンバール（腰椎穿刺による髄液採取とペニシリン髄腔内注入）施行で症状は次第に軽快していたが、症状が残存するのでルンバールを20分にわたり施行したところ、施行の15分〜20分後に児は突然嘔吐し、痙攣発作などを起こし、その後右半身不全麻痺、知能・運動麻痺を残した。
〔判旨〕　「訴訟上の因果関係の立証は、一点の疑義も許されない自然科学的証明ではなく、経験則に照らして全証拠を総合検討し、特定の事実が特定の結果を招来した関係を是認しうる高度の蓋然性を証明することであり、その判定は、通常人が疑いを差し挟まない程度に真実性の確信を持ちうるものであることを必要とし、かつ、それで足りる」。

「上告人の病状が一貫して軽快しつつある段階において、本件ルンバール実施後15分ないし20分を経て突然に（本件発作が）発生したものであり、他方、化膿性髄膜炎の再燃する蓋然性は通常低いものとされており、当時これが再燃するような特別の事情も認められない（などの原判決の確定した事実関係のもとでは）……他に特段の事情が認められないかぎり、経験則上本件発作とその後の病変の原因は脳出血であり、これが本件ルンバールに因って発生したもの……（としてその）間に因果関係を肯定するのが相当である」。
〔解説〕　ルンバールのように医師が行う治療行為が生体にどのような作用をもたらすのか、突然の嘔吐・痙攣から知能運動障害に至る後遺症の意味づけについては、医学専門的立場からさまざまな意義づけがなされる。これらは、医学を含む自然科学の世界で証拠を厳密に検証して科学法則に従って証明されるべき事項である。本件でもルンバールに伴う脳出血が原因となって痙攣発作が起きたのか、それとも化膿性髄膜炎の再燃による発作なのかが争われ、一審および二審での医学鑑定でも意見が相半ばしていた。

233

第2節　理論的な課題

　　こうした医療過誤訴訟の実情の下、原則として患者側に主張立証責任があるとされる実情で、一点の疑義も許されない自然科学的証明を要求するならば、因果関係の証明はほとんど不可能に近くなる。そこで訴訟上要求される証明とは、事象の医学的説明が一点の疑義もなく要求される自然科学での証明とは異なり、ある事実（本件ルンバール施術）が特定の結果（直後の痙攣発作とその後の後遺症）を招いたことがまず間違いないと考える（「高度の蓋然性」という日常なじみの薄い表現であるが）関係にあるかどうかで判断すればよいとした。
　　しかも大切なのは、こうした判定は誰を基準にするかで内容が違ってくる可能性が高いことである。医学専門家がまず間違いないと考えるのと、一般素人である通常人とでは、疑義を差し挟んで考慮すべき事項が異なる。最高裁判決はこの点も視野に入れて、「その判定は、通常人が疑いを差し挟まない程度に真実性の確信を持ちうるものであることを必要とし、かつ、それで足りる」とした。つまり平均的な一般素人がまず間違いないと考える（「真実性の確信を持ちうる」との表現であるが）ならば、専門家なら疑義を挟みうるどうかに関係しない（「かつ、それで足りる」と付言する）ことも明確にした。
　　訴訟上での因果関係の証明は、医学論争の場とは異なるから、ある行為事実とそれに続いて起きた発生結果との間につながりがあるかどうかだけを確かめれば足りる。二つの外形的事実のつながりを確かめること、その判定は（医学者や法律家という）専門家ではなく、一般素人の視点で十分である。だからこそ、英米での陪審員が決める裁判も日本のような職業裁判官が判決を出す裁判も、等しく社会生活上の紛争解決制度として役割を果たすことができる（陪審員による裁判よりも職業的裁判官のほうが正確に事実を認定できて正しく法の適用がなしうるとの考えが裁判官の一部にあるが、その根拠は疑わしく、そのような発想は裁判のあるべき姿に悖（もと）るおそれがある）。

前掲〔判例2〕　最判昭和44・2・6・水虫放射線障害事件
　〔事案〕　両足の水虫治療のために、約2年間レントゲン照射を受けていた

ところ、照射部位に黒色斑点が生じたがなお照射を継続したので、別の病院でレントゲン照射による皮膚障害と診断され照射を中止した。照射開始から8年後に皮膚癌と診断され、左下腿切断した。一審、二審とも医師に照射上の注意義務違反を認めて、皮膚癌による下腿切断の損害賠償を認容した。これに対し、因果関係を認めた原審判断には理由不備の違法がある、等の理由を付して上告がなされた。

〔判旨〕「レ線照射と癌の発生との間に統計上の因果関係があり、しかも、レ線照射を原因とする皮膚癌は他の発生原因と比べると比較的多いこと、Xは、……約2年3カ月の間に……合計5040レントゲン線量の照射を加え、本件皮膚癌は、その照射部分についてのみ発生したことの諸事実を徴すると、本件皮膚癌の発生は東一病院の本件レ線照射がその主要な原因をなしていると判示した……判断は、……相当として肯認しえないわけではない。

もっとも、本件皮膚癌の発生した箇所については京大病院でもレ線照射が加えられ、また、東一病院においてもXの他の身体部分についてかなり多量のレ線照射が加えられたが皮膚癌が発生していない……けれども、このような事実があるからといって、前記原審の判断を違法とすることはできない」。

〔解説〕 本件において、レントゲン照射が発癌につながることは一般的には知られているが、どの部位にどのくらいの量の照射をすれば癌が発生するか、また発癌のメカニズムについては、医学的にまだ確立していない。このような場合に、レントゲン照射の事実と皮膚癌発生の事実を立証し、さらに照射から皮膚癌発生に至る病理学的つながりまでの高度蓋然性の証明が必要だとすれば、ほとんど不可能となる。また医学専門家の間での未確立な証明を、訴訟では素人である患者に求められるというのも、おかしい。

そこで本判決は、①照射と癌発生との間の統計的因果関係、②他の原因に比べて照射を原因とする割合が比較的多い、③皮膚癌を発生せしめるに

足る量の照射がなされた、④皮膚癌は照射部位にのみ発生した、との事実から、因果関係を肯定できるとした。そして、Ａ発生部位に対しては他の病院でもレントゲン照射をしている、Ｂ同じく照射を受けた他の部位には皮膚癌が発生していない、との事情があっても上記因果関係の認定を左右しないとした。上記①ないし④の事実は、照射行為と皮膚癌発生という２つの事実の結びつきを強める事情であるので、両者の因果関係を認める方向に作用する。これに対して、Ａは他の照射行為も関与した可能性を示唆し、Ｂは他の部位での皮膚癌という結果不発生を示す事情であるが、本件照射行為と本件皮膚癌発生というつながりを推測させる上記①～④の事実を弾劾（証明力の減殺）することにならない（他の照射行為が関与していても被告の照射それだけで癌を発症しうるに足る量であるとの③があり、他の部位で癌が発症しなくても照射していない部位では癌が発症していないのだから④を弾劾し得ない）。

結局、反対事情のＡ、Ｂがあったにしても、①～④の事実つまり、両者の間をつなぐ医学的知見が一般に存在し、結果を発生するに足る起因力が現実に作用し、それらに時間的接近並びに空間的（照射と発生部位との）一致があるならば、両者の因果関係が推定されるとの考えを示した。

前掲〔判例22〕　最判平成16・1・15・スキルス胃癌事件

〔事案〕　胃の内視鏡検査の不手際で胃癌の診断が３カ月遅れて、４カ月後に死亡。

〔判旨〕　「被上告人が実施すべき上記再検査を行わなかったため、上記時点におけるＡの病状は不明であるが、病状が進行した後に治療を開始するよりも、疾病に対する治療の開始が早期であればあるほど良好な治療効果を得ることができるのが通常であり、Ａのスキルス胃癌に対する治療が実際に開始される約３カ月前である上記時点で、その時点における病状及び当時の医療水準に応じた化学療法を始めとする適切な治療が開始されていれば、特段の事情がない限り、Ａが実際に受けた治療よりも良好な結果が得られたものと認めるのが合理的である。

これらの諸点にかんがみると、Ａの病状等に照らして化学療法等が奏功する可能性がなかったというのであればともかく、そのような事情の存在がうかがわれない本件では、上記時点でＡのスキルス胃癌が発見され、適時に適切な治療が開始されていれば、Ａが死亡の時点においてなお生存していた相当程度の可能性があったものというべきである」。

〔解説〕　本件では、胃の内視鏡の再検査を行わなかった診療契約上の債務不履行と７カ月後の胃癌による死亡との間の因果関係が問題とされている。医師が再検査を行わなかったので、債務不履行時点における患者の病状は不明である。したがって、再検査によって適切な治療がなされて良好な結果が得られた（実際に生じた７カ月後の死亡という事態が避けられた）かどうか、厳密には不明である。医師がなすべき診療を行わず、患者が死亡したという事案では、その注意義務違反の時点における患者の病状はわからないのが一般である。

　患者の病状が不明であるから、しかるべき診療を行ってもはたして患者が助かったとの証明がないとすれば、いわゆる不作為の過失の場合には、（現実には人は死んでしまっているのだから）因果関係の終点としての、その時点での生存の確実性、あるいはその時点での生存可能性の証明は不可能に近い。病状に関する資料収集こそが診断そのものであり、診断の懈怠が過失として認められるのに、その過失が幸いして発生した結果との間の因果関係が証明されないために、医療側が責任を免れるとなるのは、いかにも不正義である。

　そこで一般に「疾病に対する治療の開始が早期であればあるほど良好な治療効果を得ることができるのが通常」との経験則を基に、実際に治療が開始されたより約３カ月早く治療が開始されたならば、より良好な結果が得られるのだから、その死亡の時点でなお生存していた相当程度の可能性を認めることができるとしたものである。ただし、「特段の事情」や「治療が奏功する可能性がなかった事情の存在」があれば、この推論が覆ることもあるとして、医療側の反証の余地を残している。

第 2 節　理論的な課題

　これは、なすべき検査を行わなかった過失がある場合には、その過失がなかったならば良好な結果発生が推定されるとして、実際に生じた死亡が避けられた相当程度の可能性を推定する、すなわち治療機会が失われたことによる損害を推定させることになる。過失の存在が、発生した結果との間の（一定の）因果関係を強く推定させることを示している。

2　過失の競合と因果関係

〔判例25〕　最判平成13・3・13民集55巻 2 号328頁・交通事故医療過誤競合事件

〔事案〕　Ａが自転車を運転中に、交差点内でタクシーと衝突し転倒した。Ａは直ちに救急車で搬送されＹ病院Ｄ医師の診察を受けたが、Ａの意識が清明でレントゲン写真上も異常を認めなかったことから、消毒などの治療と一般的な指示をして帰宅させたところ、その夜のうちに容態が悪化して死亡した。死因は動脈損傷による硬膜外血腫であった。

〔判旨〕　「本件交通事故における運転行為と本件医療事故における医療行為とは民法719条所定の共同不法行為に当たるから、各不法行為者は被害者の被った損害の全額について連帯して責任を負うべきものである。本件のようにそれぞれ独立して成立する複数の不法行為が順次競合した共同不法行為においても別異に解する理由はないから、被害者との関係においては、各不法行為者の結果発生に対する寄与の割合をもって被害者の被った損害の額を案分し、各不法行為者において責任を負うべき損害額を限定することは許されないと解するのが相当である。

　……本件のような共同不法行為においても、過失相殺は各不法行為の加害者と被害者との過失の割合に応じてすべきものであり、他の不法行為者と被害者との間における過失の割合をしん酌して過失相殺をすることは許されない」。

〔解説〕　交通事故による外傷で脳動脈が損傷し、それによる硬膜外血腫が進行して死亡した場合、死の起因力は交通事故外傷である。また、いかな

IV　因果関係の判断──始点と終点、証明の程度

る原因で硬膜外血腫になろうとも、その診断治療を怠って患者を死に至らしめたときには、医師の診断治療の遅れと患者の死亡との間には因果関係が認められる余地がある。このように交通事故と医療過誤が競合する場合には、一方は積極的な起因力として、他方は怪我や疾病の進行を防止すべき義務を怠った不作為の過失によって、発生した結果に対して責任を負うことになる。

　交通事故外傷による損傷（たとえば動脈損傷でなく静脈損傷にとどまる場合）だけでは硬膜外血腫には至らないが、外傷の治療中に動脈を傷つけそれが硬膜外血腫を引き起こしたような場合、被害者の立場からすれば死に至る機序を知りうる立場にないから、共同不法行為による連帯責任を認める実益がある。交通事故と医療過誤とは異質な不法行為であることを理由に、民法719条の適用外だとする考えも一部にあるが、最高裁はその点の疑義を解決して被害者救済の立場を鮮明にした。

　過失相殺とは、本来は発生した結果を防止する責任を負う者の間で損害の公平な分担を図る制度であるから、交通事故当事者間での過失割合を発生防止責任を負わない医師患者関係にそのまま流用するのは許されない。

3　因果関係の始点

前掲〔判例3〕　最判平成8・1・23・腰椎麻酔ショック事件
〔事案〕　仮に2分ごとに血圧測定をしていても、Xが急に気持が悪いというまで介助看護婦もXの異常に気づかなかったのであるから、はたして早期に異常を発見し得たかどうかも明確でなく、Xの脳機能低下症は迷走神経反射を機縁に発生した気管支痙攣のため脳への酸素供給が不足したことが原因となったのだから、Yの注意義務違反とXの脳機能低下症との間には因果関係がないとの原審判断に対して、以下のように判示した。
〔判旨〕「本件手術を介助していた2名の看護婦がXの異常に気付かなかったからといって、血圧の測定をしても血圧低下等を発見し得なかったであろうといえないことは勿論である（2分間隔で血圧を測定しなかったとい

239

う医師の注意義務の懈怠により生じた午後4時40分から45分にかけての血圧値の推移の不明確を当の医師にではなく患者の不利益に帰することは条理にも反する)。

　また、Xの血圧低下を発見していれば、Yとしてもこれに対する何らの措置を採らないまま手術を続行し、虫垂根部を牽引するという挙に出ることはなかったはずであり、そうであれば虫垂根部の牽引を機縁とする迷走神経反射とこれに続く徐脈、急激な血圧低下、気管支痙攣等の発生を防ぎ得たはずである。したがって、Yには本件麻酔剤を使用するに当たり、能書きに記載された注意事項に従わず、2分ごとの血圧測定を行わなかった過失があるというべきであり、この過失とXの脳機能低下症との間の因果関係はこれを肯定せざるを得ない」。

〔解説〕　医療過誤訴訟では、医師の過失と損害の発生、さらには両者の因果関係について証明責任を負うとの考えに基づき、当該診療に関する事実関係が明らかにされていない訴訟の早期の段階から、何をすべきであったのかの結果回避義務を細かく特定することが要求される。

　本件では、2分ごとに血圧測定していれば血圧低下傾向が早期に発見できるから、所用の血圧低下、気管支痙攣防止策が取り得たはずであると主張している。そうすると被告からは、実際に血圧測定を行った看護師たちは血圧測定を行ったために患者の異常に気づいたのでなく、気持が悪いという訴えで初めて気づいたのだから、仮に2分ごとの血圧測定をしていても結果発生の防止にはつながらず、原告主張の過失が仮になかったとしても結果との間には因果関係がないと反論するがごときである。

　過失を特定することは結果回避義務を具体的に指摘することにつながるが、当該医療者がはたして結果回避に動いたかどうかという現実問題でとらえれば、いずれにせよ結果回避のための行動はとらなかったとして、結果回避に結びつく過失行為は認められないとの反論に遭遇する。このような場合には、①2分ごとの血圧測定をしていれば異常がより早期に発見できたであろうとの（能書きの2分ごとの血圧測定はそのためである）経験則

IV 因果関係の判断——始点と終点、証明の程度

を媒介にして、②その場合には所用の処置をとるであろうから、③結果回避が可能であった、との論法から因果関係を認めている。すでに、輸血梅毒事件における、「身体は大丈夫か」という問診では梅毒感染が予知し得ず、結果発生との間の因果関係がないとした上告理由を、同旨の理由から退けているのは前述した。

　因果関係の始点としての過失の特定は、結果回避行為まで詳細に特定する必要はなく、「適時に適切な検査を行うことによって病変が発見され、当該病変に対して早期に適切な治療等の医療行為が行われ」（〔判例１〕）ることを前提にすれば足りることになる。結果回避義務の前提となるそれぞれの事実は「間接事実」であり、これらについてまで主張責任や立証責任を観念する必要はない（前田達明「最高裁急性脳症事件の評釈」判時1885号190頁、同「主張責任と立証責任について」民商129巻784頁参照）。

〔判例26〕　大阪高判平成８・９・26判タ940号237頁・死因不明胸部外傷事件
〔事案〕　交通事故で胸部打撲等の重傷を負った23歳の青年が外科医院に救急搬送されたが、容態がいったん安定したようにみえたが数時間を経ないで急変して死亡した。死因は内臓破裂、肺損傷、心タンポナーゼ、低心拍出力症候群などが考えられたが、結局不明であった。
〔判旨〕　「レントゲン撮影等を適切に行っておれば、Ａの胸部、腹部等の損傷、出血等の有無、程度の把握が可能であったということと、これらに加えて、死因が不明な状況の中で、本件についての救命の可能性に関する前掲各証拠を総合して勘案すれば、ＹがＡの容体の急変前に、適切なレントゲン撮影等を行っておれば、Ａの胸部、腹部等の損傷、出血等の有無、程度を把握できたであろうことは推認に難くなく、同人に対する治療処置も適切に行われることも期待できたと解することもでき、……レントゲン撮影等を行っておれば、次にとるべき措置も期待できたということができ、救命の可能性があったものと推認するのが相当である。
　そうだとすれば、レントゲン撮影等を行っていれば、それが確定的なものでなく、可能性にとどまる程度のものであるにせよ（その可能性の程度

241

が低いものであるとしても)、救命の可能性があったと推認できる以上、そのレントゲン撮影等の処置をとらなかったことと、Aの死亡との間に相当因果関係を認めるのが相当である」。

〔解説〕　レントゲン撮影等(バイタルサインの持続的検索を含む)を行っておれば、交通事故外傷による身体状況の変化が把握できたであろうこと、そして異常に対しては適切な医療処置が期待できたと考えられることから、その適切な医療処置と死亡の結果との間に、(救命可能性という概念を媒介にして)因果関係を認めた判決である。このように救急医療における基本的義務ともいえるレントゲン検査を怠り、その後の症状把握を困難にした医師に重大な過失があるとして、結果との間の因果関係を認めたのが、ドイツでの確定した判例法理である。

　結果回避義務としての過失のとらえ方は、レントゲン撮影等による病状把握を前提に適切な結果回避処置を観念している手法は、前記腰椎麻酔ショック事件における血圧測定による異常把握と適宜の処置を導いているのと同様である。この判決に対しては、被控訴人被告から上告がなされたが、「結論は是認できる」として上告棄却となっている(なお稲垣喬「患者の死因不明の場合における医師の義務違反と因果的帰責」同『医師責任訴訟の構造』269頁(有斐閣、2002年)は、この判決を肯定的に評価する)。

4　因果関係の終点

〔判例27〕　最判平成11・2・25民集53巻2号235頁・肝癌見落とし事件
　〔事案〕　人間ドックの検診で肝臓病を指摘された肝癌のハイリスクグループに属する53歳の患者が、肝臓病を専門とする開業医を紹介され、3年8カ月あまり771回通院していたが、肝臓癌発見に有効なAFP検査や超音波撮影が行われないまま、転院した先で肝臓癌と確定診断されて1週間後に死亡した。
　原審判決は、肝細胞癌発見のための検査を定期的に実施すべき義務があり、もし実施されておれば実際に診断された時期よりも遅くても6カ月前

に切除術等が可能な状態で肝癌を発見できる高度の蓋然性があったとし、その時点で適切な治療を受けておればある程度の延命効果が得られた可能性があるとした。しかし、どの程度の延命ができたかは確認できないから、医師の注意義務違反と死亡との間に因果関係は認められないとして延命の可能性を奪われた精神的苦痛に対する慰謝料のみを認めた。

〔判旨〕 「経験則に照らして統計資料その他の医学的知見に関するものを含む全証拠を総合検討し、医師の右不作為が患者の当該時点における死亡を招来したこと、換言すると、医師が注意義務を尽くして診療行為を行っていたならば患者がその死亡の時点においてなお生存していたであろうことを是認し得る高度の蓋然性が証明されれば、医師の右不作為と患者の死亡との間の因果関係は肯定されるものと解すべきである。

患者が右時点の後いかほどの期間生存し得たかは、主に得べかりし利益その他の損害の額の算定に当たって考慮されるべき事由であり、前記因果関係の存否に関する判断を直ちに左右するものではない」。

〔解説〕 末期癌のような治療が困難な疾病では、仮に医師が適切な治療を行ったにしても、早晩は死を免れないであろうと思われる例が少なくない。この場合に、医師が適宜の診断、治療を怠ったために予定外の死を招いたとしても、医師の注意義務違反と死亡の結果との間に因果関係を認めることに困難がある。たとえ死亡は避け得なかったにしても、ある程度の延命可能性はあったとか（延命利益論）、適切な医療を期待していたのに裏切られたとか（期待権侵害論）、治療可能な機会を奪われた（治療機会喪失論）とかの理論構成によって、医師の賠償責任を肯定する見解が多数を占めている。

しかし、延命可能性があるとかないとかの判断基準は何であるかは判然とせず、結果回避の高度の蓋然性が認められない場合に、その代替ないし補充として、賠償を根拠づけるにすぎない。そこで、避けられた死か否かとして判断の対象となる結果つまり因果関係の終点は、いかなる事実を指すのかによって、延命可能性の有無が左右されることや、人は誰でもいつ

かは死ぬのだから、漠然とした死亡を因果関係の終点とするならば、すべての死亡事案は死の責任が問われないことになる。

こうした実務上の混乱から、損害賠償で論議される死亡事実とは、1回きりの具体的な何年何月何日の死亡であるから、その当該死亡と注意義務違反の行為との間の因果関係こそが立証のテーマであることを、この判決は明らかにしている。たとえ、翌日に死んだとしても、当該死亡は避けられたのであるから死亡との間の因果関係は肯定されるべきであり、1日の差とは、「主に得べかりし利益その他の損害の額の算定に当たって考慮されるべき事由であり、前記因果関係の存否に関する判断を直ちに左右するものではない」として、死亡にまつわる因果関係と損害とを峻別して、理論的に整理した意義がある。また不作為における仮定的因果関係の理解を事実問題に還元させることで経験則による判断になじみやすくなり、その結果として患者側の立証責任を緩和させる効果が期待できる。

この因果関係の終点としての、「当該死亡」という考え方は、前掲〔判例20〕急性脳症判決で、「当該重度後遺症」として位置づけられている。医療過誤訴訟は、あくまで具体的に生じた事実をめぐる判断過程であるから、誰のどの行為が義務違反と評価されるか、どの被害事実が賠償すべき損害といえるかが問われる。この点で、ある疾病に診療効果が期待できるかどうかの医学論議や死亡に至る医学的機序を探る病因論とは、その目的や論議の方法論が異なっている。

当該死亡→当該後遺症→当該結果と考えを推し進めれば、因果関係論における論理的整合性を高めることになって判断の透明性に資する面があるとともに、因果関係における「相当性」「保護範囲」という絞りの内実が問われることになる。

〔演習問題〕
1　Aは肝硬変の疑いでY病院へ月に二度の割合で通院し、Z医師による薬剤処方と食事療法等の治療を受けるほか、2カ月に1回の割合で超音波および

CT検査を受けて、肝癌への移行を経過観察されていた。

　約2年経過しても、肝硬変の病状に改善はなく、また1回の通院で半日も時間を取られることから、次第に通院診療を滞りがちになった。そこでZはAに肝癌発生の予備群に属するので月に二度の定期診察とアルコール摂取を禁止するよう注意していた。ところがAは年末で仕事が忙しく、12月初旬に受診した以降は月に一度しか受診せず、また時間がないからとの理由で、定期検査を受けないままに翌年3月に至った。

　この間、年末年始で頻繁に飲酒するようになり、体調を不良を訴えて翌年3月中旬にY病院を受診したところ、すでに多数の肝癌が発生して手術不能で余命3カ月と宣告され、6月中旬に肝癌のため死亡した。

　Aの相続人は、YおよびZに対し、どのような請求をなしうるか。12月初旬の段階ですでに肝癌に罹患していた（しかし、手術により60％の確率で長期延命が見込まれる病状であった）として、医療側はどのような反論をなしうるか、過失の成否（過失相殺を含む）、損害の種類および程度、因果関係の有無等に分けて論ぜよ。

2　中学校の国語の教師であるAは、喉の調子がおかしく授業にも差し障りがあるのでY咽喉科を受診したところ、咽頭に良性ポリープがあると診断され、摘出術を勧められた。手術は簡単で1週間程度の入院で仕事に復帰できるといわれたので、夏休みを利用して入院して手術を受けた。

　ところが手術は過失なく行われたものの、千例に一例の確率で起こる合併症のために声帯麻痺となり、発語がほとんど困難になって今までのように授業が続けられなくなって退職を余儀なくされた。また発語の練習のために、言語訓練所に通ってリハビリ訓練を続けているが、家族や友人との交わりも少なくなり、自宅に引きこもっての生活になって前途を悲観している。

　Yは手術に際して、上記合併症を告げることなく、Aの承諾をとっていた。

　Aは声帯麻痺の合併症の可能性を告げられていたならば、あと5年で定年となる教師の職を辞してから、故郷の沖縄に帰って、年来の友人で信頼できる別の咽喉科医師の手術を受けるつもりであった。

　AはYに対して、いかなる請求原因でどのような損害賠償請求をなしうるか、またYはどのような反論をなしうるか。

3　バイクのツーリングを楽しんでいたAは、信号のない交差点に侵入してきたZ運転のダンプトラックと左側面で接触して転倒し、胸部打撲、左肩挫傷等の傷害を負って、Y外科医院へ救急搬送された。収容時、Aの意識は明瞭

第2節　理論的な課題

で頭部に外傷もないことから、Yは創傷の消毒と点滴治療を約20分行った後2階の病室へ入院させた。
　ところが30分後にAの容態が急変して、その20分後に死亡した。死因は厳密には不明であるが、外傷による急性循環不全か心タンポナーゼが疑われた。なおYは胸部外傷による救急診療に必須とされる、胸腹部レントゲン検査やバイタルサイン（血圧・脈拍・呼吸・体温）および胸部所見は一度も検索しなかった。交通事故の過失割合は、Aが3割、ダンプ運転手が7割とした場合、Aの相続人がYないしZに対する請求原因を述べよ。

　　　　　　　　　　　　　　　　　　　　（本章第2節・石川寛俊）

第3節　実務上の論点

I　医療訴訟の特質

　医療訴訟については、「密室性の壁」「専門性の壁」「立証責任の壁」があるといわれるが、これに「かばい合いの壁」や「封建制の壁」などを加える論者もいるほどである。しかし、医療訴訟に携わる者の率直な感想として、医療事件ほど多くの証拠が残されている事件はないと思う。診療の過程は、精粗の差はあっても必ず診療録という記録に残されているし、その中には客観的なデータとしてのさまざまな検査の記録が含まれており、人の活動について、これほど記録がきちんと残されている場合はまずないといえよう。そうして、診療情報開示はすでに広く進められているし、平成17年に施行された個人情報保護法によってもさらに情報開示が進むことを考えると、仮に「密室性の壁」があるとしても、それは医療訴訟に固有の問題ではなく、会社訴訟であっても、一般の民事訴訟でもありうる立証の困難さと同程度ではないだろうか。

　専門性についても、医学や医療は本質的には経験科学であり、誰もが共有している人の身体に関する学問、技術であり、根気よく勉強すれば、良い医療と悪い医療を鑑別できる程度の知識は必ず身に付けられるものである。数学、物理、化学や工学の高度の理論は根気だけでは到底理解できるものではないから、その点でも、専門訴訟の一分野とされる知的財産訴訟とも異なる要素をもっている。

　また、立証責任については、他の箇所で詳細に論じられているとおり、患者すなわち原告側の負担であった因果関係について、一連の最高裁判決によって大きく緩和されていることは間違いなく（ただし、この点についての筆者の私見は後述する）、ここ数年の間に医療訴訟は大きく変貌したといえる。

第3節　実務上の論点

　「かばい合いの壁」や「封建制の壁」については、医療側代理人として、実際に出てきた鑑定意見をみていると、医療側に極めて厳しい意見が出ることが多いものである。「かばい合い」をしようとする医師は、むしろ鑑定人となることを避けるからであり、「かばい合い」があるとすると、鑑定人を得ることが困難であるという局面で現れるのであろう。そうして、後述のとおり、各地の裁判所、最高裁判所の尽力により、現在では、鑑定人を得ることが極めて困難であるとまで感じることは少なくなっており、この面でも医療訴訟の困難さは明らかに軽減されている。

　さて、このように医療訴訟と一般事件との垣根は相対的に低くなってきていると筆者は感じるものであるが、やはり根本的に違う点がある。それは、一般の民事事件においては、勝訴当事者は正しい裁判だと感じ、敗訴当事者は誤った裁判だと感じるという当事者の思いを離れて、客観的に正しい裁判であったか否かを判定する基準がみあたらないのとは対照的に、医療や医療以外の分野であっても、科学的事実を判断の前提とする事件については、客観的に正しい、あるいは誤った裁判ということが十分にありうることである。

　具体例をあげると、筆者が経験した、神経・筋接合部のコリンエステラーゼという酵素を阻害する作用を有する殺虫成分が徐々に犬の首輪から析出することによって蚤などを駆除する製品を使った犬2頭のうち、1頭は死亡し、もう1頭には重篤な後遺障害が残ったとして、製造元に対して損害賠償を求められた事件がある。後遺障害が残った犬は、中毒症状が発現しているという時期に、ある獣医科大学附属病院での診察を受けており、コリンエステラーゼの数値が標準値に比べて下がっているという血液検査の結果が書証として提出され、原告は、その血液検査の結果を重要な証拠として、明らかに当該犬が中毒になっていると主張した。

　しかし、その検査は、附属病院内での検査ではなく、外部の検査会社に出していたことから、筆者は、その検査票に記載された標準値は人のものであり、コリンエステラーゼの標準値は人と犬では異なるのではないかと疑問を持ち調査をしたところ、はたして犬の標準値は人よりかなり低く、犬の標準

値を基準にすると、中毒症状が出たという犬の数値は標準値の中でも高いほうであった。この事件は、本問題が最重要な争点であったことから、結論として、当該犬は中毒になっていなかったと認定されて請求棄却で終わったが、仮に人と犬の標準値が違うという事実が訴訟に顕出されなければ、当該犬が中毒に陥っていたという、科学的な客観的事実とは異なる認定がなされ結論も変わっていた可能性がある。

　この例のように、科学的事実を基礎として争われる事件においては、科学的な観点からの客観的真実を想定できる点が一般の民事事件とは大きく異なる特徴であり、これを別の観点から言い換えると、科学的に「誤った」裁判がありうるということになるが、科学的事項が問題となる類型に入る医療訴訟に携わる者は、裁判官、原告、被告といった立場の違いを超えて、医学的に「正しい」裁判を実現したいと願うことにおいては一致しているのではなかろうか（ただし、いうまでもないが、医療水準の認定のように規範的要素を含む判断においては、客観的に「正しい」基準は想定し得ないものであるから、そのような場合をいうものではない）。

　そうすると、医療訴訟における審理が一般事件と異なる特質をもつべきだとすれば、このような意味での真実発見を追及すべき点だといえるが、上記事例からもうかがえるとおり、客観的な事実の意味を明らかにするためには、当該事実を評価できるだけの専門的知識が必要であることがわかる。

　また、平成8年の民事訴訟法改正により、争点整理手続の整備、証拠収集手続の拡充が図られ、集中的な証拠調べに道を開き、大幅に訴訟の迅速化が図られたものの、医療訴訟については所期の効果が得られなかったため、平成13年に公表された司法制度改革審議会の最終意見書において、上記に加え、専門委員制度の導入、鑑定制度の改善、法曹の専門性強化等の方策が提言され、平成13年から東京地裁と大阪地裁において医療集中部が導入されたのであるが、このことによって医療訴訟の審理がどのように変わったかをみるために、まず、医事事件集中部（以下、「医事部」という）導入以前の審理状況を反省の意味を込めて説明しておく。

II　医事部導入以前の審理

　医事部導入以前の審理では、まず基本的なルールが確立されていなかった点をあげることができる。現在でも、時折、原告代理人より訴状とともに被告医療機関に対する文書送付嘱託や文書提出命令が申し立てられることがあって驚かされるが、診療録といった基本的な書証を誰が提出し、その翻訳を誰がつけるのか、ということについてすらルールがなかったため、裁判所が主張整理をしようにも、事案の基本的な概要を把握するだけのために長期間を要することがしばしばであった。

　また、患者側としては、主張の漏れを防ごうとするあまり、立証しようとする結果の発生との合理的な因果関係の有無を問わず、医療の過程におけるあらゆる落度を過失として構成する傾向があり、裁判所が、そのような場合の事実に関する主張と過失主張を整理するためには、ある程度の医学的知識が必要であるにもかかわらず、それがなかったため、積極的な争点整理をせず、審理対象すなわち争点が拡散してしまうことがしばしばであった。かかる事実および医学上の過失主張両面における争点拡散の弊害は極めて大きく、主張整理、証拠調べ、さらには鑑定といったすべての段階において、不必要な時間を要する元凶であったといえる。

　証拠調べにおいても、医師が本人または証人である場合には、専門家に対する尋問であるという理由で、主尋問と反対尋問を別期日に行うことが原則であり、同じ事実を指すのに異なる用語を使っているといった些末な点について、その理由を尋ねて長々と反対尋問をするなど、五月雨式の尋問は極めて非効率的であったという印象が残っている。

　ちなみに後に紹介する事案は、一審判決まで平成8年から12年までの4年を要しているが、医事部発足後は、平均審理期間13カ月で何らかの結論に至っているとの統計であり（大阪地裁の医事部の3年間の成果については、大阪地方裁判所専門訴訟事件検討委員会「大阪地方裁判所医事事件集中部発足3年を

振り返って」判タ1151号66頁以下参照されたい)、今となっては、なぜ4年も要したのか、かえって疑問に思うほどであるが、当時としては、ごく普通の進行であった。

III　医事部での審理

1　計画審理

　医事部での審理も、当事者双方の主張に対する争点整理手続があり、それに続けて証拠調べの後、必要に応じて鑑定を行い、その間に随時和解を試みたりすることは一般事件の審理と同様であるが、医事部における一般事件にない特徴として、裁判所も含めた当事者が事案を概観できるよう、被告である医療側が**診療経過一覧表**を作成し、裁判所が**争点整理表**を作成することをあげることができる。

2　事実および争点整理段階における工夫

(1)　診療経過一覧表の作成

　裁判所が当事者に提示する診療経過一覧表のひな形については〈表4〉を参照されたい。このような一覧表の作成は、医療側にはかなりの負担となる作業であるが、裁判所を含め、当事者間で、診療の全体像を共有するためには不可欠な訴訟資料である。医療者は、本来、自ら行った診療のプロセスについて、何を認識して、どのように考えたかを説明できなければならないはずであるから、一種の説明義務の延長と考えても作成すべきものである。また、従来型の審理において、被告側より、原告側に過失内容の特定を厳格に求め、それだけで議論の応酬に至るような場合もあったようであるが、診療経過一覧表は、原告の主張が出ないと作成できないという性格の書面ではない。

　もとより、どこまで詳しく書くか、あるいはどの部分をより詳しく書くかといった細部では、原告の主張に応じて修正を要するし、事案によっては、診療経過一覧表の当初案の認否をした原告から、かえって、より詳しい検査データを記入してこられることもあり、それらについては争いがなければ、

III 医事部での審理

【書式1】 診療経過一覧表

平成○○年(ワ)第○○○○○号　損害賠償請求事件

診療経過一覧表

年月日　診療経過 （入通院状況・主訴・所見・診断）	検査・処置	証　拠	否認	原告の主張	証　拠
初診前の状況				原告は、6歳ころ小児麻痺により半身不随となる。その後、リハビリにより、肩及び肘は正常に動くようになり、右手首の可動域は約10％、右手指の可動域は20％あり、自転車ハンドル程度の太いものは握ることができた。	
H6.7.18 H病院 　右手関節痛を訴えて外来受診した。 D医師 　右手関節挫傷と診断した。 　原告の右手が脳性麻痺の後遺症としてのアテトーゼ型痙性麻痺手を呈していることを認識していた。 　（この時点で、原告は、既に右手月状骨壊死に罹患してした。）	X線検査 （乙A5の1） 湿布 弾性包帯 　　　固定 内服薬処方	乙A1P2	○ △ ×	 原告が右手月状骨壊死に罹患したのは、H7.7.24より後のことである。	 乙A1P9
H7.5.22 　外来受診診断 H病院 　右手背部に腫脹が発生したとして外来受診した。	穿刺廃液 （同月22、26、30日）	乙A1P6	○		

253

第3節　実務上の論点

D医師 　右手軟部腫瘍と診断した。			△		
H7.7.10 　外来受診診断					
H病院 　右手背部に腫瘤を発見したので外来受診した。 D医師 　右手関節軟部腫瘍と診断した。 　原告手術希望で、手術予定を組む。	X線検査 （乙A5の4）	乙A1P7 乙A1P1 乙A1P7	○ △		
H7.7.19　入院					
H病院 　手術のために入院		乙A3	○		
⋮	（中　略）	⋮	⋮	⋮	⋮
H8.1.31　転院診断					
T病院 　痙性麻痺、右手月状骨壊死と診断	X線検査 クーリング継続		×	T病院では、クーリングは行っていない。	
H8.2.9　手術					
T病院 　右手月状骨壊死症に対し、①月状骨摘出、②腱球移植の手術を、痙性麻痺手に対し、①母指IP関節固定、②尺側手択伸筋切離の手術を、双方に対し、①カパンジー法の手術を実施した。			△		

佐々木茂美編著『医事関係訴訟の実務〔新版〕』（新日本法規、2005年）より引用

254

含めればよいのであって、裁判所も最初から完璧な診療経過一覧表を作成するよう求めているわけではないから、それほど堅苦しく考える必要はない。とにかく診療の全体像を示すという意味での一覧表を作成して提出するという対応でよい。

　また、診療経過一覧表には一応客観的な事実を記載するものとされているので、争いのある事実は記載しないという原則でよいが、あまりにも多くの事実について争いがあるという場合、それらをすべて落としてしまうと、診療の全体像がわからなくなってしまうこともある。そういう場合には、事実の存否や解釈について争いがあっても、医療行為は当該事実を前提にして発展しているものであるから、とりあえず、診療録に記録があるという意味では客観的な事実であるという程度に考えて、争いがあることがわかるような形で記載することがよいのではないだろうか。

　たとえば、腸管穿孔の有無が争われ、ある時期に撮影した腹部単純レントゲン検査の画像においてフリーエアが描出されているか否かについて、患者側はフリーエアがあると主張しているが、医療側は描出されていないと判断して、その後の処置を行っているような場合、「腹部単純レントゲン検査についてフリーエアがないと判断した」という記載を診療経過一覧表から落としてしまったのでは、その後の医療側の処置の意味がわからなくなるというような場合である。

　このように診療経過一覧表は極めて有用な書面であることについては筆者も同意見であるが、たとえば手術中の手技上の過誤の有無が争点になっている事案で、術前、術後の経過がほとんど関係ないような場合には、診療経過一覧表はあまり事案の解明に役立たないと思われるので、一律に、どのような事案であっても作成すべきとはいえないし、産科臨床においては、分娩経過を一覧できるパルトグラムというわかりやすい様式があるので、分娩経過が主たる争点である事案では、裁判所所定の形式による診療経過一覧表に替えて、あるいは診療経過一覧表にパルトグラムを添付し、分娩経過についてはこれを参照するようなさまざまな形式があってもよいと思う。

第3節　実務上の論点

　もっとも、できるだけ同じ様式での診療経過一覧表の作成を要請される裁判所の意図が、後に述べる争点整理表と診療経過一覧表をみれば、当該事件の概要が誰にでもわかるという書面をめざしておられる点にあるとすれば、上記の例で、一般の者が読んでも理解し難い手術記録そのものを添付したり、産科臨床に関するある程度の知識がないと読めないパルトグラムを添付する方法では、誰にでもわかるという要請には応えられないので、やはり現行の様式が望ましいのかも知れない。

(2)　争点整理における専門的知識導入の工夫

　(ア)　文献等の提出

　医療訴訟の代理人を引き受けようとするのであれば、生理学の基本的な知識は必要であるし、解剖についても折に触れて成書を参照する熱意が不可欠である。人体生理の基礎を学ぶには、生理学の教科書を紐解くのもよいが、麻酔は、手術という大きな侵襲を受ける生体の呼吸と循環を管理するための技法であるから、麻酔科の基本的な書物が実務的で有用であり、解剖についてはネッターの図譜が断然優れている。また、看護師やコメディカル向けにやさしく書かれた解説書も豊富に出版されているので、それらもよい教材である。ただ、われわれの目的は、知識を得ることではなく、考え方を学ぶことであるから、それらの書物を平板に読み流すのではなく、説明を鵜呑みにせず疑問をもつことが大切である。

　冒頭で紹介した犬の首輪事件でも、製造元の研究者が何人も応援し、さまざまな資料や実験データを提供してくれたが、誰一人として人と犬の標準値が違うという事実に気づかなかった。心理学でよく知られたルヴィンの杯という図があるが、これは黒い部分に注意を向けると1個の杯のように見え、白い部分に注意を向けると2人の向き合った人の顔に見えるという図である。裸の事実は、認識と評価というフィルターを通すことによって、全く異なる意味をもちうるものであり、そのプロセスは幾何の問題を解く際に補助線を発見する作業に似ている。

　別の例として、中大脳動脈が後交通動脈と分岐する箇所の脳動脈瘤の手術

に際し、術野を確保するためシルビウス裂を架橋する細い静脈を1本焼灼した以外は、順調に進んだが、術後6時間くらいで大脳基底核周辺に広範囲の梗塞が起きてしまったという事例で、担当医は、静脈を焼灼したことにより「静脈性梗塞」を起こしたことが原因としか考えられないと説明したため、訴訟になったケースがある。一般に「梗塞」とは何らかの理由で動脈が詰まって起きるものであるから、「静脈性梗塞」という説明に疑問をもって調べたところ、静脈が閉塞または切断されたため、そこを通って還流すべき血流が妨げられる結果、血液が流れなくなる現象をいうことがわかった。

　要するに、入口が詰まる場合だけではなく、入口が開いていても出口が塞がってしまえば血流は止まるということであるが、そうすると次の疑問は、梗塞を起こした大脳基底核周辺の血流がシルビウス裂を架橋する静脈を通って還流しているか否かであり、これを調べたところ、大脳基底核からの血流は、脳のもっと深い部位の静脈を通って還流しており、シルビウス裂の浅い箇所の静脈とは無関係であることがわかり、この事実は鑑定でも確認された。つまり、当初の医師の説明は推測にすぎず、誤っていたのであるが、このようなことは、正しい疑問をもつことによってしかわからず、逆にいうと、正しい疑問をもつ訓練をすることによってのみ、このような事実を見抜く力を養うことができるものである。

　さて、当該事案に関連する文献を提出することは当事者として不可欠な訴訟活動であるが、医事部の場合、別事件で同様な文献について熟知していることも十分ありうる、というより、そもそも、そのような効果を狙って医事部に医療事件を集中させることにしたものである。もとより、弁論主義の制約があるので、裁判所が、当事者の関知しないまま、他の事件で得た知識を当該事件に転用することは、基本的には許されないというべきであるが、あまりにもその点を厳格に運用すると、医療知識を蓄積するという医事部創設の理念に反する結果となってしまうので、現実には、裁判官より、このような文献があるはずだから提出するように、と促されて代理人が提出することも多い。ちなみに、医事部で書証を提出する場合、診療録、担当医や患者本

人あるいは原告であっても、治療経過や説明に関する陳述書はA号証、一般の医学文献などはB号証、損害立証に関する書証はC号証と分類する扱いである。

最近では、単に文献の提出を促すのみならず、さらに一歩あるいは数歩も進み、医事部の裁判官が、訴訟の極めて早い段階で、現時点で裁判官が問題意識をもっている点をあげ、当事者として、その点を意識した主張、立証を行うようにと注意を喚起する場合もあるほどで、医事部の充実ぶりがうかがえる。もっとも、このような場合、医事部が患者側に後見的に介入して事案の解明を図ることが多くなりがちであることを、当事者主義の観点から問題とする意見もある。

しかし、医事部に係属する事件数を考えると、医療事件を専門的に扱う一部の弁護士を除き、十数件程度の医療事件の経験しかない弁護士と比べれば、医事部の裁判官に専門的知識が集積され、代理人よりよく事件の見通しを立てていることは何ら不思議ではない。正しい判決を得るという目的を重視するならば、代理人の力量によって審理が左右されることは望ましくなく、（主として）患者側への後見的介入も許容されるべきと筆者は考える。

全く筆者の私見ながら、最近の医療訴訟は、医療側と患者側が主張を闘わせることより、医療側が裁判官を納得させることが重要になってきているという印象である。もとより糾問主義に陥ってはいけないことは当然であるが、裁判官自身も医療の恩恵を受ける消費者であるから、いわば、公益代表という形で、裁判官席において、行われた医療についての医療側の説明が正しいか否かを、（ある意味で、個別具体的な患者側の主張にかかわらず）客観的な視点から判定するというイメージであろうか。

ただし、現在、すでに法科大学院には医師や看護師の資格をもった方々が何人も在籍しておられると聞いており、このような方々が、裁判官、弁護士になる頃には、このような医療訴訟の風景も変わっていくのかもしれないが、その場合に、われわれが心しなければならないことは、医療訴訟自体が「専門化」してしまい、現在医療に投げかけられているのと同種、同様の不信を

もたれるようになってはいけないという点であろう。つまり、原告である患者およびその家族の納得が得られない限り、真の意味での当該事案の解決ではなく、そのような意味で、医療訴訟は、あくまで素人がわかるものでなければならないと思う。

なお、いわゆる医療水準を医学文献によって立証しようとする場合、教科書的な書物による場合は格別、成功した先進的な試みを紹介することが多いという文献の性質上、どうしても現実の医療よりいくらか先に進んだ、あるいはいまだ一般には普及していない医療像が描き出されてしまう傾向があるので注意が必要である。

(イ) 私的意見書

当然のことながら、私的意見書は患者側の協力医が作成するケースが多く、医事部では、訴訟の当初より、原告＝患者側に対し、協力医がいる場合には私的意見書を早めに出すよう促される。しかし、「私的」であっても、書証として意見書を出すとなると、作成者を明らかにする必要があるので、作成者である医師が組織的に患者側に立って意見書を作成する活動を行っている場合を除き、一般には、まだまだ私的意見書が出てくる割合は低いようである。このあたりが、「封建制の壁」といわれるゆえんであろうか。

なお、医療側の弁護士としてみていると、患者側の「協力医」の意見はまさに玉石混交で、協力医の当初の意見が誤っていたため、訴訟の途中で主張を変更せざるを得なくなる場合や、そもそも訴訟を起こすべきでない事案が訴訟になっているような場合もあり、患者側代理人となる弁護士も、協力医に頼りきるのではなく、その意見を批判的に受け止めるだけの力量が必要であろう。また、一般に、医療側が私的意見書を出すことは極めて容易だと思われがちであるが、「封建制の壁」は医療側にとってもあるようで、実際には、なかなか困難なことが多い。

(ウ) 担当医による説明

主張ではなく、証拠調べでもないという意味で、訴訟法上の位置づけは難しいが（弁論準備手続として行う）、種々の手術や検査での手技が問題となり、

文献を読むだけでは、実態がつかみがたい事案については、訴訟の早い段階で、当事者である医師による説明を行うことは極めて有益であり、特に、そのような知識を得る機会に乏しい患者側代理人にとっては、誤解に基づく主張をせずにすむという具体的なメリットがあるものと思われる。

　たとえば、開腹手術と腹腔鏡手術を比較すると、腹腔鏡という狭い範囲の視野しか得られない腹腔鏡手術より、はるかに広範囲の視野が得られる開腹手術のほうが、縫合や止血操作がしやすいと考えられがちであるが、肝臓の裏側に位置する胆嚢の手術などでは、腹腔鏡手術のほうが胆嚢を直視できる角度からの視野が得られ、開腹手術より操作性が優るということもあり、そのような事実は、医師による説明がなければなかなかわからない。

　このような、いわゆる「説明会」は、逆に証拠調べの方式に縛られないので、ビデオやスライドを見ながら、医師が自由に説明することも可能であるし、裁判官、当事者からの質問も随時、自由に行える点でも極めて優れている。問題は、そのような説明の結果を記録に残せない点であるが、筆者は、そのような説明に使った図表を添え、説明の内容を文書化して乙Ｂ号証（一般文献と同じ扱い）で提出することとしている（ビデオなども同様）。

　　(エ)　専門委員制度

　争点整理段階で専門的知識を導入する方法として、鑑定人を早い段階で選任し、争点整理や証拠調の段階から協力してもらうという考え方もあったようだが、そこまで深く裁判に関与してくれる鑑定人を選任することが困難なこともあって、実際にはほとんど行われていなかったようであり、専門委員制度は平成15年民事訴訟法改正で導入され、それに代わるしくみとして期待されている。

　専門委員は、身分上は裁判所に属する職員（最寄りの裁判所に所属し任期は２年）であって、裁判所のアドバイザーとして、専門的事項についてわかりやすい説明をするものであり、争点および証拠の整理のみならず、証拠調べ、和解の各場面においても関与しうる。便宜上、専門委員の役割について、ここで説明をしておくと、専門委員は、その意見が直接に証拠として訴訟資料

になる鑑定人とは異なり、説明の内容を訴訟資料にしないという前提であることから、証拠調べにおいて専門委員に直接発問を許す場合には、専門委員の発言内容が証拠になるので、当事者の同意が必要であり、和解期日において専門委員を関与させるにも当事者の同意が必要である。

専門委員の説明は訴訟資料にはしないという前提であるから、逆に専門委員の説明した内容に沿う事実を訴訟資料としたいという場合には、あらためて文献や協力医による陳述書を提出する必要があるが、多くの場合、適切な文献を探し出すことや協力医を得ることが困難であるので、筆者は、弁論の全趣旨という形で訴訟に反映されることを期待して、専門委員の説明内容を簡単に要約した準備書面を提出することとしている。ただし、本稿執筆現在において、専門委員の関与した裁判で判決にまで至った事案はまだないため、そのような書面が最終的にどのような形で判決に反映されるかは不明であり、慎重を期すのであれば、専門委員の説明と同様な内容の協力医による意見書を準備すべきであろう。

以上のように、専門委員の説明はあくまで一般的な事項の説明にとどめて、具体的事案の簡易鑑定としてはならないという制度設計であることから、厳格に運用しようとする裁判所では、専門委員には当該訴訟の概要と質問事項だけを知らせて、訴訟の記録は見せないこともあると聞く。確かに、主張と立証は理論的には峻別されるべきものであるし、当該事案に関する基礎的な医学的事項の説明だけを受けることは理念的には可能であるものの、筆者の経験からは、専門委員に対してあまりに謙抑的な姿勢を求めると、ほとんど話すことがないという状況となることもあり、私見ながら、実体的真実を重視する考え方からすると、当事者に攻防を尽くさせるという手続保証さえ十分に手当てすれば、簡易鑑定とする制度であってはいけないという理由は見出せないように思う。

(オ) 争点整理のための付調停

医師が調停委員を務めておられる場合には、争点整理を目的として調停に付すこともある（その詳細については、佐々木茂美編著『医事関係訴訟の実務

〔新版〕』第4章を参照）が、筆者自身、医療集中部発足後はそのような案件を経験していないし、専門委員制度が導入された現在では、なお付調停となる事件は少なくなるものと思われる。

　筆者は、胃癌の見落しが問題となった事案について、消化器の専門医であった調停委員が、「善意で」自分の知り合いの医師10人（構成はかなりベテランの消化器専門医と放射線科医）に当該事案の画像を見せたところ、5人は異常を指摘し、5人は異常なしと判断したという「アンケート」の結果（なお、当該調停委員自身は、画像だけでは異常ありとはっきりとはいえないが、自分ならさらに内視鏡を実施するという意見であった）を示されたため、結果として和解で終わった付調停事件を経験した。当該事件は和解で終わったことから特に問題にはならなかったが、裁判に戻った場合には、当事者主義の観点から随分問題があると感じたことがあり、付調停とする場合には、十分注意が必要であろう。

(3)　争点整理表の作成

　裁判所は、当事者に対し、争点および証拠の整理を要約した書面を提出させることもできるが、筆者の経験では、裁判所自らが争点整理表を作成することも多く、裁判所による争点整理表の作成は、裁判官自身にとっても、考えをまとめるうえで有用であろうし、当事者にとっては、その時点での裁判官の考えを知ることができるという意味で極めて重要である。

　最近では、準備手続の最終段階で、多くの裁判所が積極的に争点整理表を作成するようになっており、また、原告あるいは被告に対する疑問を、直接争点整理表の注として記載し、原告あるいは被告が直接それに回答する準備書面を作成するという形で進むことが多くなっている。従来型の医療訴訟では、裁判官が、どのような形であれ心証を示すことが、審理の途中ではほとんどなかったことに比べると、格段の進歩である。実際、従来型の医療訴訟の審理に時間を要した一つの理由は、原告側が争点を広げ、それに対して、あまりにも裁判官が謙抑的でありすぎ、積極的な争点整理をほとんど行わないまま、証拠調べに入り、あるいは鑑定に進むということが多かったからで

ある。

　医療訴訟においては、結果に結びついているか否かを問わなければ（つまり因果関係の存否を問題にしなければ）、必ずしも正しく行われていない処置を揚げ足とり的に指摘することは、ほとんど常に可能であるため、因果関係の有無について、将来の審理の見通しがつかず、不明確であることから、患者側としては、「念のため」に多数の過失を列挙する傾向がある。医事部導入以前に、ある裁判官が、あまりにも多数の過失主張をする原告側に対し、文献的な裏づけのできない過失主張は撤回するように促したことがあったが、真に適切な訴訟指揮であった。

3　証拠調べの工夫

(1)　集中証拠調べ

　集中証拠調べは、原則として、1期日で、すべての証人および当事者に対する主尋問と反対尋問を終えるという方式であり、導入までは、専門家である医師に対する反対尋問は、調書ができあがった後、それを十分に検討してからでなければ効果的に行えないという懸念が患者側から表明されるのではないかと予想していたが、現実にはそのようなこともなく、現在では、医療事件であっても、特段の理由がない限り、ほぼ全件で集中証拠調べが行われているのみならず、筆者個人としても、かつてのような五月雨方式では心証をとりがたく、よい審理ができないとまで考えるようになった。もとより、争点整理が十分にできたうえで、事前に陳述書を提出しておくことが不可欠の前提ではあるが、1日で原告本人、関与した医師、看護師などの供述を総合的に聞くと、多くの事案において、当事者間にほぼ共通の認識が形成されるという印象であり、鑑定を要する事件を除き、その時点で弁論を終結するという扱いが多い。

(2)　証拠調べにおける工夫

　医師に対する尋問において、図表や実際に使ったものと同じ器具の提示などをすることがよくあるが、そのような場合には、どういう形で調書に残せ

るかをあらかじめ考えて、写真を書証として出しておくなどの準備が必要であるし、カテーテルによる局所の損傷が生じたことが争点となっている事案などで、カテーテルの硬さや曲りやすさが重要な場合には、証拠調べ期日において、実際に裁判官に触れて確認してもらうことも必要であるが（厳密には検証手続で行うべきであるが）、その結果を調書に残す必要があるので、たとえばどの程度の硬さであり、どの程度の力で曲るかを証人に比喩的に表現してもらうなどの工夫も必要である。また、レントゲンやCTなどの画像検査の読影所見については、あらかじめ画像をスケッチした図を作成してもらい、陰影などの所見がある部位を図示してもらっておくこともしばしば行っている。

　なお、医師である本人あるいは証人に対して、医療側が主張している事実とは異なる事実の「可能性もあること」を無理にいわせようとする反対尋問が多いが、医学的な事象は、純粋な物理化学的現象とは異なり、本質的に、ある事象が起きる可能性が全くないとまではいえない性質のものであるから、逆に、そのような趣旨の供述を引き出したとしてもさほどの意味はなく、その一点に限り、尋問を繰り返すことは時間の無駄であろう。

　複数の証人に対する尋問を同時に行う**対質**はあまり採用されていないと思われるが、筆者は、単心房・単心室という先天性疾患のあった生後約6カ月の児に対し、手術準備として心臓の造影検査をしたところ、検査自体が心臓への負荷となり、検査後、腸管虚血を起こして死亡するに至ったという、疾患自体も検査後の経過も相当に複雑な事案において、患者側の協力医と病院側の主治医（複数）の対質を経験したことがあり、事案の解明に極めて有用であった。実際、この事例のように、患者側の協力医と医療側の担当医の対質であれば、後に述べる複数鑑定のうちのカンファレンス方式に近い効果があったと思う。

　対質という証拠調べの方法については、異論もあるかもしれないが、ある証人や本人の供述全体に採用するのではなく、たとえば、説明の有無、内容などが争点になっているような場合、医師と患者やその家族を個別に尋問す

るのでは、隔靴搔痒の感を免れず、その点に限定して、患者やその家族と主治医を対質させることはかなり有用な方法だと思われる。

　なお、対質の具体的な方法について、言葉の印象から証人同士が互いに質問や議論をし合うといった状況を想像するかも知れないが、実際には、同じ質問に対して、それぞれの証人に供述を求めた後、さらに必要があれば、それぞれに証人に対し、お互いの供述に対する意見や反論をいわせるという形で進め、あくまで裁判官あるいは当事者の代理人が尋問を主導するものである。

4　判断の段階における専門的知識の導入（鑑定）における工夫

(1)　鑑定人選任の迅速化の工夫

㋐　高裁、地裁レベルでの地域ネットワーク

　鑑定人を選ぶことが極めて困難であった従来の経験に鑑み、各地の高裁、地裁で管内の医療機関と連携し、鑑定人を選任してもらうシステムが実現しており、各地の地裁では、鑑定人候補者を確保するため、積極的に「医療訴訟ガイダンス」と呼ばれる講演を行って、医療訴訟の実状を医療関係者に知ってもらう試みを行っている。

　そのような裁判所と医療側の交流を通じて、鑑定人経験者が不満をもっていた点が裁判所にわかり、また、医療側も鑑定を引き受けることの重要性を認識するというメリットがあるばかりか、筆者も実際にガイダンスの当事者として参加した印象からは、医療訴訟に対する医療側の関心は極めて高くなっており、ぜひともこのような機運を活用し、訴訟に関与する多くの当事者の長時間にわたる努力の結実である判決を、多くの人々とりわけ医療関係者に知ってもらう試みはきわめて重要であると感じた（そのような努力の一つとして、東京地裁と大阪地裁の医療集中部での判決を集めた東京・大阪医療訴訟研究会編著『医療訴訟ケースファイル』（vol. 1～vol. 4）は高く評価できる）。

　なお、地域の中核病院の部長クラスの人は経験も豊富であり、医療水準を

適切に示せるという意味でも、鑑定人候補としてよい選択肢だと思われるが、これらのネットワークの中には大学ないしその附属病院に偏っているものもあり、問題点の一つである。ただし、単独鑑定のような、いわゆる「重い」鑑定書作成を市中病院の現場で激務に追われる医師に依頼しても現実に引き受けてもらえる可能性は低いと思われるので、後述する複数鑑定の方法が普及して鑑定人の負担軽減を図ることが先決であろう。

また、一般開業医における事故が争点となっているような事案について、正しい医療水準を認定しようとすれば、少なくとも一般開業医の専門的意見を徴する必要があると思われるが、筆者自身は、実際に一般開業医が鑑定人として選任された事案を経験していない。もとより、裁判で認定される医療水準は医療慣行の追認でないことは当然としても、仮にそうであっても、そもそも医療慣行がどうであるかの知識が全くなければ、正しい医療水準を示せるはずがないのであるから、やはり大学ないし大学附属病院の医師だけから鑑定意見を得ただけでは足りないのではないかと思う。そのような観点からも、今後は、鑑定人ネットワークをさらに広げていくことが一つの課題であろうと考える次第である。

(イ) **最高裁判所の医事関係訴訟委員会**

最高裁判所でも、日本医学会の協力を得て、平成13年に最高裁判所内に**医事関係訴訟委員会**を設置し、各裁判所からの依頼があった場合に、適切な学会に鑑定人の選任を依頼するシステムを立ち上げており、平成16年6月末までに100以上の案件について、30を超える学会に鑑定人候補の選任依頼をしたとのことである（森秀樹＝市川貴哉「裁判統計から見た医事関係訴訟事件の鑑定を巡る最近の動向」民事法情報214号2頁以下）。ただ、本システムは、高裁、地裁レベルで鑑定人が選任できなかった場合に、補完的に鑑定人を選任するものであるうえに、委員会の開催がさほど頻繁でなく、委員会自体が鑑定人を推薦せず、実際の鑑定人推薦は委員会が指定した学会に依存している点でやや時間を要するという難点がある。

(2) 鑑定事項決定における鑑定人との協議

　最近では、医事部以外の裁判体でも、鑑定人が選任された後に、鑑定人を交え（鑑定人は電話により参加されることが多い）、裁判所、当事者間で鑑定事項の協議を行うことがかなり広く行われている。

　ところで、医療訴訟は、行われるべきであったとされている医療行為と現に行われた医療行為による結果の違いを問題としていることから、鑑定事項には必ず仮定的な予後の見通しが入るが、このような鑑定事項は専門家にとっても正しく答えることが極めて困難であることを知らなければならない。

　なお、これに関連し、実際に、鑑定人より、仮定的な予後は判断できないという意見が出された場合に裁判所がどう評価するかについて言及しておきたい。破水して来院した妊婦に直ちに胎児心拍数モニターを装着したところ、当初より胎児の中枢神経系の不可逆的障害が進行していることを示す、細変動の消失と遅発一過性徐脈というパターンが出ており、その後約２時間半で経膣分娩したが、胎児仮死であり、重度の障害を残したという事案において、結果として帝王切開術の実施が遅れたという過失はあるものの、仮により早い時期に帝王切開術を行っていたとしても、どの程度予後が改善されたかを示すことはできないとの鑑定意見が出された事件を筆者は経験した。

　平成８年の本件について、一審では、平成12年６月に、担当医は急速遂娩術を行うべきであったのにこれを怠った過失があるものの、当該過失によって脳障害を防ぐことができたとはいえないが、原告らの適切な治療を受けることに対する期待・利益は法的保護に値するものであって、精神的損害を被ったことを理由として慰謝料として300万円を認容する判決が出された。同判決に対しては、控訴されたが、平成14年12月に、控訴審で、原告の脳障害の発生を防止し、あるいはその程度を明らかに軽減することができたとの高度の蓋然性があるとは認めがたく、その間の因果関係の存在を肯定することは困難であると判示して控訴棄却となり、その後最高裁に上告され、平成16年１月に上告不受理の決定が出され、一審判決が確定した。

　しかし、因果関係に関する最判平成12・9・22（民集54巻７号2574頁）が控

訴審判決の前に出され、その趣旨を後遺障害の場合にまで拡張した最判平成15・11・11（民集57巻10号1466頁）が、本件の上告受理・不受理の審理期間中に出されたことに照らすと、上告が受理されてもよいと思われる事案であり、筆者としては、上告不受理となった理由について、本件では鑑定人が予後は判断できないとの意見を出しており、いわゆる真偽不明の状態であったことから、純粋に因果関係の立証責任に従って判断したものと推測している。すなわち、因果関係の存否に関する一連の最高裁判決は、相当程度の可能性が証明された場合に一定の損害賠償義務を認めたにとどまり、あくまで立証責任が原告側にあるという原則は覆してはいないものと考えている。

なぜなら、仮に、前掲最判平成12・9・22は、医療側が、因果関係について「相当程度の可能性」すら存在しないと立証できない限り（つまり、実質的には、積極的に「因果関係がない」といえない限り）、一定の損害賠償義務を負わせるものと考えていたとすれば、「高度の蓋然性」が認められないという理由で、因果関係を否定した高裁判決の判示は誤りであり、「相当程度の可能性」の有無の判断を要するとして差し戻してもよかったはずだからである。ただし、本件では、いわゆる期待権侵害を理由として一審で300万円を認容していることから、事案の解決としては誤りでないと最高裁が判断して差し戻さなかったとも考えられ、今後のさらなる最高裁判決が待たれるところである。

また、鑑定の段階では、事実関係について争いがある場合、その点についての裁判所の心証が固まっているわけではなく、事実関係の存否そのものを鑑定人に尋ねるわけにはいかないので、ある事実が肯定される場合と否定される場合に、場合分けをした鑑定事項にせざるを得ないこともあり、事案によっては、鑑定事項がかなり複雑になることもある。たとえば、ある薬が処方されたが、実際にその薬を服用したか否かが争点になっている事案では、当該薬を服用した場合とそうでない場合に質問事項を分けることなどである。ただし、このような場合でも、薬を服用したと想定される時間帯以後の患者の症状について、鑑定人に対して、薬を服用していたと仮定した場合の一般

的な症状との違いを尋ねるなど、鑑定事項の工夫次第では、実質的に薬を飲んだか否かの判定を鑑定人に委ねることも可能である。

　さて、本来は、鑑定意見によって、新たな争点が指摘されることがないように、それまでの審理を充実することが目標であるが、それでも、なお、実際に記録を読んだ後で、鑑定人が問題点を指摘することがあり、このような場合には、正しい裁判をすべきとの要請に従い、その点についてあらためて審理すべきであろう。

(3)　さまざまな鑑定方式
(ア)　従来型の単独鑑定

　鑑定事項を事前に協議する扱いについてはすでに述べたが、裁判所では、鑑定人に対し提出期限を決めてお願いすることが通常であるうえに、鑑定人が遠方である場合を除き、裁判官が実際に鑑定人を訪問して、事案や鑑定事項の説明を行うことを原則としている裁判所もあり、迅速な鑑定が得られるよう裁判所も努力していると聞いている。一方、鑑定人経験者から、人格攻撃を受けたとか、専門性が不足であると侮辱されたなど、かねて不評であった鑑定人尋問は原則として行わず、鑑定書の内容についてさらに疑問がある場合には、書面による質問を当初の鑑定の補充としてお願いする扱いが定着している。

　鑑定結果を検討する際には、いうまでもなく、結果が悪く裁判になっているという事実は鑑定人にわかっているので、そのことによる予断が不可避である点に注意すべきである。これは、「後医は（前医にはわからないその後の経過を知っているので）常に名医である」といわれるのと同じ理屈である。

　たとえば、大腸癌の手術の後、縫合不全が起き、まずは保存的な治療を試みたが、経過が思わしくないので、人工肛門造設術を行ったものの、結局患者は死亡するに至ったという単純な事件を考えてみると、直近過失から特定すべきという原則に従えば、時間的に結果に近いほうから、まずは、①人工肛門造設術が遅れたという過失主張を想定しうる（この点を過失として主張する場合は、当初の保存的治療の選択は間違いではなかったが、あまりにも経過を

269

みすぎたため、人工肛門造設術のタイミングを失したという主張となる）が、その点について、過失が認められない場合には、②当初から保存的治療では無理であったにもかかわらず、保存的治療を選択した点が誤っていたという過失主張が考えられ、さらに、そこでも過失が認められないとなれば、③縫合不全を起こしたことは手術手技上の過失か否かを判断することになる。

　ところで、結果から遠い時点の処置であればあるほど、本来は、事後的に発生した結果に対する予見可能性は低くなるので、予見が可能であることを前提とする法的因果関係も希薄になってくるはずであるが、医療において、悪い結果の予見可能性がないことはほとんど考えられないため、結局は、どの過失も結果発生に直結しているという前提で、裁判では、縫合不全を起こした過失、保存的治療選択の誤り、人工肛門造設術の遅れのすべてが並列的、選択的に過失として主張され、その順に判断されることになる。

　しかし、時系列的に結果から遠い処置について、遡って過失の有無を判断する際には、その後に生起する事態は未知、未定のはずであるから、当該処置の適応を判断する前提として、その後悪い事態となったことを取り込んではならず、当該処置の時点までの状況と、そこから合理的に予見できる将来の見通しのみに基づいて判断しなければならないはずである（「回顧的判断」に対する「前方視的判断」）。なぜなら、縫合不全が起きた時点で保存的治療を選択した判断が間違っていなかったのであれば、結果として、保存的治療で治癒に至らなかったとしても、結果が悪かったという理由だけでは、当初の保存的治療が間違っていたことにはならないからであり、この点は厳格な判断が求められる。

　別の例として、脳炎に罹患した患者について行った数回の髄液検査のうち途中の一度の検査においてのみ検出された菌が、同時に行われた尿の培養検査でも出ていたことから、コンタミネーション（汚染）の可能性が高いと判断し、その時点での抗生剤の選択は誤りであったとした鑑定意見があったが、このような判断は、実際に菌が検出された髄液検査の後、さらに数回の検査を行っても菌が検出されないという結果が判明してから初めてできることで

あるから、この鑑定意見は回顧的判断によるものであり、そのまま採用すべきではない。

　　(イ)　複数鑑定人による鑑定

　鑑定人を得ることが困難であった一つの理由として、自分一人の意見で訴訟の結論が左右されるという責任を引き受けることが重圧であり心理的負担があるとの意見があり、また、たとえば分娩の経過に関する事案であれば、産科と新生児科（小児科）の両方の分野にまたがる場合など、複数の診療科にわたる医療行為の適否が問題になる事案も多いことから、複数の鑑定人による鑑定の方法が工夫されている。

　その一つは、複数の鑑定人が各自、独立した意見を述べる方式であり、鑑定書は鑑定人の数だけ提出されることから、**複数鑑定**と呼ばれる。一方、複数の鑑定人が共同して一つの鑑定意見を述べる**共同鑑定**と呼ばれる方式には、異なる専門分野の鑑定人がそれぞれの分野からの鑑定意見を述べる場合と同じ専門分野の複数の鑑定人が共同して鑑定意見を述べる場合がある。また、鑑定書を提出するのではなく、複数の鑑定人による議論の内容自体を鑑定意見とする**カンファレンス方式**と呼ばれる方法もある。この場合、それぞれの鑑定人からあらかじめ鑑定意見の骨子をまとめた簡単な意見書を提出してもらっておいたうえで、決められた期日に裁判所または適切な場所に集まってもらって、鑑定事項について議論をしてもらい、さらに裁判官や当事者との質疑応答の結果を鑑定意見とするものである。

　東京地裁では、すべての鑑定について、カンファレンス方式を原則とする方針を取っていると聞くが、その大きな理由の一つがカンファレンスでは、おおむねある段階で議論が集約していくからであるとのことである。しかし、一般論として、医師が習熟しているカンファレンスは、診療の現場において、将来の見通しが不明な状況でとるべき手段を決めるための議論であり、結果がわかったうえで回顧的な議論をする鑑定とはいささか趣が異なるにもかかわらず、通常のカンファレンスのように一つの結論に到達して、とるべき方向を決めなければならないという無意識の方向づけが議論を誤導する可能性

もあり、結果を利用する裁判官、弁護士は注意すべきと思われる。

　また、カンファレンス方式に参加する鑑定人の経験や職責上の地位にあまり大きな開きがないように注意し、自由な発言が確保されるようにする配慮も必要である。しかし、逆に、カンファレンス方式の鑑定が自分の主張に合わない場合、議論が一つの方向に集約されたことについて、理念的には少数意見が正しいこともありうることに固執して、カンファレンス鑑定の結果を誤りだと断定する考え方も誤りである。

　さらに、たとえば、画像検査における癌の見落しなどが争点となっている場合などについては、複数の鑑定人に画像検査の結果を見てもらい、簡単な質問に答えてもらう**アンケート方式**と呼ばれる方法もある。この場合、前述した鑑定に不可避な予断を排除するため、鑑定人に検討してもらう画像の中に、対象となっている患者本人以外の患者の画像や正常画像を混ぜるという工夫も行われている。

　また、この方式は、特定の診断機器や治療機器がどの程度普及しているかを知るような場合にも有用であるが、アンケート方式については、偏りのない結果を得るためには、どの程度の人数の医師や、どのような種類の医療機関に属する医師を対象とすればよいのか、また、対象となった鑑定人のうち、何人が正解した場合に見落しがあったとし、あるいは何人が当該機器を備えていると回答した場合に、備えていないことを施設の不備と判断すべきかをあらかじめ決めておくこと、あるいはあらかじめ決めておかなかった場合にアンケートの結果をどのように評価するかはかなり難しい問題である。

　実際、前述した胃癌の見落しが問題となった事件での、画像における異常所見の有無について5対5と判断が分かれた結果がアンケート鑑定であったとし、判決を書くとなれば、裁判官はどのように判断するであろうか。画像検査については、アンケート方式が優れた鑑定の方法と一見思われるのであるが、単独の鑑定人に画像の見方を丁寧に解説してもらい、裁判官、当事者が見方、考え方を確認できる通常の方式が望ましいという意見もある。

　また、一般に医療の現場においては、画像検査のみならず、患者の訴え、

症状その他の検査データなどを総合的に判断するものであるし、必要であれば追加の検査もできるのであるから、画像検査の見方だけが問題になる状況ではないという意見もあり、アンケート方式が有用であるのは、レントゲン検診での見落しが問題となる場合など、かなり限られるのかもしれない。

5 和解および判決

　前述した判タ1151号66頁以下の記事によると、大阪地裁における医療事件での原告（患者側）勝訴率は約15％と一般事件での原告勝訴率に比べて極めて低いようであるが、請求額の10％以上の和解・調停を入れると、約60％となる。この数字の評価については、立場によりさまざまな意見があり得よう。

　ただ、判決となれば、過失の有無を確定し、有責であれば全損害について医療側が責任を負わなければならないところ、医療訴訟特有の損害評価の方法はなく、原則として交通事故における損害評価の方法に従って行われているが、健常者が死傷という損害を被ったことを前提とする交通事故の損害評価とは異なり、もともとある疾患や障害というマイナス要因をもった患者が、医療行為を通じて損害を被るという形の医療事故における損害評価においては、差額説に従っても、もともとのマイナス要因をどのように評価するかは極めて困難な問題である。

　もとより、医療訴訟においても、医療行為が適切になされて健常者と同じレベルに回復するとの前提に立っていると割りきるなら、交通事故と同じ考え方を適用してよいことになるが、実際にそうでないことは、たとえば、肝臓癌のため、切除術が完全に成功しても5年生存率が20％しかない患者が術中の出血多量で死亡したという場合（20％は単なる例示であり50％や60％の場合も同じように判断が難しいであろう）に、この患者の逸失利益は、生存期間を何年と想定して計算すべきか、あるいは、平均余命に達する「高度の蓋然性」はないから逸失利益は認めず、慰謝料の増額理由にとどめるべきか、という簡単な事例を考えても明らかであり、医療訴訟に即した損害評価の基準、方法を確立すべきである。しかし、現状において、このような事例について

は、判決より、むしろ和解において、個々の事例に即した適切な解決が得られているように感じる。

6　控訴審での審理

　控訴審には医事部がないし、続審としての性格上、医療訴訟のための特別な手続はなく、書証の番号付けでＡ、Ｂ、Ｃと分ける上記の方式を踏襲しているくらいであろうか。鑑定人の項で述べた、原則として鑑定人尋問を行わないという点も、控訴審の裁判体によっては、さほど気にせずに行っている場合もあったが、筆者自身としても、一審の事件数に比べて絶対数が少ないので、これが医療訴訟の控訴審での審理の特徴であると指摘できる点はほとんどないが、強いていうならば、医事部を経た事案については、一審判決を尊重する傾向が強く、よい意味で一審の強化が図られているという印象であろうか。医療訴訟の代理人としては、一審における医事部での審理に全精力を傾注する姿勢が重要である。

Ⅳ　医療訴訟の質を向上させるために

1　医事部での審理の評価と課題

(1)　医療事件の特質

　本書初版が上梓された平成17年以降の医事部での審理の充実ぶりは目覚ましいと筆者は感じるものであるが、民事訴訟が本質的に利害の対立する紛争当事者間の利害調整のための社会的制度である以上、当該制度において採用された一つの方式について、一方当事者が肯定的に評価する場合、利害の対立する当事者が否定的な評価をすることは避けられない。ただ、一般民事事件の場合であれば、原告・被告の立場は固定的でなく、誰でも原告たり得る、被告と名指される可能性があることから、どちらか一方にとって有利な方式という状況はほとんど起こらないと思われるが、医療事件（医療機関から患者に対する診療報酬の自己負担部分の請求や患者の暴行により医療関係者が被害を受けたような事案は、当事者の一方が医療機関というだけで一般事件であり医療事件ではない）に関しては、債務不存在確認訴訟や医師自身が患者であるといった特殊な場合を除けば、医療機関は原告とならず、患者は被告にならないから、原告＝患者側の請求を棄却する判決について、被告＝医療機関側は正しい判決と評価する一方原告＝患者側は誤った判決だと受け止めるに違いないからである。そのような意味において、医療事件は本質的に極めて解決困難な課題を抱えており、もっぱら医療側のみを代理する筆者が医事部の審理の充実ぶりを評価している現状について、患者側を代理する弁護士からは反対の意見が出てくる可能性が高い。

(2)　鑑定の現状と課題

　実際にも、東京地裁では鑑定の原則的な方法となっているカンファレンス方式について、医療側弁護士はおおむね高い評価を与えているのに対し、患者側弁護士は否定的な評価を与えているようである。筆者自身は大阪弁護士

会に所属しており、活動の拠点が関西であることから（東京地裁と異なり大阪地裁では単独鑑定を原則としている）、カンファレンス鑑定の経験は多くないが、医療側の弁護士をしている立場上、医師同士の医学的な議論を見聞する機会は多い。そのような経験からすると、議論という形式の特徴だと思われるが、一種の場の雰囲気としかいいようがない議論の流れが形成されることが多く、議論に関与した専門家の個性と誰が議論を仕切るかによって、結論が変わる可能性を感じることがしばしばあり、そのような意味で、カンファレンスという形式にはかなり危うい要素もあると感じている。

　ところで、最高裁統計資料によれば、東京地裁では鑑定の採用率が低くなってきているが、その背景には、裁判官の医療に関する知識が相当程度蓄積してきているという事情があると推測する。具体例として、動脈瘤のクリッピング術後に脳梗塞を起こすという事例は多いが、そのような事例において術者に過失があったか否かを判定するために必要な一般的医学的知見とはどういうものか考えてみる。そうすると、動脈瘤のある脳動脈近傍の具体的な解剖、術前に患者の脳動脈の解剖をどのように確認したか、動脈瘤近傍にはどのような角度からどのようにアプローチをするか、その場合の視野や操作の範囲はどのようなものか、視野や操作範囲を広くするためにはどのような方法がありどの程度の自由度があるか、術中にオリエンテーション＝方向感覚を失った時にはどのように対処するか、術中の出血にはどのように対処するか、動脈瘤を破裂させないようにクリップを掛けるにはどのようにするのか、クリップはどの方向から動脈瘤のどの位置に掛けるのか、そのような角度からのクリップのアプローチを可能とするにはどういう術野を確保する必要があるか、クリップを掛けた後にクリップの効果を確認するにはどうするのか、クリップを掛けた後に健常な血流が確保されていることを確認するにはどうするのか、閉創後にクリップが移動して他の血管を圧迫することやクリップを掛けた動脈瘤を生じた元の血管が捻れたりして閉塞する可能性はないのか、そのようなことが起きないようにするためにどのような方法があるか、術後の経過観察はどのようにし画像検査等はどの程度の頻度で行うのか、

といった事項である。以上のような点についての一般的な医学的知識があれば、それを基にして術者に具体的事案においてどのように動脈瘤にアプローチをして、どのようにクリップを掛け、術後の血管の閉塞を避けるためにどのような方法をとったか、術後梗塞をどの程度想定した経過観察をしたかを尋ねれば、手術手技や経過観察についての落度の有無はおのずと浮かび上がってくることから、鑑定は必ずしも必要でない。

　同様に、消化管手術の入院時に撮影した胸部レントゲン写真で肺癌を見落としたか否かという画像の見方が問題となる事案についても、胸部レントゲン写真の一般的な見方はどういうものか（それぞれの構造物がどの臓器のどのような影像であるのか、左右肺野の比較の仕方、肺の透過性や縦隔部分の見方など）、消化器手術のための入院時の胸部レントゲン写真ではどのような疾患や病態を確認するために行うのか、そのような疾患や病態の一般的な画像所見はどのようなものか、問題とされている肺癌の想定される病期におけるレントゲン所見はどのようなものか、といった一般的な知見を医療側に主張させたうえで、当該患者のレントゲン写真を見て、後に肺癌が発見された部位に上記の基準に照らした異常所見があるか否かを判定すればよいのである。裁判官が見て異常所見があると思われれば、読影をした医師に上記の点について具体的にどのように見て、どのように考えたかを陳述させ、その見方が上記の基準や見方に達していなければ、基準に従った見方をしていればどう判断したかを尋ねればよい。読影医が、異常に気づいていなかったのであれば、それだけで見落としと判断してもよいであろうし、異常には気づいていたが、たとえば過去の疾患による陰影だと考えたと述べるのであれば、さらに、読影医のいう過去の疾患による陰影の比較可能なレントゲン写真を資料として提出させるべきであって、仮にそれが出せないようなら、読影医の主張には根拠がないといえよう。

　別の例として、腹腔鏡下の胆嚢摘出術で総胆管を胆嚢管と誤認して切除するという類型の事故は多いが、誤認すなわち過誤であるという短絡的な結論ではなく、なぜ誤ったのか、を具体的に分析して検討する必要があるが、そ

の前提としては、手術対象部位の一般的な解剖はどうなっているのか、胆嚢管や総胆管の走行を術前に確認するにはどのような方法があるのか（アノマリー＝走行異常はなかったか）、腹腔鏡での視野はどのようなものか（どの範囲が、どのように見えるか）、腹腔鏡での視野を確保するためには具体的にどのような方法があるのか（見える範囲を広くするにはどうするのか）、対象部位へのアプローチの角度にどの程度の自由度があるのか（腹腔鏡の角度はどの程度変えられるのか）、胆管切離の前に周辺組織の切開剝離をどの順序でどの程度進めるかについての一般的な手順はどのようなものか、胆管周囲の構造物をどこまでたどることが一般的な手順か、腹腔鏡下手術と開腹術の違いはどのようなものか（視野の違い、操作範囲の自由度の違いはどうか）、開腹術に切り替えるべき場合とはどういう場合か、という一般的知見を得て、当該事案について、具体的な手順を執刀医に尋ねることでおのずから過失があったかなかったかのあてはめ＝判断は容易であると思われる。筆者の経験からすると、実は医師であっても上記のような個別の論点について意識して行っている専門家は少なく、むしろ専門家であるからこそ、上記のような点は意識にのぼらず、いわば「自動的」に行っていることから、鑑定人の回答が「慎重に手術を行えば胆嚢管と総胆管を間違えることはあり得ない」といった結論だけになることも多い。要は、悪い結果が起きた過程を健全な常識と合理的な批判精神と十分な想像力によって、正しい疑問をもって、分析する能力を備えることであり、その目的を達するために最適なしくみはむしろ鑑定ではなく、専門委員制度であるともいえる。

(3) 専門委員制度の積極的な活用

一般的には鑑定によって、当該事案における医療行為の適否についての直接的な意見を得なければ心証をとることが難しいと考えられる手術手技の適否や画像の見方といった類型の事案についても、分析的な見方さえできれば、心証をとることは必ずしも不可能でないことが分かる。ただ、このような見方ができるようになるためには相当程度の医療事件の経験（もっとも単に事件数が多ければよいというものではなく、事案ごとに相当な知識を蓄積していく

ことが不可欠である）が必要であるうえに、教科書や概説書といった一般的な医学書だけから上記の論点についての適確な知見を得ることはかなり難しい。近時、鑑定ではなく専門委員制度を活用する方法が模索されているが、実は、上記のような一般的知見は、文献ではなく、専門家からレクチャーを受けることが最も効率的に理解する方法であり、筆者個人としては、そのようなレクチャーを受ける機会として、専門委員制度は大いに活用すべきと考えている。実際、大阪地裁では、専門委員制度を積極的に活用し、筆者の経験でも良い成果（ただし、医療側弁護士である筆者が良い成績ということは患者側からは逆の評価であろうと容易に推測できる）をあげており、その点では東京地裁とかなり違った方向性を模索しているといえよう。

専門委員制度の活用に消極的な議論では、専門委員の説明は正式の証拠＝訴訟資料とならないことから反論・反証の機会が保障されていない、専門委員が踏み込んだ説明をすることが一方当事者への肩入れになってしまうおそれがあるといった意見が多いが、専門委員の説明を証拠化できるか否かといった形式論だけで、この制度の是非を決することはいかにも不適切である。証拠化については、むしろ当事者が調書化に積極的に同意することを考えるべきであるし、当事者一方への肩入れになるおそれといった点についても、冒頭に医療事件の本質として指摘したとおり、不利な意見を得た当事者は基本的に納得しないのであるから、そういう場合に備えて、専門委員の意見を絶対的なものと見なすのではなく、一つの意見と受け止めて、それに対する反論・反証の機会は保障すべきであるし、その一つとして不利だと受け止める当事者からの鑑定申請の道を閉ざさないようにすれば足りると考える。

第 3 節　実務上の論点

V　産科医療補償制度

1　制度の概要

　本制度は、出生体重2000g以上かつ在胎週数33週以上という一定の限定はあるものの、原則として分娩に関連して身体障害者等級の1級または2級に相当する重度脳性麻痺を発症した児について、医療者の過失を前提とせずに、一律に3000万円（一時金として600万円と児が20歳に達するまで毎年120万円の合計）の補償を行う制度であり、平成21年1月1日以降の出産に適用され、平成24年4月現在、すでに助産院を含めわが国の産科医療機関の99.8％が加入している。
　制度設計にあたり、医師賠償保険における既存の商業保険のしくみを転用したため、制度に加入する医療機関が補償責任を負い、その履行確保のために責任保険のしくみを利用することとし、出生児一人あたり3万円の保険料は医療機関が支払義務を負うものとされている。ただし、医療機関が保険料を負担すると分娩費として利用者に転嫁することが考えられることにより、出産一時金を3万円増額することで、事実上公的給付により支えられている制度である。このように補償が公的給付により支えられていることから、当該医療機関に過失がある場合には、補償制度による現実の給付額を求償できることとして調整が図られている。産科医療補償制度の運用は、原因分析も含めて公益財団法人日本医療機能評価機構（以下、「機構」という）に委託されている。

2　医療紛争解決への萌芽

　制度設計者が明確に意図していたかは不明ながら、本制度には極めて重要な医療紛争解決への萌芽がみられる。一般に人身被害の賠償の費目を金額の大きいものだけ概括すれば、逸失利益、将来の介護費用と慰謝料に分けるこ

とができるが、重度脳性麻痺のように患者の年齢が低く、かつ患者が生存している場合には、損害総額は容易に1億円を超え、これを判決で決するとなるとまさにゼロ円か1億円かという選択になってしまうことから、当事者にとって得失の落差が極めて大きい。おそらく判決を下す裁判官自身もそのような感覚をもっていることから、実際の裁判では、和解による妥当な解決を指向することも多いが、このような過大な得失差といった問題は、二つの方向性で解決が可能ではないかと考える。

　一つは、医療訴訟においては、過失の寄与度を前提とした割合的因果関係を理論的に認める方法である。医療訴訟では、多くが不作為型の過失であることから、因果関係自体が本質的に仮定的因果関係（なすべきことを行っていた場合の仮定の結果）の判断にならざるを得ない。ところが、医療の効果が本質的に不確実であるがゆえになすべきことを行っていた場合の仮定の結果自体を全か無のいずれかに確定することが極めて困難な場合が多い。たとえば、癌の診断遅延があったとしても、診断可能な時期に治療を開始していた場合の癌の仮定的予後はあくまで確率的な可能性でしか評価できない。同様に、重度脳性麻痺についても原因や機序についていまだ不明な点が多く、たとえば前期破水による子宮内感染があり、しかも娩出も遅れたような場合、娩出が遅れたことによる影響を全か無のいずれかに帰一することは不可能である。実は、医療において因果関係が不分明である場合は、不作為型に限らず、たとえば輸血に際して血液型を間違えた、あるいは薬の処方を誤ったという作為型であっても、実際に生じた悪い結果が誤った処置によるものか否かの判定が困難な場合もある。もっとも、割合的因果関係論の導入だけでは、因果関係が明確な事案の解決にはならないので抜本的な解決にはならないものの、当事者や裁判所が悩む事案は因果関係が不明な場合が多いことから、一つの解決策にはなろう。

　もう一つは、事故原因のいかんを問わず、人身被害に遭った個人の生活を保障するための費用は社会前提で負担すべきとする制度をつくることである。医師賠償責任保険制度は、医療者の過失を前提とした保険であるため、過失

認定に時間を要するという制度的な制約があることから、生活保障のための費用については、過失認定を要せずして給付がなされるしくみをつくり、医療者に過失があると想定される場合には、当該制度を担う基金から医師賠償責任保険の保険者に求償できるようにしておけば、損害を被った個人の生活保障は図られるし、求償を確実に行えば、長期的にみれば福祉のための基金が毀損されることもない。仮に、産科医療補償制度の3000万円の給付金が6000万円に増額された場合を想定してみると、一般的な重度障害者に対する既存の社会福祉による扶助と合わせれば、6000万円という補償額はおおむね逸失利益と将来の介護費用部分に相当すると考えても遜色のない金額となる。そうすると残る費目は慰謝料であり、この請求は分娩を担当した医療機関に対して本人が任意に行うものとして、かつ当該医療機関の過失がなければ請求し得ないという制度が実現することになり、結果として訴訟での請求額が小さくなり、これが産科医療補償制度のめざす方向である。

3 原因分析

このように、産科医療補償制度は今後の医療紛争のあり方を根本から変えてしまう可能性を秘めた画期的な制度であるが、本制度には、さらに原因分析というしくみが整っており、これもまた極めて重要である。原因分析は、産科医4名、小児科医1名、助産師1名と弁護士2名（患者側と医療側を代理する弁護士がそれぞれ1名で筆者も弁護士委員を拝命している）が構成する委員会で、重度脳性麻痺に至った原因を妊娠・分娩および新生児蘇生の経過を踏まえて審査する。原因分析報告書は、事案の概要（妊産婦等に関する基本情報、今回の妊娠経過、分娩のための入院時の状況、分娩経過、新生児期の経過、産褥期の経過、診療体制に関する情報、児・家族からの情報）、脳性麻痺発生の原因、臨床経過に関する医学的評価、今後の産科医療向上のために検討すべき事項（当該分娩機関における診療行為について検討すべき事項、当該分娩機関における設備や診療体制について検討すべき事項、わが国における産科医療について検討すべき事項）という構成となっている。事案の概要は、機構の事務

方（事務方の全員ではないが助産師の有資格者もいる）が医療記録を中心に作成するが、家族からの情報も参考にし、不一致がある場合には、両者を併記し、それぞれの場合について検討する場合もあり、基本的には裁判のような「事実認定」をするものではない。原因分析報告書の素案は産科医のうち1名が作成し、毎月開催される原因分析部会（平成24年現在のところ全部で6部会である）で検討された案が親委員会の承認を得て成案となり、家族と医療機関の双方に送付される。

　原因分析は、責任追及を目的とするものではなく、「なぜ起こったか」などの原因を明らかにするとともに、同じような事例の再発防止を提言するためのものであり、原因分析にあたっては、分娩経過中の要因とともに、既往歴や今回の妊娠経過等、分娩以外の要因についても検討し、医学的評価にあたっては、検討すべき事象の発生時に視点を置き、その時点で行う妥当な分娩管理は何かという観点で、事例を分析するものである。簡単にいえば、裁判では、重度脳性麻痺という悪しき結果の原因を確定し、その原因となる事象を事前に予測し、避けることが可能であったかという観点から事案を検討するのに対し、原因分析では、事象が発生した個々の時点での妥当な分娩管理は何かという観点から、それぞれの事象に対する医学的介入が適切になされたかを分析するもので、実際に行われた処置が適切でなかったと評価した場合であっても、適切な処置がなされていれば重度脳性麻痺にならなかったという因果関係については結論を出さないということである。裁判での審理と原因分析ではこのような違いがあるものの、可能な限り重度脳性麻痺の原因を確定する点と個々の医療行為の適否を評価するという点では重なる部分も多く、産科医療補償制度の下での給付を申請し原因分析が行われることが確定している事案については、提訴の前に原因分析報告を得たうえで、それを踏まえた訴訟を遂行するほうが、訴訟経済上も審理の充実という観点からも望ましいことはいうまでもない。

　今後、無過失補償制度の対象となる医療行為が拡大されていくか、強制的な事故調査制度が実現するかは必ずしも明らかではないが、いずれの制度下

であっても、原因分析は行われると思われることより、訴訟の審理との関係をどのように制度設計するかも今後の課題である。

VI 医療ADR

　近時医療ADRへの期待感が高まり、日弁連も全国的な医療ADRを立ち上げようと試みているし、東京三会の医療ADRや茨城県や千葉県などでは特徴のある制度（植木哲編『医療裁判から医療ADRへ』（ぎょうせい、2011年）参照）が実現しつつあるが、医療に関する紛争の宿命的な対立構造により、筆者は医療に関しADRというシステムが現実的に機能するかについては極めて懐疑的である。なぜなら、IVの冒頭で指摘したように、裁判という強制力を伴う紛争解決制度に対してさえ、当事者双方が納得することは期待できないのであるから、任意の紛争解決制度によって当事者双方が納得するような解決は望むべくもないというのが率直な筆者の意見である。とりわけ、公的な扶助や補助金に頼らず、システムの利用手数料のみによって運営を維持する形の自立型のADRが持続的に維持可能であるとは全く考えられない。これは単純な理由であるが、利用手数料は一般に解決金の金額に比例して支払われることが多いが、ADRにふさわしい事案には金銭解決になじまないものが多く、そのような場合、解決に至ってもシステムの収入に結びつかないからである。

　筆者は最近、大阪弁護士会、司法書士会、行政書士会、建築士会などの団体が中心となって設立した公益社団法人総合紛争解決センターでの仲裁（法律上の仲裁契約をするわけではないので、実態は調停である）を受諾し、そこで1件和解が成立した。簡易裁判所の調停に比べると、簡裁調停が医師1名を含む2名の調停委員であるのに対し、仲裁委員の構成は弁護士2名と医師1名であるが、期日の指定時刻は調停が朝から夕方までの通常の時間帯であるのに対し、弁護士会仲裁は医師委員の都合から夕方以降の開始であり、期日の間隔も1カ月半に1回程度で解決まで3回を要し、低額の和解で解決したものの、仲裁委員による「仲裁」は申立人が要求している金額の半分程度の支払いを示唆するのみで、医療の中身についての議論は皆無であったし、医

第3節　実務上の論点

療機関側も和解成立手数料を支払わなければならず（簡裁調停では医療機関側には制度利用に関する負担はない）、簡裁調停に比べ、全く何のメリットもなかった。弁護士会の一員として仲裁を盛り立てていかなければならない立場にはあるが、既存の制度に屋上屋を重ねて、利用者にとってメリットが全くないしくみを創出する意味はほとんどないと感じた。ただし、筆者の意見はあくまで医療に関する仲裁に限られ、同センターには他の専門分野もあるので、それらの有効性について筆者は全く経験がなく知らないので、同センターの活動すべてにあてはまるものではないことはお断りしておく。

今後、ADRのようなしくみを構築するのであれば、既存の簡裁調停と競合しないような形で、かつ、実現する可能性の高い公的な事故調査制度の一環として、医師会や各種学会などの任意団体が協力する形で、紛争の解決を直接の目的とするのではなく（言い換えれば簡裁調停と競合するのではなく）、何が起きたかの事実関係をある程度整理し、原因を客観的・中立的に探る制度の構築をめざすことが現実的であり、そのモデルはすでに述べた産科医療補償制度の原因分析で実践されている。ただし、いうまでもないが、そのようなしくみが利用者の手数料で運営可能な自立型の組織として存立しうる可能性は乏しく、事故調査制度事業の一環として行うしかないと思われる。一方、医療側の説明不足や患者対応の不備に起因し、医療の内容を問題とする本来の医事紛争とはいえないような類型の紛争は、本質的に補償や賠償の対象となりがたいものであるから、裁判や調停とは異なる、いわゆるメディエーター型の手続で対応すべきと思われる（この場合、当該制度は、医療現場における説明義務の履行をいわば事後的に補完する機能を果たすのであるから、それを維持するための費用は医療界全体で負担すべきであろう）。

〔演習問題〕
1　医療訴訟において、当事者主義（弁論主義）と職権主義の理念が対立すると思われる場面には、どのようなものがあるか。
2　医療訴訟において、事実と（事実の）評価の問題はどのように区別されるか。

また、逆に、どのように不可分であるだろうか。
3　医療訴訟において、専門家の意見を訴訟手続に反映させる方法にはどのようなものがあるか。
4　医療水準を正しく認定するためにはどのような訴訟資料が必要かつ適切であろうか。

（本章第3節・金田　朗）

第4章　生命倫理

I　生命倫理総説

1　生命倫理とは何か

　40年前、誰も「**生命倫理**」の語を知らなかった、というよりその語は存在しなかった（以下、「生命倫理」の語は生命倫理そのものおよびそれを対象とする生命倫理「学」の両者、あるいは、文脈によって、いずれかを意味するものとする）。しかし、今や「生命倫理」は広く認知されるようになった。高校の教科書や参考書にも出てくるし、医師国家試験にも出てくる（ただし、「医の倫理」の項目）。

　「生命倫理」の語はもともと英語の「**Bioethics（バイオエシックス）**」の訳語である。この Bioethics の語は1970年代、アメリカで生まれた。この語をつくったのはアメリカの医学研究者、ファン・レンセラー・ポッターである。彼の定義によれば、Bioethics とは、一言でいえば「人類生き残りの科学」であった。正確には、彼は、Bioethics とは「多種多様なヒューマニスティックな知識と結合した生物学（Biology）であり、その知識は、〔人類の〕満足できる生き残りのために、医療および環境を優先させるシステムを用意する科学を形づくるものである」と述べている（これは現在の環境倫理に近い。なお、環境倫理を生命倫理に含める論者もいるが、本稿はこの点に関する問題には触れない）。

　しかし、その後まもなくして、アメリカ、ジョージタウン大学ケネディ倫理研究所やヘイスティングスセンターの研究者らが Bioethics の語をポッターの定義とは違った意味で用いるようになった。すなわち、それは、「患者

の自己決定権」を中核概念として構築された新しい「医療倫理」を指す言葉となった。このような意味での生命倫理を「**自己決定論的医療倫理**としての生命倫理」と呼ぶことができる。これは、旧来の「**医の倫理**」(ヒポクラテスの誓いにみるような、医師が守るべき職業倫理：患者の権利に対する認識の欠落)に対抗する概念であった。まさにこの時から「生命倫理＝医療倫理」の道が開かれ、現在ではそのような用い方がされる場合が多くなってきている。しかし、実際、それでよいのか、という疑問もある。この点は後述する。

「Bioethics」の語の正確な定義づけは、1992年（平成4年）に開催された国際生命倫理学会（International Association of Bioethics：IAB）設立記念世界大会総会においてなされている。そこでは、Bioethicsは、「医療や生命科学において生じている倫理的、社会的、法的、哲学的な問題やそれに関連する問題についての研究」と定義されている。また、1995年（平成7年）にアメリカで刊行された『Encyclopedia of Bioethics（生命倫理百科事典）〔第2版〕』によれば、「Bioethics」の語は、「学際的な環境においてさまざまな倫理学的方法論を用いて行う、生命科学と保健医療の道徳的諸次元——道徳的展望・意思決定・行為・政策を含む——に関する体系的研究」と定義されている（第3版も同様）。

ところで、自己決定論的医療倫理としての生命倫理については、いわゆる生命倫理の基本原則といわれるものが妥当する。この**生命倫理基本原則**としては、一般に、**自律尊重原理**（Autonomy）、**無危害原理**（Nonmaleficence）、**善行原理**（Beneficence）、**正義原理**（Justice）、の四つがあげられる。これらはまさに自己決定論的医療倫理を念頭においたものである。当然のことながら、これらの原則から演繹的に（具体的問題に）答えを出すことは不可能である。なお、後述する生命科学の総合コントロール学ないしガバナンス学としての生命倫理ひいては文明論的生命倫理の領域、さらには戦争、テロ、民族紛争、貧困、飢餓、災害等に関する生命倫理の領域も含めて、生命倫理全般に通底する根本的指導原則としては「生命の尊厳」や「人間の尊厳」の理念こそがあげられるべきである。もちろん、これらも疑いうる概念

であることは間違いないが、しかし、現時点ではこれらを上回るものはありそうにない。

2　生命倫理と医療倫理はどう違うか

　前述のように、近時、「生命倫理＝医療倫理」の様相を呈している、すなわち、生命倫理は医療倫理へと収斂しつつあるが、医療の分野での倫理は重要なので、これはある意味ではもっともなことである。この生命倫理の医療倫理への収斂現象の背景にはもちろん、アメリカ流生命倫理（バイオエシックス）の成功がある。しかし、本当に「生命倫理＝医療倫理」でよいのか、という疑問もある。筆者には、生命倫理を医療倫理と同義とする必然性はないと思われる。なぜなら、後述するように、生命科学の総合コントロール学ないしガバナンス学としての生命倫理ひいては文明論的生命倫理の領域や、戦争、テロ、民族紛争、貧困、飢餓、災害等に関する生命倫理の領域なども極めて重要であると考えられるからである。

　ところで、そもそも、医療倫理という言葉（概念）は、すでに定着している用語法からすれば、「医療」に関する「倫理」である。これは普通名詞である。そうだとすれば、医療倫理は倫理の一種ということになる。生命倫理の語（概念）はどうか。「生命倫理＝『生命』に関する『倫理』」とは考えられない。前述したこの語の「生い立ち」からして、生命倫理（Bioethics）は「生命に関する倫理（Life Ethics ないし Bio-ethics）」とは異なる。「生命倫理」は一つの、ひとまとまりのテクニカルターム（専門用語）と考えるべきである。これは固有名詞である。ちょうど、民法用語であるところの「不法行為」が単に不法な行為という意味ではなく、ひとまとまりの特別な意味を持った用語であるように。なお、よく「生命倫理は（医療や生命科学の）エルスィー ELSI（を扱うもの）だ」などといわれるが、この考え方からすれば当然、生命倫理は倫理に包摂される概念ではないということになる。ここで、ELSI は「Ethical, Legal and Social Issues」（倫理的、法的、社会的問題）の略である。

以上からすれば、生命倫理と医療倫理はいわば次元が違う概念であり、重なり合う面もあるが、そうでない面もある、ということになるだろう。

3　医事法と医療倫理のクロスポイント

われわれの社会生活が法や倫理によって規制されているように、医療も法や倫理、とりわけ医事法や医療倫理によって規制されている。医事法や医療倫理は、いわば、「医療規制」という名の車の両輪である。さらに、より直截にいえば、医事法も医療倫理も、基本的に「医療規制」という目的のための手段、道具である。ここで、両者の目的（＝医療規制）は共通している。その意味で、両者は相互に協調し、協力し合う関係にある。また、両者は相互に影響を与え合う関係にもある。たとえば、安楽死・尊厳死の場面では、裁判官を含めた法律家の法的な判断（思考）と、倫理学者を含めた一般人の倫理的な判断（思考）が相互に影響を与え合っている。さらには、両者はときに密接にクロスする関係にある。たとえば、生命倫理（ここでは特に「自己決定論的医療倫理としての生命倫理」のみを意味するものとする）上の自己決定原則ないし**インフォームド・コンセント**の概念・問題状況は、医事法上の説明および承諾（とりわけ、説明義務ないし承諾取得義務）の概念・問題状況と極めて密接に、クロスしている。ただし、ここでは、少なくとも日本においては両者の起源は同じではないことに注意しなければならない。生命倫理上の自己決定原則ないしインフォームド・コンセントの概念は1970年代にアメリカから輸入（導入）されたが、日本の医事法上、具体的には医事判例上、説明および承諾の概念は、それよりもずいぶん以前から、存在していた。すなわち、「承諾」の概念は、遅くとも1930年（昭和5年）には、「承諾なき医的侵襲は違法」という形で裁判例に現れている（長崎地佐世保支判昭和5・5・28司法研究18輯246頁は、「原告ノ承諾ニ基カサル……子宮……ノ摘出行為ハ適法ナル治療行為ノ範囲ヲ超越シタルモノト云フヘ」シ、としている）し、「説明」の概念も、遅くとも1964年（昭和39年）には「注意義務」の形で裁判例に現れている（和歌山地田辺支判昭和39・9・21下民集15巻7-9号2226頁は、ラジウム

放射線照射治療が「皮膚障害の発生を免れ得ないとすれば患者に右事情を説明してその承諾を得」るべき「治療上の注意義務がある」としている）。

　ほかに、インフォームド・コンセントとの関連で医事法と医療倫理とのクロスポイントについていえば、臓器・組織等の提供の場面における「提供者のインフォームド・コンセント」の問題は臓器・組織等の所有権（の移転）の問題とクロスしている。なお、インフォームド・コンセントには、①医学研究や人体実験等の場面における被験者のインフォームド・コンセント、②医療の場面における患者のインフォームド・コンセント、③臓器・組織や診療情報等の提供の場面における提供者のインフォームド・コンセント、の3種類がある。

　以上のように、医事法と医療倫理とは、基本的に、相互に協調し、協力し合い、かつ相互に影響を与え合い、ときに密接にクロスする関係にある、といえる。ただし、両者は（少なくとも表面的にみて）緊張関係（らしき関係）にある、という側面もある。これに関しては、次の2点が重要である。まず第1に、生命倫理の視点から、適切な医事法（制）批判がなされなければならない（一種の立法論）。たとえば、死体解剖保存法は、解剖保存される本人の承諾――自己決定――の視点を決定的に欠くので、生命倫理の視点からの見直しが必須である。第2に、法解釈等に、適切に生命倫理の視点が持ち込まれなければならない。たとえば、遺族（正確には、喪主、祭祀承継者、相続人等）の死体所有権について、判例は、埋葬、祭祀、供養等をなす権能のみを内容とするいわば特殊な所有権としている（大判昭和2・5・27民集6巻307頁）が、生命倫理の視点からは、死体損壊罪の規定（刑法190条）や墓地、埋葬等に関する法律や公序良俗規定（民法90条）などによって当然に制限（法的制約）を受けるところの、「適法かつ合理的な範囲内において死者本人の生前の明示あるいは黙示の意思に拘束される所有権」などと概念規定されるべきである。

4　生命倫理のパースペクティブ──文明論的生命倫理

　近時、医学、生命科学、医工学およびそれらの関連技術──以下、「生命科学」と総称する──の進展がめざましく、それらの総合的コントロールないしガバナンスは喫緊の課題であるが、筆者はそれらの総合コントロール学ないしガバナンス学がまさに、生命倫理の一分野として明確に位置づけられる必要があると考えている。

　なお、もともと、前述のように、国際生命倫理学会設立記念世界大会総会における生命倫理（Bioethics）の語の定義づけでは、その対象領域として「医療」のみならず「生命科学」があげられている。また、『Encyclopedia of Bioethics（生命倫理百科事典）』でも同様に、「保健医療」と並べて「生命科学」があげられている。ただ、これらにおいては医療と生命科学の根本的な違い──よって立つ指導原則等が異なる──が意識（認識）されていない。そのほか、たとえばアメリカ大統領生命倫理委員会、ユネスコ国際生命倫理委員会、日本の総合科学技術会議生命倫理専門調査会などがさまざまな提言等をなしているが、これらの対象とするものはまさに生命科学である。

　ところで、生命科学の総合コントロール学ないしガバナンス学としての生命倫理の領域では、文明──科学技術文明──論をベースにした考察が不可欠である。具体的にいえば、生命倫理は、個々の生命科学を単体としてとらえてそれぞれに個別に考察を加えるのみでは不十分で、それらを総体としてとらえて、広く、欲望論やテクノロジー論を踏まえた文明論の視座からの考察を行う必要がある（それは文化の問題や社会選択の問題にとどまらない）。もちろん、そこでは、文明のあり方そのものの再検討も必要となる。筆者はこれをまさに、「文明論的生命倫理」と呼んでいる。考察の方法論などの構築は今後の課題である。

　医療倫理とこの文明論的生命倫理では、考察の枠組みが異なる。医療倫理は基本的に医師（広く医療者）と患者の間の問題（たとえば自己決定、インフォームド・コンセントなど）だが、文明論的生命倫理の領域ではそのような考

察の枠組みは通用しない（環境倫理も同様）。文明論的生命倫理の領域では、医療倫理の領域とは異なる指導原則等が必要である。しかし、いまだそれらは確立されていない（一般に、その必要性もあまり認識されていない）。

　ここで、文明論的生命倫理の存在意義等について述べておきたい。生命科学に関して、生命倫理はこれまでどのような役割を果たしてきたであろうか。遅くとも20世紀あたりまでは、基本的に、生命科学を含めて科学技術一般はその方向性に関してほとんど何の疑いもなく推進されてきた。しかし、牧歌的に進めばよい時代はとっくに過ぎ去った。生命倫理は基本的に、それらの進歩容認のための条件整備をしてきた。比喩的にいえば、生命科学という車の進む道にある障害物を取り除いてきた（これを「石ころ拾い」と揶揄する向きもある）。

　しかし、現在では、生命倫理は障害物除去作業だけしているのでは済まなくなってきた。なぜか。かつて自明であった生命科学（広く科学技術一般）の進むべき方向が自明ではなくなってきたからである。生命倫理には、文明論的視座からの考察を前提として、その生命科学（広く科学技術一般）の進むべき方向、ひいてはそれらのあり方そのものについてのグランドビジョンを提示する役割が求められているのである（そのような役割を担っている学問領域はほかにはない）。文明論的生命倫理の存在意義がここにある。ただし、残念ながら、現時点では生命倫理——文明論的生命倫理——は「文明のダイナミズム」の中のまるで小舟のようである。

　付言するならば、文明論的生命倫理の重要さは、21世紀前半の最大の生命倫理問題と目されるエンハンスメント（能力増強）——正確には、「テクノ・エンハンスメント」——ひいてはテクノロジーによる人間改造の問題を考えれば容易に理解できるであろう。

　では、仮に生命倫理がそのようなグランドビジョンを示した（示せた）として、誰がそれを選択するのか。もちろん科学者や技術者ではない。それはまさに個人の集合体としての社会である。科学者や技術者にテクノロジーの進路、あり方を決めさせる（決めてもらう）のはタクシーに乗り込んでおい

て運転手に行き先を決めさせるようなものである。

　この文明論的生命倫理は、全人類的戦略になる（すべき）という意味において、マクロ生命倫理（マクロ・バイオエシックス）の一つとして位置づけられる必要がある。

　ここで、立論の前提となる「文明」に対する筆者の基本認識を簡単に箇条書きの形で述べておきたい。

① 文明、とりわけ現代文明は欲望の充足システムである。より正確には、それは、欲望に火をつけて燃え上がらせた（増大させた）上で満たして消す（そしてそれを繰り返す）、というマッチポンプ式の欲望の拡大再生産および充足システムである。

② テクノロジーと市場経済は文明という車の両輪である。そしてそれらは倫理問題（ひいては法律問題や社会問題）の製造機械である。また、われわれはテクノロジー依存症（Technology Dependence Syndrome：TDS）である。

③ われわれは常に、（ほとんど後戻りできそうにない）文明の岐路——文明がわれわれを変えるのか、われわれが文明を変えるのか——に立っている。そして、これからも、テクノロジーが発展し続ける限り、常に岐路に立ち続け、安定することはなさそうである。

5　生命倫理射程のワイド化

　前述したように、日本では今や「生命倫理」は広く認知され始めている。また、世界的にみても、「Bioethics」（の語）は急速に浸透しつつある（「Bioethics」のグローバル化）。生命倫理（Bioethics）には壮大なスケールで展開できるパワーがありそうである。そこで、このような「生命倫理」（の語）の有効利用が考えられる。すなわち、現代社会が直面している危機（難問）のうち、生命に対する直接、間接のあらゆる構造的加害事象にまで生命倫理の射程を広げることが考えられる。以下、この点について述べる。

　テクノロジーの発達のおかげでわれわれの生活は一昔前に比べてずいぶん

便利で快適になった（ただし、すべての人がその恩恵を受けているわけではない）。医療に関しても、移植医療、生殖補助医療、遺伝子医療、再生医療、オーダーメード医療、ロボット医療、遠隔医療など、新しいものが次々に出てきている。果ては、前述のように、エンハンスメント（とりわけ、ジーン・エンハンスメント〔遺伝子レベルでの能力増強〕）ひいては人間改造まで俎上にのぼってきている。また、宇宙に眼を向ければ、国際宇宙ステーション計画から火星植民地化計画まである（法的効力はともかく、火星の土地も売られている）。

しかし、現実世界は、核の脅威（現在も、全人類を数十回絶滅させるほどの核爆弾がこの世に存在する）、戦争、テロ、民族紛争、貧困、飢餓、災害等々、混沌としている。「混沌としているからこそ、おもしろい」などと言っておれない。一部の哲学者のように高見の見物を決め込むことは許されない。これらの多くは自然界に起因するものではない。現代では、福島原発事故が如実に示すように、人為的な力や人工物によって生命が徹底的に脅かされている。生命に対する少なくとも人為的な脅威への対処（対抗）は「生命の尊厳」や「人間の尊厳」の理念を基軸とする生命倫理の核心的課題になりうる――生命倫理射程のワイド化――のではないかと思われる（これまで、国内だけでも数人の生命倫理学者が同様なことを言っていた。しかし、断片的であったためか、大きな声になっていない）。もちろん、残念ながら、現時点ではその理念実現のための方法論すら未確立ではあるが。

〈参考文献〉

① 粟屋剛「生命と倫理・法」法と生活研究会編『法と生活〔第6版〕』（創言社、1994年）255頁～268頁。
② 品川信良「生命倫理（学）の最近の動向――特にその二極化について」セミナー医療と社会14号32頁～43頁（1998年）。
③ 土屋貴志「『bioethics』から『生命倫理学』へ――米国におけるbioethicsの成立と日本への導入」加藤尚武＝加茂直樹編『生命倫理学を学ぶ人のために』（世界思想社、1998年）14頁～27頁。

④　粟屋剛「死体解剖保存と遺族ないし本人の承諾——医事法・生命倫理の視点から」岡山医学会雑誌113巻2号141頁〜157頁（2001年）。
⑤　大林雅之「バイオエシックスの基本問題——21世紀の生存科学に向けて」生存科学14巻B147頁〜156頁（2004年）。
⑥　粟屋剛「人間は翼を持ち始めるのか？——近未来的人間改造に関する覚書」上田昌文＝渡部麻衣子編『エンハンスメント論争——身体・精神の増強と先端科学技術』（社会評論社、2008年）218頁〜249頁（西日本生命倫理研究会編『生命倫理の再生に向けて』149頁〜193頁（青弓社、2004年）所収の同名の論文の再録）。
⑦　粟屋剛「生命倫理に何ができるか——その現状と未来に関する覚え書き」粟屋剛＝金森修編『シリーズ生命倫理学⑳　生命倫理のフロンティア』（丸善、2013年）188頁〜205頁。

〔演習問題〕
1　生命倫理の存在意義について、具体例をあげつつ、述べよ。
2　医事法と医療倫理のクロスポイントについて、本文にあげた事例以外のものを取り上げ、そのクロスの仕方および問題点について述べよ。

（粟屋　剛）

II 生殖補助医療

1 生殖補助医療の種類と実情

　生殖補助医療の主な方法は、精液を注入器で女性の子宮に注入する**人工授精**と卵子を母体外に取り出して受精させて移植する体外受精＋胚移植である。体外受精の方法の一つに、精子を直接卵子に注入する**顕微授精**があり、広く行われている。同じ技術を用いても、夫以外の男性から精子提供を受ける**人工授精（AID）**、別の女性から卵子の提供を受けて夫の精子と体外受精する**提供卵子体外受精**、別の夫婦の余剰胚をもらって妻の子宮に移植する**胚移植**、夫婦の精子と卵子を受精させてできた胚を別の女性の子宮に移植して懐胎・出産してもらう**代理出産**等、誰の精子、誰の卵子を用いるのか、誰が懐胎するのかの組合せによって、〈表６〉のように多様な生殖が可能となっている。〈表６〉は、カップルを前提に考えているが、独身者の場合もある。また、精子、卵子、胚の凍結保存が可能であり、時間的、空間的に隔たった生殖も生じる。さらに、わが国では禁止されているけれども、技術的にはクローン技術を用いた生殖も可能であり、外国ではクローン人間が生まれたとの報道もある。クローン人間も、誰の細胞、誰の未受精卵を用いるのか、誰が懐胎するのか、いろいろな組合せが考えられる。

　わが国でも６組に１組の夫婦は不妊といわれ、生殖補助医療は盛んに行われている。わが国のAID子の第１号は1949年（昭和24年）に出生しており、１万人以上が生まれたといわれて久しい。体外受精は、1983年（昭和58年）に第１号子が出生した。2013年（平成25年）７月31日現在、日本産科婦人科学会には、体外受精を行う施設として576施設が登録されている。2011年（平成23年）の１年間に体外受精によって生まれた子は、３万2426人（うち顕微授精によるものが5415人を占める）で、出生子の約3.1％を占めており、2011年末までに生まれた体外受精子の総数は、30万3806人（うち顕微授精に

よるものが6万0046人を占める）にのぼる。

〈表6〉 人工受精、体外受精、クローン

		卵子	精子	懐胎
人工授精	AIH	妻	夫	妻
	（夫の死後）	妻	亡夫	妻
	AID	妻	D	妻
	代理母	D	夫	D
体外受精	夫婦間体外受精	妻	夫	妻
	［顕微授精］	妻	夫	妻
	（夫の死後）	妻	亡夫	妻
	（離婚後）	元妻	元夫	元妻
	提供精子体外受精	妻	D	妻
	提供卵子体外受精	D	夫	妻
	胚提供	D_1	D_2	妻
	代理出産	妻	夫	D
	（妻の死後）	亡妻	夫	D
	（離婚後）	元妻	元夫	D
	提供卵子代理出産	D_1	夫	D_2
	提供精子代理出産	妻	D_1	D_2
	提供胚代理出産	D_1	D_2	D_3
クローン	受精卵分割	妻	夫	妻
	体細胞（妻） 体細胞（夫） 体細胞（子）			

妻：子どもを欲する夫婦の妻
夫：子どもを欲する夫婦の夫
D：提供者

2　問題点

(1)　人間の尊厳

　生殖補助医療は、人を人為的につくり出す行為であり、自然に反し、人間の尊厳を侵すという考えがある。また、体外受精の際は、一度に多数の胚がつくられ、子宮に移植されなかった胚は、**凍結保存**されるか廃棄される。凍結保存された胚も保存期限を過ぎると廃棄される。人の生命が受精に始まると考える立場によれば、胚の破壊は許されないのはもちろん、そのような考えに立たない場合でも、人になる可能性をもつ生命の破壊は、なるべく避けるべきである。イギリスでは、5年間の保存期間を過ぎた凍結胚が大量廃棄されることが大きな社会問題となって、保存期間が延長された。ドイツは、胚保護法によって、胚の作成を3個に限り、すべての胚を子宮に戻さなければならないものとしている。多数の胚を母胎に移植した場合には、多胎児の問題が生じやすい。そのため、日本産科婦人科学会は会告によって、母胎に戻す胚の数を原則一つに限った。多胎の場合、2胎〜3胎を残して胎児を死滅させる減数手術が行われることがある。人為的に生命をつくり出し、その生命を人為的に破壊する。初期の頃は、**減数中絶**ともいわれたが、現在行われている方法は胎児を母体外に排出させないため、社団法人日本母性保護産科医会（2001年に公益社団法人日本産婦人科医会に改称）は母体保護法によって認められる中絶にはあたらないという見解を示し、その合法性が問題となった。

　AIDのような非配偶者間の生殖補助医療の場合には、精子・卵子・胚の提供が必要である。アメリカでは、精子・卵子・胚が売買されている。移植用の臓器の売買は多くの国で禁止されている。人になる可能性をもつ胚や精子・卵子を売買することは人間の尊厳に反する。フランスのように多くの国が精子・卵子・胚の提供を無償としている。けれどもイギリスのように実費の支払いを認める場合もある。その場合、どこまでが実費として認められるのかが問題となる。わが国でも、精子提供に対しては、1万円以上のお金が

支払われている。また、イギリスでは、営利の**代理母斡旋**は禁止されているが、アメリカの一部の州では営利の代理母斡旋が事業として行われ、代理母には1万ドル以上の報酬が支払われている。そもそも、**代理母**や代理出産のような**代理懐胎**は、無償であっても、人を生殖の道具として利用するもので、人間の尊厳に反するという批判もある。

さらに、非配偶者間の生殖補助医療の場合には、近親婚の問題が指摘される。その防止のためにも、一人の人が提供できる精子・卵子・胚の数を限定し、同一人の提供精子・卵子・胚によって生まれる子の数を制限する必要がある。また、生殖補助医療は、性と生殖を分離し、性道徳、婚姻道徳に反するという考えもある。夫以外の男性の精子を妻の胎内に注入するAIDについては、かつては姦通にあたるという見方もあり、ドイツの1960年刑法草案には、AIDを犯罪とする規定が置かれていた。

> **コラム　胚は人か物か**
>
> 　人の始まりについて、法律上の定義はない。民法3条は、私権の享有は、出生に始まると定めており、人は出生に始まると考えられている。民法上は、身体が母体から全部露出した時が出生と解されているが、刑法上は、一部露出した時に殺人罪の客体として人とされている（大判大正8・12・13刑録25輯1367頁）。出生前の胎児も、刑法上**堕胎罪**によって保護され、民法上も損害賠償と相続に関してはすでに生まれたものとみなすことによって生きて生まれた場合には権利が保障されている。けれども、いつから胎児になるのかについての定めはない。堕胎罪の対象は着床後と考えられているが、不法行為の時に着床前であっても生きて生まれれば、民法上の保護は遡って与えられる。しかし、母体外にある胚にはどのような保護が与えられるのか、胚の法的地位については明らかではない。1984年には、アメリカの億万長者夫婦が事故で亡くなった後、オーストラリアで体外受精した夫婦の胚が凍結保存されていることがわかり、その胚に相続権があるかどうかが話題になった。また、世界初の体外受精子誕生前に、体外受精は倫理上問題があるとして培養中の胚を破壊した事件がアメリカであり、胚の作成に用いられた卵子の由来する妻には5万ドル、精子

の由来する夫には3ドルの損害賠償が認められた。刑法上は、母体外の胚を破壊する行為は、殺人罪にも堕胎罪にもあたらない。しかし、人になる可能性をもった存在である胚を単なる物として**器物損壊罪**で処理することも適当ではないだろう。

ヒト胚の研究利用に関しては、胚は「人の生命の萌芽」と位置づけられている。2000年（平成12年）3月に出された科学技術会議生命倫理委員会ヒト胚研究小委員会の報告書「ヒト胚性幹細胞を中心としたヒト胚研究に関する基本的考え方」は、「ヒト胚は、いったん子宮に着床すれば成長して人になりうるものであり、ヒトの発生のプロセスは受精以降一連のプログラムとして進行し、受精に始まるヒトの発生を生物学的に明確に区別する特別の時期はない。したがって、ヒト胚はヒトの生命の萌芽としての意味を持ち、ヒトの他の細胞とは異なり、倫理的に尊重されるべきであ」るとした。2004年（平成16年）7月にまとめられた総合科学技術会議生命倫理専門調査会の報告書「ヒト胚の取り扱いに関する基本的考え方」も、この考え方を踏襲し、「ヒト受精胚については、人格を持つ『人』ではなく、単なる「モノ」でもない中間的存在として位置づけざるを得ない。これを『人の生命の萌芽』と呼ぶことにする」という。

(2) 「医療」行為

生殖補助医療は、「医療」の名において正当化されている。それは、安全性の観点からは、医師のみが行いうる医行為とすべきである。けれども、生殖補助医療は、特殊な医療である。そもそも、不妊が病気であるかどうかが問題である。夫婦は子どもをもつべきであるという社会規範が生み出す社会的な病気という面もある。何らかの病的原因で子どもができない場合であっても、生殖補助医療は、その不妊原因を治療するものではなく、子どもをもつことを可能にする行為でしかない。

また、生殖補助医療は、それによって人が生まれる。生まれてくる人は、医療行為の結果として生まれてくるのであって、患者ではない。当事者はあくまで不妊のカップルであり、カップルに対して説明がなされ、その同意によって生殖補助医療は行われる。カップルを対象とするという点でも特殊で

ある。夫が無精子症の場合に、妻に対して人工授精が行われるように、必ずしも不妊原因のある者に対して医療が実施されるわけではない。多くは、女性が医療行為の対象となる。シングルの女性に人工授精が行われることもあるけれども、その場合も精子提供者が存在し、当事者は一人ではない。

さらに、生殖補助医療はいまだ実験的な医療といえる。その成功率は高くない。2011年の体外受精の移植あたり妊娠率は新鮮胚を用いた場合で21.3％、凍結胚を用いた場合で34.2％であり、移植あたりの生産率はおのおの14.7％と23.3％であった。加えて、十分安全性が確認されているとはいえない。**排卵誘発剤**の使用による事故のように、生殖補助医療を受ける当事者に対する安全性も問題になるけれども、生殖補助医療の場合には、生まれてくる子どもの安全性が最も重要である。胚の凍結保存の影響、顕微授精や着床前診断の長期的にみた安全性など、いまだ不確かなことも多い。2011年の体外受精による出生児等の先天異常は、595例報告されている。

コラム　リプロダクティブ・ライツ

不妊カップルには、子どもをもつ権利があり、生殖補助医療は、それを実現する手段である。**リプロダクティブ・ライツ**は、1994年の国連人口・開発会議（カイロ）行動計画で、以下のようにすべてのカップルと個人の基本権として認められ、1995年の北京宣言および行動綱領（第4回世界女性会議）でも確認された。

「**リプロダクティブ・ヘルス**とは、人間の生殖システム、その機能と（活動）過程のすべての側面において、単に疾病、障害がないというばかりでなく、身体的、精神的、社会的に完全に良好な状態にあることを指す。従って、リプロダクティブ・ヘルスは、人々が安全で満ち足りた性生活を営むことができ、生殖能力をもち、子どもを産むか産まないか、いつ産むか、何人産むかを決める自由をもつことを意味する。この最後の条件で示唆されるのは、男女とも自ら選択した安全かつ効果的で経済的にも無理なく、受け入れやすい家族計画の方法、ならびに法に反しない他の出生調節の方法についての情報を得、その方法を利用する権利、および、女性が安全に妊娠・出産でき、またカップルが健康

な子どもをもてる最善の機会を与えるような適切なヘルスケア・サービスを利用できる権利が含まれる」。「リプロダクティブ・ライツは、国内法、人権に関する国際文書、ならびに国連で合意したその他の関連文書ですでに認められた人権の一部をなす。これらの権利は、すべてのカップルと個人が自分たちの子どもの数、出産間隔、ならびに出産する時を責任をもって自由に決定でき、そのための情報と手段を得ることができるという基本的権利、ならびに最高水準の性に関する健康およびリプロダクティブ・ヘルスを認めることにより成立している。その権利には、人権に関する文書にうたわれているように、差別、強制、暴力を受けることなく、生殖に関する決定を行える権利も含まれる」。

しかし、すべての人があらゆる手段を利用できることを保障するものではない。「この権利を行使するにあたっては、現在の子どもと将来生まれてくる子どものニーズおよび地域社会に対する責任を考慮に入れなければならない」。そこで、誰が、どの範囲の生殖補助医療を認められるかが問題となる。けれども、子どもをもつことが基本的権利として認められる以上、その制限には、正当な根拠が示される必要がある。

(3) インフォームド・コンセント

生殖補助医療においても、インフォームド・コンセントが必要である。原則として、精子・卵子の由来する人、子どもをもとうとする夫と妻それぞれの同意を必要とする。しかし、両者の意見が一致しない場合、一方が死亡した後に残された配偶者が子どもをもちたいと希望した場合、片方の意思が不明な場合は、どうするのか。一方の意思で生殖補助医療を行うことが認められるだろうか。アメリカでは、離婚後、凍結保存されていた夫婦の胚の処分をめぐって、元妻と元夫が争う事件が起きている。最初の事件は産みたいという妻と廃棄するという夫の対立であった。その後、一方が他の夫婦の生殖あるいは研究のために提供すると主張し、他方が反対するというケースも現れた。いずれの場合も、裁判所の結論は、両者の同意が得られない限り、胚を廃棄するという結果になっている。

死後の生殖補助医療については、まず、フランスで、未亡人が夫の死後に

凍結保存されていた精子の返還を精子銀行に対して求めて認められた訴訟事件が話題となった。イギリスでは、死後の生殖補助医療について夫の同意を欠くという理由で否定された後に、国外で人工授精を行うことが認められたケースがあった。また、アメリカでは、凍結保存された精子を未亡人と前妻の子どもとが争い、相続分に応じて分けるという事件も起きている。そもそも、死後の生殖補助医療については、生前の同意があったとしても、死者の精子・卵子・胚を用いることには倫理的問題がある。さらに、法律上、死者を生まれた子の親にすることができるのかどうかという問題も生じる。

(4) 子の福祉

生殖補助医療において、最も配慮されなければならないのは、生まれてくる子どもの福祉である。社会にとっても、将来の構成員となる子の福祉を確保することは重要な関心事である。けれども、生殖補助医療は新しい技術であり、そのような方法で子どもが生まれてくることを社会も法律も予定していないため、子どもを保護する制度が欠けている。また、子の福祉に配慮することについては異論はないけれども、子の福祉とは何かについてさまざまな考えが存在する。そもそも生まれてこなければ福祉もあり得ず、生まれてくることこそが最も子の福祉になるという考えもある。

しかし、子の第1の保護者である親が誰かわからないということは、子の福祉に反する。少なくとも、生殖補助医療によって生まれた子の法的な親子関係を明確にする必要がある。ところが、AID の場合に生まれた子の父は産んだ女性の夫なのか精子提供者なのか、卵子提供の場合には母は産んだ女性か卵子提供者かというように、生まれた子の親子関係が複雑となり、一義的に確定しないという問題が起こる。

また、法的な親子関係とは別に、自己のアイデンティティ確立のために、自らの生物学的親を知る権利（出自を知る権利）をどこまで子どもに保障するかも問題となる。これまでに生まれた AID 子が自分の生物学的親を捜す動きが各国でみられ、出自を知る権利を保障する法律を制定する国が出てきている。スウェーデンが、1990年に AID によって生まれた子に生物学上の

父を知る権利を保障したのをはじめとして、ヨーロッパの多くの国で出自を知る権利を保障するようになっている。しかし、それに対しては、提供者がいなくなるとの反対意見もある。

3　規　制

(1)　諸外国

　このような問題状況を踏まえて、ヨーロッパの多くの国では、国家レベルの倫理委員会等において審議したうえで立法し、生殖補助医療を規制するとともに生まれた子の法的親子関係を明確化している。イギリスでは、ウォーノック委員会の報告を受けて1990年にヒトの受精及び胚研究に関する法律が制定され、2008年には全面的に改正した。フランスは、1994年生命倫理法を制定し、2004年に改正している。ドイツは、1990年胚保護法によって、厳格に規制している。スウェーデンは、1994年の人工受精法で体外受精を規制し、2000年の立法で卵子提供を認めるとともに、生まれた子にAID子と同様に出自を知る権利を保障した。スイスは、2000年から施行された憲法の中に生殖補助医療に関する規定を置いた。また、生殖補助医療が盛んなオーストラリアのビクトリア州は、1984年に不妊（医学的諸措置）法および子どもの地位（改正）法を制定、1987年の改正を経て、子の出自を知る権利を認めている。

(2)　日本産科婦人科学会会告

　わが国には、クローン人間を禁止するクローン技術規制法以外は、生殖補助医療に関する法律はなく、日本産科婦人科学会が1983年以降、個別問題ごとに以下のような会告によって規制してきた。「体外受精・胚移植」に関する見解（1983年（昭和58年）、2006年改正）、「体外受精・胚移植の臨床実施」の「登録報告制」について（1986年（昭和61年）、2010年改正）、顕微授精法の臨床実施に関する見解（1992年（平成4年）、2006年改正）、「非配偶者間人工授精と精子提供」に関する見解（1997年（平成9年）、2006年改正）等である。しかし、会告は会員のみを対象とし、会員に対しても強制力がない。会告は、

体外受精を配偶者間に限っているけれども、会員医師が1998年（平成10年）には提供卵子による体外受精、2001年（平成13年）には代理懐胎を行い、子どもが生まれていることが明らかになった。それに対して、日本産科婦人科学会は、除名処分しかできず、学会を除名されても、医師は生殖補助医療を続けることができる。その後、医師は学会と和解し、会員に復している。

そうした中、以下にみるように、政府も審議会を設けて検討し、立法の方向が示されたけれども、いまだに法案もつくられていない。

(3) 旧厚生省の生殖補助医療技術に関する専門委員会

1998年、旧厚生省の厚生科学審議会先端医療技術評価部会に生殖補助医療技術に関する専門委員会が設置され、2000年（平成12年）末には「精子・卵子・胚の提供等による生殖補助医療のあり方についての報告書」が公表された。

同委員会は、次の六つの基本的考え方に基づいて検討した。①生まれてくる子の福祉を優先する。②人をもっぱら生殖の手段として扱ってはならない。③安全性に十分配慮する。④優生思想を排除する。⑤商業主義を排除する。⑥人間の尊厳を守る。その結果、**非配偶者間生殖補助医療**としては、子を欲しながら不妊症のために子をもつことができない法律上の夫婦に対して、①AID、②提供精子による体外受精、③提供卵子による体外受精、④提供胚の移植（原則として余剰胚を用いる）を認め、代理懐胎（代理母・借り腹）は禁止するものとした。

そして、非配偶者間生殖補助医療によって生まれた子の親子関係については、次のように法律で定めるべきものとした。

① 非配偶者間生殖補助医療により子を出産した者をその母とする。
② 妻が夫の同意を得て非配偶者間生殖補助医療により出産した子はその夫の子とする。
③ 精子・卵子・胚の提供者は、生まれた子の父母とされない。

そのうえで、報告書は、3年以内に立法を含む制度の整備を求めた。

(4) 厚生審議会生殖補助医療部会

　上記報告書を受けて、厚生労働省の厚生審議会に生殖補助医療部会が設けられ、2003年（平成15年）4月に「精子・卵子・胚の提供等による生殖補助医療制度の整備に関する報告書」が公表された。

　同部会は、次の三つの課題について検討した。①提供された精子・卵子・胚による生殖補助医療の実施および精子・卵子・胚の提供条件、②手続や実施医療施設の施設・設備の基準、③提供された精子・卵子・胚による生殖補助医療に係る管理体制である。

　同報告書は上記(3)の専門委員会の報告書の結論を前提としたが、次の2点については、大きく変更した。①兄弟姉妹等からの精子・卵子・胚の提供は当分の間禁止するものとした。②出自を知る権利を認め、生まれた子どもは、提供者を特定できる情報を得ることができるものとした。

(5) 法制審議会生殖補助医療関連親子法部会

　上記(3)の専門委員会報告書を受けて、法制審議会も生殖補助医療関連親子法部会を設け、生まれた子どもの親子関係法について検討し、2003年7月に、次のような内容の「精子・卵子・胚の提供等による生殖補助医療により出生した子の親子関係に関する民法の特例に関する要綱中間試案」を公表した。

第1　卵子又は胚の提供による生殖補助医療により出生した子の母子関係
　　女性が自己以外の女性の卵子（その卵子に由来する胚を含む。）を用いた生殖補助医療により子を懐胎し、出産したときは、その出産した女性を子の母とするものとする。

第2　精子又は胚の提供による生殖補助医療により出生した子の父子関係
　　妻が、夫の同意を得て、夫以外の男性の精子（その精子に由来する胚を含む。以下同じ。）を用いた生殖補助医療により子を懐胎したときは、その夫を子の父とするものとする。

第3　生殖補助医療のため精子が用いられた男性の法的地位
　1(1)　制度枠組みの中で行われる生殖補助医療のために精子を提供した者は、その精子を用いた生殖補助医療により女性が懐胎した子を認知すること

ができないものとする。
　(2)　民法第787条の認知の訴えは、(1)に規定する者に対しては、提起することができないものとする。
　2　生殖補助医療により女性が子を懐胎した場合において、自己の意に反してその精子が当該生殖補助医療に用いられた者についても、1と同様とするものとする。

(6)　日本学術会議生殖補助医療の在り方検討委員会

　さらに、2006年（平成18年）には、法務大臣と厚生労働大臣が代理懐胎について日本学術会議に諮問し、同会議に設置された生殖補助医療の在り方検討委員会は、2008年（平成20年）に報告書「代理懐胎を中心とする生殖補助医療の課題――社会的合意に向けて」を公表し、次の①～⑥のような内容を主とする提言を行った。

① 代理懐胎については、新たな立法による規制が必要である。当面、代理懐胎は、原則禁止とすることが望ましい。

② 営利目的の代理懐胎には、処罰をもって臨む。処罰は、施行医、斡旋者、依頼者を対象とする。

③ 母体の保護や生まれる子の権利・福祉を尊重するとともに、代理懐胎の医学的問題、倫理的、法的、社会的問題など起こりうる弊害を把握する必要性にかんがみ、先天的に子宮をもたない女性および治療として子宮の摘出を受けた女性（絶対的適応の例）に対象を限定した、厳重な管理の下での代理懐胎の試行的実施（臨床試験）は考慮されてよい。

④ 試行にあたっては、登録、追跡調査、指導、評価などの業務を公正に行う公的運営機関を設立すべきである。一定期間後に代理懐胎の医学的安全性や社会的・倫理的妥当性などについて十分に検討したうえで、問題がなければ法を改正して一定のガイドラインの下に容認する。弊害が多ければ試行を中止する。

⑤ 親子関係については、代理懐胎者を母とする。

⑥ 代理懐胎を依頼した夫婦と生まれた子については、養子縁組または特

別養子縁組によって親子関係を定立する。

4 親子関係

(1) AIDの父子関係をめぐる裁判例

わが国では1万人以上のAID子が生まれながら、長い間、訴訟事件はないといわれてきたが、1998年に2件のAID子の父子関係をめぐる事件が明らかになった。1998年（平成10年）9月16日の東京高裁決定は、離婚に際し、夫婦がAID子の親権をめぐって争った事件である。東京高裁は、「夫の同意を得て人工授精が行われた場合には、人工授精子は嫡出推定の及ぶ嫡出子である」とし、母親も夫と子の間に「親子関係がない旨の主張をすることは許されない」と判示した（東京高決平成10・9・16家月51巻3号165頁）。けれども、同時に、「夫と未成年者との間に自然的血縁関係がないことは否定することができない事実であり、このことが場合によっては、子の福祉に何らかの影響を与えることがありうると考えられるから」、「人工授精子の親権者を定めるについては、未成年者が人工授精子であることを考慮する必要がある」とも判示した。

また、同年12月18日には、大阪地裁で、夫がAID子に対して起こした嫡出否認の訴えが、夫はAIDに同意していなかったとして認められた（大阪地判平成10・12・18家月51巻9号71頁）。この事件では、夫に嫡出否認権が認められるのは当然ともいえるが、精子提供者を父とすることができない場合には、AID子には父がいないことになる。

(2) 夫の死後の人工受精

平成13年には、死んだ夫の精子による体外受精で子どもが生まれ、父は誰かが裁判で争われた。平成11年9月19日に夫が死亡した後、妻は死んだ夫の精子を用いて体外受精を受け、平成13年5月10日に出産した。母は、まず、嫡出子として出生届出したが、受理されず、不服申立ても認められなかった。そこで、非嫡出子として出生届出後、死後認知の訴えを提起した。

一審（松山地判平成15・11・12判タ1144号133頁）は、訴えを棄却した。同判

決は、夫の死後の人工受精によって生まれた子の父子関係については、「社会通念に照らして個別に判断していくほかはない」。「法律上の父子関係が認められるか否かは、子の福祉を確保し、親族・相続法秩序との調和を図る観点のみならず、用いられた生殖補助医療と自然的な生殖との類似性や、その生殖補助医療が社会一般的に受容されているか否かなどを、いわば総合的に検討し、判断していくほかはない」という。

それに対して、控訴審（高松高判平成16・7・16判タ1160号86頁）は、次のように述べたうえで訴えを認容した。「人工受精の方法による懐胎の場合において、認知請求が認められるためには、認知を認めることを不相当とする特段の事情が存しない限り、子と事実上の父との間に自然血縁的な親子関係が存在することに加えて、事実上の父の当該懐胎についての同意が存することという要件を充足することが必要であり、かつ、それで十分である」。

けれども、最高裁（最判平成18・9・4民集60巻7号2563頁）は、次のように判示して、死後懐胎子の認知請求は認められないとした。

民法の実親子関係に関する「法制は、少なくとも死後懐胎子と死亡した父との間の親子関係を想定していないことは、明らかである」。「父が死後懐胎子の親権者になり得る余地はなく」、「死後懐胎子が父から監護、養育、扶養を受けることはあり得ず」、「死後懐胎子は父の相続人になり得」ず、「死後懐胎子は、父との関係で代襲相続人にもなり得ない」。「死後懐胎子と死亡した父との関係は、上記法制が定める法律上の親子関係における基本的な法律関係が生ずる余地のないものである」。死後懐胎子と死亡した父との「法律上の親子関係の形成に関する問題は、本来的には、死亡した者の保存精子を用いる人工生殖に関する生命倫理、生まれてくる子の福祉、親子関係や親族関係を形成されることになる関係者の意識、更にはこれらに関する社会一般の考え方等多角的な観点からの検討を行った上、親子関係を認めるか否か、認めるとした場合の要件や効果を定める立法によって解決されるべき問題である」。「そのような立法がない以上、死後懐胎子と死亡した父との間の法律上の親子関係の形成は認められない」。

(3) 性別変更者

2003年（平成15年）に性同一性障害者の性別の取扱いの特例に関する法律が制定され、性同一性障害者（生物学的には性別が明らかであるにもかかわらず、心理的にはそれとは別の性別であるとの持続的な確信をもち、かつ、自己を身体的および社会的に他の性別に適合させようとする意思を有する者であって、そのことについてその診断を的確に行うために必要な知識および経験を有する二人以上の医師の一般に認められている医学的知見に基づき行う診断が一致しているものをいう。同法2条）は、厳格な要件を満たした場合に、家庭裁判所の審判によって、性別を変更することが認められた（同法3条）。同法に基づいて、女性から男性に性別変更した男性が女性と婚姻し、妻が別の男性の精子の提供を受けて生殖補助医療によって子供をもつ事例が出てきた。

夫婦は生まれた子を自分たちの嫡出子として出生届を出したが受理されなかった。2011年（平成23年）1月、公益社団法人日本産科婦人科学会が法務省に対して質問状を出したところ、法務省は次のように回答した。①「子について、性別の取扱いの変更の審判を受けた者との間で民法722条による嫡出推定を及ぼすことはできないので、性別の取扱いの変更の審判を受けた者の実子として法律上の親子関係があるとは認めることはできず、嫡出子であるとの出生届を受理することができない」。②「性別の取扱いの変更の審判を受けて男性となった者を認知者とする認知届を受理することはできない」。③「家庭裁判所が民法上の要件を満たしていると判断して縁組を成立させる審判をした場合には、当該子を養子とする特別養子縁組を受理することができ」、また「普通養子縁組をすることにより、両者の間に嫡出子として法律上の親子関係を創設することも可能である」。そのため、特別養子縁組を行う者もあった（神戸家審平成24・3・2家月65巻6号112頁）。

また、息子を非嫡出子として戸籍記載された夫婦が嫡出子としての戸籍の訂正を求めて争う事件が起きた。第1審（東京高決平成24・10・31判例集未登載）、第2審（東京高決平成24・12・26判タ1388号284頁）は請求を認めなかった。それに対し、平成25年12月10日、最高裁判所は、次のように判示して、

戸籍の訂正を許可し、嫡出子としての記載を認めた。「特例法 3 条 1 項の規定に基づき男性への性別の取扱いの変更の審判を受けた者は、以後、法令の規定の適用について男性とみなされるため、民法の規定に基づき夫として婚姻することができるのみならず、婚姻中にその妻が子を懐胎したときは、同法772条の規定により、当該子は当該夫の子と推定される」(最決平成25・12・10裁時1593号 4 頁)。

それを受けて、法務省は、平成26年 1 月27日、性同一性障害のため女性から男性に性別変更した夫とその妻が第三者との人工授精でもうけた子について、嫡出子として戸籍に記載するよう全国の法務局に通達した。また、通達は、すでに出生届が出され、父欄が空白になっているケース45件について、夫婦に連絡したうえで夫の氏名を記載し、訂正するよう求めた。さらに、人工授精の子と普通養子縁組や特別養子縁組を結んでいる場合は、法務局が夫婦と面談したうえで父欄に夫の氏名を記載し、養子縁組を解除する訂正を行うよう指示した。戸籍を訂正した跡が残らないよう最初から戸籍をつくり直す「再製」を行うこともできる。

上記の判決は、性別変更者が精子提供による生殖補助医療を受けた場合の判決であるけれども、性別変更者に限らず、従来から問題とされてきたAIDを含めて、婚姻した夫婦が精子提供による生殖補助医療を受けた場合、生まれた子は、民法722条の嫡出推定が適用され、嫡出子となることが明らかになった。

事例研究　代理懐胎・出産

最高裁(最判平成19・3・23民集61巻 2 号619頁)は、代理出産の事件において、懐胎・出産した女性が母であるとした。

子宮を摘出した妻の卵子を夫の精子と受精させてできた胚をアメリカ人女性に移植して出産してもらった夫婦が生まれた子を自分たちの嫡出子として出生届出をしたが受理されなかったため、不服申立てをした事

件である。妻は分娩はしていないけれども遺伝上の母である。アメリカのネバダ州では、夫婦を父母とする地裁判決が確定している。その判決がわが国の民事訴訟法118条の公序良俗要件に反するか否かが問題となった。東京高裁（東京高決平成18・9・29家月59巻7号89頁）は、依頼した女性を母とするアメリカの判決を承認し、嫡出子出生届を受理するよう命じた。けれども、最高裁は、ネバダ州地裁判決は「我が国における身分法秩序を定めた民法が実親子関係の成立を認めていない者の間にその成立を認める内容のものであって、現在の我が国の身分法秩序の基本原則ないし基本理念と相いれないものといわざるを得ず、民訴法118条3号にいう公の秩序に反することになるので、我が国においてその効力を有しない」としたうえで、次のように判示して請求を棄却した。

　日本民法は、「出産という事実により当然に法的な母子関係が成立するものとしている」。「子を懐胎し出産した女性とその子に係る卵子を提供した女性とが異なる場合についても」、「現行民法の解釈としては、出生した子を懐胎し出産した女性をその子の母と解さざるを得ず、その子を懐胎、出産していない女性との間には、その女性が卵子を提供した場合であっても、母子関係の成立を認めることはできない」。

　同判決の補足意見では、特別養子縁組の可能性が示唆されていたが、その後、特別養子縁組が認められたと伝えられている。別の特別養子縁組が認められた裁判例（神戸家姫路支審平成20・12・26家月61巻10号72頁）が公表されている。日本国内において、母が娘夫婦の受精卵を懐胎・出産したケースである。

5　着床前診断

　胚が4分割〜8分割の時に1個〜2個の細胞を取り出し、細胞の遺伝子等を検査し、先天性の病気の遺伝子をもたない胚を選んで子宮に戻す**着床前診断**が行われるようになった。羊水診断のような出生前診断の場合には人工妊

娠中絶によって出産を回避するのに対し、着床前診断の場合には、胚を選別することによって先天性の病気をもった子どもの懐胎を回避することができる。けれども、生命の選別であることに変わりはなく、倫理的問題は残る。わが国においては、子どもが障害をもって生まれる可能性が高いこと（いわゆる胎児条項）は、母体保護法上中絶理由としては定められていない。そのような生命の選別の是非をあらためて論じることが必要になっている。

　1998年（平成10年）の日本産科婦人科学会の会告「『着床前診断』に関する見解」（2010年改正）は、重篤な遺伝性疾患に限って、学会の審査によって着床前診断の適用を認めた。審査は厳格に行われ、2004年（平成16年）にはじめて、筋ジストロフィーのケースの着床前診断を認めた。しかし、同年には、学会に申請しないまま、会告に違反して着床前診断が行われていることが明らかになり、行った医師は日本産科婦人科学会から除名された。その後、問題提起を受けた日本産科婦人科学会は、2006年（平成13年）に重篤な習慣流産の患者に、着床前診断によって染色体を検査し、胚を選んで移植することによって、出産を可能にすることを個別審査で認めるようになった。

　総合科学技術会議の生命倫理専門調査会は、着床前診断について、2003年（平成15年）12月の「ヒト胚の取り扱いに関する基本的考え方」の中間報告においては、認める可能性を示唆したが、2004年（平成16年）7月の最終報告書においては、審議が不十分であるとして、結論を示さなかった。

　さらに、着床前診断は、望むような子どもを産むためにも用いられるようになっている。**デザイナー・ベビー**等ともいわれる。現在、白血病の子どもの命を助けるために、その子と同じHLA型の胚を選んで移植して出産し、その臍帯血を病気の子どもに移植するということが行われている。遺伝子の解明は急速に進んでおり、優れた特定の遺伝子をもつ胚を選別して移植し、望むような子どもをもつために、この技術が用いられるようになることも考えられる。

第4章　生命倫理

6　クローン

　クローン人間を禁止しているヒトに関するクローン技術等の規制に関する法律（クローン技術規制法）は、2000年（平成12年）12月に公布された。同法は、特定の人と同一の遺伝子構造を有する人（人クローン個体）、人と動物のいずれであるかが明らかでない個体（交雑個体）またはこれらに類する個体の作成が、人の尊厳の保持、人の生命および身体の安全の確保、社会秩序の維持に重大な影響を与える可能性があることから、クローン技術等によって作成される胚を人または動物の胎内に移植することを禁止している。しかし、同法は、社会および国民生活と調和のとれた科学技術の発展を期することを目的とし、クローン技術の利用、人クローン胚の作成は禁止していない。同法制定当初は、人クローン胚の作成は、「特定胚の取扱いに関する指針」によって禁止されていたが、2004年（平成16年）7月に総合科学技術会議生命倫理専門調査会の報告書「ヒト胚の取り扱いに関する基本的考え方」が研究のためのクローン胚の作成を容認する方向を示し、2009年（平成21年）に同指針が改正された。将来は、クローン胚から多能性を持つ**ES細胞（胚性幹細胞）**をつくり、再生医療に用いることが期待されている。

　また、同法は、ヒト胚分割胚の胎内への移植は禁止せず、受精卵分割によって同一の遺伝子をもつ双子、三つ子や四つ子をつくり出すことは、指針によって禁止されているだけである。同一の遺伝子をもつ胚を時期をずらして移植し、兄弟として出産することも認められる可能性もある。

　さらに、研究に用いることのできる胚は、それまで余剰胚に限られていたが、上記報告書に基づく「ヒト受精胚の作成を行う生殖補助医療研究に関する指針」によって、2011年4月から、研究のために新たに精子と卵子を受精させて胚をつくることも認められるようになった。受精後14日以内の胚は研究に利用することができる。

　万能性をもつES細胞の樹立・使用に関しては、指針によって規制されている。当初ES細胞から精子や卵子等の生殖細胞を作成することは、指針に

316

よって禁止されていた。けれども、平成22年には「ヒトES細胞の使用に関する指針」が改正され、ヒトES細胞から生殖細胞を作成することが可能になった。ただし、ES細胞から作成された生殖細胞から胚を作成することは認められない。「ヒトiPS細胞又はヒト組織幹細胞からの生殖細胞の作成を行う研究に関する指針」も定められ、ヒトiPS細胞等から生殖細胞を作成することに関しても同様に規制されることになった。

7　まとめ

　生殖補助医療によって生まれた子の福祉のために、生まれた子の親子関係を明確にする必要がある。その決定にあたっては、何をもって親子とするのか、血縁か生物学的関係か養育の事実か意思かが問題となるが、何のために親子関係を定めるのかも考えることが必要である。親子法全体の中での位置づけ、法体系への影響も考慮しなければならない。

　また、生殖補助医療の規制については、まず、どこまでプロフェッションの自律を尊重し、どこまでプロフェッションの自主規制に委ねることができるのかを考える必要がある。倫理にかかわる問題、価値観に左右される問題について、どこまで法で規制することができるのか、どのように規制するのか、刑罰による強制になじむのかも問題となる。その際どのように社会的合意を形成するのかも考えなければならない。

　さらに、立法が進まないまま、事実が先行しており、現実に生じた問題をどのように解決するのかも難しい問題である。その場合、個別の紛争処理と規制の方向、現に生まれた子の福祉と社会のあり方との関係等も考慮しなければならない。

〔演習問題〕
　A男B女夫婦は、不妊治療を受けていたが、結局、子どもができないまま離婚した。離婚に際し、B女は、財産分与の代わりに、凍結保存されている胚を欲し、A男も了承した。その後、B女は、凍結保存されていた胚を子宮に戻し、C

を出産した。CのAに対する認知請求は認められるか。また、BはAに対してCの養育費を請求できるか。

(石井美智子)

III 脳死と臓器移植

1 日本における移植法のあゆみ

(1) 脳死と臓器移植

臓器移植には、多くの倫理的・法的・社会的問題（ELSI：Ethical Legal and Social Issues）が横たわっている。法整備がなされた今日においてもなお、さまざまな立場からさまざまな主張が行われている。

こうした中、まず、最初に注意が必要であるのは、脳死は臓器移植にのみ関係しているわけではないという点である。実際、脳死については、そもそも生命維持措置の中止の問題に関係して論争が交わされてきた、という経緯がある。一方で、臓器移植は脳死にのみ関係しているわけでもない。脳死以外の死体から、あるいは生体からの臓器摘出もありうるし、実際に行われている。このように、脳死と臓器移植とは常に結びつきがあるわけではない。

(2) 移植法と臓器摘出行為の合法化

当然のことであるが、移植用臓器が確保されなければ移植術そのものが行い得ない。この移植用臓器の人体（死体あるいは生体）からの獲得を適法に可能とすること、これが移植法の立法目的の中核であるといえる。

実際に、法整備以前に行った角膜移植について、執刀医が検察庁から事情聴取を受けたケースがあった（いわゆる「盛岡事件」。昭和32年12月4日付け朝日新聞夕刊4面）。移植目的での臓器摘出行為が、死体損壊罪（刑法190条）にあたるかが問題となったのである。

このような経緯から、まず「角膜移植に関する法律」（昭和33年法律第64号）、次いで「角膜及び腎臓の移植に関する法律」（昭和54年法律第63号）という特定の臓器移植（角膜移植・腎臓移植）に関する立法がなされた（現在はいずれも廃止）。これらはいずれも、死体からの移植を念頭においたものである。両法とも、遺族の承諾を摘出要件の基礎においていた。

319

一方、脳死した者からの移植に関しては、わが国では長きにわたって法整備が行われなかった。その背景としては、昭和43年（1968年）に行われた日本初の心臓移植である「和田心臓移植」がさまざまな問題を抱える移植事例であったことがあげられる（昭和43年8月8日付け朝日新聞夕刊1面、また参考文献⑦参照）。とりわけ同事件では、ドナーとなった成年（大学生）の脳死判定に疑義があり、これが大きな社会問題となった。それゆえ、以後、日本では心臓移植が控えられるようになり、脳死した者からの移植に関する法整備の動きも低調となった。

(3) **臓器移植法の成立と改正**

1980年代に入ると、免疫抑制剤シクロスポリンが普及し、世界中で移植件数が増加した。心臓移植についても期待がもたれるようになり、日本でも脳死の問題に再び注目が集まった。

このような中で、平成4年（1992年）には、内閣総理大臣の諮問を受けた「臨時脳死及び臓器移植調査会」（いわゆる「脳死臨調」）が、脳死を社会的・法的に「人の死」とすることが妥当である旨の最終報告書を提出した。

同報告書を受けて立法作業が進められた結果、（審議過程にはかなりの紆余曲折があったものの）平成9年（1997年）に、「臓器の移植に関する法律」（平成9年法律第104号。以下、「**臓器移植法**」という）が成立した。同法により、日本も、脳死した者からの臓器摘出に道を開くこととなった。そこでは、本人の生前の書面による承諾を摘出要件の基礎においていた。

現行法は、この臓器移植法を平成21年（2009年）に改正したものである（以下、必要に応じて「改正臓器移植法」とする）。改正の背景としては、平成20年（2008年）に国際移植学会が渡航移植の自粛を求める「イスタンブール宣言」を発したこと、また、翌21年（2009年）にWHO（世界保健機関）が移植用臓器の自給自足を求める指針改正を行う旨の報道がなされたことがあげられる。

臓器移植法の厳格なルールの下で国内移植数が伸び悩んでいた日本においては、多くの患者（特に小児）が渡航移植を余儀なくされていたこともあり、

こうした国際的な渡航移植自粛の動きが、臓器移植法改正議論へとつながったとみられる。

この改正臓器移植法には、いくつかの争点がある。とりわけ、①臓器摘出要件の変更（および脳死判定要件の変更）、すなわち、本人意思が不明の場合に遺族の書面による承諾で摘出を可としたことについては、多くの議論がある。そのほか、②年齢制限の撤廃（小児移植の実現）、③親族優先提供が重要な変更点であるとされる。

2　脳死論

近時、**脳死**という言い方そのものに対する疑問が呈されている（たとえば、アメリカ大統領生命倫理委員会報告書）。しかし、以下では、慣例および日本法の記述に従って、「脳死」の語を用いることとする。

(1)　脳死と人の死

人の死は、（医学的・社会的のみならず）法的に多くの重要な効果をもたらす。たとえば、生者を傷つけることは傷害罪や殺人罪を構成しうるが、一方で、死体を傷つけることは死体損壊罪の問題となる（刑法190条）。また、人は死亡することにより治療の対象ではなくなる（医師の治療義務からはずれる）し、婚姻関係は解消し、相続の開始が行われる（民法882条）。

このように、法的に重要な人の死は、統一的かつ客観的に判定されることが望ましい。とりわけ、早過ぎる死の判定は避けなければならないだろう。この死の判定については、三徴候説（①心停止、②呼吸停止、③瞳孔散大が揃うことにより死を判定する）が、医学的にも社会的にも長らく受容されてきた。そして、現在でもこれが広く通用しているところである。

他方、医学・科学技術の発展は、もはや回復不能な患者の生命維持をも可能とするようになった。そのような患者に治療を継続すべきかどうか。こうした生命維持に係る問題関心を発端として、そして移植問題に関連して、三徴候説とは別の人の死としての「脳死」が語られるようになった。

ここで、脳死とはいかなる状態を指すのか。これについては、大脳死説、

全脳死説、脳幹死説の三つの立場があるとされてきた。

このうち、日本をはじめとする多くの国は、「全脳死説」を採用している。すなわち、思考を掌る大脳機能の消失のみならず、生命維持に関する脳幹を含めた「全脳の機能の不可逆的停止」を、脳死と定義している（臓器移植法6条2項）。

(2) **日本の脳死立法**

先に述べたように、脳死の問題は、生命維持措置の中止の問題ともかかわりがある。ゆえに、世界には、「脳死は一律に人の死」と定める立法を行っている国が少なくない。そのような中で、日本の立場はやや特殊であり、臓器移植の場合に限り脳死を人の死と認めるという立法を行っている。

現行の臓器移植法は、6条1項において、医師が「移植術に使用されるための臓器を、死体（脳死した者の身体を含む。以下同じ。）から摘出することができる」としたうえで、これに続いて摘出が可能となる要件を示している。そして、続く同条2項において、この「脳死した者の身体」についての定義がなされている。

この2項は、先に述べた平成21年の改正を受け、脳死判定が臓器移植を前提とするものである旨を明示した文言が削除された（〈表7〉下線部分）。本件改正は、「脳死は一律に人の死」とするものであるかどうか。この問題は国会においても激しく議論された。

改正法案の審議においては、提案者および衆議院法制局の見解として、脳

〈表7〉「脳死した者の身体」の定義

改正後（現行法）	改正前
第6条　（中略） 2　前項に規定する「脳死した者の身体」とは、脳幹を含む全脳の機能が不可逆的に停止するに至ったと判定された者の身体をいう。	第6条　（中略） 2　前項に規定する「脳死した者の身体」とは、その身体から移植術に使用されるための臓器が摘出されることとなる者であって脳幹を含む全脳の機能が不可逆的に停止するに至ったと判定されたものの身体をいう。

死が人の死であるのは臓器移植の場合に限定される旨の説明がなされた。したがって改正臓器移植法も（臓器移植にかかわりのない）一般の医療においては、脳死を一律に人の死にするものではないと解されている。

(3) 脳死判定

臓器移植法6条4項は、脳死判定が「必要な知識及び経験を有する2人以上の医師」によって行われること、その判定基準を厚生労働省令で定めることとしている。判定にあたる医師の判断は、一致することが必要である。

世界各国ではさまざまな**脳死判定基準**が用いられているが、日本の場合は、昭和60年（1985年）に厚生省（当時）研究班が発表したいわゆる「竹内基準」をベースとしている。具体的には、臓器の移植に関する法律施行規則（以下、「臓器移植法施行規則」という）2条に、定めがおかれている。その概要は〈表8〉のとおり。

〈表8〉 脳死判定基準

脳死判定の前提条件	①脳の器質的な障害により深昏睡かつ自発呼吸を消失した状態にある（規2条1項本文） ②器質的脳障害の原因となる疾患（原疾患）が確実に診断されている（規2条1項本文） ③原疾患に対して行いうるすべての適切な治療を行った場合でも回復の可能性がない（規2条1項本文） ※これらの前提条件は、すべて満たす必要がある。
判定から除外する例	①生後12週未満の者（規2条1項1号） ②急性薬物中毒により深昏睡および自発呼吸を消失した状態にあると認められる者（規2条1項2号） ③直腸温が摂氏32度（6歳未満の場合は、摂氏35度）未満にある者（規2条1項3号） ④代謝性障害または内分泌性障害により深昏睡および自発呼吸を消失した状態にあると認められる者（規2条1項4号） ⑤自発運動、除脳硬直（頸部付近に刺激を加えたときに、四肢が伸展または内旋し、かつ、足が底屈すること）、除皮質硬直（頸部付近に刺激を加えたときに、四肢が屈曲し、かつ、下肢が伸展または内旋すること）、ま

	たはけいれんが認められる場合（規2条2項本文） ⑥中枢神経抑制薬、筋弛緩薬その他の薬物が判定に影響している場合（規2条4項本文） ⑦収縮期血圧（mmHg）が、以下の数値以上であることが確認できない場合（同条4項1号～3号） 　・1歳未満の者：65 　・1歳以上13歳未満の者：（年齢×2）＋65 　・13歳以上の者：90
判定の内容	①深昏睡（ジャパン・コーマ・スケールで300に該当し、かつグラスゴー・コーマ・スケールで3に該当）（規2条2項1号） ②瞳孔が固定し、瞳孔径が左右とも4mm以上（規2条2項2号） ③脳幹反射（対光反射、角膜反射、毛様脊髄反射、眼球頭反射、前庭反射、咽頭反射および咳反射のすべて）の消失（規2条2項3号） ④平坦脳波（規2条2項4号） ⑤自発呼吸の消失（規2条2項5号） ※このほか、臓器移植法施行規則では、聴性脳幹誘発反応の消失を確認することに努めるものとされている（規2条5項）。
観察時間	上記脳死判定の状態は、その確認時点から少なくとも6時間（6歳未満の者は24時間）を経過した後に再び確認される（規2条2項）。

※表中「規」は「臓器移植法施行規則」である。

　脳死は不可逆なものでなければならないが、小児の脳は成人よりも回復可能性が高いことなどが指摘されている。毎日新聞の報道では脳死診断後も1カ月以上にわたって心停止に至らない「長期脳死」の事例が、60人にものぼるという（平成19年10月12日付け毎日新聞Web版）。このような事情に鑑みて、先に示した判定基準にみるように、小児の脳死判定に関しては、成人に比べてより慎重に行われることとなっている。

　なお、脳死判定を経た者は法的に死者として扱われることになるが、その身体の状態は三徴候説による死亡の場合とは大きく異なる。たとえば、脳死

した者からの臓器摘出時には、ドナーの血圧や脈拍が急上昇するばかりでなく、手術中に手足を大きく動かす例がある（ラザロ兆候）。このラザロ兆候は、先に述べた長期脳死の事例とともに、脳死を人の死とすることに疑義を呈する立場からはたびたび取り上げられ、その主張の論拠（の一つ）とされている。

3 臓器移植の法的問題

(1) 臓器移植法の目的・理念

臓器移植法は、その1条で、臓器移植に関する必要な事項を規定することにより「移植医療の適切な実施に資すること」を目的と定めている。

臓器移植法は、続く2条において、臓器移植において追求されるべき基本的理念を提示している。具体的には、①提供者（ドナー）本人の意思の尊重、②提供の任意性、③移植術の実施の適切性、④移植機会の公平性を掲げている。

提供者本人の「意思の尊重」は、そもそも脳死臨調の答申も「最大限尊重されなければならない」としていたものである。もちろん、この提供の意思表示は、「任意」に行われる必要がある。

(2) 臓器提供の意思表示方式

提供意思の表示方式に関しては、大別するとコントラクト・イン（オプト・イン）方式とコントラクト・アウト（オプト・アウト）方式がある。前者においては、ドナー・カード等により、生前に提供者本人が臓器提供をする旨の意思表示を行っていることが、臓器摘出の要件となる。一方、後者においては、ドナー・カード等により、生前に提供者本人が臓器提供を拒否する旨の意思表示をすることが、臓器摘出をしないことの要件となる（簡単にいえば、意思表示をしていない者からは臓器摘出が可能となる）。このような後者の意思表示方式は、「推定同意」方式と呼ばれることもある。

コントラクト・イン方式を採用する国には、アメリカ、イギリス、スウェーデンなどがある。コントラクト・アウト方式を採用する国には、フランス、

〈表9〉 臓器移植法における意思表示方式

本人の意思表示	改正前	改正後（現行法）
生前の書面による提供意思表示	遺族の拒否がない場合可能	遺族の拒否がない場合可能
生前の提供意思表示	不可能	遺族の書面による承諾で可能
なし・不明	不可能	遺族の書面による承諾で可能
生前の拒否の意思表示	不可能	不可能
生前の書面による拒否の意思表示	不可能	不可能

オーストリア、ベルギー、シンガポールなどがある。コントラクト・アウト方式では、積極的に臓器提供の意思表示をしなかった者からも臓器が摘出されうることとなるため、臓器提供数の拡大が見込まれる。しかし、同方式に対しては、臓器移植に関する高度のコンセンサスがない社会では通用しない（させるべきではない）との主張がある。

わが国の臓器移植法における意思表示方式には、平成21年（2009年）改正時に、大きな変更が加えられた。〈表9〉に概略を記す（臓器移植法6条参照）。

改正前は、①本人の書面による臓器提供の意思表示があり、かつ、遺族がこれを拒まないとき（または遺族がないとき）に臓器摘出を可能としていた。つまり、ここでは本人の明示の意思表示があることが絶対的な要件とされていた。かなり厳格なコントラクト・イン方式を採用していたと評価できるだろう。

これに加えて、現行の臓器移植法は、②本人の臓器提供の意思表示が不明である場合にも、遺族の承諾によって臓器摘出を可能としている（臓器提供にあわせて行う脳死判定に関しても、同様の法改正がなされた）。なお、本人が臓器摘出に拒否の意思表示をしている場合には、臓器摘出（および脳死判定）は行い得ない。

現行法の立場がどのような意思表示方式に属するのかについては、学説間で見解が異なっている。ある学説は、これを「拡大された同意方式」であると説く。たとえば、上記②のルールの追加が、臓器提供への同意権者を本人

以外にも拡大するものであると解する見解である。一方で、明示の意思表示のない者からの臓器摘出を許すことは、すなわち、本人の提供意思を積極的要件としないことでもある。ここからは、法改正によりコントラクト・アウト方式の導入が行われたとも評価できる。

こうした意思表示の方式に関する分類は、わが国の移植法制を比較法的に検討するうえで有益なものであろう。ここで、比較法的な検討に関していえば、日本法における遺族の法的役割の大きさについては注意しておく必要がある。わが国の臓器移植法は、その基本理念として提供者の「意思の尊重」をうたっているにもかかわらず、提供者本人がなしたる臓器提供の意思表示を遺族が拒否する（覆す）ことを法文上明示的に認めている（臓器移植法6条1項1号および同条3項1号参照）。このような強力な遺族の権利ないしは権限を正面から認める点は、日本法の特徴といえる。

さらにいえば、改正臓器移植法は、本人意思不明の場合、遺族が（書面で）臓器摘出に承諾できることを明文で直接定めていることにも注意を向ける必要がある。これは先に述べた「推定同意」方式よりも積極的に遺族に法的役割を認めるものと解される。実際に、同方式を採用する代表国であるフランスにおいては、遺族には、本人の拒否の意思表示を伝える法的役割しか与えられていないのである（遺族は、臓器摘出の決定権を直接には有していない）。つまり、同方式で推定されるのは、あくまでも本人の「意思」なのである。

このように、日本法の改正が本人の臓器摘出の意思表示を絶対的要件とせず、遺族に摘出を認める道を開いたことに対しては、臓器提供を「自己決定権」と結びつけてとらえる立場からは強い批判がある。曰く、これは「自己決定権の空洞化」であると。

(3) 小児移植

臓器提供に関する意思表示に関しては、「『臓器の移植に関する法律』の運用に関する指針（ガイドライン）」（以下、「ガイドライン」という）の第1は、「民法上の遺言可能年齢等を参考として……15歳以上の者の意思表示を有効

なものとして取り扱うこと」としてきた（拒否の意思表示に関しては、年齢制限はない）。また、上述したように、改正前の臓器移植法（6条）は、本人の書面による意思表示を臓器摘出の絶対的な要件としていた。

　小児への移植に際しては、大人の臓器ではサイズ的に移植が困難であることがありうる。したがって、ドナーも小児であることが必要となってくるが、改正以前は、臓器移植法およびガイドラインの規定が小児移植の壁となってきた。そこで、改正臓器移植法は、意思表示のない者からも遺族の承諾で臓器摘出を可能とすることで、小児移植を可能とした。ただし、小児移植に対しては、いまだに根強い慎重論があるのも事実である。とりわけ、長期脳死の事例は、慎重論を唱える者の力強い論拠となっている。

　また、上記のように、改正臓器移植法が、同意年齢の引き下げによってではなく、意思表示を絶対的要件としないこと（遺族の承諾で摘出可能としたこと）によって小児移植に道を開いたことに対しては、臓器提供を本人の意思に拠らしめるべしとする立場からは批判がなされている。確かに、現行法（改正臓器移植法）下でも、臓器提供の拒否の意思表示に関して年齢制限はない。ゆえに、臓器提供の拒否という側面に限れば、本人意思の尊重が図られているといえよう。しかし、とりわけ幼い年少者については、この拒否の意思表示は実際には行使できないものである。事実上、年少者ほど親の意向によって臓器提供（および脳死判定）が行われることにならないか、不安視する声もある。

　なお、法改正過程においては、虐待児からの臓器摘出が問題とされた。そこで、虐待を受けた児童（18歳未満の者）からの臓器摘出が行われないよう、対応を政府に求めることが附則に記された。これに関して、ガイドラインの第5は、臓器提供施設に虐待防止委員会等の院内体制や対応マニュアル等の整備を求め、さらに、児童の診療に従事する者が「可能な限り虐待の徴候の有無を確認するよう努めること」としている。

(4)　親族優先提供

　自己の臓器の提供先を指定することは許されるか。改正前の臓器移植法は、

法文上これに関して明記するところはなかった。ただし、ガイドラインにおいて、指定先が親族であっても、「当面、当該提供先を指定する意思表示を行った者に対する法に基づく脳死判定及びその者からの臓器の摘出は見合わせること」とされていた。しかし、改正臓器移植法は、親族優先提供を正面から認めた（臓器移植法6条の2）。

この親族優先提供の指定は、臓器提供の意思表示にあわせて行うこととなっている。つまり、①提供先にかかわらず臓器提供をする意思があるうえで、②親族を優先的に指定できるというものである。したがって、「親族には移植したいが、それ以外の者には臓器提供をしたくない」といった形の意思表示は、ベースとなる提供先を指定しない臓器提供の意思（①）を欠くと考えられる。ゆえに、そのような者からは移植を行わないこととされている。これに似たケースであるが、親族以外の者を優先提供先に指定していた場合は、臓器提供の意思（①）そのものは認められるので、その限りで臓器提供の意思は有効とされる。

移植法の理念に照らしてみるならば、親族優先提供は、一方では本人の「意思の尊重」に資するものとの評価も可能であろう。しかし、他方では「移植機会の公平性」を損なう可能性や、臓器提供という行為が無償の善意に基づくものであるというそもそもの立場を掘り崩す可能性も、指摘される。

4　生体間移植

(1)　生体間移植と法

移植用臓器の獲得先は、死体（脳死した者の身体を含む）ばかりではない。生きている人からも臓器摘出がなされ、移植に供されている（生体間移植）。

生体間移植においては、ドナーには医学的利益となることが基本的に予想されず、臓器摘出による健康被害の可能性もある。したがって、生体よりも死体からの摘出を基本とすべきであると主張されている。実際に、諸外国は、脳死を含めた死体からの移植を中心に進めてきた。しかし、移植用臓器の不足が解決されない中、生体間移植の要件を緩和し、移植数を増やそうとする

動きもみられる。

　一方、日本においては、(脳死) 臓器移植の法制化が遅れたこともあり、腎臓、肝臓をはじめとして、生体間移植が比較的早い時期から多数行われてきた。たとえば、平成23年（2011年）の腎移植実施数をみれば、全体で1601例のうち生体腎移植は1389例を占めている（86.8％）。このように、生体間移植が移植医療の中心となっているのである。とはいえ、日本法において、生体間移植を包括的に規定する立法は、いまだになされていない。

　一般に、本人の同意を欠く侵襲行為は違法と評価しうるが、医療行為も例外ではない。診断結果、治療の選択肢、治療に伴う危険性、予後等に関して、十分な説明があり、それを受けたうえでの本人の同意があることが、身体への侵襲行為の適法化要件としてあげられる（医療における、インフォームド・コンセントの原則）。このような原則を、患者の「自己決定権」に結びつけて理解する見解も、散見されるところである。

　もちろん、移植医療においても、インフォームド・コンセントは必要である。ただし、移植を受けるレシピエントについては、その患者の健康状態という医学的利益が期待できるのに対して、臓器を提供するドナーについては、そのような利益は期待できない。むしろ、健康被害等のリスクまであるだろう。そこで、生体ドナーの同意は、一般の医療行為の場合よりも、自発的に任意でなされたものであることが必要であると主張されてきた。この同意の「任意性」の問題は、長年議論されてきたところである。

　たとえば、患者が移植でなければ助からないと告げられた場合、その移植術への協力を拒めるだろうか。理論的には可能であろう。しかし、事実上の圧力が働きうることは、否定できない。この問題に関して、一般社団法人日本移植学会では、平成15年（2003年）の日本移植学会倫理指針（以下、「倫理指針」という）改正以降、ドナーを親族（6親等以内の血族、配偶者、3親等内の姻族）に限定（親等制限）することとしている。倫理指針は、法的な強制力を直接に有するものではない。しかし、多くの医療機関は、生体間移植の内部規則として、同指針よりも厳しい制限を設けているとされる。ただし、

こうした親等制限については、親族であるからこそ余計に強く圧力がかかるのではないかという（批判的な）見解も唱えられてきた。

　なお、生体間移植に関して、ドナーの同意が一番重要な問題であることに異論は少ないものと思われるが、同意のみで摘出が完全に適法化されるかどうかは疑わしい。ドナーの同意以外にも、患者の救命性や切迫性等の要件が、臓器提供の適法化に必要であるとする学説もある。

　近時、生体間移植に関して議論が再び高まっている。その背景には、下記(2)で紹介する臓器売買事件の発生がある。

(2) 臓器売買

　臓器移植法は、主として死体（脳死した者の身体を含む）からの臓器摘出・移植を対象としたものであるが、**臓器売買**に関する規定（法11条）は生体間移植においても適用される。日本においては、これまで二つの臓器売買事件が明るみになっている。

　本邦初の臓器売買事件は、①平成18年（2006年）10月1日、宇和島徳洲会病院において明らかとなった（新聞各紙）。生体腎移植を受けた男性と内縁の妻が提供者に謝礼（現金30万円と150万円相当の乗用車）を渡したことが、臓器売買にあたるとして、逮捕されたのである。

　このケースに関して、松山地裁宇和島支部は、両人に対して懲役1年執行猶予3年の判決を下した（松山地宇和島支判平成18・12・26判例集未登載）。また、提供者も罰金100万円の略式命令を受けた（宇和島簡命平成18・10・24判例集未登載）。

　本件事件および本件事件を契機として明らかになった病気腎移植（修復腎移植）事件を受けて、平成19年（2007年）7月12日に、ガイドラインが改正された。改正されたガイドラインでは、生体からの臓器移植は「健常な提供者に侵襲を及ぼすことから、やむを得ない場合に例外として実施されるものである」とされた。そして、提供の申出が任意になされることを、家族および移植医療に関与する者以外の者が確認することが必要であるとした。また、ドナーに対しては、摘出術の内容を文書で説明するほか、臓器提供の危険性

と移植術の成功率の説明を行い、書面で提供の同意を得ること等とされた（そのほかについては紙幅の都合上省略する。現行のガイドライン第13を参照）。

　宇和島で起きた臓器売買事件の後、移植にあたっての身元確認強化の必要性が説かれていた。しかし、平成23年（2011年）6月には、②暴力団組員の関与する臓器売買事件が発生した（2011年6月24日付け朝日新聞朝刊1面）。このケースではレシピエントである医師が、暴力団組員の仲介により紹介を受けた男性と養子縁組を行い、腎臓移植を受けていた（仲介者には、医師の妻から800万円が支払われた）。2012年1月26日、東京地裁は「臓器を経済取引の対象にすることは人々の感情に著しく反し、公平であるべき移植が経済格差のため不公平になる。医師の立場にもかかわらず金にものをいわせた犯行で、身勝手な動機に酌量の余地はない」として、医師に対して懲役3年（妻に対して懲役2年6月）の実刑判決を下した（2012年1月26日付け日本経済新聞Web版）。この事件は、親等制限の有効性について、疑問を投げかけることになった。

　　※　本稿執筆にあたっては、旧版担当者である栗屋剛教授（岡山大学大学院医歯薬学総合研究科生命倫理学分野）から資料・情報提供をいただいた。記して感謝の意を表したい。

〈参考文献〉
① 　倉持武＝丸山英二編『シリーズ生命倫理学(6)脳死・移植医療』（丸善出版、2012年）
② 　小松美彦『脳死・臓器移植の本当の話』（PHP新書、2004年）
③ 　城下裕二『生体移植と法』（日本評論社、2009年）
④ 　栗屋剛『人体部品ビジネス──「臓器」商品化時代の現実』（講談社選書メチエ、1999年）
⑤ 　厚生労働省健康局疾病対策課臓器移植対策室監修『逐条解説　臓器移植法』（中央法規、2012年）
⑥ 　後藤類「造血幹細胞提供推進法の制定──骨髄バンク・臍帯血バンクを通じた造血幹細胞の提供を推進」時の法令1931号4頁～24頁（2013年）
⑦ 　共同通信社社会部移植取材班『凍れる心臓』（共同通信社、1998年）

〔演習問題〕
1　改正前の臓器移植法では、意思表示をしていない限り、脳死判定および臓器摘出がなされることはなかった。一方、現行の臓器移植法では、意思表示がない場合に、遺族の承諾で脳死判定、臓器摘出に進む可能性がある。このことをもって、臓器提供について「意思表示しない自由」が侵害されたといえるか。
2　Aさんは、従兄弟であるBさんをドナーとして、腎臓の生体間移植を受ける予定であった。実際の移植に先立つ予備的な検査では、Aさん、Bさんともに医学的な問題は見受けられなかった。しかし、移植を依頼したC医療機関では、内部規則により学会の倫理指針より厳しい親等制限を設けていた。この内部規則によって、Aさんは移植を受けることが最終的にはかなわなかった。このようなケースにおいて、Aさんは、C医療機関に対し、どのような法的主張を行いうるか。

（宍戸圭介）

第4章　生命倫理

Ⅳ　精神医療

1　はじめに

　認知症の高齢者に対する悪徳商法の例をみれば明らかなように、精神障害者は、自らの権利を自分で守れないことがあるので、患者のために、法による規制が必要になる。2000年（平成12年）には、精神障害者、認知症の高齢者や知的障害者の財産を保護するために成年後見制度が設けられたし、地域福祉権利擁護事業による支援も存在するが、現状では、精神障害者等の財産保護は決して十分ではない。

　他方で、精神障害者は、意思能力や社会適応能力に欠けることがあるために、自らの利益となる医療を選択できない場合があるから、患者の意思に反して、強制的に治療を受けさせる必要が生じる。ここで、問題となるのは、医療における意思決定＝生命倫理である。治療は、健康と自己決定という二つの価値の相克としてとらえられるが、精神医療においては、患者の真意が不明確なときもあるので、特にその判断の妥当性が問題となるのである。[1]

　精神障害者の人権擁護にとって、インフォームド・コンセントの問題が重要であるとされるゆえんである。以下では、精神障害者の人権擁護のための法制度とその問題点を検討することとする。

2　精神障害者の人権

(1)　人権とその制約の根拠

(ア)　人　権

　人権とは、人間が有する権利のことで、自由権・参政権・社会権などが含まれるが、ここでは、特に自由権と平等権が重要である。また、憲法13条は、

　1　熊倉伸宏「強制入院の正当化根拠について」法と精神医療4号39頁以下（1990年）参照。

334

「すべて国民は、個人として尊重される。生命 自由及び幸福追求に対する国民の権利については、公共の福祉に反しない限り、立法その他の国政の上で、最大の尊重を必要とする」として、幸福追求権を規定しており、25条は、「健康で文化的な最低限度の生活を営む権利」を規定している。[2]

(イ) **ポリス・パワーとパレンス・パトリエ**

前述のように、精神障害者に対して、強制的に治療を行う必要が生じるが、精神障害者の自由を制約する根拠としては、**ポリス・パワー**と**パレンス・パトリエ**があげられる。[3]ポリス・パワーとは、患者が他人に危害を加える危険があるので、それを防止するために強制的に入院させるというものであり、パレンス・パトリエとは、患者本人が病気のため意思決定ができないので、患者のために、患者の意思に反しても入院させて治療を行うというものである。つまり、強制入院による自由の制約根拠を、前者は、精神障害者の脅威ないし危険性を除去することに求め、後者は、精神障害者に対して医療保護を加える必要性に求めているのである。

(ウ) **精神障害者の処遇**

精神障害者の処遇に関しては、**リーガル・モデル**と**メディカル・モデル**が存在する。[4]リーガル・モデルとは、前述のポリスパワーに基づくもので、医療の強制が認められるためには、法の適正手続が要求されると考える。これに対して、メディカル・モデルは、法の介入に対して謙抑的であり、医療的立場を重視する。前述のパレンス・パトリエと結びつく立場である。基本的には、後者が中心となるべきであるが、実際には、それにリーガル・モデルが加味されるという運用になっていると思われる。パレンス・パトリエとメディカル・モデルだけの場合は、患者の人権保障が不十分となる可能性が生じるからである。[5]

---

2 竹中勲「精神障害者の強制入院制度の憲法学的検討」同志社法学56巻6号177頁以下(2005年)参照。

3 大谷實『新版精神保健福祉法講義』(成文堂、2010年)41頁以下、池原毅和『精神障害法』(三省堂、2011年)49頁以下参照。

4 大谷・前掲(注3)44頁以下参照。

(2) 国連原則

1991年に国連総会において採択された「精神疾患を有する者の保護及びメンタルヘルスケアの改善のための諸原則に関する国連決議」(以下、「国連原則」という)は、「すべての患者は、最も制限の少ない環境下で、かつ、患者の保健上の必要性と他の人の身体的安全の保護の必要性とに照らして、適切な、最も制限の少ない、あるいは最も侵襲的でない治療を受ける権利を有する」(原則9)と定めており、また、1966年に採択された国際人権B規約(市民的及び政治的権利に関する国際規約)7条は、「何人も、拷問又は残虐な、非人道的な若しくは品位を傷つける取扱い若しくは刑罰を受けない。特に、何人も、その自由な同意なしに医学的又は科学的実験を受けない」と定め、9条は、「すべての者は、身体の自由及び安全についての権利を有する」としている。ちなみに、わが国の憲法31条は、「何人も、法律の定める手続によらなければ、その生命若しくは自由を奪われ、又はその他の刑罰を科せられない」として、法の適正手続を定めている[6]。

(3) 強制入院の正当化根拠

医療の中で、強制的な治療が認められているのは、精神障害と感染症である。感染症の場合を考えると、新型インフルエンザのパンデミック(大流行)が起こったときに、その患者に対して、外出禁止などの行動制限や強制入院を命じることが認められるのは、他人に対する危害(＝感染)を防止することと、本人の治療のためであることは明らかである。精神障害者の場合は、前述したように、自らの利益となる医療を選択できないことが、これに付け加わることになる。なお、東京地判平成2・11・19(判時1396号95頁)は、精神障害者の強制入院について、以下のように述べている。すなわち、①法律に根拠を置くこと、②都道府県知事の審査による退院命令の制度が設

---

[5] 町野朔「精神保健福祉法と心神喪失者等医療観察法」同編『精神医療と心神喪失者等医療観察法(ジュリスト増刊)』(有斐閣、2004年)73頁、川本哲郎『精神医療と犯罪者処遇』(成文堂、2002年)39頁以下参照。

[6] 永野貫太郎「国連人権原則と心神喪失者等医療観察法──審判手続を中心として」町野編・前掲(注5)252頁以下、川本・前掲(注5)4頁以下参照。

けられていること、③弁護人に依頼する権利が保障されていること、④人身保護法による救済の途が開かれていること、これらを考慮すると、当時の同意入院（現在の医療保護入院）は憲法又は人権規約の諸規定に違反するものではない、とされたのである。

(4) 人権侵害の事例

▶ロボトミー事件（札幌地判昭和53・9・29判時914号85頁）

ロボトミー（前頭葉白質切截術）とは、外科手術によって精神症状の改善を図る治療法であり、20世紀前半に用いられたが、人格水準や知能の低下をもたらすことが明らかになったので、現在では実施されていない。この手術について、わが国では、裁判所によって違法とする判断が示されている。すなわち、「僅か2カ月間の薬物療法と何回かの電気ショック療法を試みただけで、……ロボトミーしかない」と判断して手術を行ったことは、「医師としての裁量の範囲を逸脱したものとして違法」である、とされた。

▶宇都宮病院事件（宇都宮地判昭和60・3・8判タ548号291頁）

1984年に栃木県の宇都宮病院において、入院患者が看護職員に殴打されて死亡したことに端を発して、病院の無資格診療、超過収容、無許可解剖、不正経理などが発覚した。特に、不必要な強制入院に関して、裁判所は人身保護請求を認容した。つまり、1回目の入院の際には保護義務者の同意があったが、その後の2回の入院には同意がなく、また、精神衛生鑑定医によって「継続入院不要」の診断がなされているにもかかわらず、入院を継続した場合について、「本件拘束は、……法令の定める方式もしくは手続に著しく違反していることが顕著である」とされた。[7]

(5) 患者の自己決定権

(ア) インフォームド・コンセント

治療行為が正当化されるためには、患者の同意が必要であることは、つとに判例によっても承認されている（東京地判昭和46・5・19下民集22巻5-6号

---

7 当時の状況について、長澤正範「精神病院拘禁と人身保護法」大谷實＝中山宏太郎編『精神医療と法』（弘文堂、1980年）92頁以下参照。

626頁）が、最近では、**インフォームド・コンセント**が要求されるようになっている。これは、医師が十分な説明を与えたうえで、患者の真意に基づく同意を要求するものであり、これを基礎づける理念としては、①患者の自己決定権・自律権の尊重と、②患者の生命・健康の維持・回復があげられている[8]。

現在の理解としては、インフォームド・コンセントとは、医療者がイニシアティブをとって患者との対話を行い、説明と質疑応答を繰り返し、医療者と患者が共同で意思決定を行い、結果責任をも共有することとされている[9]。

精神医療の場合には、統合失調症などの病名を告知すれば、治療にとって好ましくない効果が惹起されることもあるので、一般医療とは異なることに留意する必要がある。また、精神障害に基づく治療・服薬拒否がみられることもある。これには精神障害の治療だけでなく、身体疾患の治療が拒否される場合もあるので、その取扱いには特別の配慮が要求されよう。たとえば、精神障害を伴わないときは、宗教上の信念に基づいて、患者が輸血を拒否している場合に、医師が輸血を強行すれば、人格権の侵害にあたるとして、慰謝料の請求が認容されている（最判平成12・2・29民集54巻2号582頁）。精神医療に関しても、「医療者側が差別や偏見、医療システムの未整備に動機づけられておらず、できるかぎりの仕方で治療可能性について継続的反復的に説明した上で、患者の拒否が一貫しているかぎり、医療の差し控えはやむをえない」とする見解も表明されているのである[10]。

かつては、精神医療の現場では、患者が服薬を拒否しているときに、患者の承諾を得ずに、薬を食物等に混ぜて服用させることや、病名を正確に告知

---

[8] 丸山英二「カルテ開示とインフォームド・コンセントの法律問題」法と精神医療17号89頁（2003年）。

[9] 岡本珠代「インフォームド・コンセントの50年」人間と科学（県立広島大学保健福祉学部誌）10巻1号1頁以下（2010年）参照。

[10] 服部健司「精神科医療における治療介入」浅井篤ほか『医療倫理』（勁草書房、2002年）120頁。また、そこで取り上げられている「自傷行為にどこまで介入すべきか」も困難な問題であろう。

しないこと、虚偽の薬効説明に基づく治療などが行われたことがあった。[11]精神医療の場合は、患者の同意能力の判定が困難であるために、「患者の真意が不明確であるときに医学的関与が必要とされれば、その関与は強制であったか自己決定であったかを決定する絶対的な根拠」が欠けるとされているのである。[12]

しかし、現在では、状況は変化し、「隠し飲ませ」などは減少しており、病名の告知なども一般に行われている。

精神医療におけるインフォームド・コンセントの場合は、自己決定の能力の程度や、その決定、代理権の帰属などが問題となるのであり、今後も慎重な検討が要求されることは変わらないであろう。[13]

(イ) 情報へのアクセス権

近時は、患者の「知る権利」、すなわち**情報へのアクセス権**も重要な課題となっている。国連原則19も、患者もしくは代理人または弁護人が、診療録などの医療情報の開示を受ける権利を保障しているところである。

医師が情報の開示を拒否できる場合としては、患者に対する悪影響と第三者の利益侵害の予測されるときが考えられる。[14]2004年(平成16年)に成立した個人情報保護法25条においても、「本人又は第三者の生命、身体、財産その他の権利利益を害するおそれがある場合」には、情報を開示しないことができる、とされている。

いずれにせよ、この問題については、前述したように、精神医療の場合は、

---

11 斎藤正彦「精神医療における自由と強制(2)」町野編・前掲(注5)146頁、五味渕隆志＝石川義博「精神科臨床と倫理」石川義博編『精神科臨床における倫理』(金剛出版、1996年)239頁以下参照。非告知投薬が不法行為にあたらないとした判例(千葉地判平成12・6・30判タ1034号177頁)がある。

12 熊倉・前掲(注1)49頁。なお、熊倉伸宏『臨床人間学——インフォームド・コンセントと精神障害』(新興医学出版社、1994年)参照。

13 斎藤・前掲(注11)145頁。なお、アメリカ合衆国おけるホームレスの強制収容につき、グレゴリー・E・ペンス『医療倫理2』(みすず書房、2001年)211頁以下参照。知的障害者に対する不妊手術の問題について、門脇孝＝玉井真理子＝岩田太「知的障害者の不妊手術」樋口範雄編『ケース・スタディ生命倫理と法(ジュリスト増刊)』168頁以下(有斐閣、2004年)参照。

14 丸山・前掲(注8)106頁。

患者の同意能力や真意の判定が困難なときもありうるのであるから、今後さらに検討を重ねる必要があると考えられる。

　(ウ)　新しい権利——治療を受ける権利、治療拒否権、裁判を受ける権利

　アメリカ合衆国では、強制入院制度改革の過程において、精神障害者の治療を受ける権利と治療拒否権が取り上げられ、裁判所の判断が示された。治療を受ける権利について、わが国では生存権が保障されているので、ほとんど問題とならないと思われるが、2003年に成立した心神喪失者等医療観察法[15]が、強制入院の条件として、「医療を受けさせる必要」を掲げていることとの関連が問題となろう。[16]

　治療拒否権については、前述のインフォームド・コンセントと関連するものであり、その判断には困難を伴うが、「治療拒否権の今後を占う場合、薬物療法の効果や副作用、精神科患者の判断能力などについての実証的な研究が重要な役割を演ずることとなる」との指摘もみられるところであり、今後の動向に注目する必要があろう。[17]

　さらに、わが国においては、最近、精神障害のために犯罪を犯した者について、裁判を受ける権利を認めるべきとの主張が散見される。精神科医からも、患者に責任を自覚させることは治療につながるとの指摘がみられる。現在の法制度の下では、このような権利は認められていないが、当事者からの要望は、ノーマライゼーションの観点から、責任能力のある者を安易に不起訴にすることに対する異議に基づくものであると思われるので、何らかの対応が必要であろう。[18]

15　この問題について詳しくは、横藤田誠『法廷のなかの精神疾患』（日本評論社、2002年）68頁以下参照。

16　中山研一『心神喪失者等医療観察法の性格』（成文堂、2005年）、町野編・前掲（注5）、川本哲郎「心神喪失者等医療観察法成立の意義と課題」法律のひろば56巻10号45頁以下（2003年）、「〈特集〉精神医療と刑事司法」刑法雑誌45巻1号1頁以下（2005年）参照。

17　横藤田・前掲（注15）111頁。なお、岩井宜子『精神障害者福祉と司法〔増補改訂版〕』（尚学社、2004年）35頁以下参照。

18　川本・前掲（注5）207頁以下参照。

340

3　わが国における強制医療の実態

(1)　精神保健福祉法

　精神保健福祉法の定める強制入院としては、**措置入院**と**医療保護入院**がある。前者は、「医療および保護のために入院させなければその精神障害のために自身を傷つけ又は他人に害を及ぼすおそれがある」場合に行われるものであり（同法29条）、後者は、医療および保護のために入院の必要があると認められたときは、保護者の同意があれば、患者本人の同意がなくても入院させることができるとするものである（同法33条）。

　現在では、非強制入院である「任意入院」が原則であるとされているが、任意入院患者に対しては、「医療および保護のため入院を継続する必要があると認めたとき」に、72時間を上限とする退院制限が認められているし、多数の者が閉鎖処遇を受けているなどの問題がある。また、入院患者については、保護室への収容や、通信・面会の制限などの処遇に関する問題も、人権につながるものであり、慎重な検討が必要であろう。[19]

(2)　心神喪失者等医療観察法

　2003年（平成15年）に成立した本法の目的は、「心神喪失等の状態で重大な他害行為を行った者に対し、その適切な処理を決定するための手続等を定めることにより、継続的かつ適切な医療並びにその確保のために必要な観察及び指導を行うことによって、その病状の改善及びこれに伴う同様の行為の再発の防止を図り、もってその社会復帰を促進すること」（1条）である。その概要は、①重大な犯罪を犯して心神喪失または心神耗弱とされた者に対して、指定医療機関への入院もしくは通院を命じる、②決定は、地方裁判所において、1名の裁判官と1名の精神保健審判員（精神科医）の合議体で行う、③医療機関は国公立病院を指定する、④審判には付添人（弁護士）を付し、治療開始後も、退院許可や医療終了の申立てを行うことができる、⑤通

---

[19] 川本哲郎「強制システムのこれから」町野編・前掲（注5）122頁以下。丸山英二「精神医療における自由と強制(1)」町野編・前掲（注5）137頁以下参照。

院治療の場合は精神保健観察に付される、というものである。

審判の決定要因は、①疾病性、②治療可能性、③社会復帰阻害要因であり、現状では病床数が少ないためもあって、謙抑的な運用が行われている。この法律が施行された2005年（平成17年）7月15日から2010年（平成22年）7月31日までの申立ての状況をみると、申立総数1705件のうち、入院決定が1078件、通院決定が324件、不処遇決定が303件となっている。

また、医療観察法病棟には、強制的な治療を行った場合に、その妥当性を審査するための倫理会議が設置されていることも特筆すべきであろう。

4　人権の保護

(1)　医療従事者の倫理

医療従事者には、患者の人権を尊重した治療が求められるのは当然であるが、上にみたように、精神医療の場合には微妙かつ困難な問題が存在する。

日本医師会をはじめとして、日本臨床心理士会などは、倫理に関する規定を定めているが、そこで取り上げられている項目は、人権尊重、守秘義務、自己研鑽、インフォームド・コンセントなどである。たとえば、人権尊重に関しては、差別の禁止（作業療法士指針）、プライバシーの尊重（精神保健福祉士）、人格の尊重（医師会）などが規定されており、自己研鑽としては、職能的資質の向上と自覚（臨床心理士）、専門性を高めること（精神保健福祉士）、科学的知識・技術の習得の義務（児童青年精神医学会）などがあるが、医師会は、「医師は生涯学習の精神を保ち、つねに医学の知識と技術の習得に努めるとともに、その進歩・発展に尽くす」として、このことを明確に述べている。[20]

インフォームド・コンセントについても、医師会は、このことを「医師は医療を受ける人びとの人格を尊重し、やさしい心で接するとともに、医療内

---

[20] 川本哲郎「医療観察法の現状と課題」岩井宜子先生古稀祝賀論文集『刑法・刑事政策と福祉』（尚学社、2011年）53頁以下参照。

容についてよく説明し、信頼を得るように努める」と丁寧に述べている。また、臨床心理士倫理綱領は、4条において、「会員は、業務遂行に当たっては、対象者の自己決定を尊重するとともに、業務の透明性を確保するように努め、以下のことについて留意しなければならない」として、契約内容の説明から始まり、自己決定の困難な場合や自傷他害のおそれのある場合などについても詳細に説明している[21]。

それに加えて、医療従事者に対する教育や研修などの充実も必要とされるし、現在、医療観察法の処遇において発展している「多職種チームによる医療」において生じる諸問題についての検討も不可欠であろう[22]。

(2) 精神医療審査会

(ア) 精神医療審査会の概要

精神医療審査会は、精神障害者の人権に配慮しつつその適正な医療および保護を確保するために、精神病院に入院している精神障害者の処遇等について専門的かつ独立的な機関として審査を行うために設置されたものである[23]。その委員は、精神障害者の医療に関し学識経験を有する者、法律に関し学識経験を有する者および精神障害者の保健または福祉に関し学識経験を有する者から、都道府県知事または指定都市の市長によって任命される。

委員の任期は2年であり、審査会は、医療委員2名以上、法律委員1名以上、精神障害者の保健または福祉に関し学識経験者1名以上で構成される（精神保健福祉13条、14条）。

精神医療審査会の機能としては、①退院と処遇改善の請求を審査し請求の適否を判定する「裁定機能」と、②審査結果の通知に付帯意見を述べるなど

---

21 川本哲郎「精神医療と倫理」伊原千晶編著『心理臨床の法と倫理』（日本評論社、2012年）171頁以下参照。

22 西園昌久「精神療法における倫理問題」西山詮編『精神障害者の強制治療』（金剛出版、1994年）259頁以下、北山修「精神療法と倫理」石川編・前掲（注11）246頁以下、五味渕＝石川・前掲（注11）229頁以下参照。なお、精神障害者の加害行為防止義務に関するタラソフ事件について、横藤田・前掲（注15）244頁以下参照。

23 精神医療審査会運営マニュアル（精神保健福祉研究会監修『我が国の精神保健福祉（平成16年度版）』（太陽美術、2005年）442頁）。

の形で治療方針や治療内容に介入する「調整機能」、③書類審査を通じて非自発入院の適否を審査する「点検機能」があげられている。[24]

　(イ)　精神医療審査会の問題点と課題

　国連原則17は、精神医療審査機関について、「①審査機関は、国内法によって設置された司法的、または他の独立かつ公正な機関であり、国内法で定められた手続にしたがって機能する。②……非自発的患者としての入院または退院制限の決定に関する審査機関の最初の審査は、その決定後、可及的すみやかに開催され、国内法で規定されている簡潔かつ迅速な手続に即して行われるものとする」と規定している。

　わが国の精神医療審査会に対しては、その独立性に加えて、措置入院に関して、入院直後の審査制度が設けられていないのが批判されているし、患者側の代理人の選任、情報開示などの問題も指摘されている[25]。また、自治体間で活動に格差のあることも問題となっている。さらに、退院ないし処遇改善の請求があった場合に行われる「患者の意見聴取」についても、地域間の格差がみられる。したがって、今後は、精神医療審査会の活性化を図るとともに、患者の人権保障がより一層確保されるようなシステムを構築することが重要な課題となるであろう。[26]

　(3)　**保護者制度の改正**

　国連原則17は、「⑦……情報を与えられた法定代理人が、当該患者に代わってこれを承諾する場合には、患者のインフォームド・コンセントなしに治療を行うことができる」と規定している。

　わが国における「**保護者**」とは、精神障害者の後見人、保佐人、配偶者、親権を行う者および扶養義務者とされていた（旧精神保健福祉20条）。さらに、保護者には、精神障害者に治療を受けさせるとともに、精神障害者が自身を

---

[24]　山崎敏雄ほか『人権擁護のための精神医療審査会の活性化に関する研究（平成13年度厚生科学研究報告書）』（2002年）11頁。
[25]　斎藤正彦「精神保健法における強制入院制度の諸問題」西山編・前掲（注22）42頁。
[26]　詳しくは、川本・前掲（注19）126頁以下参照。

傷つけまたは他人に害を及ぼさないように監督し、かつ、精神障害者の財産上の利益を保護する義務があるとされていたが、1999年（平成11年）の改正によって保護者の自傷他害防止義務は削除された。[27]

2013年（平成25年）までに、厚生労働省は、「精神障害者の地域生活の実現に向けて」というテーマで包括的な検討を行い、それを参考にして、2013年6月に精神保健福祉法が改正された。[28] そこでは、①保護者制度の廃止、②医療保護入院の見直しが行われた。前者の理由としては、「家族の高齢化等に伴い、負担が大きくなっていること」があげられている。後者については、保護者の同意要件が外されたが、家族等のうちのいずれかの者の同意があるときは、強制入院が可能とされたし、また、退院請求についても、家族等の請求が可能となった。家族の一員であることが多かった保護者の制度を廃止したにもかかわらず、家族のいずれかが、強制入院に関する同意と退院請求を行うことを可能にしたのは、理解に苦しむところである。実際に、改正法成立の際に、衆議院の附帯決議においては、「同意を得る優先順位等をガイドラインに明示し、厳正な運用を促すこと」とされているし、衆参両院の附帯決議において、「非自発的入院の減少を図るため、『家族等いずれかの同意』要件も含め、国及び地方自治体の責任、精神保健指定医の判断等、幅広い観点から、速やかに検討を加えること」が指摘されている。

5　おわりに

以上、精神医療における生命倫理の問題として、精神障害者の人権とその制約について、理念と実態を概観し、人権保障制度のあり方を検討した。精神科医の方からは、「私どもは、堅苦しい道徳主義者では精神療法はできない。しかし、精神療法家であるかぎり、道徳を重んじる人であらねばならな

27　この問題に関して、詳しくは、川本・前掲（注5）55頁以下参照。
28　法改正については、厚生労働省ホームページ、「特集　精神保健福祉法改正」精神医療71号（2013年）、「ミニ・シンポジウム　保護者制度の改革と精神医療」法と精神医療27号（2012年）など参照。

い」という至当な発言がみられるが、残念ながら、時として、非倫理的な人権侵害が発生しているのも事実である。したがって、精神障害者の人権擁護のシステムが必要とされるのであるが、上にみたとおり、その解決が困難な場合が散見される。医療保護か自己決定権の保障かという問題に関しては、法の究極の理念は幸福追求にあり、それができない精神障害者に対し、必要最小限の自由制限を加え、保護することが基本的人権の確保につながる場合も考えられるのであるから、その判断が重要となるのであり、それについての妥当な判断を確保するシステムの構築が今後の重要な課題であろう。

〔演習問題〕
1　精神障害のために、自傷行為を行うおそれがある場合の対処について考えよ。
2　人格障害に対する治療の問題点をあげて、検討せよ。
3　多職種チームによる医療において生じる問題とその対応策を考えよ。
4　患者から、「他人に危害を加える可能性がある」と打ち明けられたときに、どのような対応が考えられるかを検討せよ。

(川本哲郎)

29　西園・前掲（注22）279頁。
30　大谷實『精神科医療の法と人権』152頁以下（弘文堂、1995年）。

V　安楽死・尊厳死

1　生命に関する自己決定権と医の倫理

　「人は誰でもいつかは死ぬ」というのは人類普遍の原理である。そして、できる限り苦しまずに安らかに、人間としての尊厳を保って死を迎えたいというのも人類普遍の願いであろう。しかし、安楽死や尊厳死という形の死を認める制度は現在まだ人類普遍のものとはなっていない。すなわち、地球上のある人々は安楽死や尊厳死を選んでいる一方、そのような死を認められていない人々もいる。死の迎え方を自ら決定する権利はどこまで認められるのであろうか。

　人は、その人格権に基づいて医療に関する意思決定をする権利を有している（エホバの証人輸血拒否事件・最判平成12・2・29民集54巻2号582頁）。しかし、自己の生命の放棄や短縮につながるような自己決定もすることができるのであろうか。一つの考え方は「第三者の権利を侵害することにならない限り人は自己の生命に関しても自由に意思決定する権利を有する」という個人の自己決定を最大限尊重する立場である。この考え方を極端に押し進めれば安楽死はもちろん自殺も本人の自由ということになる。これに対して、「生命には至高の価値があり、その主体を含む誰によっても侵害することは許されない」として生命の絶対不可侵性を強調する立場がある。この立場を極端に押し進めれば生命は絶対的な価値をもつものであるから、死刑はもちろん安楽死や延命医療の拒絶も許されないということになる。そして、これらの中間に一定の条件の下で生命の短縮や喪失につながるような自己決定を容認するという立場がある。

2　安楽死・尊厳死の分類・定義

　安楽死・尊厳死の分類や定義自体困難な問題を含んでいるのだが、ここで

はまず尊厳死と安楽死を区別したうえで、安楽死を四つに分類する考え方を紹介する。

この考え方によれば、まず**尊厳死**とは、人工呼吸器や経管栄養などによって生命を維持されている回復不能な植物状態患者や末期患者に対して、延命医療を行わないことによって人間としての尊厳のある自然な死を迎えさせることをいう。

次に**安楽死**とは、苦痛を除去・緩和して安らかな死を迎えさせることであり、以下の4類型に分類される。

① **純粋型安楽死**（真正安楽死）：苦痛除去・緩和のための治療を行い、それが死期に影響を与えないことをいう。この純粋型安楽死は通常の治療行為（いわゆる看取り）の範囲内であるとされている。

② **間接的安楽死**（治療型安楽死）：苦痛除去・緩和のための医療措置の副作用により生命の短縮を伴うことをいう。これについても苦痛緩和のためのモルヒネ等の投与は通常かつ適切な治療行為であること、結果として仮に死期が早まるケースがあるとしても、死そのものが目的ではないこと、生命短縮のリスクと苦痛緩和のメリットを比較したうえで後者を選んだ患者の自己決定を尊重すべきであることなどの理由で違法性はないと一般的に考えられている。

③ **消極的安楽死**：延命のための医療が患者に苦痛・不快感を与える場合に、すでに開始した延命医療を中止したり、そもそも延命医療を開始せずに差し控えることによって死期が早まることをいう。この消極的安楽死については、尊厳死と同義であり、消極的安楽死という表現は概念を混乱させるという立場と、安楽死が死ぬ権利を前提とし、死を求めるものであるのに対して、尊厳死は生きる権利ないし生きる義務を前提とし、自然な死のプロセスを求める点などが異なり、尊厳死と消極的安楽死の区別を維持すべきであるという立場がある。

④ **積極的安楽死**：耐えがたい苦痛の除去を目的として致死性の薬剤の投与などによって患者の死期を積極的に早めることをいう。さらに、積極

的安楽死は患者の自発的な意思による**自発的安楽死**、患者の意思に反して行われる**反自発的安楽死**、患者の意思が不明だったり、患者に意思決定能力がない場合に行われる**非自発的安楽死**に分類することができる。なお、関連する類型として、自殺幇助や慈悲殺がある。苦痛に苛まれている患者の依頼による医師や近親者による自殺幇助は自発的積極的安楽死に類似し、患者本人の希望がないにもかかわらず、医師や近親者が患者への憐憫・同情から死なせる慈悲殺は非自発的積極的安楽死にあたる。

これらのうち、法的にもっとも議論されてきたのは、消極的安楽死ないし尊厳死（両者は観念的には区別可能ではあるが、実際の行為態様および行為者の主観においては分別困難と思われるので、以下では延命医療の中止・差控えをすることを「尊厳死」と呼び、消極的安楽死の用語は使用しないこととする）と積極的安楽死・自殺幇助であり、これらが許されるかどうか、許される場合があるとしたらその要件はどのようなものかである。以下、これらについて検討する。

3 尊厳死

(1) 外国の裁判例

アメリカを中心に諸外国の裁判で尊厳死が問題になったケースのうち代表的なものをみてみる。

(ア) カレン・クィンラン事件[1]（アメリカ・1976年（最終審の年、以下同様））

1975年にカレン・クィンラン（21歳）は、薬物の影響により意識不明に陥り、そのまま植物状態となった。彼女の養父は、カレンに尊厳ある死を迎えさせるために人工呼吸器を撤去する権限を有する身上後見人として自らが指名されることを求めて訴えを提起した。これに対して一審は、人工呼吸器撤去は医療上の決定であり、司法上の決定ではないこと、装置撤去によるカレ

---

[1] Quinlan, Matter of, 70 N.J. 10, 355 A. 2d 647 (N.J. 1976).

ンの死は彼女の最善の利益といえず許容できないことなどを理由として申立てを却下した。

これに対して、上訴を受けたニュージャージー州最高裁判所は原審を覆し、養父の申立てを認めた。その理由は以下のとおりである。憲法上保障されているプライバシー権には患者の治療拒絶権も含まれる。この権利を患者自身が行使できない場合は後見人が代わりに行使することができる。そして、患者のプライバシー権と州の州民の生命を維持する利益は対抗関係にあるが、治療行為の身体への侵襲性が大きく、回復の可能性が小さくなるほど前者が優越する。本件では、カレン自身はプライバシー権を行使することができず、彼女の予後の見通しは非常に悪く、身体への侵襲性も大きいので、後見人がプライバシー権に基づいて治療の中止を求めることができる。生命維持装置の撤去がカレンの死を早めるとしても、その死の原因はすでに存在する他の理由（病気）によるので、カレンの死については誰も法的責任は負わない。生命維持装置の撤去は、病院の倫理委員会の決定に委ねられるべきである。

この判決に基づき、人工呼吸器が撤去されたが、カレンはその後約9年間生存した（当時は植物状態患者が自発呼吸できるとの知見がなかった）。

この判決は、植物状態患者から生命維持装置を撤去することを認めた世界初の司法判断であり、大きな衝撃を与えた。また、後見人による代行判断を認めた点も重要である。

(イ) サイケヴィッチ事件[2]（アメリカ・1977年）

重度の精神障害者であり（精神年齢2歳8カ月）、50年以上施設で暮らしてきたジョセフ・サイケヴィッチ（67歳）は、不治の病である急性骨髄芽球性白血病と診断された。唯一の治療法である化学療法は軽快率30％〜50％しかなく、効果があるとしても2カ月〜13カ月の延命効果しか期待できない。また、治療に副作用が伴うことが確実であり、かつ、治療自体が相当深刻な苦痛・不快感をもたらす。しかも治療中サイケヴィッチは治療の意味が理解で

---

[2] Superintendent of Belchertown State School et al. v. Joseph SAIKEWICZ, 370 N.E. 2d 417 (1977).

きず抵抗するであろうから身体拘束しなければならない。これに対して、治療しなかった場合、サイケヴィッチは数週ないし数カ月以内にそれほどの苦痛を経ずに死亡するであろうと考えられた。このような状況下で、施設の長は検認裁判所にサイケヴィッチの治療に関する決定権をもつ後見人の任命などを求める申立てを行った。

　検認裁判所は、後見人の報告書に基づき、上記のような諸事情を比較衡量してサイケヴィッチの白血病に関して治療を行わないよう命令した。その後、検認裁判所はこの結論が妥当かどうかマサチューセッツ州最高裁判所に対して質問状を提出した。最高裁は検認裁判所の判断を是認し、以下のような理由を述べた。①能力者であれ、無能力者であれ、延命医療を拒否する権利を有する。②この権利はインフォームド・コンセントの法理およびプライバシー権に由来する。③無能力者の権利を代理行使する場合は、本人の欲求や必要を最大限尊重しなければならない。本件では、治療に伴う苦痛の意味を理解できないサイケヴィッチの立場に立てば治療を拒否するであろうと推定される。

　この最高裁の判断は生来の無能力者についても代行判断による延命医療拒否を認めた点が重要である。これは次のコンロイ事件判決の示した③純客観テストの具体的適用例ともいえる。

　(ウ)　コンロイ事件[3]（アメリカ・1985年）

　器質性脳症候群と診断され、寝たきりで意思疎通がほとんど不可能な状態のクレア・コンロイ（84歳）は、自力で必要な栄養・水分をとることができないと診断され、経鼻胃管チューブを装着されていた。コンロイの甥が彼女はこのような治療を望んでいないはずであると主張してチューブの撤去を求めて訴えを起こした。一審は生命延長が患者の著しい負担になっているとして撤去を認めたが、二審は患者は末期ではなく、栄養・水分補給という基本的ケアを中止することは積極的安楽死にあたるとして撤去を認めなかった。

3　Matter of Conroy, 98 N.J. 321, 486 A. 2d 1209 (1985).

ニュージャージー州最高裁判所は、まず能力ある成人はすべての治療を拒否する権利を有しており、仮にコンロイが能力者であればチューブ撤去を求める権利があることを確認したうえで、この治療拒否権は患者自身が行使できなくなっても失われないと述べた。そして、患者が無能力の場合に治療を中止するためのテストとして以下の3類型をあげた。

① 主観的テスト：特定の治療を拒否する患者の（無能力になる前の）意思が証拠によって明確に認められる場合

② 制限的・客観的テスト：特定の治療を拒否する患者の意思を推定させるある程度の信頼性のある証拠があり、かつ、治療による負担が患者の生命維持の利益より重い場合

③ 純客観的テスト：患者の意思を推定させる証拠は全くないが、治療による苦痛が利益を明らかに上回り、治療を継続することが非人間的であるような場合

本件では、無能力になる前のコンロイの意思はあいまいであり、医学的証拠も一致していないとして上記のいずれのテストによっても撤去は認められないと判断した。なお、この判決は、治療の中止と差控えの区別、通常の治療と通常外の治療の区別は妥当ではないとし、人工的な栄養水分補給の中止も上記テストをクリアすれば認められるとした点にも特色がある。

(エ) **クルーザン事件**（アメリカ・1990年）[4]

1983年に交通事故により植物状態となったナンシー・クルーザン（25歳）の両親が病院に対して栄養と水分の補給チューブの撤去を求めたが拒否されたため訴えを提起した。一審はナンシーが事故の1年ほど前に、同居している友人に自分が大きな障害を負ったら死んだほうがよいと話していたという事実に基づいて撤去を認めたが、ミズーリ州最高裁判所は患者本人が無能力である場合には、本人の治療拒否の意思が文書で示されているか、明確で説得力のある証拠（clear and convincing evidence）によって証明されない限

---

4 Cruzan by Cruzan V. Director, Missouri Dept, of Health, 497 U.S. 261 (1990).

352

り、治療中断を代行決定することはできず、上記のナンシーと友人の会話では証明不十分であるとして原判決を破棄した。これに対して、両親が連邦最高裁判所に上訴したところ、連邦最高裁は5対4で原判決を支持する判決を下した。多数意見はミズーリー州が生か死かという個人的な決定について厳格な立証要件を要求することによって生命を保護しようとしたことは憲法上許されると述べたが、ブレナン判事などは州は患者が代理人に選んだであろう者または家族に決定を委ねなければならないとの反対意見を述べた。なお、ナンシーの両親はその後ナンシーの友人の新たな証言を新証拠として州裁判所に提出したところ、これが明確で説得力のある証拠と認められ、ナンシーのチューブは撤去された。

この連邦最高裁の判断は尊厳死の代行判断の範囲が拡大する傾向に歯止めをかけたものと評価されているが、本人の意思の認定について必ず「明確で説得力のある証拠」が必要だという基準を確立したのではなく、そのような州の対応も許されるとしたにとどまる点に注意が必要である。ミズーリー州は治療の中止についてもっとも厳格な証拠を要求する州であり、もっと緩やかな証拠（たとえば、本件一審の認定した友人との会話程度）で足りるとする州もあるが、連邦最高裁がこれを許さないとしたわけではないと解される。

(オ) テリ・シャイヴォ事件[5]（アメリカ・2005年）

1990年に26歳だったテリ・シャイヴォ（Terri Schiavo）は永続的植物状態となり、生命維持装置が装着された。テリの夫が、テリ本人が尊厳死を望んでいたとの理由で装置の取りはずしを求める申立てを州裁判所に対して1998年に行い、2003年にフロリダ州最高裁が取りはずしを決定し、テリの装置はいったん取りはずされた。しかし、テリの両親やキリスト教右派は、テリには回復可能性があるとして装置取りはずしに反対し、保守派議員に働きかけた結果、州知事に植物状態の患者の栄養および水分の差止めの延期を認める権限を施行日から15日間だけ与える法律（州テリ法）が制定された。この法

---

[5] 井樋三枝子「テリ・シャイボ事件において制定された2つの法律をめぐる問題点」外国の立法225号158頁（2005年）。

律に基づいてジェブ・ブッシュ州知事（ジョージ・ブッシュ大統領の弟）が栄養チューブをテリに再挿入する命令を発した。

直ちにテリの夫は州テリ法が違憲であるとして州知事を相手として訴訟を提起し、州最高裁は、同法は三権分立を侵害しており、違憲であるとの判決を2004年に下した。連邦最高裁は知事からの上訴を受理しなかったため、知事の敗訴が確定し、州一審裁判官がテリからの装置取りはずしを命令し、2005年3月18日に再びテリの生命維持装置は取りはずされた。

ところが、今度はテリのチューブ再挿入を審理する裁判管轄権を連邦裁判所に付与するという救済法（連邦テリ法）が同月21日に連邦議会で可決され、ブッシュ大統領の署名を経て、成立した。同日、テリの両親は同法に基づいて連邦地裁に提訴し、訴訟係属中はチューブをテリに再挿入するという予備的救済をあわせて求めた。しかし、連邦地裁は翌22日に以下のように述べて両親の訴えを棄却し、付随するすべての申立てを却下した。連邦テリ法は合憲性に疑いがあるが、その点は留保しても、テリのプライバシー権侵害の苦痛は死よりも勝るため、一時的な差止命令はその要件（本案勝訴の実質的な見込み等）を満たしていない。

テリの両親は直ちに控訴したが、翌23日に控訴は棄却され、連邦最高裁への上告は24日に不受理決定された。テリは3月31日に死亡した。解剖によればテリの脳は正常の2分の1程度に萎縮しており回復可能性はなかったとのことであった。

ここまで顕著な司法への介入が立法権と行政権によってなされたこと、これに対抗して連邦裁判所の審理が一審提訴から上告審まで4日で完結したことなど、日本では考えられない展開には驚くが、尊厳死が重大な国家的関心事となっていることの表れともいえよう。また、日本では尊厳死に対してはどちらかという保守勢力が賛成、革新勢力が反対という傾向が見受けられるが、アメリカでは上記のように保守派が反対をしている違いも興味深い。

 (カ) ヴィティヒ事件[6]（ドイツ・1984年）

冠状動脈硬化症や股関節症に罹患した女性患者U（76歳）は、夫の死後、

生きがいを失い、家庭医であるヴィティヒ医師に対して、危篤状態になったときには延命措置を拒絶することを繰り返し表明していた。ある日、ヴィティヒ医師が、U を往診すると彼女は多量のモルヒネを服用して意識不明で横たわっており、近くに「病院はやめてください」などと書かれたメモが置かれていた。ヴィティヒ医師は患者の救命は困難であり、仮に助かっても後遺症を残すであろうと考え、U の意思を尊重して救命しない決意をして、彼女を死にゆくにまかせた。この行為が嘱託殺人罪と救助懈怠罪に該当するとして起訴されたが、一審は無罪とし、連邦通常裁判所も以下のような理由でこれを維持した。

自殺企図患者が意識を喪失した後は、その行為支配は医師などの保障人に移行し、保障人が期待可能な救助措置をとらなければ原則として不作為による殺人罪が成立する。しかし、本件では被告人は、患者の救命にあらゆる手を尽くすという医師としての義務と患者の自己決定権の尊重の間の葛藤を、集中治療室への搬送という安易な方法ではなく患者の人格に敬意を払って死に至るまで患者のもとにとどまることによって解決しようとしたのであり、このような医師としての良心に基づく決定は法律上是認することができる。被告人には、集中治療室への搬送について期待可能性がなかった。

アメリカの裁判所が違法性の領域で尊厳死を論じているのに対し、この判決は期待可能性の法理、すなわち責任阻却の領域で論じた点に特色がある。

㈎　プッツ事件（ドイツ・2010年）[7]

2002年に脳溢血を起こし、こん睡状態になり、療養所に入所して胃ろうによって人工栄養補給を受けている女性患者（76歳）は、こん睡状態になる前に自分が意識不明でコミュニケーションがとれなくなったら人工的な栄養補給や人工呼吸のような延命措置はしないでほしいと言っていた。患者の世話

---

[6] BGH. Urt. v. 4. 7. 1984-3 StR 96/84-LG Krefeld: BGHSt32. 367＝NJW 1984.2639＝MedR 1985 40.

[7] BGHSt55, 191ff.＝NJW2010, 2964ff. 日本語で参照できる解説としてアルビン・エーザー（甲斐克則＝天田悠訳）「治療中止、自殺幇助、および患者の事前指示」早稲田法学88巻3号241頁（2013年）がある。

人である娘は、主治医の支持と医療問題に詳しいプッツ弁護士の助言を得て2007年に栄養補給の中止を始めた。しかし、その翌日、療養所は栄養補給の再開と娘の療養所への立入禁止を決めた。そこで、娘はプッツの助言により胃ろうのチューブを切断した。その後、これを発見した看護師の通報により警察が介入し、母親は病院に搬送されて新たなチューブが装着され、栄養補給が再開されたが、翌月自然死した。

　娘とプッツは故殺未遂罪で起訴され、フルダ市地方裁判所は娘については弁護士の助言に基づいて行動したので違法性の錯誤により無罪としたが、プッツは有罪とされた。これに対して、上告審である連邦通常裁判所はプッツに無罪判決を言い渡した。

　この事件では、ヴィティヒ事件のような「治療をしない」という不作為ではなく、チューブの切断という積極的な作為がなされたこと、それが医師によらずに弁護士の助言を受けた家族によってなされたことが問題となった。

　本件で、連邦通常裁判所が初めから治療を差し控えた場合といったん始められた治療の中止の区別をしないという判断を示したことによって作為か不作為かという区別は意味を失ったと評価されている。さらにこの判決は、治療中止の正当化要件として、事前指示書による現実的な患者の意思または推定的な患者の意思に合致していること（ドイツ民法1901a条）を挙げた。患者の推定的意思は、患者の従前の口頭または書面による意思表示、倫理上または宗教上の信条その他の個人的価値観を斟酌し、具体的根拠に基づいて確認しなければならない（同法1901a条2項）。また治療中止は医師だけに許容されるわけではなく、世話人やその補助者も行えると認めた。

　この判決によって、いったん始めた治療行為は継続しなければ殺人罪に問われると考えていた医療者、世話人、家族等にとっては、治療の中止が選択肢として認められたといえる。ただし、患者の意思が具体的根拠に基づいて推定できない場合にどうするかという問題についてはなお未解決である。

　(ク)　トニー・ブランド事件[8]（イギリス・1993年）

　1989年にサッカー場での事故のため植物状態となり、3年以上経過したア

ンソニー（愛称トニー）・ブランド（事故当時17歳）の家族と担当医は彼の延命医療に利益を見出せないという点で意見が一致した。しかし、治療の中止が刑事犯罪となるかどうかに疑問があるため、国民保健サービス信託機構がトニーを被告として高等法院家事部に対して以下のような確認判決を求めた。①医師はトニーに対する人工呼吸、人工栄養・水分補給を含むすべての生命維持治療を合法的に中止できること、②最大限の尊厳と最小限の苦痛を伴う安らかな死を迎えさせること以外の治療行為を合法的に中止でき、かつ、それを提供する必要がないこと。

高等法院および控訴院はこの申立てを認め、最終審である貴族院もこれを認めた。この事件で貴族院は、患者が意識を喪失しており、延命医療に関する事前指示もない場合、「患者の最善の利益（best interests）」というテストを用いて治療を継続するかどうかを判断した。そして、本件のように病状が改善する見込みがない場合、延命医療を継続することは医学的に無益とみなされ、それが患者の最善の利益に合致するとは認められず、このことは中止する対象が人工栄養補給であっても同様であるとして、治療の中止を認めた。

この判決は、アメリカの多くの裁判所が採用している代行判断テストのアプローチではなく、最善の利益テストというアプローチをとったが、これは何が患者にとって最善かを裁判所が判断する司法パターナリズムの表れと評価することもできる。

(2) 外国の立法例

近年、海外の主要国では、終末期における患者の意思の尊重や患者の意思が不明な場合の手続について定める法が制定される傾向にある。

㋐ アメリカ合衆国

アメリカでは、カレン・クィンラン事件（上記(1)㋐参照）の影響を受けてカリフォルニア州で1976年に「自然死法」としてリビング・ウィル（下記4(3)参照）に法的効果を付与する立法が成立し、以後、ほとんどの州で同様の

---

8 Airedule NHS Trust v. Bland, [1993] I All ER 821.

内容の法律が制定されている。

　　(イ)　フランス[9]

　フランスでは、2005年に「尊厳死法」（患者の権利及び生の終末に関する2005年4月22日の法律第2005-370号。議員の名をとって「レオネッティ法」とも呼ばれる）が成立した。同法によれば、終末期にあって意識のある患者が、①治療を中止または中断した場合の結果の告知を受けたうえで、②繰り返し尊厳死の実施への意思を表明した場合は、③医師団による合議を経て尊厳死を実施できると定められている（終末期にない患者については、原則として治療の続行を説得するべきとされるが、肉体的・精神的な苦痛等のために尊厳死を望む場合は同様の要件の下で実施可能）。また、意識のない患者については、①患者があらかじめ指名した「信頼できる相談人」、家族等の意見、②患者が3年以内に作成した事前指示書に基づいて尊厳死を実施できる。

　　(ウ)　イギリス[10]

　2005年成立の「意思決定能力法」は、終末期に限定された法律ではないが、16歳以上で、独力で意思決定を行うことが困難な国民に代わって代理人が意思決定を行う制度を定めている。

　　(エ)　ドイツ[11]

　2009年9月1日から施行された民法1901a条によって以下のように定められた。同意能力のある成年者が、自己が同意無能力の状態になった場合に備えて、特定の検査、治療行為または施術を受けることを承認するか、拒絶するかをあらかじめ書面によって意思表示した場合（患者の指示）に、世話人は、当該意思表示が実際の生命および治療の状況にあてはまるか否かを審査し、あてはまる場合には患者の指示を実現しなければならない。患者の指示

　9　鈴木尊紘「フランスにおける尊厳死法制——患者の権利及び生の終末に関する2005年法を中心として」外国の立法235号77頁（2008年）を参照した。

　10　中島民恵子「各国の終末期に関する制度と動向」長寿社会グローバル・インフォメーションジャーナル18号6頁（2012年）を参照した。

　11　山口和人「【ドイツ】『患者の指示（リビング・ウィル）』法の制定」外国の立法240-2号10頁（2009年）を参照した。

はいつでも無方式で撤回することができる（同条1項）。患者の指示が存在しないか、または患者の指示が実際の状況にあてはまらない場合には、世話人は、患者の治療の希望または推定的意思を確定し、これに基づいて1項の規定による医療措置に同意するか、これを拒絶するかを決定しなければならない。患者の推定的意思は、具体的な根拠に基づいて確定しなければならず、特に患者の従前の口頭または書面による意思表示、倫理上または宗教上の信条およびその他の個人的価値観を考慮に入れなければならない（同条2項）。

(3) 終末期医療に関するガイドライン

終末期医療に関する日本国内のガイドラインの初期のものとしては、日本医師会第Ⅲ次生命倫理懇談会「『末期医療に臨む医師の在り方』についての報告」（平成4年（2002年）3月9日）や日本学術会議「死と医療特別委員会報告——尊厳死について」（平成6年（2004年）5月26日）などがあるが、ここでは最近公にされたガイドラインのうち主なものを紹介する。[12]

おおむね、積極的安楽死は否定するものの尊厳死は容認する内容が多い。

㈦ 厚生労働省「終末期医療の決定プロセスに関するガイドライン」（平成19年（2007年））

このガイドラインは、患者の意思が確認できる場合にはインフォームド・コンセントに基づく患者の意思決定を基本とすること、患者の意思が確認できない場合には家族による患者の推定的な意思を尊重すること、家族が患者の意思を推定できない場合は患者にとって何が最善か家族と十分話し合うこと、家族がいない場合および家族が医療・ケアチームに判断を委ねる場合には患者にとって最善の治療方針をとることを定めている。このガイドラインは文字どおり「決定プロセス」に関するものであり、どのような場合に治療行為の中止や差控えが認められるかという実体的な要件は定めていない。また積極的安楽死は対象外としている。

㈦ 日本救急医学会「救急医療における終末期医療に関する提言（ガイド

---

12 鵜飼万貴子「終末期医療と医療裁判」植木哲編『人の一生と医療紛争』（青林書院、2010年）338頁～391頁を参照した。

ライン)」(平成19年 (2007年))

　このガイドラインは救急医療における終末期を、①不可逆的な全脳機能不全と診断された場合、②生命が人工的装置に依存し、生命維持に必須な臓器の機能不全が不可逆的で代替手段がない場合、③現状の治療を継続しても数日以内に死亡が予測され、他の治療法がない場合、④悪性疾患や回復不能な疾病の末期であることが判明した場合と定義したうえで、四つの場合に分けて対応を定めている。①本人のリビング・ウイル(筆者注：延命治療の拒否を内容とするものを指していると考えられる)などがあれば、原則としてそれを尊重するが、家族が積極的な対応(筆者注：延命措置を意味すると考えられる)を希望している場合はあらためて状況説明をしても意思が変わらなければ家族の意思に従う。②本人のリビング・ウイルが存在し、家族が同意している場合や、本人の意思が不明だが家族が本人の意思を推定して延命措置中止を容認する場合は、延命措置の中止をする。③家族の意思が明らかでない場合や家族では判断できない場合は、医療チームが治療中止を含めて対応を判断する。④本人の意思が不明で家族と接触できない場合は、患者にとって最善の対応となるように医療チームが治療中止を含めて対応を判断する。

　このガイドラインでは延命措置の中止には、人工呼吸器等の中止・取りはずし、人工透析・血液浄化の不実施、呼吸管理・循環管理の方法変更、水分・栄養補給の制限・中止があげられている。ただし、薬物投与などにより死期を早めることは行わないとしている。

　ガイドラインに従って、救急患者の延命医療を中止したケースも報道されている。[13]

　㈦　日本医師会第Ⅹ次生命倫理懇談会「終末期医療に関するガイドラインについて」(平成20年 (2008年))

　これは、上記懇談会が日本医師会長あてに提出した答申である。この答申では終末期を、最善の医療を尽くしても、病状が進行性に悪化することを食

13　千葉県救急医療センター(2007年10月26日付け朝日新聞朝刊)。

い止められずに死期を迎えると判断される時期をいうとし、主治医を含む複数の医師・看護師等が終末期にあると判断し、患者もしくは患者の意思を推定できる家族等（信頼を寄せている人を含む）がそのことを理解し、納得した時点で「終末期」が始まるものとしている。

　そして、終末期における治療の開始・差控え・変更・中止等に関して以下のように定める。患者の意思が確認できる場合には、患者の意思を基本とし、医療・ケアチームによって決定し、押し付けにならないように配慮しながら患者・家族等と十分な話し合いをして文書に内容をまとめる。患者の意思の確認が不可能な場合でも、事前の意思表示書があれば、それが有効なことを家族等に確認してから、医療・ケアチームが判断し、意思表示書はないが、家族等の話から患者の意思が推定できる場合には、原則としてその推定意思を尊重して治療方針をとり、家族の承諾を文書によって得る。家族と連絡がとれなかったり、家族が判断を示さない場合、家族の中で意見がまとまらない場合は、医療・ケアチームが判断し、家族の承諾を文書によって得る。医療・ケアチームによる決定が困難な場合は、複数の専門職からなる委員会が検討・助言を行う。上記の内容がフローチャートにまとめられており、わかりやすいので次頁に掲記する（〔図1〕参照）。なお、積極的安楽死や自殺幇助等の行為は行わないとしている。

　㈢　日本学術会議臨床医学委員会終末期医療分科会「対外報告　終末期医療のあり方について——亜急性型の終末期について」（平成20年（2008年））

　この報告は、終末期を急性型（救急医療等）、亜急性型（がん等）、慢性型（高齢者、植物状態、認知症等）に分け、そのうちの亜急性型（生命予後の予測がおおむね6カ月以内）を対象としている。

　リビング・ウィルを含めて、本人の意思が明確である場合にはその意思に従って延命医療を中止する。中止対象行為には、人工呼吸器や人工透析等の積極的治療のほか、鼻孔カテーテルおよび静脈注射等による栄養補給も含まれる。

第4章 生命倫理

〔図1〕 終末期医療の方針決定に至る手続

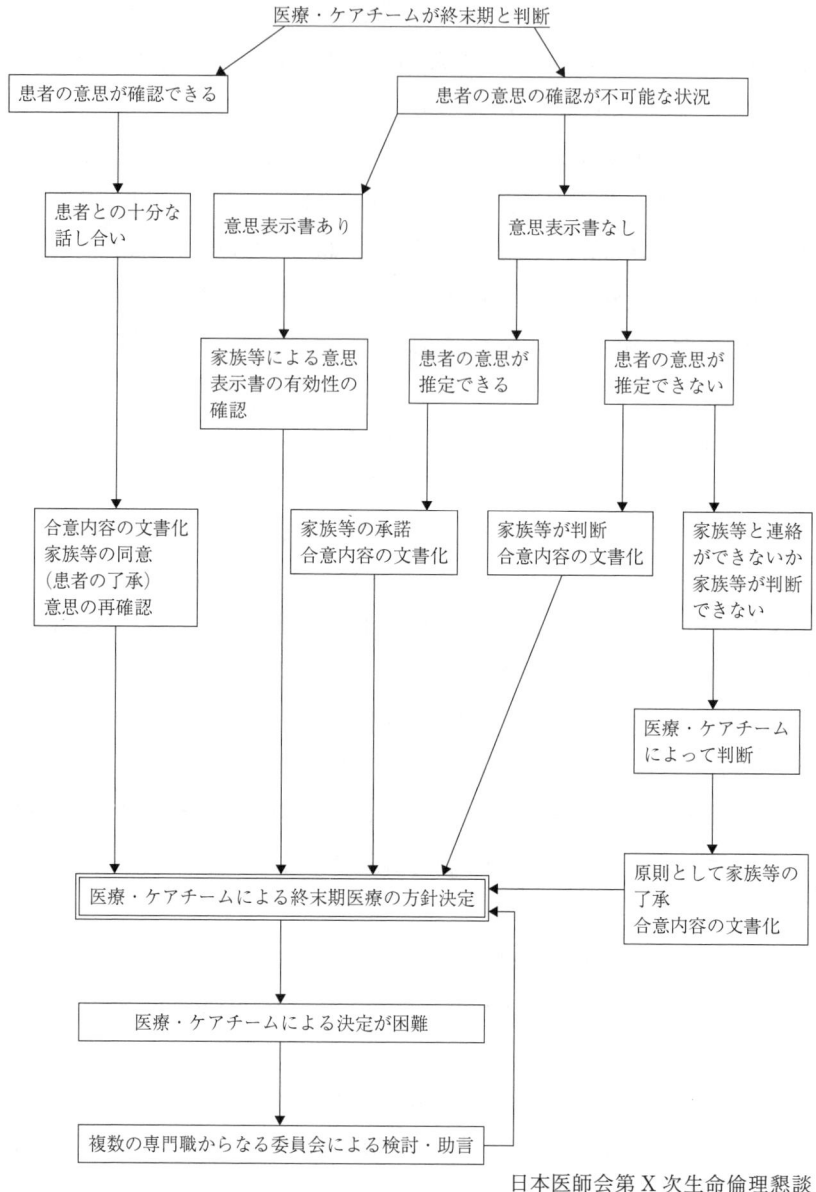

```
                    医療・ケアチームが終末期と判断
                    ／                    ＼
        患者の意思が確認できる        患者の意思の確認が不可能な状況
                │                    ／            ＼
                │            意思表示書あり        意思表示書なし
                │                │            ／            ＼
        患者との十分な            │    患者の意思が        患者の意思が
        話し合い                  │    推定できる          推定できない
                │        家族等による意思
                │        表示書の有効性の
                │        確認
                │                │            │                │
        合意内容の文書化    家族等の承諾    家族等が判断    家族等と連絡
        家族等の同意        合意内容の文書化 合意内容の文書化 ができないか
        （患者の了承）                                       家族等が判断
        意思の再確認                                         できない
                                                                │
                                                        医療・ケアチーム
                                                        によって判断
                                                                │
        医療・ケアチームによる終末期医療の方針決定 ←    原則として家族等の
                │                                       了承
                                                        合意内容の文書化
        医療・ケアチームによる決定が困難
                │
        複数の専門職からなる委員会による検討・助言
```

日本医師会第Ｘ次生命倫理懇談会「終末期医療に関するガイドラインについて」

本人の意思が確認できないまま終末期に入り、家族から延命医療の中止を求められた場合は、上記(ア)(ウ)と同様、家族による患者の意思の推定を認める（意思の代行ではないことを注記している）。

　(オ)　全日本病院協会終末期医療に関するガイドライン策定検討会「終末期医療に関するガイドライン──よりよい終末期を迎えるために」（平成21年（2009年））

　このガイドラインは、終末期を、①医師が治療により病気の回復が期待できないと判断すること、②患者、家族、医師、看護師等が納得すること、③関係者が死を予測して対応を考えることを満たした場合と定義する。そして、患者の意思表明（リビング・ウィル）がある場合には、それを尊重して治療の開始・継続・中止を判断し、患者の意思が不明確か、ない場合は、本人の意思を推測できる家族の意向を重視するとしている。

　(カ)　日本老年医学会「高齢者ケアの意思決定プロセスに関するガイドライン　人工的水分・栄養補給の導入を中心として」（平成24年（2012年））

　このガイドラインは、高齢者が経口による水分・栄養の摂取ができなくなった場合に、人工的にこれらを補給する方法（胃ろう、経鼻経管、中心静脈等）を導入するかどうかについて決定する際のプロセスを対象として「医療・介護・福祉従事者は、患者本人およびその家族や代理人とのコミュニケーションを通して、皆が共に納得できる合意形成とそれに基づく選択・決定を目指す」としている。ほかのガイドラインと比べて、話し合いによる合意形成を重視しており、本人の意思またはその推定だけに依拠して決定をするのではなく、患者にとっての最善を達成するという観点に配慮するという点が特徴としてあげられる。

　(4)　東海大学病院安楽死事件

　本件は、直接的には、被告人の行為が積極的安楽死として容認されるかどうかが問題となった事件であるが、尊厳死のために治療行為を中止する際の要件についても検討している（横浜地判平成7・3・28判時1530号28頁、判タ877号148頁、医事法判例百選93事件）。事案は以下のようなものである。

第4章　生命倫理

　大学病院の医師であった被告人は、多発性骨髄腫に冒された患者の家族（妻・長男）の強い希望に応じて、末期状態の患者の点滴やエアウエイを抜去した。さらに「いびきを聞いているのがつらい。楽にしてやってください」という長男の依頼に応じて、呼吸抑制作用のある薬剤ホリゾン等を注射したが、状況が変わらず、長男から「まだ息をしているじゃないですか。今日中に家に連れて帰りたい」と激しく迫られ、ワソランおよび塩化カリウム製剤を注射して心停止させた。

　この一連の行為が殺人罪にあたるとして、被告人は起訴された。

　判決は、意味のない治療を打ち切って人間としての尊厳性を保って自然な死を迎えたいという、患者の自己決定を尊重すべきであるとの患者の自己決定権の理論と、そうした意味のない治療行為までを行うことはもはや義務ではないとの医師の治療義務の限界を根拠に、治療行為の中止は、以下の三つの要件の下に許容されるとした。①患者が治癒不可能な病気に冒され、回復の見込みがなく死が避けられない末期状態にあること。②治療行為の中止を求める患者の意思表示が存在し、それは治療行為の中止を行う時点で存在すること。ただし、患者の明確な意思表示が存在しないときには、患者の推定的意思によることを是認してよい。事前の文書や口頭による意思表示は、患者の推定的意思を認定する有力な証拠となる。また、このような事前の意思表示がない場合、家族の意思表示から患者の意思を推定することも許される。③治療行為の中止の対象となる措置は、薬物投与、化学療法、人工透析、人工呼吸器、輸血、栄養・水分補給など、疾病を治療するための治療措置および対症療法である治療措置、さらには生命維持のための治療措置など、すべてが対象となる。本件では②の要件が欠けるため、被告人の治療行為の中止は違法とされた。

　(5)　尊厳死法案

　2005年（平成17年）に発足し、超党派の国会議員で構成される「尊厳死法制化を考える議員連盟」は、「尊厳死法案（終末期の医療における患者の意思の尊重に関する法律案）」を2014年の国会に提出することをめざすと発表した。

同法案では、適切な医療を行っても回復の可能性がなく、死期が近いと二人以上の医師によって判定された患者が、書面などで尊厳死を望む意思を表示した場合には、医師が延命措置の不開始や中止をしても刑事・民事・行政上の責任を問われないことを規定している。尊厳死の法制化を強く求めてきた日本尊厳死協会（会員約12万人）は法案を支持し、さらに持続的植物状態も対象とするように求めているが、障害者団体・難病患者団体などからは社会的弱者の命の切り捨てになる、尊厳ある生の保障を先に議論すべきであるなどの反対の声も上がっており、日本弁護士連合会は患者の権利を保障する法律の制定や医療制度の改善などの整備がされていない現状で医師の免責を法制化することには反対であるとの会長声明を発表している。

海外では、「プロ・ライフ」を標榜する保守派が尊厳死・安楽死に反対し、「個人の意思尊重」を標榜する革新派が賛成する傾向があるのに対し、日本ではその逆の傾向がみられる。

(6) 意識調査

終末期医療に関する懇談会が2008年（平成20年）に実施し、2010年（平成22年）に報告した終末期医療に関する意識調査によれば、自分に治る見込みがなく死期が迫っている（6カ月程度あるいはそれよりも短い期間）と告げられた場合、延命医療に消極的な回答（「望まない」あるいは「どちらかというと望まない」）をした者は、一般国民では71％、医師では84％であり、自分の家族の場合は、同じく52％、78％であった。また、遷延性意識障害で治る見込みがない場合については、自分の場合については一般国民が79％、医師が88％であり、家族の場合は、59％、80％であった。

自分に対する延命医療については消極的な意見が圧倒的に多く、家族についてはやや減る傾向があり、医師のほうが一般国民よりも延命医療に対してより消極的であるという結果になっている。この結果からすると、本人の意思が不明な場合に家族の意向を考慮すると延命医療を行う方向での判断がなされる傾向が生じ、医師が「自分又は自分の家族ならどうするか」ということを斟酌すると延命医療を行わない方向での判断がなされる傾向が生じるこ

とが推測される。

また、朝日新聞社が2006年（平成18年）4月に行った調査（回答者1万0384人）によれば、延命医療の中止についてのルール（法律・指針）づくりが必要だと思うという回答が86％であった。[14]

4　尊厳死をめぐる論点

以上のとおり、尊厳死についてはこれを全面的に否定するという立場は現在ではほとんどないが、許容要件をめぐってさまざまな見解が存在する。上記の事例や基準を参考にして、尊厳死に関する論点のうち主なものについて検討してみる。

(1)　延命医療差控え・中止の時期

死期が迫っていることを要件とするか。もしそうだとすると、植物状態で10年以上生存している例も少なくないことから、回復の可能性はないが必ずしも死期が近いわけではないという植物状態の患者は尊厳死の対象にならないということになる。しかし、むしろこのような「機械によって生かされている」患者こそ人間としての尊厳が損なわれているのであり、尊厳死の対象とすべきであるという考えもあり、これによれば死期の切迫は要件とすべきではないと解することになる。これに対しては、植物状態から突然意識を回復する例が皆無ではないことや新治療法の開発などの可能性もあるのに「早すぎる打ち切り」によってこのような可能性の芽を摘み取ってしまうのではないかという批判がある。また、死期の切迫を要件とするとした場合、余命がどの程度と診断されたら切迫と認められるか、診断の正確性をどのように担保するかも問題となる。

(2)　家族による代行判断

治療の中止等をする時点で、患者の意思が不明な場合やそもそも患者の意思能力が欠けている場合、家族等による代行判断を認めるか。尊厳死を選ぶ

---

[14] 2006年4月23日・24日付け朝日新聞朝刊。

366

権利の根拠は自己決定権にあり、これは一身専属的な権利であるから他者による代行判断は許されないし、家族による代行判断を認めると治療に伴うさまざまな負担を避けるために濫用されるおそれがあるという消極説と、日本では本人が意識不明になる前に延命医療に関して意思表示をしているケースは少なく、家族による代行判断を認めないとかえって本人の尊厳を損なう状態が継続することになり、本人にも不利益であるとする積極説がある。

(3) リビング・ウィル（生前発効遺言書）

これは、不治かつ末期の状態になったときに延命医療を拒否することを、正常な意識の状態の時にあらかじめ文書によって意思表示しておく制度ないしその文書のことである。本人が現実にこのような状態になったときに効力を生じ、医師がこれに従って延命医療の中止等をしても法的責任を問われないという免責効を与えるものである。日本でも**リビング・ウィル**を認める法案を国会に提出する動きがある（上記3(5)参照）。

しかし、患者のリビング・ウィルを尊重して延命措置をしないとすると、認知症患者が誤嚥や風邪から肺炎になったような場合に抗生物質を投与することも延命になるから許されないということにつながりうる。すると、認知症患者はほとんど医療を受けられずに見殺しにされるという事態を招きかねないが、それでも本人がそう望んでいたからよいということになるのかは問題である。

なお、関連してアドバンス・ディレクティブやDNAR（Do Not Attempt Resuscitate）指示というものがある。前者は将来判断能力を失った場合に備えて治療に関する指示を事前にしておくことでそれぞれの治療についての同意や拒否、代理人の指定などを行うものである。後者は重篤な疾患の患者が心肺停止状態に陥ったときに心肺蘇生術を行うことは、仮に成功しても単に臨終の先延ばしにすぎないことが多く、失敗した場合は家族が臨終に立ち会えず、安らかな尊厳のある死とはいえない光景が繰り広げられるなどデメリットも大きいことを踏まえて、これを拒否するという事前の指示である。

(4) 中止の対象行為

「尋常な手段を越えた」過剰な医療と基本的で通常とされる医療を区別して、前者のみが拒否の対象となるという考え方とすべての医療が拒否の対象となるという考え方がある。一般的には、人工呼吸器装着や心肺蘇生措置などが過剰な医療であり、苦痛緩和や褥瘡ケア、衛生管理、感染症の予防などは基本的医療であると理解されている。しかし、チューブや胃ろうによる栄養・水分補給などどちらに分類されるのか不明確な医療行為もあり、区分は必ずしも容易ではない。経管栄養補給は人為的な方法であるし、侵襲性が高いから過剰と考えることもできるし、生命維持に不可欠な措置であるから基本的と考えることもできる。仮にこれは基本的医療であり、かつ、基本的医療については拒否の対象にならないという考え方をとると、植物状態の患者は自発呼吸はあるから、栄養と水分を補給されれば相当長期間生存することが可能であり、植物状態患者の尊厳死は事実上認められないことになる。しかし、これが拒否の対象になるとすると入院中の患者が、苦痛緩和などは要求するものの自発的に絶食し、人工栄養補給も拒否した場合、病院は患者が餓死によって自殺するのを座視するしかないことになる。

(5) 治療義務の限界と自己決定権の関係

患者の自己決定権と医師の治療義務は、同じ結論（合法な尊厳死）に至る二つのアプローチなのか、尊厳死を合法化する二つの要素なのかという問題である[15]（上記3(4)参照）。

事例研究1　患者の尊厳死の希望の無視

末期ガンの患者とその家族が尊厳死を希望して、人工呼吸器や経管栄養などの延命医療や心肺蘇生措置を拒絶することを明確に、繰り返し医師に伝えたにもかかわらず、医師はあらゆる手段を尽くして延命するこ

---

[15] 町野朔「患者の自己決定権と医師の治療義務」刑事法ジャーナル8号47頁（2007年）。

> とこそが医師の使命であるし、そうしなければ患者や家族も結局は後悔するはずであると考えて延命医療を継続し、危篤状態になったときに家族を室外に出して心肺蘇生措置を行い、家族は臨終に立ち会えなかった。この場合、遺族は医師に対して法的責任を問うことができるか。また、延命医療や心肺蘇生措置にかかった治療費の支払いを拒絶できるか。

この事例では、患者の尊厳死を迎えたいという希望が医師によって無視されている。尊厳死する権利が自己決定権の内容として認められるという一般的な見解によれば、医師の行為はこの権利の侵害となる。損害は権利侵害による精神的苦痛に加えて肉体的にも苦痛が増大したのであれば、それに関する慰謝料が認められるであろう。さらに家族も患者と最後の別れをする機会を喪失したことによる固有の精神的損害についての賠償を求められる可能性がある。また、患者が拒否した治療に対しては診療契約外の行為であるとして支払いを拒絶することもできよう。

5　積極的安楽死

次に、苦痛除去のために積極的に生命を短縮する行為を行う積極的安楽死について考察する。

(1) 日本の裁判例

㈠ 名古屋高裁安楽死事件

被告人は、脳溢血の後遺症で全身不随となり、衰弱し、激痛に苦しむ父親が「早く死にたい」「殺してくれ」と叫び、医師からも余命7日ないし10日と告げられたため、父親に対する最後の孝行と考えて、牛乳に有機燐殺虫剤を混入して、事情を知らない母親を介して父親に飲ませて殺害した。名古屋高裁は安楽死の適法化要件として以下の6要件をあげた（名古屋高判昭和37・12・22判時324号11頁、判タ144号175頁）。①病者が現代医学の知識と技術からみて不治の病に冒され、しかもその死が目前に迫っていること、②病者

の苦痛が甚だしく、何人も真にこれを見るに忍びない程度のものであること、③もっぱら病者の死苦の緩和の目的でなされたこと、④病者の意識がなお明瞭であって意思を表明できる場合には、本人の真摯な嘱託または承諾のあること、⑤医師の手によることを本則とし、これにより得ない場合には医師により得ないと首肯するに足りる特別な事情があること、⑥その方法が倫理的にも妥当なものとして認容しうるものであること。そして、本件では⑤⑥の要件が欠けているとして尊属殺人の訴因に対して、嘱託殺人罪で懲役1年、執行猶予3年の刑に処した。

　この判決については、要件⑤⑥を中心に批判もあったものの、次の東海大学病院事件の横浜地裁判決が出るまでの間、日本における安楽死の判断基準として機能した。ただし、これ以降東海大事件まではすべて近親者による殺害事例でありこの6要件を満たすとされた事例はなかった。

　㈦　東海大学病院安楽死事件

　事案については、前述のとおり（前掲横浜地判平成7・3・28。上記3(4)参照）。判決は、積極的安楽死について、苦痛から免れるため他に代替手段がなく生命を犠牲にすることの選択も許されてよいという緊急避難の法理と、その選択を患者の自己決定に委ねるという自己決定権の理論を根拠に認められるとし、医師による安楽死の要件として以下の四つをあげた。①患者が耐えがたい肉体的苦痛に苦しんでいること、②患者の死が避けられず、その死期が迫っていること、③患者の肉体的苦痛を除去・緩和するために方法を尽くしほかに代替手段がないこと、④生命の短縮を承諾する患者の明示の意思表示があること。本件では、①③④の要件が欠けるとして、被告人に殺人罪で懲役2年、執行猶予2年を宣告した。

　この事件は初めて医師による患者の積極的安楽死が裁判で問題とされたケースであった。この判決の示した要件については肯定的評価も多いが、③の要件に関して苦痛緩和医療が普及・進歩すればこれを満たす場合はほとんどなくなるはずであるとの意見もある。

(ウ)　川崎協同病院事件[16]

(A)　事　案

　患者は、気管支ぜん息の重積発作を起こし、心肺停止状態で病院に運び込まれた。同人は、救命措置により心肺は蘇生したが、意識は戻らず、人工呼吸器が装着されたまま、集中治療室（ICU）で治療を受けることとなった（結局、死亡するまでこん睡状態が続いた）。その後、患者に自発呼吸がみられたため、人工呼吸器が取り外されたが、気管内チューブは残された。患者の四肢に拘縮傾向がみられるようになったため、呼吸器内科部長である被告人は、脳の回復は期待できないと判断するとともに、患者の妻や子らに病状を説明し、呼吸状態が悪化した場合にも再び人工呼吸器を付けることはしないことについて同人らの了解を得るとともに、気管内チューブは抜管すると窒息の危険性があることからすぐには抜けないことなどを告げた。

　その後、被告人は患者をICUから一般病棟へ移し、妻らに対し、一般病棟に移ると急変する危険性が増すことを説明したうえで、急変時に心肺蘇生措置を行わないことなどを確認した。患者の余命等を判断するために必要とされる脳波等の検査は実施されておらず、患者自身の終末期における治療の受け方についての考え方は明らかではない。

　一般病棟に移った4日後、被告人は、患者の妻から「みんなで考えたことなので抜管してほしい。今日の夜に集まるので今日お願いします」などと言われて、抜管を決意した。その日の夕方、妻や子、孫らが本件病室に集まり、被告人は、家族が集まっていることを確認し、患者の回復をあきらめた家族からの要請に基づき、患者が死亡することを認識しながら、気道確保のために鼻から気管内に挿入されていたチューブを抜き取った。

　ところが、予期に反して、患者が身体をのけぞらせるなどして苦もん様呼

---

[16] 評釈として、豊田兼彦「判批」法セミ665号121頁、井上宜裕「判批」速報判例解説7号183頁、加藤摩耶「判批」判例セレクト2010〔Ⅰ〕30頁、小田直樹「判批」平成22年度重判200頁、武藤眞朗「判批」刑事法ジャーナル23号83頁（以上、2010年）、土本武司「判批」判時2105号165頁（2011年）、辰井聡子「判批」論究ジュリスト1号212頁（2012年）等。

吸を始めたため、被告人は、鎮静剤を静脈注射するなどしたが、これを鎮めることができなかった。そこで、被告人は、同僚医師に助言を求め、その示唆に基づいて准看護婦に指示して筋弛緩剤を静脈注射の方法により投与した。3分後に患者の呼吸は停止し、11分後に心臓が停止した。[17]

　上記(イ)の東海大学病院安楽死事件では、最後の筋弛緩剤投与行為（積極的安楽死）だけが起訴対象となったのに対し、本件ではその前の抜管行為（治療行為の中止）も含めた一連の行為が対象となった。

　　(B)　一審の判示
　一審[18]（横浜地判平成17・3・25判時1909号130頁、判タ1185号114頁）は、本件は回復不能で死期が切迫している場合ではないと認定したうえで、患者に治療中止の意思があったことをうかがわせる事情がなく、家族の了解も前提となる説明が不十分であったことによる誤解に基づくものといえること、本件の抜管行為は治療義務の限界を論じるほど治療行為を尽くしていない時点でなされた早すぎる治療中止であることから違法性は阻却されないと判断して、懲役3年執行猶予5年の判決を言い渡した。患者の自己決定と治療義務の関係について「医学的に有効な治療が限界に達している状況に至れば、患者が望んでいる場合であっても、それが医学的にみて有害あるいは意味がないと判断される治療については、医師においてその治療を続ける義務、あるいは、それを行う義務は法的にはない」と判断した点も注目される。

　　(C)　控訴審の判示
　控訴審[19]（東京高判平成19・2・28判タ1237号153頁）は、自己決定権によるアプローチも治療義務の限界によるアプローチも解釈上の限界があり、尊厳死法の制定あるいはガイドラインの策定が必要であり、司法が抜本的な解決を

17　控訴審の認定に基づいてまとめた。被告人の手記である須田セツ子『私がしたことは殺人ですか？』（青志社、2010年）には、裁判所の認定・判断に対する反論が述べられている。

18　評釈として、甲斐克則「判批」判例セレクト2005・33頁、辰井聡子「判批」平成17年度重判165頁（以上、2005年）等。

19　評釈として、町野朔「判批」刑事法ジャーナル8号47頁、辰井聡子「判批」判例セレクト2007・27頁、橋爪隆「判批」平成19年度重判169頁（以上、2007年）、本庄武「判批」速報判例解説2号187頁（2008年）等。

図る問題ではないと述べたうえで、原審と異なり、家族に対する被告人の説明が配慮を欠いたとはいえないこと、家族から抜管の要請があった事実を否定できないことを指摘して、量刑を懲役1年6月執行猶予3年に変更した。そもそも死期が切迫していない以上、適法とされる余地はないから司法として一般的な要件を定立して判断をする必要はないという立場である。

　(D)　上告審の判示

　最高裁（最決平成21・12・7刑集63巻11号1899頁、判時2066号159頁、判タ1316号147頁、医事法判例百選94事件）は、患者の入院から「本件抜管時までに、同人の余命等を判断するために必要とされる脳波等の検査は実施されておらず、発症からいまだ2週間の時点でもあり、回復可能性や余命について的確な判断を下せる状況にはなかったものと認められ」、「本件気管内チューブの抜管は、被害者の回復をあきらめた家族からの要請に基づき行われたものであるが、その要請は（中略）被害者の病状等について適切な情報が伝えられた上でされたものではなく、上記抜管行為が被害者の推定的意思に基づくということもできない。以上によれば、上記抜管行為は、法律上許容される治療中止には当たらない」ため抜管行為と筋弛緩剤投与行為をあわせて殺人行為を構成するとした原判断は正当であるとして上告を棄却した。最高裁も控訴審同様、本件で一般的な要件を定立することを避け、事例判断にとどめている。ただ、その判示から患者の死期の切迫性と治療中止についての患者の推定的意思が認められる場合には、治療中止が許容される場合があると読みとる余地は残されている。

　(E)　小　括

　本件では、患者の余命については約1週間から3カ月程度の可能性が最も高いと鑑定されているが、地裁判決は「疑わしきは生命の利益に」という原則によって判断し、死期が切迫しているとはいえないとした。しかし、医師である被告人が余命1週間と診断し、死期が切迫していると判断し、患者・家族にもそのように説明した症例について、後から1週間から3カ月と鑑定され、「疑わしきは生命の利益に」として3カ月と裁判所が判断をすると、

医師の1週間の診断も必ずしも誤っていたというわけではないにもかかわらず、治療中止の要件としての死期切迫が認められないことになってしまう。このことは「疑わしきは被告人の利益に」の原則と抵触するおそれがある[20]。

　また、筋弛緩剤の投与について「殺人罪に当たることは明らか」[21]とされているが、被告人は患者の苦もん様の呼吸を和らげるためであったと供述しており、死なせることが主たる目的ではなかったとも考えられる。抜管後予期に反して患者が苦しみ出し、鎮静剤も効かない場合に呼吸筋を緩めて呼吸を楽にするための筋弛緩剤投与が殺人の実行行為と捉えられるとすると、仮に治療中止の要件があり（死期切迫、患者の意思等）、抜管をした後、患者が苦しみ出した場合も、医師はそれを放置するしかないことになってしまう。だとすると、抜管後、予期に反して患者が苦しんでいる場合、打つ手がないのであれば、（患者や家族が望んでも）治療中止をすること自体避けるというのが医師にとっては無難であることになる。このような場合の筋弛緩剤投与は、癌患者の苦痛緩和のためのモルヒネ投与が死期を早めることがあってもそれが目的ではないから間接的安楽死として合法とされているのと同様に考えることも可能ではないか[22]。

　「自己決定権」と「治療義務の限界」の関係について、患者の自己決定あるいは患者の推定的承諾と治療義務が尽くされていることの両者が治療行為の中止の許容要件として必要なのか、一方だけでも足りるのかも議論されている。すなわち、一つは治療義務が限界に達していれば患者の意思にかかわらず治療を中止できるのかという問題で、もう一つは治療義務が限界に達していなくても自己決定があれば治療を中止できるのかという問題である。前者の場合については、本件一審判決は明示的に肯定しており、学説上も妥当と評価されているが[23]、後者の場合については肯定的な有力学説[24]もあるが、な

---

[20]　井上・前掲（注16）185頁。
[21]　判時2066号159頁以下、判タ1316号147頁以下のコメント参照。
[22]　本庄・前掲（注19）189頁は、治療中止後、患者が苦痛に苛まれていても放置せよというのは不当であると述べ、従来積極的安楽死と思われていた行為が治療中止に含まれる可能性が生じるとする。

お是非が論じられている。

　なお、適法化要件が欠けていたとしても、被告人がそれが存在していると誤認していた場合（被害者の推定的意思の存在および死期の切迫性）、その誤認に合理的理由があれば違法性阻却事由の錯誤として、責任が阻却されるという構成は考えられるように思われる。

　最高裁が、本件の具体的な事案における事例判断とはいえ、筋弛緩剤投与だけではなく抜管行為を対象とした一連の行為について殺人罪の成立を肯定したことで、医療現場において抜管に今まで以上に慎重な姿勢が生まれたことは想像にかたくない。法学者による評釈によれば、現行法を前提にすれば本件において殺人罪が成立することにはほぼ異論がないようである。ただし、治療行為の中止および安楽死の問題については、立法ないし行政機関・学術団体等のガイドラインによって刑法202条との整合性のある解決がとられることが望ましいという点も異論がない。基準が確立するまでは、医療機関が意識のない患者に治療を中止する際は、死期切迫の判断や家族の意思の確認を複数の医療者によって行い、その記録もきちんと残しておくこと、抜管後などに万一患者が苦しみ出した場合の対応についても医療・ケアチームで方針を決め、家族の了解を書面で得ておくことが、最低限必要であろう（ただし、これらを履践したからといって刑事訴追されることを防止できるかは保証の限りではない）。

　なお、川崎協同病院が神奈川県医師会の医事紛争特別委員会における討議を経ないで、患者の遺族に賠償金5000万円を支払い、医師賠償責任保険を締結していた保険会社に対して、賠償金と弁護士費用についての保険金の支払請求をしたところ、保険会社は特別委員会の判断を尊重する運用をしていることから支払いを拒否したため、病院が保険会社を提訴した。争点は、患者

23　辰井・前掲（注16）214頁。
24　佐伯仁志「末期医療と患者の意思・家族の意思」樋口範雄編著『ケース・スタディ生命倫理と法（ジュリ増刊）』（有斐閣、2004年）87頁、井田良「終末期医療と刑法」ジュリ1339号39頁（2007年）。

の遺族が医師に抜管を要請したにもかかわらず、病院に損害賠償請求をしたことが信義則に違反するのではないかという点であった。裁判所は、患者の遺族が抜管を要請したのは医師の誘導によること、医師の行為が殺人行為であることなどから、信義則違反を否定した。ただし、家族の言動も患者の死亡の一因であるとして、被害者側の過失の法理の類推によって損害の3割を減額して、病院の請求を認容した。[25]

(2) 外国の裁判例

(ア) シャボット事件[26]（オランダ・1994年）

オランダではポストマ・ヴァン・ボーヘン女医が実母の要請を受けて致死量のモルヒネを注射して死に至らしめた事件について1973年に執行猶予付き1週間の禁錮刑という寛大な判決が下されことが安楽死を容認する先鞭となった。

その後も安楽死に関してはいくつかの事件があるが、最も有名なシャボット事件を紹介する。夫から家庭内暴力を受けて離婚した女性が、最愛の二人の息子にも相次いで先立たれたことも重なり、うつ状態となり精神病院に入院して治療したが効果がなく、睡眠薬自殺にも失敗したので安楽死協会に相談した結果、精神科医のバウドワイン・シャボット医師を紹介された。同医師は、精神科医4名と家庭医、心理療法士に相談し、そのうち精神科医2名以外の同意を得て、患者に致死薬を処方し、患者がこれを服用して自殺した。

一審、二審はいずれも苦痛を除く医師の義務と殺人禁止の遵法義務との葛藤ゆえの緊急避難行為であるとして無罪を言い渡した。しかし、最高裁は、他の医師の診断は診療録による診断ではなく面接診断である必要があるとして、有罪ただし行為者の人柄、行為が行われた際の事情等を考慮して刑罰を免除するとの判決を下した（オランダ刑法9条）。この判決によって、①患者の苦痛が肉体的なものではなく精神的なものである場合、②死期が迫っているわけではない場合、③患者が精神疾患を患っていても意思決定能力がある

---

25 東京地判平成20・1・11判タ1284号296頁。
26 山下邦也「オランダにおける安楽死問題の新局面」判時1510号3頁（1995年）。

場合には安楽死が認められる余地があることが認められた。

(イ)　医師による自殺幇助禁止法違憲訴訟（アメリカ・1997年）

　自殺幇助を一律に禁止している州刑法が違憲であるとして、ワシントン州およびニューヨーク州の患者や医師が州政府を訴えた事件について、連邦最高裁は控訴裁判所の違憲との判断を覆し、1997年6月26日各州法は合憲との判断を下した。しかし、各州で医師による自殺幇助を認める立法を行うことを妨げるものではないとも述べた。連邦最高裁は同じ年の10月14日には後述のオレゴン州の尊厳死法について、法制化差止めを求めた原告の訴えを棄却した控訴審を維持した。また、キヴォーキアン医師らによる憲法上、医師による自殺幇助および安楽死の権利が保障されているという訴えは1995年4月24日に棄却された。要するに連邦最高裁としては医師による自殺幇助を求めることは憲法上の権利ではないが、これを認めるかどうかは各州の判断に委ねるという立場をとったと解することができる。

(ウ)　ヴァンサン・アンベール事件[27]（フランス・2003年）

　2000年に交通事故に遭って四肢麻痺となり、口もきけず、視力も失った青年ヴァンサン・アンベールは、自らの置かれた状況に絶望し、シラク大統領に「死ぬ権利を与えてほしい」との手紙を出した。母親が大統領と面会をしたが（法がない以上当然ではあるが）安楽死の許可は得られず、2003年の事故から3年経った日に母親に依頼してバルビツール系鎮痛剤を点滴してもらって自殺をした（死亡時22歳。ただし、アンベールが昏睡状態に陥った後、母親は身柄拘束され、最終的には医師団の決定に基づいて蘇生専門医が人工呼吸器をはずして塩化カリウムを注射して心臓を停止させた）。母親と蘇生専門医が起訴されたが、法務大臣は「最大の人道性を持って法執行に当たる」ように指示し、検察官が免訴を申し立て、2006年に無罪判決が言い渡された。フランスではこの事件をきっかけとして、安楽死をめぐる国民的議論が巻き起こり、前述

27　ヴァンサン・アンベール（山本知子訳）『僕に死ぬ権利をください』（NHK出版、2004年）、2006年2月28日付けAFPBBNews ⟨http://www.afpbb.com/article/disaster‐accidents‐crime/crime/2030568/358361⟩。

の尊厳死法（上記3(2)(イ)参照）が2005年に制定された。

しかし、尊厳死法では積極的安楽死が認められなかったため、これを認めるように求める運動は続いており、左派系週刊誌ヌーヴェル・オブセルヴァトゥール2007年3月8-14日号には、死を早めるために薬品を使用するなどして安楽死に手を貸したことがあるという医師や看護師2134名が氏名を公表して、安楽死の合法化を求める声明を発表した。[28]

> **コラム**　ドクター・デス～ジャック・キヴォーキアン医師
>
> アメリカ・ミシガン州の医師ジャック・キヴォーキアン[29]は終末期患者あるいは難病患者が、死にたいときに自分で操作して眠っているうちに一酸化炭素中毒によって楽に死ぬことができる自殺装置を開発し、マーシトロンと名付けた。1990年にアルツハイマー病の女性が初めてマーシトロンを使用して自殺した。その後、次々と自殺を希望する患者がマーシトロンによって自殺し、キヴォーキアンは「ドクター・デス」との異名をとった。彼は自殺幇助に関して何度も起訴されたが、そのたびに陪審による無罪評決や公訴棄却となり処罰されることはなかった。ミシガン州はキヴォーキアンの医師免許を停止したり、自殺幇助を重罪として処罰する法律を新たに制定したりしてキヴォーキアンの行為をやめさせようとしたが、世論はむしろキヴォーキアンを支持しており、それが裁判の結果にも反映したともいえる。キヴォーキアンが自らの危険を顧みず、苦しんでいる患者に尊厳ある死を迎えさせるという信念から、無償で援助を提供していたことなども影響しているのであろう。その後、1999年までに120人から130人といわれる患者がマーシトロンによって自殺した。この中には他州やカナダから自殺幇助を求めてキヴォーキアンの下にはるばるやってきた患者も少なくない。
>
> ところが、キヴォーキアンは1998年に筋萎縮性側索硬化症の患者に筋弛緩剤と塩化カリウムを注射して死に至らしめた。これは自殺幇助ではなく、積極的安楽死であった。しかもキヴォーキアンがその情景を撮影したビデオが全米に

28　2007年3月9日付け朝日新聞朝刊、クリスティアン・ビック（柿本佳美訳）「フランスにおける安楽死」比較法学42巻2号195頁・211頁（訳者あとがき）（2009年）。

29　ジャック・キヴォーキアン（松田和也訳）『死を処方する』（青土社、1999年）。

放映された。この患者がすでに筋肉麻痺のためマーシトロンを操作することもできなくなっていたためであり、「これしか道がない」ということを訴えるのがキヴォーキアンの目的であったという。患者の遺族は「患者はキヴォーキアンに感謝していた」と述べており、テレビを見た視聴者の50％は殺人ではないと考えたという調査もある。しかし、キヴォーキアンはこの行為によって第2級殺人罪等で起訴され、70歳のキヴォーキアンに対して10年から25年の拘禁刑が言い渡された。これは、日本を含む諸国の同種事件に比して異例に重い刑であった。

キヴォーキアンは、8年間収監された後、2007年に仮釈放された。仮釈放に際しては、62歳以上の患者や障害者を診察しないこと、自殺幇助について論評しないこと等の条件が付けられていた。キヴォーキアン自身は、2011年に人工的な延命措置も、苦痛もなく83歳で亡くなった。

6 安楽死に関する外国の立法例

(1) オーストラリア[30]

オーストラリアの北部準州では1996年7月1日に患者の自発的安楽死と医師による自殺幇助を世界で初めて合法とする「終末期患者の権利法」が施行された。同法は、①18歳以上の患者が自発的に申し出たこと、②治療不可能な末期患者で激しい苦痛があること、③主治医のほか専門医と精神科医の同意署名があること、④患者の申出から実行まで最低9日間の待機期間をおくことなどの要件を満たした場合は、安楽死や自殺幇助をした医師は法的責任を追及されないという内容であった。この法律に基づいて4名の患者がフィリップ・ニチキ医師の開発した自殺幇助装置を用いて自殺した。患者の中には他の州から同法の適用を求めて北部準州までわざわざ来た者もいたこともあり、同法は北部準州にとどまらず全豪の関心を集めることとなった。

一般国民を対象とする各種世論調査では安楽死や「終末期患者の権利法」

---

30 片桐史恵「オーストラリアの安楽死──北部準州の『末期患者の権利法』を中心に」法政論叢37巻1号136頁（2000年）。

を支持する者が65%〜80%であったが、教会、医師会、多くのマスメディアは反対の立場であった。結局、安楽死に反対する議員が提出した同法を無効とする連邦法が1997年3月27日に成立したため、この世界最初の「安楽死法」は9カ月で効力を失った。

(2) オランダ[31]

オランダでは1993年の埋葬法改正によって医師による安楽死について違法ではあるが一定の場合には訴追されないという運用がなされてきた。さらに、2001年に医師が所定の手続を経て安楽死または自殺幇助をした場合には合法とする**安楽死法**（「要請による生命終結および自殺幇助法」）が成立し、2002年4月1日から施行された。安楽死または自殺幇助に際して、医師が遵守すべき注意事項は、①患者の希望が自発的、かつ、熟慮のうえのものであることの確認、②患者の苦痛が耐えがたいものであり、改善の見込みがないことの確認、③患者の現状と予後についての説明、④他の適切な解決方法が存在しないことについての両者の納得、⑤他の中立的な医師への相談とその医師による患者との面接と①〜④の遵守の文書による確認、⑥生命終結または自殺幇助の慎重な実施である。医師は、安楽死や自殺幇助を行った場合は、それを市の病理学専門家に報告し、病理学専門家が報告書を作成し、これと医師の報告書などを医師、法律家、倫理の専門家によって構成される地方審査委員会が審査する。審査の結果、医師が法定要件を遵守していたと判断された場合はそれ以上の追及は行われない。逆に違反があったと判断された場合は検察庁と保険検閲局に報告され、これらの機関が何らかの追及を行うか検討する。すなわち、医師が法定の要件を遵守していなければ殺人罪、嘱託殺人罪、自殺幇助罪に問われる可能性がある。

オランダの安楽死法の特色は、患者の死期が迫っていることが要件とされていないこと（植物状態も対象となる）、苦痛が肉体的なものに限定されておらず精神的なものでもよいこと、事前に作成された書面による意思表示（リ

31　土本武司「オランダ安楽死法」判時1833号3頁（2003年）。

ビング・ウィル）でも有効な申出とされていること、12歳以上の未成年者にも適用があること（15歳までは親権者の同意が必要）などである。

　オランダで安楽死が認められた背景としては、オランダでは個人主義が確立しており個人の自律の尊重が広く浸透していること、ホーム・ドクターと患者の間に強い信頼関係があること、インフォームド・コンセントが徹底しており病名、回復可能性、死期等について患者に正確な説明がされること、医療保険が完備しているため経済的理由から治療を断念して安楽死を選ぶおそれがないことなどが指摘されている。

　安楽死法施行後のオランダでの安楽死の実態は、年間約2000件とされ[32]、これはオランダの全死亡件数の約1.5％に相当する。

(3)　ベルギー・ルクセンブルク[33]

　ベルギーでは2002年に、ルクセンブルクでは2008年に、オランダと類似の要件で積極的安楽死を認める法が成立した。ベルギーでは2008年に、法律の定める「植物状態」には該当しない認知症患者の安楽死の希望が認められ、話題になった。2014年には、患者の正常な判断能力と親の同意があれば未成年者にも年齢制限なく安楽死を認めるように、ベルギー安楽死法の改正が行われた。

(4)　スイス[34]

　安楽死は非合法だが、「自己を利する目的での自殺幇助は違法」という刑法の反対解釈により、医師や慈善団体デグニタス等の処方した薬物を患者が服用して自殺することは許容されている。他のEU諸国から処方を求めてくる者も多い。

(5)　フランス

　2012年に就任したオランド大統領は、積極的安楽死・自殺幇助の容認を政策に掲げている。

32　2008年5月24日付け朝日新聞朝刊。
33　前掲（注31）。
34　前掲（注31）。

(6) ドイツ

ナチス時代に優生思想に基づいて障害者等への「安楽死」が行われた歴史から安楽死については慎重である。そのためドイツからスイスへの「安楽死ツーリズム」があるという。

(7) アメリカ[35]

ワシントン州、ニューヨーク州で末期患者に積極的安楽死を認める法案について住民投票が1991年に行われたが可決はされなかった。

しかし、オレゴン州では1994年の住民投票で賛成52％の僅差で医師による自殺幇助を認める「尊厳死法」（名称とは異なり、内容的には尊厳死ではなく自殺幇助を認めるもの）が可決された。オレゴンの尊厳死法の内容は以下のようなものである。担当医から余命6カ月以内と診断された18歳以上の患者が自発的に尊厳のある死を迎えるための薬剤を処方してほしいと口頭で要請すると15日間の待機期間が始まる。その待機期間内に担当医は患者に鎮痛療法やホスピス・ケアなどのすべての選択肢について説明し、患者の判断能力を確認する。第2の医師によって担当医の診断の再確認が行われる。担当医または第2の医師が患者が精神病や鬱状態にあると判断した場合は患者はカウンセリングに回される。15日の待機期間経過後、患者は2人の証人の前で自分の要請を書面にして署名する。それから48時間の第2の待機期間が始まる。その後、薬剤の処方箋が交付される。なお、患者はいつでも要請を撤回できる。患者はその薬剤を服用するかどうかは全く自由である。

この法律をめぐってはさまざまな紆余曲折があった。1994年の住民投票後、反対派による差止訴訟が提起され、1995年に連邦地裁で同法の違憲判決がなされたが、控訴審は原告の訴えの利益を認めず原判決を破棄し、これは最高裁でも維持された。その後、1997年に再度住民投票がなされ、再び同法への賛成票が60％を占めた。しかし、今度は連邦司法省麻薬取締局が自殺幇助のために、医師が薬物を患者に処方することは正当な医療行為とは認められず

---

[35] 久山亜耶子＝岩田太「尊厳死と自己決定権——オレゴン州尊厳死法を題材に」上智法学論集47巻2号226頁（2003年）。

処罰の対象となると警告したため、医師会が尊厳死法による自殺幇助の実施を見合わせていた。ところが、1998年にリノ連邦司法長官がオレゴン州への介入を行わない方針を明らかにしたため同法が実際に適用されるようになった。その後も2001年にアシュクロフト連邦司法長官が自殺幇助のために薬物を処方することは連邦薬物規制法に違反するという指令を出し、これに対してオレゴン州が司法長官を相手方として、指令差止訴訟を提起し、2002年に連邦地裁が差止命令を出すという一幕もあった。最終的に2006年に連邦最高裁が、オレゴン州の尊厳死法は、連邦薬物規制法に違反しないとの判断を示した。なお、オレゴン州での尊厳死法の適用事例は年々増加しており、1998年の24人から、2012年には115人となり、同年に実際に薬物を服用して死亡した者は、71人に達している[36]（オレゴン州の死亡数約3万2000人に対して約0.24％）。

オレゴン州の隣のワシントン州でも、2009年にオレゴン州と類似の「尊厳死法」が成立し、2011年には、103人が薬物の投与を受け、70人が服用した[37]。

7　積極的安楽死・自殺幇助をめぐる議論

尊厳死とは異なり、積極的安楽死や自殺幇助についてはこれを認めるかどうかについて厳しい意見の対立がある。なお、肯定する場合でも近親者などではなく、医師によって行われることを前提とするのが最近の傾向である。かつては否定説が多数であったが、徐々に肯定説が有力になりつつある[38]。

(1) 肯定説の根拠

肯定説の根拠としては以下のようなものが主張されている。

① 患者の自己決定権を尊重すべきである。
② 生きる権利に対応する「死ぬ権利」が人権として認められる。

36　オレゴン州公衆健康局〈http://public.health.oregon.gov/ProviderPartnerResources/EvaluationResearch/DeathwithDignityAct/〉。
37　〈http://www.doh.wa.gov/portals/1/Documents/5300/DWDA2011.pdf〉参照。
38　土本・前掲（注31）等。

③ 生命は個人的法益であるから、その主体によって任意に放棄することができる。
④ 末期患者が人間としての尊厳を保つ最後の手段として許容すべきである。
⑤ 患者の尊厳を守る医師の義務が存在する。
⑥ 尊厳を保てない状況でも生きることを強制するのは人道に反する。
⑦ 苦痛緩和措置を行っても緩和できない苦痛が残ることもある。また、すべての患者に最高の苦痛緩和医療を受ける機会があるわけではない。
⑧ 法で許容されていなくても現場では水面下で行われている。むしろ要件を明確化し、きちんと審査したほうがよい。
⑨ 安楽死を認めなければ、患者は首つりや列車への飛び込みなどのより人間的ではなく、尊厳のない方法で死を選ばざるを得ず、苦しんでいる患者にさらなる苦痛を課すことになる。
⑩ 患者は積極的安楽死・自殺幇助という逃げ道があることに安心し、実際にはこれらを選ばないことも多い。
⑪ 末期患者とその家族を財政上の困苦から救済する。

(2) 否定説の根拠

否定説の根拠を列挙すると以下のとおりである。
① 生命は神聖不可侵のものであり、生きる権利に対応するのは「生きる義務」あるいは「死ぬ義務」である。
② 患者の自己決定といっても、患者自身の考えも何度も変わる。苦痛のひどい日に「死にたい」と言っても体調や気分がよくなれば「生きたい」と変わることがある。
③ 自己決定権には限界がある。自殺幇助罪・同意殺人罪の存在は本人でさえ生命権の放棄は認めない趣旨である。権利は権利主体の存在を前提としているのに、権利主体をなくしてしまう権利を認めることは矛盾している。
④ 生命は個人的法益にとどまらず公的法益という側面も有するから個人

が任意に処分することはできない。
⑤　肉体的苦痛は現在の緩和医療によってほとんど除去することができる。精神的苦痛に対しては精神医療・カウンセリングなどによって対処するべきである。
⑥　抑うつ状態の影響による安楽死・自殺希望を真意と誤認するおそれがある。
⑦　苦痛にも何らかの意義があるはずであり、痛みの中で人生について省みることにも価値がある。
⑧　いったん認められると拡大解釈によって濫用されるおそれがある（「滑りやすい坂」理論）。
⑨　家族や医師による暗黙あるいは明示の死の強制のおそれがある（特に障害者や老人、重度の病人、経済的に医療費の支払いが困難な者などに対して）。
⑩　障害者や老人、重度の病人などの生命の価値を軽んじる風潮が助長される。
⑪　医療従事者の治療・看護意欲が阻害され、末期状態での治療や緩和ケアがおろそかにされるおそれがある。
⑫　新薬・新治療法開発による治癒・病状改善の可能性がある。
⑬　治療にあたる医師が同時に安楽死も施術しているとすると、医師と患者の信頼関係が損なわれるおそれがある。
⑭　安楽死や自殺幇助をした医師に良心の呵責など精神的悪影響が残ることがある。
⑮　医療過誤を隠すために悪用されるおそれがある。

(3)　積極的安楽死・自殺幇助を肯定する場合の法的根拠

積極的安楽死・自殺幇助を肯定する説の中でもその正当化根拠についてはバラエティーがある。

　㋐　違法性阻却説

積極的安楽死・自殺幇助は一定の場合には適法と認められるという考え方

であり、横浜地裁は東海大事件で緊急避難と自己決定権を根拠とする違法性阻却説を採用した。

(A) 緊急避難説

「苦痛に満ちた生」と「安らかな死」を比較し、後者のほうが優越すると認められ（法益権衡）、かつ、死以外の解決手段がない場合（補充性）には、緊急避難として安楽死の違法性が阻却される（刑法37条）。この説によれば、生命の質が極めて低下し、生命の延長による利益を打ち消してしまう場合には安楽死を認める余地があるので、必ずしも死期が切迫しているわけではない植物状態患者や難病患者、精神病者にも安楽死の可能性があることになる。

(B) 自己決定権説[39]

個人が自律的に生存すること、すなわちすべての選択を自分で行い、尊厳ある生を生きることが生命の目的である。したがって、自分の生命に意義があるかどうかも他人が決定するのではなく本人が決定する。したがって、本人が自分の生命にどの程度価値があるか判断し、他者はそれに干渉することは許されないのが原則である。

しかし、本人が自分の生命には全く価値がないと判断して自殺を選択することは、自律的生存のために自己決定権を認めた趣旨に反するので認められない。そこで、国家は嘱託殺人罪や自殺関与罪によってパターナリスティックに干渉する。この限度で自己決定権は制約される。

しかし、本人に将来における自律的生存の可能性が全くない場合には、もはやパターナリスティックな干渉をする根拠が失われるので、国家の干渉は許されず、死を選ぶ自己決定が認められることになる。

(C) 正当行為説

医師が苦痛から患者を解放し、安らかに尊厳のある死を迎えさせることは正当な医療行為であり、尊厳死同様、積極的安楽死も正当な業務行為として適法である（刑法35条）。

---

[39] 福田雅章「安楽死をめぐる二つの論点――安楽死はタブーか」自由と正義34巻7号48頁以下（1983年）。

(イ) 責任阻却説

積極的安楽死・自殺幇助はあくまで違法であるが、事情により責任が阻却される余地があるという考え方である。

(A) 期待可能性説[40]

医師が苦痛から患者を解放するという差し迫った必要にかられた場合、生命保護という適法行為をする期待可能性がなかったことにより責任が阻却される。

(B) 違法性の錯誤説

医師が、一定の要件を満たせば積極的安楽死は適法であると考えてこれを実施した場合、本来違法な行為を適法と誤信したのであるから、違法性の錯誤（法律の錯誤）として故意は阻却されないが（制限故意説）、情状により刑が減軽される（刑法38条3項）[41]。

(4) 積極的安楽死・自殺幇助を肯定する場合の要件

積極的安楽死・自殺幇助を肯定する説では、その許容要件が問題となる。裁判例や学説、外国の立法例などで一般的にあげられるのは以下のようなものである。これらのいずれを要件とするか、またその内容をどのように解釈するかは肯定説の中でも千差万別である。オランダでは②の死期の切迫という要件が不要で、③の「耐えがたい苦痛」に精神的苦痛まで含めるので、積極的安楽死・自殺幇助の対象が相当広がっている。

① 患者が末期症状にあるまたは進行性の不治の病に罹患している
② 死期が切迫している
③ 最適な緩和ケアにもかかわらず耐えがたい苦痛がある
④ 患者の要求が自発的に、明確に、繰り返しなされている
⑤ 患者の病状および精神状態について、他の専門医および精神科医の診

---

[40] 甲斐克則『安楽死と刑法』（成文堂、2003年）43頁以下。
[41] 私見。この理論は、積極的安楽死は一定の要件を満たせば違法性が阻却される場合があるとの前提に立ちつつ、その要件が満たされなかった場合に医師が要件を満たしていると誤信したときに妥当する。

断がある
⑥　患者の要請から安楽死の実施または致死薬の処方箋処方まで一定の待機期間がある

③に関しては、「耐えがたい苦痛」が何かは人によって異なり、その認定は相当に困難であるという問題がある。オランダのNGOが発行している「安楽死パスポート」にはどのような場合に耐えがたいかというリストが掲げられているが、たとえば「飲食や排泄に他人の世話が必要な場合」、「痴呆に陥って人の識別ができなくなった場合」などさまざまな選択肢があげられている。飲食や排泄を他人に介助してもらっていても「人間らしさ」を保って生きることが必ずしもできないわけではないとも思われるが、それが耐えがたいと感じる人にはそのような状態で生きることを強制はしないという思想が背後に感じられる。このように何をもって「耐えがたい苦痛」とするかは、本人が純主観的に決めるという立場と疾病の進行状況や苦痛テストの結果、家族関係など周囲の状況などによって客観的に判断するという立場がありうる。苦痛に精神的なものまで含めるとなると客観的なテストは相当困難であり、精神科的な治療をしたうえで、なお本人が耐えがたいという場合はそのまま受け入れるしかないことになるのではないか。

④に関しては、患者が意識を喪失している場合や認知症に罹患した場合に事前の書面や口頭による意思表示でも安楽死を認めてよいか、意思表示のできない子どもや障害者については①②③の要件を満たしている場合に代行判断を認めなければ平等原則や人道主義に反するのではないかなどということが問題となる。

事例研究2　安楽死を希望する患者に対する対応

末期ガンで余命1カ月程度と診断され入院治療を受けている45歳の男性が、最高度の苦痛緩和医療を受けても抑えきれない痛みに苦しんでいるため、これ以上苦痛が増すことを恐れ、致死薬を処方するよう主治医

に求め、処方してくれないなら絶食して死ぬと主張した。家族も彼の意向を支持している。

主治医が次のそれぞれの行為をした場合医師はどのような法的責任を負うか、また負わないか。

① この患者の治療には直接関係のない心停止の副作用のある薬剤を致死量自ら患者に静脈注射して患者を死亡させた場合
② 患者に致死量の薬剤を手渡し、患者がそれを服用して死亡した場合
③ 患者に積極的治療は施さず、ターミナル・セデーション（苦痛を感じさせなくするために鎮静剤、睡眠薬等の複合投与により意識レベルを持続的に低下させること）を行い、1週間後に患者が死亡した場合

①の行為について、東海大事件判決の要件に照らして検討すると、①耐えがたい肉体的苦痛、②死期の切迫、③苦痛緩和の代替手段の不存在、④患者の明示の意思表示のいずれも満たし、積極的安楽死として違法性が阻却されると判断される可能性が高い。しかし、たとえばオランダやかつてのオーストラリア北部準州の法によれば、他の中立的医師による診断や患者の精神状態についての精神科医の診断、熟慮期間などの要件が必要であり、本件ではこれは満たさない。安楽死法のない日本のほうが安楽死を法によって認めている国よりかえって容易に安楽死が認められることになってしまうという矛盾がある。

②の行為は自殺幇助であるが、医師による患者の自殺幇助はわが国では事例報告や裁判例はない。しかし、一般的には自殺幇助のほうが積極的安楽死より死への関与が間接的であり、違法性は弱いと解されているので、①が容認されるのであれば②も認められるということになろう。

③は現在は正当な医療行為とみなされているようであるが、緩慢な安楽死であり、尊厳死に準じた一定の要件の充足が必要であるという考え方も可能である。もっとも本件では患者の同意がある限りあまり問題は生じないと思

われる。

　以上に対して、積極的安楽死を否定する立場からは、①は嘱託殺人罪、②は自殺幇助罪が成立するという結論になろう。

8　まとめ

　ここまでにあげた以外にも、京都府京北病院で院長が患者に筋弛緩剤を投与した事件（1998年（平成10年））や富山県射水市民病院で外科部長が複数の患者の人工呼吸器を取りはずした事件（2000年（平成12年）〜2005年（平成17年））など大きく報道された事件もあるが、いずれも不起訴となっている。医療関係者や遺族の体験談によれば人工呼吸器の取りはずしなどの行為は相当広く行われているというのが実態であるようだが、刑事訴追をおそれてリビング・ウィルや家族の要請があっても取りはずしをしない病院も少なくないようである。明確な基準がなく、刑事捜査や起訴の対象になるかどうかが運によるとしかいえない現状では対応がまちまちになるのはやむを得ない面がある。

　他方、筋萎縮性側索硬化症（ALS）に苦しむ息子に頼まれて人工呼吸器のスイッチを切って死亡させた女性が嘱託殺人罪で有罪となり（懲役3年、執行猶予5年）[42]、その5年後に夫に頼んで殺してもらったという事件もある（夫は嘱託殺人罪で懲役3年、執行猶予5年）[43]。

　このような事件を防止するためには、法律による尊厳死・安楽死のルール形成が早急に必要と思われる。また、一人ひとりが最期の迎え方について普段から考え、周囲に伝えておくことも必要である。さらに、医学教育・医師継続教育の中でも尊厳死や安楽死について学ぶ機会を設けること、病院内倫理委員会等で終末期医療についての基準を策定し、個別の症例についても検討する体制をつくることが求められる。

---

[42]　2005年2月15日付け朝日新聞朝刊。
[43]　2010年3月6日付け朝日新聞朝刊。

〈参考文献〉
① 星野一正『わたしの生命はだれのもの——尊厳死と安楽死と慈悲殺と』(大蔵省印刷局、1997年)
② バーナード・ロウ(北野喜良＝中澤英之＝小宮良輔訳)『医療の倫理ジレンマ解決への手引き——患者の心を理解するために』(西村書店、2003年)
③ 甲斐克則『安楽死と刑法』(成文堂、2003年)
④ 甲斐克則『尊厳死と刑法』(成文堂、2004年)

〔演習問題〕
　Xは男児Aを出産したが、Aは染色体異常のため脳の異常などの複合的な障害を負っていた。Aに対しては直ちに人工栄養補給等の延命措置が開始された。しかし、Aは障害のため苦痛を覚えているようであり、その苦痛は成長に伴って拡大する様相であった。医師はAに対する延命措置を続けても数カ月しか生きられないであろうと診断した。Xとその夫はAの苦痛を除去するために延命措置を中止するとともに速やかに死ねるような薬剤を投与するよう求めた。医師はこの要求に応じることができるか。Aの障害が延命措置や手術を続ければ10年程度生きられるようなもの(ただし障害そのものおよび治療に起因する苦痛・不快感を伴うことは確実である)であった場合はどうか。

(平野哲郎)

Ⅵ　人工妊娠中絶

1　序　論

　少子化による妊娠可能女性の減少、晩婚、共稼ぎ、教育費用等の高騰などさまざまな理由から出生率（一人の女性が生涯に出産する子どもの数の推定値）は低下し、平成24年度は1.41である。この出生率の低下に伴い、わが国は出生者数から死亡者数を引くと20万人超のマイナスという人口減少国となっている。このように少子化や人口減少が社会問題化している中で、全国での人工妊娠中絶件数はこの20年間で年間約20万件以上減少しているとはいえ、平成24年度においても19万6639件の人工妊娠中絶が行われている。しかも、厚生労働省の統計に載らない、いわゆる闇堕胎は統計数の3倍近くあるのではないかといわれているので、いまだに50万人〜60万人もの命がいわば闇から闇と葬り去られている状況にある。

　ところで、わが国の刑法では、妊婦自ら堕胎することは罰せられ（同法212条）、妊婦の嘱託を受けてまたはその承諾を得て堕胎させた者も処罰され（同法213条）、その者が医療関係者の場合は刑が加重されている（同法214条）。しかし、司法統計をみる限り、ここ数年、これらの規定で処罰されている者は年にゼロか、いても数人のようである。この刑法の建前と現実とのギャップをどのように理解したらよいのだろうか。はたして刑法に堕胎に関する規定を維持しておく必要性はあるのであろうかとの疑問が湧いてくる。これを論ずるために、まずは人工妊娠中絶の是非について考えてみるべきなのかもしれない。しかし、人工妊娠中絶については、国（施策）、地域、風習、時代、宗教、倫理観、価値観などさまざまな要因に基づき、いわば千差万別な考え方があるといってよい。

　例をあげれば、国の政策という観点からみてみると、戦前のわが国や現代においてもアフリカのいくつかの国々のように、国力・軍事力の増進や労働

力の供給源のために「産めよ、増やせよ」の施策が行われている状況では人工妊娠中絶は厳しく制限されることになる。逆に、爆発的な人口増加に悩む中国では「一人っ子政策」がとられているため、第2子・第3子は人工妊娠中絶せざるを得ない。また、内戦や干ばつ等による食糧不足に悩む発展途上国では、国家の人口抑制政策と家庭内のいわば口減らしのために、強制的に不妊手術や人工妊娠中絶が多数行われている現状がある。

また、宗教的には、ローマカトリックのように厳格に人工妊娠中絶を禁ずる宗教もあれば、仏教のように殺生は禁じているものの中絶を禁止する教義を持たない比較的寛容な宗教もある。

また、政治的にみてみると、アメリカ合衆国では大統領選挙、最高裁判所判事選出、州知事、連邦ないし州の上院・下院議員選挙のたびに、候補者が人工妊娠中絶に関して、胎児の生命を尊重する立場（pro-life）なのか、あるいは女性の自己決定権を尊重する立場（pro-choice）なのかが政治的な論点であるとともに候補者選びの重要な指標となっている。

このように視点をどこにおくかで人工妊娠中絶の是非については考え方の分かれるところである。しかし、人工妊娠中絶に関して、法律家である筆者に政治的、宗教的あるいは倫理的な是非を詳細に論ずる資格があるとは思えない。そこで、本項では、わが国において人工妊娠中絶が法的な権利として認められているかをみることによって、人工妊娠中絶を取り巻く状況を検証してみたい。

2　人工妊娠中絶は自己決定権に含まれるのか

アメリカ合衆国連邦最高裁判所が1973年にロウ判決（Roe V. Wade, 410 U.S. 113)[1]において「女性の妊娠を中止する権利はプライバシー権に含まれる」と明示し、それ以降、人工妊娠中絶を合法化するために「女性の自己決定権」が強く主張されるようになった（ただし、1990年代に入ると「胎児の生命・権利」を重視する保守化傾向を強めている）。わが国でも人工妊娠中絶を憲法13条で保障された「幸福追求権」に含まれるプライバシー権ないし自己決

定権ととらえ直す考え方が浸透してきている。さらに、前述の国家による出産への干渉から女性・妊婦を守ろうという運動が1980年代中頃から持ち上がり、1995年、北京で開催された国際連合世界女性会議において女性のリプロダクト・ヘルス／ライツ[2]の存在が認められて、国内法、人権に関する国際文書、並びに国連で合意したその他関連文書ですでに認められた人権の一部をなすと宣言され、2000年のニューヨークで開催された女性会議でもこれが確認され、政府および地域にさらなる支援を義務づけた。つまり女性が産む権利（産まない権利を含む）は国家を越えて地球上に住むすべての女性に保障された人権であると宣言されたのである。

そこで、わが国において人工妊娠中絶を取り巻く法律および環境について、特にこの「女性の自己決定権」という視点から、刑事法的視点と民事法的視点に分けて考察してみることとする。

3 刑事法的視点[3]

(1) 堕胎の罪（刑法212条〜216条）

刑法は、「妊娠中の女子が薬物を用い、又はその他の方法により、堕胎したときは、1年以下の懲役に処する」（同法212条）と規定して、国家が妊婦

1 　同判決を解説するものとして、佐藤幸治「Roe v. Wade, 410 U.S. 113 (1973); Doe v. Bolton, 410 U.S. 179 (1973)――堕胎を規制するテクサスおよびジョージア州法は、堕胎を決める婦人の憲法上の権利を侵害する」アメリカ法1975年1号111頁、石井美智子『人工生殖の法律学』（有斐閣、1994年）117頁以下、グレゴリー・E・ペンス（宮坂道夫＝長岡成夫訳）『医療倫理1』（みすず書房、2000年）262頁以下、滝本シゲ子「妊娠中絶」資料集生命倫理と法編集委員会編『資料集生命倫理と法〔新版〕』（太陽出版、2008年）291頁以下など多数。なお、同判決から38年目を迎えた2011年1月22日、オバマ大統領は人工妊娠中絶の権利に対する支持をあらためて表明した（ニューヨークタイムス）。

2 　リプロダクト・ヘルス／ライツとは、人々が安全で満ち足りた性生活を営むことができ、生殖能力を持ち、子供を産むか、産まないか、いつ産むか、何人産むかを自由に決めることのできる権利を意味している。リプロダクト・ヘルス／ライツについては、谷口真由美『リプロダクティブ・ライツとリプロダクティブ・ヘルス』（信山社、2007年）が詳しい。簡便な文献としては、谷口真由美「リプロダクティブ・ヘルス／ライツ」菅沼信彦＝盛永審一郎編『シリーズ生命倫理学(6)生殖医療』（丸善出版、2012年）202頁がある。

3 　刑事的視点および母体保護法の変遷については甲斐克則『生殖医療と刑法』（成文堂、2010年）27頁以下が詳しい。

に対し、刑罰をもって原則として妊娠中絶を禁止している。ここでは女性の自己決定権は認められていない。前記のとおり、人工妊娠中絶を憲法上保障された女性の自己決定権と捉える立場からすれば、女性に堕胎を禁ずる堕胎罪は違憲であるということになろう。まさに、上記ロウ判決が示すとおりである。

しかし、一方で、憲法上の権利であるとしても無制約・無制限な権利はなく、社会公共の利益・公序良俗によって制約を受けざるを得ないという立場からは人工妊娠中絶を制限するのもやむなしという考え方も出てこよう。快楽や利益を求めることは幸福追求権に含まれるとはいえ、賭博や売春（買春）が処罰されるのと同じである。また、幸福追求権を含め基本的人権は現存する国民だけが享受できるわけではなく、これから生まれてくる将来の国民（子）も等しく享受できなければならないのであるから（憲法11条、13条、14条、25条）、中絶により彼ら（彼女ら）の権利を根こそぎ奪うことは許されざる行為となろう。このような考え方に従えば、妊婦の生命身体の安全を図らなければならない緊急避難的な場合を除き、たとえば胎児が男の子だから、あるいは女の子だから産みたくない、妊娠継続・出産によって体形が崩れる、面倒な育児をしたくないといった利己的な理由に基づく人工妊娠中絶は、胎児（将来の国民）の生命・基本的人権、性交渉の相手（恋人・配偶者）の子どもをもつ権利などとの関係から、刑罰をもって臨むべきかどうかは別にして、制約を受けるのはやむを得ないとの結論が導き出されよう。

女性の自己決定権と胎児の生命・権利をいわば天秤に掛けて調和がとれればよいが、それぞれの立場からそれなりの理由が天秤皿に載せられるとバランスを失する。そこで、このバランスをとるための方策の一つが人工妊娠中絶を正当化するための施策である。当該方策には、正当化の根拠を「適応モデル」（堕胎が正当化される一定の適用条件を法定化し、当該条件を満たしている場合は処罰しないとするモデル）に置くか、あるいは「期限モデル」（妊娠初期の一定期間の堕胎のみを無条件に理由を問わず認め、処罰しないモデル）に置くかの二つがあるが、わが国は、後に述べるように優生保護法時代から上記の

「適応モデル」を採用している。ただし、上記の人工妊娠中絶の件数をみる限り、次のような問題点を数多く孕んでいるといわざるをない。

(2) 優生保護法から母体保護法へ

1996年、不良な子孫の出生を防止するという優生主義の色濃い優生保護法は改正されて、優生主義的色彩の強い条項は削除され、名称も**母体保護法**に改称された。[4] 優生保護法下において、ハンセン病患者に対して数多くの強制不妊手術および強制的な人工妊娠中絶が行われきた悲惨な状況があらためて実例をもって報道されたことは記憶に新しいところである。このような強制的な不妊手術および人工妊娠中絶は、まさに「産む、産まない」を選択するという女性の自己決定権の完全なる否定である。

ところで、このような女性の自己決定権の否定する条項がある反面、優生保護法においても改正後の母体保護法においても、一定の要件を満たせば合法的な人工妊娠中絶が許されている（優生保護法14条1項1号ないし5号、母体保護法14条1項1号および2号）。いわば正当行為（刑法35条）として合法化されている。一定の条件を満たす必要はあるが、妊婦には「望まない妊娠」を中止する（人工妊娠中絶する）自己決定権が認められている。優生保護法が制定されたのは前掲のロウ判決の25年も前の昭和23年であり、同法施行以降の同法適用に基づく人工妊娠中絶の実施件数の多さと相まって、わが国が人工妊娠中絶先進国とか中絶天国といわれる由縁である。

人工妊娠中絶を制約する条件について詳しくみてみよう。

---

[4] 堕胎罪および優生保護法については、石井美智子『人工生殖の法律学』（有斐閣、1994年）169頁以下、加藤久雄「優生保護法・精神保健福祉法における医療と強制」大野真義編『現代医療と医事法制』（世界思想社、1995年）270頁以下、上村貞美「人工妊娠中絶と法」虫明満編『人のいのちと法』（法律文化社、1996年）92頁以下などが詳しい。優生保護法から母体保護法への改正については、甲斐・前掲（注3）のほか、服部篤美「産まない権利と生む権利」神山有史編『生命倫理学講義』（日本評論社、1998年）130頁以下、松原洋子「母体保護法の歴史的背景」斎藤有紀子ほか『母体保護法とわたしたち』（明石書店、2002年）35頁以下などが詳しい。

〔優生保護法14条〕
1　都道府県の区域を単位として設立された社団法人たる医師会の指定する医師（以下「指定医師」という。）は、次の各号の一に該当する者に対して、本人及び配偶者の同意を得て、人工妊娠中絶を行うことができる。
　一　本人又は配偶者が精神病、精神薄弱、精神病質、遺伝性身体疾患又は遺伝性奇型を有しているもの
　二　本人又は配偶者の四等親以内の血族関係にある者が遺伝性精神病、遺伝性精神薄弱、遺伝性精神病質、遺伝性身体疾患又は遺伝性奇型を有しているもの
　三　本人又は配偶者がらい疾患に罹っているもの
　四　妊娠の継続又は分娩が身体的又は経済的理由により母体の健康を著しく害するおそれのあるもの
　五　暴行若しくは脅迫によって又は抵抗若しくは拒絶することができない間に姦淫されて妊娠したもの
2　前項の同意は、配偶者が知れないとき若しくはその意思を表示することができないとき又は妊娠後に配偶者がなくなったときには本人の同意でだけで足りる。
3　人工妊娠中絶の手術を受ける本人が精神病者又は精神薄弱者であるときは、精神保健及び精神障害者福祉に関する法律第20条（後見人、配偶者、親権を行う者又は扶養義務者が保護者となる場合）又は同法第21条（市町村長が保護者となる場合）に規定する保護者の同意をもって本人の同意とみなすことができる。

〔母体保護法14条〕
1　都道府県の区域を単位として設立された社団法人たる医師会の指定する医師（以下「指定医師」という。）は、次の各号の一に該当する者に対して、本人及び配偶者の同意を得て、人工妊娠中絶を行うことができる。
　一　妊娠の継続又は分娩が身体的又は経済的理由により母体の健康を著しく害するおそれのあるもの
　二　暴行若しくは脅迫によって又は抵抗若しくは拒絶することができない間に姦淫されて妊娠したもの
2　前項の同意は、配偶者が知れないとき若しくはその意思を表示することができないとき又は妊娠後に配偶者がなくなったときには本人の同意

> でだけで足りる。
> 3　削除

〔コメント・制約1〕

　改正された母体保護法14条1項においても、「指定医師」が同項の1号および2号の要件を満たしているかどうかをまず判断することになっており、いわば指定医師に決定権が委ねられている。医師と患者（妊婦）との関係は、依然としてパターナリズム的関係だといってよく、医学的な知識のない妊婦は的確な選択はできないだろうから、指定医師が決めてあげましょうというわけである。しかし、妊婦が安全な人工妊娠中絶を行うためには、医学知識と技量をもった資格ある産婦人科医が必要であるが、出産を望んでいない妊婦の決定権よりも指定医師のそれのほうが優先され、妊婦が望まない妊娠を継続し、出産を強いられるのはおかしなことである。医師のこのような優先的な決定権を正当化するために立法者ないし医師会・産科婦人科学会・産科医師は、憲法上保障された女性の自己決定権といえども無制約の権利ではなく、胎児の生命の保護の観点から制約を受けており、同条1項の各号のどれにもあてはまらない胎児の生命を軽んずる理由で人工妊娠中絶を希望している場合に、指定医師にそれを思いとどまらせ、胎児の生命を守る番人をさせているのだと説明するかもしれない。しかし、医師会、産科婦人科学会、産科医師個人は倫理や社会公共の利益・公序良俗の判断者でも守り手ではないはずである。とはいうものの胎児の身近な保護者は誰かという意味ではかかりつけの産科医師もその一人であり（母子手帳を発行する保健所もその一つでしょう）、通常、地方公共団体、国、裁判所は直接妊婦ないし胎児とはかかわりをもっていない。妊婦の希望と産科医師の考えとが相違した場合に、第一義的に産科医師が同条1項各号への非該当性を理由に人工妊娠中絶を拒否し、胎児の生命を守るために、いわば拒否権を行使することはやむを得ないかもしれない。

〔コメント・制約2〕

　同様に同項によれば、既婚妊婦は「配偶者の同意」がなければならず、夫の承諾がない限り、人工妊娠中絶はできない。両性の平等が憲法上保障されており、また、妊娠と出産は母体のみに身体的な負担がかかるにもかかわらず、戦前からの家とか跡継ぎという戸主制度的な考えの名残りとでもいうべきなのだろうか、夫の意見が優先されてしまうのである。しかし、一方で妊婦（妻）だけに選択権があるとすると、夫が子どもをもてるかどうかは妻の気持次第となり、やはり両性の平等に反するという批判もあり得よう。

　ただし、同条2項によれば、未婚妊婦、しかも妊娠した相手がわからない、いわば自由奔放な女性は、「配偶者の同意」なくして人工妊娠中絶を行うことができる。統計的にみると、30歳以上の女性の人工妊娠中絶数は減少傾向にあるのに対し、30歳以下、特に20歳未満の人工妊娠中絶数が増加傾向にある。こうしてみると、まさに30歳以下の未婚女性が配偶者の同意という制約なしに「女性の自己決定権」を享受している状況にあるといってよいのかもしれない。

〔コメント・制約3〕

　優生保護法時代は同条1項1号および2号によって、妊婦および配偶者並びにそれらの者の血族の精神疾患や遺伝的身体疾患等を理由にする人工妊娠中絶は許されていたが、胎児が精神的ないし身体的な障害を抱えている場合は同条1項の各号のどれにもあてはまらなかった。胎児の疾患を理由とする人工妊娠中絶（一般的に「**胎児条項**」といわれている）を認めるか否かについては優生保護法時代からいく度となく議論がなされているが、障害者団体等から障害者差別を助長するとの強い反対を受け、母体保護法にも盛り込まれなかった。しかし、後に述べる出生前診断技術が進歩したことにより、発見された胎児の疾患を理由とする人工妊娠中絶は現場サイドでは優生保護法の時代は同法1項4号、改正された母体保護法では同条同項1号に該当するとの判断で実施されているという現実がある。このような胎児条項が存在しないことと現場での運用実態とのギャップをどうとらえたらいいのだろうか。

後に説明するようにこのギャップゆえに裁判所も苦慮し、揺れ動いている。
(3) 出生前診断と着床前診断[5]
(ア) 出生前診断──出生前診断の光と影

　科学と医学、特に超音波診断や遺伝子学の著しい進歩によって、母体内の胎児の発育状態にとどまらず、先天的な異常の有無を検査する**出生前診断**と呼ばれる胎児の診断が普及してきている。胎児の診断をする検査としては、超音波断層法、絨毛検査、羊水検査、胎児採血、胎児組織の採取、母体血清真マーカー試験などがあるようであるが、いずれにしても胎児の治療や出産後の新生児治療に役立つという効用のほかに、妊婦や配偶者に対して、先天的異常児を産むか、産まないか（人工妊娠中絶するか）の選択を求める結果となることが多い。出生前診断については、本来の効用ではなく、選択的な人工妊娠中絶の道具としての役目のほうが強まっており、障害者差別を助長し、新しい優生主義に通ずるとの批判が強い。しかし、一方で、遺伝病的因子の保因者、特に第一子が遺伝病をもって産まれた両親らからすれば、社会的・経済的に現実を直視すれば健常児を望む心情を否定できないし、母体血清マーカー試験の普及と羊水検査の安全性向上の結果、ダウン症児の出生数は減少している現実がある。このまま女性の自己決定権と医療現場の判断に任せたままでよいのかは疑問が残るところである。新聞報道によれば[6]、出生前診断の医学的な進歩と普及によって、1990年〜1999年と2000年〜2009年の

　5　出生前診断については、佐藤孝道『出生前診断』（有斐閣、1999年）、白井泰子「出生前診断と人工生殖」唄孝一編『家族と医療』（弘文堂、1995年）237頁以下、金城清子『生命誕生をめぐるバイオエシックス』（日本評論社、1998年）77頁、丸山英二編『出生前診断の法律問題』（尚学社、2008年）、白井泰子「生命始期における人為的介入技術と医療」岩志和一郎ほか『講義　生命科学と法』（尚学社、2008年）96頁、長谷川知子「出生前診断と医師のジレンマ」岩志ほか・前掲181頁などが詳しい。

　6　2011年7月22日付け読売新聞朝刊によれば、2009年までの10年間（中絶件数1万1706件）、出生前診断により胎児の異常が診断された後、人工妊娠中絶したと推定されたケースが前の10年間（中絶件数5381件）に比べて倍増していることが公益社団法人日本産科婦人科医会の調査でわかったと報道されている。筆者も1990年代に神奈川県におけるダウン症児の出生率を1981年〜1983年と1989年〜1993年との間で比較したところ、4割以上低下していることがわかり、早くも出生前診断の影響が出てきたことを危惧していた。

各10年間を比較して、胎児の異常を理由とする人工妊娠中絶は倍増しているとのことであるからなおさらの感がある。

　また、米国で妊婦の血液だけで胎児にダウン症など3種類の染色体異常があるかを調べる検査方法（「新型出生前診断」と呼ばれている）が開発され、わが国への導入に関して議論があった。2013年3月、公益社団法人日本産科婦人科学会は、「母体血を用いた新しい出生前遺伝学的検査に関する指針」で、対象妊婦が他の検査で胎児に異常があると疑われた場合と高齢出産などに限定し、しかも十分な遺伝カウンセリングができると日本医学会が認めた施設で実施するというルールを定め、制限的ではあるが新型出生前診断を解禁した。ところが、最近、中国の検査会社が上記認定施設以外の医療機関や個人医院に当該検査を請け負うと宣伝し、現実に検査依頼をする非認定医療機関も現れてきたようである（当該検査費用は20万円前後するので、中国の検査会社も非認定医療機関も経済的な利益が大きいという誘惑に駆られているものと思われる）。上記指針はあくまでも同学会の会内ルールにすぎず拘束力はないので、自由に任せると、遺伝カウンセリングなしに、障害児、異常児という検査結果だけでいわばパニックに陥って妊婦が動揺したり、その結果、短絡的に人工妊娠中絶に走ったりする妊婦が出てくるおそれがあるし、ひいては障害や異常のある胎児の排除や命の安易な選択を招きかねない。また、新型出生前診断に関する新聞報報道によれば、2013年4月から9月末までの間に新型出生前診断を受けた約3500名のうち67人（全体の1.9％）に陽性反応が出て、その後の羊水検査なので陽性が確定した54人のうち53人が人工妊娠中絶を選択したとのことである。人工妊娠中絶を選択した妊婦の新型出生前診断を受けた全体に占める割合は少ないが、陽性反応の出た人の一人を除き大部分が人工妊娠中絶を選択したというのはある意味ショックである。もち

7　2013年11月22日付け毎日新聞朝刊によれば、調査グループが同年4月から9月末までに新型出生前診断を受けた妊婦は約3500人（平均年齢約38歳）であり、そのうち診断結果が陽性反応だったのは67人（全体の1.9％）で、その後の羊水検査などで陽性が確定した少なくとも54人のうち53人が人工妊娠中絶を選択していたことを日本人類遺伝学会で発表したとのことである。

ろん、遺伝カウンセリングを受けたうえでの両親の究極の選択であるとはいえ、新型出生前診断が人工妊娠中絶を促し、少なくともダウン症児などの染色体異常児の出生率を低下させ、ダウン症児を出産しようとする妊婦に対する偏見やダウン症児の排除を求める社会的な風潮を助長することになっていくことに危惧を感じざるを得ない。

　　(イ)　**着床前診断**

　さらに、胎児診断よりさらに遡り、受精卵の段階で遺伝子的な診断をする**着床前診断**も可能となり、欧米諸国ではすでに数百例のいわば着床前診断ベイビーが誕生している。着床前診断には、受精卵段階で異常が発見された場合は、母体に戻さないので、胎児の人工妊娠中絶の問題は発生しないため、人工妊娠中絶をめぐる法的問題や倫理問題が生じないし、母体や胎児への侵襲がないという利点がある。わが国では、公益社団法人日本産科婦人科学会の1998年（平成10年）の着床前診断に関するガイドライン（会告）によって重い遺伝病に限って着床前診断が許されているはずであるが、現実的には、杉浦・前掲（注8）111頁によれば、同学会では約200例以上の着床前診断が承認されているが、習慣性流産（精子と卵子のマッチングが悪く、いったんは妊娠してもいわば母胎が拒絶反応を起こして流産を繰り返す症例）が大部分を占め、デュシェンヌ型筋ジストロフィー、筋強直性ジストロフィー、リー脳症、副腎白質ジストロフィーなど重篤な遺伝病（遅くとも20歳までに寝たきりもしくは死亡する状態が重篤と定義されている）は少ないということである。着床前診断には人工妊娠中絶をめぐる諸問題を回避することができるという効用もあり、学会のようにほとんど禁止していると同じような運用実態も問題であるが、一方で出生児の将来の生育についての安全性や確実性が確保されていない段階での施術についての問題があるし、人工妊娠中絶がないことに基づく安易な選択は新しい優生主義に結びつく可能性があること、あるいは女性や医師に対して不良な受精卵を廃棄するという権利を与えていいのだろう

　8　白井・前掲（注5）107頁、杉浦真弓「着床前診断」菅沼＝盛永編・前掲（注2）109頁。

かという疑問もあり、学会という団体を越えて、広く議論されるべきであると考える。

(4) 減数（減胎）手術[9]

　排卵誘発剤の投与や着床率を高めるために受精卵を多数母胎に戻すことによって、三つ子、四つ子、五つ子といわゆる「多胎」を妊娠することがあり得る。その場合、母体については妊娠中毒症に陥ったり、帝王切開が必須となり母体の健康に大きな影響が出る。一方、胎児も（超）未熟児で生育が危ぶまれることもあるし、一部が障害児となる危険も増す。そこで、一人ないし二人の胎児の健康や生命を守るために、残りの胎児の命を絶つ場合がある。これを**減数（減胎）手術**と呼んでいる。1996年（平成8年）に長野県の根津医師が減数（減胎）手術を実施していることを公表して以降、クローズアップされるようになった。

　平成17年4月5日付け読売新聞朝刊によると、徳島大学が実施した減数手術の全国調査によれば、三つ子の妊娠例の37％、四つ子の妊娠例の73％が双子ないし一つ子に減数手術されており、年々実施率が高まっているとの報告がなされている。

　その後、平成25年11月15日付け毎日新聞朝刊によれば、厚生労働省研究班が公益社団法人日本産科婦人科学会に登録している高度不妊治療施設を対象にアンケート調査を行ったところ、2009年～2011年の3年間で多胎妊娠は4180事例あり、そのうち三つ子の妊娠136件のうち68件（50％）、四つ子以上の妊娠12件のうち11件（91.6％）がそれぞれ減数手術が行われたとことであり、減数手術が増加している現状にある。

　このように減数（減胎）手術は医療現場では多数実施されているが、どの胎児の生命を絶つのか、何人の胎児の生命を絶つのか、誰がそれを選択ないし決断するのかという難しい問題はあまり議論されていない。また、減数

9　根津八紘『減胎手術の実際』（近代文芸社、1998年）、石原明『医療と法と生命倫理』（日本評論社、1997年）33頁、金城・前掲（注4）63頁、甲斐・前掲（注3）167頁、苛原稔「配偶子操作と命の選択」菅沼＝盛永編・前掲（注2）148頁などが詳しい。

（減胎）手術では命を絶たれる胎児は通例母体に吸収されてしまうといわれている。したがって、母体保護法が認める合法的な人工妊娠中絶（同法2条2項は「胎児及びその附属物を母体外に排出する」と規定している）に該当しないので、母体保護法の適用を受けず、堕胎罪に問われるのではないかと危惧する考え方もあるようであるが、同手術を実施した医師が業務上堕胎罪を問われたという例は聞いたことがない。この点をどのように考えたらいいのか。女性の自己決定権との関係から論ずるとすれば、子どもがほしくて不妊治療をしておきながら、いざ多胎妊娠であるとわかった途端、そんなにたくさん産めない、経済的に育てられない、障害児はいらない、健常児だけ残してほしい、男の子一人もしくは男女の双子だけ残してほしいと都合のよいことばかり言い出したらきりがないが、妊婦の希望をすべて聞き入れるべきなのであろうかという疑問が生じる。

　この点について、新たな報道に接した。2013年8月5日付け読売新聞朝刊によれば、前掲の根津医師のクリニックではこれまで約1000件の減数手術を実施しているが、そのうち36件（うち25件がダウン症などの染色体異常、残り11件は胎児水腫などの病気が理由）は異常のある胎児を選んで行ったとのことである。同記事によれば、同医師も両親らも「一人でも命を助けるための苦渋の選択だった」と述べているが、同医師はかつて命の選別になるので、胎児の成長度合いとか大小・男女の別などを問わず、致死薬の注射をしやすい胎児を選ぶと筆者に語っておられたが、両親の希望を優先されたケースなのであろう。

　母体保護および胎児の生命保護のために減数（減胎）手術が認められるにしても、方法や残す胎児と命を絶つ胎児の選択をどのように誰がするのかなどの明確な基準が必要ではないか。医師や医院・病院単位の閉鎖的な取決めや議論ではなく、オープンな広い議論とルールづくりが必要である。

4 民事法的視点

民事法的視点については、設例をあげて具体的に考えてみよう。

(1) 人工妊娠中絶が行われなかった事例

> ● 設例1 ● 人工妊娠中絶が行われなかった事例
>
> 産婦人科医Yは、妊娠初期の妊婦Xから「子どもが幼稚園で風疹をもらってきた。自分にも風疹が移ったかもしれない。少し熱っぽい」との申告を受けました。しかし、Yは、問診のみで、血清学的検査を行わず、単なる風邪であると診断し、先天性風疹症候群児出生の可能性や危険性をXに何も説明しなかったので、Xは不安を抱かずに妊娠を継続し出産を迎えました。ところが、Xは先天性風疹症候群児である心臓に重い欠陥を持つ障害児を出産してしまいました。妊婦Xとその夫および出生した障害児は、産婦人科医Yに損害賠償請求をすることができるでしょうか。

(ア) 先天性風疹症候群とは

まず、上記設例1を理解しやすいようにここで先天性風疹症候群について簡単に説明しておく。妊婦が風疹（rubella 俗称「三日ばしか」）に罹患すると、ウイルス血症を生じて胎盤に感染が及び、さらに胎盤を通じて胎児に波及し、胎児ウイルス血症となって全身の器官が感染を受け、胎児の器官形成に影響を与え、多彩な先天異常（心室心房中隔欠損、肺動脈狭窄などの心奇形や白内障、緑内障などの眼異常や聾、音感障害などの聴力障害等）が生じることがあり、風疹感染に伴うこれら先天異常の種々の症状が先天性風疹症候群と総称されている。風疹に罹患しているかどうかは、血清学的に診断することができ、赤血球凝集反応（HI法）、中和法（NT法）、補体結合反応（CF法）、蛍光抗体法（FA法）などがある。

2012年から2013年にかけて風疹が大流行した結果、先天性風疹症候群の障害児がかつてないほど多く出生したが、件数的に少ないながら先天性風疹症

候群の障害児が過去においても出生していた。国立感染症研究所のホームページによると、2005年～2011年まで年0例～2例で推移していたが、2012年に5例、2013年は9月までに13例の先天性風疹症候群の子が出生しているとのことである。なお、統計的にみると、風疹が流行した年は人工妊娠中絶件数が増加する傾向にあるが、その原因として先天性風疹症候群の子を出産するのを回避するために人工妊娠中絶する妊婦が多いためといわれている。したがって、上記の最近の18例は、妊婦が出産まで妊娠中に風疹に罹ったことに気がつかなかった場合や人工妊娠中絶可能期間経過後に罹患したり、期間経過後に何週間前に風疹に罹っていたことに気がついたような場合で人工妊娠中絶できなかったケース、あるいは両親の宗教的・倫理的な理由等で人工妊娠中絶しなかったケースではないかと思われる。

　(イ)　裁判例

　さて、医療過誤訴訟一般に関しては、第3章に譲るが、一般的に原告（患者・家族）が被告（病院・医院・医師）の不法行為責任を問うためには、交通事故など他の一般の不法行為に基づく損害賠償請求訴訟の場合と同様に、「注意義務の存在」「注意義務違反（過失）」「因果関係」および「損害の発生」という四つの要件事実が満たされているか（主張立証されているか）が検討されることとなる。ここでは本章のテーマである「人工妊娠中絶」ないし「女性の自己決定権」がこの四つの要件のどこで、どのように検討されているか考えてみる。

　病院や産婦人科医の誤診ないし不適切な指示・説明により妊婦が先天性風疹症候群児を出産したことをめぐる損害賠償請求訴訟で公表されているものは以下の四つの裁判例である。[10]

　①　東京地判昭54・9・18（判時945号65頁。以下、「54年判決」という）
　②　東京地判昭58・7・22（判時1100号89頁、判タ507号246頁、評釈として判例評論305号32頁（判時1114号178頁）、別冊ジュリ102号44頁。以下、「58年判

---

[10] これらの裁判例の詳しい解説については、釘澤知雄「先天性風疹症候群」畔柳達雄ほか編『民事弁護と裁判実務(6)損害賠償II』357頁以下（ぎょうせい、1996年）を参照。

決」という）
③　東京地判平成4・7・8（判時1468号116頁。以下、「東京地裁平4判決」という）
④　前橋地判平成4・12・15（判時1474号134頁、判タ809号189頁。以下、「前橋地裁判決」という）

　上記①〜④の四つの裁判例いずれも人工妊娠中絶や女性の自己決定権に関して、「因果関係」を論じる際に検討を加えていることは共通している。しかし、上記①および②と③および④では扱いが異なる。

　58年判決では次のように述べられている。

　「風疹の罹患ということ自体は同法14条各号が定める人工妊娠中絶事由に該当しないから、右の理由だけで当然に人工妊娠中絶が可能であったと言うことはできないであろう。しかし、右はあくまで風疹罹患だけを理由として人工妊娠中絶をすることはできないというに止まるのであって、このことから直ちに原告花子にとって適法に人工妊娠中絶を行い得る可能性がなかったと断定できるわけではない。例えば、〈証拠〉によれば、前記のように風疹が全国的に流行した昭和51年当時、妊娠初期に風疹に罹患した妊婦に対して人工妊娠中絶手術が施された例が多数あったこと、そして、産婦人科医の中にはその優生保護法上の根拠として、『妊娠中に風疹に罹患したことが判明したため、妊婦が異常児の出産を憂慮する余り健康を損なう危険がある場合には同法14条1項4号（妊娠の継続又は分娩が身体的又は経済的理由により母体の健康を著しく害するおそれのあるもの）に該当する。』と唱える者があったことが認められる。そして、右の見解がいうような場合には、人工妊娠中絶を行うことが適法と認められる余地もあり得るものと解されるのであり、また、原告花子についても右のような事由に該当する可能性があったことは否定し難いところである。そうであるならば、原告らは生まれる子の親であり、その子に異常が生ずるかどうかにつき切実な関心や利害関係を持つ者として、医師から適切な説明等を受け妊娠を継続して出産すべきかどうかを検討する機会を与えられ利益を有していたと言うべきである。また、この利益を奪わ

れた場合に生ずる打撃の大きさを考えれば、右利益侵害自体独立の損害として評価することは十分可能である」。

つまり58年判決は、障害児の中絶が当時の優生保護法14条1項4号の適用によって行われている実態に着目し、原告が人工妊娠中絶する可能性がなかったわけではなく、両親らの出産するか、中絶するかの自己決定権が医師の過失により侵害されたととらえ、医師の過失と両親の精神的苦痛との因果関係を肯定しているのである。54年判決も異常児出生の可能性による人工妊娠中絶が許される場合があることを前提として、両親が期待を裏切られたことをもって損害として、因果関係を肯定している。

ところが、東京地裁平4判決および前橋地裁判決は、54年判決と58年判決と異なり、実態よりも当時の優生保護法に胎児条項がないことに重きをおいて判断している。

すなわち、東京地裁平4判決は、「確かに、生まれる子に異常が生ずるかどうかについて切実な関心や利害関係を持つ子の親として、重篤な先天性異常が生じる可能性があるとわかったとき、それが杞憂に過ぎないと知って不安から開放されることを願い、最悪の場合に備えて障害児の親として生きる決意と心の準備をし、ひいては、妊娠を継続して出産すべきかどうかの苦悩の選択をするべく、一刻も早くそのいずれであるかを知りたいと思うのが人情である。原告らが被告に求めたのも、このような自己決定の前提としての情報であり、債務不履行又は不法行為によってその前提が満たされず、自己決定の利益が侵害されたときは、法律上保護に値する利益が侵害されたものとして、慰謝料の対象となるものと解するのが相当である」と判示して、医師の過失と両親らの自己決定の利益侵害との間の因果関係を肯定しているが、一方で、同判決は、「しかしながら、原告らのその余の請求は、これと同一には論じることはできない。すなわち、先天性風疹症候群児の出生が危惧されるとき、社会的事実として人工妊娠中絶が行われる例があることは否定できないところであって、本件においても、原告らが人工妊娠中絶を行っていれば、春子の養育のために医療費や付添料等の支出を免れたであろうことは

確かである。

　しかし、妊婦が風疹に罹患した場合には、人工妊娠中絶の方法による以外には先天性風疹症候群児の出生を予防する途はないが、優生保護法上も、先天性風疹症候群児の出生の可能性があることが当然に人工妊娠中絶を行うことができる事由とはされていないし、人工妊娠中絶と我が子の障害ある生とのいずれをの途を選ぶかの判断は、あげて両親の高度な道徳観、倫理観にかかる事柄であって、その判断過程における一要素に過ぎない産婦人科医の診断の適否とは余りにも次元を異にすることであり、その間に法律上の意味における相当因果関係があるものということはできない」と判示して、特別の医療費・看護費の出費との間の因果関係を否定しているのである。

　前橋地裁判決も次のように判示している。

　「問題は、もし、被告医師が正確に原告花子の風疹罹患を判定して、これを同人に伝えていたとすれば、春子の障害は回避できたかというと、否定せざるをえない。つまり、春子の障害は、被告医師の誤診に起因するものではなく、被告医師の誤診以前に原告花子が風疹に罹患したことが原因である。そうなると、原告花子が被告医師の診断を求めてきた昭和63年7月28日の時点では、事後的にみると客観的には、春子は障害を持って出生するか、出生しないかという可能性しかなかったことになる。原告らの請求の当否は、結局春子が障害を持って出生したことと、出生前に人工妊娠中絶されてしまって出生しなかったこととの比較をして、損害の有無を判断することになるが、このような判断は、到底司法裁判所のよくなしうることではなく、少なくとも、中絶されて出生しなかった方が、障害を持って出生してきたことよりも損害が少ないという考え方を採用することはできない。

　まして、現在の優生保護法によって、本件のような場合には、人工妊娠中絶は認められないと解せられる以上、法的に見ても、原告花子が春子を中絶することは不可能であったのだから、元々、前記のような比較をすることはできないのである。

　ちなみに、原告らは、現行優生保護法によっても、本件は、同法14条1項

4号の『母体の健康を著しく害するおそれ』のある場合に該当するから人工妊娠中絶は許されるとする。……そもそも、異常児の出生の可能性は、合法的な妊娠中絶の理由にならないと解する。もちろん、当裁判所は、現実には違法な中絶が行われているという実状が仮にあるとしても、それを前提に判断することはできない。

被告医師の過失と春子の障害との間に因果関係は認められない」と判示して、特別な医療費・看護費の出費との因果関係を否定している。

しかし、次のように述べ、両親らの精神的苦痛との因果関係を肯定している。

「原告花子は、妊娠初期における風疹罹患が障害児出生の危険を著しく増す危険を考慮して、わざわざそのために風疹罹患の有無の診断を被告医師に求めたのであるのに、被告医師は、前記過失によりその診断を誤ったものである。もし、被告医師が、正確に診断し、その結果を原告花子に伝達していたとすれば、原告らは、中絶は不可能であったとしても、春子の出生までの間に、障害児の出生に対する精神的準備ができたはずである。

しかし、現実は、信頼しきっていた被告医師の診断に反して、先天性風疹症候群に基づく障害をもった春子の出生を知らされたわけであるから、その精神的驚愕と狼狽は計り知れないものがある。特に、原告花子は、一般的水準より高度に風疹に対する知識と関心をもち、十分な準備をして被告病院の診断を求め、診察に対する患者としての医師への情報の提供も極めて適切であったことを考えると、本件の被告医師の過失に基づく誤診は、大きな精神的苦痛を与えたことが推認できる」。

つまり、両親は思いもかけずに障害児が生まれてショックを受けただろうから、それだけは慰謝料を認めてあげましょうと、いわば温情的な結論を導き出したものと解される。

(ウ) 小 括

このように上記①～④の判決はいずれも両親らの精神的苦痛を損害として、慰謝料を肯定しているが、前述の胎児条項の不存在と実態とのギャップにつ

いての理解の違いから、侵害利益のとらえ方に差異がある。つまり、①および②は異常児出生の可能性を理由とする人工妊娠中絶が世間で多く行われているという実態を認めて、妊婦らに出産するか、中絶するかの自己決定権があることを認め、その侵害を損害としている。それに対して、④は異常児出生の可能性は合法的な妊娠中絶の理由にならないといいきり、異常児の出生を知っていれば精神的な準備ができたはずなのに、予期に反して異常児が出生したことによる両親らの驚愕や狼狽などの精神的苦痛を損害としてとらえているのである。

このようにみると、裁判例の傾向が胎児が障害児である場合に女性の自己決定権を否定する方向に流れていっているように思われるが、その傾向とは異なる裁判例が出されている。先天性風疹症候群の事案ではなく、産婦人科医が患者に対して、催奇形性作用を有する薬剤を投与するにあたり、当該薬剤の副作用について説明すべき義務に違反して、何らの説明をしなかったため、当該患者が当該薬剤を服用した後に自然妊娠で妊娠していることに気が付き、奇形児出産を回避するために人工妊娠中絶を余儀なくされたとして、当該産婦人科医に不法行為に基づく損害賠償を求めた事案である。大阪地方裁判所は、原告の請求を一部認容し、双方控訴することなく確定している（大阪地判平成14・2・8判タ1111号163頁）。同判決は次のように判示している。

「損害賠償請求訴訟のおける相当因果関係の証明は、厳密な意味での医学的証明を必要とするものではなく、器官形成期に催奇形性作用のある薬剤を服用し、医師と相談した結果、<u>奇形児が出生することに不安を抱き、やむなく妊娠中絶に至った過程は、社会通念上是認することができる</u>。したがって、被告の説明義務違反と本件手術との間には相当因果関係が認められる」。

母体保護法には胎児条項が盛り込まれなかったにもかかわらず、この判決では胎児が奇形児となる可能性が高いことを理由による人工妊娠中絶を是認しており、現場での実態を認めた上記①および②の裁判例に逆戻りしたといってもよいかもしれない。立法論的に解決されない限り、このような裁判例の振れは解消されないであろう。

また、上記③および④の判決においては、障害児であることによる医療費と看護費は因果関係がないとして否定されている（上記①および②ではそれらは請求されていない）。事案は異なるが、難病の遺伝病であるペリツェウス・メルツバッヘル病（PM病）に罹患した子の出生をめぐる裁判で、第一審である東京地裁は出生児の介護費用等は因果関係がないとしたが（東京地判平成15・4・25判時1832号141頁、判タ1131号285頁）、控訴審である東京高裁は介護費用等との因果関係を認めるという逆の判断をしている（東京高判平成17・1・27判時1953号132頁。なお、同判決については上告・上告受理申立てがなされているが棄却・不受理となって確定している）。前掲東京高判平成17・1・27は、この点について「一審原告ら（両親）は、ｆ（出生児）の扶養義務者であるから、ｆが生存し、かつｆに対し扶養義務を負う期間、ｆがPM病であるために要する介護費用等の特別な費用を共同して負担することとなるから、そのうちの相当のものは、ｄ医師の義務違反行為と相当因果関係のある損害と認めるべきである。この特別な費用を損害として認めることは、ｆがPM病の患者として社会的に相当な生活を送るために、一審原告らが両親として物心両面の負担を引受けて介護、養育している負担を損害として評価するものであり、ｆの出生、生存自体を一審原告らの損害として認めるものではない。上記のような費用を不法行為の損害と評価し、ｄ医師の説明義務違反との間に法的因果関係を認めることがｆの生を負の存在と認めることにつながり、社会的相当性を欠くということはできない」と判示して、損害賠償の差額説からの否定的な結論を回避している。医療情報の多寡からして障害児の養育に要する特別の介護費用等をどちらに負担させるのかという公平の観点からすると妥当な判決ではないだろうか。今後の障害児の出生をめぐる医療訴訟における損害論を論じるあたって注意しておかなければならない判決である。

(2) **人工妊娠中絶が行われた事例**

●設例2● 人工妊娠中絶が行われた事例

甲女は、腹痛や出血があったので泌尿器科医乙の診察を受けたところ、

族らの利己的な理由や優生主義的な発想により尊い胎児の生命が抹殺される危険があるからである。

また、「胎児」や「受精卵」の生死の問題や女性の自己決定権が、個々人の産婦人科医の価値観や倫理観、医院・病院・地域の医師会・産科婦人科学会などの内部ルールやガイドラインや会告によって解決ないし左右されるされるのは不合理である。

生殖医療および出生前診断がさらに進歩しつつある状況において、女性・妊婦の自己決定権と受精卵ないし胎児の生きる権利が対立関係になった場合の対処について、社会的・立法的な新たなルールづくりが必要な時期にきていると考える。

〔演習問題〕

　内科医Aは、患者B子から妊娠中であることを聞きましたが、放射線診断による胎児への影響について何らの説明をしないまま放射線診断を行いました。2週間後、B子はかかりつけの産婦人科医Cに定期診断で訪れた際に、内科医で放射線診断を受けたことが気がかりだったので、胎児に対する影響を産婦人科医Cに相談したところ、産婦人科医Cより「奇形児が生まれる確率が非常に高いので、障害児を産んで育てる自信がないなら中絶したほうがよい」と勧められたため、パニック状態に陥り、セカンド・オピニオンなどを求めることもなく、いわれるままに中絶してしまいました。その後、B子は放射線専門医に確認したところ、B子が受けた放射線診断の時期、部位および放射線量では奇形児が生まれる確率は非常に小さいことが判明しました。

　B子は産婦人科医Cに対し、「誤った情報で中絶を勧めた。影響がほとんどなかったのなら中絶などしなかった。子をもつ喜びを奪われた」として、中絶費用、中絶による後遺症の賠償金および中絶したことにより精神的なダメージを受けたとして慰謝料を請求できるでしょうか。

（釘澤知雄）

第4章　生命倫理

Ⅶ　ゲノム研究のヒトへの応用——ヒトゲノムの解読から遺伝子操作まで

1　遺伝の現象から DNA の研究へ

　親から子へと特定の形質が受け継がれる現象（遺伝現象）は古くから経験的に知られており、人々はこの現象を利用して動物や植物の品種改良を行ってきた。『種の起源』（1859年）を著したダーウィンも遺伝現象を進化論の理論的要素として重視していたが、自然科学の研究対象としてこの問題に初めて取り組んだのはチェコのブルノ（当時はオーストリア領）の修道僧メンデルである。彼は修道院の裏庭でエンドウマメの栽培実験を繰り返し、1866年にその結果をいわゆる"メンデルの法則"としてまとめ、遺伝現象が単位因子（現在の遺伝学でいう"遺伝子"）によって制御されているという仮説を発表した。しかし、メンデルの遺伝法則の重要性は1900年にド・フリースらによって再発見されるまで理解されないまま埋もれていた。遺伝子が染色体上に存在するという仮説を提唱したのはサットンである（1901年）。染色体はDNAたんぱく質の複合体で細胞核の中に存在し、細胞の分裂時に観察されるが、サットンはバッタの染色体を使った研究を行い、「配偶子形成における染色体の挙動はメンデルの法則に従う」という染色体説を提唱した。またモーガンらはショウジョウバエを使った一連の交雑実験を行い、1926年に、遺伝子説（遺伝現象は染色体上に線条に配列した遺伝子の挙動によって説明できる）を発表している。DNAが遺伝物質であることを示唆したのはアーベリーである。彼は肺炎双球菌を用いた実験を行い、1944年に、肺炎菌の病原性がDNAによって変化すること（形質転換遺伝子がDNAであること）を明らかにした。

　DNA（デオキシリボ核酸）は白い線維状の化学物質である。ワトソンとクリックによる"DNAの二重らせん構造モデル"の提唱（1953年）を契機と

して、DNA は遺伝子の化学的本体として位置づけられるようになった。DNA の二重らせん構造の発見によって、20世紀中頃には、DNA が正確に複製されるしくみや DNA の情報によってたんぱく質が造られるしくみなどが解明されていった。化学物質としての DNA はミーシャーによって1869年に発見されていたが、その機能が理解されるまでには80年近い歳月を要したのである。

2　ヒトゲノム研究の流れ

ゲノムとは「生物が個体として生存するために必要十分な遺伝情報のセットを意味し、自然状態で細胞がもつ染色体の総数」を指す語である。一人の人間は両親のそれぞれから23本の染色体に書き込まれた一組30億個の文字列情報を受け継いでおり、この文字列情報をゲノムと呼ぶ。生物としてのヒトの体を造っている個々の細胞はすべて二組のゲノム（60億個の文字列情報）をもつ。遺伝子の化学的本体である DNA の構成単位はアデニン（A）、チミン（T）、グアニン（G）、シトシン（C）という4種類の塩基である。このうちの三つの塩基の組合せが一つの遺伝暗号を形成し、それぞれの暗号が一つのアミノ酸を指定している。たんぱく質の合成は、この四つの塩基の組合せで書かれた暗号文が転写され、アミノ酸配列に翻訳されるという過程を経て行われる。1970年代半ば過ぎに遺伝子組換え技術が確立し、DNA の自動解読を行うシークエンサーが登場したことによって、DNA 塩基配列の解読は比較的容易に行えるようになった。しかし、1990年に**ヒトゲノム**の全塩基配列決定を目標に掲げた国際共同研究ヒトゲノムプロジェクトが開始された後も、ゲノム解読のペースは遅々たるものだった。だが、1990年代半ば過ぎから高速の全自動シークエンサーが登場したことによってゲノム解読のスピードは一気に加速されていった。

ヒトゲノムプロジェクトの発足当初、ヒトゲノムに含まれる遺伝子の総数は8万個から10万個近くあると考えられていたが、2003年のプロジェクト終了時点では2万数千個に訂正された。しかしこの時点で、ゲノム情報の約5

％をしめる２万数千の遺伝子の機能についてすべてが解明されたわけではなく、多くの課題が残された。また、ヒトゲノムの全塩基配列の95％を占める遺伝子を含まないゲノム領域に関しては研究の糸口さえつかめない状態にあった。ヒトゲノムプロジェクトの終了後、国際的な研究コンソーシアムは、次の研究段階へ向かう糸口を掴むために、ENCODE計画（ヒトゲノム中のすべての機能的エレメントを同定し、ヒトDNAエレメントの百科事典を作製する計画）や「1000ゲノムプロジェクト（世界中の1000人以上の人々のゲノム情報を解読し、ゲノム全体に存在する変異型のカタログを作製するという計画）」などの巨大プロジェクトに着手した。また米国では、ヒトゲノムプロジェクトに続く巨大プロジェクトとして、「1000ドルゲノムプロジェクト」を立ち上げ、一人分の全ゲノム（パーソナルゲノム）を1000ドルという安価なコストで解読できるような高精度かつ超高速の次世代シークエンサーの開発に乗り出している。

　ヒトゲノムプロジェクトの遂行過程では、大量のDNAを高速で解析するための全自動シークエンサーや情報技術（インフォマティクス）の開発、DNA配列情報のデータベース化とウェブ上での即時公開、データベースへの自由なアクセスなどが行われた。ヒトゲノムプロジェクトの場合、ゲノムの塩基配列決定は何人かの人のDNAを混ぜ合わせた試料を用いて行われた。ヒトゲノムの解読過程で得られたゲノム配列情報をウェブ上で直ちに公開し、情報への自由なアクセスを認めることができたのは、決定された標準的ヒトゲノム配列が特定個人のゲノム配列ではないため、プライバシー保護などの問題の生じる余地がなかったことによる。

　ヒトゲノム研究の進展に伴って惹起される法的・倫理的・社会的問題に対処するために、生物医学研究の実施やヒトゲノム情報の取扱いをめぐる国際宣言（ユネスコ「ヒトゲノムと人権に関する国際宣言」など）の公表や、条約（欧州評議会「生物学及び医学の人への応用における人権と人間の尊厳に関する保護条約」）の締結、法律（アメリカ「遺伝情報差別禁止法」、ドイツ「遺伝子診断法」など）の制定、遺伝情報の取扱いに関する指針（OECDガイドラインな

ど）の策定が相次いでなされた。

3　医療の変貌

(1)　遺伝子関連検査の対象拡大と普及

　ヒトゲノム解読の成果は遺伝子検査にも新風を吹き込んだ。遺伝子の塩基配列が1カ所だけ異なっている状態を一塩基多型（スニップ：SNP）と呼ぶが、スニップの機能を解析することにより、病気の罹りやすさの診断（易罹患性診断）や治療薬の効果や副作用（薬剤応答性）の予測が可能となった。さらに、ゲノム全領域をシークエンシングして疾患関連遺伝子を見つけ出すという手法（ゲノムワイド関連解析法：GWAS）の急速な進展によって多因子疾患に関連する新規遺伝子の発見や薬剤応答性の遺伝要因の解析に弾みがついたのである。遺伝子検査を取り巻くこのような状況の変化は遺伝子検査の対象を一気に拡大しただけでなく、検査会社がウェブサイトや雑誌を通じて、直接、消費者に検査を提供するという消費者直販型（DTC）遺伝子検査の登場に途をひらいたのである。日本ではこうした状況の変化に対応するために、日本人類遺伝学会による「DTC遺伝学的検査に関する見解」（2008年（平成20年））および「一般市民を対象とした遺伝子検査に関する見解」（2010年（平成22年））、日本医学会と遺伝医学関連10学会による「医療における遺伝学的検査・診断に関するガイドライン」（2011年（平成23年））、社団法人日本衛生検査所協会（当時）遺伝子検査受託倫理審査委員会による「遺伝学的検査受託に関する倫理指針」（2001年（平成13年）4月策定、2004年（平成16年）・2007年（平成19年）・2011年（平成23年）改正）等のガイドラインが相次いで公表された。

　日本医学会と遺伝医学関連10学会による「医療における遺伝学的検査・診断に関するガイドライン」では、これまで使われていた遺伝子検査という語を「病原体遺伝子検査」「ヒト体細胞遺伝子検査」「ヒト遺伝学的検査」の三つに分類し、この3者を総称して「遺伝子関連検査」と呼び、一般的にはそれぞれに「病原体遺伝子検査」「体細胞遺伝子検査」「遺伝学的検査」の用語

をあてるという再定義を行っている。ヒト生殖細胞系列を対象とする遺伝学的検査の適用範囲には、単一遺伝子病の診断に関する遺伝子検査や抗がん剤などに対する薬剤応答性検査のうち生殖細胞系列を対象とした検査、糖尿病・高血圧などの生活習慣病のリスク診断に用いる遺伝子型を調べる検査、個人の体質診断（肥満のリスクや飲酒・喫煙に関する遺伝子型の検査）に関する検査などが含まれている。遺伝学的検査で得られる遺伝情報は被検者自身の個人情報であると同時に血縁者との共通情報でもあるため、検査の実施および検査結果の取扱いに関して遺伝子関連検査の中でも特段の法的・倫理的配慮が必要とされる。

近年、遺伝子関連検査の中には、抗がん剤イリノカテンの副作用の可能性を調べる薬剤応答性検査やデュエンヌ型筋ジストロフィー・神経変性疾患のDNA診断のように保険収載されるものも登場している。

(2) 遺伝子治療の動向

病気の治療を目的として遺伝子または遺伝子を導入した細胞を人の体内に投与する治療法を遺伝子治療という。世界初の遺伝子治療は、1990年、アデノシン・デアミナーゼ（ADA）欠損症の患児を対象にアメリカで行われた。これに続く多くの臨床研究では、ADA欠損症のような単一遺伝子病だけでなく、がんなどを対象とするプロトコールが数多く承認されている。Wiley社の"遺伝医学雑誌（J. Gene Medicine）"掲載の統計データ（2013年現在）によれば、1989年～2013年の間に世界で承認された遺伝子治療臨床プロトコ[1]ールの総数は1970件である。実施国別にみると、最多実施国はアメリカ（1235件：62.7%）で、以下、イギリス（204件：10.4%）、ドイツ（82件：4.2%）と続き、日本は26件（1.7%）と報告されている。遺伝子治療研究の開始当初、主な治療対象はADA欠損症のような単一遺伝子病やがんであった。しかしその範囲は次第に拡大し、現在では、狭心症や動脈硬化のような心臓血管系の疾患、HIVやB型肝炎・C型肝炎のようなウイルス感染症なども

---

1 J Gene Med "Gene Therapy Clinical Trials Worldwide"〈http://www.abedia.com/wiley/index.html〉参照。

対象に加えられるようになった。Wiley社の疾患対象別データでは、がん（1107件：64.6％）が最も多く、心臓血管系疾患（146件：8.5％）や単一遺伝子病（143件：8.3％）、ウイルス感染症（138件：8.1％）などがこれに続いている。

　遺伝子治療はこれまで有効な治療法をもたなかった遺伝性疾患やがんなどに対する治療法開発の突破口として期待されているだけでなく、ゲノム創薬をめざす医薬品業界などからも新たなビジネスチャンスとして熱い視線を送られている。遺伝子治療に対する期待が膨らむ一方において、臨床研究や治験の実施過程において重篤な有害事象が発生する可能性があることも忘れてはならない。1999年、アメリカでは、OTC欠損症遺伝子治療の第1相試験に参加した被験者がアデノウイルス投与4日後に死亡し、これをめぐって訴訟にまで発展するという事件（ゲルジンガー事件）が起きている。また、2002年にフランスで行われたレトロウイルスベクターを用いたX連鎖性重症複合免疫不全症（X-SCID）遺伝子治療では、遺伝子の染色体挿入が原因となり2名の被験者（患者）が白血病様症状を発症している。これらの事例は遺伝子治療が医療としてはまだ十分に確立しておらず、その安全性と有効性について慎重な検討が必要であることを示唆している。

コラム　ゲルジンガー事件

　この事件の発端は、1999年に、ペンシルバニア大学ヒト遺伝子治療研究所の実施するOTC欠損症遺伝子治療第1相試験に参加した18歳になるOTC患者ジェシー・ゲルジンガーが、OTC遺伝子を組み込んだアデノウイルスを投与された4日後に多臓器不全によって死亡したことである。当初、ジェシーの父親は研究チームを擁護しFDAを批判していた。しかし、後日、研究チームが「スポンサーが特許をもつ、通常より毒性の強いウイルスベクターを使用したこと」、「有害事象派生時のFDAへの報告・研究中止という取決めを無視したこと」、そして「インフォームド・コンセントを得る際に、他の被験者の健康被害や多臓器不全による実験動物の死亡などのリスク情報を伝えていなかったこと」など多くの点でプロトコール違反を犯していたことを知り、2000年9月

第4章　生命倫理

> にジェシーの代理人とともに"ペンシルバニア大学理事会、主任研究者、スポンサー、生命倫理コンサルタント"などに対して損害賠償および懲罰的損害賠償を求める訴訟を起こしたのである。被告の中に著名な生命倫理学者が含まれていたため、この事件は日本でも多くの関心を集めた。なお、本件は2000年11月に和解が成立したため、事件の詳細は公表されていない。

(3) 日本における遺伝子治療の状況

遺伝子治療に関するわが国の指針──「遺伝子治療臨床研究に関する指針」──は、2002年（平成14年）3月に文部科学省と厚生労働省の共通指針として公布され（平成14年3月27日付け文部科学省・厚生労働省告示第1号）、同年4月1日に施行された。その後、個人情報保護法の完全実施との絡みで行われた2004年（平成16年）の改正（平成16年12月28日付け文部科学省・厚生労働省告示第2号：全部改正）と2008年（平成20年）12月の一部改正を経て今日に至っている。

「遺伝子治療臨床研究に関する指針」（以下、Ⅶにおいて「指針」という。コラム参照）で認められている遺伝子治療臨床研究は、「疾病の治療を目的として遺伝子又は遺伝子を導入した細胞を人の体内に投与すること」および「疾病の治療法の開発を目的として標識となる遺伝子又は標識となる遺伝子を導入した細胞を人の体内に投与すること（遺伝子標識）」の二つである（第1章総則第2定義1および2）。遺伝子治療の方法としては、「遺伝子治療薬（目的遺伝子を搭載したベクター）を生体に直接投与する方法（in vivo gene therapy）」および「遺伝子導入細胞（生体外で遺伝子導入を行った細胞）を投与する方法（ex vivo gene therapy）」の二つが認められている。また、対象疾患の要件としては、①重篤な遺伝性疾患、がん、後天性免疫不全症候群その他の生命を脅かす疾患又は身体の機能を著しく損なう疾患であること、②遺伝子治療臨床研究による治療効果が、現在可能な他の方法と比較して優れていることが十分に予測されるもの、③被験者にとって遺伝子治療臨床研究によって得られる利益が、不利益を上回ることが十分予測されるものである

422

こと、の三つがあげられている（第1章総則第3対象疾患等1の1～3）。指針で認められている遺伝子治療臨床研究は体細胞系列を対象とする場合に限定されており、人の生殖細胞または胚の遺伝的改変を目的とした「生殖細胞遺伝子治療臨床研究」は禁止されている（第1章「第6　生殖細胞等の遺伝的改変の禁止」）。遺伝子治療臨床研究の実施については、実施施設での事前審査および国による審査という二重審査体制がとられている。すなわち、新たに遺伝子治療臨床研究を行おうとする場合、総括責任者は施設内審査委員会の承認審査を経た計画書を厚生労働大臣に提出し、国の承認を得なければならない。

　日本初の遺伝子治療臨床研究は、1995年（平成7年）、ADA欠損症の5歳の男児を対象として北海道大学医学部付属病院で開始された。2年後には、この臨床研究の主要部分が成功裏に終わったことが報告されている。国立医薬品食品衛生研究所遺伝子細胞医薬部第一研究室のまとめ（2012年（平成24年）2月現在）によれば、1995年から2011年（平成23年）までに実施が承認された遺伝子治療臨床研究は30件、現在申請中のものをあわせると38件で、その約8割が臨床研究、残り2割が治験であり、がんを対象とした研究が全体の6割以上を占めるという。[2]

　遺伝子導入に用いられるベクターにはウイルスベクターと非ウイルスベクターがあるが、現在はより効率的に遺伝子を導入することができるウイルスベクター（アデノウイルス・ベクターやレトロウイルス・ベクターなど）が多用されている。しかし、近年では、ヒト人工染色体ベクターを用いるなどの新たな方法も試みられている。また、がんの治療では、遺伝子治療に代わるものとして腫瘍溶解性ウイルスを用いたウイルス療法への期待が高まりをみせ、国内での腫瘍溶解性ウイルスの開発も始まっている。

---

[2]　国立医薬品食品衛生研究所（NIHS）「日本で実施が承認されている遺伝子治療臨床研究」〈http://www.nihs.go.jp/cgtp/cgtp/sec1〉参照。

第4章　生命倫理

> **コラム　遺伝子治療臨床研究に関する指針**
>
> 　日本における遺伝子治療臨床研究は、1991年（平成3年）10月に当時の厚生科学会議に「遺伝子治療に関する専門家委員会」が設置されたことによってその第一歩を踏み出した。同専門委員会がまとめた中間報告を受けた厚生科学会議は、1993年（平成5年）4月に、医療機関を対象とした「遺伝子治療臨床研究に関する指針」を公表した。この指針は、1994年（平成6年）2月に平成6年厚生省告示第23号として公布された。一方、文部省（当時）も、内容的には厚生省指針とほぼ同一の「大学等における遺伝子治療臨床研究に関するガイドライン」を1994年6月に公布している（平成6年度文部省告示第79号）。二つの指針はかなりの期間並立状態にあったが、2002年（平成14年）3月に「遺伝子治療臨床研究に関する指針」として一本化され（平成14年3月27日付け文部科学省・厚生労働省告示第1号）、同年4月1日に施行された。現行の指針は、個人情報保護法の完全実施との絡みで行われた2004年（平成16年）の改正（全部改正）および2008年（平成20年）12月の一部改正を経て今日に至っている。現在、文部科学省と厚生労働省は遺伝子治療臨床研究をめぐる近年の状況変化に対応するために、指針の見直しに向けて、臨床研究と治験の整合性、海外の規制との整合性、ベクターの品質・安全性に関する基準などの諸点について検討を行っている。なお、遺伝子治療で使用される医薬品については、別途「遺伝子治療用医薬品の品質及び安全性確保に関する指針」が定められている（平成7年11月5日付け厚生省薬務局長通知薬初第1062号。2002年（平成14年）および2004年に一部改正）。遺伝子治療臨床研究等で遺伝子組換え生物を使用する場合は、「遺伝子組換え生物等の使用等の規制による生物多様性の確保に関する法律（カタルヘナ法）」（生物多様性条約に基づくバイオセーフティに関するカタルヘナ議定書を適切に運用するための法律。日本では2003年（平成15年）6月にカタルヘナ法成立、2004年2月に施行）の遵守が求められている。
>
> 　また、ヒトゲノム・遺伝子解析研究に対しては、文部科学省・厚生労働省・経済産業省による「ヒトゲノム・遺伝子解析研究に関する倫理指針」（2001年（平成13年）3月29日公布。2004年12月全部改正、2005年（平成17年）および2008年に一部改正）が定められている。

424

(4) 遺伝子技術によるエンハンスメント

　エンハンスメント（enhancement）という語は、一般に、"改良・改善すること"や"増強すること"、"強化すること"などを指す言葉として用いられている。しかし、人類遺伝学者のフレンチ・アンダーソンは、1980年代半ば、アメリカにおける体細胞遺伝子治療の適応範囲とその限界をめぐる先駆的な検討を行う中で、この言葉を治療（therapy）の対立概念と位置づけて使用した。これ以降、エンハンスメントという概念が医療倫理や生命倫理の文脈において取り上げられる場合、診断や治療、予防、症状の緩和や健康の維持・回復といった古典的な意味での医療の守備範囲を超えて、病理的にはなんら問題のない特性（non-pathological human traits）や能力の改善／増強を目的として人の〔生理－心理的〕メカニズムに介入することを指す言葉として用いられるようになった。エンハンスメントの方法には、薬物の使用や外科手術、遺伝子技術の利用などがあるが、特に、遺伝子技術を用いて人体に遺伝物質を導入してエンハンスメントを行うことを遺伝的エンハンスメント（genetic enhancement）と呼ぶ。

　古典的な意味での医療の範囲内に限定して遺伝的エンハンスメントを行う場合、私たちはこれを**遺伝子治療**と呼んでいる。一方、医療の本来的な守備範囲を超えて、健やかな人間の諸特性をさらに増強する目的で遺伝子技術が使用される場合、私たちはこれを**遺伝的エンハンスメント**と呼ぶのである。一見すると、この二つの概念の区別は明瞭にみえるだろう。わが国の遺伝子治療臨床研究指針も、古典的な意味での医療における遺伝的介入と人の諸特性や能力の改良・増強を目的とした遺伝的改変（遺伝的エンハンスメント）とを区別したうえで、医療目的での体細胞遺伝子治療を認めているのである。なお、生殖細胞系列への遺伝子治療は、実施される遺伝的改変が次世代に受け継がれることや人間性・人間の尊厳を冒す危険性があることなどの理由から、日本だけでなく世界的にも禁止されている。

第4章　生命倫理

> **コラム**　遺伝子ドーピング
>
> 　2004年8月にギリシャの首都アテネで開催された第28回夏季オリンピック大会では、数々のドーピング疑惑が取り沙汰された。大会終了後しばらくは、関係者の間で、アスリートの身体能力の向上をめざす新たな方途としての遺伝的エンハンスメントの可能性が話題になっていたという。
>
> 　すでに2001年1月には、スポーツ界が薬物使用に代わるドーピングの方法として遺伝的エンハンスメントに目を向けることを懸念した世界アンチ・ドーピング機構（ドーピング検査の世界的専門団体）と国際オリンピック委員会は、"アスリートによる遺伝的エンハンスメントの濫用の可能性"を議題とする特別会議をアメリカのコールドスプリング・ハーバーで開催している。世界アンチ・ドーピング機構は、2002年10月、ドーピング規程の「禁止リスト国際基準」の中に禁止方法の一つとして"遺伝子ドーピング"を加えている。
>
> 　2004年になると、こうした懸念が一歩現実に近づく事態が発生した。アメリカのハワード・ヒューズ研究所の研究チームが"持久力抜群のマラソン・マウスを誕生させた"というのである。2004年8月24日付けの時事通信ニュース速報によれば、この研究チームは、遺伝子操作によって脂肪燃焼促進作用をもつ"PPARデルタ"というたんぱく質の機能を高めたマウスの作製に成功。このマウスをトレッドミルの上で走らせたところ、通常のマウスの2倍にあたる1.8kmも走り続けたうえに、"遅筋"と呼ばれる持久力型の筋肉も強化されていたという。

4　ゲノム医学の進展をめぐる倫理的諸問題

(1)　ポストゲノムシークエンス時代の医療・医学研究をめぐる倫理問題

　ポストゲノムシークエンス時代のゲノム研究は、"遺伝子の精密解析（SNP解析）"、"たんぱく質の解析（プロテオーム解析およびトランスクリプトム解析）"、"ゲノムの異種間比較解析"の3分野で進展するとみられている。こうした流れの中で、疾患関連遺伝子や遺伝子多型に関する研究においても、ヒトゲノム全領域を対象としたシークエンシングを行って塩基配列の変異を網羅的に探索し、DNA塩基配列の変異から疾患との関連を解析しよ

うとする新たな研究手法（ゲノムワイド関連解析法GWAS）が登場した。この解析手法を用いることによって、多くの疾患関連遺伝子・薬剤応答性遺伝子の同定や集団間における疾患関連遺伝子の寄与率の相違の解明などに関して新たな知見が得られている。しかし、この新しい研究手法を用いる場合、解析対象となるのはヒトゲノムの全領域であり、特定の遺伝子ではない。そのため、これまで研究への参加や試料提供を求める際に対象者（被験者）に対して行っていた従来のインフォームド・コンセント手続のあり方を再検討せざるを得ない状況が生じている。また、解析を通じて同定されたDNA配列の変異がもつ意味を明らかにするためには解析データとともに解析試料を提供した被験者の生活習慣や病歴・家族歴などの個人情報の使用が不可欠となる。それゆえ、多くの研究者・研究機関が参加する大規模共同研究の実施や研究成果の利用に際しては、解明された遺伝情報に加えて被験者（試料提供者）の個人情報も関係者や関係機関の間で共有されることになる。被験者や研究対象とされた集団のプライバシー保護や遺伝情報に起因する偏見や社会的差別・不利益などの被害の発生防止、情報セキュリティのあり方などについてこれまで以上に慎重な対応が求められるゆえんである。また、研究計画の中に組換えDNA実験が組み込まれている場合には、研究遂行過程で発生した事故が研究者の身体・生命に危害を及ぼす可能性や遺伝子組換え生物等の環境中への拡散などのリスクに対する防止策や事故発生時の対応策などリスク管理の新たな課題に対する配慮も忘れてはならない。

　ヒトゲノムの大規模解析の普及によって疾病概念もまた変貌を迫られている。新たな研究手法によって多数の疾患関連遺伝子が発見されたり異なる疾患に共通する関連遺伝子が同定されたりしている。しかし、こうして同定された個々のリスク遺伝子が疾患の発症に寄与する度合いは小さく、単一遺伝子病の原因遺伝子の場合のように当該遺伝子の変異が疾患発症に直結するわけではない。今後の遺伝医療のあり方を考えるうえでは、多因子疾患という概念や保因者概念についての再検討、ヒトゲノム研究の進展を踏まえたうえでの一般の人々の遺伝リテラシーの向上などの問題に正面から向き合うこと

が必要である。

ポストゲノムシークエンス時代の医療では、ヒトゲノムの標準的DNA配列情報を利用して個々人のDNA情報の再配列決定（メディカル・リシークエンシング）を行うことも可能となった。近い将来、各人が自分のゲノムDNA配列情報を記録したディスクを抱えて病院に出かけるという"パーソナルゲノムの時代"が到来するかもしれない。遺伝医療における基本的倫理問題をまとめて以下に示した。

遺伝医療における基本的倫理問題
○個人の遺伝情報の性質に由来する問題
　・個人の遺伝情報は血縁者との共通情報
　・インフォームド・コンセント原則における同意主体のゆらぎ
　・患者のプライバシー権と医師の告知義務
○疾病概念および治療概念の変容
○診断と治療との跛行性
○未成年者に対する発症前診断・易罹患性診断
　・誰が決めるか
　・いつ検査を行うか
○遺伝学的知識のゆがみ
　・ゲノム多様性や多因子病に関する誤った理解
　・遺伝的資質に対するスティグマ
　・社会生活上の偏見、差別、不利益
○個人の遺伝情報に対する第三者のアクセス

---

(2) 遺伝子操作をめぐる倫理問題

これまで精子や卵子・受精卵（胚）といった生殖細胞に対する遺伝的エンハンスメントをめぐっては、個人の願望や社会規範に由来する"リベラル優生思想の実践"、"次世代の人々の生物学的多様性の制限"、"未生のわが子の遺伝的健康に対する親の責任"などを理由として賛否両論が闘わされてきた。しかし、ヒトゲノム研究の進展に伴う疾病概念の変貌とともに、治療とエン

ハンスメントの境界線は次第にあいまいなものとなっている。2003年にアメリカで公刊されたジョージ・ブッシュ大統領の大統領生命倫理委員会による報告書「治療を超えて——バイオテクノロジーと幸福追求」(以下、「報告書」という)では、"生まれてくる子の遺伝的資質の改善"、"自分自身の能力の向上"、"老化の遅延"、"気分の改善"などを広義のエンハンスメントに該当するものとして取り上げ、それぞれの事例について検討を加えている。この報告書が取り上げている諸事例からは、"患者の医療上の必要性(patient's medical needs)"と"顧客の幸福追求願望(client's greed for perfection and happiness)"との境界線が不明瞭になっていることがみてとれる。アメリカの研究チームが誕生させた"マラソン・マウス"(コラム「遺伝子ドーピング」参照)や日本の研究チームによる"遺伝子改変マーモセット"(コラム「霊長類で遺伝子改変動物づくりに成功」参照)の存在は、人がすでに有している機能の亢進や新しい能力の付与、あるいは特定の機能の阻害などを人為的に行うことが、もはやSFの世界にとどまっていないことを示唆している。遺伝医療において"健康と疾病との境界線"が揺らいでいる中で、"心身の完全/完璧な状態を獲得する手段"としての遺伝的エンハンスメントの濫用は私たち人間をどのような存在に変貌させるのだろうか。このような疑問を念頭に置いて、遺伝子治療および遺伝的エンハンスメントにかかわる倫理問題をまとめて以下に示した。

遺伝子治療・遺伝的エンハンスメントにかかわる倫理問題
○体細胞遺伝子治療について
・治療的にみた安全性・有用性の不確実さ
・疾病概念および治療概念の変容
・身体機能や特性等に対する介入的増強(エンハンスメント)の是非
○生殖細胞遺伝子治療について
・次世代の人々の遺伝的多様性の制限
・遺伝的エンハンスメントに関する医学上のリスク——ベネフィット評価

429

・遺伝的エンハンスメントへのアクセスにおける正義・公正・平等
○遺伝子操作一般について
　・人の自然的本性の人為的改変の是非
　・遺伝子操作による社会統制や均質社会の到来に対する危惧

コラム　霊長類で遺伝子改変動物づくりに成功

　科学雑誌「Nature（オンライン版）」2009年5月27日号の表紙を飾ったのは、「生物医学のスーパーモデル誕生」という見出しと1匹のコモンマーモセット（マーモセット）の写真だった。公益財団法人実験動物中央研究所佐々木えりか室長と慶應義塾大学医学部岡野栄之教授らの研究チームが、トランスジェニック技術を用いて遺伝子改変マーモセットをつくり出すことに成功。改変マーモセットに組み込まれた導入遺伝子がその仔に受け継がれることも確認されたのである。

　佐々木室長らの研究では、緑色蛍光タンパク質（GFP）を投入遺伝子としてコモンマーモセットの胚に導入し、80個の健康なトランスジェニック胚を仮親となるマーモセットの胎内に戻したところ5匹の仔が生まれ、この5匹の仔で遺伝子の改変が確認された。さらに、このうちの2匹では生殖細胞で導入遺伝子の発現がみられ、その中の1匹の精子と野生型マーモセットの卵子で体外受精を行った結果、遺伝子改変を受け継いだ仔が生まれたのである。今回成功した技術を使ってつくるトランスジェニックマーモセットを霊長類実験動物として用いることで、パーキンソン病や筋萎縮側索硬化症（ALS）などの神経難病の研究が大きく進むと期待されている。[3]

　佐々木室長らの共同研究で用いられたトランスジェニック技術とは生物に遺伝子（DNA）やRNAなどを導入する技術で、導入される遺伝子等はその生物に本来存在するものであったり、本来的にはその生物に存在しないものであったりする。前者の場合は、すでに有している機能を亢進することができる。また、後者の場合は、新しい機能を付与することや特定の機能を阻害することが可能となる。実験で用いたコモンマーモセット（マーモセット）はヒトと同じ真猿類に属するサルの一種で、成熟個体は体重200g～500g、体長20cm～25

---

[3] 詳細については、Nature 459、515-516：2009およびNature 459、523-527：2009参照。

cmとラットなみに小型で繁殖力も強い。実験動物中央研究所では、1980年（昭和55年）に、実験動物として規格化に成功している。

5　まとめ

20世紀以降、生物医学研究は私たちの予想をはるかに上回る勢いで進展してきた。G.R. テイラーが予測した"生物医学革命のスケジュール"[4]（コラム「G.R. テイラーの"生物医学革命のスケジュール予測"」参照）の大方はすでに達成されたか、あるいは達成のめどが立っている。ES 細胞や iPS 細胞あるいはヒト幹細胞を用いた再生医療研究の急激な進展と各界からの熱い期待をみる限り、"未来予測"に対するテイラーの懸念（"大衆は生物医学革命のスケジュールを受容するか？"）は、現在の社会状況の下では杞憂のように思われる。ポストシークエンス時代に突入したヒトゲノム研究の医療関連分野では、診断法や治療法の開発、ゲノム創薬などに関連した経済活動も活況を呈している。アメリカのバイ・ドール法（「1980年アメリカ合衆国特許商標法修正条項」の通称）にならって1999年（平成11年）に公布された「日本版バイ・ドール規程」（産業活力の再生及び産業活動の革新に関する特別措置法30条、2003年（平成15年）改正。2007年（平成19年）に産業技術力強化法（19条）に移管）は、産学の連携や研究者・大学等の研究機関によるバイオ・ベンチャー企業の立ち上げなどに対して起爆剤的役割を果たすと同時に、研究の推進力ともなっている。

ヒトゲノム研究の加速度的な進展とトランスジェニック技術の広範な利用の先で私たちを待ち構えている社会は、1997年にアメリカで公開された SF 映画『ガタカ (Gattaca)』やリー・シルヴァーの著書『複製されるヒト (Remaking Eden)』（1998年、翔泳社）の中で描かれているような遺伝子操作で"理想のわが子"を設計し、"優秀な知能と優れた体力・風貌を備えた適

---

[4] G.R. テイラー『Biological Time Bomb（生物学的時限爆弾）』（邦訳『人間に未来はあるか』（1969年、みすず書房））。

格者"を産みだすことを当然視するような社会かもしれない。傷つきやすく壊れやすい肉体を備え、死すべき存在としてこの世に誕生した私たちは、人体改造の可能性を秘めたバイオテクノロジーの利用を一定の範囲内に制限し続けることができるだろうか。生物医学領域における技術開発や研究成果の人への応用に際しては、"人間の自然的本性"や"人間の尊厳"を守るという視点に立って"できること"と"してもよいこと"を明確に区別し、"できること"と"してはならないこと"とを峻別する規範と基準とを構築することが求められている。

コラム　G.R. テイラーの"生物医学革命のスケジュール予測"

　G.R. テイラーは著書『生物学的時限爆弾』(1969) の中で、次のような"生物医学革命のスケジュール"を描いている。著者によれば、これらの予測は"技術の完成度という側面についてのみみたものであり、社会および経済面からの思惑に左右される一般大衆に受け入れられるかどうかは考慮していない"という。

生物医学革命のスケジュール

第一期　1975年まで	深睡眠と遷延昏睡
四肢、器官の移植	若い力の維持
（ヒトの）卵細胞の人工授精	最初の複製動物（クローニングによる）
受精卵の子宮内移植	単細胞動物の合成
卵子、精子の永久保存	器官の人工製造
子孫の性の自由選択	ヒトと動物との雑種
臨床的死期の延長	
感覚に作用する薬物-欲求の操作	**第三期　2000年以後**
記憶の消去	老化の克服、寿命の延長
不完全ながら人工胎盤	複雑な生物の合成
人造ウイルス	身体から脳を分離
	脳とコンピューターとの接続
第二期　2000年まで	遺伝子構造の操作
広範囲の感覚操作と人格改造	複製人間（クローニングによる）
人類、動物の知能の向上	脳と脳との結合
記憶の注入、記憶の矯正	ヒトと機械との間の雑種
完全な人工胎盤とベビー工場の実現	「死」の無限延長

VII　ゲノム研究のヒトへの応用——ヒトゲノムの解読から遺伝子操作まで

>　　生命の模造、生物の再生
>
> G.R. テイラー『生物学的時限爆弾』(1969年) 所収
> (E.R. コッホ/W. ケスラー著『生物医学の悪夢』〈朝日選書158〉より引用)

〔演習問題〕

　あなたは、「治療とエンハンスメントとの境界線」をどのように設定すべきだと思いますか。次に示す二つ事例について両者の概念的区別に対するあなたの考えを述べなさい。

1　事例1：低身長児に対するヒト成長ホルモンの投与

　　低身長児の治療に用いられる"ヒト成長ホルモン（HGH）"は、1985年以前には死体の脳下垂体から集められていた。HGHの供給量が限られていたこの時代には、HGHの投与はヒト成長ホルモンの欠乏に起因する低身長の子どもに限られていた。しかし、組換えDNA技術を利用したHGHの生産が始まって以降、アメリカの医師は、ヒト成長ホルモンの欠乏の有無にかかわらず、平均身長に達していない子どもへのHGHの投与を勧めるようになった。

2　事例2：遺伝子ドーピングとサイバネティクスによる身体能力の増強

　　世界アンチ・ドーピング機構では、「世界アンチ・ドーピング規程」の中に「治療以外の目的で、競技能力を高める可能性のある細胞、遺伝子、遺伝因子又は遺伝子発現の修飾することを禁止する」という1項を設けて、アスリートに対する遺伝子ドーピングを禁止している。一方、日本では、医療の領域において、患者の身体機能・能力の改善や看護・介護に携わる人達の身体能力アップのためにロボットスーツ（介助機器）の開発等に対して社会的関心が高まっている。前者のような"アスリートに対する遺伝子ドーピング"と後者のような"サイバネティクスを利用した身体機能・能力のエンハンスメント"との間にどのような相違があるのだろうか。

（白井泰子）

VIII 臨床試験

1 臨床治験の歴史と目的

　薬剤あるいは医療用の新しい機器などが開発された場合、動物などを用いた実験によってその有用性・安全性がテストされることは当然であるが、それのみでヒトに応用するわけにはいかない。具体的にヒトに応用してその有用性・安全性を確認しない限りヒトへの治療に用いることはできない。このヒトを用いての試験が、臨床治験、臨床試験と呼ばれているものであり、本質的にはヒトを用いた実験である。したがって、実験に伴う危険性・侵襲性は常に伴うものと考えざるを得ず、いかに診断・治療に有用であってもこのような危険な試験をヒトに受けさせることには極めて慎重であらねばならない。歴史的には、ナチス（あるいは日本軍）の行った**人体実験**の悲惨さが、**ニュールンベルグ綱領**さらにそれに基づいた**ヘルシンキ宣言**となって、人間についての**生物学的研究**を実施する場合のバイブルあるいは基準となってきた。

　そもそも臨床治験を行う場合、健康人を対象とする場合と患者を対象とする場合がある。前者は全くボランティアとして、医学医療への貢献という自己犠牲のうえに成り立っており、キリスト教的発想のうえに成り立っている場合が多く、欧米ではかなりの協力者が得られるが、わが国では現在のところ極めて施行困難な状況である。他方、患者を対象とする場合には、上記の健康人の場合に加えて、病気の治療というさらなる要素が加わり、それゆえに被験者がより弱い立場に立つこととなる。この点において、インフォームド・コンセント、真の同意のあり方さらに**自己決定権**が臨床治験において極めて重要な要素となってくる。

　臨床治験は、主に医薬品の開発に際して薬事法に基づいた承認を目的とし、その会社を含めた研究グループの定めたプロトコールに従って施行される。

そこには当然会社の利益追求という面と医師を中心とする研究者の興味・関心・業績といったものが交錯する。この点に臨床治験における被験者＝弱者保護という至上命題が保障される必要が出てくるわけである。

以下は厚生労働省の臨床治験に対する見解である。

「医薬品の開発の最終段階においては、ヒトを対象とした臨床試験（治験）による薬物の臨床的な評価が必要不可欠であり、ここで収集された資料等に基づき医薬品の製造又は輸入のための承認申請が行われる。この治験の実施にあたっては、**被験者の人権**と安全について十分な配慮がなされることを前提として、治験の科学的な質と成績の信頼性が確保されていることが必須である。

このような観点から策定された基準が『**医薬品の臨床試験の実施の基準（GCP）**』である（下記7参照）。

コラム　臨床治験に用いられる言葉

有害事象　治験薬を飲んでいる期間に起こったあらゆるこのましくない事象。

副作用　治療薬との因果関係が否定できない有害事象。有害事象の中でも、治験薬とは関係ないものと断言できるもの以外は副作用となる。

重篤な有害事象・副作用　有害事象または副作用のうち、死亡に至るもの、生命を脅かすもの、治療のため入院もしくは入院・加療期間の延長が必要なもの、永続的もしくは重大な障害・機能不全に陥るもの、先天異常を来すもの、またその他の重大な医学的事象。

無作為化　偏りを軽減するために、作為をもたずに割りあてを行うこと。医師の主観が入らないように無作為化を行うことによって、偏り（バイアス）をなくすことができる。

治験協力者　医療機関において治療を実施するチームのメンバーで治験責任医師によって指導・監督され、専門的立場から治験責任医師および治験分担医師の業務に協力する者。治験コーディネータもここに属する。

治験薬管理者　医療機関において、治験薬を保管、管理する薬剤師または医師もしくは歯科医師。原則として薬剤師。

モニタリング　治験依頼者により指名されたモニターが、治験の進行状況を

第4章　生命倫理

調査し、治験が治験実施計画書、標準業務手順書、薬事法に規定する基準並びに本基準に従って実施、記録および報告されていることを保証する活動。

必須文書　治験の実施状況および得られたデータの質を評価することを可能にする文書。この文書によって、データの信頼性などを評価する。

直接閲覧　治験が正しく行われていることを確認するために、モニターが診療録などの治験関連記録類を閲覧すること。

監査　治験依頼者が指名した監査担当者にモニタリング業務、治験の依頼・管理関連業務がGCPを遵守して行われていることを確認・評価する目的の品質保証業務。

CRC（Clinical Research Coordinator。治験コーディネーター）　治験に関する業務のうち医学的判断を伴わない部分を医師に代わってまたは共同で行う職種。主に看護師。

コラム　臨床治験に用いられる略語

〔略語〕	〔正式名称〕	〔和訳〕
ADR	Adverse Drug Reaction	副作用
AE	Adverse Event	重篤な有害事象
CRC	Clinical Research Coordinator	治験コーディネーター
CRF	Case Report Form	症例報告書
DBT	Double Blind Test	二重盲検試験
EBM	Evidence Based Medicine	科学的根拠に基づく医療
FDA	Food Drug Administration	米国医薬品局
GCP	Good Clinical Practice	医薬品の臨床試験の実施の基準
GLP	Good Laboratory Practice	医薬品の安全性に関する非臨床試験の実施の基準
GMP	Good Manufacturing Practice	医薬品の製造管理及び品質管理に関する基準
GPMSP	Good Postmarketing Surveillance Practice	医薬品の市販後調査の基準
IC	Informed Consent	十分な説明に基づく同意
ICH	International Conference on Harmonisation of Technical Require-

	ments for Registration of Pharmaceuticals for Human Use	日米EU医薬品規制調和国際会議
IEC	Independent Ethics Committee	独立倫理委員会
IRB	Institutional Review Board	治験審査委員会
ISO	International Organization for Standardization	国際基準局
LD50	50% Lethal dose	50％致死量
MR	Medical Representatives	医薬情報担当者
OTC	over-the-counter	経口一般薬（薬局で買える薬）
QA	Quality Assurance	品質保証
QC	Quality Control	品質管理
QOL	Quality of Life	生命の質
WHO	World Health Organization	世界保健機構

2　臨床治験の定義──法的根拠

(1)　臨床治験とは

臨床治験とは、新しい医薬品・医療機器（以下、「医薬品等」という）の承認のために、薬事法に基づく当該医薬品等の有効性・安全性等に関する科学的な見地からの審査が必要であり、このための実証データの収集を目的として、健康な者や患者の協力によって、「医薬品等の候補」をヒトで臨床試験することである（同法は、2013年（平成25年）11月に「医薬品、医療機器等の品質、有効性及び安全性の確保に関する法律」に改称されたが、本稿脱稿時点（平成26年3月）では未施行のため、ここでは改正前の条文について紹介する）。

> **薬事法（昭和35年法律第145号）（抄）**
> **第2条（定義）**
> 16　この法律で「治験」とは、第14条第3項（同条第9項及び第19条の2第5項において準用する場合を含む。）の規定により提出すべき資料のうち臨床試験の試験成績に関する資料の収集を目的とする試験の実施をいう。

(2) 臨床治験の流れ

　抗がん薬を除く医薬品開発においては、まず第Ⅰ相試験と呼ばれる臨床薬理試験が行われる。医薬品の認容性評価が行われ、次いで薬力学的検討、薬物動態、薬物代謝、薬物相互作用などのヒトにおける薬理学的試験が実施される。この試験の多くは、健康者を対象として専門施設で実施される。

　第Ⅱ相試験は、薬物が目標とする薬効に達するための用法・用量を決定する探索的試験である。薬物の試験のデザイン、治療効果のエンドポイントが決定され、治験全体の方法論的検討が行われる。

　第Ⅲ相試験では、薬物の有効性の証明と安全性の確認が行われる。これらの試験を通じて、薬物の医薬品としての安全性・有効性の評価がなされ、医薬品として申請に耐えうるか否かの判断がなされる。引き続き、長期投与試験が実施され、薬剤の効果と安全性の検討がなされる。

(3) 二重盲試験

　これらの実施のための基準として、前記１のGCP省令が定められている。

　なお、今後、ゲノム創薬やテーラーメイド医療の実現など、創薬をめぐる環境が変化していくことが見込まれている。こうした変化は、医薬品等の治験のあり方に対しても大きな影響を及ぼす可能性がある。

(4) 臨床治験の要件

臨床試験の要件として以下の点があげられている。
① 医療設備が十分に整っていること
② 責任をもって治験を実施する医師、看護師、薬剤師等がそろっていること
③ 治験の内容を審査する委員会を利用できること
④ 緊急の場合には直ちに必要な治療、処置が行えること

3　臨床治験関与組織

(1) 医療機関側

各組織は、治験ごとにあらかじめ治験審査委員会の承認を得なければなら

ない。
　㋐　治験責任医師・治験分担医師
　治験責任医師は、治験の実施に関して責任を有する医師または歯科医師で、各治験ごと、各医療機関ごとに一人ずつ必要である。すなわち、A病院で3種類の治験を実施していれば、A病院には3人の治験責任医師が存在することになり、Bという治験が三つの医療機関で共同で行われていれば、Bという治験には3人の治験責任医師が存在することになる。治験分担医師は、治験責任医師の指導の下に、治験に係る業務を分担する医師または歯科医師のことであり、一つの治験に何人いてもよい。
　㋑　治験協力者（治験コーディネーター、CRC：Clinical Research Coordinator）
　治験責任医師または治験分担医師の指導の下、治験業務に協力する者のことである。通常、看護師、薬剤師、臨床検査技師などの医療関係者が治験協力者となる。インフォームド・コンセント取得補助、治験のスケジュール管理、治験中の患者のサポート、症例報告書作成補助などに従事する
　㋒　治験事務局
　GCP省令に基づいて治験実施にまつわるさまざまな事務を担当する組織である。
　㋓　治験施設支援機関（SMO：Site Management Organization）
　治験実施施設である医療機関と契約し、医療機関における煩雑な治験業務を支援する組織である。
　(2)　製薬企業（治験依頼者）側
　㋐　開発業務受託機関（CRO：Contract Research Organization）
　製薬企業における新薬の開発、特に治験実施に係る業務を代行する機関である。
　㋑　モニター（CRA：Clinical Research Associate）
　治験が治験実施計画書や各種法令等を遵守し、科学的・倫理的に行われていることを確認するため、治験依頼者が任命する担当者である。

(3) **医薬品医療機器総合機構**（PMDA：Pharmaceuticals and Medical Devices Agency）

　厚生労働省の外郭団体である独立行政法人医薬品医療機器総合機構（PMDA）は、医薬品の副作用や医療機器などによる健康被害の救済、薬事法に基づく医薬品・医療機器などの審査、品質を確保する安全対策を行う。

　承認審査では、医学・薬学・獣医学・理学・生物統計学などの専門課程を修了した各審査委員がそれぞれ品質・薬理・薬物動態・臨床・生物統計を担当するチームで審査を行う。

(4) **日米 EU 医薬品規制調和国際会議**（ICH：International Conference on Harmonisation of Technical Requirements for Registration of Pharmaceuticals for Human Use）

　日米 EU 医薬品規制調和国際会議（ICH）とは、日米欧における新薬の承認審査資料関連規制を整理統合して治験データの国際的な相互受入れを実現するため、各地域の専門家が協議して共通のガイドラインを決めるための機関である。

　特に臨床試験の実施方法や規制、提出書類などを標準化することによって、医薬品の開発・承認申請をスピーディーに行い、新薬承認の遅延（drug lag）を少なくして、一日も早く患者のもとへ届けることを目的としている。

4　臨床治験の意義と原則

　新しく開発された医薬品・医療機器等は、動物実験などでその有効性が試験されるのが一般的である。しかし、実験動物でいかに優れた効果が認められても、ヒトにおいて有効であるとは限らない。さらに重要なことは、一般的にこれらの医薬品などは、疾病に有効であるとともに副作用を伴うものである。時にその有効性を上回る重大な人体への障害性を有することがある。したがって、新しく開発された医薬品等の候補について、有効性や安全性等に関するヒトでの臨床試験を行う臨床治験は、医薬品等の開発にとって必要不可欠なものである。

したがって、臨床治験は、次に掲げる原則に則って実施される必要がある。

① 治験は、ヘルシンキ宣言に基づく倫理的原則および本基準を遵守して行われなければならない。被験者の人権、安全および福祉に対する配慮が最も重要であり、科学と社会のための利益よりも優先されるべきである。

② 治験を開始する前に、個々の被験者および社会にとって期待される利益と予想される危険および不便とを比較考量するものとする。期待される利益によって危険を冒すことが正当化される場合に限り、治験を開始し継続すべきである。

③ **治験薬**に関して、その治験の実施を支持するのに十分な非臨床試験および臨床試験に関する情報が得られていなければならない。

④ 治験は科学的に妥当でなければならず、**治験実施計画書**にその内容が明確かつ詳細に記載されていなければならない。

⑤ 治験は、**治験審査委員会**が事前に承認した治験実施計画書を遵守して実施しなければならない。

⑥ すべての被験者から、治験に参加する前に、自由意思による**インフォームド・コンセント**を得なければならない。被験者の身元を明らかにする可能性のある記録は、被験者のプライバシーと秘密の保全に配慮して保護しなければならない。

⑦ 治験に関連して被験者に健康被害が生じた場合には、過失によるものであるか否かを問わず、被験者の損失は適切に補償されなければならない。その際、因果関係の証明等について被験者に負担を課すことがないようにしなければならない。

5 臨床治験の現状と問題点

治験の実施に際しては、被験者の安全性に最大限の配慮を行うことは当然である。

しかし、どれだけ安全性に配慮したとしても、被験者への影響を完全にな

くすことは不可能であり、こうした治験を実施する場合には、その前提として、必要な情報の十分な提供や説明の下での被験者の同意と協力が必要不可欠である。

また、医師や企業はもちろん、被験者も含めた連携体制が重要であるため、被験者等に対して治験に関する十分な情報開示や情報提供が必要であるとともに、被験者の人権の擁護のために、科学的かつ倫理的観点からの十分な対応と配慮がなされなければならない。

近年のわが国における治験の状況をみると、**治験届出数**は、10年前と比較して治験届出数が3分の1前後と大幅に減少している。さらに治験の「スピード」「質」「コスト」それぞれの問題点が相互に相まって悪循環となっている面がある。

治験の「スピード」「質」「コスト」の面で欧米諸国と比べて問題が生じている理由としては、治験を含むわが国の臨床研究環境が、特にアメリカと比べ、①実施研究者のインセンティブ、②被験者のインセンティブ、③治験の実施体制などの面で問題点を有している。

そのほか、わが国においては、欧米諸国と比べて医療の環境や習慣に違いがあり臨床研究が進みにくいこと、**ボランティア精神**が浸透していないことなどがあげられる。

実施研究者のインセンティブについては、わが国の医師は通常の診療業務で多忙であり、治験業務を行う余裕がなく、一般的にその意義に関する認識も低い。さらにわが国では治験の実施内容が論文等の公表につながりにくく、また学会等における治験に対する学問的な評価が低い。

被験者のインセンティブについては、アメリカにおいては、本来患者が全額負担すべき医療費について、治験を受けることによって無料または低額となるなど、被験者に対する経済的なインセンティブが働きやすい。一方、わが国においては、被験者の経済的負担の軽減を図る観点から、一般的に交通費相当の支弁が行われているところであるが、国民皆保険制度の中では、患者の医療費負担が小さいため、経済的なインセンティブはそれほど働かない。

6　臨床治験の空洞化

　近年、日本企業においても、治験を国内より欧米で先行させるケースが増加している（「治験の空洞化」）。こうした状況に対して、国際的な基準を日米欧で1996年に合意された **ICH**（International Conference on Harmonisation of Technical Requirements for Registration of Pharmaceuticals for Human Use）の精神の下に、海外での治験結果を国内での承認審査に活用できるようにする必要が指摘されている。

　しかし、わが国における治験の空洞化は、医療機関や医師等にとっても、最先端の医薬品等へのアクセスが遅れることにより、技術水準のレベルアップが遅れること、製薬産業等にとっては、国内での研究開発力が低下し、わが国の保健医療水準や産業の国際競争力に対してマイナスの影響が大きい。

　したがって、画期的新薬の開発を促進し、患者に対し迅速に新薬を提供していくためには、わが国における治験環境の充実を図り、新薬の開発に資する魅力ある創薬環境を実現していく必要がある。

　こうした「治験の空洞化」の原因としては、わが国における治験が欧米と比べ、①治験にかかる時間が長いこと、②治験の質がよくないこと、③治験にかかる費用が高いこと、などが指摘され、その改善が緊急の課題とされている。

7　GCP省令

　GCPとは「医薬品の臨床試験に関する基準」のことで、Good Clinical Practiceの頭文字である。新GCPの前は旧GCPという基準があったが、データの改ざんや捏造などを行ったり、患者に対する同意取得を安易に行う傾向があり、旧GCPでは信頼性や倫理性に欠けるという問題が指摘され、ICHの基準を新たに満たす必要もあり、1998年（平成10年）4月に「医薬品の臨床試験の実施の基準に関する省令」（GCP省令）が施行された（最終改正2012年（平成24年）12月28日）。

GCP省令の主な内容は 以下のとおりである。

① 被験者の人権保護、安全性確保
② 治験の質の確保
③ データの信頼性の確保
④ 責任・役割分担の明確化
⑤ 記録の保存

主な改定点は以下のとおりである。

① **治験依頼者**（製薬企業）および**治験実施医療機関**はGCPの遵守が義務づけられる（薬事法80条の2）。
② 責任の所在の明確化
　㋐ 治験依頼者（製薬企業）の責務
　㋑ **治験実施計画書**の作成
　㋒ 治験実施医療機関、治験責任医師等の選定
　㋓ 治験のモニタリング・監査の実施
　㋔ 治験総括報告書の作成
③ 医療機関（の長）の責務
　㋐ 治験事務局の設置
　㋑ 治験審査委員会の設置
　㋒ 治験依頼者（製薬企業）によるモニタリング・監査への協力
④ **治験責任医師**の責務
　㋐ 同意説明文書の作成
　㋑ 重篤な有害事象の報告
　㋒ 医療機関の長に対する治験の実施状況の報告
⑤ 被験者への**インフォームド・コンセント**の厳格化
　㋐ 被験者に対し、文書により適切な説明を行い、文書により自由意思による同意を得なければならない。
　㋑ 同意書の写しを被験者に交付しなければならない。
⑥ 治験依頼者（製薬企業）による直接閲覧

治験実施医療機関は治験依頼者（製薬企業）によるモニタリング・監査を受け入れる義務があり、治験依頼者（製薬企業）の求めに応じ、原資料（カルテなど）などのすべての治験関連記録を直接閲覧に供しなければならない。

8　臨床治験におけるインフォームド・コンセント

被験者の治験への参加の自由意思決定を保証するために厳格なインフォームド・コンセントが要求されている。

その原則は、
① 治験に関してあらゆる角度からの説明が十分になされた後に、
② 被験者がこれを理解し、
③ 自由な意思によって治験への参加に同意し、
④ 書面によってそのことを確認すること、
である。

被験者に対する**説明事項**には、少なくとも以下の事項が含まれていなければならない。
① 治験が研究を伴うこと
② 治験の目的
③ 治験の方法
④ 被験者の治験への参加予定期間
⑤ 治験に参加する予定の被験者数
⑥ 予期される臨床上の利益および危険性または不便
⑦ 当該患者に対する他の治療方法の有無および治療方法に関して予測される重要な利益および危険性
⑧ 治験に関連する健康被害が発生した場合に被験者が受け取ることのできる補償および治療
⑨ 治験の参加は被験者の自由意思によるものであり、治験への参加を随時撤回できること、治験の拒否や撤回によって不利な扱いを受けないこ

と
⑩　治験への参加継続について意思に影響を与える可能性のある情報が得られた場合速やかにその情報を伝えられること
⑪　治験への参加を中止させる場合の条件または理由
⑫　モニター・監査担当者・治験審査委員会および規制当局が原医療記録を閲覧できること
⑬　治験の結果が公表される場合であってもプライバシーは保全されること
⑭　被験者が費用負担する必要がある場合にはその内容
⑮　被験者に金銭等が支払われる場合にはその内容
⑯　治験責任医師または治験分担医師の指名、職名および連絡先
⑰　被験者が治験および被験者の権利に関してさらに情報が欲しい場合または治験に関連する健康被害が生じた場合に照会すべきまたは連絡を取るべき医療機関の相談窓口
⑱　被験者が守るべき事項
　㋐　被験者にわかりやすく、理解できる言葉で説明を行う。
　㋑　同意文書に被験者が記名捺印または署名し、同意文書を保存しておく必要がある。

9　有害事象への対処

　治験による**有害事象**の発生を防止するため、治験を開始前に、この治験の内容を審査した治験審査委員会も、1年に1回以上、治験が適切に行われているかどうかを審査する。
　インフォームド・コンセントの説明文書には、治験薬のこれまでにみられた副作用や予想される副作用について説明があり、注意事項が書かれていること。
　治験の途中で、死亡や未知の重大な副作用が起きた場合は、速やかに治験審査委員会と製薬会社に連絡する。連絡を受けた治験審査委員会は、治験の

継続の可否について審査し、連絡を受けた製薬会社は、重大な副作用である場合等には、定められた期限内に国に報告し、必要な場合には治験の見直しを行う。

被験者の安全の確保と信頼できるデータを集めるために、被験者に治験中守るべき事項を**説明文書**の中に記載する。

一般的な注意事項として、
① 治験薬の服薬方法、検査など
② 生活上の注意
③ 他の病院を受診する場合、他の薬を服用する場合の注意
④ 体調に変化がみられた場合の注意
⑤ 治験の途中で何度も、製薬会社の担当者が病院へ出向き、予定どおり診察や検査が行われているかを確認する(「モニタリング」)。

10 今後の歩むべき道

このようなわが国における臨床治験の問題点を解決し、新しい医薬品などができるだけ国民の利用できる状況にすること、さらに重要な副作用を惹起しないことのために以下のような施策が講じられようとしている。しかし、わが国の治験の現状は欧米と比較して大きな後進性を有しており、しかも外国に治験を依存することに国際的な批判も噴出しており、今後の当局の現実的な対応が求められている。当面の施策として厚生労働省からあげられているものは次のとおりである。

(1) 治験のネットワーク化の推進

国立高度専門医療研究センター(独立行政法人国立がん研究センター、独立行政法人国立循環器病研究センター、独立行政法人国立精神・神経医療研究センター、独立行政法人国立成育医療研究センター、独立行政法人国立国際医療研究センター、独立行政法人国立長寿医療研究センター)、特定機能病院、臨床研修指定病院などの複数の医療機関をネットワーク化する「大規模治験ネットワーク」を構築し、質の高い治験の症例数を速やかに確保する体制を整備す

る。

　ネットワークでは、患者が必要としている医薬品等について、医療機関または医師自ら実施する治験（いわゆる「医師主導の治験」）または「企業主導の治験」を実施し、患者に対して、質の高い医薬品等を迅速に提供していく。

(2) 医師主導の治験

　欧米で標準的な医薬品等でありながら、国内では不採算等のため導入されていない医薬品等について、企業の協力を得ながら、医師自らが治験を行うシステムを導入し、国が事務局の運営費等について支援を行う。

(3) 企業主導の治験

　企業自らが行う治験については、企業の希望に基づき、治験を希望する治験薬の必要性等を勘案して、企業からの依頼料（研究費）により治験を実施する。

(4) その他

① 地域ネットワーク等への支援
② 医療機関の治験実施体制の充実等
③ 実施研究者等のインセンティブの向上
④ 国民に対する治験の意義等に関する普及啓発
⑤ 医療機器についても、治験の実施に関する基準の整備充実
⑥ 企業における治験負担の軽減
⑦ 臨床研究全体の推進

　本計画の着実な実施を図るため、厚生労働省内に設置されている「医薬品・医療機器産業政策推進本部」において、文部科学省と十分連携しながら、本計画の進捗状況等についてフォローアップを行い、その結果を踏まえ、必要に応じて、柔軟かつ適切な計画の見直しを行う。

VIII 臨床試験

（参考） ヘルシンキ宣言

人間を対象とする医学研究の倫理的原則
1964年6月　第18回 WMA 総会（ヘルシンキ、フィンランド）で採択
1975年10月　第29回 WMA 総会（東京、日本）で修正
1983年10月　第35回 WMA 総会（ベニス、イタリア）で修正
1989年9月　第41回 WMA 総会（九龍、香港）で修正
1996年10月　第48回 WMA 総会（サマーセットウェスト、南アフリカ）で修正
2000年10月　第52回 WMA 総会（エジンバラ、スコットランド）で修正
2002年10月　WMA ワシントン総会（アメリカ合衆国）で修正（第29項目明確化のため注釈追加）
2004年10月　WMA 東京総会（日本）で修正（第30項目明確化のため注釈追加）
2008年10月　WMA ソウル総会（韓国）で修正

A 序 文

1　世界医師会（WMA）は、個人を特定できるヒト由来の試料およびデータの研究を含む、人間を対象とする医学研究の倫理的原則として、ヘルシンキ宣言を発展させてきた。
　　本宣言は、総合的に解釈されることを意図したものであり、各項目は他のすべての関連項目を考慮に入れず適応されるべきではない。
2　本宣言は、主として医師に対して表明されたものであるが、WMA は人間を対象とする医学研究に関与する医師以外の人々に対しても、これらの原則の採用を推奨する。
3　医学研究の対象となる人々を含め、患者の健康を向上させ、守ることは、医師の責務である。医師の知識と良心は、この責務達成のために捧げられる。
4　WMA ジュネーブ宣言は、「私の患者の健康を私の第一の関心事とする」ことを医師に義務づけ、また医の国際倫理綱領は、「医師は医療の提供に際して、患者の最善の利益のために行動すべきである」と宣言している。
5　医学の進歩は、最終的に人間を対象とする研究を要するものである。医学研究に十分参加できていない人々には、研究参加への適切なアクセスの機会が提供されるべきである。

6 人間を対象とする医学研究においては、個々の研究被験者の福祉が他のすべての利益よりも優先されなければならない。

7 人間を対象とする医学研究の第一の目的は、疾病の原因、発症、および影響を理解し、予防、診断ならびに治療行為（手法、手順、処置）を改善することである。現在最善の治療行為であっても、安全性、有効性、効率、利用しやすさ、および質に関する研究を通じて、継続的に評価されなければならない。

8 医学の実践および医学研究においては、ほとんどの治療行為にリスクと負担が伴う。

9 医学研究は、すべての人間に対する尊敬を深め、その健康と権利を擁護するための倫理基準に従わなければならない。研究対象の中には、特に脆弱で特別な保護を必要とする集団もある。これには、同意の諾否を自ら行うことができない人々や強制や不適切な影響にさらされやすい人々が含まれる。

10 医師は、適用される国際的規範および基準はもとより、人間を対象とする研究に関する自国の倫理、法律および規制上の規範ならびに基準を考慮するべきである。いかなる自国あるいは国際的な倫理、法律、または規制上の要請も、この宣言が示す研究被験者に対する保護を弱めたり、撤廃するべきではない。

B すべての医学研究のための諸原則

11 研究被験者の生命、健康、尊厳、完全無欠性、自己決定権、プライバシーおよび個人情報の秘密を守ることは、医学研究に参加する医師の責務である。

12 人間を対象とする医学研究は、科学的文献の十分な知識、関連性のある他の情報源および十分な実験、ならびに適切な場合には動物実験に基づき、一般的に受け入れられた科学的原則に従わなければならない。研究に使用される動物の福祉は尊重されなければならない。

13 環境に悪影響を及ぼすおそれのある医学研究を実施する際には、適切な注意が必要である。

14 人間を対象とする各研究の計画と作業内容は、研究計画書の中に明示されていなければならない。研究計画書は、関連する倫理的配慮に関する言明を含み、また本宣言の原則にどのように対応しているかを示すべきである。計画書は、資金提供、スポンサー、研究組織との関わり、その他起こり得る利益相反、被験者に対する報奨ならびに研究に参加した結果として損害を受け

た被験者の治療および／または補償の条項に関する情報を含むべきである。この計画書には、その研究の中で有益であると同定された治療行為に対する研究被験者の研究後のアクセス、または他の適切な治療あるいは利益に対するアクセスに関する取り決めが記載されるべきである。

15 研究計画書は、検討、意見、指導および承認を得るため、研究開始前に研究倫理委員会に提出されなければならない。この委員会は、研究者、スポンサーおよびその他のあらゆる不適切な影響から独立したものでなければならない。当該委員会は、適用される国際的規範および基準はもとより、研究が実施される国々の法律と規制を考慮しなければならないが、それらによってこの宣言が示す研究被験者に対する保護を弱めたり、撤廃することは許されない。この委員会は、進行中の研究を監視する権利を有するべきである。研究者は委員会に対して、監視情報、とくに重篤な有害事象に関する情報を提供しなければならない。委員会の審議と承認を得ずに計画書を変更することはできない。

16 人間を対象とする医学研究を行うのは、適正な科学的訓練と資格を有する個人でなければならない。患者あるいは健康なボランティアに関する研究は、能力があり適切な資格を有する医師もしくは他の医療専門職による監督を要する。被験者の保護責任は常に医師あるいは他の医療専門職にあり、被験者が同意を与えた場合でも、決してその被験者にはない。

17 不利な立場または脆弱な人々あるいは地域社会を対象とする医学研究は、研究がその集団または地域の健康上の必要性と優先事項に応えるものであり、かつその集団または地域が研究結果から利益を得る可能性がある場合に限り正当化される。

18 人間を対象とするすべての医学研究では、研究に関わる個人と地域に対する予想しうるリスクと負担を、彼らおよびその調査条件によって影響を受ける他の人々または地域に対する予見可能な利益と比較する慎重な評価が、事前に行われなければならない。

19 すべての臨床試験は、最初の被験者を募集する前に、一般的にアクセス可能なデータベースに登録されなければならない。

20 医師は、内在するリスクが十分に評価され、かつそのリスクを適切に管理できることを確信できない限り、人間を対象とする研究に関与することはできない。

医師は潜在的な利益よりもリスクが高いと判断される場合、または有効か

つ利益のある結果の決定的証拠が得られた場合は、直ちに研究を中止しなければならない。

21 人間を対象とする医学研究は、その目的の重要性が研究に内在する被験者のリスクと負担に勝る場合にのみ行うことができる。

22 判断能力のある個人による、医学研究への被験者としての参加は、自発的なものでなければならない。家族または地域社会のリーダーに打診することが適切な場合もあるが、判断能力のある個人を、本人の自由な承諾なしに、研究へ登録してはならない。

23 研究被験者のプライバシーおよび個人情報の秘密を守るため、ならびに被験者の肉体的、精神的および社会的完全無欠性に対する研究の影響を最小限にとどめるために、あらゆる予防策を講じなければならない。

24 判断能力のある人間を対象とする医学研究において、それぞれの被験者候補は、目的、方法、資金源、起こりうる利益相反、研究者の関連組織との関わり、研究によって期待される利益と起こりうるリスク、ならびに研究に伴いうる不快な状態、その他研究に関するすべての側面について、十分に説明されなければならない。被験者候補は、いつでも不利益を受けることなしに、研究参加を拒否するか、または参加の同意を撤回する権利のあることを知らされなければならない。被験者候補ごとにどのような情報を必要としているかとその情報の伝達方法についても特別な配慮が必要である。被験者候補がその情報を理解したことを確認したうえで、医師または他の適切な有資格者は、被験者候補の自由意思によるインフォームド・コンセントを、望ましくは文書で求めなければならない。同意が書面で表明されない場合、その文書によらない同意は、正式な文書に記録され、証人によって証明されるべきである。

25 個人を特定しうるヒト由来の試料またはデータを使用する医学研究に関しては、医師は収集、分析、保存および／または再利用に対する同意を通常求めなければならない。このような研究には、同意を得ることが不可能であるか非現実的である場合、または研究の有効性に脅威を与える場合があり得る。このような状況下の研究は、研究倫理委員会の審議と承認を得た後にのみ行うことができる。

26 研究参加へのインフォームド・コンセントを求める場合、医師は、被験者候補が医師に依存した関係にあるか否か、または強制の下に同意するおそれがあるか否かについて、特別に注意すべきである。このような状況下では、

インフォームド・コンセントは、そのような関係とは完全に独立した、適切な有資格者によって求められるべきである。

27 制限能力者が被験者候補となる場合、医師は、法律上の権限を有する代理人からのインフォームド・コンセントを求めなければならない。これらの人々が研究に含まれるのは、その研究が被験者候補に代表される集団の健康増進を試みるためのものであり、判断能力のある人々では代替して行うことができず、かつ最小限のリスクと最小限の負担しか伴わない場合に限られ、被験者候補の利益になる可能性のない研究対象に含まれてはならない。

28 制限能力者とみなされる被験者候補が、研究参加についての決定に賛意を表することができる場合には、医師は、法律上の権限を有する代理人からの同意のほか、さらに本人の賛意を求めなければならない。被験者候補の不同意は尊重されるべきである。

29 例えば、意識不明の患者のように、肉体的、精神的に同意を与えることができない被験者を対象とした研究は、インフォームド・コンセントを与えることを妨げる肉体的・精神的状態が、その対象集団の必要な特徴である場合に限って行うことができる。このような状況では、医師は法律上の権限を有する代理人からのインフォームド・コンセントを求めるべきである。そのような代理人が存在せず、かつ研究を延期することができない場合には、インフォームド・コンセントを与えることができない状態にある被験者を対象とする特別な理由を研究計画書の中で述べ、かつ研究倫理委員会で承認されることを条件として、この研究はインフォームド・コンセントなしに開始することができる。研究に引き続き参加することに対する同意を、できるだけ早く被験者または法律上の代理人から取得するべきである。

30 著者、編集者および発行者はすべて、研究結果の公刊に倫理的責務を負っている。著者は人間を対象とする研究の結果を一般的に公表する義務を有し、報告書の完全性と正確性に説明責任を負う。彼らは、倫理的報告に関する容認されたガイドラインを遵守すべきである。消極的結果および結論に達しない結果も積極的結果と同様に、公刊または他の方法で一般に公表されるべきである。刊行物の中には、資金源、組織との関わりおよび利益相反が明示される必要がある。この宣言の原則に反する研究報告は、公刊のために受理されるべきではない。

C 治療と結びついた医学研究のための追加原則

31 医師が医学研究を治療と結びつけることができるのは、その研究が予防、診断または治療上の価値があり得るとして正当化できる範囲内にあり、かつ被験者となる患者の健康に有害な影響が及ばないことを確信する十分な理由を医師がもつ場合に限られる。

32 新しい治療行為の利益、リスク、負担および有効性は、現在最善と証明されている治療行為と比較考慮されなければならない。ただし、以下の場合にはプラセボの使用または無治療が認められる。
- 現在証明された治療行為が存在しない研究の場合、または、
- やむを得ない、科学的に健全な方法論的理由により、プラセボ使用が、その治療行為の有効性あるいは安全性を決定するために必要であり、かつプラセボ治療または無治療となる患者に重篤または回復できない損害のリスクが生じないと考えられる場合。この手法の乱用を避けるために十分な配慮が必要である。

33 研究終了後、その研究に参加した患者は、研究結果を知る権利と、例えば、研究の中で有益であると同定された治療行為へのアクセス、または他の適切な治療あるいは利益へのアクセスなどの、研究結果から得られる利益を共有する権利を有する。

34 医師は、治療のどの部分が研究に関連しているかを患者に十分に説明しなければならない。患者の研究参加に対する拒否または研究からの撤退の決定は、決して患者・医師関係の妨げとなってはならない。

35 ある患者の治療において、証明された治療行為が存在しないか、またはそれらが有効でなかった場合、患者または法律上の資格を有する代理人からのインフォームド・コンセントがあり、専門家の助言を求めた後であれば、医師は、まだ証明されていない治療行為を実施することができる。ただし、それは医師がその治療行為で生命を救う、健康を回復する、または苦痛を緩和する望みがあると判断した場合に限られる。可能であれば、その治療行為は、安全性と有効性を評価するために計画された研究の対象とされるべきである。すべての例において、新しい情報は記録され、適切な場合には、一般に公開されるべきである。

日本医師会ホームページ〈http://www.med.or.jp/〉

〈参考文献〉
① 山岡義生＝寺野彰編、日本消化器関連学会合同会議 DDW-Japan 1998運営委員会監修『臨床試験（新 GCP）をめぐる諸問題』（学会センター関西、1999年）
② 真野俊樹「臨床治験の近代化に向けて――現状と今後」治療81巻6号1673頁～1674頁（1999年）
③ 水野清史ほか「新 GCP 施行後における治験の現状」臨床医薬15巻12号23頁～30頁（1999年）
④ 『新 GCP の普及定着に向けて――平成9年度厚生科学研究「新 GCP 普及定着総合研究」最終報告書を中心に』（ミクス、1998年）
⑤ 医薬品の臨床試験の実施の基準に関する省令（平成9年厚生省令第28号。最終改正：平成24年厚生労働省令第161号）

〔演習問題〕
1　わが国では欧米と比較して、臨床治験を施行しにくいといわれている。治験の空洞化といわれる現象とあわせて論ぜよ。
2　臨床治験の有用性・必要性とそれによって生じうる副作用・有害事象との関連について論ぜよ。

（寺野　彰）

IX　信仰に基づく輸血拒否

> **事例研究 1**　意識不明の成人患者による輸血拒否
>
> 　X病院に、交通事故で意識不明となった30歳の女性患者Yが救急搬送されてきた。医師が診察したところ、両足を骨折しており、大量に出血が続いているため、緊急に輸血が必要であるが、輸血をして手術をすればほぼ救命できる容態であった。しかし、Yの所持品から「事前の医療指示書兼免責証書」と題したカードが見つかり、そのカードには「私はエホバの証人として輸血を受け入れることはできません。輸血をしなかったことによって病院、医師などに対していかなる責任も問うことはありません。このことは私が無意識状態にあっても変わることはありません」などと記載されており、1年前の日付でYの署名がされていた。
>
> 　X病院としてはいかなる対応をするべきか、Yの家族が輸血についてどのような態度をとっているかによって場合分けして検討しなさい。また、Yが3歳の子どもの母親であった場合、妊娠中であった場合はそれぞれどうか。

　X病院は、輸血すれば後でYから免責証書で明示した意思に反した治療をしたとして責任を問われるおそれがある。他方、輸血をしなければYの家族などから必要な治療をしなかったとして損害賠償請求を受けたり、刑事上も保護責任者遺棄致死罪や業務上過失致死罪として訴追されるおそれがある。といって診療を拒絶することは診療義務違反（医師法19条）になりかねない。このようにエホバの証人による輸血拒否に対しては病院・医師は対応に非常に苦慮している。

> **コラム**　エホバの証人と輸血拒否

　「エホバの証人」(Jehovah's Witnesses) は、正式名を「ものみの塔聖書冊子協会」(Watch Tower Bible and Tract Society) といい、1870年ころアメリカで成立した宗派であり、日本では1926年から伝道されている。エホバの証人は、一般社会ではキリスト教の一教派とみられているが、その教義は、イエス・キリストはエホバの被造物である、エホバの証人の「統治体」(ニューヨーク・ブルックリンにある協会の最高決定機関) が定め、伝えていることが真理である、1914年にキリストが見えない形で再臨した、などという独特なものであり、伝統的キリスト教界からは異端と評価されている。教義の中でも、輸血や柔剣道などの格闘技を拒否することは日本でもよく知られている。信者数は全世界で約700万人で、アメリカが最も多く、次いでブラジル、メキシコ、ナイジェリア、イタリア、日本と続く。日本での信者数は約21万人である。

　輸血禁止の教義は、1950年ころから聖書の中の「血を食べてはならない」(レビ記3章17節等) という箇所を根拠に主張されるようになり、1961年から自発的に輸血を受けた者は会衆から排斥されるという罰則による強制力を伴うものになった。

　しかし、その後、血液成分の利用方法の進歩に伴い、輸血禁止にはさまざまな例外が設けられ、血清や凝固因子、体外に出た血液が循環系の一部として流れ続ける体外循環装置の使用などは信者各自の決定に委ねられているとして、事実上解禁されている。

　なお、信者は輸血しなかったことで生じた結果について医師や病院を訴えないという免責証書を携帯している。

〔参考資料〕
・エホバの証人情報センター保管庫〈http://www.jwic.info/〉
・エホバの証人と血の教え〈http://www.reocities.com/Athens/Agora/2105/index.htm〉
・「ものみの塔」誌2000年6月15日号29頁、2000年10月15日号30頁

第4章　生命倫理

1　裁判例

まず、エホバの証人による輸血拒否に関して国内外でどのような裁判例があるかみてみよう。

(1)　日本の裁判例

(ア)　大分仮処分事件

(A)　事案の概要

債務者は妻と3人の未成年の子をもつ成人男性で、妻とともにエホバの証人であるが、左足大腿骨骨肉腫を患っており、放置すれば転移により死に至る可能性が高い。担当医は早期に患部切断手術をすることを勧めているが、債務者は手術の必要性は理解し、これを希望するもののそれに伴う輸血は拒絶している。病院は債務者が輸血を承諾しない限り手術をしない方針をとり、化学療法などを行っている。そこで、債務者の両親が、債務者の「自殺同然の行為を排除」するために、債務者に代わって病院に対して債務者の手術およびそのために必要な輸血を委任することができるとの裁判を求めたのが本件仮処分である。

(B)　決　定

裁判所は以下のような理由で、債権者らの申立てを却下した（大分地決昭和60・12・2判時1180号113頁、判タ570号30頁）。

① 被保全利益の存否

　債権者らは債務者の両親という親族としての身分関係に基づき、将来債務者に対し扶養を請求しうる地位を有するほか、債務者との間に幸福な親族関係を保持することにつき一定の権利ないしは利益を有しているものと解し得ないではないが、債務者の本件輸血拒否行為によって骨肉腫の全身転移による死の転帰に至る事態を生じた際には、この権利ないし利益が侵害されることになる。

② 輸血拒否行為の違法性

　債務者は、正常な精神的能力を有する成人であり、輸血拒否によって

もたらされる自己の生命、身体に対する危険性について十分知覚したうえで、なお真摯な宗教的信念に基づいて輸血を拒んでいる。債務者にとって、輸血を強制されることは、信仰の自由を侵されることに等しいものと受け止められることは否みがたい。債務者の輸血拒否行為を、単純に生命の尊厳に背馳する自己破壊行為類似のものということはできない。

　そして、債務者の輸血拒否の態様は単なる不作為にとどまるし、債権者らの被侵害利益が、債務者の有する信教の自由を凌駕するほどの権利ないしは利益であるとは考えがたい。したがって、本件輸血拒否行為の目的、手段、態様、被侵害利益の内容、強固さ等を総合考慮するとき、これが権利侵害として違法性を帯びるものと断じることはできない。

(C)　コメント

　本件決定の第1のポイントは、被保全権利として「親族権」とも称すべき患者と両親の間の身分関係上の権利ないし利益を認め、これを患者の自己決定権や信教の自由と対抗する利益として衡量し、患者が正常な判断能力のある成人であることなどから後者が前者に優先するとしたことである。

　この親族権は本人に意識がない場合に特に意味をもってくる。たとえば、家族の中で本人だけが信者で、配偶者や親、子、兄弟姉妹などは非信者であるという場合、本人が輸血拒否宣言カードを所持していても、家族は輸血を強く希望するという場合がありうる。このような場合、医師が家族の意思に従って、輸血したらどうなるか。患者本人からは自己決定権侵害などによって損害賠償請求される可能性はある。しかし、医師はこれに対して、家族が輸血を強く希望したため、その「親族権」を保護するために輸血したのであるから緊急避難などにより違法性が阻却されると抗弁することが可能ではないかと思われる。

　本件決定の第2のポイントは、違法性の判断において、債務者の輸血拒否は「真摯な宗教上の信念に基づいて」おり、「生命の尊厳に背馳する自己破壊行為類似のものということはできない」と述べている点である。これは、真摯な人格の発露と認められ、生命の尊厳を貶めないような輸血拒否は正当

な権利の行使と認めた趣旨と解することができる。したがって、個人の人格の真摯な発現であると認められる場合には必ずしも宗教上の信念によらない輸血拒否も尊重されるべきであろう。たとえば、輸血による感染症などのリスクを避けるための輸血拒否などであっても、それが患者の真剣な希望であれば認められる。逆に自殺未遂者の輸血拒否の意思表示は、いかに自己決定とはいえ生命の尊厳に背馳するもので、公序良俗に反し、無効であると考えられる。したがって、医師はこの場合は救命のために必要であれば輸血をしなければならない。

(イ) 東大医科研事件

(A) 事案の概要

本件の原告Aは、昭和4年生まれの女性で昭和38年からエホバの証人の信者となり、宗教上の信念としていかなる場合であっても輸血を拒否するとの固い意思を有していた。被告は、Aの肝臓手術を担当した東京大学医科学研究所附属病院（以下、「医科研」という）所属の医師らと病院の設置者である国である。医科研のエホバの証人の信者に対する手術方針は、できる限り輸血をしないで手術を行うが、輸血以外に救命手段がない事態に至ったときは、患者およびその家族の諾否にかかわらず輸血をするというものであった。

Aは、平成4年7月に某病院で悪性の肝臓血管腫と診断されたが、同病院では輸血をしないで手術をすることはできないと言われたためそこを退院し、8月18日に無輸血手術の実績のある医科研に入院した。医科研に入院後、Aとその家族は、医師らに対し、Aは宗教上の信念から輸血を受けられない旨を口頭で説明し、9月14日には、医師が治療上必要と判断する場合を含めていかなる輸血も拒否すること、および輸血をしないことによって生じた結果について医師、病院等の責任を問わないことを記載し、Aおよび夫が連署した免責証書を交付した。

9月16日に、Aの手術が施行されたが、術中出血が2245mlに達したため、医師らは輸血をしなければAを救命できない可能性が高いと考え、Aに輸

血し、手術自体は成功した。手術後、医師らは、Ａおよび家族に対し、輸血の事実を直ちに告げなかったが、10月ころ週刊誌の記者が本件輸血の事実を知って医科研に取材を申し入れたため、11月6日のＡの退院時に輸血の事実を告げた。Ａは、被告らの債務不履行および不法行為に基づく損害賠償（慰謝料）を求めて訴訟を提起したが、控訴審係属中の平成9年8月13日に死亡した（訴訟は、Ａの夫および子が受継した）。

　本件の争点のうち主なものは以下の2点である。
　①　Ａと国との間に、手術中いかなる事態になっても輸血しない旨の合意が成立したか。また、このような内容の合意は公序良俗に反するか。
　②　医師らは、Ａの輸血拒否の意思に従うかのように振る舞って、Ａに手術を受けさせ、輸血をしたのか。また、医師らは、これらの行為によってＡの自己決定権および信教上の良心を侵害したか。
　(B)　一審判決（東京地判平成9・3・12判夕964号82頁）
　争点①については、医師が患者との間で、いかなる事態になっても輸血をしないとの特約を合意することは、医療が患者の救命を第一の目標とすることなどに反し、公序良俗に反して無効であると判断した。争点②については、医師は、いかなる事態になっても輸血をしないかどうかについては説明義務は負わず、医師が、患者の救命を最優先し、手術中に輸血以外に救命方法がない事態になれば輸血するとまでは明言しなかったとしても医師の救命義務の存在からして、直ちに違法性があるとは解せられない、本件輸血は、原告の意思に反するものであるが、これは原告の生命を救うためになされたものであって社会的に正当な行為として違法性がないと判断した。このように一審判決は、患者の救命ということが医療においては最優先されるべきであるとの観点を強調し、債務不履行責任および不法行為責任のいずれの請求も棄却した。
　(C)　控訴審判決（東京高判平成10・2・9判時1629号34頁、判夕965号83頁）
　まず、争点①については以下のように判断した。無輸血の合意には「手術中いかなる事態になっても、すなわち、輸血以外に救命手段がない事態にな

っても、輸血をしない」との絶対的無輸血の合意と、「手術に当たりできる限り輸血をしない」との相対的無輸血の合意があるが、本件では相対的無輸血の合意が成立したと認められる。しかし、仮に絶対的無輸血の合意が成立している場合には、これを公序良俗に反して無効とする必要はない。すなわち、人が信念に基づいて生命を賭しても守るべき価値を認め、その信念に従って行動することは、それが他者の権利や公共の利益ないし秩序を侵害しない限り、違法となるものではなく、他の者がこの行動を是認してこれに関与することも、同様の条件の下であれば、違法とはならない。

次に、争点②については以下のように判断した。手術を行うについては、患者の同意が必要であり、医師がその同意を得るについては、患者がその判断をするうえで必要な情報を開示して患者に説明すべきである。この同意は、各個人が有する自己の人生のあり方(ライフスタイル)は自らが決定することができるという自己決定権に由来するものである。本件では、医師らが、Aに対し、相対的無輸血の治療方針を採用していることを説明しなかったことにより、Aは、絶対的無輸血の意思を維持して医科研での診療を受けないこととするのか、あるいは絶対的無輸血の意思を放棄して医科研での診療を受けることとするかの選択の機会(自己決定権行使の機会)を奪われ、その権利を侵害された。

このように、控訴審判決は、絶対的無輸血の合意の成立を前提とする国の債務不履行責任は否定したものの、患者の自己決定権の尊重が救命ないし延命に優越する場合があると述べ、医師らの説明義務違反によって患者の選択権が侵害されたとして不法行為の成立を認め、精神的苦痛に対する慰謝料として50万円を認めた。ただし、本件では絶対的無輸血の合意が成立したとの認定も可能であったと思われ、また認容した慰謝料も低額すぎるとの批判がある。[1]

---

[1] 平野哲郎「新しい時代の患者の自己決定権と医師の最善義務——エホバの証人輸血事件判決がもたらすもの」判タ1066号19頁(2001年)。

(D) 最高裁判決（最判平成12・2・29民集54巻2号582頁、判時1710号97頁、判夕1031号158頁、医事法判例百選36事件）

最高裁は、争点②について取り上げ、以下のように判断した。

「患者が、輸血を受けることは自己の宗教上の信念に反するとして、輸血を伴う医療行為を拒否するとの明確な意思を有している場合、このような意思決定をする権利は、人格権の一内容として尊重されなければならない」。

「被告医師らは、手術の際に輸血以外には救命手段がない事態が生ずる可能性を否定し難いと判断した場合には、Ａに対し、医科研としてはそのような事態に至ったときには輸血をするとの方針を採っていることを説明して、医科研への入院を継続した上、被告医師らの下で本件手術を受けるか否かをＡ自身の意思決定にゆだねるべきであったと解するのが相当である」。

「本件においては、被告医師らは、右説明を怠ったことにより、Ａが輸血を伴う可能性のあった本件手術を受けるか否かについて意思決定をする権利を奪ったものといわざるを得ず、この点においてＡの人格権を侵害したものとして、同人がこれによって被った精神的苦痛を慰謝すべき責任を負うものというべきである」。

最高裁は、医師らの説明義務違反は、Ａが本件手術を受けるか否かについて意思決定をする権利を奪う人格権侵害であると認め、被告らの上告を棄却した。なお、原告らは高裁判決が債務不履行責任を認めなかった点（争点①）および慰謝料額が低額にすぎる点について附帯上告を申し立てたが、これらはいずれも棄却された。

この判決の射程について、医療の場に限定され、かつ「宗教的人格権」が問題となる局面に限定されているという見解もある。[2] しかし、宗教的信念によらない場合でも、真摯な人格の発露として、明確で一貫した意思表示がなされており、それが生命の尊厳に反するものでない限り、輸血拒否は認められると解してよいであろう。また、対象を輸血に限定する理由もないので、

---

2 潮見佳男「『エホバの証人』信者輸血拒否訴訟事件」（判批）ジュリ1202号68頁（2001年）。

他の治療行為についても類推可能と思われる。

(2) アメリカの裁判例

　患者が治療上必要とされる輸血を拒否する場合、アメリカ、イギリス、カナダなどでは、主治医・病院、行政当局などが裁判所に輸血実施を許可する命令を求め、裁判所が命令を発令すればこれに基づいて輸血が行われている。患者が成人の場合には、原則として、信仰による輸血拒否を憲法上の権利として認めるのがアメリカの裁判所の一般的な傾向であるが、例外として、①生命維持、②自殺防止、③第三者の利益保護、④医の倫理が患者の輸血拒否権に優越する場合および患者の理解・判断能力が不十分である場合には輸血実施が許可されてきた。1960年代から70年代にはこれらの例外がかなり広く認められて輸血が許可されてきたが、1990年代にニュー・ヨーク州とマサチューセッツ州の最高裁判所が例外にあたる場合を限定する方向の解釈を打ち出した。

　ニュー・ヨークの事案では、36歳の女性が帝王切開による出産後出血し、主治医は輸血が必要と判断したが、患者は夫とともにエホバの証人であり、輸血を拒否した。マサチューセッツの事案では38歳の女性が胃潰瘍によって吐血したが、やはり夫とともにエホバの証人であり、輸血を拒否した。この二つの事件において、両州の最高裁はいずれも患者の輸血拒否を認めた。両事件の裁判所の判断に共通するポイントが2点ある。

　まず、第1に輸血拒否権の根拠を、憲法上の信教の自由ではなく、判例法や制定法で認められる患者の治療決定権や憲法上のプライバシー権に求めた。

　第2に患者の治療拒否権とこれに対抗する州の利益との衡量において、後者を限定的にとらえた。すなわち、生命維持については、社会に危険が及ぼ

　3　この時期のアメリカ判例については唄孝一「アメリカ判例法における輸血拒否——『死ぬ権利』論の検討過程における1つのデッサン」都立大学法学会雑誌18巻1・2合併号101頁（1978年）参照。

　4　詳細は丸山英二「宗教上の理由による輸血拒否とアメリカ法」法セミ446号10頁（1992年）参照。

　5　Fosmire v. Nicolequ, 75 N.Y. 2d 218, 551 N.E. 2d 77 (1990).

　6　Norwood Hosp. v. Munoz, 409 Mass. 116, 564 N.E. 2d 1017 (1991).

されない限り、個人の自己決定を生命維持より尊重すると述べ、第三者（未成年の子）の保護との衡量についても、輸血拒否によって患者が死亡しても患者の夫などが子の養育にあたることが可能な場合もあるから、未成年の子があることは輸血拒否を必ずしも妨げないと判断した。さらに医の倫理との関係についても、医の倫理は常に生命維持を求めるものではなく、究極的には医の立場は患者の決定権に劣後するとした。

　二つの特徴を総合すると、輸血拒否が信仰に基づくものではなくても、また未成年の子がいても、広く行使することができる権利であるということになり、成人については、実質的にはほとんど無制限に輸血拒否権が認められたと解釈することも可能になる。この論理を輸血以外の治療についても拡大すれば、信仰とは全く関係なく、何らかの理由で死を願う成人患者があらゆる救命、延命のための治療を拒否するということも認められるということになる。これを自殺の権利の容認につながるもので個人主義の行きすぎと否定的にとらえる考え方も、患者の自己決定権が最大限尊重されるもので望ましいことであると肯定的にとらえる考え方もあり得る。

2　輸血拒否ガイドライン

　2008年（平成20年）に、一般社団法人日本輸血・細胞治療学会、公益社団法人日本麻酔科学会、公益社団法人日本小児科学会、公益社団法人日本産科婦人科学会、一般社団法人日本外科学会の5学会合同の委員会が「宗教的輸血拒否に関するガイドライン」（以下、「輸血拒否ガイドライン」という）を作成・公表した。[7]それによると当事者が18歳以上で医療に関する判断能力がある場合には（判断能力は主治医を含む複数の医師で判断する）、医療側が無輸血治療を最後まで貫く場合には本人署名の免責証明書の提出を求め、無輸血治療が難しいと判断した場合には早めに転院を勧告すると述べられている。

　7　5学会合同ガイドラインは、公益社団法人日本麻酔科学会HP〈http://www.anesth.or.jp/guide/pdf/guideline.pdf〉で閲覧することができる。

【書式2】 輸血と免責に関する証明書（例）

輸血拒否と免責に関する証明書（例）

_____（処置、手術など）について

説明日　　年　　月　　日

説明者　　　　　　　　科

主治医（署名）_____

主治医（署名）_____

〇〇病院長殿

　私は、私の健康と適切な治療のため、以下の種類の血液製剤を以下のように輸血する可能性や必要性があることについて説明をうけました。
（血液製剤の種類、投薬量等具体的に記入）

　しかしながら、私は、信仰上の理由に基づき、私の生命や健康にどのような危険性や不利益が生じても、輸血を使用しないよう依頼いたします。

　私は、輸血を拒んだことによって生じるいかなる事態に対しても、担当医を含む関係医療従事者及び病院に対して、一切責任を問いません。

　なお、私が拒む輸血には（〇で囲む）、全血、赤血球、白血球、血小板、血漿、自己血（術前貯血式、術中希釈式、術中回収式、術後回収式）、血漿分画製剤（アルブミン、免疫グロブリン、凝固因子製剤、その他_____）があります。

　輸液や血漿増量剤による処置は差し支えありません。

署名日　　年　　月　　日

患者氏名（署名）_____

代理人氏名（署名）_____患者との続柄_____

この 5 学会合同ガイドラインを参考に独自のガイドラインを策定している医療機関もある。たとえば、独立行政法人国立病院機構神戸医療センターが公表しているガイドラインでは、原則として相対的無輸血の方針をとり、それに同意しない患者には転院を勧めることとしている。ただし、同意が得られず、緊急の治療を要するなどの理由により、転院が不可能と医師が判断した場合には免責証明書の提出を求めたうえで輸血なし治療（院長、当該科長の判断で本人の意思に沿って輸血以外の治療を継続すること）を行うとしている。そして、このガイドラインを遵守した医療行為が、民事・刑事訴追を受けることになっても、担当した医療者は同医療センターの保護を受けることができるとしている点も特徴的である。

3 事例研究 1 の検討

それでは、事例研究 1 について検討してみよう。なお、この事例では Y の意識がなく、かつ、緊急事態なので、X 病院は本人や家族と診療契約を締結することはできず、民法上の緊急事務管理（民法698条）として法的に構成するという設定で考えてみる。また、他の病院への転送可能性もないものとする。

(1) 患者が子どもがなく妊娠中でもない場合

この場合、Y の意識はないものの、カードの文言は明瞭で Y の輸血拒否の意思はかなり明確に推知できる（民法697条 2 項）。カードの署名も 1 年前ということであるから、その意思は現在も継続している可能性が高い。したがって、X 病院が輸血を強行すれば Y の自己決定権を侵害したとして損害賠償責任を問われることになるであろう。

なお、Y の家族も Y に輸血しないよう求めたとすれば、それも Y の輸血拒否の意思を推知させる資料となるから結論は変わらないが、逆に Y の家族が輸血を強く希望した場合はどのように影響するだろうか。

---

8 独立行政法人国立病院機構神戸医療センター HP 〈http://www.kobemc.go.jp/top_kan-jya/PDF/guideline20110131.pdf〉。

まず、本人との関係では推知可能な本人の意思に反して事務管理を行ったことになるから、やはり後日、本人から損害賠償請求される可能性はある。しかし、医師はこれに対して、家族が輸血を強く希望したため、その家族が患者と平穏な親族関係を享受し、親族関係における幸福を追求し保持する権利ないしは利益、将来の扶養義務の履行を期待する期待権等を包摂した「親族権」を保護するため輸血したのであるという緊急避難等による違法性阻却の抗弁を主張する余地がある。

(2) 患者が3歳の子どもの母親であった場合

患者に未成熟子がいる場合、医師が、その子が親を失わないように子の利益のために輸血したのであれば、緊急避難が成立するという考え方がありうる（この場合の対立法益は、子の扶養請求権・親族権と親の信仰の自由である）。しかし、もう一人の親や祖父母による扶養が期待できる場合や、患者自身が経済的に富裕で患者が死亡しても子の扶養に問題がない場合は、子の扶養は確保されているわけだから、子の扶養請求権を理由として親の信仰の自由を犠牲とするのはおかしいとの批判が考えられる。といって、子の扶養に問題がない場合は輸血拒否の意思が尊重され、そうでない場合は尊重されないというのでは、離婚者や貧しい者の信仰が守られないことになり、平等原則に反する結果になる。

結局、このような究極の場面では親の人生は親のもの、子の人生は子のものと割りきるしかない。子が親の所有物ではないのと同様、親も子を扶養するためだけに生きているわけではなく親自身の人生があるのである。

したがって、Yに3歳の子どもがいても、Yの意思に反して輸血することは原則として違法である。しかし、未成熟子がいることを考慮してあえて輸血した医師の行為について緊急避難または社会的相当行為として違法性阻却を認めるという余地もありえなくはない。

(3) 患者が妊娠中であった場合

患者が妊婦で、患者に輸血をしないと胎児の生命・健康に危険が及ぶという場合に、患者が輸血拒否をすることは胎児という「他人」の生命権・健康

権を侵害する意思決定であり、かかる意思決定をすることは親といえども許されないと考えられる。この場合、侵害の対象となる法益は憲法13条に根拠を持つ生命に対する権利であり、扶養請求権とは質が違う。扶養は他の者でも与えることができるが、生命は他の者が与えることは不可能だからである。

したがって、このような場合、医師は患者の意思に従う必要はなく、事務管理者として最善の措置（民法697条1項）、すなわちこの場合は輸血を行うべきである。

4　未成年者による輸血拒否

> **事例研究2**　**意識のある未成年患者による輸血拒否**
>
> P病院に入院しているQは白血病のため輸血を含む治療が必要と判断された。しかし、Qもその両親もエホバの証人の信者であり、ともにQへの輸血を拒否している。P病院はQへ輸血をするべきか。
> Qが12歳の場合と16歳の場合に分けて検討しなさい。

自己決定権は人格権の一内容であり、未成年者も治療に同意する能力（自己の症状、輸血の必要性、輸血した場合としない場合の結果を理解し、判断する能力）が認められる程度に成熟していれば、1個の独立した人格として自己決定権の行使主体となりうると考えられるので、患者が未成年者の場合は、同意能力の有無によって、場合を分けて考えるのが適切である。さらに、同意能力がある場合でも、未成年者である以上親権に服していることや親権者の間で意見が分かれる場合もあることなどから、問題は成人の場合以上に複雑になる。

(1)　患者に同意能力がない場合

未成年者に同意能力が認められるかは、理解力・判断力の発達の程度に応じて個々の未成年者ごとに判断するほかないが、養子縁組の承諾能力（民法797条1項）や遺言能力（同法961条）が15歳で認められていることが一つの

目安になるであろう。

　子に同意能力がない場合、原則として親が子の治療に必要な同意を与えることになるが、子の治療に必要な輸血に対する同意を親が与えないことは、子の生命・健康に対する権利の侵害として親権の不適当な行使となるし（民法834条、834条の2）、刑事上も保護責任者遺棄罪を構成する（刑法218条）。

　このような場面の解決策として、医師が児童相談所長に通知し、児童相談所長が親権停止および未成年後見人選任の請求を家庭裁判所に行い（児童福祉法33条の7、33条の8）、家庭裁判所がエホバの証人の信者ではない親族または公益の代表者としての検察官か弁護士を未成年後見人として選任し、その未成年後見人の同意に基づいて医師が輸血をするという方法が考えられる[9]。輸血が行われ、患者の容態が危機を脱したら、家庭裁判所は児童相談所長の請求により親権停止の審判の取消しを行えばよい（民法836条、児童福祉法33条の7）。

　このような措置をとらない場合は、医師は親との間で診療契約を有効に締結することはできないので、事務管理者として子の利益に最も適する方法で事務を管理をすべきであり、最善の措置が輸血であれば、輸血するべきである。

　アメリカやイギリスでも、親が輸血を拒否していても子の救命のために輸血が必要な場合は、病院や行政当局が裁判所に輸血許可を求めた場合ほとんどすべて輸血許可の決定がなされているとのことである[10]。このように親の意向によって子が必要な治療を受けられない場合、一時的に親権を親から州などに移す根拠は**パレンス・パトリエの法理**（正当な保護者をもたない者につい

　9　木内道祥「エホバの証人と輸血拒否」自由と正義34巻7号41頁（1983年）。

　10　アメリカの例：In Re Sampson, 317 N.Y.S. 2d 641 (Fam. Ct, Ulster County, 1970), aff'd 323 N.Y.S. 2dddd 253, aff'd 278 N.E. 918 (Ct. of Appeals of N.Y., 1972). イギリスの例：Re R [1993] 2 FLR 757, Re S [1993] 1 FLR 376, Re L [1999] 2 FCR 524. なお、フランスにおいても、エホバの証人による輸血拒否に対しては、「児童裁判官」が「育成扶助措置」として、医師に輸血の承諾を与えるなどの介入をしているとのことである（寺沢知子「未成年者への医療行為と承諾(二)」民商法雑誌106巻6号799頁以下、特に809頁〜811頁（1992年））。

て国家・州が保護を与える義務ないし権能を有するとの法理）と呼ばれている。

　さらに、親だけでなく、子自身も輸血を拒否していても、低年齢の子は心理的に親の強い支配下にあり、単に親に教えられたとおりに言っているだけの可能性も高く、独立した意思を表示しているといえるのか疑問であるし、同意能力もないような子に生死にかかわる重大な事項を決定する能力はないと考えられるので、子の拒否は無視してよい。そもそも、低年齢の子には可塑性があり、その後の人生において信仰を持続するかも不明であり、その時点での子の輸血拒否にはあまり意味がない。したがって、この場合には本人の意思が実質的には不存在であると考えて、医師が輸血をしても推知可能な本人の意思に反する事務管理をしたとして責任を問われることはない。

(2) 患者に同意能力が認められる場合
㋐ イギリスの判例[11]

　このような場合については、イギリスで、ギリック判決という貴族院の判決[12]とそれに続く控訴院判決[13]等によって形成された法理が参考となるので紹介する。

　イギリスの判例は「提案されている医療行為の意味を完全に理解できるだけの十分な理解力と知能」をギリック能力と呼び、この能力に達した未成年者を「ギリック能力者」という（なお、イギリスにおける成人年齢は18歳であるが、16歳に達した未成年者は単独で医療行為に同意できる〔1969年家族法改正法1条、8条〕）。ギリック能力者には、単独で治療同意権が認められる。したがって、親が治療を拒否してもギリック能力者である子は単独で治療に同意することができる。すなわち、この法理は、この意味ではエホバの証人の親が子を「殉教者」にすることを阻止する方向で働く。

11　イギリス判例については家永登「子どもに対する医療行為と親の同意権」専修法学論集2号93頁（1988年）、同「イギリス判例に見る未成年者の治療拒否権」専修大学法学研究所紀要26号75頁（2001年）、同「未成年者の輸血拒否をめぐるイギリス判例法」専修法学論集83号81頁（2001年）、同「輸血を拒否している少女に対する外科手術が許可された事例」同84号137頁（2002年）参照。アメリカでも「成熟した未成年者」という類似の法理が認められている。
12　Gillick v Norfolk and Wisbech Area Health Authority [1986] 1 AC 112.
13　Re R [1991] 4 All ER 177 および Re W [1992] 4 All ER 627.

しかし、未成年者にはギリック能力の有無にかかわらず治療拒否権は認められていない。したがって、未成年者が治療を拒否する場合は親または裁判所が治療に同意することができる。よって、医師は、未成年者の治療に関しては、16歳以上の未成年者本人、16歳未満だがギリック能力のある未成年者本人、親、裁判所のいずれかから治療についての同意を得ていれば合法的に治療をすることができるということになる。

この法理も参考にしつつ、未成年の患者に同意能力がある場合について検討してみよう。

　　(イ)　患者と両親が一致して輸血を拒否している場合

この場合は、患者は未成年者とはいえ、その人格に基づいて輸血拒否をしているのであり、親もその決定を支持しているのであるから、患者の自己決定権が尊重されるべきである。すなわち、医師は無輸血治療のみをすべきで、輸血をすれば違法となる。ただし、イギリスではこのような場合、医師などの申立てによって裁判所が介入して親に代わる同意を与えることがある。

　　(ウ)　患者が輸血を拒否し、親が輸血を求める場合

これは、未成年の子がエホバの証人の信者で、親が非信者というような場合である。この場合、親が医師に対して子に輸血するよう求めることは監護権の適切な行使であるから、医師は、子の拒否にかかわらず親との間で、子に輸血を含む治療を施すことを内容とする診療契約を締結し、それに従って輸血するべきである。イギリスでも未成年者に治療拒否権は認められないので同様の結論となるはずである。

　　(エ)　未成年者の患者は輸血を求めているのに、親が輸血を拒否している場合

これは親がエホバの証人の信者で、子は非信者という場合である。この場合同意能力のない未成年者の場合と同様に、親の輸血拒否は親権の濫用であるから医師は親と無輸血の合意を含む診療契約を締結することはできず、事務管理によって処理することになる。この場合の本人の意思に従った管理は、輸血を含む治療ということになる。イギリスであれば、このような場合は16歳以上の未成年者本人または16歳未満だがギリック能力のある未成年者本人

472

IX 信仰に基づく輸血拒否

が輸血に同意しているのであるから、親の反対にかかわらず輸血を行えるということになる。

> **コラム** 10歳の少年の叫び～川崎事件
>
> 　1985年6月6日、10歳の鈴木大君という少年がダンプカーにひかれて両足骨折の重傷となり、救急車で聖マリアンナ医大病院に運ばれたが、輸血をしてすぐ手術をすれば救命できることはほぼ確実であった。しかし、エホバの証人の両親が輸血を拒否したため、医師は説得を続け、少年にも「大ちゃん、生きたいだろう。輸血してもらうようにお父さんに言いなさい」と呼びかけ、少年も「死にたくない。生きたい」と訴えたという。しかし、両親は病院に決意書を提出して「聖書にある復活を信じているので輸血には応じられない」とあくまで輸血を拒否した。結局、少年はその日の夜出血性ショックにより死亡した。
> 　この事件は大きな反響を呼び、医療機関におけるエホバの証人に対する治療方針が検討されるきっかけとなった。

5　審判例

　未成年者に対する輸血を親権者が拒否している場合に、親権者の職務執行を停止し、職務代行者を選任する審判前の保全処分（民法834条（現在は834条の2に相当）、旧家事審判法9条甲類12号、15条の3第1項（現行家事事件手続法別表第1の67、174条1項に相当））がなされた例を2件紹介する。

▶大阪家岸和田支審平成17・2・15家月59巻4号135頁

　対象児は出生後、〇〇症（記録上伏せられている）と診断され、速やかに手術をしなければ生命の危険や重篤な後遺障害が発生するおそれがある。手術に伴う危険は1％以下にとどまる。担当医師らは多数回にわたり、両親に対し、対象児の病状、治療方針、治療を行わない場合の危険性等を説明し、手術に同意するように説得したが、両親が応じないため、子ども家庭センター所長に通告し、所長も説得を行った。しかし、両親が信仰上の理由から手

術に同意せず、退院を求めたため、所長は対象児を一時保護し、病院に委託する措置をとった。このような状況下で、所長が、両親を相手方として、親権者職務執行停止・職務代行者選任を求める審判前の保全処分を申し立てた。

　裁判所は、手術の必要性を認め、両親がこれに同意しないことは対象児の生命および健全な発達を害する結果になること、○○症が進行性のものであり、本案審判の結果を待つ余裕がないことを理由に申立てを認め、○○症に精通する医師で両親への説得にもあたった医師を職務代行者として選任した。

　なお、親の反対にかかわらず輸血をされた子の引取りを親が拒否して、病院が苦慮するケースもあるというが、本件では両親は手術を受けた場合も養育はする意思があると認定されている。

▶名古屋家審平成18・7・25家月59巻4号127頁[14]

　対象児は、出生後、○○症と診断され、肺への血流量が少なく、突然死も考えられる。治療法としては段階的な手術があり、まず乳児期に最初の手術をする必要がある。手術をしなければ、成人に到達する可能性は高くない。手術の成功率は99.9％といわれている。主治医や児童・障害者センターの職員らが両親に対して再三説得を試みたが、両親は宗教上の理由からこれを拒否した。

　裁判所は事態を放置することは対象児の生命を危うくすることにほかならず、両親の手術拒否には合理的な理由は認められず、親権濫用といえるとして、両親の親権を停止し、弁護士を職務代行者として選任した。

6　未成年者の輸血同意・拒否のフローチャート

　輸血拒否ガイドライン（上記2）では、未成年者の輸血同意と拒否については、フローチャートを作成している（〔図2〕参照）。

　これによれば、15歳未満の者について親権者双方が輸血を拒否している場

---

[14] 評釈として、神谷遊「未成年者への医療行為と親権者による同意の拒否」判タ1249号58頁（2007年）、田中通裕「親権者の職務執行停止・職務代行者選任（手術不同意）」民商法雑誌138巻1号107頁（2008年）。

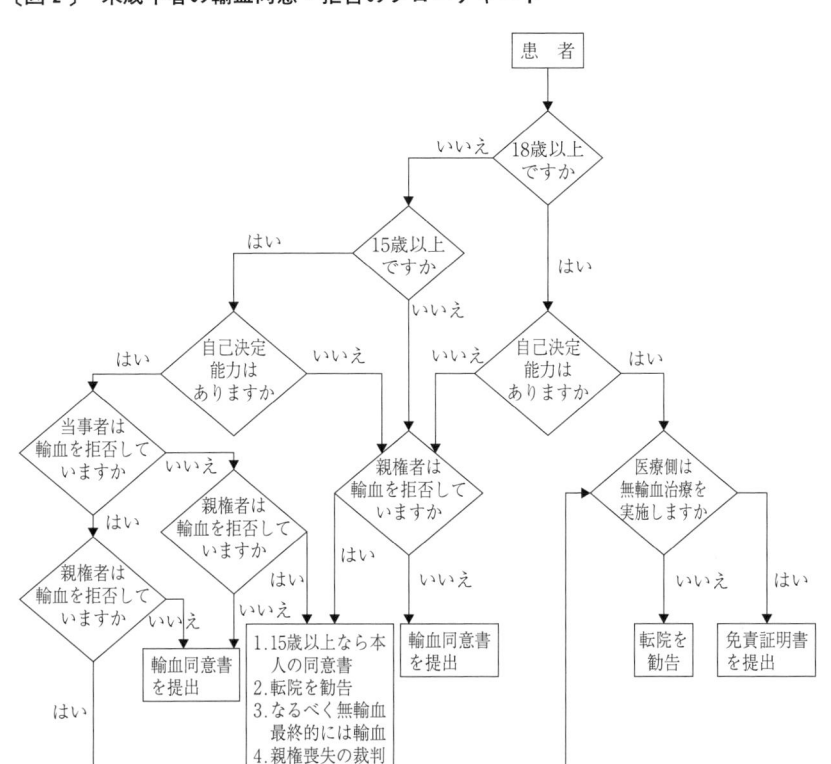

〔図２〕 未成年者の輸血同意・拒否のフローチャート

```
                              患　者
                              ◇18歳以上
                   いいえ ──  ですか
                        ↓         │はい
                    ◇15歳以上      │
              はい── ですか         │
                ↓      │いいえ     │
            ◇自己決定   │          ◇自己決定
         はい─能力は    │  いいえ── 能力は ──はい
            │ありますか  │         │ありますか
            ↓    │いいえ│         │          ↓
        ◇当事者は │    │         │       ◇医療側は
         輸血を拒否│    │         │        無輸血治療を
         していますか    │         │        実施しますか
         はい│  いいえ  │         │      いいえ│  │はい
            ↓     ↓    │         │          ↓    ↓
        ◇親権者は ◇親権者は       ◇親権者は           
         輸血を拒否 輸血を拒否       輸血を拒否           
         していますか していますか   していますか         
            │      │              │はい   │いいえ    
            │はい  │いいえ  いいえ│       │          
     いいえ│      ↓       ↓      ↓       ↓          
            │  □輸血同意書 □1.15歳以上なら本 □輸血同意書 □転院を □免責証明書
            │   を提出      人の同意書       を提出    勧告    を提出
            ↓              2.転院を勧告
                          3.なるべく無輸血
                            最終的には輸血
                          4.親権喪失の裁判
                            所への申立
```

宗教的輸血拒否に関する合同委員会「未成年者における輸血同意と拒否のフローチャート」

合は、なるべく無輸血治療を行うが、最終的に輸血が必要になれば輸血を行うとしている。その際に、親権者の同意が全く得られず、むしろ治療行為が阻害されるような状況においては、児童相談所に虐待通告し、児童相談所で一時保護のうえ、児童相談所長から親権喪失を申し立て、あわせて親権者の

15　親権者の一方が同意し、他方が拒否する場合は、輸血を希望する親の同意に基づいて輸血を行うとしている。2008年（平成20年）にガイドラインが作成された後、2011年（平成23年）の民法改正により、親権の喪失ではなく停止の制度ができたため（同法834条の２）、現在は親権停止の申立てを児童相談所長が行うことになる（児童福祉法33条の７）。

第 4 章　生命倫理

職務執行停止の処分を受け、親権代行者の同意により輸血を行うとしている。[15]
15歳以上18歳未満で判断能力がある者については、本人が輸血を希望しているが、親権者が輸血を拒否している場合には、本人の輸血同意書により輸血し、本人が輸血を拒否しているが、親権者が輸血を希望する場合はできる限り無輸血で治療をするものの最終的には親権者の輸血同意書により輸血すること、15歳以上で判断能力のある本人と親権者双方が拒否している場合については、輸血拒否の結果について医療従事者および病院に対していっさい責任を問わないという趣旨の免責証明書の提出を受けて無輸血治療を行うか、無輸血治療ができない場合は転院勧告をすると定めている。18歳以上の者については前述のとおり、原則として成人と同様に取り扱う。

7　事例研究2の検討

(1) 患者が12歳の場合

Qが12歳であれば一般的に同意能力はないと考えられる。したがって、P病院としては、両親に輸血の必要性を説得しつつ、同意が得られるまではなるべく無輸血治療を行う。しかし、緊急に輸血が必要な事態になった場合は、P病院は緊急事務管理者としてQの最善の利益のために輸血するべきである。さらに、両親がQを退院させようとしたり、治療を阻害したりするような場合は、児童相談所長に通告をして、親権停止の申立てと職務代行者選任の保全処分を経て代行者の同意に基づいて輸血をすることも可能である。

(2) 患者が16歳の場合

16歳であれば同意能力が認められる可能性がある。したがって、Qも両親もともに輸血を拒否しており、それが真摯な信仰に基づくものであればそのような自己決定は人格権の一内容として尊重すべきあるから、P病院としては輸血をすることはできないと考えられる。すなわち、Qと両親の署名のある免責証明書の提出を受けて無輸血治療をするか、それができない場合は転院を勧告する。もっとも、病院が、①生命維持、②自殺防止、③第三者の利益保護、④医の倫理等の法益ないし公序良俗の保護のため輸血が必要である

と主張して、仮の地位を定める仮処分（民保法23条2項）を申し立て、患者の同意に代わる裁判所の輸血許可の決定を得て輸血するという英米流の解決も考えられなくはない。[16]

8　患者、医師、司法の関係

最後に、患者の自己決定権をめぐる患者、医師、司法の関係を整理しておく。

まず、患者の意思決定が、法や公序良俗に反しない限り、医師はそれに従った医療を提供する義務を負う。次に、裁判官は、患者の意思決定が法・公序良俗に反していないか、および、医師の治療行為が患者の意思決定に反していないかを判断する役割を負う。すなわち、対立局面は、法・公序良俗対患者、患者対医師という二つの局面があり、司法はその両局面を裁かなければならない。

とはいえ、一刻を争う緊迫した状況の中で必死に患者を救命した医師に対して、司法が事後的に責任を問うことは極めて酷な結果になりかねない。したがって、事前に医師の行為規範を提示し、どのような場合に何をすれば免責され、何をすれば責任が発生するかを、法律に疎い医師にもわかりやすい形で事前に明らかにしておくことは、事後的な判断と並んで、法律家の重要な役割である。医事紛争の防止のためには、エホバの証人の患者の問題に限らず、法律家と医療関係者が共有できる基準を両者が協力してつくり上げ、医師がさまざまな問題にスムーズに対応できるような環境を整備することが大切である。

16　児玉安司「患者の自己決定と事前の司法介入」判タ980号63頁（1998年）。

第4章 生命倫理

〔演習問題〕
　15歳の少年Sは、学校でのいじめを苦に手首を切って自殺を図ったが、血を流して苦しんでいるところを発見されT病院に救急搬送された。医師は輸血をすればSは救命できると考えているが、S自身は輸血を拒否して死にたいと言っている。さらにSの母親はエホバの証人であり、宗教的信念からSへの輸血を拒否しており、父親は輸血に伴う副作用を恐れてできる限り輸血を避けてほしいと希望している。しかし、Sの祖父母や成人している兄はSの救命のためには輸血を含むあらゆる手段を尽くすよう求めている。
　このような状況でT病院としてはどのように対処したらよいか。

（平野哲郎）

X 小児医療

1 総論——小児医療と生命倫理

小児医療の分野では、**informed consent**（**IC**）、**自己決定権**、**quality of life**（**QOL**）、など、医療倫理学で通常論じられる基本的原則の適応が難しい場合が多い。それは、**子どもの判断能力**や**子どもにとっての利益**をどう考えたらよいかを、単純に論じきることが困難であることによる。

Forman らは、小児医療における生命倫理的事例を次の 6 群に分けて論じた。

① 小児医療における意思決定の主体は誰か
② 患者と家族へどのように情報提供をなすべきか
③ 小児医療における治療や延命の停止
④ 小児医療に関する医学研究への参加
⑤ 小児医療における医師——患者関係のあり方
⑥ 思春期の患者への接し方

Graham らや、Elliott らは、これらの問題点をさらに次のように絞り込んだ。

① 小児患者本人の意思を、成長段階に応じてどれだけ考慮に入れるか
② 小児患者の家族の代理決定ないし意向をどこまで聞き入れるか
③ 小児患者にとっての利益をどう見極めるか

診療の場で、子ども自身の意思をどこまで尊重すべきか。小児については、自己決定原則の代わりに、親や監理義務者による**代理決定の原則**が一般に成立するとされる。しかし、両親が標準的治療を拒んだ場合はどうするか、あるいは Munchausen by syndrome proxy のように母親が不当な治療を要請した場合はどうするか、成長段階によって子ども自身に十分な判断能力が備わっているとみなされる場合はどうするか、子どもへの守秘義務と親へ

の説明義務が拮抗する場合はどうするか。

　小児においても、患者の生活の質（QOL）の向上を第1に重視する方向で医療措置を決定する時代である。しかし、新生児の場合には、患者自身のQOLに関する希望を確認する手段がない。

　さらに、治癒率の低い疾患やターミナルケアなどの場合には、小児患者本人に対して告知するのか、両親や監護義務者に告知するのか。

　上記のように、子どもの判断能力と子どもの利益をどうとらえるかという問題を基盤として、生命倫理問題が、個々の事例に応じて展開される。

　新生児医療は、今日の小児医療の一翼を担う。新生児医療には、他の小児医療にはみられることの少ない倫理的な特徴がある。仁志田博司氏は新生児医療の倫理的特徴を次のようにまとめている。

① 新生児と母親の権利が競合する機会が多い
② 新生児は容易に切り捨てられる機会が多い
③ 生と死が同時に起こる機会がある
④ 奇形や仮死、超低出生体重児など医学的観点からの倫理的決断が迫られる機会が多い

　新生児医療の進歩により、従来は救命不可能であった超出生体重児や多重心奇形等の重篤な疾患の児が医療の対象となる時代となった。このように、放置すれば予後不良なことが明らかな症例に、延命のための治療をすることが、児・家族・社会の福祉につながらないことが明らかな場合、治療の継続の是非が問われる。

　重ねて、新生児医療においては、患者は新生児であり、意思を表明したり、患者の意思を周囲のものが理解することが困難であるため、本来侵襲行為である医療行為を正当化する根拠がないという指摘があった。このような指摘を受けて、東京女子医科大学母子総合医療センターの新生児集中治療室（NICU）においては、仁志田氏らにより新生児医療における倫理的観点からの意思決定がクラス分けされ、さらに「重篤な疾患を持つ新生児の家族と医療スタッフの話し合いのガイドライン」が設けられた。

〈参考文献〉
① 奥野満里子「小児医療と倫理」小児内科33巻1号99頁〜102頁（2001年）
② Forman EN, Ladd RE「小児医療の生命倫理――ケーススタデイ（松田一郎訳）」
③ Graham P「Children: problems in paediatrics」(Principles of Health Care Ethics: Gillon R ed)
④ Elliot C「Patients doubtfully capable or incapable of consent」(A Companion to Bioethics: Kuhse H, Singer P eds)
⑤ 仁志田博司「新生児医療の倫理」小児科診療62巻11号1605頁〜1611頁（1999年）

2　代諾者による代理決定

　生命倫理にかかわる小児医療の問題の根底には、医療行為の決定に際しての代諾の問題が存在することは多い。

　日本では、何歳までを児童とするかは法律によって異なっており、民法では受理できる権利に応じてその年齢は異なっている。一般に、医事法学の分野では、15歳以上をもって判断能力ありとする。この根拠は、民法で遺言や養子縁組に関連する能力を備えるのが15歳以上とされていること、および、かつての元服の年齢や現在の義務教育終了年齢が15歳であることとされている。

　それでは、15歳未満の小児に対して医療を行う必要があるのに、親の同意（代諾）が得られない場合にどうするのかという、いわゆる親による治療拒否・医療ネグレクトの問題が生じる。

　日本における具体的事例として、1985年（昭和60年）に、両親が、輸血を禁ずることを宗教上の信念とするエホバの証人の信徒であり、子どもへの輸血に同意せず、その結果として子どもが死亡した事例があり、川崎事件と呼ばれている。この事件の後に、東京都立病産院倫理委員会や各大学病院や各学会で輸血拒否への対応に関するガイドラインが整備され、現場の指針とな

た。また、腸閉塞を合併したダウン症の新生児の父母が、医師の説得にもかかわらず手術を拒否し、子どもが死亡した事例があり、斎藤事件と呼ばれる。

上記のような事例において、最近では、未成年者であっても、その判断能力がある（成熟している）と認められるなら、本人の意思を可能な限り認めるべきと考えられている。また、ガイドラインにおいて、このような局面に遭遇した医師は、児童相談所に虐待通告し、児童相談所で一時保護のうえ、児童相談所から親権喪失を申し立て、あわせて親権者の職務停止の処分を受け、職務代行者選任の保全処分の申立手続を経て、親権代行者の同意により医療を行うことができるとされる（親権喪失宣告と審判前の保全処分）。さらに、あるいは2008年（平成20年）の厚生労働省通知において、地方自治体の児童福祉の責任者に対してこのような手続を提示している。

事例研究1　Baby Doe 事例

設問：次の事例において、Baby Doe は**生存権**を有するか。この事例において、障害があるという理由で、正当な治療を受けていないのではないか。Baby Doe は正当な取扱いによる保護を受ける権利をもっているか。

1982年インデイアナ州ブルーミントンで生まれた児は、ダウン症で、食道閉鎖と気管支瘻を合併していた。手術の施行に関して医師の間でも意見が分かれたが、両親は外科手術や経静脈栄養はいっさいしない選択をとった。ブルーミントン病院の管理者は法廷の助言を求めた。その結果、判事は、両親は治療を差し止める権利があると裁定した。モンロー郡の検事が、インデイアナ郡最高裁に上告し、下級裁判所の判決を覆し、経静脈栄養と救命手術を行うための命令を請求したが、これは3対1で否決され、Baby Doe は死亡した。

参考：**障害新生児の選択的非治療**に関して、Fost と Robertson は、以下のように述べる。
① 非治療の決断を下すための明確な基準を設けること
たとえば、
- 治療しても、苦痛を与えるのみで障害の改善、延命に効果が期待できない
- 児は非治療の状態に置かれなくても死亡する
- 治療はその児にとって、死よりも辛い苦痛を与える、また治療が危害をもたらすなら、治療をしない（止める）ことが望ましい

② 医師、または両親以外のグループ（たとえば**倫理委員会**）が非治療の決断をするときは、そのための手順、基準を確立しなければならない。しかし、以下の問題がある。委員（会）は医学的知識がない場合があり、医師、両親が責任逃れに利用する可能性もありうる。委員会は示唆したり、コメントするほうが望ましい。決断は両親と医師が話し合って決めるのが基本である。

事例研究2　Baby K 事例

設問：次の事例における倫理委員会のあり方にはいかなる見解をもつか。

1992年無脳児の女児がバージニアで帝王切開で出生した。妊娠中から無脳児の診断がなされ、母親は人工妊娠中絶を勧められたがそれを拒否した。両親は結婚していなかった。児は出生後呼吸不全になり、レスピレータが装着された。その後、病院側は、この患児の場合レスピレータは医学的に不適切で、不必要であると告げて、それの撤去を提案した。父親はこれに承諾し、母親は無脳児を含めてすべての人命は価値があり、保護されるべきであるとの信念をもつキリスト教徒で、病院の提案を拒否した。病院は倫理委員会にこの問題を提案した。倫理委員会はレスピレータは、この事例では無益な治療に相当するのではずすべきであるとの結論に達した。母親はさらにそれを拒否したので、病院側はレスピレ

ータの撤去が合法であることの確約と法的解決を求めて裁判所に訴えた。その結果、予審法廷も控訴審も母親の見解を支持しレスピレータは撤去されず、Baby K は 2 歳 6 カ月生存した。医療費は50万ドルかかり、カイザー保健プランとメディケイドが全額支払った。後に病院側はこの裁判は医療費の問題ではなかったことを強調する声明を出した。

参考：Sapiro らは、倫理委員会のあり方として、以下を示した。
① 決定に関して最善の情報が利用されたことを確認する
② 医療側と両親の双方がとり得た結論を確認する、また両親が同意した選択の幅を確認する
③ 結論に至るまでの論議を解析する
④ もし必要なら、論争のいずれかの側を支持できる
⑤ それが適切と考えるなら、公的機関（小児保護機関、裁判所など）に紹介する

〈参考文献〉
⑥ 玉井真理子ほか編『子どもの医療と生命倫理〔第 2 版〕』（法政大学出版局、2012年）
⑦ 小山剛＝玉井真理子編『子どもの医療と法〔第 2 版〕』（尚学社、2012年）
⑧ 仁志田・前掲⑤
⑨ 松田一郎「アメリカでの Baby Doe, Baby K 問題を巡って」日本新生児学会雑誌35巻 4 号651頁～655頁（1999年）
⑩ Robertson JA, Fost N. Passive euthanasia of defective newborn infants: legal considerations. J Pediatr 88巻883頁～889頁
⑪ Shapiro RS, Barthel R. Infant care review committees: An effective approach to the baby Doe dilemma? The Hasting Law Journal 37巻827頁～863頁

X 小児医療

> 事例研究 3　HIV における Medical Neglect 事件

設問：次の事例（アメリカの州最高裁判例）において、子どもへの治療を親が拒否した場合、子どもの最善の利益を決定するために、考慮されたことを推定せよ。

　HIV 抗体陽性である 4 歳の子どもの母親が、医師の勧める HAART という投薬療法を拒否したため、医師の通報を受けた州の福祉省が、母親と、子どもの治療につき話し合ったが、母親の考えは変わらなかった。HAART は、母親が最初に医師に相談した時期には、まだ実験段階にあったが、その 6 カ月後、CDC（Centers for Disease Control and Prevention）は、子どもの HIV 治療に関する指針を発表し、この治療法が慣行的であり、現在の技術水準にあると認めた。州は、子どもが HAART を受けられるように児童保護命令を求める申立てをし、訴訟上の後見人が選任され、審理が行われた。地裁が申立てを却下したため、子どもの訴訟上の後見人が最高裁に上訴したが、最高裁は、子どもが治療から利益を受けるか不明なこと、薬の不快な副作用、治療が実験的であること、子どもを親から引き離すことは、子どもの福祉にとって深刻かつ有害な効果をもたらすことを考慮したうえで申立てを却下した地裁の認定を是認した。また、HAART により HIV ウイルスに耐性がつけば、新しく出てくる療法からよい反応を得るチャンスが減ってしまうかもしれないことにも言及された。

参考：子どもの最善の利益を決定するために、
① 治療の有効性
② 治療の性質（副作用、治療の危険性、侵襲度）
③ 子どもへの影響（親子を引き離すことが子どもに与える情緒的影響）
が考慮される。
　さらに、HIV 治療に特異な次の点がある。

① 感染からAIDS発症までの長い潜伏期間中は、免疫機能が少し低下して病気にかかりやすくなるが、日常生活には支障がない。
② HIV抗体陽性の子どもだからといって重い症状に苦しんでいるとは限らない。
③ 子どもの症状が必ずしも重症でないため、ウイルスの増殖を抑えるにあたり、子どもへの効果が実感しにくい。
④ 副作用、他の薬物との相互作用、服用スケジュールの複雑さがある。
⑤ HIVの治療法が日々進歩し続けているため、完全に正しい治療法の決定や予後の予測ができない。
⑥ 副作用や侵襲度が大きければ、治療により少し長く生きられても、その生命が苦痛に満ちたものになりうる。
⑦ 幼児を治療のために長期間親から引き離すことが幼児に与える精神的影響がある。

〈参考文献〉
⑫ 松田一郎「小児薬物療法――生命倫理の視点から」臨床薬理33巻4号167頁～170頁（2002年）
⑬ Centers for Disease Control and Prevention. Guidelines for the Use of Antiretroviral Agents in Pediatric HIV Infection. MMWR (Morbidity & Mortality Weekly Rep.) 47巻15頁～19頁
⑭ Kimberly M.Mutcherson. No Way to Treat a Woman: Creating an Appropriate Standard for Resolving Medical Treatment Disputes Involving HIV-Positive Children. Harv.Women's L.J. 25巻221頁～226頁
⑮ Child and Family Services and Child Protection Act 4035 (2)

コラム　インフォームド・コンセントとインフォームド・アセント

1995年、米国小児科学会生命倫理委員会は、親や医師は正当な理由なしに、未成年の患者を意思決定よりはずしてはならないとし、18歳未満の小児では、決定能力および法的能力の限界があることからインフォームド・アセントが必

要であるとした。コンセントとは、法的効力を伴う承諾・自発的な同意を意味し、アセントとは、提案に対する承諾、賛成を意味する。

3　告　知

日本においては、親が子どもへの病名告知を行うか否か決定することが多い。病名告知は、患児主体で行われるべきものであるが、子どもが、はたしてどのような病名告知を望んでいるかははっきりととらえられていない。

一般に、小児患者の年齢が進むほど病名から受けるショックが大きくなる。

小児患者が知りたいことは、病名ではなく、入院期間、入院中に起こる症状や副作用、検査処置とその理由や必要性、苦痛への対処方法など具体的なことであり、聞きたいときに、聞きたいことを、聞きたい人に聞けることが大切である。告知に、隠し事がなく、真実であることも必要である。他の小児患者に自分の病名を話すか否か等の配慮、将来職場に伝えるべきか、妊娠や出産に際しての問題等についても対処していくことが必要である。また、両親の気持と小児患者の気持にずれが生じることもあり、この調整に留意することも必要となる。

〈参考文献〉
⑯　古谷佳由理「小児がん患者への病名告知と家族への支援」がん看護9巻3号199頁〜200頁（2004年）

4　児童虐待

児童虐待の事例において、児童の監護をめぐり、親権者とその他の親族や医師、児童福祉施設の長や児童相談所等の間で意見が対立した場合、親権者に対する**法的介入**（親権者の権限を制約するとき家庭裁判所等を通すこと）をどう活用できるのか。

事例は大きく、3群に分けられると思われる。
① 親族からの引き取り申出
② 施設に措置された子どもの親からの引取り要求
③ 子どもが治療を必要としているにもかかわらず、親が拒否している場合

平成24年度に、児童虐待の防止を図り、児童の権利利益を擁護する観点から、親権制度の見直しが行われた。

(1) **親権の喪失制度の見直し**（虐待をした親でもなかなか親権の制限ができなかった）

親権喪失に加えて、2年を上限として家庭裁判所の裁判によって親権を一時的に止める制度ができ、親権が停止された期間に親や家庭環境の改善を図り、その効果を勘案して再び親権を停止・喪失させるか、親に親権を戻すかという選択のできる、親権の停止制度を新設した。

また、施設長や里親の子育てについて、親権者が不当な主張をすることを禁止した。

(2) **未成年後見制度の見直し**（未成年後見人を引き受ける人が少なかった）

法人または親戚や弁護士等の複数の個人が未成年後見人となることが可能となった。これにより、子どもに関する責任を一人で引き受ける必要がなくなった。

里親委託中および児童相談所における一時保護中で、親権者がいない子どもについて、児童相談所長が親権を代行できることとなった。子どもが施設に入所している場合は、施設長が親権を代行する。

コラム　親権とは

親権とは、親が子どもを育てる権利と義務の総称である。親権は、身上監護権（子どもの身の回りの世話、教育、しつけ等）と財産管理権（財産管理、契約の同意・代理等）に大別される。父母が親権者であり、離婚した場合は一方

を親権者と決める。虐待や育児放棄等がある場合は、家庭裁判所によって親権が奪われる。この場合、親権全体が奪われる親権喪失宣告と財産管理権のみが奪われる管理権喪失の2通りがある。親権を奪われた場合や親がいない場合は、家庭裁判所が未成年後見人を選ぶ（厚生労働省HP「政策レポート」〈http://www.mhlw.go.jp/seisaku_report/〉参照）。

〈参考文献〉
⑰ 平湯真人ほか「法的介入規定の解釈と司法審査の課題」子どもの虐待とネグレクト5巻1号45頁～49頁（2003年）

5 小児医療と生命倫理にかかわる今日的な問題

最近の日本において、小児医療と生命倫理にかかわる今日的な問題は、前述の事項に加えて、多様なものとなってきている。

以下に、多様な問題点を列挙するとともに、特に問題となるものについて争点をあげる。

(1) 子どもの権利と医療

適切な医療を受けるための子どもの権利をめぐって、次のような条約・宣言・声明がある。

① 「児童の権利に関する条約」　1989年に国連総会で採択され、日本は1990年に署名し、1994年に批准した。

② 「ヘルスケアに対する子どもの権利に関するWMAオタワ宣言」　1998年に第50回世界医師会（WMA）で採択された。

③ 「所信表明：社会的な問題——子どもの権利」　1979年に国際看護師協会（ICN）で採択され、2000年に改訂された（公益社団法人日本看護協会「小児看護領域で特に注意すべき子どもの権利と必要な看護行為」（1999年））。

(2) インター・セックス（半陰陽）の児に対する医療

外性器による性の判別（表現型）が染色体による性別と一致しない状態あるいは表現型が男女のいずれにも分類されない状態をインター・セックス（半陰陽）という。このような子どもたちに対する医療マネジメントについては、2006年に小児科学の国際専門誌である「Pediatrics」に「インター・セックス障害のマネジメントに関する同意書」が掲載された。

このような子どもたちにとって、出生時の戸籍への性別の記載や外性器形成手術の際の手術への代理人の同意等、性別の決定についての問題が医療と法制度の前提に存在する。

(3) 子どもと生殖補助技術

1996年（平成8年）に、非配偶者間人工授精（DI：Donor Insemination）に関して、公益社団法人日本産科婦人科学会は「非配偶者間人工授精に関する見解」を発表し、プライバシー保護のため精子提供者は匿名にするとしてきた。これに対し、2003年（平成15年）に、厚生科学審議会生殖補助医療部会の「精子・卵子・胚の提供等による生殖補助医療制度の整備に関する報告書」において、子が出自を知る権利を主張する場合には、15歳になったら情報開示請求が可能なシステムをつくるべきであるという勧告が示されている。また、同報告書においては、卵子提供あるいは胚提供による体外受精は、その手段を用いなければ妊娠できない夫婦に限って認められるとしており（代理母は認められていない）、この場合も同様な倫理的問題を含む。すなわち、生殖補助技術は、子にとって複数の父親あるいは複数の母親をもたらすものであることに起因してこのような問題が生じてくる。

(4) 子どもの遺伝子検査

子どもの遺伝子検査については、次のようなガイドライン等がある。これらでは20歳未満を未成年者と定義している。

① 「ヒトゲノム研究に関する基本原則」（科学技術会議生命倫理委員会、2000年（平成12年））

② 「ヒトゲノム・遺伝子解析研究に関する倫理指針」（文部科学省・厚生

労働省・経済産業省、2001年（平成13年）、2004年（平成16年）全部改正）
③ 「遺伝学的検査に関するガイドライン」（遺伝医学関連の10学会、2003年（平成15年））
④ 「医療における遺伝学的検査・診断に関するガイドライン」（日本医学会、2011年（平成23年））

上記④においては、次のように述べられている。すでに発症している疾患の診断を目的として、未成年者や知的障害者など同意能力がない患者に対して検査を実施する場合は、本人に代わって検査の実施を承諾することのできる立場にある者の代諾を得る必要があるが、その際は、当該被検者の最善の利益を十分に考慮すべきである。また、被検者の理解度に応じた説明を行い、本人の了解（インフォームド・アセント）を得ることが望ましい。未成年期に発症する疾患で発症前診断が健康管理上大きな有用性があることが予測される場合も同様である。一方、未成年者に対する非発症保因者の診断や、成年期以降に発症する疾患の発症前診断については、原則として本人が成人し自律的に判断できるまで実施を延期すべきで、両親等の代諾で検査を実施すべきではない。

(5) 脳死・臓器移植と子ども

日本においては、平成21年法律第83号による改正臓器移植法が2010年（平成22年）7月に施行された。小児の観点からみた場合、改正臓器移植法の概要は次の2点である。

① 15歳未満の小児では、家族の同意による臓器移植が可能になったため、臓器提供者（ドナー）の年齢制限が解除された。
② 虐待による死亡事例は、臓器提供者から除外することとなった。

(6) 終末期医療と子ども

終末期であることの小児への告知の問題、小児に終末期医療をどこまで授けるかを誰が決定するか（自己決定か代諾か）、小児に医療の自己決定を認める場合、何歳以上とするか等の問題がある。

(7) その他の問題

　そのほか、薬害（サリドマイド・陣痛促進剤）、注意欠如・多動性障害（ADHD）への覚醒性薬剤の投与、着床前診断、胎児治療、造血幹細胞移植と臓器提供者となる小児の問題、慢性重症疾患と保険加入困難の問題、慢性疾患児と教育機会の問題（院内教育）、学校での問題（校則、退学・留年等の処分、不登校、発達障害、保護者の学校運営参加・費用負担、教育内容、事故、いじめ等）、インターネット・携帯電話への依存、性的問題、少年非行、国籍の取得等、労働、財産管理、福祉給付等子どもにかかわる法的な諸問題は多様化しており、法的あるいは倫理的介入が必要な事例は増加している。

〈参考文献〉
⑱　玉井ほか・前掲⑥
⑲　小山＝玉井・前掲⑦
⑳　第一東京弁護士会少年法委員会編『子どものための法律相談』（青林書院、2010年）
㉑　How common is intersex? a response to Anne Fausto-Sterling. J Sex Res. 2002 Aug; 39(3): 174-178, 2002.
㉒　Peter A.L., Christopher P.H., et al. & Hughes, I.A., et al. Consensus Statement on Management of Intersex Disorders. Arch Dis Child 91: 554-563. 2006.

〔演習問題〕
　生命倫理の視点から小児薬物療法をみると、
1　一般医療での小児への投薬について、倫理的に必要とされることは何か。
2　小児用新薬開発について、倫理的に必要とされることは何か。

〈参考文献〉
㉓　松田一郎・前掲⑫

（澤口聡子）

第5章 医事法制

I 医事法制の概要

1 沿革

(1) 医疾令（古代の医制）

わが国の医事法制は、757年（天平宝字元年）施行の養老律令中の医疾令を嚆矢とする。これを見ると医薬担当部局として典薬寮が設置され、官人の医療を担当するための医師らを養成することを職掌とし、医博士、按摩咒禁博士、医人、医生、按摩生、薬部等の専門職の入学、教育、修得すべき科目や試験等について詳しい規定をおいている（井上光貞ほか『日本思想大系(3)律令』（岩波書店、1977年）180頁・421頁、新村拓編『日本医療史』（吉川弘文館、2006年）22頁以下）。

この医制は職制も技術も唐の医制を継承したものと考えられるが、養成された医療専門職は、皇族、貴族の疾病治癒を目的としたものであって、庶民を対象としたものではないと思われる。当時全国68カ国に医人の派遣があったとされるが、これらの医師も地方の支配層のために存在したと思われる。光明皇后により723年（養老7年）に奈良興福寺に施薬院・悲田院が設置され、730年（天平2年）、これを政府の機関としたとされるが、低所得者の疾病治療と介護にあてられたようである。仏教の博済慈恵の思想による施設であった。平安期、鎌倉期における医制は医疾令を大きく超えることはなかったようである（以上の歴史については、山崎佐『江戸期前日本医事法制の研究』（中外医学社、1953年）に詳しい）。

(2) 江戸期（小石川養生所と医学館）

　江戸期の医制を一般論として述べることは困難である。各藩の独自の医制があったと思われるが、その検証は今後の興味のある課題である。これを江戸幕府において見ると**小石川養生所**の開設が注目される。

　江戸幕府において医学、薬草学に深い造詣があったといわれる開明派の8代将軍吉宗の存在は見るものがある。彼は、1720年（享保5年）にキリスト教以外の洋書の輸入を認め、町医者小川笙船の提案によって町奉行大岡忠相に命じ小石川薬園内に1722年（享保7年）に養生所を開設させた。1730年（享保15年）には医師林良適・丹羽正伯による疾病書普及類方が刊行されている。小石川養生所は江戸庶民とりわけ低所得者を対象としたものであるが、内科、外科、眼科をもつものであった。養生という名称は1713年（正徳3年）、貝原益軒のベストセラー養生訓に由来するのかも知れない。一方、医師の養成機関として奥医師多紀安元の創立になる**医学館**があり、内科（本道）、外科、眼科、小児科などの医師養成と臨床教育としての施薬治療も行った。

　1765年（明和2年）には幕府後援事業として広く医師の子弟等の入学が許された。後1791年（寛政3年）、医学館は官立となり、毎年2回の考試が実施された（以上のことは、安藤優一郎『江戸の養生所』（PHP新書、2005年）による）。

　これより先の1754年（宝暦4年）には山脇東洋による解剖が実施され、1774年（安永6年）には前野良沢、杉田玄白、中川淳庵により**解体新書**が刊行されるなど、西洋医学は、わが国に着実に導入されつつあった（杉田玄白『蘭学事始』（岩波文庫、1982年））。

(3) 幕末期

　幕末には一気に西洋医学が導入された。主要なエピソードだけをあげると次のとおりである（吉良枝郎『日本の西洋医学の生い立ち』（築地書館、2000年））。

・1823年（文政6年）、ドイツ人の医師シーボルト長崎鳴滝に診療所兼学

塾開設（呉秀三『シーボルト先生１～３』（東洋文庫、1967年～1968年））
- 1857年（安政４年）、オランダ人医師ポンペ来日
- 1858年、江戸に種痘所（西洋医学所の前身）開設
- 1868年（慶応４年、明治元年）、戊辰戦争に際してイギリス人医師ウィルス他西洋医師が臨床で活躍（青柳精一『近代医療のあけぼの』（思文閣出版、2011年）、梶田昭『医学の歴史』講談社学術文庫）

(4) 明治期から戦前までの医制

わが国が近代国家として出発した明治において、従来の漢方医学に代わり、西洋医学と欧州医制を手本とした医制が出発することになった。

㋐ 1874年（明治７年）８月18日、医制76カ条の公布

わが国の最初の総合的医制であり、①衛生行政の目的、機構、②医学校、医学教育、教員、病院（12条～36条）、③医師の試験方法（37条～53条）、産婆、鍼灸業者、④薬事等（54条～76条）を規定している。

明治７年医制は、東京府、京都府、大阪府の３府を対象として発布され、翌８年に55カ条に改正されている。これは、衛生行政が文部省より内務省（衛生局）に移管されたことに伴う改正であった。

明治８年医制において医学教育、医師資格等今日の医師法の骨格が形成され、1883年（明治16年）の**医師免許規則・医術開業試験規則**の制定、同1889年（明治22年）の**薬剤試験規則**の制定を経て、医療の担い手たる医師、薬剤師等の専門職制が全国に施行されていくことになった。

㋑ 1906年（明治39年）医師法制定

今日の医師法の原典となる**医師法**が制定された。後日（1942年（昭和17年））、医師法は国民医療法に吸収され、終戦を迎えることとなった。

(5) 戦後の医制

1948年（昭和23年）、**国民医療法**が改正され、新たに医師法が制定された。現行医師法である。同時に**医療法**も制定された（医制百年史、厚生省）。

2　現行医師法の特色

　現行医師法は、医師の任務として、医療および保健指導をつかさどることによって公衆衛生の向上および増進に寄与し、もって国民の健康な生活を確保することと定め、特に第4章「業務」の中で、応招義務（19条）、無診察治療の禁止（20条）、異状死体等の届出義務（21条）、処方箋の交付義務（22条）、療養指導義務（23条）、診療録作成・保存義務（24条）を定め、特に20条、21条、22条、24条違反については刑事罰として50万円以下の罰金を定めている。これらの義務は行政上の義務規範を超えて、裁判規範として民事損害賠償の根拠規定としても解釈、運用されている。

　医師法が医療の担い手の中心的役割を占める医師資格たる免許制（医師国家試験）、医師免許の取消し、医師停止処分等を定める身分法（人的医制）であるのに対応して、医療施設等医療の現場を定めるのが物的医制たる医療法であり、この医師法と医療法が医制の両輪となっている。

　医療法は、病院、診療所、助産所等の医療施設の開設、管理を定めるものであるが（1条）、近時単なる施設医制という枠を越えて、医療提供の理念（1条の2〜1条の4）を規定し、インフォームド・コンセントの実体法規範としての機能を果たしている。

　平成22年現在、医師は29万5049名が登録されており、医師不足の現状に応じて大学医学部の定員も増員され、毎年8000名程度輩出されている。

3　医療法

　医療法は、病院機能の分化、病診連携、地域医療計画の策定等々、国民医療に直結する重要な医療政策法であり、何度かの重要な改正を経て今日に至っている。

①　第1次医療法改正（1985年（昭和60年））

　　1961年（昭和36年）の国民皆保険制度の導入を受け、国民は「いつでも、どこでも、誰でも」ほぼ均質的な医療の水準における医療を享受で

きるように至った。このことは、我が国の飛躍的な長寿社会実現の基盤となった。

1983年（昭和58年）に老人保健法が施行され、老人医療政策の基盤整備を受け、医療施設の量的規制（総量規制）と地域的偏在の整備（地域医療計画の策定）が図られた。

② 第2次医療法改正（1992年（平成4年））

医療施設の機能分担と相互の連携を意図して、特定機能病院・療養型病床群が導入された。加えて、医療提供の理念が定められ、医療が患者の利益ために行われるべきであることが明記された。

③ 第3次医療法改正（1997年（平成9年））

地域医療支援病院制度が導入されたほか、裁判所において当時すでに確立されていたインフォームド・コンセントが医療法に明記される画期的改正となった。医療の機能分担はより一層促進され、病院間の格差が見られるようになった。

④ 第4次医療法改正（2001年（平成14年））

国民医療費の抑制政策として、平成14年の診療報酬の改定（180日を超える長期入院の自己負担増、高齢者の定額医療制度の導入）があり、医療法が健康保険制度とともに国民医療費という観点から重要な役割を果たすことが明確にされた。

⑤ 第5次医療法改正（2006年（平成18年））

国民の医療に対する安心・信頼を確保し、質の高い医療サービスが適切に受けられる体制を構築するために、以下のⓐ〜ⓔのような改正が行われた。

ⓐ 医療に関する情報の提供　医療機関の管理者は、患者の選択を支援するため一定の医療情報を知事に報告し、病院内で閲覧しなければならない（6条の2〜6条の3）。

ⓑ インフォームド・コンセントの理念に基づき、病院等の管理は患者の入・退院時に医療または介護その他の関連するサービスについて計

画書の作成・交付と適切な説明を行わなければならない（6条の4）。
- ⓒ　広告の規制緩和　　患者の選択の機会を支援するために、従来の広告規制を緩和（広告事項の拡大）し、弊害を防止するための立入検査、中止勧告、是正命令を整備した（6条の5～6条の8）。
- ⓓ　医療の安全策　　病院等の管理者は安全を確保するため適切な措置をとる義務があるとされ（6条の9）、行政は、医療安全支援センターを制度として設置、運営すべきものとされ（6条の11）、安全対策に大きな一歩を踏み出すこととなった。
- ⓔ　その他医療計画、在宅医療支援診療所の設置等が改正されている。

医療法は、わが国医療の基幹法として、診療報酬制度とともに、われわれ市民生活に重大な影響を与えており、今後の改正動向を注視する必要がある。

4　国民健康保険法

国民健康保険は1958年（昭和33年）、公布されたが、1961年（昭和36年）国民皆保険となり、すべての国民が健康保険の対象者となった。

わが国の医制を支える中心的制度がこの健康保険制度であるが、**国民医療費**は35兆円（内老人医療費約12兆円）に迫っており、この抑制策が重要な問題となっていて、混合診療、株式会社の医業への新規参入問題、介護保険制度（平成12年の介護保険の創設により老人医療費の一部が介護保険へ移行されている）等の要因によって、わが国医制は重大な局面に立たされている。

医制は、社会保障のあり方、福祉、年金のあり方とも重要な関連を有しこれらの制度、政策の検討も医制（医事法）の研究対象となる。しかし、これらの分野は、すでに独立した法領域として存在しており、今後はこうした隣接諸法領域との密接な連携が従来に増してより一層求められる。

5　日本医師会

わが国の医師の団体である**日本医師会**は、平成23年現在会員数16万5579人（医籍・登録医約27万名の60%）の巨大団体であるが、この歴史は大正5年ま

で遡る。大正8年の医師法において郡市医師会、道府県医師会は強制設立とされたが、医師本人は強制加入が義務づけられず、この点は強制加入主義の弁護士とは異なる制度となっている。

いずれにしても、日本医師会の影響力は無視することはできず、医療を担う他の市民団体のあり方とも関連して、わが国医制の研究対象となる。

6 医事法制の担い手

医事法制として、どこまでの法制を考えるべきかは一つの課題である。医師法を中心とした医療の担い手関係（医療関係者法制）、薬事関係、医療法を中心とした医療施設関係、健康保険法を中心とした保険政策関係、ヒトに関するクローン技術法を中心とした先端医療関係等が含まれることに異論はないであろう。医療と密接に関係する社会保障、福祉関係法領域はどうか。医事法制が市民生活の中核的な重要性を占めるものとすれば、消費者法制までも視野においたものとなるであろう。生殖医療を含めた先端医療は生命倫理学として独自の法領域を画しつつあり、年金・労災補償法制を含めた社会保障、福祉関係法領域はすでに確固たる学問体系として独自の講座が設けられており、医事法制から一応除いて講義することになると思われる。

以下、医制関係の主要法令をあげる（福祉関係法は除く）。

(1) **医療の担い手法制**

(ア) **医師法**（昭和22年7月30日）

上記2を参照。

(イ) **保健師助産師看護師法**（昭和23年7月30日）

保健師は昭和16年制定の保健婦規則に、助産婦は明治32年の産婆規則に、看護師は大正4年の看護婦規則にそれぞれ由来する。

昭和23年、国民医療法を廃止するに際して、これら3職種の規則を整理統合して保健婦助産婦看護婦法（保助看法）が制定された。平成13年に男女共同の職務であることを明らかにするため、「師」に統一した。

3職種はそれぞれ個別の国家試験によって免許を与えられる。ただし、准

看護師は国家試験でなく知事免許である。

　保健師は全国で3万2516名（平成25年）おり、1年で平均約300名増加する。保健師は地域住民の健康と保健指導を行うものであるが、平成14年に成立した健康増進法において栄養士とともに保健師の役割が従来に増して求められる。

　助産師は、助産または妊婦、じょく婦、もしくは新生児の保健指導を行うものであるが、主たる業務は分娩介助である。したがって、医師と同じように応招義務、出生証明書等の交付義務（39条）、異状死産児の届出義務（41条）、助産録の作成、保管義務（42条）、守秘義務（42条の2）、無介助の証明書等の交付禁止（40条）等の義務があり、40条・41条・42条・42条の2の違反には刑事罰がある（50万円以下の罰金）。

　また、助産師は「妊婦、産婦、じょく婦、胎児又は新生児に異状があると認めたときは、医師の診察を求めることを要し、臨機応急の手当の場合を除き自らこれらの者に対して処置をしてはならない」（38条）とされ、この違反には6月以下の懲役もしくは50万円以下の罰金が規定されている。

　今日、助産所を開設する人は少なく、病院や診療所に勤務する者が多いといわれ全国で2万9672名（平成22年）が就業している。

　分娩については看護師以上の専門的知識と技術を有しているものが多く、今後は看護師の有資格者が助産師の資格をとることが望まれる。

　看護師、准看護師は疾病者に対する看護が中心であり、医師と並んで患者にとって重大な影響力を行使する。

　看護師は全国で149万5572名（平成23年）とされるが、うち40％くらいは准看護師が占めている。准看護師を廃止し看護師資格への統一が議論されて久しい。

　看護師には看護記録の作成義務は法制化されていないが、現実には入院設備を有するほとんどの医療機関で看護記録は作成、保管されており、医師が作成する診療録（カルテ）と一体となるものとして、医療過誤訴訟では重要視されている。それだけに看護記録の正確性を担保するため看護師養成と看

護実務の技術開発は肝要なことである。

なお、平成4年に、看護師等の人材確保の促進に関する法律が公布されている。

(ウ) **診療放射線技師法**（昭和26年6月12日）

エックス線装置は明治時代に輸入されたとのことであるが、その技術者の資質と資格を法的に整備したのは昭和26年診療エックス線技師法による。昭和43年には診療放射線技師制度が導入され、2本立てとなった。しかし、昭和58年に診療エックス線技師制度が廃止され現行法の名称に改められ一本化された。国家試験に合格し厚労大臣による免許を受ける。現在、約3万名が存在する。

診療放射線技師は医師、歯科医師の指示の下で放射線を人体に照射することを業務とするほか、診療の補助として磁気共鳴画像診断装置その他の画像診断装置による検査を行う業務を有する。業務を行ったときは必ず照射録を作成し医師の署名を受けなければならない（28条）。

(エ) **臨床検査技師・衛生検査技師法**（昭和33年4月23日）

医療における検査の役割は無視できるものではない。そのための専門家を養成し法的に規制する必要はかねてから主張されていたが、それが実現したのは昭和33年であった。当初は衛生検査技師の1本立てであったが、昭和45年新たに臨床検査技師制度が導入されて2本立てとなった。

検査を業として行う場所として衛生検査所の登録が義務づけられている。**臨床検査技師**は国家試験に合格した者が厚労大臣により免許を受ける。臨床検査技師は微生物検査、血清学的検査、血液学的検査、病理学的検査、寄生虫学的検査、生化学的検査、生理学的検査を行うほか、医師の指示の下で検査目的の採血も行うことができる。

衛生検査技師は生理学的検査と採血は行うことができないほかは、臨床検査技師と同じであるが、国家試験はなく、政令で定められたものであれば大臣から免許の交付を受けられる。現在臨床検査技師、衛生検査技師は14万名強存在する。

㋔　その他の法律

① 　理学療法師及び作業療法士法（昭和40年6月29日）

② 　視能訓練士法（昭和46年5月20日）

③ 　言語聴覚士法（平成9年12月19日）

④ 　臨床工学技士法（昭和62年6月2日）

⑤ 　義肢装具士法（昭和62年6月2日）

⑥ 　救急救命士法（平成3年4月23日）

⑦ 　歯科医師法（昭和23年7月30日）　平成24年、全国で10万2551名の歯科医師が登録されており毎年約2000名純増する。

⑧ 　歯科衛生士法（昭和23年7月30日）

⑨ 　歯科技工士法（昭和23年7月30日）

⑩ 　あん摩マッサージ指圧師、鍼師、灸師等に関する法律（昭和22年12月20日）

⑪ 　柔道整復師法（昭和45年4月14日）

⑫ 　外国医師、外国歯科医師の特例法（昭和62年5月26日）

　㋕　その他の専門家

　国家資格とされていないが臨床の現場において一定の役割を有する職とされているものに、①細胞検査士（日本臨床細胞学会、日本臨床病理学会の認定資格）、②超音波検査士（日本超音波学会の認定資格）、③臨床心理士（日本臨床心理士認定協会の認定資格）、④診療情報管理士（社団法人日本病院協会と医療研修推進財団の認定資格）、⑤医療経営士（日本医療経営実践協会）等があり、ほかに認定遺伝カウンセラー（日本遺伝カウンセリング学会および日本人類遺伝学会の共同認定）、医療ソーシャルワーカー、臓器移植コーディネーター、臨床試験コーディネーター、リサーチナース、リスクマネージャー、医学写真技師、リサーチライブラリアン等、医学と臨床の進歩発展に伴ってそれぞれ専門職業として認知され、今後は国家資格となるものもあると思われる。

　また、これらの資格者を養成するための教育訓練機関も多数存在しており、高品質の教育が実施されるよう関係者・省庁も補助金支給をはじめ相応の協

力を行うべきである。

病院事務局部門においても個人情報管理者をはじめそれぞれの分野において専門家の養成が必要となる。

　(2)　薬事関係

① 医薬品、医療機器等の品質、有効性及び安全性の確保等に関する法律（薬事法の名称変更）（平成25年11月27日、薬事法一部改正）

② 薬剤師法（昭和35年8月10日）

③ 独立行政法人医薬品医療機器総合機構法（平成14年12月20日）

　(3)　医療保険関係

① 健康保険法（大正11年4月22日）

② 国民健康保険法（昭和33年12月27日）

③ 保険医療機関及び保険医療養担当規則（昭和32年4月30日）

④ 老人保険法（昭和57年8月17日）

⑤ 介護保険法（平成9年12月17日）

⑥ 社会保険診療報酬支払基金法（昭和23年7月10日）

　(4)　医療施設関係

医療法（昭和23年7月30日）

　(5)　公衆衛生・保健関係

① 地域保健法（昭和22年9月5日9）

② 感染症の予防及び感染症の患者に対する医療に関する法律（平成10年10月2日）

③ 検疫法（昭和26年6月6日）

④ 予防接種法（昭和26年6月30日）

⑤ 臓器移植法（平成9年7月16日）

⑥ 母体保護法（昭和23年7月13日）

⑦ 母子保健法（昭和40年8月18日）

⑧ 健康増進法（平成14年8月2日）

(6) **生命倫理、先端医療**

① 性同一性障害者の性別の取扱いに関する法律（平成15年7月16日）
② 生殖（不妊）治療（立法検討中）
③ クローン規制法（平成12年12月6日）
④ 遺伝子組換え生物等の使用規則法（平成15年6月18日）
⑤ 再生医療等の安全性の確保等に関する法律（平成25年11月）

〔演習問題〕

1 わが国において西洋医学の移入はどのような経過をとってきたか。
2 明治7年に公布された医制76カ条はどのような特色をもったものか。
3 わが国において専門職たる医師の資格制度はどのような経過をたどってきたか。
4 医師法の条文において罰則を伴う条文にはどのようなものがあるのか。
　また、医師法違反として医師が刑事罰の適用を受けた事件にどのようなものがあるか。
5 医療の担い手としてどのような資格制度があるか。
　また、将来国家資格として導入されるであろう専門職としてどのようなものが考えられるか。
6 現在、生殖医療に関する事柄について立法が検討されているが、どのような事柄が問題点として指摘されているのか。
7 医療法には、どのような医療対策が展開されているか。

（須田　清）

II　医師法

1　はじめに——医師法の意義

　医師に対する法的規制は、**資格法**、**業務法**、**責任法**の三つに大別することができる。

　資格法は、医療が行われる前提として、その供給主体を一定の知識・技量を有する者に限定する公法上の事前的規制であり、免許制度がその中心となる。

　業務法は、医療が行われるに際しての法的規制であり、これはさらに人的側面に対する規制と物的側面に対する規制とに大別される。

　法は実施される医療の内容については、医師の専門的能力に基づく判断を尊重し、原則として事前的規制を行わない、という立場をとっている。医療内容に対する規制は、医療過誤の有無が争われる訴訟の場面で、過失判断基準としての注意義務をどのようにして設定するかという形で、事後的に行われる。これは責任法の領域で問われることになる。これに対し、医療行為を行うに際して医師が守るべき付随的な義務は、**医師法**および**刑法**に規定されている[1]。

　医師法は、「総則」「免許」「試験」「臨床研修」「業務」「医師試験委員」「雑則」「罰則」の8章から構成されているが、これを上記の3分類にあてはめると、内容的には、「免許」「試験」「臨床研修」「医師試験委員」は資格法にかかわり、「業務」は業務法にかかわるということができる。

　以下では、2で資格法上の規制を取り上げ、3で業務法上の規制を取り上げる。

---

[1]　以上の記述は、平林勝政「医療スタッフに対する法規制——医師に対する法的規制を中心に」宇都木伸＝平林勝政編『フォーラム医事法学』（尚学社、1994年）200頁〜201頁に依拠した。

2 資格に関する法規制

(1) 資格が与えられるための要件——「免許」

(ア) 免許の取得

　医師になろうとする者は、厚生労働大臣の免許を受けなければならない（医師法2条）。**免許**とは、一般的に禁止している行為を、一定の要件を満たす者（被免許者）に対して解除して、適法に一定の行為をなすことを認める行為である。その法的性質は、講学上の「**許可**」である[2]。免許を受けるためには、積極的要件（それを満たすことが必要なもの）を満たし、消極的要件（それに該当していると免許を受けることができない事由、すなわち欠格事由）に該当しないことが必要である。

(A) 積極的要件

　免許を取得するための積極的要件は、受験資格を有すること（医師法11条）および厚生労働大臣が毎年少なくとも1回実施する**医師国家試験**に合格することである（医師法10条）。受験資格が認められるのは、大学において医学の正規の課程を修めて卒業した者（同条1号）のほか、医師国家試験予備試験に合格した後1年以上の診療および公衆衛生に関する実施修練を経たもの（同条2号）、外国で医師免許を得た者で、厚生労働大臣が前2号に掲げる者と同等以上の学力および技能を有し、かつ、適当と認定したもの（同条3号）である。医師国家試験の内容については、臨床上必要な医学および公衆衛生に関して、医師として具有すべき知識および技能について行う（同法9条）と規定するのみで、具体的な出題科目は、法律および規則の上では明らかにされていないが、現行の医師国家試験は平成19年3月にとりまとめられた医師国家試験改善検討部会報告書（以下、「部会報告書」という）を踏まえて実施されている[3]。出題内容については、一般問題250問と臨床実地問題250問の計500問が出題され、いずれについても「必修の基本的事項」「医学総

---

[2] 金川琢雄『実践医事法学〔増補新訂版〕』（金原出版、2008年）32頁。平林・前掲（注1）201頁。

論」「医学各論」の3分野から構成されている。現行の医師国家試験は、平成21年版の「医師国家試験出題基準」に準拠して出題されており、出題基準はおおむね4年に1度改定されている。また、出題基準には、各項目・評価領域ごとに出題割合を規定したブループリント（医師国家試験設計表）が設けられ、毎年の出題に大幅な偏りが生じないように配慮されている。現行の出題内容について、部会報告書では、試験委員の裁量で頻度や緊急性の高い疾患を優先的に出題できるよう、可能な限り細かな出題割合の指定を廃したうえで、項目ごとの出題割合については卒後臨床研修で対応を求められる頻度の高い疾患に重点をおく方向で見直すことが望ましいこと、さらに、問題作成に際しては、医学生が臨床実習に主体的に取り組んだ場合に経験可能な事項や卒後臨床研修で実際に対応が求められる状況について、具体的に想定することが重要であること、症候から優先順位を考慮しつつ鑑別診断を進めていくという臨床医の思考過程に沿った問題を作成するよう努めるべきこと等の指摘がなされている。[4]

(B) 消極的要件

免許取得のための消極的要件は、**欠格事由**に該当しないことである。欠格事由には、当該事由に該当すれば決して免許の与えられない**絶対的欠格事由**と、場合により免許の与えられないことのある相対的欠格事由とがある。前者に該当する者は、①未成年者、②成年被後見人、③被保佐人である（医師法3条）。かつては知覚障害者や精神障害者も広く絶対的欠格事由にあげられていたが、近時の改正により、これらは**相対的欠格事由**とされている（同法4条1項）。

相対的欠格事由に該当する者は、①心身の障害により医師の業務を適正に行うことができない者として厚生労働省令で定めるもの、②麻薬、大麻ま

---

3 部会報告書では、出題に際して留意すべき基本的視点として、卒前教育におけるモデル・コア・カリキュラム、共用試験や卒後臨床研修の到達目標との連携をさらに意識して、医師国家試験の果たすべき役割を十分に発揮できるものとなるようにするべきである、との指摘がなされている（部会報告書（平成23年6月9日）1頁参照）。

4 部会報告書2頁～3頁。

はあへんの中毒者、③罰金以上の刑に処せられた者、④前号に該当する者を除くほか、医事に関し犯罪または不正の行為のあった者である（医師法4条）。このうち①に該当する者とは、医師法施行規則1条において、「視覚、聴覚、音声機能もしくは言語機能または精神の機能の障害により医師の業務を適正に行うに当たって必要な認知、判断及び意思疎通を適切に行うことができない者」とされており、また、免許の申請者が規則1条に規定する者に該当すると認められる場合において、厚生労働大臣は、その者に免許を与えるかどうかを決定するに際して、その者が現に利用している障害を補う手段またはその者が受けている治療等により障害が補われまたは障害の程度が軽減している状況を考慮しなければならない、とされている（医師法施行規則1条の2）。

なお、厚生労働大臣は、医師免許の申請者が前記の①に該当することを理由に免許を与えない旨の決定をするときは、あらかじめ申請者に対しその旨を通知し、かつ申請者から求めがあったときは、指定する職員に意見を聴取させなければならない（医師法6条の2）。

　(C)　医　籍

前述したように、医師国家試験に合格し、欠格事由の存しない者に対し、厚生労働大臣により「免許」が与えられる。医師免許は**医籍**に登録されることにより、その効力が生じる（医師法6条1項）。医籍とは、医師の身分を公に証明するために厚生労働省に備えられている公簿である（同法5条）。医籍に登録すべき事項は、①登録番号および登録年月日、②本籍地都道府県名、氏名、生年月日および性別、③医師国家試験合格の年月、④医師法16条の4第1項に規定する臨床研修を修了した旨などである（医師法施行令4条）。

免許を与えられた者には**医師免許証**が交付される（医師法6条2項）。しかし、医師免許は医籍への登録によりその効力を生じるので、免許証は、医籍への登録を証明する文書にすぎない。したがって、まだ免許を入手せず、ま

　5　平林・前掲（注1）204頁。野田寛『医事法〔上巻〕』（青林書院、1984年）27頁。

たは紛失等により、現実に免許証を所持していなくても、適法に医業を行うことができる。反対に免許証を所持していても、免許の取消しなどにより医籍が抹消されれば、その者の医師免許は失効しているので、その者が医業を行えば、**無免許医業罪**（医師法17条・31条）が成立する。[6]

(ロ) 2年ごとの届出

医師は、2年ごとの年の12月31日現在における、氏名、住所（医業に従事する者については、さらにその場所）、その他厚生労働省令で定める事項を、当該年の翌年1月15日までに、その住所地の都道府県知事を通じて厚生労働大臣に届け出なければならない（医師法6条3項）。現行の医師免許制度には2年ごとの届出が義務づけられているのみで、更新制度はなく、いったん取得した免許は生涯有効である。しかし、進展著しい近時の医療において、高度の専門知識、技能を常に備えているためには、免許取得後も継続的な研鑽を積むことが必要である。また、医療事故を繰り返す医師（「医療事故リピーター」）が少なからずいることも明らかになってきた。現行法が**免許更新制度**をもたないことについては以前より批判されてきたが、このような状況の変化を受けて、更新制度の導入に向けての検討が始まっている。[7]

(ハ) **免許の取消し・医業の停止**[8]

医師が医師法3条に規定する欠格事由に該当するときは、厚生労働大臣は必ずその免許を取り消さなければならない（同法7条1項）。また、医師が4条に規定する相対的欠格事由に該当するとき、または「医師としての品位を損するような行為のあったとき」には、厚生労働大臣は免許を取り消し、または3年以内の期間を定めて医業の停止を命ずることができる（同条2項2号・3号）。なお、平成18年の医師法改正により、新たな処分形態として、戒告が加えられた（同項1号）。ここで「医師としての品位を損するような

---

[6] 金川・前掲（注2）36頁。同旨を述べるものとして、平林・前掲（注1）203頁、野田・前掲（注5）27頁。

[7] 手嶋豊『医事法入門〔第3版〕』（有斐閣、2011年）45頁。

[8] 医師法7条に基づく医師への行政処分の現状については、樋口範雄『医療と法を考える』（有斐閣、2007年）61頁〜62頁参照。

行為」としては、不当に高額の診療報酬を請求すること、患者の貧富によって極端に診療内容を異にすること、**診療（応招）義務違反**を繰り返す場合などがあげられている。ただし7条2項による取消処分を受けた者であっても、その者がその取消しの理由となった事項に該当しなくなったとき、その他その後の事情により再び免許を与えるのが適当であると認められるに至ったときは、厚生労働大臣は、裁量によって職権で、再免許を与えることができる（同法7条3項）。なお、平成18年の医師法改正により、戒告もしくは3年以内の医業の停止の処分を受けた医師または7条3項により再免許を受けようとする者に対し、厚生労働大臣は、医師としての倫理の保持または医師として具有すべき知識および技能に関する研修（再教育研修）を受けるよう命ずることができるようになり（同法7条の2）、この命令に違反して再教育研修を受けなかった者は、50万円以下の罰金に処せられることとなった（同法33条の2第2号）。これにより、不十分ながらも医療事故リピーターの減少が期待できよう。

　厚生労働大臣は、免許の取消しまたは医業の停止、または戒告の処分を行う場合には、あらかじめ医道審議会の意見を聴かなければならず（医師法7条4項）、さらにそれらの不利益処分を受ける者に対し、免許取消しの場合には厚生労働大臣による「聴聞」もしくは都道府県知事の指名する職員による「意見の聴取」が、また医業の停止処分を行う場合には、厚生労働大臣による「弁明の機会の付与」または都道府県知事もしくは医道審議会委員による「弁明の聴取」がなされねばならない（医師法7条5項・11項・13項）。前者の規定は、行政処分の恣意を防ぎ、その客観的妥当性を確保することをめざしており、後者の規定は、当該不利益処分を受けた者にとってこれらの行政処分が重大な権利侵害にもなりうるので、本人に対して十分に弁明の機会を与え、本人に有利な事情を斟酌したうえで決定が下されるようにするため

9　野田・前掲（注5）31頁。山内豊徳『医療法・医師法（歯科医師法）解説』（医学通信社、1981年）345頁。

10　平林・前掲（注1）205頁。ほぼ同旨、野田・前掲（注5）205頁。

に設けられたものである。[11]

(2) 臨床研修

(ア) 臨床研修制度の変遷

　第二次大戦後まもなく、GHQの指導の下、戦時中の医師急増に伴う教育内容の低下を克服し、進歩著しい欧米先進諸国の医師に匹敵する高い水準の医師を養成するという目的で、**実地修練制度**（いわゆる**インターン制度**）が国民医療法施行令の一部改正により創設され、その後昭和23年に医師法が制定されるに伴い、その11条に規定された。

　インターン制度の下では、大学医学部卒業（または医師国家試験予備試験合格）後１年以上、大学病院またはインターン指定病院および指定の保健所において、各診療科と公衆衛生の臨床実地修練を順次行うことが医師国家試験受験のための積極的要件とされていた。ところがインターン制度に対しては、インターン生の身分が不明確で、医療行為についての責任と権利があいまいであること（医師免許を有しない者が医療行為を行うことができるのか、また医療過誤に対する法的責任は誰が負うのかなど）、実地修練施設の指導体制が整っていなかったり、施設が不完全であるため、修練の効果を上げられないこと、インターン生の経済的処遇がなく、生活費を得るために労働と時間をとられることなどの問題があることが次第に指摘されるようになり、昭和43年の医師法改正により、インターン制度は廃止されるに至った。[12]

　昭和43年の医師法改正により、大学医学部卒業生は直ちに医師国家試験を受験できることとなったが、新たに、免許を取得した医師に対して、医師の資質の向上を目的として**臨床研修制度**が設けられた。すなわち、医師は、免許取得後も２年以上所定の病院で臨床研修を行うよう努めるものとされ（平成12年改正前の医師法16条の２）、また、臨床研修を行う病院の長は、その病

11　平林・前掲（注１）205頁。
12　平林・前掲（注１）214頁。唄孝一『医事法学への歩み』（岩波書店、1970年）309頁。吉利和「医師養成制度の問題」ジュリ478号52頁。大谷實『医療行為と法〔新版補正第２版〕』（弘文堂、1997年）12頁。

院において臨床研修を行った者があるときは、その旨を厚生大臣（当時）に報告することとされていた（同法16条の3）。この制度の下では、臨床研修を行った者と行わなかった者との間に、医師としての資格につき、法律上の差異はない、と解されていた[13]。

しかし、従来の臨床研修制度に対しては、次のような問題点が指摘されていた[14]。

第1は、臨床研修が医師の義務とされていないために、研修を受けない医師が生じうるという問題である。前述したように、臨床研修を行ったか否かにより医師の資格には差異が生じないため、研修を行っていない医師であっても、あらゆる医療業務を行うことができることになる。確かに近時の医学部教育では、ベッドサイド・トレーニングの実施や診療参加型の臨床実習の充実に向けた取組みが行われるようになり、臨床教育の改善が図られているが、なお、卒業後直ちに独立の診療をなしうるような医療教育がなされているとはいえないのではないか、という疑問が示されていた。第2は、第1の問題点の裏返しともいえようが、臨床研修実施中であっても医師である以上、医療上のあらゆる資格をもつはずであるのに、研修中の医師は適切な指導責任者の下でしか医療行為を行えないとされてきたことである。これについては、法律上は、1種類しかない医師を、事実上、指導者がいなければ医療行為を行えない臨床研修中の医師とあらゆる医療行為を独立の判断で自由になしうるそれ以外の医師の二つに分けてしまうことにならないか、との疑問が提起されていた。

もっともこれらの疑問は、必ずしも最近の臨床研修の実態には妥当しないようである。というのは、平成13年度において、対象者の87％が臨床研修を実施していることが明らかになっているからである。近時の臨床研修の問題点はむしろ、単一の診療科によるストレート方式による研修を受ける者がか

---

[13] 平林・前掲（注1）215頁。野田・前掲（注5）22頁。山内・前掲（注8）352頁。
[14] 平林・前掲（注1）215頁〜216頁。大谷・前掲（注12）13頁。

なりの割合を占めるのに対し（平成13年度で4割程度）、一方で幅広い診療能力が身に付けられる総合診療方式（スーパーローテイト方式）による研修を受けていた者が少ない、という点にある。というのは、「全人的医療」の重要性が唱えられながら、専門の診療科に偏った研修が行われ、また地域医療との接点が少なく、「病気を診るが、人は診ない」と批判されていたからである[15]。

次に、インターン制度に対して指摘された、研修医に対する「経済的処遇」が不十分であるという点については、従来の臨床研修制度においてもほぼ同様の指摘がなされており、多くの研修医は生活の糧を得るために、アルバイトに走らざるを得ず、研修に専念できない状況であった[16]。

さらに、研修機関は出身大学やその関連病院が中心で、研修内容や研修成果の評価が十分に行われてこなかった、という問題点も指摘されていた。

このような問題点を克服し、医師としての人格を涵養し、専門の診療科目に偏ることなく、プライマリーケアの基本的な診療能力を習得することを目指し、あわせてアルバイトをせずに研修に専念できる環境を整備することを基本的な考え方として、平成12年の医師法改正により、臨床研修が必修化され、平成16年4月1日から施行されている。

(イ) 新医師臨床研修制度

平成12年の医師法改正により、臨床研修が必修化され、診療に従事する医師は、2年以上大学病院または厚生労働大臣の指定する病院において臨床研修を受けることが義務づけられた（医師法16条の2第1項）。また、臨床研修中の医師は、研修に専念し、その資質の向上を図るように努めなければならないものとされている（同法16条の3）。

新たな臨床研修制度は、その基本理念を「医師としての人格の涵養」および「将来専門とする分野に関わらず、医学および医療の果たすべき社会的役

---

15 厚生労働省「医師臨床研修制度の変遷」〈http://www.mhlw.go.jp/topics/bukyoku/isei/rinsyo/hensen/index.html〉。
16 同上。平林・前掲（注1）216頁。

割を認識しつつ、一般的な診療において頻繁に関わる負傷または疾病に適切に対応できるよう、基本的な診療能力を身に付けること」においている（医師法第16条の2第1項に規定する臨床研修に関する省令（平成14年厚労省令158号）2条）。また、平成12年度改正に際して参議院でなされた付帯決議においても、「医師および歯科医師の臨床研修については、インフォームド・コンセントなどの取り組みや人権教育を通じて医療倫理の確立を図ること」、「精神障害や感染症への理解を進めること」、「プライマリーケアや僻地医療への理解を深めることなど全人的、総合的な制度へと充実すること」、「臨床研修を効果的に進めるための指導体制の充実、研修医の身分の安定および労働条件の向上に努めること」が要請されている（第150回国会参議院国民福祉委員会付帯決議。平成12年11月）。

新臨床研修制度においては、インターン制度および従来の臨床研修制度の問題点を克服するため、「研修医の身分の確立」「医師としての人格の涵養」「全人的・総合的な基本的診療能力の習得」「研修指導体制および研修施設の充実」および「研修医に対して研修に専念しうるための経済的処遇」を実現することがめざされている。[17][18]

3　業務に関する法規制

医師法はその冒頭の1条で、「医師は、医療及び保健指導を掌ることによって公衆衛生の向上及び増進に寄与し、もって国民の健康な生活を確保するものとする」と規定している。本条は医師の果たすべき任務について一般的

---

[17] 臨床研修病院の指定を受けるための要件〔申請手続および指定の基準〕、研修医の募集の方法等については、「医師法第16条の2第1項に規定する臨床研修に関する省令」に詳細に規定されている。また、実際の臨床研修の内容を規定する研修プログラムおよび研修指導体制・研修に必要な施設および設備等については、「医師法第16条の2第1項に規定する臨床研修に関する省令の施行について」（平成15・6・12医政発0612004号）に具体的に定められている。

[18] なお、臨床研修制度にはいくつかの問題点があることが明らかとなっており、問題点を改善するために現行制度について見直すべきポイントが、厚生労働省より政策レポートの形で公表されている。厚生労働省「医師臨床研修制度の見直しについて」〈http://www.mhlw.go.jp/seisaku/2009/08/04.html〉。

に規定したものである。憲法25条は生存権の一内容として「健康に対する権利」を国民の基本権として承認しているが、この権利の実現は、「公衆衛生の向上増進」と「必要な医療(および保健指導)の確保」を前提とする。医師には医療の供給を通じてこれらの要請を満たし、国民の健康な生活に寄与することが期待されているのである。本条はこうした医師の業務の公共性を宣言した規定と解されている。医師法は第4章で医師の業務について規定しているが、それらは、「医師以外の者に対する禁止事項」について規定するものと「診療行為に付随する義務」について規定するものに分けることができる。以下順に概観する。

(1) 医師以外の者に対する禁止を内容とする法規制──「業務独占」と「名称独占」

(ア) 医業の独占

医師法は、「医師でなければ、医業をなしてはならない」と規定し、医師以外の者の医業を禁止し、医師に医業を独占させている(医師法17条)。これを**業務独占**という。医業は人の生命、身体に対する侵襲を伴うことが多く、本質的に危険な行為である。それゆえ医業に従事する者は医学に基づく一定の技術と知識を備えている必要がある。医師に業務独占が認められているのは、医師の資格をもたない者がこのような業務に従事することを禁止することが、一般国民の健康な生活の確保という公益を実現するために不可欠であるという観点に基づくものである。17条に違反して無資格者が医業を行ったときは、3年以下の懲役もしくは100万円以下の罰金に処せられる(同法31条1項1号)。さらに無資格者が医業を行うにあたって、医師または類似の名称を用いた場合には刑が加重され、3年以下の懲役もしくは200万円以下の罰金に処せられる(同条2項)。本条をめぐっては、医師による業務独占の対象となり、31条により無免許医業罪で処罰される「医業」という概念をいかに解するかが問題となる。「医業」が何を意味するかについて医師法は何ら規定してないが、一般に医行為を「業」とすることと解されている。そこである行為が「医業」に該当するか否かを判断するにあたっては、第1に

「医行為」とは何かが明らかにされ、第2に「業」とはいかなる態様を意味するかが明らかにされねばならない。

(A) 医行為

医行為の一般的意義について、かつての判例・学説においては、「人の疾病を診察、治療することをいう」とする説、あるいは「人の疾病治療の目的を有し、かつ現代の医学の立場から是認されている方法によって診察、治療をなすことをいう」とする説が主張されたが、今日では、「医師の医学的判断をもってするのでなければ人体に危害を及ぼし、または危険を及ぼす恐れのある行為」を医行為とする見解が有力となっている。[19] 医師の行う行為のうちには、移植目的での臓器の摘出や健康体からの輸血のための採血行為等、治療を目的としないものもあること、および、「保健衛生の確保」「患者の安全の確保」を図ろうとするものであることに照らして、有力説の見解が妥当といえよう。[20]

しかし、この定義に依拠するとしても、何が「医師の医学的判断および技術をもってするのでなければ保健衛生上危害を生ずるおそれのある行為」に該当するかは、医学医療技術の進歩による一定行為の危険性の減少、その時々の医療水準によって異なり、一般的に医行為の範囲を確定することは困難である。以前に医行為とされた行為が、後に医師以外の者も行うことができる行為と解されることがありうるのである。[21] いかなる具体的行為が「医行為」にあたるかが争われた判例はこれまでかなりの数に上り、逐一紹介することはできないが、医行為に含まれるか否かを判断するための指標として大谷實教授の主張される以下の3点は重要であろう。すなわち、第1に、医行為といえるためにはその行為が医学に立脚したものであることを要する、と

19　門広繁幸「判例解説　患者に対する聴診・触診・指圧等と医行為」唄孝一＝成田頼明編『医事判例百選』（有斐閣、1976年）140頁～141頁、野田・前掲（注5）60頁、最判昭和30・5・24刑集8巻7号1093頁、平林・前掲（注1）221頁。

20　小松進「医師法」平野龍一編集代表『注解特別刑法第5―Ⅰ巻　医事・薬事法(1)〔第2版〕』（青林書院、1992年）40頁～41頁、門広・前掲（注19）141頁、野田・前掲（注5）60頁～61頁、金川・前掲（注2）36頁。

21　金川・前掲（注2）40頁。

いうことである。したがって、医学的根拠のない診断・治療は、医師法の対象とはならない。第2に、有力説のいう「危険」とは、人身に対する抽象的危険を意味し、当該治療方法によって具体的に生理上の危険が発生したか否かは問われない、ということである。したがって、無資格者に当該の診療に関して実質的に医学の知識技能があっても無免許医業の罪が成立すると解される。第3に、行為それ自体は危険を含まないが、結果として危険を伴う場合にも医行為にあたると解すべきことである。断食道場入寮希望者に対し、入寮の目的、入寮当時の症状、病気等を尋ねる行為を「問診」とみなし、「医行為」にあたるとして**無免許医業の罪**の成立を認めた判例（最判昭和48・9・27刑集27巻8号1403頁）があるが、この判例は、この見解に立ち、問診それ自体は危険ではないが、誤った問診に基づいて断食療法が行われた場合に生じうる危険の大きさを考慮して、問診それ自体も「医行為」と解したものとみることができる。[22]

(B) 「業」とすること

「業」とはどのような行為の態様を指すのかについて、判例は「営業説」や「生活資料獲得行為説」「常業目的説」などの変遷を経て、「医業」とは反復継続の意思を持って医行為を行うことであるという「**反復継続意思説**」に到達（大判大正5・2・5刑録22輯2号109頁）し、この見解はその後も引き続き維持され、現在までこの判例の立場に立った判決が多数出されている。[23]この見解によれば、医行為を反復継続して行う意思が認められれば、実際には1回限りの行為であっても「業」に該当し、またその行為から何らかの生活資料（報酬）を得ること（あるいはそれを目的とすること）も必要とされない。[24]

たとえば、医療器具薬品などを多数所持し、服装・言動などがいかにも医師であるかのように振るまっているなどの客観的事情があれば、反復継続の意思があると認定されている（東京高判昭和42・3・16東高時報（刑事）18巻3

---

[22] 大谷・前掲（注12）22頁〜24頁。

[23] 大判昭和8・7・18刑集12巻1190頁、最判昭和28・11・20刑集7巻1号2241頁。平林・前掲（注1）225頁、金川・前掲（注2）38頁、小松・前掲（注20）46頁。

[24] 平林・前掲（注1）225頁、金川・前掲（注2）38頁、小松・前掲（注20）47頁。

号82頁)。

　　(イ)　名称独占

　医師でない者は、医師またはこれに紛らわしい名称を用いてはならない（医師法18条）。これを名称独占という。医師に名称独占が認められた目的は、医師に名称を独占させることにより誇りと責任を自覚させ、他方、無資格者が医師または医師と混同しそうな名称を使用することにより生じる種々の弊害を防止すること、および、医師国家試験に合格した者にのみ医師の名称を使用することを許可することにより、その者が医師としての能力を有することを担保することにある[25]、と解されている。本条に違反して医師でない者が医師またはこれに紛らわしい名称を用いた場合には、50万円以下の罰金に処される（同法33条の2）。

　(2)　**診療行為に付随する業務についての法規制**

　　(ア)　総　説

　上記1で略述したように、医師法は原則として医療内容自体については規制しておらず、医師の専門的能力に基づく裁量的判断を尊重するという立場をとっており、医療行為を行うに際して医師が守るべきいくつかの付随的な義務について規定しているにとどまる。しかし、この点に関しては、以下の2点に留意する必要がある。すなわち、第1は、公衆衛生上重大な危害を生ずるおそれがある場合において、その危害を防止するために特に必要があると認めるときは、医師に対して医療または保健指導に関し必要な指示をすることができるとされていることである（同法24条の2）。本条は、医療行為の個別性・自由裁量性に対し国家が医療行為の内容に関与し、事前に画一的に規制することを可能にするものとして注目される。もっとも、厚生労働大臣はその指示をするにあたって「あらかじめ医道審議会の意見を聴かねばならない」と規定されており、厚生労働大臣の指示権の濫用により医界の自律的規範や学問的法則との間に矛盾が生じないように配慮されている[26]。第2は、

25　平林・前掲（注1）202頁、小松・前掲（注20）50頁、野田・前掲（注5）107頁。
26　平林・前掲（注1）226頁、野田・前掲（注5）163頁。

医療行為に付随する義務にかかわる医師法上の義務は、公法上の義務であり患者を名あて人とするものではないと解されており、その違反に対しては、形式犯に対する刑事罰が科されているにすぎないが、それらの義務違反に対しては、結果の予見可能性および回避可能性の存在を前提として民事責任および刑事責任として**業務上過失致傷罪**が成立しうること、さらには、義務違反の程度によっては、「医師としての品位を損する行為」とされ、医師免許の取消し、医業の停止または戒告（同法7条1項）という不利益な行政処分を受けることがありうることである。

　医師法は、医療行為に付随する義務として、「**診療義務（応招義務）**」（同法19条1項）、「**診断書等交付義務**」（同条2項）、「**無診察治療および無診察証明の禁止**」（同法20条）、「**異状死届出義務**」（同法21条）、「**処方箋交付義務**」（同法22条）、「**療養指導義務**」（同法23条）、「**診療録の記載および保存義務**」（同法24条）について規定している。以下では、上記の義務について順次概観したのち、刑法上の義務であるが、医療行為の内容それ自体を規制の対象とするのではなく、医療行為に付随して医師が遵守すべき義務であるという点で共通性を有する「秘密保持義務（守秘義務）」について略述する。

　(イ)　**診療義務（応招義務）**

　〔設例1〕　2歳の女児Bは、内科開業医Aにより、重症肺炎と診断され、救急告示病院であるY病院の受診を勧められた。Bの母親X_1およびAは、Bの受入れを要請するため、Y病院に電話した。その後Bは救急車で出発し、約20分後にY病院に到達したが、小児科のベッドが満床であるとの理由で入院を拒否された。しかし、管内には他に小児科の入院施設のある病院がなかったため、やむを得ず管外に搬送することにし、Bが搬送に耐えうるかどうかの診察をY病院のC医師に依頼した。Cは救急車内でBを診察した結果、Bは呼吸速く喘鳴が激しく顔面蒼白であったが、四肢冷感・心雑音はなく、肺炎の疑いはあるものの、1、2時間の搬送には耐えられると判断した。その後収容先のD病院に向けて出発し、約1時間後に到達したが、Bの病態はさらに悪化し、種々の救命処置が施されたが、症状は改善されず、

結局搬送から3時間後に死亡した。

このケースにおいてYに医師法19条1項の診療義務違反は認められるか。またBの両親X_1、X_2はBの死亡についてYに損害賠償を請求することができるか。

(A) 意　義

診療に従事する医師は、診察治療の求めがあった場合には、正当な事由がなければ、これを拒んではならない（医師法19条1項）。これを診療義務または応招義務という。診療義務は、医師が初めて診療依頼を受けた場合、および、すでに診療契約が成立している患者から診療の求めがあった場合のいずれにおいても生じうる。それゆえ、両者を包括する概念としては、応招義務よりも診療義務のほうが適切であるとする見解が現在では有力である。そこで、以下では「診療義務」の語を用いる。

診療義務が医師に課せられているのは、「医業」の公共性によるものである。[27]すなわち、憲法13条により個人の尊厳と幸福追求権が保障されていること、および25条により生存権の保障および公衆衛生の向上・増進が国家に義務づけられていること受けて、医師法は、医師の一般的任務として、「国民の健康な生活の確保」を掲げ（医師法1条）、医療を医師のみに独占させている。このため、医師に診療拒否の自由を認めると、国民の健康な生活の確保どころか、生命までも危うくなるおそれがあるからである。

診療義務は医師が国に対して負う公法上の義務であり、患者に対して負う私法上の義務ではないと解されている。それゆえ、国が医師に対して診療ないし診療契約の締結を強制しうるだけであって、患者がこの規定を根拠に個々の医師に対して、診療請求権を取得するわけではないと解されている。[28]

(B) 診療拒否についての正当事由

医師は診療を求められた場合においても、「正当な事由」があれば、診療

27　野田・前掲（注5）110頁。
28　小野恵「医師法第19条第1号の問題点」東京女子医大誌38巻10号707頁、野田・前掲（注5）111頁。

義務を負わない。ここでいかなる事由が正当事由に当たるかが問題となるが、この点につき、法は何ら定めていない。一般的には、正当事由とは、診療を行わないことについて社会通念上やむをえないと考えられる事由であり、行政解釈によれば、「医師の不在または病気等により、事実上診療が不可能である場合」（昭和30・8・12医収755号）を指すものとされている。

　具体的事例において「正当事由」の有無を判断するにあたっては、①病院ないし医師側の事情（ⓐ医師の病気、不在、ⓑ酩酊の程度、ⓒ専門外、ⓓ診療中、ⓔ時間外、ⓕ入院設備の有無、ⓖベッドの満床、ⓗ救急病院であることなど）、②患者側の事情（ⓘ病状の重さ、ⓙ緊急性の有無など）、さらには地域の医療事情（ⓚ近くに専門医がいるかどうか、ⓛ代替的医療施設の有無など）を総合的に考慮すべきであると考えられている。[29]

　行政解釈上の例示によれば、①診療報酬の不払いが過去に存在したこと、②診療時間外であること、③天候不順などは、原則として「正当事由」には該当しないとされている。なお、④自己の専門外、すなわち標榜する診療科目以外の診療科に属する疾病について診療を求められた場合については、患者が診療拒否を了承する場合は一応正当の理由と認めうるが、了承しないで依然診療を求めるときは、応急の措置その他できるだけの範囲のことをしなければならない、としている（昭和24・9・10医発752号厚生省医務局長通知）。これに対し、近時の学説においては、一方で専門化が進展し、他方で救急医療体制の整備や医療施設の適正配置が進められていることを理由に、患者が緊急に治療を要する状態にあるとか、周辺に専門医がなく、病状が遠隔地への転送に耐えないなどの場合を除き、医療事故回避のためにも、専門外の患

---

[29] 菅野耕毅「判例解説　木更津診療拒否事件」唄孝一＝宇都木伸＝平林勝政編『医療過誤判例百選』（有斐閣、1989年）235頁、金川・前掲（注2）42頁、山田卓生「救急病院の診療拒否と不法行為責任」ジュリ873号90頁〜91頁、野田・前掲（注5）111頁。なお、救急医療体制の問題点を概観したものとして、山田卓生「救急医療体制の問題点」『日本の医療――これから（ジュリスト増刊総合特集）』（有斐閣、1986年）48頁以下が、また、近時における救急医療体制の整備状況と克服すべき課題について包括的に検討し、これに対する改善提案を示したものとして、「救急医療体制基本問題検討会報告書」（厚生労働省健康政策局、1997年）〈http://www1.mhlw.go.jp/shingi/s1211-3.html〉がある。

第5章　医事法制

者はむしろその診療に適した医療施設に回すほうが望ましいとの見解が有力[30]となっている。

　以下に、診療拒否につき正当事由の有無が争われた近時の裁判例を紹介するが、これらはすべて救急医療に関するものである。

① 　名古屋地判昭和58・8・19判時1104号107頁：本件は心筋障害による急性冠不全症状を呈している依頼者に対する外科当直医による診療拒否が正当事由に基づくものとされ、診療義務違反が認められなかった事案である。本判決は、正当事由の存在を認めるにあたって、㋐当日の当直医師は外科医一人であったこと、㋑当直医師は出血の激しい交通事故による重傷者を含む数名の患者の診療に従事しており、しかも入院治療の依頼を受けた時点においては、重症患者に対する治療に追われていたこと、㋒紹介医からの入院治療を求める電話において、当直医師は依頼者の容態やこれに対して紹介医がとった措置について説明を受けており、この説明に基づいて、依頼者を入院診察したとしても脳神経外科医である同医師としては内科医である紹介医がとった以上の適切な措置をとることは困難であり、他の専門医の診療を受けさせたほうが適切であると判断したことを考慮している。

　　本判決においては、前記の考慮すべき事情のうち、ⓒⓓⓔが重視されることにより、正当事由の存在が認められたものと評することができるが、本件事案は他方で、ⓘⓙの要素をも満たしており、また近隣の5カ所の医療機関からもすべて入院を拒否されたことから、結果的には代替医療施設を欠いていた（①要素の充足）と見ることができる事例である。したがって、考慮すべき要素のいずれに重点をおくかにより正反対の結論が出された可能性のあるケースである。

② 　千葉地判昭和61・7・25判時1220号118頁：本判決は、重度の気管支炎もしくは肺炎の疑いのある幼児の救急患者の入院診療を拒絶した総合病

30　野田・前掲（注5）112頁。

院について、ベッドの満床を理由とする診療拒否に正当事由がないとして不法行為責任を認めたものである。

　本判決はまず、ベッドの満床が医師法19条1項の正当事由にあたるか否かにつき、診療を求められた医師または病院の人的・物的能力、代替医療施設の有無等の具体的事由によっては、ベッド満床も正当理由となりうるとし、ベッド満床が正当理由となる可能性を認めたうえで、正当事由の有無を判断する際に考慮すべき事由をあげている。次いで本件の具体的事実について、⑦入院依頼のなされた時間帯には、当該病院には小児科の担当医が3名おり、いずれも外来患者の受付中であったこと、④当該病院の所在する近隣の市町村において小児科専門医がおり、しかも小児科の入院設備のある病院は他になかったこと、⑨1、2時間の搬送に耐えうるかどうかを診断してほしい旨の依頼を受けて救急車内で患者を診断した当該病院の医師が、直ちに処置が必要だと判断し、同時に当該病院が診療を拒否すれば、搬送に1、2時間を要するかなり遠方まで行かないかぎり、収容先が見つからないことを認識していたこと、⑤同病院の小児外科の病床のベッド数は、現在は6床であるが、以前は同じ病室内に12、13床のベッドを入れて使用していたことを認定し、さらに仮に他の診療科のベッドもすべて満床であったとしても、とりあえずは救急室か外来のベッドで診察および点滴等の治療を行い、その間に他科を含めて患者の退院によってベッドが空くのを待つという対応をとることも、少なくとも300床を超える入院設備を有する同病院には可能であった、と判断し、これらの事由の下では、当該病院のベッド満床を理由とする診療拒否には、医師法19条1項の正当事由がない、と判示した。

　本判決は、上記の事情のうち、ⓒⓔに該当せず、かつⓕⓗⓘⓙの要素を満たしていること、さらにはⓚⓛの要素を満たしていないことを総合的に考慮し、ベッド満床（ⓖ）を理由とする診療拒否には正当事由がないと解したものとみることができよう。

③　神戸地判平成4・6・30判タ802号196頁（神戸市立中央市民病院救急患

者受入れ拒否訴訟第一審判決）：本判決は、交通事故により瀕死の重傷を負い死亡する可能性の高い第3次救急患者と診断された被害者の受入れを救命救急センターである本件病院が拒否したことについて、正当事由の存在を認めることができないとして、病院の設置者である神戸市の不法行為責任を認めたものである。

　本件では、事故当時、脳神経外科医師および整形外科医師が夜間救急において宅直し、事故被害者の受入れの可否を問い合わせた時点において在院していなかったこと、および、事故当時の神戸市の救急医療体制の下では被害者を受け入れる救急医療機関は、被告病院のほかにも存在していたとの被告の主張に対し、いずれも診療拒否の正当事由とはなりえない、として斥けている。すなわち、まず前者の主張については、本件では被害者の受傷と密接な関連を有する外科専門医師が受入れ要請のあった時点で在院しており、被害者を現実に受け入れてもなお人的にも物的にも医療を施すことができたとし、また後者の主張については、被害者が受入れ要請時において客観的に第3次救急患者に該当しており、かつ被告病院が事故当時における直近の第3次救急医療機関であったことを理由に、事故当時神戸市内に第1次、第2次の救急医療機関が存在していたこと、および、神戸市周辺都市に被告病院に匹敵する第3次救急医療機関としての機能を持つ病院が2カ所存在したことは、いずれも診療拒否の正当事由とすることができない、とした。

　本件では、前記の事情のうち、生命に危険のある重篤な患者の診療を目的とする救命救急センター（第3次救急医療機関）であることが極めて重視されており（ⓗ要素の最重要視）、併せてⓘⓙの要素の充足、さらには、ⓛ要素の不存在を考慮することにより、正当事由の存在が否定されている。

　(C)　診療義務に違反した医師の責任
(i)　医師法上の責任
医師法上、「正当な事由」がないのに、診療を拒否した医師に対する罰則

は設けられていない。しかし、診療義務違反が繰り返される場合には、相対的免許取消事由の一つである、「医師としての品位を損するような行為」（医師法7条2項）に該当し、この規定に基づいて、医師免許の取消しまたは停止が命じられることがありうるとされている（昭和30・8・12医収755号）。

(ii) 民事上の責任

診療義務違反により、依頼者の生命・健康が侵害された場合、医師は損害賠償責任を負うか。かつての通説は、診療義務は、「免許と引き換えに国に対して負う公法上の義務」であり、患者個人は医師に対して診療を求める私法上の請求権を有するものではないと解していた。そのため、医師が診療義務に違反した結果、患者の病状が悪化した場合にも、患者は医師に対して損害賠償請求権を有しないとの見解が、以前は支配的であった。[31]

しかし、最近では、診療の目的に照らすと、診療義務は単に医師に診療の給付を義務づけるにとどまらず、健康の回復および病変の悪化の防止をも当然にめざしてしているとする見解が有力となりつつある。

裁判例においても、前掲判決①が従来の通説的見解に従い、診療義務違反は直ちに民法上の不法行為を構成するものではない、としたのに対し、判決②は、医師法19条1項を患者の保護のために定められた規定であると解し、「医師が診療拒否によって患者に損害を与えた場合には、医師に過失があるとの一応の推定がなされ、診療拒否に正当事由がある等の反証がないかぎり医師の民事責任が認められると解すべきである」との立場を初めて採用し、判決③もこの立場を支持している。

判決②および③の示した診療義務違反についての解釈は、裁判実務上ほぼ定着してきたのではないかと思われる。そのため今後は、「正当事由」の有無についての判断が訴訟の帰趨を左右することになろう。

(iii) 刑事上の責任

現行の医師法は、診療義務違反に対する罰則を設けていないが、なお従来

---

31 野田・前掲（注5）117頁。

から、診療義務違反によりいかなる犯罪が成立しうるかをめぐって、**不真正不作為犯**としての**殺人罪**（刑法199条）、**傷害罪**（同法204条）、**保護責任者遺棄罪**（同法218条）、さらには**業務上過失致傷罪**（同法211条）について、成立の可否が論じられてきた。

不真正不作為犯としての殺人罪・傷害罪については、学説はごく例外的な場合にのみ、その成立を認めているにすぎない[32]。また、保護責任者遺棄罪についても、通説は、原則として、いったん「引き受けた患者」に対する場合に限って、その成立を求めている[33]。

これに対し、業務上過失致傷罪については、その成立を認める見解が多数を占めている[34]。ここでは、不作為による過失犯の成否が問われることになるが、不作為による過失にあっては、単なる結果の予見可能性だけでは注意義務違反すなわち過失を肯定し得ず、予見可能性に加えて、結果を回避しうる立場・地位にあることが必要である、と解されている[35]。

そこで、公法上の診療義務がこの立場・地位を基礎づけることができるかが問われることになるが、この点については、診療義務の内容には病気の悪化や死の結果を防止する義務も含まれていると考え、診療義務により不作為による過失の前提となる結果回避義務、すなわち注意義務を基礎づけることができるとする見解[36]が、有力に主張されている。この有力説によれば具体的状況に照らして、診療拒否による生命・身体に対する危険の発生が一般的に予見可能な程度に達していれば、診療義務違反は業務上過失致傷罪を構成しうることになる[37]。

---

32 大谷・前掲（注12）45頁〜49頁、野田・前掲（注5）117頁。
33 金沢文雄「医師の応招義務と刑事責任」法時47巻10号40頁、野田・前掲（注5）117頁。
34 金沢・前掲（注33）41頁、大谷・前掲（注12）31頁、野田・前掲（注5）118頁、小松・前掲（注20）61頁など。
35 大谷・前掲（注12）50頁〜51頁、平林・前掲（注1）234頁。
36 金沢・前掲（注33）41頁、大谷・前掲（注12）46頁および51頁、野田・前掲（注5）118頁。
37 金沢・前掲（注33）41頁、大谷・前掲（注12）50頁〜51頁、小松・前掲（注20）61頁、平林・前掲（注1）235頁。

(ウ) 無診察治療等の禁止

〔**設例２**〕　Ａは以前に胃潰瘍の治療のため、近くの内科開業医Ｂを受診し、数カ月にわたって投薬治療を受けたが、治療が奏功し、自覚症状がほとんどなくなったため、受診を中断した。ところが、受診を中断してからほぼ半年後に以前にも増して激しい胃痛に見舞われたためＢに電話して相談したところ、ＢはＡからの症状に関する説明を聞いたうえで、「前回と同じお薬をお出ししますので、取りにきてください」と伝えて電話を切った。そこでＡの妻は、Ｂのもとに出向き、Ｂから抗潰瘍薬の処方箋を交付してもらい、これを薬局に持参して薬を入手した。

このケースにおいて、Ｂによる投薬指示は、無診察治療を禁止した医師法20条に抵触するか。

(A) 無診察治療禁止の目的

医師は、自ら診察しないで治療をし、もしくは処方箋を交付してはならない（医師法20条）。

本条が無診察治療を禁じたのは、現実に診察がなされないことによって、患者の病名・病状に対する判断が正確性を欠き、適正な治療が行われなくなることを防止しようとするためである。[38]

同様に、診察せずに処方箋を交付することを禁じたのも、処方箋はその内容に従って調剤、投与されるものであるから、患者の疾病・傷病にふさわしい処方がなされていなければならないが、そのためには現実に診察が行われなければならないからである。[39]

要するに、本条は、不正確ないしは根拠に基づかない判断による治療または処方箋交付がなされることにより、患者に危険が生じることを防止しようとするものである。

この義務に違反したときは、医師は50万円以下の罰金に処せられる（医師法33条の２）。

38　小松・前掲（注20）68頁〜69頁、野田・前掲（注５）146頁、金川・前掲（注２）44頁。
39　小松・前掲（注20）68頁、金川・前掲（注２）44頁。

(B) 「診察」の意義

本条にいう「診察」とは、患者の傷病、身体の状況などを診ることであり、触診、聴診、問診、望診その他手段のいかんを問わないが、現代医学の立場から一応診断を下しうる程度の行為でなければならない、と解されている。[40]
(A)で述べたように、診察の目的は、患者の病状に対する的確な診断がなされることにより、治療が適切に行われるようにすることにある。したがって、「診察」がなされたといえるために医師がどの程度のことを行うべきかは、初診か再診か、前回の診察時からの時間的経過、病状の重さ・緊急性等の具体的事情によって異なるといわざるを得ず、形式的に当該治療の際に診察が行われなかったというだけで、本条に違反したものと解すべきではないと思われる。[41]

従来、無診察治療にあたるか否かが論じられてきた場面には、以下のようなものがある。[42]

往診を求められた際に電話で患者の容態を聞いただけで治療方法を指示することは、患者が継続診療中であり、医師がその病状について十分に認識しているのでない限り、無診察治療にあたると解されてきた。

これに対し、前日まで相当期間にわたって診療を続けてきた患者で、特に急変が認められないような場合には、電話で適当な指示をしても無診察とはならないとされている。

したがって、数カ月にわたる治療中断後、あらためて診察することなく漫然と第1回と同一の薬剤を交付するのは違法である（名古屋区判大正3・9・4新聞970号26頁）。[43]

---

40 山内・前掲（注8）359頁、野田・前掲（注5）147頁、ほぼ同旨を述べるものとして、小松・前掲（注20）69頁〜70頁、平林・前掲（注1）227頁。
41 谷口正孝＝朝岡智幸＝牧野利秋『刑罰法II』（一粒社、1964年）22頁、小松・前掲（注20）69頁。
42 金川・前掲（注2）45頁〜46頁、野田・前掲（注5）147頁、小松・前掲（注20）70頁〜71頁などにその例があげられている。

II　医師法

> **コラム**　遠隔医療の実施に伴う法律問題

　情報通信技術の進展に伴い、近時情報通信機器を用いた遠隔診断・遠隔手術等の遠隔医療技術が開発され、離島や過疎地等において普及しつつある。遠隔医療は無医地区や専門医へのアクセスが困難な地域において医師の診療を受ける機会を提供し、専門医の判断を仰ぐ機会を提供するというメリットを有している。他方、遠隔医療の導入に対しては、患者が医師の指示を正確に理解できない、あるいは実施できないおそれがあるとか、対面診療の場合と比較して、医師患者関係が希薄になる等のデメリットがあることも指摘されている。[44]遠隔医療については、その導入に先立ってあらかじめ検討を要するさまざまな法律問題の発生が予想されるが、その一つに、医師法20条が前提としている「**対面診療の原則**」に抵触しないか、という問題がある。

　これまで遠隔医療の名の下に論じられてきた医療行為は、①医師（または医療機関）相互間で情報通信技術を用いて診断・治療が行われる場面（Tele-Mentoring：医師対医師の場面）と、②医師・患者間で情報通信技術を用いて診断・治療が行われる場面（Tele-care：医師対患者の場面）とに大別することができる。論者の中には、医師法20条との関係が問題となるのは、後者の場面に限られるとし、後者のみを遠隔医療の範疇で捉えるものがある。[45]

　厚生省（当時）も「情報通信機器を用いた診療（いわゆる「遠隔診療」）について」という健康政策局長通知を1997（平成9）年に発しているが、この通知においても、医療機関と医師間で行われる遠隔診療については、医師が患者

---

[43]　医師法20条違反の有無が争われた裁判例を紹介・検討したものとして、樋口・前掲（注9）88頁〜91頁参照。また、同書95頁〜97頁では、医師法19条に関する裁判例の態度（罰則のない応招義務違反に私法上の効果を結びつける傾向を示す）と医師法20条に関するそれ（罰則が設けられているにもかかわらず義務違反を私法上の効果と結びつけることには消極的である）とを対比して、両者の間には、前者の場面では義務を強調し、後者の場面では、「対面診療原則」の形式的な適用を排除するという顕著な違いがみられるが、このような態度の違いは、いずれも患者の利益（安全の確保）を図るという同じ目的を指向するものであるという点で理解することが可能である旨の示唆に富む指摘がなされている。

[44]　厚生労働省保険医療情報システム検討会「保険医療分野の情報化に向けてのグランドデザイン　最終提言」（2001年12月）、手嶋豊「E-healthをめぐる法律上の問題点」民商133巻4＝5号705頁〜706頁、山下登「医師の民事責任をめぐる新たな一局面——遠隔診療をめぐるドイツの法状況を手がかりとして——」岡山大学法学会雑誌57巻4号743頁〜742頁。医療の情報化がもたらす影響について詳細な検討を行うものとして、樋口・前掲（注9）99頁〜101頁を参照されたい。

[45]　たとえば、手嶋・前掲（注7）47頁など。

529

と対面して行うものであり、医師法20条との関係の問題は生じないとして、医師法20条との関係が生じるのは、医師と患者の居宅等との間で行われる遠隔医療の場面のみであると解している。そのうえで、医師対患者の場面における遠隔医療の導入にあたって、以下のような留意すべき事項を示している。

① 診療は対面診療が原則であり、遠隔診療は、あくまでも直接の対面診療を補完するものとして行うべきものである。

② 医師法20条等における「診察」とは、現代医学からみて、疾病に対して一応の診断を下しうる程度のものをいう。それゆえ、直接の対面診療による場合と同等ではないにしてもこれに代替しうる程度の患者の心身の状況に関する有用な情報が得られる場合には、遠隔診療を行うことは直ちに医師法20条等に抵触するものではない。[46]

この厚生省通知に対しては、医師(ないし医療機関)相互間で行われる遠隔診療については、主治医が患者と対面して治療を行っていることから、医師法20条との関係は生じないとする前提に立っていることについて、一部の論者から疑問が呈されている。前記の厚生省通知は、医師相互間で遠隔診療が行われる場合には、診断・治療を情報通信機器を用いて支援する医師は、「助言」を行うにとどまり、助言内容について採否の決定を行い、診断を下し、治療を行うのは、あくまでも対面診療を行っている担当医であるから、患者との関係では、あくまでも担当医が責任を負うべきであるとの考えに依拠していると思われる。[47] 樋口範雄教授が指摘されるように、支援側の医師の行為は助言にとどま

---

[46] 上記の厚生省通知は、さらに、遠隔診療の適正な実施を期するために留意すべき事項として、下記の諸点をあげている(通知の原文を一部要約した)。

① 初診および急性期の疾患や、対面診療が可能な場合には、原則として直接の対面診療によること。

② 直接の対面診療を行うことが困難な患者および、直近まで相当期間にわたって診療を継続してきた慢性疾患の患者など病状が安定している患者に対しては、患者側の要請に基づき、患者の利点を十分に勘案したうえで、直接の対面診療と組み合わせて行われるときは、遠隔診療によっても差し支えないこと。

③ 遠隔診療の実施にあたっては、患者およびその家族等に対して、情報通信機器の使用方法、特性等について、十分な説明を行い、理解を得ること。

④ 患者のテレビ画像を伝送する場合等においては、患者側のプライバシー保護に慎重な配慮を行うこと。

⑤ 遠隔診療を実施する場合にも、直接の対面診療と同様、診療の実施の責任は当然に医師が負うが、患者またはその家族も、医師から相応の指示や注意がなされたにもかかわらず、その指示や注意に従わないために被害が生じた場合にはその責任を負うべきものであることについて、事前に十分な説明が医師によってなされること。

[47] 樋口・前掲(注9)104頁。

り、「診察」はしていないから、医師法20条の問題は生じず、(診療行為の起点である)診察をしていない以上、医療過誤の責任は支援側の医師にはいっさい生じない、との論理は明らかにおかしく、「助言」は、医療行為にはあたらないが、担当医から提供された情報についての判断を誤り、不適切な助言を与え、担当医がそれを信じて診療をした結果、患者に被害が生じた場合には、支援した側の医師にも損害賠償責任が生じる可能性がある。[48]

さらにいえば、支援側の医師の関与の態様が「助言」にとどまらず、実質的には診断を行っているとみられる場面や、手術中にリアルタイムで送られてきた患者の患部の動画像を見た専門医が病巣の状態や最適な治療法を判断し、治療の具体的な手順を音声と画像上の矢印により患者と直接対面している執刀医に指示するなどの方法による手術支援がすでに相当数の事例で実施されている[49]遠隔診療の現状に照らすと、むしろ支援側の医師が、診療行為のうちの本質的部分を担っているとみるべきケースも少なくないと思われる。そうだとすると、遠隔診療を本格的に導入し、保険適用の対象とするに際しては、支援側の医師についても法的責任が認められるのはどのような場合か、さらには、診療行為のうちの本質的部分を担当している場合には、支援側の医師に患者(および保険者)に対する診療報酬請求権の行使を認めるべきではないのか、等の問題について検討する必要があろう。[50]

(エ) **異状死体等の届出義務**

医師は、死体または妊娠4カ月以上の死産児を検案し、異状があると認めたときは、24時間以内に所轄の警察署に届け出なければならない(医師法21条)。

死体または死産児には、場合によって殺人・傷害致死・死体損壊・業務上過失等の犯罪の痕跡をとどめていることがあるので、犯罪の発見・捜査を容易にするために、医師に対して司法警察に協力すべき義務を負わせたのであ

---

[48] 畔柳達雄＝児玉安司＝樋口範雄編『医療の法律相談』(有斐閣、2008年) 48頁〜49頁(樋口範雄)。

[49] このような手術支援の一例を紹介したものとして、拙稿「離島における医療政策の現状と展望」古村節男＝野田寛編集代表『医事法の方法と課題』(信山社、2004年) 491頁〜492頁。

[50] 以上の二つの問題を中心に、遠隔診療の導入に際して解決すべき法的問題についてドイツの議論を紹介・検討したものとして、拙稿・前掲(注44) 738頁以下。

る。

　この義務に違反したとき、医師は50万円以下の罰金に処せられる（医師法33条の2）。

　異状死届出義務をめぐっては、本条により届出が義務づけられている「異状」とは、法医学的「異状」に限定されるか、すなわち、死体に関して犯罪の疑いがあると認めた場合にのみ届出義務が生じるのか、また、医師は「診療中」に死亡した患者の死因に異状がある場合にも届出義務を負うか、さらには、医療過誤に関与した医師に警察への届出義務を課することは、憲法38条1項が保障する「何人も自己に不利益な供述を強要されない」権利（自己負罪拒否特権ないし黙秘権）の侵害にあたらないか、等の難問が山積しているが、最近まで、この問題に正面から答える判例は見あたらなかった。ところが、近時、都立広尾病院事件最高裁判決（最判平成16・4・13刑集58巻4号247頁）は、これらの問題に対して、初めて正面から判断を下した。

　上記の諸問題および最高裁判決については、多くの検討すべき問題があるが、いずれも第6章Ⅳ4で詳細に取り上げられているので、そちらに譲ることにする。

　　(オ)　処方箋交付義務
　　(A)　意義および目的——「医薬分業」の原則との関係
　医師は、患者に対し治療上薬剤を調剤して投与する必要があると認めた場合には、患者またはその看護にあたっている者に対して処方箋を交付しなければならない（医師法22条本文）。

　本条は、わが国が「医薬分業」のシステムを採用していることを明らかにしたものであると解されているが、そのことは、薬剤師法19条が「薬剤師でない者は、販売または投与の目的で調剤してはならない」と規定していることからも裏づけられる。すなわち、法律上は、処方は医師が行うが、調剤は薬剤師が行うという両者の役割分担が明示されているのである。

51　大谷・前掲（注12）35頁、小松・前掲（注20）78頁。

しかし、この「医薬分業の原則」は、医師法、薬剤師法のいずれにも多くの例外事由が設けられたことによって、極めて不完全なものとなっている。[52]

(B) 例外事由

前述したように、本条はその本文において「医薬分業」原則を規定しているが、ただし書において医師自らが調剤できる例外事由を多数列挙することによって、この原則を事実上形骸化してしまっている。すなわち22条ただし書は、「患者又はその看護に当っている者が処方せんの交付を必要としない旨を申し出た場合」に加えて、以下の八つの場合のいずれか一つに該当する場合には、医師が処方箋を患者に交付しなくてもよいとしている（同条ただし書1号～8号）。

① 暗示的効果を期待する場合において、処方箋を交付することがその目的の達成を妨げるおそれがある場合
② 処方箋を交付することが診療または疾病の予後について患者に不安を与え、その疾病の治療を困難にするおそれがある場合
③ 病状の短時間ごとの変化に即応して薬剤を投与する場合
④ 診断または治療方法の決定していない場合
⑤ 治療上必要な応急措置として薬剤を投与する場合
⑥ 安静を要する患者以外に薬剤の交付を受ける者がいない場合
⑦ 覚せい剤を投与する場合
⑧ 薬剤師が乗り組んでいない船舶内において薬剤を投与する場合

以上のいずれかに該当する場合には、医師は処方箋を交付する必要がなく、「自己の処方せんにより自ら調剤」することができる（薬剤師法19条ただし書）。

(C) 処方箋の記載事項

医師は患者に交付する処方箋に、患者の氏名、年齢、薬名、分量、用法、用量、発行の年月日、使用期間および病院もしくは診療所の名称または医師

---

[52] 野田・前掲（注5）140頁、大谷・前掲（注12）35頁、小松・前掲（注20）79頁。

の住所を記載し、記名押印または署名しなければならない（医師法施行規則21条）。

　(カ)　診療録の記載・保存の義務
　(A)　意義および目的
　医師は、診療した場合には、診療に関する事項を遅滞なく診療録（カルテ）に記載する義務を負っている（医師法24条1項）。医師法が医師に診療録の作成を義務づけている趣旨は、第1に、医師に適正な診療を行わせるための手段の一つとして、医師自身にその行為の適正を証明するための文書を作成させ、行政的な取締りを可能にすることにあり、第2に、診療を受けた患者自身の権利義務の確定ないし確認のために必要な各種証明書を作成する際の資料、その証拠書類とすること、第3に、医師にとっては、思考活動の補助・軽減のための備忘録となり、また診療報酬請求などの資料となることにある。[53]

　診療録とは、医師が診療に関する事項、すなわち、診察による所見ないし診断、投薬、注射、手術その他の処置の内容とその結果あるいは経過などを特定の患者について具体的に記載した文書であり、電子カルテも本条にいう診療録に含まれる（「診療録等の電子媒体による保存について」平成11・4・22日健政発517号・医薬発587号・保発82号）。

　(B)　診療録の記載事項
　一般診療における診療録の様式および記載方法については、特に規定されていないが、必ず記載すべき事項として、①診療を受けた者の住所、氏名、性別および年齢、②病名および主要症状、③治療方法（処方および処置）、④診療の年月日が定められている（医師法施行規則23条）。これに対し、保険診療の場合には、以上の事項に加えて、既往症、原因、経過などや、保険者（公費負担者）番号、被保険者証の記号・番号、有効期限、被保険者の氏名、資格取得年月日、保険者の名称および所在地、診療の点数その他社会保険診

---

[53]　大谷・前掲（注12）36頁、野田・前掲（注5）154頁、金川・前掲（注2）50頁、小松・前掲（注20）87頁。

療に必要な事項の記載が要求されており、またその様式も定められている（保険医療機関及び保健医療養担当規則8条・22条・様式第1号）。

(C) 診療録の保存義務

病院または診療所の管理者、ないし医師は、診療録を当該患者の診療が完了した時点から起算して、5年間保存しなければならない（医師法24条2項）。

診療録の保存義務を負う者について医師法24条2項は、作成者の相違により2とおりの規定を置いている。すなわち、病院または診療所に勤務する医師の記載した診療録は、その病院または診療所の管理者がこれを保存する義務を負う。これに対し、その他の診療に関して記載された診療録は、その記載を行った医師が保存しなければならない。ここで「その他の診療」とは、病院または診療所に勤務する医師が個人として自宅等で行った診療を指すものと解されている[54]。

(キ) 証明文書関係義務

(A) 各種の証明文書の交付義務

(i) 意義および目的

診察もしくは検案をし、または出産に立ち会った医師は、診断書もしくは検案書または出生証明書もしくは死産証書の交付の求めがあった場合には、正当な事由がなければ、これを拒んではならない（医師法19条2項）。

医師法が診察等をした医師に診断書等の証明文書の交付を義務づけたのは、医師の作成する各種証明文書は多方面に使用されており、公法上も私法上も重要な意味をもち、社会的必要性が高いからである[55]。

(ii) 交付請求権者

医師法19条2項は、証明文書の交付を求めることができる者について何ら規定していないので、その範囲について争いがある。患者本人、その配偶者、監護権者、あるいは法律に認められている届出義務者またはこれを要求するについて正当な権限を有する者については、ほぼ一致して交付請求権が認め

---

54 金川・前掲（注2）50頁、野田・前掲（注5）156頁。
55 野田・前掲（注5）127頁、小松・前掲（注20）46頁。

られている。これに対し、患者の勤務する会社などの第三者が交付を請求しうるかについては見解が対立している。[56]不当に患者の秘密が漏れるおそれがあるなど、交付を拒否する正当事由がある場合には、証明文書の交付を拒むことができる。[57]診断書に患者の病名、病状、治療方法などが記載されている場合には、それらの事項は患者の秘密に属することが多いため、患者本人の同意を得ずに第三者に診断書を交付することは、刑法上の守秘義務に違反し、秘密漏示罪（刑法134条1項）に該当する可能性が高い。[58]

なお、「診断書」「検案書」等の証明文書の意義については、第5章Ⅵの解説を参照されたい。

(B) 無診察証明文書交付の禁止

(i) 意義および目的

医師は、自ら診察しないで診断書を交付し、自ら出産に立ち会わないで、出生証明書もしくは死産証書を交付し、または自ら検案しないで検案書を交付してはならない（医師法20条）。

医師の作成する証明文書は社会生活上も重要なものであって、法令上も一定の効力を付与されていることがある。したがって、不正確な証明文書が交付された場合には社会的に悪影響を及ぼすおそれがあるので、記載内容の正確さを担保するために、自ら確認しないで証明文書を交付することを禁じたものである。[59]この規定は、証明文書の真正を確保することを目的としたものであるが、そのことを通じて、医療の適正化をも図ろうとしていると解すべきであろう。[60]

---

56 野田・前掲（注5）127頁、小松・前掲（注20）65頁。
57 野田・前掲（注5）129頁、小松・前掲（注20）66頁（いずれも、正当事由に当たる場合として、本文にあげた場合のほか、①証明文書が詐欺・恐喝等の不正の目的に利用されるおそれがあるとき、②がん・その他患者の病名・病状を知らせることが診療上支障となるおそれがあるときをあげている）。なお、従来の学説のほとんどは、「病名不明」を正当事由の一つにあげてきたが、場合によっては正当事由とはならないと解される（野田・前掲（注5）129頁参照）。
58 小松・前掲（注20）65頁〜66頁。
59 野田・前掲（注5）146頁、小松・前掲（注20）68頁。
60 野田・前掲（注5）146頁。

この義務に違反したときは、医師は50万円以下の罰金に処せられる（医師法33条の2）。

(ii) 虚偽の証明文書作成

刑法上、公文書（公務所または公務員がその職務上作成する文書）については、有形偽造（権限のない者が他人名義の文書を作成すること）も無形偽造（権限のある者が虚偽内容の文書を作成すること）もともに処罰される。これに対し、私文書（私人名義で作成される文書）については、有形偽造のみを処罰するのを原則とし（刑法159条）、無形偽造を処罰するのは、医師が公務所に提出すべき文書に虚偽の記載をした場合に限定している。[61]

すなわち、刑法160条は、医師が公務所に提出すべき診断書、検案書または死亡証書に虚偽の記載をしたときは3年以下の禁錮または30万円以下の罰金に処する、と規定する（虚偽診断書等作成罪）。本罪は、診断書、検案書、死亡証書（死亡診断書）が権利義務の得喪・変更に重大な関係を有することが多いために、特に規定されたものである。

虚偽診断書等作成罪が成立するためには、故意になされることおよび記載内容が客観的真実に反することが必要である。したがって、記載内容が客観的事実に反していても（たとえば、誤診によって病名を誤って記載しても）医師が自己の認識判断（病名）をそのまま記載していれば、本罪を構成しない。また、医師が虚偽の記載をなす故意で作成したが、結果的に事実に合致していた場合も本罪を構成しない。たまたま医師が真実を虚偽であると誤診したとしても記載内容が事実に合致している以上、その証明文書は何ら有害でないからである。[62]

(ク) **療養指導義務**

(A) 意義および目的

医師は、診察をしたときは、本人またはその保護者に対し、療養の方法その他保健の向上に必要な事項の指導をしなければならない（医師法23条）。

61　野田・前掲（注5）150頁。
62　大谷・前掲（注12）37頁、野田・前掲（注5）151頁。

療養指導義務は、その違反に対する罰則がないため、訓示規定ないし倫理規定であると一般に解されている。しかし、医療行為が傷病の治癒・軽減という目的を達成しうるためには、医師と患者が一体となり、互いに協力し合うことが不可欠である。そこで、療養指導義務はむしろ治療の一環として医師が尽くすべき義務と解すべきである[63]。その意味で、療養指導のためになされる説明は、しばしば「治療行為としての説明義務[64]」と呼ばれる[65]。

(B)　療養指導すべき内容・程度

　医師の指導すべき事項には、内容的に、治療目的を促進するために患者がとるべき態度にかかわるものと、治療目的に反するために禁止すべき行為に関するものとの2種のものが含まれる[66]。

　前者に属する事項としては、安静の保持、適度な運動の指示、病状に変化が見られた場合における受診指示[67]、投薬上の指示などをあげることができよう。また、後者については、外出や入浴の禁止、禁食・禁酒の指示などをあげることができよう。

　問題となるのは、どの程度までの指示をすべきかであるが、患者の病状の変化は事前に予測・特定することが困難であることが少なくないので、一律

---

[63]　野田・前掲（注5）160頁、大谷・前掲（注12）184頁、小松・前掲（注20）83頁。

[64]　大谷・前掲（注12）184頁、野田・前掲（注5）160頁、金川・前掲（注2）48頁。

[65]　説明義務について、通説的見解は、その機能および要件・法的効果に着目して、「患者の自己決定のための説明義務（同意の前提としての説明義務）」と「治療上の説明義務」の2類型を区別すべきであると主張するが、後者の説明義務の根拠として、医師法23条がしばしばあげられている。

[66]　小松・前掲（注20）83頁。

[67]　療養指導義務をめぐる裁判例のほとんどは、重篤な疾患をうかがわせる症状についての医師の患者への説明（どのような症状が発生した場合に、当該診療機関ないしはより専門的な医療機関を受診すべきかについての教示ないし説明）の適否が争われたものである。とりわけ、重篤な疾患に罹患している可能性が疑われる場合において、入院措置をとらず自宅での患者自身または看護者による経過観察に委ねる場合には、医師は、患者自身および看護者に対して、十分な経過観察を尽くし、かつ病態の変化に適切に対処できるようにするため、発症の危険が想定される疾病、その発症をうかがわせる症状ないし病態の変化等について具体的に説明する義務を負うものとされている（この旨を判示した裁判例として、神戸地明石支判平成2・10・8判時1394号128頁があり、また、退院時の説明義務につき同旨を述べるものとして、最判平成7・5・30判時1553号78頁がある）。

に論じることは困難である。

　一般に、医師が診断した「当面の症状と相当に関連するもの」について、指導・説明すればよいと解されている[68]。したがって、起こりうるあらゆる可能性を想定したうえで、そのそれぞれに対して療養方法を説明・指導することまでを医師に求めることはできず、診療当時の医療水準からみて、相当程度の蓋然性を持って発生が予見できる疾患や、有効かつ安全と一般に求められている予防・治療・検査方法について教示・説明すれば足りるであろう[69]。

　(ケ)　**守秘義務（秘密保持義務）**

　(A)　患者の秘密保護の趣旨

　医師の職にある者または以前その職にあった者が正当な理由なくその職務上取り扱ったことについて知り得た人の秘密を漏らしたときは、6カ月以下の懲役または10万円以下の罰金に処せられる（刑法134条1項：秘密漏示罪）[70]。

　守秘義務が医師に課せられるのは、患者の医師に対する信頼を確保し、適切な医療を受けられるようにするためである。なぜなら、患者はよりよい医療を受けるために、他の人には知られたくない個人的情報まで医師に打ち明けるのであるが、それには打ち明けた情報について医師が漏らすことはないという患者の信頼が前提となっているからである。もしも医師が診療の過程で知り得た患者の秘密を正当な理由なく他人に漏らし、その結果患者が社会的に不利益を受けることが予想されれば、患者は医師を信頼して治療に必要な情報を打ち明けることができなくなり、結果的に適切な医療の実現が困難となるであろう[71]。

68　小松・前掲（注20）83頁～84頁、野田・前掲（注5）161頁。
69　野田・前掲（注5）161頁。
70　守秘義務は、公法上の義務であるにとどまらず、診療契約上の付随義務でもあると解されており、医師（およびその他の医療関係者）が診療上知り得た患者の秘密を正当な理由なく第三者に漏らした場合には、診療契約上の債務不履行責任を負う。この旨を明らかにした裁判例として、東京地判平成11・2・17（判時1697号73頁）がある（結論としては、情報開示の動機に正当性ありとして、請求棄却）。なお、診療情報の保護に関する現行法上の規制を包括的に取り上げるものとして、手嶋・前掲（注7）74頁～83頁参照。
71　野田・前掲（注5）193頁、大谷・前掲（注12）52頁～53頁。

(B) 守秘義務の内容

(i) 秘　密

「秘密」とは、一般に知られていない事実であって、本人が他人に知られたくないという意思を持っており、さらに他人に知られることが客観的に本人の不利益となると認められるものをいう。[72]

秘密とすることについて客観的な利益が認められる事実であることを要するかについては、本人が主観的に秘密にしようとする意思を有していれば足りるとする説も主張されているが、多数説は、秘密の内容が客観的に保護すべき利益を有していなければならないと解している。[73]

秘密は、業務を遂行する過程で知り得たものに限定される。ここで「業務」とは、通常は患者に対する診療行為を指すが、医師が裁判書の命令に基づいて鑑定を行う場合にも、鑑定の実施は、「医師としての知識、経験に基づく、診断を含む医学的判断」を行うものであることから、「業務」に含まれると解される。それゆえ、医師が鑑定を行う過程で知り得た人の秘密を正当な事由なく漏らす行為は、医師がその業務上取り扱ったことについて知り得た人の秘密を漏示するものとして秘密漏示罪に該当すると解される。[74]秘密には、本人から告げられたものだけでなく、医師が自己の知識経験により、診療の過程で知り得たものも含まれる。それゆえ、本人が意識していない肉体的・精神的欠陥についても、それが医師の診断によって判明した場合には、

72　大谷實『刑法講義各論〔新版第3版〕』（成文堂、2009年）150頁、野田・前掲（注5）194頁。

73　「秘密」の意義をめぐる学説の対立については、大谷・前掲（注72）154頁〜155頁、山中敬一『刑法各論〔第2版〕』（成文堂、2009年）178頁、大塚仁ほか編『大コンメンタール刑法〈第7巻〉108条〜147条〔第2版〕』（青林書院、2000年）342頁〜343頁（米澤敏雄）、手嶋・前掲（注7）74頁。

74　最高裁は、近時の判例において、少年事件に関して家庭裁判所から精神鑑定を命じられた精神科医が鑑定資料として家庭裁判所から貸出しを受けた少年らの供述調書の写しや、精神鑑定の結果を記載した書面等をジャーナリストに閲覧させるなどしたケースにつき、初めて、医師がその専門的知見を活かして鑑定人として活動することも医師の「業務」に含まれるとの判断を示した（最判平成24・2・13刑集66巻4号405頁）。なお、本件に言及したものとして、甲斐克則「医療情報の第三者提供と医師の守秘義務違反」研修731号3頁が、また本件の1審判決の評釈として、松宮孝明「判例研究」立命館法学337号437頁がある。

秘密となりうる[75]。

(ii) 漏　示

「秘密」を、まだ知らない第三者に知らせることを漏示という。「漏示」の方法は、口頭によると文書によるとを問わない。また、カルテを放置したまま第三者に閲読させるような、不作為によるものも含まれる[76]。

(iii) 正当事由

秘密漏示罪は「正当な理由」なく、秘密を漏らすことを要件として成立する。したがって、秘密を「漏示」することについて正当な理由（正当事由）があるときは、医師は本条によって処罰されることはない。

正当事由の存在が認められる場合としては、以下のものが考えられる。

第1は、法令上、届出が命ぜられ、あるいは許されている場合である。たとえば、感染症予防法12条は、医師が患者の氏名、年齢、性別その他厚生労働省令で定める事項を保健所長を経由して都道府県知事に届け出る義務を定めている。そのため、この場合における告知は、法令上の正当行為として許される。

第2は、秘密の主体である本人が同意している場合である。この場合には、秘密とする意思が失われるため、本罪の構成要件該当性が阻却されるからである。

第3に、秘密を告知することが患者本人の利益となる場合があげられる。たとえば、患者の親・配偶者・子らの近親者に対する告知は、患者本人の利益となることが多いと考えられるので、正当の理由ありと解されることが多いであろう[77]。

なお、転送先への紹介に伴う情報の開示については、通常は患者の黙示の

---

[75] 野田・前掲（注5）195頁、同旨の見解として、大谷・前掲（注12）54頁、大塚仁ほか編・前掲（注73）345頁（米澤敏雄執筆）。なお、前掲（注74）最判平成24・2・13は、医師が専門家としての知識・経験に依拠して鑑定人として行動する場合について、「人の秘密」には、鑑定対象者本人の秘密のほか、鑑定を行う過程で知り得た鑑定対象者本人以外の者の秘密も含まれると解している。

[76] 野田・前掲（注5）195頁、同旨の見解として、大谷・前掲（注12）54頁、大谷・前掲（注72）155頁、山中・前掲（注73）179頁、大塚仁ほか編・前掲（注73）345頁（米澤敏雄）。

承諾があったものと解してよいであろう。[78]また、チーム医療において、医療チームを構成する医師および看護師等の医療補助者に患者の情報を知らせることは、当該情報を共有することが組織として医療を行うのに必要である限りにおいて、正当な理由ありと解される。[79]

(C) 告訴権者

本罪は、親告罪である（刑法135条）。告訴権者については、秘密の主体に限るとする説と秘密の漏示によって直接被害を受けたその他の者も含むとする説とが対立している。[80]犯罪（秘密の漏示）によって被害を受けた者が告訴権を有すると解すべきであるから、[81]後者の見解が妥当であろう。[82]

〔演習問題〕

1 医師の行政処分に関して、その目的、手続、処分の原因となる事実、処分理由について説明しなさい。あわせて、医師の行政処分はいかにあるべきかを考え、現行法上の問題点について指摘しなさい。

2 医師はどのような場合に診療を拒否することができるか、例示しなさい。また、診療拒否の正当性が論点となった判例があれば指摘しなさい。

3 遠隔地の患者の検査データや画像を見て診断を下し処方箋を送信することは、

---

[77] 野田・前掲（注5）196頁～197頁、大谷・前掲（注12）54頁、56頁～57頁。なお、第三者の利益を保護するための秘密の漏示について、これを正当事由として認めるべきか及びその法的構成に言及したものとして、大谷・前掲（注12）56頁～57頁、大塚仁ほか編・前掲（注66）347頁～348頁参照。

[78] 手嶋・前掲（注7）75頁

[79] チーム医療における医療チーム構成員による情報の共有を秘密の「漏示」と解すべきかについて、手嶋・前掲（注7）75頁参照。なお、松宮・前掲（注74）は、本文の見解と異なり、原則として、患者本人への事前の説明と同意が必要であり、それを得られない緊急の場合には、緊急避難等を理由とする個別的正当化を考えるべきであると主張する。

[80] 内田文昭『刑法各論〔第3版〕』（青林書院、1996年）200頁、曽根威彦『刑法各論〔第5版〕』（弘文堂、2012年）87頁、中森喜彦『刑法各論〔第3版〕』（有斐閣、2011年）73頁。

[81] 大塚仁『刑法概説（各論）〔第3版増補版〕』（有斐閣、2005年）131頁～132頁、大谷・前掲（注72）152頁、山中・前掲（注73）180頁。

[82] 大谷・前掲（注72）152頁。なお、医師が鑑定人として行動した場合につき、前掲（注74）最判平成24・2・13は、鑑定対象者である少年の秘密のみならず、その父親の秘密を漏らした行為も秘密漏示罪に該当するとし、少年およびその父親が、「犯罪により害を被った者」にあたり、告訴権を有するとした。

医師法20条に違反するか。
4　離島の小規模病院で手術中の患者の患部を撮影したレントゲン映像をリアルタイムで大学病院の専門医に送信し、専門医がそれを見ながら最適な治療法を判断し、治療の具体的な手順を音声と画像上の矢印で執刀医に指示するというやり方で手術支援が行われた。ところが、専門医の指示に誤りがあったため、それに従ってなされた手術により患者に被害が生じた。この場合に、患者に対して損害賠償責任を負うのはだれか。
5　医師の資格を持たないＢが、医師であるＡが管理する眼科医院において、コンタクトレンズの処方のための検眼、テスト用コンタクトレンズの着脱を行った。この場合において、ＡおよびＢは医師法17条違反による責任を負うか。検眼およびコンタクトレンズの着脱が医行為に当たるか否かという観点から検討しなさい。
6　在宅介護においてホームヘルパーは、痰の吸引をしたり、汚物で汚れたガーゼを交換したりすることができるか。医行為にあたるかどうかという観点から検討しなさい。
7　医師の守秘義務に関する法律上の規定をあげなさい。医師に対し行政機関への通報義務を定めた条文があれば指摘しなさい。

（山下　登）

III 医療法

1 医療法の目的

医療法は、①医療を受ける者による医療に関する適切な選択を支援するために必要な事項、②医療の安全を確保するために必要な事項、③病院、診療所、助産所の開設・管理に関して必要な事項、④これらの施設の整備、機能分担・業務連携を推進するために必要な事項などを定めることによって、医療を受ける者の利益の保護および良質かつ適切な医療を効率的に提供する体制の確保を図り、国民の健康保持に寄与することを目的にする法である（同法1条）。

本法は、昭和23年に制定後、本章Ｉに記載されたとおり幾度にも及ぶ改正を重ねた。特に、平成4年の第2次改正による医療提供の基本理念規定（医療法1条の2）などの追加、平成18年の良質な医療を提供する体制の確立を図るための改正（以下、「第5次改正」という）を経て、医療提供施設の組織のあり方を定める法から、医療提供に関する基本法的性格を有する法に至ったと評価されている。

しかし、本法は、主として医療を提供する側の視点に立って定められている。患者や被験者の権利を定めているものでもない。そもそも、わが国の医事法制を総覧しても、患者や被験者の権利を具体的に定める法や患者・被験者の視点に立って医療を規定する法が存在しないのである。

医療は、誰のため、何のためにあるのかという根本に立ち返って考えるとき、医療が人の生命や身体、健康の保持、つまり、人が幸せに生きていくことに奉仕するものでなければならないことは自明である。したがって、医療の基本法は、医療を受ける者を中心にして、医療を受ける者の視点に立ち、憲法25条・13条、世界人権宣言25条、国際人権Ａ規約12条が定める患者や被験者の権利を具体的に定めて、その権利を擁護するための医療提供体制の

あり方等を定めるものでなければならないと考える。

2 医療提供の基本規定

(1) 医療提供の理念

本法は、次のように医療提供の基本理念を定める（医療法1条の2）。
① 生命の尊重と個人の尊厳の保持を旨とすること
② 医療の担い手と医療を受ける者との信頼関係に基づくこと
③ 医療を受ける者の心身の状態に応じ、治療のみならず疾病予防、リハビリテーションを含む良質かつ適切な医療の提供であること
④ 国民自らの健康の保持増進のための努力を基礎とし、医療を受ける者の意向を十分に尊重して、医療提供施設（病院、診療所、介護老人保健施設、調剤を実施する薬局など、以下同義）や居宅等において、その機能に応じ効率的に、かつ、福祉サービスなどとの有機的な連携を図りつつ医療が提供されること

医療が、生命の尊重のみにとどまらず、個人の尊厳の保持を旨とすると定めることの意義は大きい。価値観が多様化する中、医療を受ける者が、医療を受けるのか受けないか、いつどこでどのような医療を受けるのかについて、自ら決定することなくして、個人の尊厳の保持ができようはずがないことは明らかである。

(2) 国・地方公共団体の責務

国・地方公共団体に、上記(1)に規定された基本理念に基づいて、良質かつ適切な医療を効率的に提供する体制の確保に努める義務を定めている（医療法1条の3）。

(3) 医師らの責務

医師・歯科医師・薬剤師・看護師その他の医療の担い手に、次のような責務を定めている（医療法1条の4第1項ないし3項）。
① 上記(1)の基本理念に基づいた良質かつ適切な医療の提供
② 医療提供にあたり、適切な説明を行い、医療を受ける者の理解を得る

third 5 章　医事法制

　　よう努めること
　③　他の医療提供施設への患者の紹介、情報提供
　上記②は、インフォームド・コンセントの明文規定であると一般に評価されることもあるが、正確にいえば、インフォームド・コンセントに関して、医師ら医療提供をする側の責務を明文で規定したものであると考える。本条は、努力義務規定であり、医師らが職業上負担すべき一般的義務であって、個別の患者との間の診療契約においては、その患者に対して、法的義務を負担するものである。なお、インフォームド・コンセント、説明義務に関しては第1章Ⅰ、第2章Ⅴを参照されたい。
　また、本法は、医療提供施設の開設者および管理者に対し、退院後の保健医療サービス、福祉サービスを提供する者との連携を図り、適切な環境下での療養の継続に配慮する義務（医療法1条の4第4項）、医療技術の普及・医療の効率的な提供のために、その施設に勤務していない医療従事者に対しても、建物、設備を利用させるよう配慮する義務を定めている（同条5項）。

3　医療提供施設の種類

(1)　病　院
　　㈦　病　院
　病院とは、医師または歯科医師が公衆または特定多数人のため医業または歯科医業を行う場所であって、20人以上の患者を入院させるための施設を有するものである（医療法1条の5第1項）。そして、病院は、傷病者が、科学的でかつ適正な診療を受けることができる便宜を与えることを主たる目的として組織され、かつ、運営されなければならない（同条）。
　　㈵　地域医療支援病院、特定機能病院
　国、地方公共団体などが開設する病院のうち所定の要件を満たし都道府県知事の承認を得た病院について地域医療支援病院（医療法4条）、病院であって所定の要件を満たし厚生労働大臣の承認を得た病院については特定機能病院（同法4条の2）と称することができる。

地域医療支援病院は、地域で必要な医療を確保し、地域の医療機関の連携を図る観点から、平成9年の法改正で創設された制度であり、439医療機関（平成24年11月1日時点）が承認されている。

特定機能病院は、他院では提供が困難な高度医療の提供、高度の医療技術の開発・評価・研修などを実施する医療施設と位置づけられ、医療施設機能の分化・体系化のために平成4年の法改正で創設された制度であり、平成25年4月1日現在、86医療機関が承認されている。医療事故を原因とする承認取消例もあり、承認要件の見直しなどの改正が進められ、厚生労働省は、平成24年3月から、地域医療支援病院、特定機能病院の承認要件の見直しについて、検討している。

(2) 診療所

診療所とは、医師または歯科医師が公衆または特定多数人のため医業または歯科医業を行う場所であって、患者を入院させるための施設を有しない者または19人以下の患者を入院させるための施設を有するものである（医療法1条の5第2項）。

(3) 介護老人保健施設

介護老人保健施設とは、介護保険法の規定により、要介護者に対し、施設サービス計画に基づいて看護、医学的管理のもとにおける介護および機能訓練その他必要な医療並びに日常生活上の世話を行うことを目的とする施設として都道府県知事の許可を得たもの（介護保険法7条）である。

(4) 助産所

助産所とは、助産師が公衆または特定多数人のためその業務（病院または診療所において行うものを除く）を行う場所であり、妊婦、産婦、じょく婦10人以上の入所施設を有することができないものである（医療法2条）。

(5) 類似名称の使用制限

病院、診療所、助産所でないのに、これと紛らわしい名称の使用は禁止されている（医療法3条）。

4 医療に関する選択の支援等

(1) 医療に関する情報提供等

患者が医療に関する情報を十分に得られ、適切な医療を選択できるよう支援するという観点から、第5次改正によって、以下の規定が創設された。

(ア) 国、地方公共団体、医療提供施設の管理者の責務

国および地方公共団体に、医療を受ける者が病院、診療所、または助産所の選択に関して必要な情報を得られるように必要な措置を講ずること（医療法6条の2第1項）、医療提供施設の管理者などに対しては、正確かつ適切な情報提供と患者家族からの相談に適切に応じるように努める義務を定めている（同条2項）。

(イ) 医療機能情報提供制度

医療提供施設の管理者に対して、病院などの選択を適切に行うために必要な所定の情報について、都道府県への報告義務とその情報を記載した書面を施設で閲覧に供する義務を定め、都道府県がその情報を比較可能なように整理してインターネットなどで公表するしくみを定めている（医療法6条の3）。現在、各都道府県のホームページに医療情報ネットが公開されている。

(ウ) 入院療養計画書、退院療養計画書の作成、交付など

医療提供施設の管理者に対して、入院時には、治療に関する計画などを記載した書面を作成、交付し、適切な説明を行われるようにすべき義務退院時には、退院後の療養に必要な保健医療サービスまたは福祉サービスに関する事項を記載した書面を作成、交付し、適切な説明を行われるよう努めることなどを定めている（医療法6条の4）。

(2) 広告制限

患者等が自分の病状等に合った適切な医療機関を選択することが可能となるように、患者等に対して必要な情報が正確に提供され、その選択を支持する観点から、第5次改正において広告規制が大幅に緩和された。従前は、広告可能な事項が個別列挙されていたが、一定の性質をもった項目群ごとに

「○○に関する事項」というように包括的に規定されている（医療法6条の5・6条の7）。また、虚偽の内容を除き、違反広告を行った場合にも、報告、立入調査、勧告、是正命令などによる行政指導を優先した間接罰方式とされている（同法6条の8・73条3号・74条2号・75条）。

5 医療の安全の確保

医療の安全の確保は、医療において最も重要な課題であるが、十分な対応や施策の実施がなされないまま多くの医療事故が発生してきた。平成11年に横浜市立大学病院事件、都立広尾病院事件が相次いだことを契機に、ようやくその重要性が認識されるようになり、第5次改正において、医療法に医療の安全の確保について、次のように規定するところとなったものである。これは国の医療の安全確保のための制度整備の第一歩である。医療事故を収集して調査し、再発防止を図る医療事故調査制度と、被害を救済するための無過失補償制度の創設が現在（平成25年12月）のわが国の喫緊の課題である。

(1) 国などの責務

国、都道府県などは、医療の安全に関する情報の提供、研修の実施、意識の啓発その他の医療の安全の確保に関し必要な措置を講ずるよう努めなければならないと定めている（医療法6条の9）。国が積極的に医療安全のための施策を実施することが求められる。

(2) 医療提供施設の管理者の責務

医療提供施設の管理者に、省令で定めるところによって、医療の安全を確保するための指針の策定、従業員に対する研修の実施その他の当該病院、診療所または助産所における医療の安全を確保するための措置を講じる義務を定める（医療法6条の10）。これを受けて、医療法施行規則1条の11が次のように定めている。

① 医療に係る安全管理のための指針の整備
② 医療に係る安全管理のための委員会の開催（病院、患者を入院させるための施設を有する診療所および助産所に限られる）

③ 医療に係る安全管理のための職員研修の実施
④ 医療機関内における事故報告等の医療に係る安全の確保を目的とした改善のための方策を講じること
⑤ 上記①～④の体制の確保にあたって、院内感染対策、医薬品の安全管理、医療機器の安全管理のための体制の確保に係る措置

事故調査委員会をはじめとする医療安全管理委員会のあり方や事故調査の手法、事故調査報告書の作成、再発防止のための取組みなど、上記についてさらに実効性のある体制整備が火急の課題である。この点について、平成20年には、医療安全調査委員会設置法案（仮称）大綱案が明らかにされたものの法案には至らず、平成24年2月から、厚生労働省が設置した医療事故に係る調査の仕組み等のあり方に関する検討部会において、議論が進められ、平成25年5月29日には、「医療事故に係る調査等に関する基本的なあり方」がとりまとめられて法制化が求められている。

(3) 医療安全支援センター

本法は、都道府県などに、次の事務をするために医療安全支援センターの設置を定めている（医療法6条の11）。
① 患者または家族からの苦情対応、応相談、助言
② 医療提供施設の管理者、患者または家族、住民への医療安全の情報提供
③ 研修の実施
④ 区域内における医療の安全の確保のために必要な支援

平成23年12月現在、都道府県が47センター、保健所設置市区が56センターを設置し、2次医療圏センターが269箇所設置されている。

6 医療提供施設の開設・管理・施設基準

(1) 開設など

病院、診療所、助産所は、医師、歯科医師、助産師の資格を有しない者や法人も開設が可能である。病院および資格のない者による診療所、助産院の

開設には、都道府県知事などへの許可が必要である。有資格者による診療所、助産院の開設は都道府県知事への届出が必要である。休止、病床数などの変更、再開、廃止に関しては、医療提供機関の種類や開設者の資格の有無によって、都道府県知事などへの許可あるいは届出が必要であると定められている（医療法7条ないし9条）。

(2) 管理・施設基準など

病院、診療所、助産所の管理者は、臨床研修終了医師、同歯科医師あるいは助産師でなければならない（医療法10条・11条）。

管理者には、医師ら、その施設の従業員を監督し、その業務遂行に欠けることがないよう必要な注意を払う義務（医療法15条）、一定の業務委託にあたっては、医療法施行規則に定める適正な基準に適合したものに委託する義務（同法15条の2）、医師らの氏名や診療日・診療時間などの他医療法施行規則の定める事項を施設内に掲示する義務（同法14条の2）がある。

病院の管理者には、医師を宿直させる義務（医療法16条）、病院・常時3人以上の医師が勤務する診療所の開設者には、専属の薬剤師をおく義務（同法18条、同施行規則6条の6）、有床診療所の管理者には、入院患者の病状が急変した場合においても適切な治療ができる診療体制を確保し、他院との緊密な連携を確保する義務（同法13条）、助産所の開設者には、同時に10人以上の妊婦、産婦またはじょく婦を入院させない義務（同法14条）、嘱託医師を置く義務（同法19条）などがそれぞれ定められている。

また、人員、施設、記録の整備、構造設備についても基準が定められている（医療法17条・21条・23条など）。地域医療支援病院、特定機能病院にはさらにそれぞれ特別の施設基準が設定されている（同法22条・22条の2）。

なお、病院、診療所、助産所は、清潔を保持するものとし、その構造設備は、衛生上、防火上および保安上、安全と認められるものでなければならない（医療法20条）。

(3) 特定機能病院の管理者の義務

特定機能病院の開設者には、医療法施行規則の定める業務報告書の提出義

務がある（医療法12条の3）。

　また、特定機能病院の管理者には、高度な医療の提供、高度の医療技術の開発・評価、研修義務などのほか医療法施行規則の定める業務の遂行義務がある（医療法16条の3）。

　そして、その一つとして、医療法施行規則は、次のような医療安全対策義務を定めている（医療法施行規則9条の23）。

① 医療安全管理体制の確保義務
　　ⓐ 専任の医療に係る安全管理を行う者および専任の院内感染対策を行う者を配置すること
　　ⓑ 医療に係る安全管理を行う部門を設置すること
　　ⓒ 当該病院内に患者からの安全管理に係る相談に適切に応じる体制を確保すること

② 事故等報告書作成義務　　次に掲げる事故その他の報告を求める事案が発生した場合には、発生日から2週間以内に所定の事項を記載した事故等報告書を作成すること
　　ⓐ 誤った医療または管理を行ったことが明らかであり、その行った医療または管理に起因して患者が死亡もしくは心身の障害が残った事例または予期しなかったもしくは予期していたものを上回る処置その他の治療を要した事案
　　ⓑ 誤った医療または管理を行ったことが明らかではないが、行った医療または管理に起因して、患者が死亡し、もしくは患者に心身の障害が残った事例または予期しなかった、もしくは予期していたものを上回る処置その他の治療を要した事案（行った医療または管理に起因すると疑われるものを含み、当該事案の発生を予期しなかったものに限る）
　　ⓒ ⓐおよびⓑに掲げるもののほか、医療機関内における事故の発生の予防および再発の防止に資する事案

(4) 特定機能病院以外の事故等報告病院
　さらに、医療法施行規則は、特定機能病院のほか、国立ハンセン病療養所、

独立行政法人国立病院機構、学校教育法に基づく大学の附属施設である病院などの開設病院の管理者にも、上記(3)②記載の事故等報告の作成を義務づけている（同規則11条）。

(5) **事故等報告書の提出**

そして、上記管理者は、上記事故等報告書を、事故発生から原則として2週間以内に登録分析機関（医療法施行規則12条の2～12条の5。現在は、（公財）日本医療機能評価機構）への提出が義務づけられている（同規則12条）。同機関は、提出された報告書について、遅滞なく公正に事故等分析事業の実施が義務づけられている（同規則12条の6）。

医療法、医療法施行規則に基づいて（公財）日本医療機能評価機構が、平成16年10月から実施している医療事故情報収集等事業の詳細は、同機構のホームページで公開されている。これによると、平成24年の報告義務のある医療機関は273施設でその報告件数は2535件である。

(6) **地域医療支援病院の管理者の義務**

地域医療支援病院の開設者には、医療法施行規則の定める業務報告書の提出義務がある（医療法12条の2）。

また、救急医療の提供、他の医療機関からの紹介患者の治療、研修義務など医療法施行規則の定める業務の遂行義務がある（医療法16条の2）。

7　行政による指導・監督

都道府県知事など（特定機能病院については厚生労働大臣）は、必要に応じて、病院、診療所、助産所の開設者に報告を命じたり、立入検査などができ、法令に違反している疑いがあるときなどには、診療録などの提出を命じることができ（医療法25条。その職員として「医療監視員」が命じられる（同法26条））、衛生上有害または保安上危険と認めるときは、施設の使用制限や禁止、修繕・改築命令（同法24条）ができるほか、管理者の変更命令（同法28条）、開設許可取消し、閉鎖命令（同法29条）ができる。厚生労働大臣は、国民の健康を守るために必要があるときには、都道府県知事に対して管理者の変更

553

命令や開設許可取消し、閉鎖命令を指示することができる（同法29条の2）。

これらの規定に基づいて指導、監督をするかどうかはすべて行政機関の裁量に任されている。国・地方公共団体には、良質かつ適切な医療の提供義務があり、より積極的な指導が必要であると考える。

8　医療提供体制の確保

(1)　基本方針

厚生労働大臣は、良質かつ適切な医療を効率的に提供する体制の確保を図るための基本的な方針を定める（医療法30条の3）ものとされ、現在、平成19・3・30厚労省告示70号が示されている。

(2)　医療計画

都道府県は、上記基本方針に則して、当該地域の実情に応じて、当該都道府県における医療提供体制の確保を図るための計画「医療計画」を定める（医療法30条の4）。都道府県は、医療計画の策定、実施について必要があると認めるときには、医療提供施設の開設者などに情報の提供を求めることができる（同法30条5）。また、少なくとも5年ごとに医療計画の調査、分析、評価をする（同法30条の6）。医療提供施設の開設者および管理者は、医療計画の達成の推進に資するため、医療連携体制の構築などに協力するよう努める義務がある（同法30条の7）。国および地方公共団体には、病院、診療所の不足している地域における医療提供施設の整備のために、必要な措置を講ずる努力義務があり、国は、都道府県を越えた広域的な見地から体制整備に努める義務がある（同法30条の10）。都道府県知事は、医療計画達成の推進のため特に必要があるときには、病院などの開設者に対して、病院の開設、病床数の増加などについて勧告ができる（同法30条の11）。

(3)　医療従事者の確保等に関する施策等

都道府県は、特定機能病院や地域医療支援病院などの開設者や関係者らとの協議の場を設け、その協力を得て、救急医療などの医療従事者の確保のほか、それぞれの都道府県で必要とされる医療の確保に関する施策を定めて公

表することが義務づけられ、上記開設者や関係者らは、上記の協議に協力するよう努める義務がある（医療法30条の12）。医師ら医療従事者には、上記都道府県が定めた施策の実施に協力するよう努める義務がある（同法30条の13）。

(4) 公的医療機関

本法は、公的医療機関（都道府県、市町村や厚生労働大臣の指定を受けている者（国民健康保険団体連合会、日本赤十字社など）の開設する病院、診療所）について、特に、役割を果たすよう求めている。すなわち、まず、公的医療機関は医療従事者の確保その他都道府県が定めた医療確保の施策に協力しなければならない（医療法31条）とする。また、厚生労働大臣は、医療の普及を図るために特に必要があるとみとめるときには、公的医療機関の設置を命ずることができる（同法34条1項）。また、厚生労働大臣または都道府県知事は、公的医療機関に対して、医療機関に勤務しない医師等による施設利用、臨床研修の条件整備、救急医療等確保事業に係る医療の確保に必要な措置等を命じることができる（同法35条）とするのである。

9 医療法人

営利を目的とする病院などの開設を認めないことができる（医療法7条5項）。本法が、医療法人制度を定めている（同法39条ないし68条の3）。また、本法は、自主的にその運営基盤の強化を図るとともに、その提起する医療の質の向上およびその運営の透明性の確保を図り、その地域における医療の重要な担い手としての役割を積極的に果たすよう努めることを責務と定めている（同法40条の2）。

〔演習問題〕
1 医事法制体系を整理し、問題点を考えよう。
2 医療法が医療提供の基本的理念として、「生命の尊重と個人の尊厳の保持を旨とする」と定められている意義を考察しよう。
3 医療安全管理体制の現状と課題をまとめよう。

4 国あるいは都道府県による医療の指導監督のあり方について考察しよう。

（増田聖子）

IV 薬事法

1 はじめに

　1948年（昭和23年）につくられた薬事法は、1960年（昭和35年）に薬剤師法と薬事法に2分され今日に至っている（ただし、後者は2013年（平成25年）11月に「医薬品、医療機器等の品質、有効性及び安全性の確保に関する法律」に改称され、中身も変わったが、本稿脱稿時点（平成26年3月）では未施行のため、ここでは改正前の内容を説明する）。ここでは前者を簡単にみたのち、主として後者を検討対象とする。医薬品、医療機器は現代医療にとり不可欠の要素ではあるが、「物」性が顕著であり、医事法の中でとりわけ法規制の多い領域である点で独特である（以下、本項において、法律名を付さない条文番号は「薬事法」を指す）。

2 医薬分業と薬剤師

(1) 医薬分業の歴史と現状

　我が国の伝統的医療（蘭方、洋方に対する意味で、明治期以降に漢方と呼ばれるようになる）においては、"くすし"[1]という言葉が端的に示すように、「医と薬とは密着して離れず、ついに薬業の分離独立を見ることができなかった」（長井長義）[2]。

　明治元年に国家の方針として採用された「西洋医学」が前提としていた**医薬分業**[3]という制度は、1873年（明治6年）の「薬剤取調之法」によって、

　1　石原明『漢方』（中公新書、1963年）3頁。もっとも、くすしという言葉は、「和らがせる」あるいは「奇き」に由来する（山崎佐『江戸期前日本医事法制の研究』（中外医学社、1953年）26頁）とすれば、もともとは技術であったのかもしれない。
　2　遠藤弘良ほか編『社会薬学』（南江堂、2003年）8頁・172頁参照。なお、漢方医学は個人の治療を専らとし、社会という観念に乏しかったために、公衆衛生学的事象になじまず、開国直後から迫られた伝染病対策に無力であったことも、その社会的地位づけにとり、不利であった（未病という概念）。

第5章　医事法制

「従来医家より薬品を売るを禁止し医家の書記せる方書を薬舗に送るべし」という形で導入され、翌年の「医制」に引き継がれるが、現実には「形成未だ医家の法則一定せざる間」として医家の調剤を認めざるを得なかった。1889年（明治22年）の「薬品営業竝薬品取扱規則」（いわゆる薬律）によって、薬剤師という身分は明確にされるが、分業については「今日急に変革すべからざるの情勢」として、付則において医師の調剤を認めてその後50年あまりを経る。医師会と薬剤師会の間に、立法、司法の場を通して激し主導権争いがあるが、結論的には大勢は変化しなかった。

　1948年の薬事法は戦時下の国家統制を外し、業界の自主活動を謳うものではあったが、分業については同様の状況が続く。1949米国薬剤師協会使節団報告書（ジェンキンズ報告）は「医薬の分離」を勧告し、1951年（昭和26年）には「医薬分業法」といわれる薬事法と医師法を同時に改正する法律が成立した。ここでは医師の調剤が許される場合として、①薬局の普及不十分の地域、②処方せん発行が患者に治療に支障を来す場合、③患者・家族が特に希望する場合と限定し、一歩前進したが、なお医師側からの反対は強かった。[4]

　1961年（昭和36年）に三師会の**処方箋**発行促進協力共同声明があるが、分業の本格化は経済不況の到来後のことであった。1974年（昭和49年）には診療報酬点数において処方料を10点から50点に加増し、さらに1982年（昭和57年）から本格化した医療費適正化対策の一重大課題として1985年（昭和60年）には厚生省内に医薬分業推進基盤整備事業が開始され、後述のような分業のために社会基盤の整備方針が定められる。[5]昭和40年代に１％分業といわれたものが、2003年（平成15年）にはついに処方箋割合が50％を超えるに至る（平成15年度51.6％。日本医事新報4214号71頁）。2012年（平成24年）の社会医療診療行為別調査では65.8％（病院72.9％、診療所63.2％）となっている。

　3　日本薬剤師会の英文ホームページでは医薬分業を"bungyo"というローマ字で表示している。英語には相当する言葉がないからである。それは分業が成り立っていないからではなく、あまりに当然のことであるからであろう。
　4　厚生省『医制百年史』（ぎょうせい、1976年）409頁。
　5　小坂富美子『医薬分業の時代』（勁草書房、1997年）。

現在の法的根拠としては、薬剤師法の1条・19条と医師法の22条が双方から規定をおき、関連規定としては、薬剤師の疑義照会義務（24条。なお、東京地判平成23・2・10判時2109号56頁、判タ1344号90頁）、薬剤師の**応招義務**（21条）そして**情報提供義務**（25条の2）などがあげられる。

　医薬分業のメリットとして通常あげられるところは、①医師は在庫を気にせず自由に薬剤を選べる、②薬歴によって相互作用などが防げる、③患者は処方内容を知る、④服薬指導が十分される、⑤個々の患者に合わせて一包化や剤形変更ができる。

　また、デメリットとしては、①患者にとって二重手間、②費用がかかる（院内の処方料が42点なのに対し、処方箋を書くと68点（さらに加算あり）の診療報酬が認められる）、③不安が残る、④よい薬局探しをしなくてはならない、ことなどがあげられている[6]（〔演習問題1〕参照）。

　(2)　薬剤師の身分制度

　国家試験の合格を積極的要件とし、所定の欠格事由に該当しないことを消極的要件とする国家資格であり（3条以下）、**免許**を付与した厚生労働大臣の監督に服する点、他の医療職に類する。他の医療関係者の場合と同じく、薬剤師についても国家が直接的に免許を管理する国はまれであり[7]、より自律性を重んじる制度にしていくことが、倫理的事象が増大する社会には適するのではないか、という問題提起をしておく。

　法律上、「調剤」業務は、医師などが自ら行う場合を除き、薬剤師にのみ認められる（19条。なお、知識技能において普通人と同視できない医師に調剤をすることを許していることは合憲であるとされている（最大判昭和41・7・20判時460号45頁、判タ196号115頁））。

　薬剤師は、大きく**病院薬剤師**と薬局薬剤師とそれ以外の者とに三分される。

　病院・診療所に勤務する薬剤師の主な任務はいうまでもなく調剤ないし製剤業務（その人員配置基準は医療法施行規則19条以下）であるが、その他に病

　6　遠藤ほか編・前掲（注2）178頁。
　7　たとえば、中村健編著『日米欧の薬局と薬剤師』（じほう社、2001年）。

棟業務（病棟に出て患者に服薬指導をし、かつ患者情報を採収する。1988年（昭和63年）より保険点数化し、1994年（平成6年）以降薬剤管理指導料といわれる）、医薬品情報業務、医薬品管理業務、臨床試験業務などと拡大しつつあり（薬局薬剤師については、下記3(1)参照）、2006年から、薬学部における養成期間が4年から6年に延長されることになった。しかし、薬剤師は看護師の業務である診療の補助を行うことができないので、服薬指導の位置づけをめぐって問題が生ずることになる。これを調剤であるとすると看護師が行うことができず、これを診療の補助ないし療養上の世話であるとすると、薬剤師が行うことができなくなるのである。

その他の薬剤師のうちには製薬企業における研究者として、またMR[8]として活動する者が少なくなく、被用者としての義務とプロフェッションとしての義務の衝突に悩むことも少なくあるまい。「調剤をはじめ、医薬品の創薬から供給、適正な使用に至るまで、確固たる薬（ヤク）の倫理が求められる」（**薬剤師倫理規定**前文）とすれば、それは企業人としての行動準則に優先すべきものであり、今後この義務衝突をめぐる訴訟例も増えてくることと思われる（公益通報者保護法参照）。

3 薬 局

(1) 薬局と保険薬局

薬局とは法律上は、「調剤をする場所」を意味し（2条）、重要な医療機関の1つとして名称独占を与えられている（6条。なお、医療法1条の2第2項）。構造設備、人員などの要件を充足して知事の許可を得る（6年ごとに更新）。管理帳簿、医薬品譲渡記録の整備などの開設者の遵守事項が施行規則に定められている（薬事法施行規則3条以下）。

---

8 Medical Representative の略。GPMSP（後述）によって、「医薬品の適正な使用に資するために、医薬関係者を訪問することなどにより適正使用情報を収集し、提供することを主な業務とする者」と定義される。1997年以来、医薬情報担当者教育センターがMR資格認定試験を課して認定し、5年ごとに更新することとされている。なお、Marketing Specialist（医薬品卸販売担当者）（日本医薬品卸業連合会の認定資格）参照。

医薬品の販売をするいわゆる「薬店」は、薬局ではないが、その内容は上記の薬局許可また管理の規定に準ずることとされている（26条）。

　薬局は、許可権者である知事の監督に服するわけだが、その行政指導の指針として1993年4月30日薬務局長名で知事あてに「薬局業務運営ガイドライン」（平成5・4・30薬発408号。やがて法制化を検討するといわれている）が発出されている（後述）。

　現実には保険経済の側面からの規制が大きい。社会保険の給付を受けることができるのは、厚生労働大臣の指定を受けた**保険薬局**（6年ごとに更新）において、登録を受けた**保険薬剤師**（終身）が業務をなした場合に限られる（いわゆる二重指定。健康保険法65条・71条。健康保険での指定・登録を受けると、国民健康保険でも調剤を行うことができる（国民健康保険法40条））。保険薬局は、保険医療機関と一体構造をなしていたり、一体的経営に服することは禁ぜられ、また特定保険薬局への患者誘導・対価の支払いも禁ぜられる（保険薬局及び保険薬剤師療養担当規則2条の3）。

　いわゆる**薬局薬剤師**といわれる人たちの任務がいま拡大しつつある。要因としては、まず先述の医薬分業の促進がある。そして医薬分業の推進の結果として、複数医療機関にかかっている患者の全処方箋を一つの薬局が管理・服薬指導することが可能になり、これによるメリットは大きい。住民の健康に関する薬局の果たすべき責任の増大に鑑み日本薬剤師会は薬局の向上をめざして「都道府県薬剤師会認定**基準薬局**」の制度を導入し、かかりつけ薬局として地域住民の薬歴を管理する"自己完結型薬局"（休日夜間態勢、良質情報、複数薬剤師体制、医薬品の備蓄）を提唱している。また1994年3月の**在宅医療**薬剤供給推進検討委員会報告に基づき、同年10月在宅患者訪問薬剤管理指導料が保険の中に新設されている（550点／1月）。さらにまた、薬剤師の資格をもった者の居宅療養管理指導事業者、ケア・マネージャとしての訪問活動の場も広げられつつあり、薬剤師の6年制教育とあわせて、専門化が進められていくことになろう（行政に携わる薬剤師の任務も拡大しつつあること、医薬品の管理の項参照。2007年の統計によると、院外処方箋が約7億枚、保険薬

局が約5万件であり、1薬局あたり年間1万3500枚ほど（月から金まで稼働したとして1日51枚ほど）になる（日本薬剤師会 Annual Report of JPA より））。

　これらを踏まえて、薬局業務運営ガイドラインは、①薬局・基準薬局であることの積極的表示、保険指定・麻薬小売業者免許を得るべきこと、プライバシーへの配慮、休日・夜間診療体制への参加、協力などを求めている。②また医薬品を豊富に、しかも1社に偏るようなことなしに備蓄しておく責務があり、そのためには地域薬剤師会が「備蓄センター」を設置して対応すべきこと、また処方箋持参者に対して応需する義務があること、③また、個々の患者の薬歴を管理し、重複投薬や相互作用の防止に資し、服薬指導を実施するべきことなどが謳われている。そして、医薬品の安全情報を収集し、それを住民へ提供すること、また利用者からの情報を収集することも義務づけられている（知事あて薬務局長通知平成5・4・30薬発408号）。

(2) 薬剤師・登録販売業

　かつての一般販売業・薬種商販売業・特例販売業は、2009年（平成21年）の薬事法改正により「店舗販売業」に統合され、これと、配置販売業との二つの販売のされ方が認められている。店舗ごとの薬種商販売業の許可は個人を対象とする登録販売者制度に置き換えられ、第一類医薬品は薬剤師が販売、第二類および第三類医薬品は薬剤師または登録販売者が販売しなければならないことになった。さらに、同改正を受けた薬事法施行規則は、第一類・第二類の医薬品につき対面販売を要件としたため（159条の14）、いわゆるインターネット販売のほか、電話で症状を聞き、宅配で薬を送るという漢方薬の一部で行われていた売り方が認められなくなった。東京地判平成22・3・30判時2096号9頁は本規定を正当としたが、東京高判平成23・4・26民集67巻1号221頁は、インターネット販売を憲法22条の保障対象としたうえで、本規定は法律の委任の趣旨を逸脱したものとし、最高裁も国の上告を棄却した（最判平成25・1・11民集67巻1号1頁）。

　いわゆる医薬部外品はこの規制に服さず、スーパーやコンビニでの販売が認められている。

4　医薬品等の定義と管理

(1)　医薬品、医薬部外品[9]、医療機器、化粧品

　薬事法の規制対象となる物は標記の4点である。与えられた紙数の関係上、ここでは主として医薬品についてみていくことにする。ただし、医療機器については若干触れざるを得ない。従来、医療用具といわれてきた範疇が、2002年（平成14年）の薬事法改正により医療機器と改称され、特別な規定が多く設けられることになったのは、その機能の増大を意味するからである。

　なお、医薬品は医療用医薬品と一般用医薬品に分けられる。後者は法律上「医薬品のうち、その効能及び効果において人体に対する作用が著しくないものであって、薬剤師その他の医薬関係者から提供された情報に基づく需要者の選択により使用されることが目的とされているもの」と定義されている（25条1項。消費者の選択を認めるかの議論があった。OTC（Over the counter）という呼称は薬剤師が薬を選ぶことを前提にしているように思えるが、実際にはカウンター手前に薬が並んでいることも多いであろう）。医療用医薬品と同一の成分を含むことが多いが、その量は2分の1～5分の1に抑えられている[10]。医療用として一定期間試用されたものが一般用に切り替えられたり（スウィッチOTC）、またOTCのうち安全上問題のないものが医薬部外品にされる、といった関係にある。OTC薬の拡大は、薬剤師の機能拡大とあわせて、セルフメディケーションという考え方の拡大を示唆している。この動きは、健康の自己管理という側面とともに、在宅医療、保険医療費の削減という要素に連なる面のあることは注意を要する。さらにセルフケアから統合医療という考え方になると、正統医療との軋轢を生む可能性ももつ[11]。

9　医薬部外品（不快防止等に用いられ、「人体に対する作用が緩和な物」）は、製造・輸入には規制がかかるが、販売は自由なものとして1960年に導入された概念であり、外国には見られない範疇であるという。
10　日本薬学会『薬学と社会』（東京化学同人、2004年）192頁。
11　小松奈美子『統合医療の扉』（北樹出版、2003年）参照。

〔図３〕 医薬品・医薬部外品・化粧品の承認審査の分類

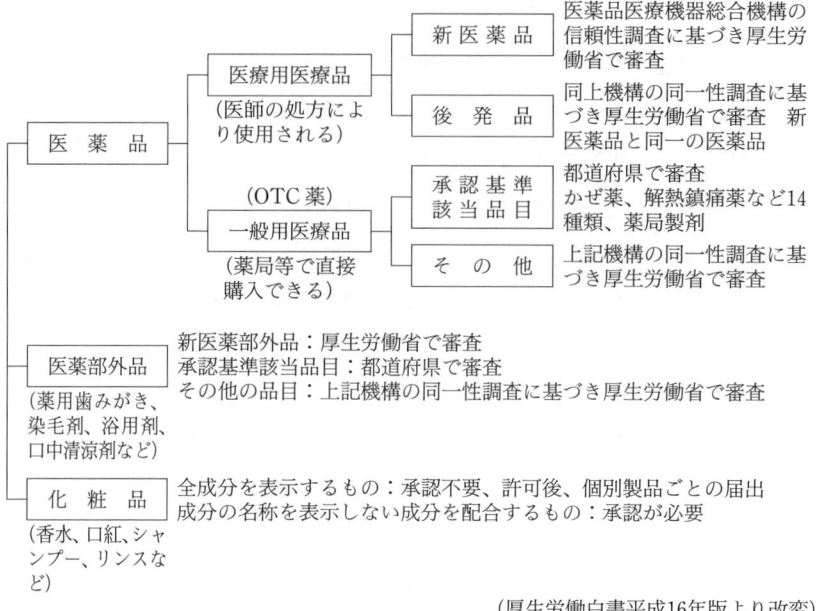

```
医薬品 ┬ 医療用医薬品 ┬ 新医薬品 ── 医薬品医療機器総合機構の信頼性調査に基づき厚生労働省で審査
       │ (医師の処方に  │
       │  より使用される) └ 後発品 ── 同上機構の同一性調査に基づき厚生労働省で審査　新医薬品と同一の医薬品
       │
       │ 一般用医薬品 ┬ 承認基準該当品目 ── 都道府県で審査　かぜ薬、解熱鎮痛薬など14種類、薬局製剤
       │ (OTC薬)      │
       │ (薬局等で直接  └ その他 ── 上記機構の同一性調査に基づき厚生労働省で審査
       │  購入できる)
       │
       ├ 医薬部外品 ── 新医薬部外品：厚生労働省で審査
       │ (薬用歯みがき、   承認基準該当品目：都道府県で審査
       │  染毛剤、浴用剤、 その他の品目：上記機構の同一性調査に基づき厚生労働省で審査
       │  口中清涼剤など)
       │
       └ 化粧品 ── 全成分を表示するもの：承認不要、許可後、個別製品ごとの届出
         (香水、口紅、シャ  成分の名称を表示しない成分を配合するもの：承認が必要
          ンプー、リンスな
          ど)
```

(厚生労働白書平成16年版より改変)

(2) 医薬品の分類

医薬品は、①日本薬局方[12]に収められている物、および、②治療または予防に使用されあるいは身体の構造または機能に影響を及ぼすことが目的とされる物、であって機器でないものといわれる（2条。〔図2〕および〔演習問題2〕参照）。

(3) その他の特別の概念とその規制

薬事法上特別の規定がおかれているいくつかの群れに関する規制を、定義に合わせて簡単にみておく。

生物由来製品（人その他の生物（植物を除く）に由来するものを原材料として

---

[12] 薬局方は、「医薬品の性状及び品質の適正を図るため、厚労相が薬食審の意見をきいて定めた品質の規格基準書」と説明される。明治19年以来一定期間ごとに改訂を受ける。1979年（昭和54年）の薬事法改正以来、薬局方収載医薬品についても製造承認を受けるべきこととなっている。

製造され、特別の注意を必要とするものとして厚生労働大臣が指定するもの（平成15年厚労省告示205号）：ワクチン、自己由来製品、遺伝子組み換え製品など）、および**特定生物由来製品**（生物由来製品のうちでも、授与後の危害発生または拡大防止のための措置を要するものとして厚生労働大臣の指定するもの：人血液製剤、動物細胞組織医薬品など）は、特別の感染リスク等に対応した対策を要するため、2002年（平成14年）の改訂によって導入された概念である。製造所ごとに医師ら細菌学的知識をもつ技術者をおき、被包にその旨を明記し、定期的に厚生労働大臣に報告し、販売に関する記録を保存しなければならない。特に特定生物由来製品を扱う場合には、未知の危険が存在しうることを対象者に説明しなくてはならない（68条の7）。「バイオ・ゲノム等のさまざまな科学技術に対応した安全確保対策の充実」といわれる（平成14・7・31医薬0731011号）。

また**稀少疾病用医薬品**（orphan drug）[13]は、患者数が5万人未満でありながら、代替治療法がない重篤な疾患を対象とする医薬品をいい、国はこれに対して試験資金を提供し、税制上優遇するなどして開発に努めることとされている（77条の2以下、薬事法施行規則64条の2）。このほか、新薬承認時の優遇措置として海外データに関する相談制度、申請手続料の減額、優先審査が認められ、さらに上市された後にも薬価加算、再審査期間の延長（通常6年を10年としうる）などが各関連規定の中におかれている。1993年（平成5年）の法改正で、薬事法の目的の中に「医療上特に必要性が高い医薬品……の研究開発のために必要な措置を講ずること」が加えられ、「いわゆる難病など重篤な疾病」に対する対処として第9章の2が起こされた。

なお、**未承認医薬品**は保険収載されないばかりでなく、販売には罰則が科

13　アメリカ社会を震撼させたエイズの多発に際して、採算を度外視した創薬に取り組むべくなされた1983年のFDC法の改定がOrphan Drug Actと称されるものであった。上記のような振興策以外に、治験の迅速化、さらに治験中の薬剤の使用も認められた。これはいわゆるdrug-lagといわれ、見込みのありそうなクスリの承認までの機関を短縮するためのシステムでパラレルトラックと称される（石居昭夫『FDA巨大化と近代化への道』（薬事日報社、1999年）200頁・224頁・242頁）。わが国でも2005年度からの特定療養費、混合診療の拡大の中で、同種のことが論ぜられている。

せられる（84条）。しかし、これには例外がある。①治験（後述）の際の使用の場合、②そして医師が独自の調剤をなす場合（院内製剤）である。薬剤師もまた限定的ではあるが、独自の調剤の権限を持つ（薬局製剤。22条）。プロフェッションが本質的に備えている裁量権である。

　2002年法改定2条はかつて医療用具と称されていたものを**医療機器**と称することとし、その内部を人命・健康への影響の強さに応じて、ⓐ高度管理医療機器、ⓑ管理医療機器、ⓒ一般医療機器に分ける。ⓐの販売・賃貸を業とするものは知事の許可を受けなければならず、営業所ごとに管理者をおき、薬局と同じ規制を受ける（39条以下）。また修理業にも事業所ごとの厚生労働大臣の許可を要する（40条の2）。機器類の巨大化・高度化に伴い侵襲性も増大するところから新設された規定であるが、病院・診療所への賃貸のみならず、在宅患者宅に設置される例も増えている（酸素療法、喀痰吸引機等）。多くの場合は、病院が業者から賃借し保守管理契約を結んだうえで、機器そのものは直接患者宅に届けられ、主治医の指示に従い業者が設置・保守管理にあたる例が多い（平成5年指導課長通知指14号参照）。

5　製造販売・製造承認等の制度

　かつての「偶然と経験」に頼っていた時代と異なり、現在の**創薬**は目標とする新規物質を創製し、その中からスクリーニングテストによって医薬品として可能性のあるものを選別し絞っていく、いわば絨毯爆撃のような形をとる。したがって、一つの医薬品の開発には10年150億円（米では1.94億ドルという）以上がかかり、最終的に製品化される確率は6700分の1といわれ（自社開発は1万2000分の1という）、この過程は大企業しか耐え得ない力仕事であること、またその経費すべてが最終的製品に上乗せされることになること明らかである。この負担をしのぐために大学等との共同研究、ベンチャー企

14　外国承認薬、また治験終了後の治験薬の使用などに関しても、混合診療が認められようとしている。

15　遠藤ほか・前掲書（注2）26頁以下。

業へのアウトソーシングといった手法がとられているわけであるが、ここでは言及するに止めざるをえない。

また、創薬のプロセスは臨床試験の項に譲り、ここでは承認が済んだ後の管理の問題に集中する。

(1) **製造販売業、製造業の許可**（13条）

かつては「製造業の許可を受けた者が、品目ごとに製造の承認を受けて製品化し、その責任において上市する」というプロセスを前提に法体系がつくられていたが、現実には製薬が上市される過程は多様であり、責任体制が不明確になっていた。これに対し、2002年の改正法は「市販後安全対策の重視、国際整合性確保の観点から」**製造販売業**という概念を導入した。これは「自ら製造・輸入した医薬品等を販売、授与する行為」（2条）を意味しており、その旨とするところは「市販後の安全管理を行う総括製造販売責任者の設置」にある（次官通知平成14・7・31医薬0731011号）。

製造販売業者は、品質管理及び製造販売後の安全管理を行わせるために薬剤師をおいて、「総括製造販売責任者」とし、厚生省令（当時）で定めるルールを遵守させる（医薬品及び医薬部外品の製造管理及び品質管理規則、平成11年厚生省令16号）。他方、**製造業者**は製造所ごとに構造設備の審査を受けて許可を受けることとなった（13条）。この構造設備審査基準は省令において定められ、先の品質管理規則と合わせて、いわゆるGood Manufacturing Practice（**GMP**）といわれるものを構成する。この考え方は、最終製品そのものを抜き取り検査などによって確認しようとするのではなく、製造の工程管理に重点をおいて品質を事前に確保しようとするものであり、その結果はバリデーションという形で文書に残すこととされた。[16]

許可制度により、製造所等が恒常的に品質のよい医薬品等を製造する能力のあることが担保される。なお、ここにいう、「製造販売」には基本的に販売目的の輸入行為も含まれる（2条12号）。

---

16 現在でも、厚生労働大臣の指定する医薬品（ワクチン製剤、血液製剤など）については、検定を受け合格証紙を張る必要がある。

なお、許可の後に不許可事由に該当する状況になった場合には、許可は取り消しうることになる（75条）。

(2) 医薬品の製造承認（14条）

製造販売業の許可を受けた者が、医薬品の**品目ごとの承認**を厚生労働大臣から受けて初めて製造と販売が可能となる。この承認にあたって厚生労働大臣は、「薬品等の名称、成分、分量、構造、用法、用量、使用方法、効能、効果、性能、副作用その他の品質、有効性及び安全性に関する事項の審査」をすることとされている（14条2項3号）。これまでのわが国の審査においては、書面審査によることになるが、実のところ不利データの秘匿（ソリブジン事件）、あるいはデータの改ざん（日本ケミファ事件）など過去にいくつもの実例をもつだけに、資料の信頼性の確保が課題である。そこで、申請者はこれを証するために、大臣の定める基準に従って収集・作成された「臨床試験の試験成績に関する資料その他の試料」を提出する（同条3項）。いわゆる治験成績であるが、この点については臨床試験の項を参照されたい。

「新医薬品」（すでに承認を与えられているものと有効成分、効能等が明らかに異なるとして厚生労働大臣が指示したもの）の承認については、薬事・食品衛生審議会（以下、「薬食審」という）の必要的諮問事項とされている（14条8項）。なお、製造所の構造設備審査、製造販売承認に際しては、機構に審査[17]を行わせることができる（13条の2・14条の2）こととされ、これに対しては厚労相に審査請求ができる（14条の2第6項）。

---

[17] この機構とは、正式名称は**独立行政法人医薬品医療機器総合機構**といい同名法（平成14年法律192号。以下、「機構法」という）を根拠とする。もともとスモン訴訟の和解確認書を契機として医薬品副作用被害救済基金として1979年に製薬企業の拠出金と国庫支出金とにより発足したものである。1987年に至り医薬品副作用被害救済・研究振興調査機構となり、さらに1993年より医薬品の品質、有効性および安全性の向上に資する調査等の業務をもつかさどるものとされた。2004年4月より国立医薬品、食品衛生研究所の中に設置されていた医薬品医療機器審査センターおよび財団法人医療機器センターの機能の一部と統合され、現在の名称となった。医薬品・医療機器の承認審査業務、市販後の安全対策業務、医薬品副作用・感染等による健康被害救済業務、そして研究振興業務を任務とする。ただし、規制と振興とは分離するべきであるとの批判を受けて、研究推進は2005年度から発足した独立行政法人医薬基盤研究所に移管された（同名法。平成16年法律135号）。

厚生労働大臣は、承認医薬品が上記14条2項3号の条件を充足しなくなったと認めた場合には、承認を取り消さなければならない。ただし、その判断は薬食審の必要的諮問事項とされている。そのほか、一部の変化の伴う変更命令などがあり得る（74条の2。〔演習問題3〕参照）。

製造承認については、いくつかの関連規定がある。

　(ア)　特例承認

重大疾病の蔓延など健康被害拡大阻止のために緊急に必要であり、代替性のない医薬品であり、しかも外国ではすでに製造販売の承認が得られているものについては、薬食審の意見を聞くのみで、承認を与えることができる（14条の3。2002年改訂）。

　(イ)　原薬等登録原簿　（14条の11～14条の16）

医薬品・医療機器の原材料の名称、成分、製法等に関する情報を登録する制度が2002年度改訂でつくられた（いわゆる**マスターファイル**の制度）。医薬品等の承認申請をしようとする者は、この原簿に登録されている者との契約書を提出することにより、登録情報を承認申請資料とすることが許される便宜を得るとともに、登録者の知的財産の権利が確保されることになる。電子化することにより、内容を申請者に開示することなく、直接審査当局に提出できるシステムが計画されている（「原薬等登録原簿の利用に関する指針」平成17・2・10薬食審査発0210004号）。なお、この登録は厚労相によって機構に委託されることになる。

この制度は、**ブランド**と呼ばれる先発医薬品の権益をある程度守りながら、いわゆる**ジェネリック**といわれる後続医薬品の承認を容易にし、その市場への早期の登場を図り、医療費の削減に資そうとするものである（〔演習問題4〕参照）。

　(3)　市販後の調査の重要性

製薬については、**GLP**（医薬品の安全性に関する非臨床試験の実施の基準に関する省令。平成9年厚労省令21号）、上述の**GMP**という工程の標準が示され、さらに治験（製薬承認用のデータを集めるための臨床試験）については省

令による Good Clinical Practice（GCP）が定められ適正データの整備が求められ、さらにはそれら各種の標準の遵守状況がしっかりと監視される体制が組まれることにはなった。しかし、いかに臨床試験をしっかりと行ったとしても、医薬品の有効性、とりわけ安全性に対する試験としては十分ではない。なぜなら、**治験**における対象患者は、目標疾患以外には傷病をもたない、また他薬を併用していない者が慎重に選ばれるわけだが、現実の社会ではむしろ多様な疾患に罹り、さまざまな医薬品を併用する者が使うことになるからである。また、治験においては通常は1000人程度の患者に試用するのみであるから、1万分の1程度の確率の副作用は市販後に初めて発症しても不思議ではない。このようなことから、市販後の副作用の発生を注意深く見守る必要が認識されるようになり、多くの犠牲を払った後にではあるが漸次に行き届いた管理の目が及ぶことになった。[19]

　　(ア)　**再審査**（14条の4）

「新医薬品」等については、承認時より6年を経過した日から起算して3カ月以内には「再審査」を受けなければならない。これは市販後に得られた知見に基づき、承認時の審査と同じ事項について見直すものであり、そのための資料は主として**市販後治験**によって収集され、厚労相に報告されることになる（1979年の挿入である）。Orphan drug については、期間の延長などいくつかの deviation が認められている

　　(イ)　**再評価**（14条の6）

すでに医薬品としての承認を経ているもののうちより、厚労相が指定した品目については、製造販売業者は再評価を受けなければならない。「医学薬学の進歩等に伴い、医薬品の有効性と安全性の再確認を行うため」と説明される。業者は「品質、有効性または安全性を有することを疑わせる資料」があれば、これを提出しなければならない（薬事法施行規則21条の5・18条の

---

[18] 医薬品の臨床試験の実施の基準に関する省令（平成9年厚生省令28号）。
[19] 医薬品の市販後調査の基準に関する省令（平成9年厚生省令10号）、Good Post Marketing Surveillance Practice（**GPMSP**）といわれる。

3）(1979年の挿入である)。

6　医薬品の管理

　昭和35年の薬事法の1条は「この法律は、医薬品……に関する事項を規制し、その適正を図ることを目的とする」と定めていた。薬事法は不純品および不当表示の取り締まりを主任務とするものであったわけである。1961年のサリドマイド事件、1965年のアンプール風邪薬事件そして同年のWHOのモニター勧告などを受けて出された1967年の薬務局長通知は、「基本方針」といわれ医薬品の有効性と安全性の確保を目標とするべく、医薬行政の方向転換を示したものといわれている[20]。そしてその後の動向も加え、承認に必要な書類を明定し、医薬品行政の方針転換を法律上明示したのが1979年の薬事法改定である。そこでは薬事法は、「医薬品……に関する事項を規制し、もってこれらの品質、有効性及び安全性を確保することを目的とする」ものとされている。

　この1979年という年は、2年前に東京地裁がスモンに関する国の責任を指摘しつつ勧告した「和解」が成立した年であり、各地の地裁で続々とスモン判決が下されていく最中であった。この薬事法改正法と同日に、先述の医薬品被害救済基金法が成立したことも時代を象徴しているといえよう。

(1)　毒薬・劇薬（44条〜48条）

　毒薬・劇薬については当初の薬事法規からある概念であり、その取扱い（表示：毒薬は黒地に白で薬剤名と㊤、劇薬は白地に赤で㊄、貯蔵：それぞれ一般薬と別置したうえで、毒薬には施錠義務、販売・譲渡：譲受人の確認、記録の保持など）について特別の規制がある（44条以下。〔演習問題5〕参照）。

　毒・劇薬の指定の基準の適否も問題である。スモンの原因であるキノフォルムは、1936年には劇薬指定を受けたが「なぜか3年後には普通薬に変更された」という[21]。スモンは、医薬品のルースな適用拡大（オフラベル）に起因

---

[20] スモン判決等（例：東京地判昭和53・8・3判時899号48頁・329頁）。
[21] 片平洌彦『ノーモア薬害』（桐書房、1997年）72頁。

する薬害であったが、劇薬指定を受け続けていたとすれば防ぎ得た可能性は高い。

　(2)　**処方せん医薬品**（49条）

　従来は「要指示薬」といわれ、「処方箋の交付または指示を受けた」場合のみに販売が認められると規定されておりながら、その指示が何を意味するか必ずしも明らかでなく、口頭の指示（証拠は残らない）も可能とされてきた。処方箋発行が進捗した2002年の改訂によって、処方箋以外の「指示」という部分を切り落として「処方せん医薬品」という概念を採用した。ほとんどの医療用医薬品は処方せん医薬品であるが、風邪薬や経口ビタミン剤など、医療用医薬品でありながら処方せん医薬品ではないものもある。

　(3)　**医薬品にかかわる情報の扱い**

　医薬品等については、その**容器 and/or 被包**の見やすいところに所定の事項（名称、成分、有効期間等）が記載されていなければならず、また**添付文書**には「用法、用量その他使用及び取扱上の必要な注意」等が記載されなくてはならない（50条・52条・53条）。

　虚偽や誇大な、また承認前の広告は罰則付きで禁止されている。また、効果効能を医師が保障したと誤解されるおそれのある記事、堕胎を暗示したり、わいせつにわたる文書等も禁ぜられる（66条・68条）。ゲルマニューム粒を「添付部における凝り」の解消に効能ありとして承認された医療用具（当時）について、肝臓障害に有効であるという趣旨の表示は違法であるとされている（東京高判昭和62・5・12東高時報（刑事）38巻4-6号31頁）。

　以上は古典的な規制であるが、情報に関する比較的新しい規制もみられる。

　医薬品製造販売業者等は、有効性・安全性に関する情報を収集・検討し、それを医薬関係者に提供する努力義務が課されている（77条の3）（**ドクターレター**といわれる緊急安全性情報）。基本的には1979年改正で加えられたものであるが、積極的に「収集・検討する」義務は1996年の改訂による追加であることは注目に値する。96年は血友病患者のHIV罹患訴訟の和解が成立した年であった。

これに対応して、医薬関係者の方には、製造販売業者等の収集に協力する義務、および提供された情報の活用、利用が義務とされている（同上）。

　そしてさらに薬局開設者・販売業者等は一般購入者・使用者に情報を提供する努力義務が課された（96年改定）。同時に薬剤師法も改定され、患者等への情報提供義務が課された（薬剤師法25条の2）。

　製造販売業者等は、**副作用**によると疑われる疾病、障害、死亡等を知った場合には、厚生労働大臣に報告しなければならない。医薬関係者も同様の義務を負う（77条の4の2。医薬品緊急性安全情報報告制度）。特に前者については、施行規則が報告すべき対象、報告期間などを明定している（薬事法施行規則64条の5の2）。この規定もまた1996年の改訂で挿入されたものである。

　さらに、医薬品等により保健衛生上危害が発生するおそれがあるときは、廃棄、回収、販売停止、情報提供などをしなければならず、医薬関係者もこれに協力するよう努める義務がある（77条の4）。回収に着手した場合には、これを厚生労働大臣に報告する義務がある（77条の4の3）。

　この条文に「回収」という語が加えられたのは1979年改定であり、**サリドマイド**事件において販売停止決定がなされた後にも、自宅に買いおいたものを使用して1964年4例、1969年になっても1例発症してしまった、痛恨の経験に立つものであったはずである。その後人工硬膜による**ヤコブ病**発生事件の際に、アメリカでは1987年にFDAは全国の医療機関に該当製品の処分命令を発しているが、日本においては1997年に至ってであった。また、血友病患者の**HIV**罹患事件では1985年7月の非加熱製剤販売停止以降も、回収は行われずなお使用される例が続いていたといわれている[23]。それらを踏まえて、2002年の改訂にあたっては回収報告を義務づけ、回収の実態の把握がなされることとなった（なお、石居・前掲書（注13）65頁以下には、1930年代のエリキ

22　片平・前掲書（注21）37頁。
23　片平洌彦「構造薬害」（農山漁村文化協会、1994年）102頁。また、血液凝固製剤によるHIV罹患事件の、いわゆるミドリ十字ルート刑事判決（大阪地判平成2・2・24判タ1042号94頁）参照。

シール事件における当事者達の回収の苦労が詳細に描かれている）。企業の倫理性の問われるところであろう。

(4) **不適正な状況が発生した場合の監督権限**

(ア) 立入検査権限

厚生労働大臣（または知事）は製造販売業者等に対して、許可・命令等の所定の義務の遵守状況を確認するために、必要な報告をさせ、職員に立入・検査・質問をさせることができる。また知事は薬局開設者に対して同様の権限を持つ（69条）。さらに、その他の場合にも必要に応じて、製造販売業や医薬関係の場所に立入・検査・質問さらには試験のため最小分量に限り収去させることができる（同条3項）。この職員は薬事監視員と呼ばれる（77条）。この立入り等の権限を機構に行わせることもできる（69条の2）。

この規定は、下記の諸規定とともに「必要があると認めるときは……できる」と裁量権のある規定となっているが、いわゆる裁量権収縮論等の考え方によって、義務構成されうる余地は十分にあろう。

(イ) 緊急命令

厚生労働大臣は、医薬品等による危険発生・拡大の防止のために必要があると認めるときは、販売・授与・賃貸の一時停止その他応急措置を命ずることができる（69条の3）。これも1979年の法改定よって新たに加えられた条文であり、ソリブジン事件において現実に行使された。

(ウ) 廃棄・回収等の命令

厚労相（または知事）は、違反した貯蔵・販売・授与、賃貸などされている医薬品等を、廃棄、回収その他、公衆衛生条の危険の発生を防止するに足りる措置を、医療品等を業務上取り扱う者に対して、命ずることができる（70条）。その命令が遵守されない場合あるいは緊急の必要を認めれば、職員に廃棄・回収等をさせることができる（同条2項）。

(5) **製造販売中・停止等**

製造販売業者に対する検査命令（71条）、品質管理の方法等の改善命令、業務停止命令、施設改善・使用禁止命令（72条）など、また増員命令（72条

の2)、その他の改善に必要な措置を命ずる権限(72条の3)が、厚生労働大臣および知事に与えられている。

　薬事関係の法として本来検討するべきは、以上のほかにも、先に触れた機構法(前掲(注17)参照)、また安全な血液製剤の安定供給の確保等に関する法律(昭和31年法律160号。それまで「採血及び供血あつせん業取締法」であったものが、薬害AIDS事件を受け、2002年に改正された)、麻薬関係諸法規、製造物責任法など少なくないが、与えられた紙数の関係から全く略さざるを得ない。

〔演習問題〕
1　医療費抑制の一手段として医薬分業が謳われたのはなぜであろうか。
　〈ヒント〉「くすし」の歴史を引きずっていることに加え、社会保険の診療報酬で技術料(手術の診療報酬など)が低かったことから、医師は、薬価基準という保険上の公定価格と、現実の納入価格との差額(クスリザヤ)により、くすりという「物」の売買によって利益をあげてきた。その背景には、薬価基準が前年度実勢価格を基準にして算定される制度がある(算定方式は、1993年にバルクライン方式から加重平均値調整価格制度へと変更されたが、基本的思考は変わらなかった)。
　現在では、医薬品流通過程の厳しい監督により脱法行為の余地は少なくなり、いわゆる薬価差は大幅に減少し、一般名による処方箋調剤方式によるジェネリック薬品の需要拡大、診療報酬体系の技術重視への改善などと併せて、大きな変化の中にある(木村文治「医薬品卸の経営と薬価基準制度」片岡一郎ほか編著『医薬品流通論』(東京大学出版、2003年)17頁)。なお、新医薬品の薬価算定は、類似医薬品や外国での薬価と比較する形で決められている。
2　食品添加物であるクエン酸を「つかれず」と命名販売したら、それは医薬品であろうか。
　最判昭和57・9・28(判時1057号30頁、判タ480号62頁)は、これを医薬品とした。多数意見は「そのものの成分、形状、名称、その物に表示された使用目的、効能効果、用法用量、販売方法、その際の演述・宣伝などを総合して、その物が通常人の理解において人または動物の疾病の診断、治療または予防に使

用されることが目的とされている」と認められる物をいい、これが客観的に薬理作用を有するものであるか否かを問わない、と論じた。これに対し反対意見は、多数意見の立場を、積極的な危険のみではなく、「過度の信頼から国民をして適切な医療を受ける機会を失わせる虞がある……消極的な意味での弊害」を危険と見た考え方としたうえで、それであるならば、健康上有益無害と考えられる物質を「医薬品」と認めるのは慎重でなければならない、として本件「つかれず」はせいぜいのところ食品衛生法上の規制の対象とすることで足りる、と論じた。どちらに理があろうか。HS式高周波事件最高裁判決（最大判昭和35・1・27刑集14巻1号33頁）の法廷意見と反対意見とも比較されたい。

3　承認医薬品の取消規定は1979年法改定によって新設されたものであるが、この義務規定がない中で承認薬の有害性が見出された場合に、はたして厚生労働大臣は承認を取り消すことができるであろうか。あるいは取り消す義務があるであろうか。

　厚生労働大臣が承認した医薬品により副作用被害を受けた者からの、国賠法1条に基づく損害賠償請求事件は少なくない。最判事例としては、クロロキン網膜症事件判決（最判平成7・6・23民集49巻6号1600頁、医事法判例百選12事件）がある。そこでは、①国の許可・承認の違法性および、②被害発生防止措置をとらなかったことの違法性が争われたが、いずれも否定された。①については、承認時までに我が国において報告されていた事例は7例にとどまり、有用性を肯定しうる状況であった。②についても、害防止措置の態様・時期は専門的かつ裁量的判断であり、その権限に許容される限度を逸脱し著しく合理性を欠くと認められるときのみ違法となるのであり、本件ではそのような状況になかったという。ただし判決の中には「承認の取消に関する明文の規定を欠くが、……審査権限に照らすと大臣は……右のような権限を有するものと解される」という判示がみられる。なお、サリドマイド、スモン、HIVという大型の国を相手取った薬害訴訟の多くが和解で終わっていることの意味を考えてみよう。そこにはどんなメリットがあるか。

4　後続医薬品の承認申請に添付するべき資料を得るための試験を、特許権の有効期間中に断りなく開始した場合には、特許権侵害にあたるであろうか。

　最判平成11・4・16（判時1675号37頁、判タ1002号83頁）は、これを否定する。もしこれを肯定的に解すると、「特許権存続期間終了後もなお相当の期間、第三者が当該発明を自由に利用し得ない結果」となり、これは特許の制度の理

念に反する、という。

5 当該病院の慣行に従って、薬事法の規定に反して青字で表示されていた劇薬の麻酔薬を、看護師がブドー糖と誤って患者の静脈に注射してしまった場合、責任を問われる者は誰であろうか。

　鯖江病院事件として著名な事件において、最高裁判所は病院の慣行に忠実に従っていた薬剤師を、担当の看護婦（当時）とともに有罪とした（最判昭和28・12・22刑集7巻13号2608頁、医事法判例百選64事件）。一方、埼玉医大抗がん剤過剰投与事件（最判平成17・11・15刑集59巻9号1558頁、医事法判例百選72事件）では、大学助手、病院助手と併せて教授が有罪となったが、薬剤師は起訴されなかった。この事件で薬剤師は事故を未然に防止することはできなかっただろうか。

　　　　　　　　　　　　　　　　　　　　（宇都木　伸・佐藤雄一郎）

V　感染症予防法

1　はじめに

　人類にとって**感染症**（古くは疫病、はやり病、日常的には伝染病と呼ばれていた）との闘いは、過去においてはもちろん、今日においても大きな問題であり、時には社会問題を超えて政治問題、国際問題となる。

　患者の頭痛、発熱、嘔吐、出血等々の各症状から起炎菌ないしウィルスが検出されると診断名（疾病）がつけられ、有効な治療方法が施されて治癒に至る。一つの感染症を克服したと思うと全く新しい感染症が出現し（**新興感染症**）、克服したと思っていた感染症がぶり返す（**再興感染症**）こともあり、薬剤に耐性をもつ感染症（**耐性菌感染症**）、海外から国内に持ち込まれる感染症、渡り鳥その他の輸入動物由来の感染症（**輸入感染症**、**検疫感染症**）もある。感染症との闘いが終結することはない。感染症を根絶することは、まさに人類の悲願である（感染症予防法前文）。

2　感染症対策の沿革

　明治政府にとって感染症対策は、治安対策上の重要案件であった。これを天然痘とコレラについて検証する。

　天然痘の**種痘**の実施は江戸期からの引継ぎでもあったが、政府は明治3年大学東校の種痘館規則、明治7年に種痘規則（同9年に種痘医規則と改正）を制定し、明治10年にはわが国初の強制予防接種法となった**天然痘予防規則**が実施された。これは明治18年の接種規則となり、明治42年の**種痘法**となった。

　感染症対策の要諦は、疾病ごとの正確な発症者数（死者）の把握であるが、この対策は、明治7年に東京・大阪・京都、同8年には全国に発布された医師による死亡者と伝染病の届出制度によって記録された。

　明治10年の**コレラ感染者**は1万3816名（うち死亡者、8027名・死亡率58％）、

同12年は16万2637名（うち死亡者、10万5786名・死亡率65％）を数えている。

　政府はこれに対して、手をこまねいていたわけではなく、明治10年にコレラ予防法心得を発布し、海港検疫、避病院、届出、交通遮断、消毒などの対応策を打ち出し、明治12年には**コレラ予防仮規則**24カ条を定め、6種の伝染病を指定するなどの諸策を講じ、同年検疫停船規則等を施行し、翌13年には**伝染病予防規則**を制定した。この規則は各種伝染病の予防に関する統合的法規であり、わが国伝染病予防の先駆となるものであった。しかし、明治19年コレラは再度大流行し同年の感染者は15万5923名（うち死亡者、10万8405名・死亡率69％）を記録している。感染症との闘いは戦争さえはるかに凌ぐといえる。

　政府はこれらの試練を乗り越え、明治30年**伝染病予防法**を制定し、これが感染症基本法として昭和そして戦後に引き継がれた。また、明治32年に海港検疫法、海港検疫所官制が施行され、昭和26年制定の**検疫法**に引き継がれている（厚生省『医制百年史』）。

3　感染症予防法の制定

　感染症予防法の制定理由を、平成10年5月22日の衆議院厚生委員会において、当時の厚生大臣であった小泉純一郎は要旨次のように説明した。

　「明治30年の伝染病予防法の制定以来100年が経過し、この間の医学医療の進歩、衛生水準の向上及び国民の健康・衛生意識の向上に伴い、コレラによる死者が年間10万人を超えるといった事態を見ることはなくなったものの、その一方で、国内においてO157感染症の流行が社会問題となり、また、世界に目を向ければ、エボラ出血熱等新興感染症が出現し、国際交流の活発化に伴い国内に持ち込まれる危険性が高まっている。さらには、近い将来克服されると考えられてきたマラリア等が再興感染症として再び問題化するなど、感染症が新しい形で人類に脅威を与えてきている。

　また、伝染病予防法は、強制的な予防措置が既に不要となっている感染症を法定伝染病として法律に位置づけている一方で、エボラ出血熱等の世界的

に問題視されている危険な感染症が法の対象とされていないこと、感染症の予防措置に関し、感染症が発生した事後の対応に偏っていること、患者に対する行動制限に際し、人権尊重の観点からの体系的な手続保証規定が設けられていないこと等の点で、時代の要請にこたえることができないものとなっている」。

この後段の部分は感染症予防法の前文で次のように明記された。

「我が国においては、過去にハンセン病、後天性免疫不全症候群等の感染症の患者に対するいわれのない差別や偏見が存在したという事実を重く受け止め、これを教訓として今後に生かすことが重要である」。

4　感染症予防法の骨格

感染症の予防のための施策は、感染症の患者等の人権に配慮しつつ、総合的かつ計画的に推進されることを基本理念とするとともに、感染症の患者が良質かつ適切な医療を受けられるよう必要な措置を講ずるよう努めなければならないこと等を国および地方公共団体の責務とし、また、感染症の患者等の人権が損なわれることがないようにしなければならないこと等を国民の責務とする。

国は感染症の予防の総合的な推進を図るための基本指針、および特に施策を推進する必要がある感染症についての特定感染症予防指針を定め、都道府県は感染症の予防のための施策の実施に関する予防計画を定めることとするとともに、所要の感染症に関する情報の収集および公表に関する規定がおかれた。

措置の対象となる感染症について、その感染力、感染した場合の重篤性等による危険性に応じて類型化した。

感染症の類型に応じて、健康診断、就業制限および入院の制限を設け、患者の人権の保護を図るための手続規定を整備するとともに、入院医療の提供体制を整備し、その入院費用について、医療保険各法による医療給付と公費の組合せにより負担するための規定を定めた。

感染症の類型に応じて、その発生および蔓延の防止のために感染症の病原体に汚染された場所や物件の消毒、猿その他の動物に係る輸入検疫等の必要な措置を定めた。

未知の感染症であって、その感染力、感染した場合の重篤性等に基づき危険性が極めて高いと判断されるものを新感染症と位置づけ、これに迅速かつ的確に対応できるよう、国と都道府県の密接な連携のもとに、蔓延の防止のための入院等の措置を定めた。

以上の基本的枠組みのもとで、前文・総則・基本指針等・感染症に関する情報の収集および公表・健康診断、就業制限および入院・消毒その他の措置・医療・新感染症・結核・感染症の病原体を媒介するおそれのある動物の輸入に関する措置・特定病原体費用負担・雑則・罰則の14章81条から構成され、政令、省令、26本の告示が出されている（感染症法研究会編『感染症法令通知集（平成21年版）』（中央法規、2008年））。

本法公布によって、伝染病予防法（1897年（明治30年））、**性病予防法**（1948年（昭和23年））、**後天性免疫症候群の予防に関する法律**（1989年（平成元年））は廃止され、結核予防法（1951年（昭和26年））は平成19年に廃止された。すでに周知のような経過のもとで**らい予防法**（昭和28年）は平成8年にすでに廃止されている。狂犬病予防法（1950年（昭和25年））は、存置されている。

5　感染症予防法の改正

感染症予防法は、平成15年に発症が報告されたSARSを契機として、感染動向の把握、まん延防止対策、水際対策の充実・強化等の改正が実施された。

具体的には、感染症類型に新たな疾病を追加し、輸入感染症に対応するため検疫法の改正と検疫行政との連携を強化することとした。

また、平成18年改正の特色としては、①感染症に対する医学的知見の進展に伴い、感染症類型を見直し、新たに多数の感染症を定めたこと、②病原体がテロ等の犯罪に使用される危険性は否定できないところ、病原体の管理体

制を確立するために、第11章に第1種病原体から第3種病原体と病原体所持者の義務（罰則）を定めたこと、③結核予防法を廃止し、結核を感染症予防法の第2類に入れて統合し、第9章に結核の条項として13の条文を新たに規定した。これは、感染症予防法制定時に、結核を統合したらどうかという議論があったものを制定8年目にして実施したものである。

6 感染症予防法の対象とする感染症

感染症は、1類から5類までに分類されている。法律で定められている感染症と政令（4類）ないし省令（5類）で定められているものがあるが、1類（7疾病）、2類（5疾病）、3類（5疾病）はすべて法律によるものである。

(1) 分類

㋐ 1類

1類は、①エボラ出血熱、②クリミア・コンゴ出血熱、③痘そう、④南米出血熱、⑤ペスト、⑥マールブルグ病、⑦ラッサ熱の7疾病である。

㋑ 2類

2類は、①急性灰白髄炎（ポリオ）、②結核、③ジフテリア、④重症急性呼吸器症候群（病原体がコロナウイルス属SARSコロナウイルスであるものに限る）、⑤鳥インフルエンザ（病原体がインフルエンザウイルスA属インフルエンザであってその血清亜型がH5N1であるものに限る）の5疾病である。

㋒ 3類

3類は、①コレラ、②細菌性赤痢、③腸管出血性大腸菌感染症、④腸チフス、⑤パラチフスの5疾病である。

㋓ 4類

4類は、①E型肝炎、②A型肝炎、③黄熱、④Q熱、⑤狂犬病、⑥炭疽、⑦鳥インフルエンザ（H5N1を除く）、⑧ボツリヌス症、⑨マラリア、⑩野兎病の10の疾病が法律で定められている。また、⑪ウエストナイル熱、⑫エキノコックス症、⑬オウム病、⑭オムスク出血熱、⑮回帰熱、⑯キャサヌル森林病、⑰コクシジオイデス症、⑱サル症、⑲重症熱性血小板減少症候群、

V　感染症予防法

⑳腎症候性出血熱、㉑西部ウマ脳炎、㉒ダニ媒介脳炎、㉓チクングニア熱、㉔つつが虫病、㉕デング熱、㉖東部ウマ脳炎、㉗ニパウイルス感染症、㉘日本紅斑熱、㉙日本脳炎、㉚ハンタウイルス肺症候群、㉛Bウイルス病、㉜鼻疽、㉝ブルセラ病、㉞ベネズエラウマ脳炎、㉟ヘンドラウイルス感染症、㊱発しんチフス、㊲ライム病、㊳リッサウイルス感染症、㊴リフトバレー熱、㊵類鼻疽、㊶レジオネラ症、㊷レプトスピラ症、㊸ロッキー山紅斑熱の33疾病が政令で定められた。

(オ)　5類

5類は、①インフルエンザ（鳥インフルエンザおよび新型インフルエンザ等感染症を除く）、②ウイルス性肝炎（E型、A型を除く）、③クリプトスポリジウム症、④後天性免疫不全症候群、⑤性器クラミジア感染症、⑥梅毒、⑦麻しん、⑧メチシリン耐性黄色ブドウ球菌感染症の疾病が法律で定められている。また、⑨アメーバ赤痢、⑩RSウイルス感染症、⑪咽頭結膜熱、⑫A群溶血性レンサ球菌咽頭炎、⑬感染性胃腸炎、⑭急性出血性結膜炎、⑮急性脳炎（ウエストナイル脳炎、西部ウマ脳炎、ダニ媒介脳炎、東部ウマ脳炎、日本脳炎、ベネズエラウマ脳炎及びリフトバレー熱を除く）、⑯クラミジア肺炎（オウム病を除く）、⑰クロイツフェルト・ヤコブ病、⑱劇症型溶血性レンサ球菌感染症、⑲細菌性髄膜炎、⑳ジアルジア症、㉑侵襲性インフルエンザ菌感染症、㉒侵襲性髄膜炎球菌感染症、㉓侵襲性肺炎球菌感染症、㉔水痘、㉕性器ヘルペスウイルス感染症、㉖尖圭コンジローマ、㉗先天性風しん症候群、㉘手足口病、㉙伝染性紅斑、㉚突発性発しん、㉛破傷風、㉜バンコマイシン耐性黄色ブドウ球菌感染症、㉝バンコマイシン耐性腸球菌感染症、㉞百日咳、㉟風しん、㊱ペニシリン耐性肺炎球菌感染症、㊲ヘルパンギーナ、㊳マイコプラズマ肺炎、㊴無菌性髄膜炎、㊵薬剤耐性アシネトバクター感染症、㊶薬剤耐性緑膿菌感染症、㊷流行性角結膜炎、㊸流行性耳下腺炎、㊹淋菌感染症の36疾病が省令で指定されている。

(カ)　新型インフルエンザ等感染症

新型インフルエンザとは、新たに人から人に伝染する能力を有することと

583

なったウイルスを病原体とするインフルエンザであって、一般に国民が当該感染症に対する免疫を獲得していないことから、当該感染症の全国的かつ急速なまん延により国民の生命および健康に重大な影響を与えるおそれがあると認められるものをいう。

再興型インフルエンザとは、かつて世界的規模で流行したインフルエンザであってその後流行することなく長期間が経過しているものとして厚生労働大臣が定めるものが再興したものであって、一般に現在の国民の大部分が当該感染症に対する免疫を獲得していないことから、当該感染症の全国的かつ急速なまん延により国民の生命および健康に重大な影響を与えるおそれがあると認められるものをいう。

　(キ)　指定感染症

既知の感染症のうち、上記1類～3類に分類されていない感染症であって、1類～3類に準じた対応の必要性が生じた感染症。

政令で定める。現在、指定なし（平成22年3月末現在）。

　(ク)　新感染症

①人から人に伝染すると認められる疾病、②すでに知られている感染症と明らかに異なるもの、③疾病の病状が重症であるもの、④当該疾病のまん延により国民に重大な影響を与えるおそれがあるもの。

　(ケ)　まとめ

1類・2類感染症は、感染力、罹患した場合の重篤性等に基づく総合的な観点からみた危険性が極めて高い感染症をいい、3類感染症は、総合的な観点からみた危険性は高くないが、特定の職業によって感染症の集団発生を起こしうる感染症をいい、4類感染症は動物、飲食物等の物件を介して人に感染し健康に影響を与える感染症をいうが、ヒトからヒトへの感染症はないとされる。

5類感染症は、国が感染症の発生動向の調査を行い、その結果に基づいて必要な情報を国民一般や医療関係者に情報提供、公開していくことによって、発生・まん延を防止すべき感染症をいうとされている。

(2) **感染者（患者）の治療**

不幸にして細菌もしくはウィルスに感染して発症した患者の治療が何よりも優先してなされなければならない。

発熱その他の身体の異状所見を自覚した患者は、まず医師の診察を求めることになるのであるから、医師は医師法、医療法に従い、水準に応じた診断、検査、治療を遂行する責務がある。

これは感染症に限らずすべての患者について共通のことである。

したがって、臨床の現場にいる医師が何よりも前記のすべての感染症について、診断、検査、治療についての担当程度の知識を有する必要がある。これは直接本法の規定する分野ではないが、大学の医学教育、研修、その他の機会を通じて医師が個人としておよび組織として研鑽しなければならない。特に新感染症に該当する疾病を早期に診断することは強く要請されることである。

一方、感染症は癌や糖尿病等と異なり第三者への感染の危険を伴う疾病である。患者本人としても自己が感染源となって愛する家族や友人に疾病を感染させることは決して望まないであろう。したがって、本人の治療とともに第三者への感染防止策はどうしても講じなければならない医療上の措置である。

しかし、大事なことは感染防止が本人の行動規制を伴うときには患者本人への充分な説明と承諾を得る必要がある。

感染症指定機関における医療実施のうち、特定感染症指定医療機関は本人が新感染症の所見がある場合、1類または2類感染症患者である場合もしくは擬似症患者の時の入院担当機関をいい、1種（1類、2類両者）、2種（2類のみ）と区別される。

(3) **診断した医師の届出義務** (12条)

本来、医師には守秘義務があるが、感染症患者の場合にはその疾病の性質上患者本人の承諾なくして届出が義務づけられている（これに違反すると50万円以下の罰金に処せられる）。

(4) 届出の内容

医師は、1類、2類、3類、4類感染症患者、または病原体保有者および新感染症であると診断したときは、患者の氏名・年齢・性別・職業・住所・未成年の場合は保護者名、感染症の名称と症状、診断方法、初診日と診断日、病原体に感染したと推定される日、感染原因・経路・地域（推定も可）、診断した医師名、等を直ちに保健所長を経由して知事に届け出る。なお、5類であっても前掲の②③④⑥⑦⑧⑨⑮⑰⑱⑳㉑㉒㉓㉗㉛㉝㉟の各疾病者については、医師は7日以内に同じく届出の義務を負う（12条）。

獣医師は、感染力の高い1類から4類のうちの特定の感染について、その感染していると診断したサル、プレーリードッグ、イタチ、アナグマ、タヌキ、ハクビシン、鳥類、犬等の動物にについて直ちに届出をしなければならない（13条）。

(5) 届出を受けた知事の措置

知事も1類、2類、3類の疾病者（保護者）に通知しなければならない。

被通知者は、感染症のまん延がなくなるまでの間、就業してはならない（18条）。この就業禁止措置に違反したものは50万円以下の罰金に処せられる（77条）。

知事は1類感染者について、まん延防止のため入院を勧告でき、これに従わない疾病者に72時間以内の入院措置をとることができる（10日間の延長措置がとれる。19条・12条）。

ただし、この措置に違反した者には罰則規定はない。

4類感染者は**動物由来感染症**であり、この防止としては媒介動物の輸入規制、消毒、物件の廃棄処分等の措置がとられる。

(6) 検疫行政

水際対策は国内に常在しない感染症の海外からの侵入防止対策であり、これには人間の入国と動物の入国があり、検疫行政（検疫法）の問題となっている。

国内感染症対策はすでに述べたようなシステムにより感染症の発生予防、

Ⅴ　感染症予防法

まん延防止、患者本人への適切な医療提供であり、国、地方自治体、医療関係者と、何よりも感染者本人の自覚ある対応が求められることになる。また、獣医師の役割も無視できず、医療機関（保健所）と獣医師との情報交換も不可欠となる（感染症法研究会編『詳解感染症の予防及び感染症の患者に対する医療に関する法律〔三訂版〕』（中央法規、2008年）。

7　病原体の管理

(1)　分　類

　病原体は、感染症の病原体および毒素（感染症の病原体によって産生される物質で、人の生体内に入った場合に人を発病させ、または死亡させるもの）をいい、これらの保管体制を整備、確立させることはすこぶる重要なことである。

　感染症予防法（6条20項〜23項）は、病原体を1類から4類まで分類し、それぞれについて特有の法規定をおいた。

　1種病原体等は、①アレナウイルス属ガナリトウイルス、サビアウイルス、フニンウイルス、マチュポウイルスおよびラッサウイルス、②エボラウイルス属アイボリーコーストエボラウイルス、ザイールウイルス、スーダンエボラウイルスおよびレストンエボラウイルス、③オルソポックスウイルス属バリオラウイルス（別名：痘そうウイルス）、④ナイロウイルス属クリミア・コンゴヘモラジックフィーバーウイルス（別名：クリミア・コンゴ出血熱ウイルス）、⑤マールブルグウイルス属レイクビクトリアマールブルグウイルス、⑥政令で定めるもの2種である。

　2種病原体等は、①エルシニア属ペスティス（別名：ペスト菌）、②クロストリジウム属ボツリヌム（別名：ボツリヌス菌）、③コロナウイルス属SARSコロナウイルス、④バシラス属アントラシス（別名：炭疽菌）、⑤フランシセラ属ツラレンシス種（別名：野兎病菌）亜種ツラレンシスおよびホルアークティカ、⑥ボツリヌス毒素（人工合成毒素であって、その構造式がボツリヌス毒素の構造式と同一であるものを含む）、⑦政令で定めるもの（なし）である。

　3種病原体等は、①コクシエラ属バーネッティイ、②マイコバクテリウム

属ツベルクローシス（別名：結核菌）（イソニコチン酸ヒドラジドおよびリファンピシンに対し耐性を有するものに限る）、③リッサウイルス属レイビーズウイルス（別名：狂犬病ウイルス）、④政令で定めるもの11種である。

4種病原体等は、①インフルエンザウイルスA属インフルエンザAウイルス（血清亜型がH2N2、H5N1もしくはH7N7であるもの（新型インフルエンザ等感染症の病原体を除く）または新型インフルエンザ等感染症の病原体に限る）、②エシュリヒア属コリー（別名：大腸菌）（腸管出血性大腸菌に限る）、③エンテロウイルス属ポリオウイルス、④クリプトスポリジウム属パルバム（遺伝子型が一型または二型であるものに限る）、⑤サルモネラ属エンテリカ（血清亜型がタイフィまたはパラタイフィAであるものに限る）、⑥志賀毒素（人工合成毒素であって、その構造式が志賀毒素の構造式と同一であるものを含む）、⑦シゲラ属（別名：赤痢菌）ソンネイ、デイゼンテリエ、フレキシネリーおよびボイデイ、⑧ビブリオ属コレラ（別名：コレラ菌）（血清型がO1またはO139であるものに限る）、⑨フラビウイルス属イエローフィーバーウイルス（別名：黄熱ウイルス）、⑩マイコバクテリウム属ツベルクローシス（イソニコチン酸ヒドラジドおよびリファンピシンに対し耐性を有するものを除く）、⑪政令で定める3種である。

(2) 犯罪構成要件と刑事罰

こうした分類に従って、次のような犯罪構成要件と刑事罰が定められている（感染症予防法第11章）。

	犯罪事実（感染症予防法）	罰則
①	1種病原体等発散罪（67条1項）	無期もしくは2年以上の懲役または1000万円以下の罰金
②	①の未遂罪（67条2項）	同上（ただし減免（刑法43条））
③	①の予備罪（67条3項）	5年以下の懲役または250万円以下の罰金
④	1種病原体等輸入罪（68条1項）	10年以下の懲役または500万円以下の罰金
⑤	④の発散目的罪（68条2項）	15年以下の懲役または700万円以下の罰金

⑥	④⑤の未遂罪	同上（ただし減免（刑法43条））
⑦	④⑤の予備罪	3年以下の懲役または200万円以下の罰金
⑧	1種病原体所持違反罪（69条1項1号）	7年以下の懲役または300万円以下の罰金
⑨	1種病原体等譲渡・譲受罪（69条1項2号）	同　上
⑩	⑧⑨の発散目的罪（69条2項）	10年以下の懲役または500万円以下の罰金
⑪	⑧⑨の未遂罪（69条3項）	罰する（ただし減免（刑法43条））
⑫	2種病原体等輸入罪	5年以下の懲役または250万円以下の罰金
⑬	2種病原体等所持違反罪（71条1号）	3年以下の懲役または200万円以下の罰金
⑭	2種病原体等譲渡・譲受罪（71条1項2号）	同　上

　これらの刑罰法規は、いうまでもなく市民の健康の安全を意図するものであるが、感染症テロ対策を念頭におくものである。感染症予防法は、病原体の管理について警察庁長官や海上保安庁長官の関与を認めており（56条の38）、本法が治安法としての視点をもつものであることを示している。治療方法のない感染症も数多くある現実の下、病原体管理のあり方は、検疫感染症の進入防止と相まって重要な政策課題である。

8　感染症予防法の今後の課題

　感染症対策は厚生労働省のみで対応しうるものではなく、全省庁の協力なしには有効な対策は成り立たない。そのためには特別の組織が必要であろう（竹田美文＝岡部信彦『SARSは何を警告しているのか』（岩波ブックレット、2003年）47頁以下）。

　また、感染症の病態は多彩である。臨床医は、100を超える感染症の病態について正しい医学知識をもち、正しい診断と正しい治療を実施し、届出義務を正しく実践しなければならない。そのために日常の研鑽義務が求められる。一方、われわれ市民も海外旅行・出張に際しては世界的な視野で感染症

の知識を得なければならず、マスコミ等の疾病報道にも敏感でなければならない。

　国、地方自治体もこうした見地からの医師および一般市民に対する感染症の教育・啓蒙活動を不断に行う必要がある。

9　感染の防止——予防接種と接種被害の救済

　感染症に罹患した者の救済は医療関係者の重要な責務であるが、一方罹患を未然に防止するための方策としてのワクチン等の接種も国・地方自治体の重要な公衆衛生行政である（憲法25条）。予防接種政策については別項で触れられるので、ここでは三つの法律を簡単に述べるにとどめる。

(1)　**予防接種法**（昭和23年法律68号）

　ジフテリア、百日せき、急性灰白髄炎、麻しん、風しん、日本脳炎、破傷風、結核、Hib感染症、ヒトパピローマウイルス感染症（以上A類症病）、インフルエンザ（B類症病）等の疾病について免疫効果の付与を目的としてワクチン接種が実施されている。

　このワクチン接種は完全に安全なものであるとはいえず、不幸にして健康被害を受けた者に対する給付が義務づけられている。

(2)　**新型インフルエンザ予防接種による健康被害の救済に関する特別措置法**（平成21年法律98号平成25年改正）

　新型インフルエンザ（感染症予防法6条7項1号に掲げる新型インフルエンザに該当するもので、厚生労働大臣が発生情報を公表したもの）ワクチンの接種を受けた者の健康被害の救済に関して定められた特別法である。

(3)　**特定B型肝炎ウィルス感染者給付金等の支給に関する特別措置法**（平成23年法律126号）

　本法は、「集団予防接種等の際の注射器の連続使用により、多数の者にB型肝炎ウィルスの感染被害が生じた」ことについて、それらの被害者（相続人）に給付金を支給することを目的として制定されたものである。

(4) **新型インフルエンザ等対策特別措置法**（平成25年法律44号）

政府対策本部の設置や新型インフルエンザ等発生時の措置内容について規定する。

〔演習問題〕

1 わが国の感染症対策はどのような経過をたどってきたか。
2 伝染病予防法が廃止されて感染症予防法が新たに制定されたのはなぜか。
3 感染症予防法によって指定されている感染症には、どのようなものがあるか。それらの感染症を第1類から第5類まで分類しているが、その分類基準は何か。
4 感染症予防法は感染症者に対して、どのような配慮をしているか。
5 感染症予防法が罰則をもって制定している条文にどのようなものがあるか。
6 今後、感染症対策として考慮しなければならないものは何か。
7 感染症テロの防止として刑事罰を広く取り入れることの是非について考えよ。

（須田　清）

VI　死体検案と死体解剖

1　異状死体とは

(1)　**わが国における死亡者の取扱いの概要**

　人が死亡した場合、まずは**自然死**（明らかな病死）と不自然死（**異状死**）とに大きく分かれ、両者では法律上の取扱いが異なる。わが国における死亡者の取扱いの概要については、柳田純一氏が〔図4〕のごとくフローチャート化している[1]。

---

[1]　柳田純一「検案と解剖」上山滋太郎監修『標準法医学・医事法〔第5版〕』（医学書院、2000年）264頁～278頁。

VI 死体検案と死体解剖

〔図4〕 わが国における死亡者の取扱いの概要

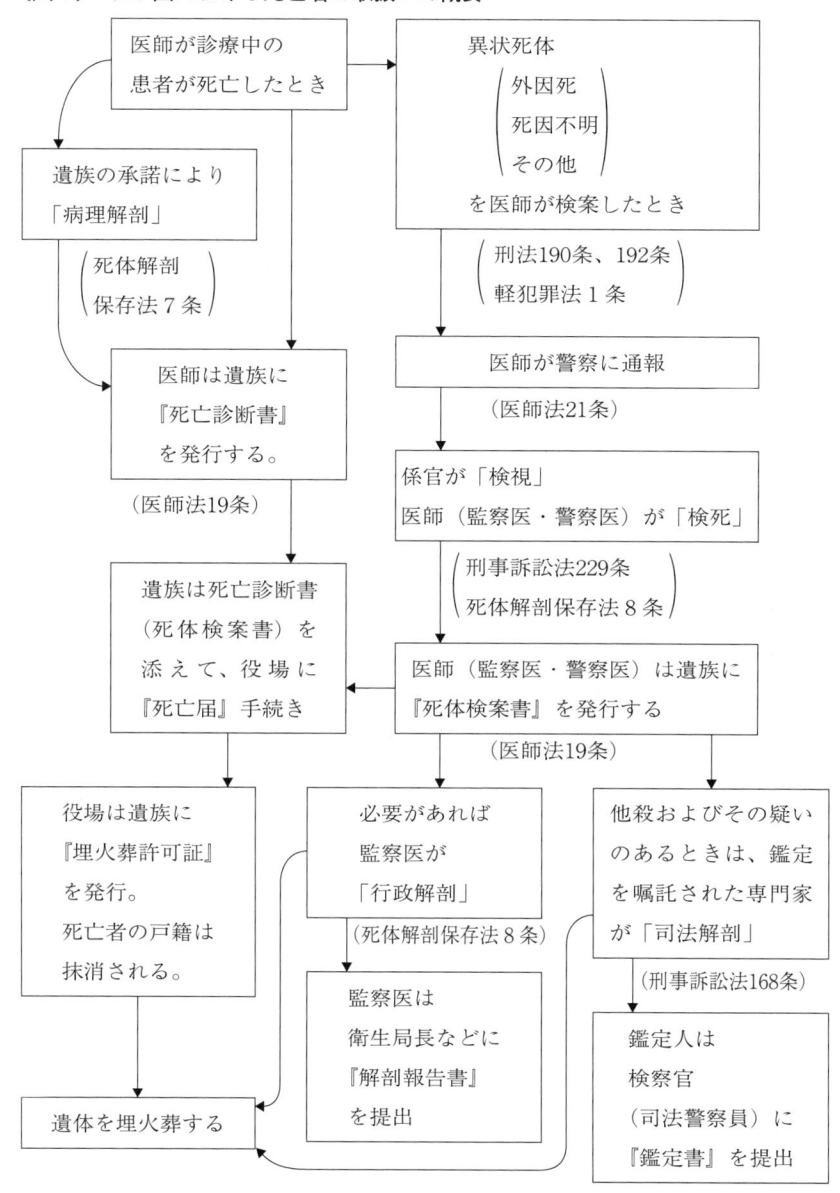

```
医師が診療中の          →   異状死体
患者が死亡したとき              外因死
     ↓                       死因不明
遺族の承諾により                 その他
「病理解剖」              を医師が検案したとき
 (死体解剖              (刑法190条、192条
  保存法7条)             軽犯罪法1条)
     ↓                        ↓
医師は遺族に              医師が警察に通報
『死亡診断書』             (医師法21条)
を発行する。                   ↓
 (医師法19条)           係官が「検視」
     ↓                医師(監察医・警察医)が「検死」
                      (刑事訴訟法229条
                       死体解剖保存法8条)
遺族は死亡診断書               ↓
(死体検案書)を          医師(監察医・警察医)は遺族に
添えて、役場に           『死体検案書』を発行する
『死亡届』手続き            (医師法19条)
     ↓
役場は遺族に      必要があれば       他殺およびその疑い
『埋火葬許可証』    監察医が         のあるときは、鑑定
を発行。          「行政解剖」       を嘱託された専門家
死亡者の戸籍は     (死体解剖保存法8条) が「司法解剖」
抹消される。                       (刑事訴訟法168条)
     ↓          監察医は           鑑定人は
                衛生局長などに       検察官
                『解剖報告書』      (司法警察員)に
                を提出            『鑑定書』を提出
     ↓
遺体を埋火葬する
```

593

(2) 異状死体の届出

医師法21条〔**異状死体等の届出義務**〕では、「医師は、死体又は妊娠4月以上の死産児を検案して異状があると認めたときは、24時間以内に所轄警察署に届け出なければならない」と規定している。ここでいう**検案**は、医学的な目で死体外表を診て、基本的な判断を下すことをいう。異状とは病理学的あるいは病的異常ではなく、法医学的に異状な不自然死すべてを含むものと考える。特に死体で発見された場合はそれだけで異状とみなすべきである。届出は口頭や電話でよく、書面による必要はない。規定では24時間以内となっているが、死亡診断書や死体検案書を発行する前に速やかに届け出るのがよい。この規定に違反すると50万円以下の罰金に処せられる（医師法33条の2）。

(3) 異状死ガイドライン（日本法医学会）

医師法21条では、前述のように医師に異状死体の届出義務を課し、罰則まで規定しているにもかかわらず、どのような死体を「異状がある」とするか、定義や内容について法律上の規定はない。1990年、法医学関係者が中心となった厚生省（現厚生労働省）「腎移植医療の社会システムに関する研究班」は、異状死とは「確実に診断された内因性疾患で死亡したことが明らかである死体以外のすべての死体」と定義し、その内容については、1994年に日本法医学会は実務的観点から、届け出るべき異状死とはどういうものかを具体的に示した『**「異状死」ガイドライン**』を発表している[3]。それによると異状死とは、以下のようなものになる。

① 外因による死（診療の有無、診療の期間を問わない）　不慮の事故、自殺、他殺、その他死亡に至った原因が不詳の外因死

② 外因による傷害の続発症、あるいは後遺障害による死亡　頭部外傷に続発した気管支肺炎、パラコート中毒に続発した肺線維症、骨折に伴う脂肪塞栓症など

2　若杉長英ほか「異状死体の検案とわが国の検案体制」厚生省平成2年度事業報告書。
3　日本法医学会「『異状死』ガイドライン」日法医誌48巻5号357頁～358頁。

③　上記①または②の疑いのあるもの
④　診療行為に関連した予期しない死亡、およびその疑いがあるもの
　　注射・麻酔・手術・検査・分娩などあらゆる診療行為中、または診療行為の比較的直後の予期しない死亡で過誤や過失の有無を問わない。
⑤　死因が明らかでない死亡
　　ⓐ　死体として発見された場合
　　ⓑ　一見健康に生活していた人の予期しない急死
　　ⓒ　初診患者の受診後短時間内の死亡で傷病診断のできない死亡
　　ⓓ　受診歴があってもその疾病で死亡したと診断できない場合
　　ⓔ　死因不明の場合
　　ⓕ　病死か外因死か不明の場合

　厚生省健康政策局も「異状」の基準を一律に規定することは困難であるが、日本法医学会の「異状死ガイドライン」等を参考にされたいとしている。[4]

　ところが、上記のガイドライン中④「診療行為に関連した予期しない死亡、およびその疑いのあるもの」に対して、日本外科学会ほか12団体が、診療に関連した「異状死」についてという声明を発表し[5]、臨床医の立場から、診療行為に関連した「異状死」とは、あくまで診療行為の合併症としては合理的な説明ができない「予期しない死亡、およびその疑いがあるもの」をいうのであり、診療行為の合併症として予期される死亡は「異状死」には含まれないことを、ここに確認するとしている。これは法医学会の異状死ガイドラインと特に異なっているようには思われない。さらに声明では医療過誤の疑いのある事件については、捜査機関がこれに相応しいとは考えられず、学識経験者、法曹および医学専門家等から構成される中立的な機関の創設を求めている。[6,7]

　しかし、現在のところ、医療過誤による患者の急死事件における医師の21

---

[4] 厚生省健康政策局医事課「異状死体の取扱い」日本医事新報 No. 3711（平成7年6月10日）。
[5] 日本外科学会ほか12学会「声明診療に関連した『異状死』について」日外会誌第102巻第7号546頁〜547頁。

条違反について、死体を検案して異状を認めた医師は、事故がその死因等につき診療行為における業務上過失致死の罪責を問われるおそれがある場合にも、本件届出義務を負うとすることは、憲法38条1項に違反するものではないと解するのが相当であるとの最高裁の判示がある（最判平成16・4・13刑集58巻4号247頁。医師法違反、虚偽有印公文書作成、同行使被告事件）。

2　死体検案

(1)　検視──行政検視、司法検視

　届出を受けた異状死体のうち、死体の状況により死亡の原因が犯罪によらないと考えられる場合（自殺・自過失等の非犯罪死体の場合）には警察官が死体の状況を検分し、死体見分調書を作成する（死体取扱規則4条）。このとき、必要に応じて医師の立会い（検案）が求められる（同規則6条2項）。これを**行政検視**という。

　届出を受けた異状死体うち、警察や司法界では犯罪に起因したかどうか明らかでない死体を**変死体**といっている。これについては司法警察員が検察官に通知し（検視規則3条）、検察官またはその代行の司法警察員が医師の立会の下に**検視**することになっている（刑訴法229条）。代行検視では、速やかに検察官にその結果を報告するとともに、検視調書を作成して、撮影した写真とともに送付しなければならない（検視規則5条）。これは**司法検視**と呼ばれている。

　異状死体のうち犯罪の嫌疑が濃厚な場合も司法検視が行われている。しかし、強盗殺人の被害者のように当初から**犯罪死体**であることが明らかなときは裁判官の発する令状を得て**検証**（刑訴法129条・218条1項・222条1項、犯罪捜査規範155条、156条）を行い、また実況見分（刑訴法197条1項、犯罪捜査規範104条）が行われている。

　6　古瀬彰「医療事故と届出義務──手術と異状死をめぐって」日外会誌第102巻第7号548頁〜553頁。

　7　古川俊治「診療に関連した『異状死』について」日外会誌第102巻第7号554頁〜558頁。

(2) 検案——二つの形態

　検案とは、臨床医の診療にあたるもので、医師が死体外表を法医学的な知識に基づいて検査して医学的判断を下すことをいうが、これには二つの形態がある。一つは来院時すでに死亡している患者を検案する場合と、もう一つは、警察官が行う行政または司法検視の一補助行為として医師が死体の外表を検査して、医学的判断を下す検案（この場合**検死**ともいう）がある。検案では、創傷の有無（あれば性状、成傷器の推定）、死因、死亡時刻、病死・自他殺・事故死の別などを明らかにし、個人識別のための所見を得ることなどを目的とする。検案の結果をしたためた書類が死体検案書である。

　死体を検案して異状があると認めた医師が警察へ届け出ると警察の係官により検視が行われるが、このとき届出医師があらためて検案（検死）を行ってよい。監察医制度のある大都市では監察医という法医学の専門家による検案（検死）がなされる（死体解剖保存法 8 条）。その他の地方では警察医、警察協力医または一般臨床医が検案（検死）に協力している。法治国ではすべての医師は法医でもなければならないという筆者の考え方からすれば、届け出た臨床医にも法医学的な目をもって異状死体を検案していただきたい。行政検視の場合はこれでよいと考える。検案については医師法19条の応招義務は適用されないが、要請があれば医師としてできるだけ協力するのが望ましい。ただし、**犯罪死**の疑いのある変死体については法医学的素養の高い警察医または警察協力医により検案（検死）が行われるほうがより望ましい。現在警察本部の捜査課に検視官（刑事調査官）といって検視の専門家がおかれており、臨床の医師も安心して検案（検死）できるような制度になっている。

3　死体解剖

　死体にメスを加えて解剖するなど物理的方法で死体の完全性を損傷する行為は死者に対する宗教的な崇敬感情を害するものとして**死体損壊罪**（刑法190条）の構成要件に該当する。したがって、解剖は一定の目的をもち、死体解剖保存法、刑事訴訟法、医学及び歯学の教育のための献体に関する法律

他の法令に基づいて、一定の有資格者によって行われるときにのみ適法とされる。その際の死体の取扱いについては、特に礼意を失わないように注意しなければならない（死体解剖保存法20条）。

死体解剖は、医学上の目的により正常解剖（系統解剖）、病理解剖、法医解剖に分けられるが、法医解剖には法律上の手続により司法解剖、行政解剖、承諾解剖（準行政解剖）の3種がある。

(1) **正常解剖（系統解剖）**

医師・歯科医師になるためには、まず正常な人体の構造を理解することが必要である。このために人体の正常構造を学ぶことを主目的とする解剖学を正常解剖といい、医科系大学の解剖学教室で、解剖学の教授または准教授の責任（死体解剖保存法2条2項）と指導の下で、長期間にわたって学生実習として行われている。人体の構造を骨格系、筋系、消化器系、呼吸器系、泌尿器系、生殖器系、内分泌系、循環器系、神経系、感覚器系など特定の機能あるいは由来によっていくつかの器官系に分類し、各器官系ごとに構造を解析し、記述する学問を系統解剖（学）というが、人体正常解剖実習は系統解剖でもある。生前から登録していた篤志献体、遺族が解剖を承諾した死体（同法7条）、地方自治体から交付を受けた引取者のいない死体（同法12条）について行われる。**献体**というのは、医学・歯学の大学で行われる人体解剖学実習の教材として自己の遺体を無条件・無報酬で提供する篤志行為のことである。医学及び歯学の教育のための献体に関する法律（昭和58年法律56号）4条は正常解剖は死亡した者が「**献体の意思**」を書面により表示しており、**遺族**がその解剖を拒まない場合また遺族がない場合に行うことができるとし、死体解剖保存法7条本文の規定にかかわらず遺族の承諾を受けることを要しないとしている。**死体解剖保存法**は解剖一般に適用される一般法であり、医学及び歯学の教育のための献体に関する法律は献体に係る解剖について規定した特別法である。一般法と特別法との適用関係については、周知のようにまず特別法が適用され、特別法に規定されている事柄以外のことについては一般法の原則が適用される。

粟屋剛氏は死体解剖保存法では、ほぼ原則として遺族の承諾が必要とされ、本人の承諾（意思）は必要とされないが、生命倫理の視点─特に自己決定の原理─からは、遺族の承諾ではなく、本人の承諾（意思）が要求されるべきであると述べている。[8]この点からいうと、正常解剖の解剖体に係る医学及び歯学の教育のための献体に関する法律は、本人の意思（自己決定）が尊重されなければならない（死体解剖保存法3条）としており、当該死者の遺志ができるだけ実現されるよう配慮している。

(2) 病理解剖

　種々の病気で死亡した患者の遺体につき、遺族の承諾を得て、死後直ちに実施される解剖である（死体解剖保存法7条）。その目的は、死因の確定、生前の診断の正否、治療の適否、病巣部位の確認および病変の拡がりの程度の検索など、あくまでも研究的なもので、医学の発達に寄与する学術的な解剖である。大学の病理学教室や病院の病理部で行われている。原則として厚生労働省認定の**死体解剖資格**を有する病理医が行う（同法2条）。

　病理解剖の途中で犯罪と関係のある異状を認めたときは、解剖を中止して、警察署に届け出て、係官の指示に従う（死体解剖保存法11条）。

(3) 法医解剖

　㋐ 司法解剖

　刑事訴訟法168条〔鑑定と必要な処分〕、223条〔鑑定等の嘱託〕、225条〔鑑定受託者と必要な処分、許可状〕に基づく、最も強い公権力の発動による解剖である。当初より犯罪によることが明らかな死体や変死体のうち司法検視では死因の究明が困難な死体や検視の結果犯罪に起因することが明らかになった死体について、死因、創傷、成傷器の種類・用法、病変、死後経過時間などの究明を目的として行われる。通常の司法解剖では、捜査官が裁判所へ**鑑定処分許可状**の請求を行い、裁判官が解剖の必要性を認めると許可状を発付する。司法警察員または検察官は解剖担当医に鑑定嘱託書（犯罪捜査

8　粟屋剛「死体解剖保存法と遺族ないし本人の承諾──医事法・生命倫理の視点から──」岡山医誌113巻141頁〜157頁。

規範188条）とともに、鑑定処分許可状を交付した後解剖が開始される（同規範189条）。許可状（令状）があれば、遺族が反対しても強制的に解剖することができる。司法解剖は学識経験者が鑑定を嘱託されて行うもので、死体解剖保存法2条による解剖医の資格は必要とされない。しかし、司法解剖には高度の専門性が必要とされるので、現実的には全国医科系大学の法医学の教授および准教授に嘱託されている。

　　(イ)　行政解剖

　犯罪に関係のない異状死体につき行政法規に基づいて行われる解剖をいう。

　　(A)　**監察医制度**に基づく解剖

　死体解剖保存法8条に基づいて**監察医**が行うものである。死因の明らかでない病死者、自殺者、災害死者、伝染病死者、中毒死者など犯罪に関係のない異状死体につき検案をし、検案によっても死因が不明な場合に、主として死因を究明する目的で行われる。昭和24年に米国の監察医制度 Medical Examiner System をもとに政令都市に監察医制度が制定された。当初は、東京（区部）、横浜市、名古屋市、京都市、大阪市、神戸市、福岡市にこの制度が施行された（監察医を置くべき地域を定める政令。昭和24年）。しかし、人員・予算などの諸事情により京都市・福岡市では廃止され（昭和60年改正）、現在は東京都23区内、横浜、名古屋、大阪、神戸の5都市で行われている。この制度では原則的に遺族の承諾を必要としないが、解剖を円滑に進めるために、可能な限り遺族の同意を得るのが望ましいし、そのように行われている。

　監察医の検案により犯罪死またはその疑のあるときは大学で司法解剖となる。行政解剖の途中で犯罪と関係のある異状があると認めたときは、解剖を中止して、警察署長に届け出なければならない（死体解剖保存法11条）。実際には、解剖中に警察に連絡して司法解剖に変更して、立会いを求める。行政解剖は、本来、公衆衛生上の目的で実施されるが、警察官が非犯罪死体と判断した事例を解剖した結果、犯罪や事故の事実が判明することが少なくないという。

(B) 検疫法に基づく解剖

検疫法13条に基づき、検疫所長の判断で行われる解剖である。船舶や航空機を介して海外から検疫感染症が侵入するのを防止するために解剖により死因を明らかにするものである。原則として遺族の承諾が必要である（同条2項後段反対解釈）が、遺族の諾否が判明するのを待っていては解剖の目的がほとんど達せられないことが明らかなときは、遺族の承諾を受けることを必要としない（同項後段）。

(C) 食品衛生法に基づく解剖

食品衛生法59条に基づく解剖である。都道府県知事等は、食品衛生上の原因究明のために必要と認めたときには遺族の同意を得て死体を解剖に付することができる（食品衛生法59条1項）。この場合、その死体を解剖しなければ原因が判明せず、その結果公衆衛生上重大な危害を及ぼすおそれがあると認めるときは、遺族の同意を得ないでも、これに通知したうえで、その死体を解剖に付することができる（同条2項）。

(ウ) **承諾解剖（準行政解剖）**

死体解剖保存法7条により遺族の承諾の下に、死因などを明らかにするために行う解剖である。後述するように司法解剖と監察医が行う行政解剖の中間に位置づけられる。これは、監察医制度のない地域において、行政解剖を行うための移行的意味合いを持つ解剖方式で、現在多くの都道府県において実施されている。

原則として犯罪によらないことが明らかな行政検視後の死体について行われるのものであるが、

① 検案した医師が、死因不明のために死体検案書の作成を拒否または困難と認めた場合

② 初期捜査の段階では犯罪性を認めることが困難であるが、解剖結果によっては犯罪性が生じる可能性がある場合

③ 後日紛糾が予想される場合（損害賠償・生命保険等）

④ 警察施設内において留置または保護中の者が病死等によって死亡した

場合で司法解剖に馴染まない場合
⑤　警察署長が、特に死因の解明の必要があると認めた場合に、警察署長が遺族から承諾書を得たうえで、法医学の教授または准教授に解剖が嘱託されている。上記の②④⑤のように司法解剖に準ずる事例が含まれている。犯罪死の可能性はないと思われるが、殺人事件ではないことを死体解剖によって確実にしておきたい場合、令状に基づく司法解剖の形式が取りにくいため承諾解剖が行われる。もちろん上記③のように民事事件への関与を考慮して行われる場合もある。

承諾解剖は、行政解剖の本来の目的である死因を明らかにするための解剖というよりは、むしろ殺人事件ではないことを明らかにするための解剖と、民事事件への関与が否定できない事例についての解剖として、いかなる県においても行わなければならない解剖である。[9]

4　死亡診断書（死体検案書）と死産証書（死胎検案書）

(1)　死亡診断書（死体検案書）の意義

死亡診断書（死体検案書）は人の死亡の事実を医学的に証明すると同時に、個人が生前に有していたすべての社会的法律的権利義務を失わせることになる重要な書類であり、次のように利用されている。
①　死亡届出の際にはその添付が義務づけられており、これに基づいて埋火葬許可書が発行され戸籍が抹消される。
②　これを基に死因統計が作成され、国民の健康・福祉に関する重要な基礎資料として広く役立っている。
③　刑事事件、民事事件、保険金の査定などにおける証拠書類、参考資料となる。

死亡診断書（死体検案書）はこのように重要な意義をもっているので、医師は法律によりその交付義務を課されており、死亡に関する真実を科学的に

---

[9]　三澤章吾「監察医制度の効果的運用等に関する研究」厚生科学研究費補助金平成13年度特別研究報告書。

正確に記入するよう要請されている。

(2) 死亡診断書（死体検案書）の関係法令

(ア) 届出事項

死亡届には診断書または検案書を添付しなければならない（戸籍法86条2項）。

(イ) 診療義務等

医師には死亡診断書（死体検案書）、死産証書（死胎検案書）作成の義務がある（医師法19条2項）。

(ウ) 無診察治療等の禁止

医師は自ら診察ないし検案をしないでみだりに診断書や検案書を交付してはならない（医師法20条）。

(エ) 虚偽診断書等作成罪

医師は、公務所に提出する診断書や検案書に虚偽の記載をすると刑法で罰せられる（刑法160条）。

(3) 死亡診断書と死体検案書の区別

医師法における死亡診断書と死体検案書の区別についての行政解釈は各都道府県知事宛の厚生省医務局長通知の医師法20条但書に関する件（昭和24・4・14医発385号）に、次のように示されている。

① **死亡診断書**は、診療中の患者が死亡した場合に交付されるものであるが、いやしくもその者が診療中の患者であった場合は、死亡の際に立ち会っていなかった場合でもこれを交付することができる。ただし、この場合においては法20条の本文の規定により、原則として死亡後あらためて診察しなければならない。

  医師法20条但書は、上記の原則に対する例外として、診療中の患者が受診後24時間以内に死亡した場合に限り、あらためて死後診察しなくても死亡診断書を交付し得ることを認めたものである。

② 診療中の患者であっても、それが他の全然別個の原因、たとえば、交通事故等により死亡した場合は、死体検案書を交付すべきである。

③ **死体検案書**は、診療中の患者以外の者が死亡した場合に、死後その死体を検案して交付されるものである。

以上の行政解釈から明らかなように、死亡診断書を交付すべきか死体検案書を交付すべきかの区別は、医師が当該患者を診療中であったか否かにより行われている。

(4) **死亡診断書（死体検案書）の作成、交付**

医師は死亡届の右半分の死亡診断書（死体検案書）に必要事項を記入し、遺族に交付する。なお、後日遺族から生命保険等の手続上、死亡診断書（死体検案書）の再発行を求められることがあるので、必ず控えをとっておく必要がある。

現行の死亡診断書（死体検案書）の様式内容は医師法施行細則20条および同別表に規定されている（【書式3】参照）。

VI 死体検案と死体解剖

【書式3】 死亡診断書（死体検案書）の様式と記入例

~~死亡診断書~~（死体検案書）

(5) 死産証書（死胎検案書）

(ア) 死産の定義

死産とは、妊娠4月以降における死児の出生をいい、死児とは出生以後において心臓膊動、随意筋の運動および呼吸のいずれをも認めないものをいう（死産の届出に関する規程2条、昭和21年厚生省令42号）。

(イ) 死産の届出の方法

死産の届出は、医師または助産師の死産証明書または死胎検案書を添えて、死後7日以内に届出人の所在地または死産があった場所の市町村長に届出をしなければならない（死産の届出に関する規程4条1項）。

(ウ) 死産証書および死胎検案書

死産証書または死胎検案書には、必要な事項を記入し、医師または助産師がこれに記名捺印しなければならない（死産の届出に関する規程6条）（事項略）。

5 死体解剖に関連する主な法令・通知

(1) 死体解剖保存法（昭和24年法律204号。直近改正平成17年法律83号）

(ア) 目　的

この法律は、死体（妊娠4月以上の死胎を含む。以下同じ）の解剖および保存並びに死因調査の適正を期することによって公衆衛生の向上を図るとともに、医学（歯学を含む。以下同じ）の教育または研究に資することを目的とする（死体解剖保存法1条）。

本法は死体解剖・保存に関し総括的に定めており、すべての死体解剖・保存について適用のある一般法の地位にある。

(イ) 死体解剖の許可

死体の解剖をしようとする者は、あらかじめ、解剖をしようとする地の保健所長の許可を受けなければならない。ただし、次の各号のいずれかに該当する場合は、この限りでない（死体解剖保存法2条1項）。

① 死体の解剖に関し相当の学識技能を有する医師、歯科医師その他の者

であって、厚生労働大臣が適当と認定した者が解剖する場合
② 医学に関する大学（大学の学部を含む。以下同じ）の解剖学、病理学または法医学の教授または准教授が解剖する場合
③ 本法8条の規定により解剖する場合　　監察医が検案によっても死因の判明しない死体について解剖を行う場合である。
④ 刑事訴訟法（昭和23年法律131号）129条（222条1項において準用する場合を含む）、168条1項または225条1項の規定により解剖する場合　　刑事訴訟法の規定により検証または鑑定のために解剖（司法解剖）を行う場合である。
⑤ 食品衛生法（昭和22年法律233号）59条1項または2項の規定により解剖する場合　　食品等に起因すると思われる疾病で死亡した者の死体を原因究明のために解剖する場合である。
⑥ 検疫法（昭和26年法律201号）13条2項の規定により解剖する場合　　検疫伝染病の病原体の有無を検査するために解剖する場合である。

保健所長は、公衆衛生の向上または医学の教育もしくは研究のため特に必要があると認められる場合でなければ、前項の規定による許可を与えてはならない（死体解剖保存法2条2項）。

本法2条1項の規定による許可に関して必要な事項は、厚生労働省令で定める（同条3項）。

本法2条は、解剖を行う場合の手続的規定であるから、2条による許可を得ていても、刑法190条の規定による**死体損壊罪**の成立することはありうる。たとえば、遺族の承諾を得ずに解剖し、または「解剖」の範囲を逸脱する程度の所謂「損壊」行為をした場合は、死体損壊罪が成立することがある（「死体解剖保存法の施行に関する件」各都道府県知事宛厚生省医務局長通知昭和24・6・15医発519号）。

　　(ｳ)　**遺族の承諾**

死体の解剖をしようとする者は、その遺族の承諾を受けなければならない。ただし、次の各号のいずれかに該当する場合においては、この限りでない

(死体解剖保存法7条)。

① 死亡確認後30日を経過しても、なおその死体について引取者のない場合
② 2人以上の医師（うち1人は歯科医師であってもよい）が診療中であった患者が死亡した場合において、主治の医師を含む2人以上の診療中の医師または歯科医師がその死因を明らかにするため特にその解剖の必要を認め、かつ、その遺族の所在が不明であり、または遺族が遠隔の地に居住する等の事由により遺族の諾否の判明するのを待っていてはその解剖の目的がほとんど達せられないことが明らかな場合
③ 本法2条1項3号または4号に該当する場合　これは監察医の検案後の解剖および刑事訴訟法による解剖でその規定に該当する場合をいっている。
④ 食品衛生法59条2項の規定により解剖する場合
⑤ 検疫法13条2項後段の規定に該当する場合　本法7条本文は単なる注意的規定であり、したがって本条違反に対しては罰則が設けられていない。一般的には遺族の承諾を得ずに解剖すれば**死体損壊罪**として処罰される可能性が強いと考えられるので、7条は但書において、死体損壊の違法性が阻却される場合の基準を示したのであり、したがって但書に該当する場合は遺族の承諾がなくても死体損壊罪が成立することはないと考えられる（前掲昭和24・6・15医発519号）。

　　(エ)　**監察医の検案を経た後の解剖**

　政令で定める地を管轄する都道府県知事は、その地域内における伝染病、中毒または災害により死亡した疑いのある死体その他死因の明らかでない死体について、その死因を明らかにするため**監察医**を置き、これに検案をさせ、また検案によっても死因の判明しない場合には解剖させることができる。ただし、変死体または変死の疑いがある死体については、刑事訴訟法229条の規定による検視があった後でなければ、検案または解剖させることができない（死体解剖保存法8条1項）。

本法8条1項の規定による検案または解剖は、刑事訴訟法の規定による検証または鑑定のための解剖を妨げるものではない（死体解剖保存法8条同2項）。

(オ) 解剖の場所

死体の解剖は、特に設けた解剖室においてしなければならない。ただし、特別の事情がある場合において解剖をしようとする地の保健所長の許可を受けた場合および刑事訴訟法の規定による解剖の場合は、この限りでない（死体解剖保存法9条）。

身体の正常な構造を明らかにするための解剖は、医学に関する大学において行うものとする（死体解剖保存法10条）。

(カ) 犯罪に関係する異状の届出

死体を解剖した者は、その死体について犯罪と関係のある異状があると認めたときは、24時間以内に、解剖をした地の警察署長に届け出なければならない（死体解剖保存法11条）。

この11条の規定により、監察医の行う行政解剖から司法解剖への切り換えの手続が取られる。通常の病理解剖でも犯罪と関係のある異状が発見される場合もありうるので、執刀者としては注意していなければならない。

(キ) 引取者のない死体の交付と引取者の現れた場合の処置

引取者のない死体については、その所在地の市町村長（特別区の区長を含むものとし、地方自治法（昭和22年法律67号）252条の19第1項の指定都市にあっては区長とする。以下同じ）は、医学に関する大学の長（以下、「学校長」という）から医学の教育または研究のため交付の要求があったときは、その死亡確認後、これを交付することができる（死体解剖保存法12条）。

本法12条の規定により死体の交付を受けた学校長は、死亡の確認後30日以内に引取者から引渡しの要求があったときは、その死体を引き渡さなければならない（死体解剖保存法14条）。

この規定があるため、正常解剖用に交付された遺族がない遺体は死亡確認後30日間は解剖に付されていない。大学では、通常一定期間遺体のままで保

存しているという。

　しかし、「医学及び歯学の教育のための献体に関する法律の施行に伴う死体解剖保存法の施行上の留意事項について」（昭和58・12・19医学1215号各都道府県知事宛厚生医務局長通知）では、死亡した者に遺族がない場合においては、従来、死亡確認後30日間を経過してもなおその死体について引取者のない場合にのみ正常解剖を行うことができるとされていたが、死亡した者が献体の意思を書面により表示している場合には、30日を経過してなくとも、正常解剖ができることを述べている。

　本法14条に規定する期間を経過した後においても、死者の相続人その他死者と相当の関係のある引取者からの引渡しの要求があったときは、その死体の全部または一部を引き渡さなければならない。ただし、その死体が特に得がたいものである場合において、医学の教育または研究のためその保存を必要とするときは、この限りでない（死体解剖保存法15条）。

　　(ク)　死体を標本として保存する場合

　医学に関する大学または医療法（昭和23年法律205号）の規定による地域医療支援病院もしくは特定機能病院の長は、医学の教育または研究のため特に必要があるときは、遺族の承諾を得て、死体の全部または一部を標本として保存することができる（死体解剖保存法17条）。

　遺族の所在が不明のとき、および15条但書に該当するときは、本法17条1項の承諾を得ることを要しない（死体解剖保存法17条2項）。

　本法2条の規定により死体の解剖をすることができる者は、医学の教育または研究のため特に必要があるときは、解剖をした後その死体（12条の規定により市町村長から交付を受けた死体を除く）の一部を標本として保存することができる。ただし、その遺族から引渡しの要求があったときは、この限りでない（死体解剖保存法18条）。

　この但書から、死体や臓器は、遺族に帰属していることが明らかである。

　本法17条・18条の規定により保存する場合を除き、死体の全部または一部を保存しようとする者は、遺族の承諾を得、かつ、保存しようとする地の都

道府県知事（地域保健法（昭和22年法律101号）5条1項の政令で定める市または特別区にあっては、市長または区長）の許可を受けなければならない（死体解剖保存法19条）。

遺族の所在が不明のときは、本法19条1項の承諾を得ることを要しない（死体解剖保存法19条2項）。

　　(ケ)　死体取扱上の注意

死体の解剖を行い、またはその全部もしくは一部を保存する者は、死体の取扱いにあたっては、特に礼意を失わないように注意しなければならない（死体解剖保存法20条）。

　　(コ)　罰　則

本法2条1項・14条または15条の規定に違反した者は、6月以下の懲役または3万円以下の罰金に処する（22条）。

本法9条または19条の規定に違反した者は、2万円以下の罰金に処する（23条）。

〔参考〕　この法律の円滑な運用のために、下記のような政令・規則等が定められている。

・**死体解剖保存法施行令**（昭和28年政令381号。改正平成11年政令393号・平成12年政令309号）　死体解剖保存法2条1項1号で定めた死体解剖資格について、認定の申請、認定取消し、認定証明書の再交付と返納、住所変更に伴う手続等を定めた規定である。

・**死体解剖保存法施行規則**（昭和24年厚生省令37号。直近改正平成12年厚生省令55号・127号）　保健所長の許可を必要とする解剖の手続、死体解剖資格申請における必要書類の書式と手数料を明示している。

・**監察医を置くべき地域を定める政令**（昭和24年政令385号）　死体解剖保存法8条1項の規定に基づいて政令を制定し、東京都の区の存する区域、大阪市、京都市、横浜市、名古屋市、神戸市、福岡市を監察医をおくべき地域と定めている。

この政令は、昭和60年政令225号により改正され、監察医をおくべき地

域を、東京都の区の存する区域、大阪市、横浜市、名古屋市、神戸市と定めている。

・**死体解剖保存法の施行に関する件**（各都道府県知事宛厚生省医務局長通知昭和24・6・15医発519号）　昭和24年6月10日の死体解剖保存法公布を受けて出された通知である。公布後6カ月を経て施行される死体解剖保存法は死体の解剖および保存に関する総括的法規であり、我が国としては画期的なものと考えられ、本通知を了知のうえ施行に伴う事務処理の円滑な運営を求めている。内容は11項目に分かれ、保健所長の許可する解剖の具体的基準、死体解剖審査における認定基準は別途明示する予定であること、法7条ほか同法の具体的解釈について述べている。

・**死体解剖保存法施行規則に関する件**（各都道府県知事宛厚生省医務局長通知昭和24・10・8医発827号。改正平成7・4・1健康政策局発325号）　死体解剖資格の徹底を図った通知である。ある程度頻繁に死体解剖を行おうとする者は厚生大臣（当時）の認定を受けておくことが必要であり、早く受けるよう指導している。認定基準についても示している。

(2)　**医学及び歯学の教育のための献体に関する法律**（昭和58年法律56号。改正平成11年法律160号）

(ア)　目　的

この法律は、**献体**に関して必要な事項を定めることにより、医学および歯学の教育の向上に資することを目的とする（医学及び歯学の教育のための献体に関する法律1条）。

(イ)　「献体の意思」の定義

この法律において「献体の意思」とは、自己の身体を死後医学または歯学の教育として行われる身体の正常な構造を明らかにするための解剖（以下、「正常解剖」という）の解剖体として提供することを希望することをいう（医学及び歯学の教育のための献体に関する法律2条）。

612

(ウ)　献体の意思の尊重

　献体の意思は、尊重されなければならない（医学及び歯学の教育のための献体に関する法律3条）。

　(エ)　献体に係る死体の解剖

　死亡した者が献体の意思を書面により表示しており、かつ、次のいずれかに該当する場合においては、その死体の正常解剖を行おうとする者は、死体解剖保存法7条本文の規定にかかわらず、遺族の承諾を受けることを要しない（医学及び歯学の教育のための献体に関する法律4条）。

①　当該正常解剖を行おうとする者の属する医学または歯学に関する大学（大学の学部を含む）の長（以下、「学校長」という）が、死亡した者が献体の意思を書面により表示している旨を遺族に告知し、遺族がその解剖を拒まない場合

②　死亡した者に遺族がいない場合

　(オ)　引取者による死体の引渡し

　死亡した者が献体の意思を書面により表示しており、かつ、当該死亡した者に遺族がない場合においては、その死体の引取者は、学校長から医学または歯学の教育のため引渡しの要求があったときは、当該死体を引き渡すことができる（医学及び歯学の教育のための献体に関する法律5条）。

　(カ)　記録の作成および保存等

　学校長は、正常解剖の解剖体として死体を受領したときは、文部科学省令で定めるところにより、当該死体に関する記録を作成し、これを保存しなければならない（医学及び歯学の教育のための献体に関する法律6条1項）。

　文部科学大臣は、学校長に対し、本法6条1項の死体に関し必要な報告を求めることができる（医学及び歯学の教育のための献体に関する法律6条2項）。

　(キ)　指導および助言

　文部科学大臣は、献体の意思を有するものが組織する団体に対し、その求めに応じ、その活動に関し指導または助言をすることができる（医学及び歯学の教育のための献体に関する法律7条）。

(ク) 国民の理解を深めるための措置

国は、献体の意義について国民の理解を深めるため必要な措置を講ずるよう努めるものとする（医学及び歯学の教育のための献体に関する法律8条）（附則省略）。

〔参考〕　この法律に基づく献体の円滑な運営のため文部省令および次官通達並びに本法の施行に伴う死体解剖保存法の留意事項についての厚生省医務局長通知がある。

- **医学及び歯学の教育のための献体に関する法律に基づく正常解剖の解剖体の記録に関する省令**（昭和58年文部省令27号）　本法6条1項に規定する正常解剖の解剖体として受領した死体の記録の記載事項および記録の保存期間などで事務手続の詳細を定めている。

- **医学及び歯学の教育のための献体に関する法律等の施行について**（昭和58・11・17文大医237号医学部または歯学部を置く各国公私立大学長宛文部事務次官通達）　本法および省令の要旨および留意点につき逐条的に記し、了知のうえ、運用に遺漏のないよう願いますと述べている。

- **医学及び歯学の教育のための献体に関する法律の施行に伴う死体解剖保存法の施行上の留意事項について**（昭和58・12・19医発1215号各都道府県知事宛厚生省医務局長通知）　本法の一部は死体解剖保存法の特例を定めたものであるので、正常解剖の場合に、死体解剖保存法の施行上留意すべき点について述べている。

(3) 臓器の移植に関する法律（平成9年法律104条。改正平成21年法律83号）

(ア) 臓器の定義

この法律において「臓器」とは、人の心臓、肺、肝臓、腎臓その他厚生労働省令で定める内臓および眼球をいう（臓器の移植に関する法律5条）。

これを受けて省令である臓器の移植に関する法律施行規則1条では、内臓を膵臓および小腸としている。

(イ)　臓器の摘出

医師は、次の①②のいずれかに該当する場合には、移植術に使用されるための臓器を死体（脳死した者の身体を含む。以下同じ）から摘出することができる（臓器の移植に関する法律6条1項）。

① 死亡した者が生存中に当該臓器を移植術に使用されるために提供する意思を書面により表示している場合であって、その旨の告知を受けた遺族が当該臓器の摘出を拒まないときまたは遺族がないとき（同項1号）。

② 死亡した者が生存中に当該臓器を移植術に使用されるために提供する意思を書面により表示している場合および当該意思がないことを表示している場合以外の場合であって、遺族が当該臓器の摘出について書面により承諾しているとき（同項2号）。

本法6条1項に規定する「脳死した者の身体」とは、脳幹を含む全脳の機能が不可逆的に停止するに至ったと判定された者の身体をいう（同条2項）（同条3項～6項省略）。

(ウ)　臓器の摘出の制限（犯罪捜査活動優先）

医師は、本法6条の規定により死体から臓器を摘出しようとする場合において、当該死体について刑事訴訟法229条第1項の**検視**その他の犯罪捜査に関する手続が行われるときは、当該手続が終了した後でなければ、当該死体から臓器を摘出してはならない（臓器の移植に関する法律7条）。

本法7条は当該死体について刑事訴訟法229条1項の検視その他の犯罪捜査に関する手続が行われるときは、当該手続をした後でなければ、死体から臓器を摘出してはならないと規定している。公務である検視その他の犯罪捜査に関する手続の方が私的な医療行為である臓器移植よりも優先することを示したものである。移植臓器はできるだけ若く健康な脳死体からのものが望ましい。したがって、ドナーとしては病死や自然死の人より事故死などの異状死体の比率が高くなり、ドナーは検視等の手続が必要な例が大半となっているのが世界の現状であるという。医師は、当該判定の対象者が確実に診断された内因性疾患により脳死状態にあることが明らかである者以外の者であ

るときは、速やかに、当該者に法に基づく脳死判定を行う旨を所轄警察署に連絡することとされている（ガイドライン第11）。現時点では、警察庁は、司法解剖を行う場合には臓器の摘出を認めない方針を明らかにしている。したがって、司法解剖の必要性の有無について脳死状態下での検視により迅速かつ的確に判断する必要があり、法医認定医等法医学的素養のある医師の検死（検視の補助行為）が望ましいと考える。

〔参考〕　本法の円滑な運用および犯罪捜査に支障の生ずることのないようにと次のような省令・通知がある。

・**臓器の移植に関する法律施行規則**（平成9・10・8厚生省令78号。改正平成22年厚労省令3号、厚労省令80号）　内臓の範囲、臓器の摘出に係る判定についての諸事項、臓器の摘出に係る諸事項、判定および摘出に係る記録事項などが定められている。

・**臓器移植と検視その他の犯罪捜査に関する手続きとの関係等について**（平成9・10・8健医疾発20号各都道府県・指定都市・中核市衛生主管部（局）長宛厚生省保健医療局エイズ疾病対策課長通知）　検視等の取扱い、司法解剖等との関係について詳しく述べている。要は捜査機関において司法解剖を行う場合には、当該解剖が終了するまで臓器の摘出はできないことなど犯罪捜査活動に支障が生じないように配慮している。

　(4)　**食品衛生法**（昭和22年法律233号。直近改正平成21年法律49号）

　　(ア)　**死体の解剖**

　都道府県知事は、原因調査上必要があると認めるときは、食品、添加物、器具または容器包装に起因し、または起因すると疑われる疾病で死亡した者の死体を遺族の同意を得て解剖に付することができる（食品衛生法59条1項）。

　本法59条1項の場合において、その死体を解剖しなければ原因が判明せず、その結果公衆衛生に重大な危害を及ぼすおそれがあると認めるときは、遺族の同意を得ないでも、これに通知したうえで、その死体を解剖に付することができる（食品衛生法59条2項）。

　本法59条1項・2項の規定は、刑事訴訟に関する規定による強制の処分を

妨げない（食品衛生法59条3項）。

本法59条1項または2項の規定により死体を解剖する場合においては、礼意を失わないように注意しなければならない（食品衛生法59条4項）。

(5) **検疫法**（昭和26年法律201号。改正平成20年法律30号）

(ア) **診察および検査**

検疫感染症につき、前条に規定する者に対する診察および船舶等に対する病原体の有無に関する検査を行い、または検疫官をしてこれを行わせることができる（検疫法13条1項）。

検疫所長は、前項の検査について必要があると認めるときは、**死体の解剖**を行い、または検疫官をしてこれを行わせることができる、この場合において、その死因を明らかにするため解剖を行う必要があり、かつ、その遺族の所在が不明であるか、または遺族が遠隔地に居住する等の理由により遺族の諾否が判明するのを待っていてはその解剖の目的がほとんど達せられないことが明らかであるときは、遺族の承諾を受けることを要しない（検疫法13条2項）。

(6) **刑法**（明治40年法律45号。直近改正平成23年法律74号）

(ア) **死体損壊等**

死体、遺骨、遺髪または棺に納めてある物を損壊し、遺棄し、または領得した者は、3年以下の懲役に処する（刑法190条）。

死体解剖も損壊にあたるが、死体解剖保存法、食品衛生法59条、刑事訴訟法129条・222条など法令に基づいて行う場合は違法性が阻却される。

死体の検案は、外表検査に基づいて死因等を判断するが、この際にメスで切開して皮下出血を確かめるような物理的損傷を与えることは許されない。

しかし、焼死体、一酸化炭素中毒死体の血中一酸化炭素ヘモグロビン値の定量や血中アルコール濃度測定のための心臓穿刺による血液の採取、くも膜下出血の診断もしくは除外診断のための後頭下穿刺による髄液の採取は、死体の外景を損なうものではないから、遺族の承諾があれば行い得るものと考える（検死の際には実際に行われている）。遺族が不明の時は医師は検視担当

官の判断の下に、これらを行ってよいものと考える。

　　(7)　**刑事訴訟法**（昭和23年法律131号。直近改正平成23年法律法律61号・法律74号）

　　　㋐　**検証と必要な処分**

　検証については、身体の検査、死体の解剖、墳墓の発掘、物の破壊その他必要な処分をすることができる（刑訴法129条）。

　　　㋑　**鑑　定**

　裁判所は、学識経験のある者に鑑定を命ずることができる（刑訴法165条）。

　　　㋒　**鑑定上必要な処分・鑑定許可状**

　鑑定人は、鑑定について必要がある場合には、裁判所の許可を受けて、人の住所もしくは人の看守する邸宅、建造物もしくは船舶内に立ち入り、身体を検査し、死体を解剖し、墳墓を発掘し、または物を破壊することができる（刑訴法168条1項）。

　裁判所は、本法168条1項の許可をするには、被告人の氏名、罪名および立ち入るべき場所、検査すべき身体、解剖すべき死体、発掘すべき墳墓または破壊すべき物並びに鑑定人の氏名その他裁判所の規則で定める事項を記載した許可状を発して、これをしなければならない（刑訴法168条2項）。

　鑑定人は、本法168条1項の処分を受ける者に許可状を示さなければならない（刑訴法168条4項）。

　　　㋓　**鑑定等の嘱託**

　検察官、検察事務官または司法警察職員は、犯罪の捜査をするについて必要があるときは、被疑者以外の者の出頭を求め、これを取り調べ、またはこれに鑑定、通訳もしくは翻訳を嘱託することができる（刑訴法223条1項）。

　　　㋔　**鑑定受託者と必要な処分・許可状**

　本法223条1項の規定による鑑定の嘱託を受けた者は、裁判官の許可を受けて、168条1項（鑑定人の処分）に規定する処分をすることができる（刑訴法225条1項）。

㈮ 検 視

変死者または変死の疑のある死体があるときは、その所在地を管轄する地方検察庁または区検察庁の検察官は、検視をしなければならない（刑訴法229条1項）。

検察官は、検察事務官または司法警察員に前項の処分をさせることができる（刑訴法229条2項）。

〈参考文献〉
衛生法規研究会編『実務衛生行政六法〔平成24年版〕』（新日本法規、2011年）

〔演習問題〕
1　日本における死亡者の取扱いについて述べよ。
2　死体の検案はどのような場合に行われるか述べよ。
3　検視はどのような場合に誰によって行われるか述べよ。
4　死体解剖保存法について述べよ。
5　死体損壊罪と死体解剖との関係について述べよ。
6　正常解剖（系統解剖）について述べよ。
7　病理解剖について述べよ。
8　司法解剖について述べよ。
9　日本の監察医制度について述べよ。
10　行政解剖について述べよ。

（石津日出雄）

第6章　医事刑法

I　医事刑法の意義

　医療行為は、人体と必然的にかかわることから、行政法規である医療関係法規の拘束を受けるのみならず、刑法上の問責対象ともなりうる。手術を中心とした治療行為、医療過誤、安楽死のように古くから**刑法学**が研究対象としてきた問題領域もあるが、近年では、尊厳死、脳死・臓器移植、生殖補助医療、遺伝子診断、遺伝子治療、クローン技術の応用、再生医療をめぐる問題等、「**人間の尊厳**」にかかわる諸問題が生じている。さらに、**精神科医療**の問題領域も、刑法に深くかかわる。これらの問題に対して、刑法および刑法学はいかなる役割を果たしうるのか、あるいは果たすべきか。**刑事規制**をするとすれば、その規制根拠は何か。**医事刑法学**とは、このような視点から、刑法の領域の中で医療と刑法が交錯する領域を理論的・実践的に探究することを課題とする学問である。あるいは、医事法学の中で刑事法学の部分を抽出した学問分野であるともいえる。

II 医事刑法の基本的視座

　医事刑法を学ぶ際に重要なことは、正面から問題を受け止めて人間存在の本質や医療の本質に遡って刑法の果たす役割を考えることである。そのためには、基本的視座を確立しなければならない。その際、刑法一般の基本原理である**行為主義**、**罪刑法定主義**、**責任主義**といった3大原則の堅持、その範囲での**法益保護主義**という原則は、当然の前提となる。そして、刑法が「**最後の手段（ultima ratio）**」である以上、医療問題の中で刑法が出ていく場面を見極める必要がある。したがって、医事刑法の諸問題を考える際には、他の法領域に配慮しつつ、また、医学や生物学、さらには生命倫理等の動向にも注意を払う必要がある。もちろん、比較法的考察も不可欠である。以上のことを念頭におきつつ、次の五つの視点を基本的視座に据えるべきである。[1]

1　人格（権）の尊重と人間の尊厳

　医事刑法が対象とする直接的**保護法益**は、必然的に国民の生命・身体の統合性・健康が中心にならざるを得ない。したがって、多くの場合、このような個人的法益の保護が中心となるが、これは、憲法13条の**人格権**の尊重からして、当然の要請である。しかし、医事刑法の射程範囲は、単なる個人レベルの問題を超越したものを内包している。たとえば、人体実験の中の一定の問題や、生殖補助医療の延長線上にあるキメラやハイブリッドの形成、さらには体細胞を用いたクローン技術の人個体への応用といったような問題の場合、個人レベルを超越したところに本質的問題があるように思われる。これらの問題は、人類に共通の社会問題としてとらえるべきものであり、その根底には「**人間の尊厳**」という本質的問題が横たわっているのであり、**クローン技術等規制法**による刑事規制の根拠も、そこに求めることができる。これ

---

[1] 甲斐克則『医事刑法への旅Ⅰ〔新版〕』（イウス出版、2006年）3頁以下参照。

は、人格（権）の尊重とは同列に論じきれないレベルの問題といえる。もちろん、この「概念」をいたずらに振り回して抽象論を展開するだけでは問題であり、場合によっては弊害ともなりうる。しかし、「人間の尊厳」は、本質的でありながら具体性をもった実在的なものである。それは、人間として譲ることのできないもの、放棄することのできないものを中核部分に内包している。このことは、後述の**自己決定権の意義と射程範囲**を考えるうえでも、自覚しておく必要がある。

2　法によるチェックと法に対するチェック

　第2に、医学と（刑）法学の関係について、「**法によるチェック**」と「**法に対するチェック**」を考えておく必要がある。医療と法は、古来より人間社会の根底を支えてきた「社会の両輪」であり、今後もこれが変わることはないであろう。それゆえに、医療と法を担う者には、伝統的に、ある種の「特権」めいたものが付きまとう。そのためか、両者とも原点を忘れて「暴走」ないし「独走」することがある。本来、医学の独走をチェックするのは、自律した**医プロフェッション**による自主規制ないし医の倫理であるべきだと思われる。しかし、それらが社会に対して責任を貫徹しうるほどに確固たるものであるためには、医プロフェッションの強力な自律意識と責任意識があり、しかも社会がそれに対して相当の信頼をおいているという前提がなければならないであろう。しかし、日本の現状は、改善されてきたとはいえ、それを期待するのがなお十分とはいえない状況にある。そうだとすれば、人権侵害を最終的にチェックするのは、まさに強制力をもった法の役割であるし、国民もそれを期待しているように思われる。もちろん、その場合でも、刑法の出番は民法や行政法の後であり、刑法は「最後の手段」でなければならない。医療現場にいつも捜査官が張り付いているというのは、健全な姿とはいえないであろう。刑法の「**謙抑性**」は、基本的に維持されなければならない。

　他方、法が医療問題のあらゆる場合に前面に出すぎてしまうのも危険である。合理的な医学的根拠があるのに、それを無視して、医療関係者や国民に

不合理なことを強要しては、かえって悲劇となる。らい予防法（昭和28年（1953年）制定、平成 8 年（1996年）廃止）がそうであったし、(旧) 優生保護法に基づく強制不妊手術（断種）がそうであった。このような「過度の規範主義」は、ナチスによる**「生存の価値なき生命の毀滅」**という歴史的悲劇を想起すれば容易に推察されるように、何としても避けなければならない。刑法学では、時として「過度の規範主義の世界」に埋没しがちな傾向が散見されるので、注意を要する。この意味で、**「法に対するチェック」**も必要である。

結局、医と法の対話を通じて、双方が謙虚に耳を傾けつつも馴れ合いにならず、適度の緊張関係の中で解決を模索する方向が妥当である。

3　患者の自己決定権とメディカル・パターナリズムの調和

第 3 に、**患者の自己決定権とメディカル・パターナリズム**の調和があげられる。人体実験・臨床研究等に代表されるように、近代医療において患者が単なる医療の客体にされてきた歴史的反省から、ドイツやアメリカを中心に、医療における患者の主体性を確立するために患者の自己決定権が強調されるようになった。それは、日本にも当然に波及している。しかも、当初は、患者の承諾のない治療行為（**専断的治療行為**）は違法であるという内容が主流であったが（民事裁判では乳腺摘出手術事件判決（東京地判昭和46・5・19下民集22巻 5-6 号626頁）や舌癌手術事件判決（秋田地大曲支判昭和48・3・27判時718号98頁））、その後、単なる承諾にとどまらず、宗教上の信念に基づく輸血拒否のケース（たとえば、最判平成12・2・29民集54巻 2 号582頁）でも最高裁が**輸血拒否**の意思を「人格権の一内容」として認めるなど、患者に十分な情報を提供したうえで承諾を得るのでなければなお違法とする**インフォームド・コンセント**（informed consent）（さらには患者が主体的に選択するという**インフォームド・チョイス**（informed choice））の法理が定着している。刑法学で

2　森川恭剛『ハンセン病と平等の法論』（法律文化社、2012年）参照。

も、基本的にこの流れは承認されている。

　問題は、自己決定権の射程範囲である。自己決定権を強調すれば、すべて問題が解決するわけではない。患者の意思がすべてを決するのであれば、およそ医師をはじめとする医療専門家は存在意義がなくなるであろう。「医療」という以上、ある程度、選択肢が限られてくることは認めざるを得ない。特に刑法では、**同意殺人罪**の規定（刑法202条）が示しているように、とりわけ生命に関しては、少なくとも他者処分という形で自己決定権を完全に認めてはいない。したがって、医療においても、本来の権利としての自己決定権が及ぶ範囲（正当化可能な範囲）を見極めなければならない。**安楽死**などでは、これが問題となる。自己決定権は重要であるが、万能ではない。人間である以上、自己決定の前提となる自律という点で絶対的自律ということはあり得ず、むしろ相対的自律の中で可能な限り自己決定を尊重するという姿勢が基本的に妥当である。生命に関する諸問題は、特にそれがいえる。生命の発生の周辺でも、自己決定権の過剰なまでの強調がみられる場合があり、それ自体が新たな**優生思想**を形成しつつあるので、やはり問題性を含んでいる。もちろん、事実としての自己決定が、正当化作用まではないにせよ、犯罪の成立を妨げる事由となることはありうる。しかし、その位置づけを明確にしておかないと、混乱が起きるであろう。なお、**医療情報**ないし**診療情報**の分野でも、従来の**プライバシー権**から「患者の**自己情報コントロール権**」という方向に議論が移行しつつある。また、遺伝情報になると、個人を超える部分もあり、より慎重な検討が必要である。

　他方、自己決定権の制約原理として、しばしば**パターナリズム**が持ち出される。国家が判断能力ある成人たる国民本人の判断・決定に対して介入するのが、パターナリズムである。少年や判断能力の低下した人に関しては、大方の賛同があるが、判断能力ある成人に関しては、抵抗が強い。しかし、パターナリズムの内容は多様であり、内在的制約原理と区別して慎重に用いれば有益な場合もあることから、パターナリズムを一律に排斥すべきではないように思われる。特に医療においては、高度に専門的な内容と判断をその場

で求められることもあり、患者の自己決定権を尊重しつつも、ある程度、**医プロフェッションの裁量（メディカル・パターナリズム）**に委ねざるを得ない場合もある。したがって、自己決定権とメディカル・パターナリズムの調和が模索されなければならない。

4　疑わしきは生命の利益に

第4に、医療問題は、しばしば優生思想の濫用と結びつくことが歴史の示すところである。この点を忘却すると、「**生存の価値なき生命の毀滅**」を容認することになるし、事前にそのような生命の排除が政策として実践されかねない。これを防止するには、憲法が保障する生存権とその平等原則を常に根底におかなければならない。判断が難しい場合には、「**疑わしきは生命の利益に**（in dubio pro vita）」判断する必要がある。とりわけ、生命の発生の周辺の問題や、終末期医療の問題、さらには人体実験・臨床研究の問題において、この点は十分自覚しておく必要がある。

5　メディカル・デュープロセスの法理

第5に、医療の適正手続と専門家の責任の問題として、「**メディカル・デュープロセスの法理**」を提唱しておきたい。メディカル・デュープロセスの法理とは、医療、とりわけ人体実験・臨床研究・臨床試験のようなものについては、社会的観点も加味して、適正手続による保障がなければ、当該医療行為は違法である、とする法理である。具体的には、実験段階から個々の被験者・患者に対する**インフォームド・コンセント**を確保することはもとより、リスク・ベネフィットの衡量、事前の熟考期間（カウンセリングも含む）があったか、安全性等について**倫理委員会**（これも独立した審査機関であることが望ましい）の適正な審査を受けているか、人類に多大な影響を与えうるもの（たとえば、先端医療技術の新規なものや遺伝子関係のもの）については、**プライバシー**を侵害しない範囲で必要な情報公開をし、**社会的合意・承認**を得ているか等をチェックして、そのいずれかでも欠けていれば、当該医療行為

は違法であり、そのようにして得られたデータに基づく学術論文の公表を禁止したり、それ以後の研究費を凍結する等の行政処分をし、悪質なものについては民事責任、場合によっては刑事責任を負わせようとするものである。これによって、専門家の責任を社会に対して担保することができるように思われる。

　以上の基本的視点を踏まえて、以下、医事刑法の各論的な重要問題について述べることとする。本書の他の箇所で論じられている項目（安楽死・尊厳死、臓器移植、人工妊娠中絶、遺伝子操作、精神科医療、医師法、薬事法等）については重複を避けるために割愛し、本章では、治療行為、刑事医療過誤および薬害について述べる。

III 医療行為・治療行為と刑法

1 はじめに

(1) 医療行為と治療行為

治療行為は、人の身体・健康に必然的に干渉する行為（「**医的侵襲行為**」）であり、本来的には危険を伴う行為であるが、疾患を治癒したりさらなる悪化を防いだり将来の疾患を予防するといった客観的な**優越的利益**があるので、刑法上も**正当業務行為**として扱われている（刑法35条後段）。しかし、当該治療が過失によって失敗すると**医療過誤事件**となり、民法上の**債務不履行**に伴う**損害賠償責任**（民法415条）ないし**不法行為責任**（同法709条）の問題が発生し、さらに、場合によっては**業務上過失致死傷罪**（刑法211条1項）として刑事責任を問われることもある。また、当該治療が患者の承諾を得ないで行われた場合には、成功した場合でも失敗した場合でも、**専断的治療行為**として、民事責任、場合によっては**傷害罪**（同法204条）等の刑事責任の成否が問題となる。このように治療行為には、行為の性質上いくつかの（刑）法的問題が宿命として内在する。

ところで、治療行為と類似の概念として、**医療行為**がある。両者の関係は、どのようなものであろうか。有力説によれば、治療行為は、患者の生命・健康を維持・回復する必要のあるときに行われるという意味で「**医学的適応性**」を有し、医学的に認められた正当な方法で行われるという意味で「**医術的正当性**」を有する（両者をあわせて「医学的正当性」という）[3]。このような理解は、基本的に妥当である。これによれば、たとえば、隆鼻術や豊胸術、あるいは日常的に行われているエステなどは、前提としてそこに疾患があるとは必ずしもいえないので医学的適応性がなく、したがって、医学的適応性が

---

3 町野朔『患者の自己決定権と法』（東京大学出版会、1986年）3頁。

なければ、手術等を病院で実施しても、これらは、医療行為とはいえても本来の治療行為とはいえない。また、まだ確立していない手術療法を施す場合は、**医学準則（レーゲ・アルティス）**に則っていないので、医術的正当性がなく、したがって、医術的正当性がなければ、手術等を病院で実施しても、これまた医療行為といえても、本来の治療行為とはいえない。これは、人体実験ないし治療的実験、あるいは**臨床試験**というものである。「医療行為」という点では、それぞれに共通点はあるが、厳密な意味ではそれぞれ適法化要件が異なるのである。

(2) 治療行為と刑法

治療行為は刑法上そもそも傷害罪（刑法204条）の構成要件に該当するのか（**治療行為傷害説**）、それとも傷害罪以外の罪を構成するのか（**治療行為非傷害説**）。この問題について、日本では刑事裁判例がないが、**治療行為傷害説**が通説とされている。他方、有益な医師の治療行為と暴漢による傷害行為を同視することはできないという観点から、治療行為非傷害説もなお有力に主張されている。とりわけ患者の承諾がない場合に、独自の**専断的治療行為罪**という構成要件を設けたらどうかという見解もある。しかし、行為者は誰であれ、「被害者」の身体に侵襲的干渉をすれば、等しく傷害罪の構成要件に該当するというほかなく、したがって基本的に治療行為傷害説が妥当である。

しかし、治療行為の内容は多様であり、いわゆる「メスを入れる」行為（外科的侵襲）であれば、そう解釈できるが、副作用が顕著でない薬剤投与による治療や消毒液塗布による治療などの場合には、外形的変更（身体の完全性の侵害）も生理的機能障害もほとんどないのであるから、構成要件として傷害罪を適用するのは問題があるように思われる。問題の核心は、治療行為との関係で傷害罪の保護法益をいかにとらえるか、にある。

傷害罪の保護法益については、①身体の完全性とする説、②生理的機能とする説に大きく分かれるが、①の場合でも極めて軽微な傷害まで想定しているとは思われないし、逆に②の生理的機能に障害がない場合でも、外傷だけで傷害罪を肯定することがありうることからして、そして何より身体はその

存在構造からして、いずれか一方に割りきって考えることのできるものではなく、③一定程度の身体の統合性（統一性）と生理的機能の両方を保護法益として含みうる、と解すべきである。傷害罪において「健康」という語で保護法益を論じる場合、この脈絡で理解すべきである。構成要件段階では、このいずれかの侵害があれば、少なくとも傷害罪の構成要件該当性を肯定することができると考えられる。なお、「健康」それ自体は傷害罪の保護法益だとしても、「健康状態の改善」は、違法性段階で判断すべき要因と思われる。

2　治療行為の適法化要件

正当業務行為としての治療行為の適法化要件としては、三つの要件がある。

(1)　医学的適応性

まず、医師が治療行為に臨む前提として、「疾患」がなければならない。この**医学的適応性**がなければ、医療機関で手術（たとえば、隆鼻術、豊胸術、各種エステ等の美容整形術）を実施しても、その行為は医療行為とはいえても、厳密な意味で治療行為とはいえない。この区別は、第3の要件であるインフォームド・コンセントにも影響を及ぼす。すなわち、主観的保護利益はあっても客観的保護利益が欠けるため、医学的適応性のない医療行為の正当化は、「**被害者の承諾**」ないし「**危険（リスク）の引受け**」の理論により考えるほかない。もっとも、両者の区別が微妙なものもある。たとえば、いわゆる性転換手術は、かつて（旧）優生保護法（現・母体保護法）28条違反の罪で有罪とされ（東京高判昭和45・11・11高刑集23巻4号759頁）、医学的適応性を欠く行為とみられがちであったが、最近は、**性同一性障害**であると認定されるケースも出ており、この場合には医学的適応性があると判断されている（臨床例として埼玉医科大のケース等がある）。また、生殖補助医療のうち、人工授精や体外受精については、不妊症の治療という観点から医学的適応性が認められている。ただし、**代理出産**については、その枠を超えると思われ、**メディカル・サービス**とはいえても医学的適応性があるかは疑問である。そのほか、流動的で医学の進展により新たな疾患が発見されるケースもありうる

ことを自覚しておく必要がある。

(2) 医術的正当性

次に、治療行為が医学上一般に承認された**医学準則（レーゲ・アルティス）**に則っていることが必要である。これが、**医術的正当性**である。患者は、何よりも医療技術の安全性を信頼して医療機関にかかり、信頼できる治療の提供を求めるのである。したがって、当然ながら、確立していない新規療法を医学的根拠と適正手続なしに施すことはできない。仮に医学的根拠をもち、かつ適正手続を踏んで新規療法を実施しても、これは臨床研究ないし臨床試験の範疇の行為である。

(3) インフォームド・コンセント

医学的適応性と医術的正当性を備えているだけでは、まだ適法な治療行為とはいえない。適法な**治療行為**たるには、**インフォームド・コンセント**（患者に対して十分な説明ないし情報提供をして承諾（同意）を得ること）が必要である。これは、いわゆる「**被害者の承諾**」と共通点もあるが、**優越的利益**が対抗利益として容易に設定される点で若干事情が異なる。治療行為の特性を考慮する必要がある。少なくとも、患者の承諾がなければ違法である、という認識は広まりつつある。民事事件では、早い時期から乳腺摘出手術事件判決（前掲東京地判昭和46・5・19）や舌癌手術事件判決（前掲秋田地大曲支判昭和48・3・27）でその旨が確認されている。

しかし、インフォームド・コンセントを通過儀礼的に理解するのは論外としても、インフォームド・コンセントの「手段的価値」ばかりが強調されてもならず、「承諾の必要〔性〕の中に、自己決定権とともに肉体的完全性への権利という、重大な人権問題が潜んでいることを理解」すべきである[4]。この法理の「本来的価値」は、「人間は人間としてのひとかたまりの肉体がここにあるというそのことだけで、その存在自体を権利として主張できる。しかも、それは精神と全く別のものではなく、精神もそこにくっついているい

---

[4] 唄孝一「インフォームド・コンセントと医事法学」第1回日本医学会特別シンポジウム記録集21頁（1994年）〔同『志したこと、求めたもの』（日本評論社、2013年）54頁〕。

わば実存につながる」もの、すなわち、自由権とも社会権とも異なる「存在権」とでもいうべきところにあると思われる[5]。この立場からすると、身体から切り離された形で独自に自己決定権を保護法益とするのは問題があるといえよう。

なお、日本において1978年から1979年にかけて起きた富士見産婦人科病院事件では、患者30数名に対して承諾なく子宮や卵巣を摘出した行為が傷害罪で告訴されたが、関係者は、**傷害罪**では不起訴となり、**無資格診療等**の医師法違反等についてのみ有罪とされた（一審判決は浦和地判川越支判昭和63・1・28判時1282号7頁、二審判決は東京高判平成元・2・23判タ691号152頁）。しかし、本件では、証拠がもう少し収集されていれば、日本ではじめて傷害罪が適用できた事件であったように思われる。

3　インフォームド・コンセントをめぐる刑法上の諸問題

インフォームド・コンセントをめぐる刑法上の問題点として、以下の点があげられる。

患者の承諾が不可欠であるということからすると、承諾なき治療行為（**専断的治療行為**）は、民法上は**損害賠償責任**、刑法上は傷害罪を構成すると考えられる。しかし、その前提として、何を説明しておくべきかは重要である。さもなくば、承諾に錯誤が生じかねないからである。そして、同時にこれは、承諾の対象の問題でもある。

まず、患者の病状・病名、侵襲ないし治療内容、安全性・成功率、副作用等の付随リスクの説明は不可欠である。これは、患者の最大の関心事であり、これを知らされないと、法益にかかわる点に錯誤が生じる可能性があり、場合によっては「**法益関係的錯誤**」により承諾が無効となって、傷害罪が成立する余地がある。また、**優越的利益**の判断も不正確となる。もっとも、がんの告知の問題が実際上残るが、この場合も理論的に同様に考えるべきである。

5　唄・前掲（注4）22頁〔同・前掲書57頁〕。

次に、他の治療方法・手段も重要な説明内容といえる。それぞれの治療方法のメリットとデメリットをできるだけわかりやすく説明する必要がある。最近、**インフォームド・チョイス**が強調されるのは、まさにこのことと関係する。実際上、この説明内容は、上述の説明内容とリンクする場合が多く、承諾の有効・無効に関係することになる。さらに、付随的ながら、費用、入院期間、アフターケアなどが対象として考えられる。

また、以上の点と関係して、患者に承諾能力がなければならず、それは、自己の身体について判断できるおおむね15歳以上の患者と考えられるが、治療内容いかんによってはもう少し年齢が上がる場合もありうるし、判断に際して成熟した能力を有する子どもについてはもう少し年齢が下がる場合もあるであろう。成人の場合も含め、承諾能力がない患者については、**代行同意**が認められるが、それも無条件というわけではない（特に精神病治療の場合について、札幌ロボトミー事件判決（札幌地判昭和53・9・29判時914号85頁）参照）。さらに、判断能力・承諾能力を有する者であっても、錯誤の場合のほかに強制がある場合も、瑕疵（かし）ある承諾となり、無効である。

最後に、**自己決定権**は重要であるが、万能ではない点を再度強調しておきたい。治療の枠を超えた患者の「無謀な」選択にまで、医療者は拘束されるものではない。その限りで、**メディカル・パターナリズム**を考慮する余地がある。また、緊急の場合の緊急治療に際しては、承諾がなくても、**緊急避難**として正当化される。

4 輸血拒否

(1) 輸血拒否の法的意義

宗教上またはその他の理由で患者が輸血を拒否して、医師がこの意思を尊重して患者を死にゆくにまかせた場合、法的責任を問われるであろうか。逆に、患者がこのような**輸血拒否**を明確にしているのに、医師がその患者の意思に反して強制輸血をした場合、何らかの法的責任を問われるであろうか。この問題は、アメリカでは1960年代からあり、いわゆる「**尊厳死**」論の先駆

となる問題を内包していたが、日本でも、1980年代からこの問題が主として民事法、刑事法、医事法の領域で議論されてきた。また、裁判例もいくつか出たが、その傾向は、宗教上の信念に基づく**輸血拒否権**を認める流れにある。2008年には、日本輸血・細胞治療学会、日本麻酔科学会、日本小児科学会、日本産科夫人科学会、日本外科学会が中心となった合同委員会が「宗教的輸血拒否に関するガイドライン」を公表している（日本輸血細胞治療学会誌54巻3号345頁以下参照）。この問題は、患者の自己決定権の限界を問うという意味で、治療行為の問題の延長線上にあると同時に、尊厳死問題の手前に位置する問題でもあるだけに、**医事刑法**解釈論上、自己決定権の位置づけ、そして自殺関与ないし同意殺人の問題としても重要性を有している。また、子どもの輸血拒否の問題も、なお検討すべき課題がある。

　(2)　輸血拒否をめぐる判例

　輸血拒否をめぐる判例を概観して、問題点を検討してみよう。

　㋐　大分医科大学附属病院事件

　第1は、リーディングケースである大分医科大学附属病院事件（大分地決昭和60・12・2判時1180号113頁、判タ570号30頁）である。患者Ａ（30歳代、男性）は、左足大腿骨が骨肉腫に侵され、同病院整形外科に入院していたが、骨肉腫は放置しておくと転移して死に至る可能性が高いので、担当医が患部切断手術を勧めたところ、患者は、手術の必要性を理解し、その実施を強く希望したが、エホバの証人として宗教上の理由から、輸血せずに手術を受けることを希望した。しかし、病院では輸血を承諾しない限り手術をしない方針をとったので、担当医が説得を続け、放射線療法および化学療法を施していた。ところが、患者の両親Ｂらが、息子の輸血拒否は自殺行為に等しいので、両親としては病院に対して息子の手術およびそれに必要な輸血その他の医療行為を委任することができるという趣旨の仮処分を申請した。

　大分地裁は、次の理由から、この仮処分申請を却下した。①Ａは、理解、判断能力を含めて正常な精神能力を有する成人であり、輸血拒否によってもたらされる自己の生命、身体に対する危険性について十分知覚したうえで、

なお輸血を拒み続けている。②本件輸血拒否は、Ａの属する宗派の宗教的教義、信念に基づくものであり、Ａもこの信念を真摯に貫徹することを希求し実践しているので、Ａにとって、輸血を強制されることは、信仰の自由を侵されることに等しい。③本件においては、Ａが真摯な宗教上の信念に基づいて輸血拒否をしており、その行為も単なる不作為行動にとどまるうえ、Ｂら主張の前記被侵害利益が、Ａの有する信教の自由や信仰に基づき医療に対してする真摯な要求を凌駕するほどの権利ないしは利益であるとは考えがたいこと、その他本件輸血拒否行為の目的、手段、態様、被侵害利益の内容、強固さ等を総合考慮するとき、輸血拒否行為が権利侵害として違法性を帯びるものと断じることはできない。④個人の生命は最大限に尊重されるべきものであり、社会ないし国家もこれに重大な関心をもち、個人も私事を理由に自らの生命を勝手に処分することを放任することができないことはいうまでもない。しかし、本件においては、Ａは輸血を拒む以外切断手術を含む他のあらゆる治療を受け、その完治、生命維持を強く願望しているのであり、治療方法としても、放射線療法や化学療法など他の方法も存在することに鑑みると、本件輸血拒否行為を、単純に生命の尊厳に背馳する自己破壊行為類似のものということはできない。

　本決定は、患者の両親の被侵害利益が、患者の有する信教の自由や信仰に基づき医療に対してする真摯な要求を凌駕するほどの権利ないしは利益であるとは考えがたいとし、本件輸血拒否行為の目的、手段、態様、被侵害利益の内容、強固さ等を総合考慮するとき、輸血拒否行為が権利侵害として違法性を帯びるものと断じることはできないと判断した点に意義がある。また、輸血拒否を自己破壊類似行為とは区別している点も重要である。なお、本決定は、輸血拒否の正当な理由を信仰上の理由に限定している点に留意する必要がある。

　(イ) 聖マリアンナ医科大学病院事件

　第２は、川崎市の聖マリアンナ医科大学病院事件である。川崎市内の交差点で、自転車に乗っていた少年Ｄ（当時10歳）がＸ運転のダンプカーの後輪

に巻き込まれて転倒し、両足を骨折した。少年は、救急車で病院に運ばれた。両親に連絡した病院側は、手術態勢をとって、病院に駆けつけた両親（エホバの証人）に対して手術（輸血を伴う）の同意を求めたところ、両親は信仰上の理由から輸血を拒否し、「決意書」を提出した。関係者の説得にもかかわらず、両親の輸血拒否の態度は変わらず、手術できないままでいたところ、やがて少年は出血性ショックで死亡した。

本件は、刑事事件としては略式命令であったが、子どもをめぐる問題であったこともあって、前記(ｱ)の大分医科大学病院事件以上に社会の耳目を集めた事件であった。結局、トラック運転手Ｘのみが**業務上過失致死罪**で起訴され、Ｘは罰金15万円の有罪となった[6]（川崎簡略式昭和64・8・20判例集未登載）。略式命令であったこともあり、理由は定かでないが、もし、少年に対して輸血をしなかった医師または両親が起訴されていたら、もしくは被告人運転手が公判で争っていれば、さまざまな争点があったに違いない。理論的に整理すると、第1に、トラック運転手の過失行為は少年の死亡との間に**因果関係**があったといえるか、第2に、親が年少の子どもに対して自己の宗教的信念を根拠に輸血拒否の方向へと決定する権限があるのか、その権限がないとすれば両親も刑事責任を問われうるのか、第3に、そのような両親の決定に従って輸血を控えて少年を死亡させた医師に刑事責任はないのか。この三つの問題が直ちに浮かんでくる。第1の点については条件説をとらないかぎり、Ｘの行為とＤの死との間の因果関係を肯定するのは困難と思われる。少なくとも刑法上の相当因果関係は否定されると思われる。第2および第3の点についての検討は、後で行うこととしよう。

(ｳ) **東大医科研病院事件**

第3は、東大医科研病院事件である（最判平成12・2・29民集54巻2号582頁）。患者Ｍ（事件当時63歳）は、長年「**エホバの証人**」の信者であって、宗教上の信念から、いかなる場合にも輸血を受けることは拒否する固い意思

---

6 詳細については、大泉実成『説得』（現代書館、1988年）参照。

を有していた。夫は信者ではないが、妻の意思を尊重しており、長男は信者である。同病院の医師Uは、関係者の間で、輸血を伴わない手術をした例を有することで知られていたが、同病院では、外科手術を受ける患者がエホバの証人の信者である場合、信者が輸血を受けるのを拒否することを尊重し、できる限り輸血をしないことにするが、輸血以外には救命手段がない事態に至ったときは患者およびその家族の許諾にかかわらず輸血する、という方針を採用していた。Mは、悪性の肝臓血管腫と診断され、同病院に入院し、肝臓の腫瘍を摘出する手術を受けたが、U医師らに輸血を受けることができないこと、および輸血をしなかったために生じた損傷に関して医師および病院職員等の責任を問わない旨の免責証書を手渡していた。しかし、U医師らは、輸血を必要とする事態が生じる可能性があったことから、その準備をしたうえで本件手術を施行した。患部の腫瘍を摘出した段階で出血量が約2245mlに達するなどの状態になったので、U医師らは、輸血をしない限り患者を救うことができない可能性が高いと判断して輸血をした（なお、Mはやがて死亡した）。

　Mは、自己決定権侵害等に基づいてU医師らの不法行為責任を主張し、国に対して**使用者責任**に基づく損害賠償を求めた。一審は、本件輸血は社会的に正当な行為として違法性がない、と判断して原告の請求を棄却したが、二審（東京高判平成10・2・9判時1629号34頁、判タ965号83頁）は、患者の同意が自己決定権に由来するものであることを確認したうえで、「Mが相対的無輸血の条件下でなお手術を受けるかどうかの選択権は尊重されなければならなかった」という判断を示した。最高裁も、この選択権を**人格権**として位置づけ、次のような判断を示した。

　「患者が、輸血を受けることは自己の宗教上の信念に反するとして、輸血を伴う医療行為を拒否するとの明確な意思を有している場合、このような意思決定をする権利は、人格権の一内容として尊重されなければならない。そして、Mが、宗教上の信念からいかなる場合にも輸血を受けることは拒否するとの固い意思を有しており、輸血を伴わない手術を受けることができる

と期待して医科研に入院したことをU医師らが知っていたなど本件の事実関係の下では、U医師らは、手術の際に輸血以外には救命手段がない事態が生ずる可能性を否定し難いと判断した場合には、Mに対し、医科研としてはそのような事態に至ったときには輸血をするとの方針を採っていることを説明して、医科研への入院を継続した上、U医師らの下で本件手術を受けるか否かをM自身の意思決定にゆだねるべきであったと解するのが相当である」。「U医師らは、右説明を怠ったことにより、Mが輸血を伴う可能性のあった本件手術を受けるか否かについて意思決定をする権利を奪ったものといわざるを得ず、この点において同人の人格権を侵害したものとして、同人がこれによって被った精神的苦痛を慰謝すべき責任を負うものというべきである」(国の使用者責任も肯定)。

本判決は民事判決とはいえ、刑法的観点からも興味深いものがある。また、輸血拒否を正面から人格権ととらえている点で、前掲大分地決昭和60・12・2よりも明確である。ただ、宗教上の輸血拒否だけに限定したものであるかは、必ずしも明らかでない。いずれにしても、最高裁が**輸血拒否権**を認めたことで、法的には一応の決着がついたといえる。

(3) 輸血拒否をめぐる刑法上の問題点

以上の3判例から、刑法上の問題点をあらためて抽出してみよう。結論において、輸血拒否の意思が固い場合に、その意思に従って輸血をせず、その結果患者が死亡しても、医師のこの不作為を犯罪とする説はみあたらない。むしろ問題点の第1は、その論拠である自己決定権の位置づけにある。前掲最判平成12・2・29は、自己決定権を身体から切り離した、いわば独自の法益として位置づけた。しかし、そのような構成は、問題がある。両者は不可分なものとして考えるべきであろう。この立場からでも、輸血拒否を根拠に、違法性阻却は可能と思われる。なぜなら、当該患者は、第一義的に死を望んでいるわけではなく、無輸血治療を望んでおり、それが可能な場合は問題ないからであり、また、輸血以外に手段がない場合でも、本人の明示の拒絶意思があれば、その限りでの自己決定権を尊重して、これに**優越的利益**を認め、

医師の作為義務は解除されると考えられるからである。本人の意思に反した延命の強制はできないと思われる。自己決定権は、それ自体を刑罰法規で直接保護する法益とするには問題があるが、法益衡量の重要な要因とすることは可能である。これは、宗教上の理由以外の輸血拒否の場合にも妥当すると思われる。

　第2に、これと関連して、輸血拒否が即座に死を招く場合、前提問題として、刑法上、不作為による**嘱託・承諾殺人罪**（刑法202条）の成否が問題となるが、結論として、不作為による嘱託・承諾殺人罪の成立を否定すべきであろう。むしろ、**自殺関与罪**の範疇で考えるべきである。生命は個人的法益であってもその根源的性質から自由に処分できないほど社会性を有する法益であると考えられるが、この立場からでも、本人の輸血拒否の意思に即した行為（不作為）について、**作為義務**を解除することは可能である。

　第3に、患者の意思を無視した専断的な強制輸血は、何らかの犯罪を構成するであろうか。いよいよ生命に危険が迫っている場合は、**緊急避難**となりうるであろうから、実際上**傷害罪**等の犯罪とすることはほとんどないであろう。

　最後に、未成年者の場合、輸血拒否についての同意（承諾）能力は、一般に15歳以上とされている。問題は、それ以下の子どもの場合である。聖マリアンナ医科大学病院事件では、これが問題となった。結論からいえば、親の信仰を子どもの生命に不利益に押しつけることは、親権の濫用と思われる。子どもには子どもの宗教上の信念が将来ありうるので、それまではそれを自分で確立する途を妨げてはならない。また、場合によっては、両親といえども、**保護責任者遺棄（致死）罪**（刑法218条、219条）ないし**過失致死罪**（同法210条）といったような刑事責任を負う余地もある。さらに、医師も、この場合、不作為について保護責任者遺棄（致死）罪ないし**業務上過失致死罪**（同法211条1項）の刑事責任を負う余地もある。

638

IV 刑事医療過誤

1 医療事故と医療過誤

医療事故と**医療過誤**は、厳密には区別される。前者は、過失の有無にかかわらず、およそ医療行為から発生する事故を指称するものであり、これに対して後者は、医療事故のうち、人為的ミスが認められうるものを指称する。人為的ミスとしての医療過誤となるための要件としては、民事事件であると刑事事件であるとを問わず、**因果関係**の存在と**注意義務違反**が必要である[7]。もちろん、民事事件と刑事事件とでは、その認定に若干の差異があり、刑事事件のほうが、その認定がより厳格である（因果関係が争われた有名な事件として３％ヌペルカイン事件がある（最判昭和28・12・22刑集7巻13号2608頁））。また、民事事件と異なり、刑事事件の場合、故意犯と過失犯とでは刑の重さがかなり異なる。

2 医療事故の原因・関係者の責任・事故防止

では、どうして**医療過誤裁判**が起きるのであろうか。ポイントは、3点ある。第1は、原因解明である。およそ人間は、自分に災難が降りかかったとき、その原因を知りたいという心理に駆られる。しばらくして原因について一応の説明があったとしよう。天災であれば諦めもつくが、人災の場合、説明が粗雑だと、割りきれないものがある。災害事故で、仮に死者が出た場合、なおさらのことである。詳細な納得のいく説明がほしいと誰しも思う。医療事故も例外ではない。いや、むしろ日常的に「安心」ないし「安全」が当然のものとして国民が期待している医療なればこそ、もし医療事故が起きた場合、少なくともわかっている範囲内で説明がなされないと、国民は、裁判に

---

[7] 甲斐克則『医療事故と刑法』（成文堂、2012年）1頁以下参照。

訴えてでも原因解明を求めるのである。したがって、原因を隠蔽したり改竄したりすることは論外である。逆に、速やかに原因をわかりやすく説明してくれると、ある程度の納得はいくものである。説明というのは、これまで、**インフォームド・コンセント**の前提としての説明義務という側面からのみとらえられていたが、情報公開の波は医療にも押し寄せ、いわゆる**説明責任**（アカウンタビリティ）が事後的にも求められるようになったことを念頭に置いておく必要がある。

　第2は、「責任」である。医療事故の原因が説明され、詳細がわかったとしよう。そして、その原因が明確な初歩的ミス（重大な過失）であったと判明した場合、まったく謝罪もなければ責任もとらないというのでは、被害者は納得しない。一方的な非があった場合、被害者にとって謝罪は感情を鎮めるのに極めて重要な要因となる。その根底には、「人間は単に手段としてのみ扱われてはならない」（哲学者カントの命題）といった内容を中心とした「**人間の尊厳**」という、人間が生来有している不可侵の価値が横たわっている。つまり、謝罪により、人間は「対等である」という認識を共有することができるのである。もちろん、謝罪の方法、責任のとり方は多様である。人間の倫理のありようとして謝罪をすれば、被害者は、これ以上民事裁判で争うことまで欲しないことも多い。もっとも、刑事裁判になれば、否が応でも法廷に出廷せざるを得ず、そこで刑事責任を問われることになるが、量刑で斟酌される。また、謝罪をしたからといって、あらゆる場合に法的責任を免れるわけではない。なお、将来的には、迅速な解決をめざす新たな医事審判制度の導入や医療事故被害者を救済する**補償システム**（無過失の場合でも補償をする「**ノーフォールト・システム**」を含む）の確立が望まれる[8]。

　第3は、**事故防止**という観点である。被害者にしてみれば、当該医療事故を教訓にして、類似の事故発生防止を期待していることが多い。そのためには、具体的な事故防止策ないし**リスクマネジメント**体制を呈示し、実践して

---

[8] ニュージーランドの制度について、甲斐・前掲（注7）254頁以下参照。なお、日本では、産科領域で一部ながら医療事故の補償が制度化されている。

いくことが求められている。その中に、被害者側も参加できれば、理想的である。アメリカでは、そのような実践例もあるという。**インシデント・レポート**を形式的に作成しておけば十分だというわけではない。医療事故の実例をさまざまな観点から徹底分析して、具体的な防止方策を各医療機関のスタッフが共有することが重要である。

　以上の3点を柱にしていけば、医療事故は相当程度防止できる。しかし、医療行為も人間が行う以上、ミスをいっさいなくすことは不可能である。むしろ、「人間はミスを犯す存在である」ことを自覚しておいたほうがよい。「未熟さに起因するミス」も多くあるし、「慣れすぎに起因するミス」もしばしばある。しかし、いずれも過失と呼べる事故は、突然起きるものではなく、起きるべくして起きる場合が多い。災害事故を分析して呈示された「**ハインリッヒの法則**」によれば、重大事故が1件起きると、軽度の事故を含むニアミスは29件、そして事故には至らなかったエラー（いわゆる「ヒヤリ・ハット」事例）が300件あるという。[9] 医療事故も例外ではない。母数を減らせば、少なくとも重大事故はかなり減らすことができるに違いない。このことを前提として、**刑事医療過誤**の問題を取り上げよう。

3　刑事医療過誤判例の動向

(1)　類型と時期区分

　医療過誤の類型は、大きく、①医学上の判断の過誤（診断と処置の選択の過誤）、②技術的事項についての過誤（注射、与薬等の過誤）、③管理・監督上の過誤、に分類できる。このうち件数としては、②の形態の初歩的なものが多い。[10] また、医療過誤刑事判例における注意義務ないし予見可能性の認定の論理を分析すると、【第1期】条理を根拠に医師の注意義務を広く認めた戦

9　H.W.ハインリッヒほか・総合安全工学研究所訳『ハインリッヒ産業災害防止論』（海文堂、1982年）参照。

10　飯田英男『刑事医療過誤Ⅲ』（信山社、2012年）、中山研一＝甲斐克則編『新版医療事故の刑事判例』（成文堂、2010年）参照。

前から戦後の昭和30年代、【第2期】個別事情を考慮して注意義務違反の有無を認定し始めた昭和40年代、【第3期】個別事情を考慮しつつ注意義務違反を認定することが定着し、しかも**チーム医療**における看護婦との分業意識が出はじめ、「危険の分配」ないし「**信頼の原則**」を一定程度認め始めた昭和50年代以降、そして【第4期】横浜市大患者取違え事件や都立広尾病院事件等、医療事故に国民の多大な関心が集まり、組織レベルで医療事故がとらえられ始めた平成11年以降、の4期に大きく区分できる。[11]

刑事医療過誤事件の実態を長年にわたり追跡されている飯田英男弁護士（元検事）によれば、医療事故の警察への届出件数は、2000年から急増し（2001年105件、2002年185件、2003年250件、2004年255件）、「2004年（平成16年）をピークに、その後増減しながらも全体的には下降傾向にあることが認められる」が（2005年214件、2006年190件、2007年246件、2008年226件、2009年152件、2010年141件）、「医療事故の報告件数は逐年増加しており、医療事故全体が減少しているとは思われない」という。[12]

また、地裁判決で決着がついた福島県立大野病院事件（福島地判平成20・8・20医療判例解説16号21頁）では、被告人（産婦人科医師）が同病院においてA女（29歳）に対して帝王切開術を実施した際、同女が女児を娩出した後、同女の臍帯を牽引しても胎盤が子宮から剝離しなかったため、右手指を胎盤と子宮の間に差し入れ胎盤を用手剝離しようとして、胎盤が子宮に癒着していることを認識しつつ、直ちに胎盤の剝離を中止して子宮摘出手術等に移行せず、クーパーを用いて胎盤の癒着部分を剝離したため、胎盤剝離面から大量出血させ、同女を失血死させた点に過失があるか、が争われた。結果的に過失が否定されて無罪となったものの、事故直後の「医師逮捕」という事態が医療界で大きな波紋を呼び、「刑事法の過剰な介入」が「萎縮医療」をもたらすともいわれた。[13]　そもそも医療事故への適正な刑事法的介入とは何か。

11　甲斐・前掲（注7）21頁以下参照。
12　飯田・前掲（注10）23頁。
13　本件の詳細については、甲斐・前掲（注7）122頁以下参照。

これが、今問われているのである。
　ここでは、三つの重要判例のみを精選して取り上げてみよう。[14]

(2) 北大電気メス事件

　まず、第 3 期を代表する北大電気メス事件判決（札幌高判昭和51・3・18高刑集29巻 1 号78頁）は重要である。事案は、幼児の動脈管開存症手術に用いられた電気メスのメス側ケーブル対極板ケーブルを看護婦が誤って交互接続したため新たな電気回路が形成され、幼児の右下腿部に重度の熱傷が生じ、同箇所を切断せざるを得なくなった（心臓手術自体は成功）というものである。一審（札幌地判昭和49・6・2刑月 6 巻 6 号742頁）は、電気メス器接続の正否の点検を補助的準備的作業として位置づけ、「執刀医の立場からみて具体的な危険発生の予兆も認識されない」という観点から、医師が「慣行に従って看護婦にケーブルの接続の操作を行わせ、自らその接続の正否を点検確認しなかったからといって、直ちにこれをもって刑事責任の前提としてよいほどの注意義務の懈怠があったとみるのは相当でない」と判示した（看護婦は罰金 5 万円の有罪）。札幌高裁も、結論的にはこれを支持したが、二つの点でさらに踏み込んだ判断を示している。

　第 1 に、看護婦の過失について、「内容の特定しない一般的・抽象的な危惧感ないし不安感を抱く程度で直ちに結果を予見し回避するための注意義務を課するのであれば、**過失犯**成立の範囲が無限定に流れるおそれがあり、責任主義の見地から相当であるとはいえない」との立場から、「結果発生の予見とは、内容の特定しない一般的・抽象的な危惧感ないし不安感を抱く程度では足りず、特定の構成要件的結果及びその結果の発生に至る因果関係の基本的部分の予見を意味するものと解すべきである」として、次のように述べた。すなわち、当時被告人（看護婦K）ないし一般の介助看護婦にとって、「ケーブルの誤接続をしたまま電気手術器を作動させるときは電気手術器の作用に変調を生じ、本体からケーブルを経て患者の身体に流入する電流の状

14　最近の動向について、甲斐・前掲（注 7 ）および中山＝甲斐編・前掲（注10）の随所参照。

態に異常を来し、その結果患者の身体に電流の作用による傷害を被らせるおそれがあることについて」は予見可能であり、「発生するかもしれない傷害の種類、態様及びケーブルの誤接続が電気手術器本体から患者の身体に流入する電流の状態に異常を生じさせる理化学的原因については予見可能の範囲外であったと考えられるけれども、過失犯成立のため必要とされる結果発生に対する予見内容の特定の程度としては、前記の程度で足りる」と。

第2に、執刀医について、「ケーブルの誤接続のありうることについて具体的認識を欠いたことなどのため、右誤接続に起因する傷害事故発生の予見可能性が必ずしも高度のものではなく、手術開始直前に、ベテランの看護婦である被告人Kを信頼し接続の正否を点検しなかったことが当時の具体的状況のもとで無理からぬものであったことにかんがみれば、被告人Sがケーブルの誤接続による傷害事故発生を予見してこれを回避すべくケーブル接続の点検をする措置をとらなかったことをとらえ、執刀医として通常用いるべき注意義務の違反があったものということはできない」として、「**信頼の原則**」の適用を認めた。それまでは交通事故のような「加害者─被害者」間の過失事犯の処理に用いられていた「信頼の原則」をチーム医療の領域に用いた本判決の意義・影響は、大きなものがあった。しかし、その適用範囲や適用条件は不明確であり、本件の場合、電気メスに習熟していないベテラン看護婦を信頼してよかったかは疑問も残る。私見によれば、分業ないし役割分担が明確になっており、しかも監督者と被監督者との間に日常的に信頼の積み重ねがあり、実質的信頼関係が形成されていた場合にはじめて「信頼の原則」が適用されることになる。

ほかの判例も、安易にこの原則を認めているわけではない。たとえば、函館地判昭和53・12・26（刑月10巻11-12号1507頁）は、医院で医薬品類の注文、受領等の事務に従事する事務員が、ブドウ糖と誤って届けられたフッ化ナトリウム等の混合粉末を水に溶解して患者に飲用させ死亡させた事案で、このような事情の下では「医師としてはその者の行為を信頼することは許され」ないと判示した。また、広島高岡山支判昭和57・3・24（判タ678号50頁）は、

医師が自分で正確な血液型検査をやらずに、たまたま来ていた初対面の麻酔医に輸血を依頼して行わせたが（翌日自らも実施）、血液型が間違っていたため患者が死亡した（ただし罪名は業務上過失傷害罪に変更された）事案で、「信頼の原則」に言及してはいないものの、「血液型判定の重要性に鑑みれば、……被告人の態度は、治療行為の主宰者として注意義務を尽したものとは認められない」と判示した。いずれも、実質的信頼関係が確立していたと認めることはできず、妥当な判断といえる。

(3) 横浜市立大学病院患者取違え事件

では、第4期の判例はどのような傾向であろうか。平成11年（1999年）1月11日に起きた横浜市立大学附属病院患者取違え事件では、医師ら18名が**業務上過失傷害罪**で書類送検され、6名（医師4名、看護婦2名）が起訴された。[15] 本件では、起訴された6名のうち一審で5名が有罪とされたが（横浜地判平成13・9・20判タ1087号296頁）、二審では6名全員が有罪となり（東京高判平成15・3・25刑集61巻2号214頁）、一審で無罪であった若い麻酔科医のみ上告したが、最高裁は上告を棄却し、全員の有罪が確定した（最決平成19・3・26刑集61巻2号131頁）。一審によれば、事実の概要は、次のようなものである。

被告人A（横浜市立大学医学部附属病院第一外科部長および同科内の心臓血管外科担当医師グループの指導者で診察・治療・手術等の業務にも従事）、同B（同第一外科の病棟主治医グループの長で、診察・治療・手術等の業務に従事）、同C（同麻酔科医師で、麻酔管理等の業務に従事）、同D（第一外科病棟の看護婦）、同E（手術室の看護婦）およびF（同麻酔科医師）は、1999年1月11日、同病院において、同病棟7階に入院中のG（当時74歳）に対する僧帽弁形成・置換手術が同病院4階手術部3番手術室で、同じく同病棟7階に入院中のH（当時84歳）に対する開胸生検・右肺上葉切除・リンパ節郭清の手術が同手術部12番手術室で予定され、各被告人はこれを知っていた。

---

15 詳細については、甲斐（注7）99頁以下参照。

Dは、同日朝、患者両名を病棟から4階手術室交換ホールへ搬送して手術室看護婦に引き渡すにあたり、患者両名を同時に搬送したのに、交換ホール到着時に患者両名の姓を同時に告げるなどしたが、一人目の患者Gを引き渡した際、手術室看護婦Eが同患者の氏名を了知したものと思い、それ以上にEに対して同患者の氏名が確実に了知されるように伝えず、さらに、Eから患者Gに引き続いて患者Hを引き渡すよう指示されて漫然とこれに従い、患者Gのカルテ等を同患者の手術室介助看護婦に引き渡さない間に、二人目の患者Hを、その氏名等を伝えることなくEに引き渡し、その直後に患者と面識のない患者両名の各手術室介助看護婦に、単に姓のみで特定して上記患者Gを患者Hの手術をする予定の12番手術室に、患者Hを患者Gの手術をする予定の3番手術室にそれぞれ搬送させた。

Eは、手術交換ホールにおいて、Dから同一機会に患者両名の引渡しを受けるにあたり、あいまいさを残したままGをHとして受け取り、かつ、Gのカルテ等の引渡しを済ませていないのに、Dに対して、Hを続いて引き渡すよう指示し、DをしてGのカルテ等をGの手術室介助担当看護婦に引き継がせる前にHの引渡しを行わせ、Hの氏名等を聞かないまま漫然とHがGではないかとして引渡しを受けたため、患者両名を当該患者のカルテ等と同時的に引き継がせる機会を失わせ、患者両名と面識のない各手術室介助担当看護婦らをして単に姓のみで特定してDとの間で当該患者のカルテ等の授受を行わせ、Gを12番手術室に、Hを3番手術室にそれぞれ搬送させた。

Aは、Gに対する手術全般に責任を有する執刀医として手術を施すにあたり、執刀前に手術室内で実施した経食道心エコー検査において、術前検査と著しく異なる検査結果が出ていることを認識したにもかかわらず、**患者の同一性確認の手段をまったく講ぜず**、HをGであると誤信したまま僧帽弁形成手術を継続し、患者の取違えを連絡する機会を失わせた。

Cは、麻酔科医師としてHの術前回診を行い、その容貌、身体等の外見的特徴、手術前の病状等を把握していたうえ、同一時刻に複数の患者に対す

る手術が予定されているのを認識していたにもかかわらず、12番手術室においてHに対する開胸生検・右肺上葉切除・リンパ節廓清の手術に関与するにあたり、同手術室に搬送されたGを、その同一性を十分確認することなく、姓による声かけ等をしただけでHであると軽信し、背中に貼られていたフランドルテープ（心臓疾患者用の経皮呼吸型心疾患治療剤）をはがし、手術痕がみあたらないことの理由を確かめず、**患者の同一性**に疑問を抱かないままGに麻酔を導入かつ継続し、患者の取違えを連絡する機会を失わせた。

Bは、Hに対する手術全般に責任を有する執刀医として手術を施すにあたり、同一時刻に複数の患者に対する手術が予定されているのを認識していたにもかかわらず、状況に応じた患者の同一性を確認する措置をとらず、Gに対する執刀を開始し、執刀開始後においても、所見の変化（手術前には所見として把握していなかった肺気腫が存在し、肺癌と疑われた腫瘍がみあたらないなど）に疑問を抱いたものの患者の同一性につき再確認の手段を講じることなく、GをHと誤信したまま開胸生検の手術を継続するとともに、Hの現在する3番手術室に患者の取違えを連絡する機会を失わせた。

かくして、執刀医Aらは、Gに行うべき麻酔および手術をHに施し、また、執刀医Bらは、12番手術室において、Hに行うべき麻酔および手術をGに施し、よって、C、D、Eは、Hに対し、同手術の間、麻酔状態に陥らせたうえ、全治約5週間を要する胸骨正中切開、心臓僧帽弁輪形成等の傷害を負わせるとともに、Gに対し、同手術の間、麻酔状態に陥らせたうえ、全治約2週間を要する右側胸部切創、右肺嚢胞一部切除縫縮、右第5肋骨欠損等の傷害を負わせ、Bは、患者両名に対し、上記各傷害のうち、Bが入室した同日午前9時35分ころ以前の麻酔状態に陥らせた部分を除いた傷害を負わせ、Aは、Hに対し、上記傷害のうち、全治5週間以内の、胸骨正中切開およびAが入室した同日午前10時30分ころまでになされた麻酔状態に陥らせた部分を除いた傷害およびBに対し同時刻以降の麻酔状態を継続させる傷害を負わせた。

上記事実に対して、上記5名のほか、Gの麻酔科医師Fが**業務上過失傷**

害罪で起訴された。横浜地裁は、次の理由で上記5名については過失の競合だとして有罪（Aは罰金50万円、Bは罰金30万円、Cは罰金40万円、Dは罰金30万円、Eを禁錮1年執行猶予3年）とし、Fについては、無罪とした。

Dについては、手術出しをする者として2名の患者の同一性に過誤が生じないように最善の注意を払い、もって患者を受け取る手術室看護婦に当該患者を当該患者として確実に引き渡す注意義務の違反、およびEにハッチウェイを通してHを引き渡すにあたっても当該患者がHであることを明確に告げるなどしてその同一性が被告人Eらに把握できるようにする注意義務の違反を、Eについては、患者確認の不十分さを認識し、これを容易に解消でき、解消すべき立場にあるのに、あいまいさを残したまま作業を進め、結局GとHの患者取違えを生じさせてしまった過失を認めた。

しかし、Fについては、主治医の麻酔導入前での在室の有無にかかわらず、麻酔科医師自身の責任として、麻酔を施そうとする患者が、麻酔、手術を予定された当該患者であるかどうかの確認をしてから麻酔を施すべき注意義務があることを認めつつも、「意識の混濁が窺われない患者に対し名前で語り掛ける方法が患者確認として不十分であったとはいえず、それ以上の問診をしなかったからといって非難することも相当とは思われない」とし、Fの疑問を排斥した他の在室者の罪が問われず、「**患者の同一性確認**のため正当な問題提起をし、相応な努力をした被告人Fにさらに尽くすべき義務があるというのは過酷に過ぎ」るとし、「被告人Fとしてはなすべき注意義務を尽くしたというべきである」として無罪にした。

なお、Aについては、患者の同一性確認のために一般的に麻酔導入前入室を義務とまで解するのは相当でないとしつつ、心臓手術につき豊富な知識を有する被告人A自身経験したことがないと自認するほどの顕著な検査結果ないし所見の違いがあり、このような特段の事情がある以上、たとえば、在室者に対し変わったことはなかったかなどと尋ねるなどして、さらに患者の同一性について確認すべき注意義務を認め、Cについては、当該患者には背中にフランドルテープが貼られている点、背中に手術痕がみあたらない点、

前歯の様子が術前回診の際に見た様子と異なっている点があり、その確認を促す事情があって、その理由を確認すれば患者が取り違えられていることに気づき得たのであり、これを確認する注意義務もあるとし、Bについては、単に手術室内の状況に異常がないことを確認するだけでは足りず、執刀開始前において入室時期に応じた確認方法をとってその同一性を確認する義務があり、また、開胸後においても、患者の取違いに気づきうる転機および可能性があったというべきであり、その点においても注意義務違反があった、と認定した。

これに対して二審は、原判決を破棄して、A、B、C、D、Eを各罰金50万円に処し、Fについても、さらなる確認義務があったと認定し、罰金25万円に処した。Fの上告に対して、最高裁（前掲最決平成19・3・26）は、次のよう判断を示した。

① 「医療行為において、対象となる患者の同一性を確認することは、当該医療行為を正当化する大前提であり、医療関係者の初歩的、基本的な注意義務であって、病院全体が組織的なシステムを構築し、医療を担当する医師や看護婦の間でも役割分担を取り決め、周知徹底し、患者の同一性確認を徹底することが望ましいところ、これらの状況を欠いていた本件の事実関係を前提にすると、手術に関与する医師、看護婦等の関係者は、他の関係者が上記確認を行っていると信頼し、自ら上記確認をする必要がないと判断することは許されず、各人の職責や持ち場に応じ、重畳的に、それぞれが責任を持って患者の同一性を確認する義務があり、この確認は、遅くとも患者の身体への侵襲である麻酔の導入前に行われなければならないものというべきであるし、また、麻酔導入後であっても、患者の同一性について疑念を生じさせる事情が生じたときは、手術を中止し又は中断することが困難な段階に至っている場合でない限り、手術の進行を止め、関係者それぞれが改めてその同一性を確認する義務があるというべきである」。

② 「①麻酔導入前にあっては、患者への問い掛けや容ぼう等の外見的特

徴の確認等、患者の状況に応じた適切な方法で、その同一性を確認する注意義務があるものというべきであるところ、上記の問い掛けに際し、患者の姓だけを呼び、更には姓にはあいさつ等を加えて呼ぶなどの方法については、患者が手術を前に極度の不安や緊張状態に陥り、あるいは病状や前投薬の影響等により意識が清明でないため、異なった姓で呼び掛けられたことに気付かず、あるいは言い間違いと考えて言及しないなどの可能性があるから、上記の呼び掛け方法が同病院における従前からの慣行であったとしても、患者の同一性の確認の手立てとして不十分であったというほかなく、患者の容ぼうその他の外見的特徴などをも併せて確認をしなかった点において、②更に麻酔導入後にあっては、外見的特徴や経食道心エコー検査の所見等から患者の同一性について疑いを持つに至ったところ、他の関係者に対しても疑問を提起し、一定程度の確認のための措置は採ったものの、確実な確認措置を採らなかった点において、過失があるというべきである。

　この点に関し、他の関係者が被告人の疑問を真しに受け止めず、そのために確実な同一性確認措置がとられなかった事情が認められ、被告人としては取り違え防止のため一応の努力はしたと評価することはできる。しかしながら、患者の同一性という最も基本的な事項に関して相当の根拠をもって疑いが生じた以上、たとえ上記事情があったとしても、なお、被告人において注意義務を尽くしたということはできないと言わざるを得ない」。

　本件では、看護婦による患者2名の搬送に端を発し、看護婦による患者取違え、さらには手術中に患者取違えの可能性に気づくも手術を続行して患者に傷害を負わせた、という因果連鎖の中で、最高裁は、麻酔科医師につき、麻酔導入前に確認の十分な手立てをとらず、麻酔導入後患者の同一性に関する疑いが生じた際に確実な確認措置をとらなかった点になお過失がある、と認定し、取違え防止のために当該麻酔科医が行った努力は、過失競合論の前に屈して、無罪をもたらす要因とはならなかった。本件の因果連鎖を整理す

ると、①当直明けの看護婦が一人で二人の患者（一人は心臓疾患、もう一人は肺疾患）を7階から3階の手術室前に（カルテを別々にして）搬送した、②3階で待機していた担当看護婦が二人の患者の名前を取り違え、患者相互の手術室および手術部位が入れ替わった、③手術室で上告人医師により患者の同一性に重大な疑問が提起されたにもかかわらず確認不十分なまま手術を続行した、④予定外部位への手術に伴い患者に傷害が発生した、という具合になる。問題は、③の因果連鎖において、本件上告人医師は、手術室において最も若い研修医であるにもかかわらず、患者の同一性に重大な疑問を投げかけ、再確認をさせている点は、重要な意味を有する。最高裁も、「この点に関し、他の関係者が被告人の疑問を真しに受け止めず、そのために確実な同一性確認措置が採られなかった事情が認められ、被告人としては取り違え防止のため一応の努力はしたと評価することはできる」と述べてはいるが、結局は、「患者の同一性という最も基本的な事項に関して相当の根拠をもって疑いが生じた以上、たとえ上記事情があったとしても、なお、被告人において注意義務を尽くしたということはできない」と厳しく結論づけている。

　しかし、上告人医師が行ったことは、取違え防止のための「一応の努力」程度の評価で済まされるのか、さらに、チーム医療とはいえ、力関係が支配する領域で、最も若い研修医にこれ以上の義務を要求できるのか、大いに疑問である。むしろ、本件では、連絡体制ないし監督体制の不備こそが問われるべきである。途中で抜け出したくても抜け出せない状況にあるチーム医療による手術の場面で、この研修医にこれ以上の義務を要求するのは、「法は不可能を強いるものではない」という基本原則および責任原理に抵触する懸念がある。過失犯において正犯が拡大されている現状に鑑みると、仮に因果関係が切れなくても、本件のような場合、厳密には共犯関係にないとはいえ、正犯から実質的に従犯へと格下げして不可罰の途を探る「過失犯からの離脱」論を採用することができるのではなかろうか。[16]これにより、「**過失競合**

16　甲斐・前掲（注7）116頁、119頁参照。

論」自体のあり方にも反省を迫る必要がある。なお、医師らの行為は同一現場でなされており、AおよびBが執刀医でCが麻酔医という相違はあれ、過失の競合というよりも、むし**ろ過失犯の共同正犯**と考えられる。

最後に、本件において「**信頼の原則**」が働く余地があったであろうか。北大電気メス事件では、電気メス器のプラグの接続という準備作業なるがゆえに、「分業」として看護婦に責任が認められ、執刀医が無罪とされたのであるが、本件では、「**患者の同一性確認**」という点で、質的に異なるものがある。これは、チーム医療とはいえ、「分業」という名目で片づけられないものである。とりわけ手術の場合、患者の同一性は、看護スタッフも医師も自ら確認しなければならない、代替を許さない項目である。したがって、この場合、「信頼の原則」は適用できない。最高裁決定でも①で暗にそれが否定されているのは、このような理由によるものと思われる。

(4) **埼玉医科大学病院抗がん剤過剰投与事件**

次に、大学病院耳鼻咽喉科において、がん患者に抗がん剤を過剰投与したため、その副作用により同人を死亡させた医療過誤について、主治医、指導医、科長の**過失の競合**が認められた事例（一審：さいたま地判平成15・3・20判タ1147号306頁、二審：東京高判平成15・12・24刑集59巻9号1582頁、上告審：最決平成17・11・15刑集59巻9号1558頁）が重要である。事実の概要は、次のとおりである。

被告人甲は埼玉医科大学総合医療センター耳鼻咽喉科科長兼教授であり、同科の医療行為全般を統括し、同科の医師を指導監督して診察、治療、手術等の業務に従事させるとともに、自らも診察、治療、手術等の業務に従事していたもの、被告人乙は同大学助手であり、甲の指導監督の下に同科における診察、治療、手術等の業務に従事していたもの、被告人丙は同センター助手であり、甲および乙の指導監督のもとに同科における診察、治療、手術等の業務に従事していたものである。ところが、同センター耳鼻科において右顎下腫瘍の摘出手術を受けたB子の疾患が悪性軟部腫瘍である滑膜肉腫と判明し、乙、丙および研修医丁の3名が医療チームを編成し同女の治療を行

うこととなり、丙が抗悪性腫瘍剤である硫酸ビンクリスチン、同シクロホスファミドおよび抗悪性腫瘍抗生物質であるアクチノマイシンDの3剤を併用する化学療法（VAC療法）を用いることとしたところ、丙は、同療法や硫酸ビンクリスチンについての文献、医薬品添付文書の精査をせず、同療法のプロトコールが週単位で記載されているのを日単位と読み間違え、2 mgを限度に週1回の間隔で投与すべき硫酸ビンクリスチンを12日間連続投与するという誤った治療計画を立て、それに従って研修医らに注射を指示し、平成12年9月27日から同年10月3日までの間、入院中の前記B子に対し、1日あたり2 mgの硫酸ビンクリスチンを7日間にわたって連日投与し、さらには、投与開始4、5日後には高度な副作用が出始めていたのに、これに対して適切な対応をとらなかった。

また、乙は、丙が乙の承認なく前記Bの治療方針等を決定できなかったものであるところ、滑膜肉腫やVAC療法の臨床経験がなく、抗がん剤の投与は患者の身体に対する高度な侵襲であるのに、B子の医療チームのリーダーとして治療を行うにあたり、臨床例、文献、医薬品添付文書等の精査検討をすることなく、丙から前記化学療法計画について承認を求められた際、その策定の経緯、検討内容（副作用に関するものを含む）の確認を怠り、漫然とその報告を受け、丙が検索したプロトコールの一例の写しを示されながら、それが週単位で記載されているのを見過ごし、丙が立てた誤った化学療法計画をそのまま承認し、以後、丙らをして、投与間隔の誤った化学療法計画に基づいて、硫酸ビンクリスチンを連日同女の体内に静脈注射させて過剰投与させたにもかかわらず、同年10月3日同女の容態をみるまでの間、同女の診察を怠り、その治療状況等を把握しなかったため、そのころまでに同女に発現していた高度な副作用を看過し、これに対して適切な対応をとらなかった。

さらに、甲は、前記丙および乙が科長である被告人甲の承認なくして前記B子の治療方針等を決定することができなかったものであるところ、自らも滑膜肉腫やVAC療法の臨床経験がなく、抗がん剤の投与は患者の身体に対する高度な侵襲であるのに、丙から前記化学療法計画について承認を求めら

れた際、その策定の経緯、検討内容（副作用に関するものを含む）の確認を怠り、前記化学療法を実施することのみの報告を受けて、前記化学療法における具体的な薬剤投与計画を確認しなかったため、それが誤ったものであることを見逃してこれを承認し、以後、丙らをして、前記薬剤の投与の誤った化学療法計画に基づいて、硫酸ビンクリスチンを連日同女の体内に静脈注射させて過剰投与させ、さらに、科長回診の際に同女のカルテ内容の確認を怠るなどした。

　その結果、B子は、同年10月7日午後1時35分ころ、硫酸ビンクリスチンの過剰投与の副作用による多臓器不全により死亡した。

　一審（前掲さいたま地判平成15・3・20）は、甲を罰金20万円、乙を罰金30万円、丙を禁錮2年執行猶予3年に処した（丙については確定）。特に甲について、次のような論理を展開した。すなわち、「主治医を監督する立場にある科長は、主治医が一定の**医療水準**を保持するように指導、監督すれば足り、部下の医師の行う具体的診療行為の全てについて、逐一具体的に確認し、監視する義務まで負うものではなく、仮に主治医が医療過誤を犯しても、その刑事責任を問われないのが原則である」。「しかしながら、本件のように難治性の極めて稀な病気に罹患した患者に対し、有効な治療方法が確立していない場合には、同様に解することはできない。このような場合には、医療行為に従事する者は、症例を検討し、適切な治療方法を選択すべきであって、この責任を放擲して主治医に全責任を負わせることは許されない。殊に本件のように、がん患者に対し、化学療法を用いる場合には、もともと抗がん剤は副作用が強く、個人差も大きく専門知識と経験が強く要求されているのであるから、尚更である。被告人甲も含め、当時、本センター耳鼻咽喉科には、滑膜肉腫の臨床経験を有する医師はおらず、当然その治療方法についても十分な知識を有していなかったのであるから、被告人甲は、自ら滑膜肉腫という病気の病態、予後、治療方法を十分検討し、主治医、指導医らにも同様の検討を行うよう指導し、治療方法を選定すべきであったのに、これを怠り、主治医である被告人丙の誤った治療計画に漫然と承諾を与え、その誤りを是

正しなかったのであるから、刑事責任を問われるべきものである」と。

　これに対して、二審（前掲東京高判平成15・12・24）は、次の理由で、甲および乙に関して破棄自判のうえ（したがって、前記事実の概要は二審による）、甲を禁錮1年執行猶予3年、乙を禁錮1年6月執行猶予3年に処した。

〔乙の過失〕

① 「先輩の医師であってチームのリーダー（指導医）である医師は、チームを指揮し、チームとしての治療方針を決定すべきものであり、通常は主治医がそれを提案し、チームリーダーがこれを承認することにより決定されるが、その際、主治医に対し、適切な治療方法を計画立案するよう指導し、適切な治療計画をチームとして採用すべき義務があり、そのためには、自らも臨床例、文献、医薬品添付文書等を精査検討し、科長や専門医等の指導助言を受けることなども必要であった。しかも、本件の疾患である滑膜肉腫及びこれに対する化学療法については、被告人乙、主治医丙らは臨床経験を有しなかったのであるから、上記のような義務はなおさらのことであった」。

② 「また、被告人乙は、チームの一員として治療医でもあったから、Bに対するVAC療法が開始された後は、自らもBの治療状況、副作用の発現状況等を確認し、自己が休暇等を取る場合には主治医の丙らからその報告をさせるなどしてBの状況を的確に把握し、副作用が発現した場合には、速やかに適切な対症療法を施して重大な結果発生を未然に防止する注意義務があることも優に肯定される」。

〔甲の過失〕

① 「大学医学部医局内における科長（教授）は、診療科のすべての患者についてその治療方針を最終的に決定する責務・権限を有しており、その意味では、個々の患者に対する治療医としての責任を有していたもので、これを単なる監督責任と呼ぶことは相当でない。また、科長回診のときには直接患者を診察し、カルテをチェックするなどし、カンファレンスにおいて個々の患者の治療方針を医局全体で検討し、最終的に科長

として決定していたものである。上記科長回診は主治医から報告を聞くだけであったとみるのは相当でない。したがって、科長は、特に、入院患者に対しては、治療医として治療方針の最終決定権者であったと認められる」。

② 「このように、難治性の極めて稀な病気に罹患した患者に対し有効な治療方法が確立していない場合であり、かつ使用する抗がん剤もその使用法を誤れば重篤な副作用が発現し、重大な結果に陥る可能性があったのであるから、このような場合、科長であり、患者に対する治療方針等の最終的な決定権者である被告人甲としては、丙の治療計画の適否を具体的に検討し、誤りがあれば直ちにこれを是正すべき注意義務を負っていたことはもとより、自らの科長回診及びカルテのチェック等により、患者であるBに対する治療状況、副作用の発現状況等を把握し、副作用が発現した場合には、速やかに適切な対症療法を施す注意義務を負っていたものと解される」。「そして、丙がVAC療法を選択したことについては、丙、被告人乙、同甲において、同療法が最善の策であることにつき十分な検討がなされた形跡は認められないが、その点は一応おくとしても、被告人甲は、丙がVAC療法を採用したいと承認を求めたときには、薬剤の具体的な投与計画を示させて、その適否を判断すべきであったことはもちろん、副作用及びこれに対する対策につき十分な理解を有しているかなどを確認し、指導すべきであったものである。……被告人甲には治療医としての責任があり、かつ、その最終決定権者であったし、そのために当然果たすべき義務であり、本件の場合にあっても、特に難きを強いるものとはいえない」。

科長教授の甲が上告したが、最高裁（前掲最決平成17・11・15）は上告を棄却し、甲について職権で次のように判断した。

① 具体的な薬剤投与計画を確認せず、誤った化学療法計画に基づいて硫酸ビンクリスチンを過剰投与させた過失

「右顎下の滑膜肉腫は、耳鼻咽喉科領域では極めてまれな症例であり、

本センターの耳鼻咽喉科においては過去に臨床実績がなく、同科に所属する医局員はもとより被告人ですら同症例を扱った経験がなかった。また、Bが選択したVAC療法についても、B、Aはもちろん、被告人も同症例を扱った経験がなかった。しかも、VAC療法に用いる硫酸ビンクリスチンには強力な細胞毒性及び神経毒性があり、使用法を誤れば重篤な副作用が発現し、重大な結果が生ずる可能性があり、現に過剰投与による死亡例も報告されていたが、被告人を始めBらは、このようなことについての十分な知識はなかった。さらに、Bは、医師として研修医の期間を含めて4年余りの経験しかなく、被告人は、本センターの耳鼻咽喉科に勤務する医師の水準から見て、平素から同人らに対して過誤防止のため適切に指導監督する必要を感じていたものである。このような事情の下では、被告人は、主治医のBや指導医のAらが抗がん剤の投与計画の立案を誤り、その結果として抗がん剤が過剰投与されるに至る事態は予見し得たものと認められる。そうすると、被告人としては、自らも臨床例、文献、医薬品添付文書等を調査検討するなどし、VAC療法の適否とその用法・用量・副作用などについて把握した上で、抗がん剤の投与計画案の内容についても踏み込んで具体的に検討し、これに誤りがあれば是正すべき注意義務があったというべきである」。「しかも、被告人は、投与計画の具体的内容を把握して上記注意義務を尽くすことは容易であったのに、これを怠り、投与計画の具体的内容を把握しその当否を検討することなく、VAC療法の選択の点のみに承認を与え、誤った投与計画を是正しなかった過失がある」。

② 高度な副作用が出た場合には、速やかに適切な対症療法を施して死傷等重大な結果の発生を未然に防止すべき注意義務を怠った過失

「チームに所属する医師らにVAC療法の経験がなく、副作用の発現及びその対応に関する十分な知識もなかったなどの前記事情の下では、被告人としては、Bらが副作用の発現の把握及び対応を誤ることにより、副作用に伴う死傷の結果を生じさせる事態をも予見し得たと認められる。

そうすると、少なくとも、被告人には、VAC療法の実施に当たり、自らもその副作用と対応方法について調査研究した上で、Bらの硫酸ビンクリスチンの副作用に関する知識を確かめ、副作用に的確に対応できるように事前に指導するとともに、懸念される副作用が発現した場合には直ちに被告人に報告するよう具体的に指示すべき注意義務があった」。

③ 「原判決の判示内容からは、上記の事前指導を含む注意義務、すなわち、主治医らに対し副作用への対応について事前に指導を行うとともに、自らも主治医等からの報告を受けるなどして副作用の発現等を的確に把握し、結果の発生を未然に防止すべき注意義務があるという趣旨のものとして判示したものと理解することができるから、原判決はその限りにおいて正当として是認することができる」。

この最高裁の論理は、従来の過失事犯の判例と比較しても実に入念であり、しかも高裁の論理を補足する点で評価できる。本件では3名の医師相互の間に実質的信頼関係がなかったことから、「信頼の原則」を使えず、したがって、最高裁が本件で監督過失の論理を安易に用いず、**過失競合論**を採用したことはやむを得ないと思われるが、**監督過失**論との線引きは、なお不明確な部分がある。両者の関係を明確化することが課題として浮上する。そして、過失競合論を過度に用いると、結果が発生した場合、大学病院等の大規模病院で関係する医療職者はすべてこの論理で有罪になりかねない懸念もある。いずれにせよ、大学病院における診療科においていわゆる主任教授ないし診療科長が回診をすることは一般化しているが、本決定により、その役割と法的意義があらためて問われているといえよう。

なお、量刑についてみると、本件でも、一審が甲を罰金20万円、乙を罰金30万円、丙を禁錮2年執行猶予3年に処した（丙は確定）のに対して、二審は、甲を禁錮1年執行猶予3年、乙を禁錮1年6月執行猶予3年に処したことからも明らかなように、刑事医療過誤事件について重罰化傾向が進んでいる。もちろん、前掲横浜市大附属病院患者取違え事件でも、一審で禁錮1年執行猶予3年であった看護師が二審において罰金50万円に軽減された例はあ

るが、同事件では、同時に、前述のように、一審で無罪であった医師が二審で有罪になっていることも看過できない。行政処分との関係も含め、これらの動向に注意を払う必要がある。

4 医療事故の届出義務と医療安全の確保

(1) 問題の所在

医師法21条は、「医師は、死体又は妊娠4月以上の死産児を検案して異状があると認めたときは、24時間以内に所轄警察署に届け出なければならない。」と規定し、違反者には50万円以下の罰金を科している（医師法33条の2）。医師法21条は、そもそも殺人罪等の死亡を伴う一般の犯罪捜査の端緒を求めて、異状死体または異状死産児を発見した場合に医師に24時間以内に所轄警察署への届出を義務づけているが、これは、死亡診断書を書くのが医師に委ねられている（同法19条2項）ことから、とりわけ犯罪と関係がありそうな異状死体を発見した場合に、医師に犯罪捜査の協力義務を課す趣旨であって、医師自らが医療上の過失によって患者の死亡を伴う事故を起こした場合にまで届け出るべきことを想定していなかったと思われる。また、24時間の時間制限は、埋葬との関係があるからである（戸籍法86条2項、墓埋法5条）。しかし、医療事故でも、現行法上は犯罪と認定されることがある以上（刑法211条1項：「業務上必要な注意を怠り、よって人を死傷させた者は、5年以下の懲役若しくは禁錮又は百万円以下の罰金に処する」）、患者が死亡した場合に医師法21条の適用を積極的に除外することは難しい。

したがって、医療事故との関係では、医師法21条の届出義務は、あくまで患者が死亡した場合に予定されている罪名、すなわち、業務上過失致死罪に限定されるのであり、業務上過失傷害罪にとどまる場合には、同条の適用はない。もっとも、医療事故との関係で医師法21条が適用されることは、従来あまり多くなかった。

他方、憲法38条1項は、「自己に不利益な供述の強要」を禁止するので（これを「自己負罪拒否特権」という）、医師法21条と衝突する。両者をいかに

して調和させるか。憲法上の基本的人権にかかわるだけに、難しい問題である。そして、医療事故（死亡事故以外を含む）の届出義務の範囲はどこまでか、誰が、いつ、どこに、どのように届け出るのか、ということが問題となる。後者は、医療事故防止と被害者救済の問題を内包している。加えて、医師法21条で規定された「**異状**」とは何を意味するかは、必ずしも明確ではないため、**罪刑法定主義**違反という点も含め、解釈論上争いがある。ところが、後述のように、いわゆる都立広尾病院事件において、一定の方向性が示されることになった。

(2) 都立広尾病院事件

そこで、次に、判例の動向を分析しよう。医師法21条の届出義務違反に関する判例は、3件あるが、明治39年の医師法施行規則9条の届出義務違反に関する判例1件を加えると、4件となる。ここでは、1999年に起きた注目度の高い都立広尾病院事件を取り上げてみよう。医師法21条およびその違反に対する処罰規定である同法33条の2の存在が広く自覚されたのは、まさに本件が契機となったのであり、また、同年に起きた横浜市大病院患者取違え事件ともども、本件は、日本における病院のリスクマネジメント論議の契機となったのである。事案の概要は、次のようなものであった。

1999年（平成11年）2月11日（祝日）の午前8時15分ころ、都立広尾病院の看護婦Aは、慢性関節リウマチ治療のため左中指滑膜切除手術を受けた入院患者C子に、主治医Yの指示で同病棟処置室においてヘパリンナトリウム生理食塩水を準備するにあたり、冷凍庫から注射筒部分に黒マジックで「ヘパ生」と記載されたヘパリンナトリウム生理食塩水10ml入りの無色透明の注射器を1本取り出して処置台に置き、続いて、他の入院患者D子に対して使用する消毒液ヒビテングルコネート液を準備するため、無色透明の注射器を使用して容器から消毒液ヒビテングルコネート液10mlを吸い取り、この注射器を先のヘパリンナトリウム生理食塩水入りの注射器と並べて処置

---

17 詳細については、甲斐・前掲（注7）271頁以下参照。

台に置いた後、同ヘパリンナトリウム生理食塩水入りの注射器の注射筒部分に黒色マジックで書かれた「ヘパ生」という記載を確認することなく、漫然とこれを消毒液ヒビテングルコネート液入りの注射器であると誤信して、黒色マジックで「D子様洗浄用ヒビグル」と手書きしたメモ紙をセロテープで貼り付けた。他方、もう1本の消毒液ヒビテングルコネート液入りの注射器をヘパリンナトリウム生理食塩水入りの注射器であると誤信して、これを抗生剤と共にC子の病室に持参し、午前8時30分ころ、同患者に対して点滴器具を使って抗生剤の静脈注射を開始するとともに、消毒液ヒビテングルコネート液入りの注射器を同患者の床頭台に置いた。また、同看護婦Bは、午前9時ころ、C子から抗生剤の点滴が終了した旨の合図を受けて同患者の病室に赴き、同患者の床頭台に置かれていた注射器にはヘパリンナトリウム生理食塩水が入っているものと軽信し、漫然と同注射器内に入っていた消毒液ヒビテングルコネート液を〔いわゆるヘパロックをして〕同患者に点滴した。その結果、患者の容態が急変し、患者C子を同日午前10時44分に急性肺栓塞症による右室不全により死亡させた。

　上記事実について、AとBが業務上過失致死罪で起訴され、Aは禁錮1年執行猶予3年、Bは禁錮8月執行猶予3年に処せられた（東京地判平成12・12・27判時1771号168頁）。この看護過誤による死亡についての両名の法的責任は免れがたい。問題は、この死亡事故の届出をめぐる対応にあった。C子の死後、Y医師は、親族に対して、死亡原因が不明であるとして、その解明のために病理解剖の了承を求め、親族からは、C子の急変の原因として誤薬投与の可能性について質問があったが、Y医師は、「わからない」と答え、看護婦による誤薬投与の可能性を伝えないまま、親族から病理解剖の了承を得た。X院長は、同日は祝日だったこともあり、同日夜8時ころ、患者C子死亡の報告を受け、翌2月12日朝8時ころ、Y医師からも報告を受け、Y医師がC子の死体を検案した際、看護婦の上記過誤に起因して、同死体の右腕の血管部分が顕著に変色するなどの異状を認めたので、午前8時30分からの病院の対策会議を開き、「明白な医療過誤だからすぐに警察に届

け出る」との結論に至った。ところが、同日午前9時ころ、その結果を監督官庁である東京都衛生局事業部に相談したところ、同事業部でも困惑があったものの、同部の担当職員E参事官が病院に対し、「今からそちらに行くから、それまで待っていてください」というので、同病院でも同日午前9時40分ころ対策会議を再開し、同職員が到着するまで、所轄の警視庁渋谷警察署にその旨の届出をせずに待つことに決定した。結局、E参事官が病院に到着したのは、同日午前11時過ぎころであり、医療事故が発生してから24時間を大幅に過ぎてしまった。その間に、X院長は、主治医Yと共謀して死亡診断書を改ざんし、死因を「病死」と記載し、遺族にもそのように説明した。

上記事実に関して、主治医Yは、東京簡略平成12・6・19で、医師法21条・33条違反の罪で罰金2万円に処されたが[18]、共謀共同正犯に問われた東京都職員のE参事官については、「被告人のいうところの警察への届出とは、広尾病院における誤薬投与の医療過誤（業務上過失致死罪）の刑事訴訟法239条の告発を意識したものと認められるものの、医師法21条にいう死体を検案して異状を認めた医師の24時間以内の警察への届出を意識したものと認められないから、被告人が医師法21条違反という身分犯罪を共謀する認識を有していたと認めるには合理的な疑いを容れる余地があるというべきである」として無罪とされた（東京地判平成13・8・30判時1771号156頁）[19]。

他方、X院長は、別途、医師法21条・33条の異状死体届出義務違反の罪のほか、刑法155条1項・156条・158条1項の虚偽死亡診断書作成罪・虚偽死亡証明書作成罪・虚偽有印公文書作成罪・同行使罪にも問われ、懲役1年執行猶予3年、罰金2万円に処せられたが、ここでは、医師法21条・33条違反に限定したい。

まず、一審（東京地判平成13・8・30）は、次のように述べた。「Y医師は、C子の死体を検案して異状があると認めた医師として、警察への届出義務を有するものであるが、対策会議において、警察に届け出るか否かについては、

---

[18] 飯田英男『刑事医療過誤II〔増補版〕』（判例タイムズ社、2007年）68頁。

[19] 飯田・前掲（注18）59頁。

F副院長が医師法の話をしていたのを聞いており、本件が看護婦の絡んだ医療過誤であるので、個人的に届け出ようとは思わず、広尾病院としての対処に委ねており、被告人も、この点については、対策会議を招集して協議し、広尾病院として対処することとし、誤薬投与の可能性を熟知しながら、F副院長の『医師法の規定からしても、事故の疑いがあるのなら、届け出るべきでしょう。』との発言を始め、他の出席者も『やはり、仕方がないですね。警察に届け出ましょう。』との意見を表明したことから、医師法の規定を意識した上での警察への届出を決定しながら、病院事業部から『これまで都立病院から警察に事故の届け出をしたことがないし、詳しい事情も分からないから、今からすぐに職員を病院の方に行かせる。』旨の連絡を受けて、被告人を始めとする対策会議の出席者は、最終結論は、病院事業部の職員が広尾病院に来てから直接その話を聞いて決めることとし、それまで警察への届け出は保留することに決定することによって、医師法21条にいう24時間以内に警察に届出をしなかったことが認められるのであるから、被告人は、死体を検案して異状があると認めたY医師らと共謀して、医師法21条違反の罪を犯したものと認めるのが相当である」。

一審判決は、特段、新しいことをいっているわけではない。これに対して、二審（東京高判平成15・5・19判タ1153号99頁）は、量刑こそ同じであったが、異状を認めた時点について一部新たな事実認定をして原判決を破棄自判し、しかも、医師法21条の「検案」について、次のように重要な2点に言及した。第1に、「医師法21条にいう死体の『検案』とは、医師が、死亡した者が診療中の患者であったか否かを問わず、死因を判定するためにその死体の外表を検査することをいい、医師が、死亡した者が診療中の患者であったことから、死亡診断書を交付すべき場合であると判断した場合であっても、死体を検案して異状があると認めたときは、医師法21条に定める届出義務が生じるものと解すべきである」し、「このように解釈して同条を適用することが憲法31条〔筆者注：罪刑法定主義〕に違反することもないというべきである」。第2に、「医師法21条が要求しているのは、異状死体等があったことのみの

第6章　医事刑法

届出であり、それ以上の報告を求めるものではないから、診療中の患者が死亡した場合であっても、何ら自己に不利益な供述を強要するものでなく、その届出義務を課することが憲法38条1項に違反することにはならない」。

このように、二審判決は、医療事故との関係で「検案」の定義に踏み込んだ点、および医師法21条は届出のみ要求しており、それ以上の報告を求めていないと明言している点で、新たな視座を提供した。しかし、本判決に対しては、「死亡診断書」と「死亡検案書」を峻別していないという批判も加えられている。[20]

そして、これらの点は、同条の合憲性の有無を含め、最高裁まで争われたが、最高裁は、上告棄却としたうえ、同条を合憲と判断し、有罪の理由を大要次のように述べた（最判平成16・4・13刑集58巻4号247頁）。

① 「医師法21条にいう死体の『検案』とは、医師が死因等を判定するために死体の外表を検査することをいい、当該死体が自己の診療していた患者のものであるか否かを問わないと解するのが相当であり、これと同旨の原判断は正当として是認できる」。

② 「本件届出義務は、警察官が犯罪捜査の端緒を得ることを容易にするほか、場合によっては、警察官が緊急に被害の拡大防止を講ずるなどして社会防衛を図ることを可能にする役割をも担った行政手続上の義務と解される。そして、異状死体は、人の死亡を伴う重い犯罪にかかわる可能性があるものであるから、上記のいずれの役割においても本件届出義務の公益上の必要性は高いというべきである。他方、憲法38条1項の法意は、何人も自己が刑事上の責任を問われるおそれのある事項について供述を強要されないことを保障したものと解されるところ（最高裁昭和27年（あ）第838号同32年2月20日大法廷判決・刑集11巻2号802頁参照）、本件届出義務は、医師が、死体を検案して死因等に異状があると認めたときは、そのことを警察署に届け出るものであって、これにより、

---

[20] 田中圭二「医師の届出義務違反の罪の規定（医師法21条・33条）と罪刑法定主義」法と政治53巻1号71頁以下（2002年）。

届出人と死体とのかかわり等、犯罪行為を構成する事項の供述までも強制されるものではない。また、医師免許は、人の生命を直接左右する診療行為を行う資格を付与するとともに、それに伴う社会的責務を課するものである。このような本件届出義務の性質、内容・程度及び医師という資格の特質と、本件届出義務に関する前記のような公益上の高度な必要性に照らすと、医師が、同義務の履行により、捜査機関に対し自己の犯罪が発覚する端緒を与えることにもなり得るなどの点で、一定の不利益を負う可能性があっても、それは、医師免許に付随する合理的根拠のある負担として許容されるものというべきである」。

③ 「死体を検案して異状を認めた医師は、自己がその死因等につき診療行為における業務上過失致死等の罪責を問われるおそれがある場合にも、本件届出義務を負うとすることは、憲法38条1項に違反するものではないと解するのが相当である」。

要するに、「医師免許に付随する合理的根拠のある負担」、特に「公益」、すなわち、犯罪にかかわるおそれがある場合に、国家の義務としての真実解明義務が刑事訴訟法の任務のひとつとされており（刑訴法1条）、したがって医師法21条もそれとの関係で死亡原因を解明することと関係するというわけである。しかし、「社会防衛」という観点を出すのは過剰と思われるし、また、学説からは、単純に犯罪捜査の公益上の高さを根拠にして自己負罪拒否特権を比較衡量論で制限する論理には、憲法38条1項違反（適用違憲）等の批判が根強い。また、「医師免許に伴う『社会的責務』」についても論拠は不十分である。そこで、工夫のある解釈として、「都立広尾病院事件判決は、いわゆる公益上の必要性との衡量による自己負罪拒否特権の制約論を採ったものではなく、あくまで、届出義務を果たさなかったことに対する処罰が問題となった事案において、届出を義務付けることを正当化したものに過ぎない、つまり、自己の犯罪が発覚する端緒を与えることになるなどの不利益を負う可能性は、医師免許に付随する合理的根拠のある負担として許容されるとしてはいるが、それは、届出義務が果たされた場合に、のちの刑事訴追に

おいてその届出に基づいて獲得された証拠を用いて医師を処罰することが許されるか、という問題について判断を示したものではない」のであって、「届出義務が果たされた場合、のちの刑事手続においては、一定の範囲で証拠排除が必要とされることになる、と考えるべきことになろう」という見解も出されている[21]。私見では、犯罪捜査以外の説得力ある「公益」を模索するとすれば、類似の医療事故防止のために、当該医療事故の原因を患者が国民として憲法上「知る権利」を有するという観点を加味するほかないように思われる。さらに掘り下げると、このように解釈に齟齬がある以上、現行法では限界があり、後述のように、同条の法改正が必要であると思われる。

なお、最高裁が、「医師法21条にいう死体の『検案』とは、医師が死因等を判定するために死体の外表を検査すること」と定義したことは、これを形式論理的に読むと、外表検査から窺い知れない所見は「異状死」から除外される懸念がある。この点は、再考の余地があるかもしれない。

(3) 今後の課題

以上の動向を踏まえて、医療事故の届出義務と医師法21条の改正案について述べておこう[22]。医療事故には、患者が死亡した場合もあるし、重度の障害ないし後遺症が残る場合、さらには軽微な傷害で済んだ場合など、さまざまな場合がある。いったい届出義務を議論する場合に、どこまでを射程に入れるべきであろうか。医師法21条は、あくまでも医師が死体を検案して異状があると認めた場合の届出義務であるから、医療事故との関係では、患者が死亡した場合が前提となる。重い傷害を負った場合は、除外されている。そのことを踏まえて医師法21条の問題点を医療事故と関連づけて整理すると、誰が、いつ、どこに、どのように届け出るのか、ということが問題となる。

まず第1に、患者が明らかな医療過誤で死亡すれば、医師には同条に基づき、24時間以内に所轄警察署への届出義務が発生する。その場合、当該患者の死体は「**異状死体**」と考えられるからである。しかし、そもそも「**異状**」

---

21 小川佳樹「医療事故と医師の届出義務」刑事法ジャーナル3号46頁（2006年）。
22 詳細については、甲斐・前掲（注7）285頁以下参照。

とは何かが必ずしも明確でない点が問題となる。医療事故との関係では、「過失」という極めて難解な判断が絡むだけに、一般の医師が「異状」かどうかの判断をすることは難しい場合がある。何より、因果関係を認定しがたい場合があるし（たとえば、感染死や特異体質に伴うショック死の場合等）、人為的ミスなのか判然としない場合がある。「異状の疑いがある」という範疇まで広げれば、確かに罪刑法定主義に抵触する懸念がある。

　日本法医学会は、1994年（平成6年）に「『異状』死ガイドライン」を公表し、「基本的には、病気になり診断をうけつつ、診断されているその病気で死亡すること」を「普通の死」と呼び、それ以外をすべて「異状」死と呼んで、さらに5分類（①外因による死亡、②外因による傷害の続発性あるいは後遺障害による死亡、③①または②の疑いがあるもの、④診療行為に関連した予期しない死亡またはその疑いのあるもの、⑤死因が明らかでない死体）しているが、必ずしも医療事故の問題を明確に射程に入れたものでないだけに、なお不明確である。したがって、立法論的には、より明確な規定を置くか、さらには、そもそも届出義務自体を刑罰で担保すべき事項から除外する方策も考えておく余地がある。これに対して、**日本外科学会ガイドライン**（2002年（平成14年）7月）は、事故の届出を死亡以外でも広く義務づける見解を示した。しかし、死亡以外の場合にも警察への届出義務を強制することは、ますますもって憲法38条1項の「不利益な供述強要の禁止」規定に違反することとなる。

　第2に、誰が所轄警察署に届け出るべきかについても、判然としない部分がある。個人経営の診療所ないしクリニックであれば、もちろん当該医師自身であるが、都立広尾病院事件のように、大きな病院になると、**看護過誤**で死亡事故が発生した場合、死亡確認をした当該医師が単独で届け出るべきか、当該病院長が届け出るべきか。組織的対応ということであれば、後者であろうが、死因をめぐり意見が分かれた場合、問題となる。

　医師法21条の条文を素直に読む限り、行為主体は、「死体又は妊娠4月以上の死産児を検案し」た医師であり、したがって、小さな診療所・クリニックではおそらく医師が単独でも届け出なければならい場合もあろう。しかし、

とりわけ組織的対応をせざるを得ない大規模ないし中規模の病院の場合には、「異状」が判明した時点で、原則として病院長の責任の下に届出体制を確立すべきである。なぜなら、チーム医療のように、多くのスタッフがかかわらざるを得ず、したがって事故原因解明が複雑な場合がありうるからである。そのためには、管理者を中心としたスムーズな院内連絡体制が整備されておかなければならない。

　第3に、これと関連して、医師法21条の届出時間制限は24時間であることから、「時間との闘い」が予想されるケースもありうる。もちろん、そのような事態は想定されることから、普段から対応を組織として準備しておくべきである。しかし、刑事法的観点から検討すると、24時間以内の届出義務違反を常に犯罪とするには厳しすぎるように思われる。「異状」性の評価が分かれることもありうるので、この点でも、24時間の起算時点を「異状と判明した時点」に修正するなど、立法論的に再検討すべきである。

　第4に、死亡事故に至らない医療事故についてはどのように考えるべきであろうか。この場合は、少なくとも医師法21条の管轄外であるので、所轄警察署に届け出る義務はない。しかし、国公立病院であれば、刑事訴訟法239条2項が、「官吏又は公吏は、その職務を行うことにより犯罪があると思料するときは、告発をしなければならない」と規定しているので、死亡事故でなくても、医療過誤により重大な傷害が発生した場合には書面または口頭で検察官または司法警察員に告発しなければならない（刑訴法241条1項。ただし違反に対して刑罰はない）。また、医療法5条2項は、刑罰による担保はないものの、都道府県知事、地域保健法5条1項の規定に基づく政令で定める市の市長または特別区の区長に対して、「必要があると認めるときは、前項に規定する医師、歯科医師、又は助産婦に対し、必要な報告を命じ、又は検査のため診療録、助産録その他の帳簿書類を提出させることができる」と規定しているので、行政法レベルであれば都道府県単位で医療事故の報告義務を課すことができる。したがって、警察以外に届出機関を設けておく必要がある。

第5に、届出をめぐる真の問題は、それが、医療事故防止と被害者救済に役立つのでなければ、それこそ医師に不利益な供述を強要することになり、制度全体が歪曲されることになる。それでは、いったいどうすればよいであろうか。

　この問題は、最終的に医療事故防止に結びつかなければ意味がない。ここで取り上げた**医療事故届出制度**とセットで検討し、実践していけば、医療事故防止に一定の効果が期待できるように思われる。もちろん、事故の届出と刑事免責制度の導入の可否等の課題はなお残る。現在、第三者機関への届出制度が法制化の方向で進んでいるが、医療という場を考えると、医療事故への刑事法的介入が医療安全に結びつくものでなければならない。そのためには、原因解明、責任の明確化、事故防止、被害者の早期救済といった視点を考慮しつつ、民事事件も含めたトータルな医療事故の適正処理の途を模索し続ける必要がある。その際、医事審判制度の構築に加え、訴追・処罰対象を、①経験のない難しい治療・手術の無謀な強行、②情報収集（患者情報、リスク・ベネフィット）への著しい怠慢、③安全性を犠牲にして功名心・営利心を優先する治療・手術の無謀な強行、といった「重大な過失」に限定する方向で考えるべきものと思われる。[23]

23　甲斐・前掲（注7）285頁以下参照。

V　薬害と刑法

1　問題の所在

　未曾有の薬害事件となった**エイズ事件**は、(旧)**ミドリ十字ルート**一審判決（大阪地判平成12・2・24判タ1042号94頁）および二審判決（大阪高判平成14・8・21判時1804号146頁）、A元副学長に関する**帝京大ルート**一審判決（東京地判平成13・3・28判タ1076号96頁）、そしてM元生物製剤課長に関する(旧)**厚生省ルート**一審判決（東京地判平成13・9・28判タ1097号84頁）、二審判決（東京高判平成17・3・25刑集62巻4号1187頁）、および上告審決定（最決平成20・3・3刑集62巻4号567頁）が出され、各方面で大きな関心を呼んでいる。そこで問われているのは、**製薬会社**の幹部による**非加熱製剤**の販売中止・回収措置の懈怠の過失、第一線に立つ権限ある専門医による非加熱製剤使用をめぐる**過失**、そして薬剤の認可・使用に関する監督官庁である(旧)厚生省の権限ある**行政官の不作為**の過失である。まさにこれらは、薬害の構図全体が刑事事件としてどのように裁かれるか、という重要な問題を提起しており、医事法的観点からも、この3ルート判決を分析・検討しておくことは重要であると思われる。以下、それぞれの判例の意義と問題点について簡潔に述べることとする。

2　帝京大ルート

　まず、A医師が無罪となった帝京大ルート判決について述べよう。[24]
　第1に、**業務上過失致死罪**の実行行為性について。A医師の地位は、帝京大学病院内科医長であると同時に血液研究室主宰者であり、旧厚生省のエイズ研究班の班長であったし、実質的権限もあったが、判決もこの点に注目し

24　詳細については、甲斐・前掲（注7）133頁以下参照。

て、このような責任者の立場を通じ、同病院「第一内科における血友病患者の基本的治療方針を決定していた行為は、『人が社会生活上の地位に基づき反復継続して行う行為』であり、かつ『他人の生命身体に危害を加える虞あるもの』であったことは、明らかであ」る、と認定した。Ａ医師の本件における一連の行為は、業務上過失致死罪の実行行為の適格性を有するものといえる。

　第２に、**結果回避可能性**および**結果回避義務**と比較衡量について。判決は、「治療上の効能、効果が優ると認められるときは、適切な医療行為として成り立ち得ると考えられる。このような場合、仮に当該医療行為によって悪しき結果が発生し、かつ、その結果が発生することの**予見可能性**自体は肯定されるとしても、直ちに刑法上の過失責任が課せられるものではない。医療行為の刑事責任を検討するに当たっては、この種の利益衡量が必要となることは否定し得ないものと考えられるところであ」る、として、外国由来の非加熱製剤を投与することに伴う「治療上の効能、効果」と「エイズの危険性」との比較衡量をする。そして、「こうした医療行為の選択の判断を評価するには、通常の医師であれば誰もがこう考えるであろうという判断を違えた場合などには、その誤りが法律上も指弾されることになるであろうが、利益衡量が微妙であっていずれの選択も誤りとはいえないというケースが存在すること（医療行為の裁量性）も、また否定できない」と説く。しかし、本件の場合、生命に対する危険性が相当程度明らかになっていると思われるので、非加熱製剤の継続投与とクリオ製剤の使用との利益衡量はそれほど微妙であったか、疑問である。

　また、結果回避可能性については、「帝京大学病院のみがクリオ転換をし、他の医療施設は従来どおり外国由来の非加熱製剤を継続するということが現実的にあり得たと考えられるか」疑問である、とする。そして、「本件において被告人に過失が認められるのは、通常の血友病専門医……が本件当時の被告人の立場に置かれていれば、**血友病患者**の通常の出血に対しては当然に外国由来の非加熱製剤の投与を中止してクリオ製剤等の代替治療に切り替え

たであろうと認められる場合である」とも述べる。しかし、これは論理の飛躍である。まずは同病院でできること（非加熱製剤の投与の中止）を行うべきであり、眼前の患者の安全確保を行うべきである。Ａ医師と**血友病専門医**とを同列に置いて**医療水準論・注意義務論**を展開することは、問題であるように思われる。判決の論理は**新過失論**に依拠しており、これを支持する見解もあるが、[25]私のように**旧過失論**の立場からは、この論理に疑問が湧くのは当然として、新過失論からも疑問がありうるのではないか。本件では、「医療水準」よりもむしろ外国事情を含む「医学水準」をこそ考慮すべきである。

　第３に、**予見可能性判断**について。判決は、ギャロ博士をはじめとする多くの医学者の見解を批判的に詳細に検討し、「そもそも、ある医師が一定の考えを得たからといって、それが医学界一般に受け入れられる前に、あるいは医学界の反応がむしろ否定的である間に、自らはその考えを前提として行動すべきであるとして結果予見可能性の前提となるか（本件でいえば、帝京大一号症例がエイズであるかどうかについて、自身はエイズであると主張したものの、他の医師から反対されていたという場合に、その症例がエイズであると認識していたのだから、それに基づいて行動すべきだったとされるか）も、一つの問題である」と指摘し、さらに、「非加熱製剤の投与によって、血友病患者をHIVに感染させる可能性（危険性）は予見し得たといえるが、それが『高い確率』であったとは客観的に認め難いし、HIV感染者について『その多く』がエイズを発症するということは、現在の知見においてはそのように認められようが、本件当時においてそのような結果を予見することが可能であったとは認められない（これに対し、エイズを発症した場合にその多くが死亡に至ることは客観的にも予見可能であったし、被告人も現に予見していたものと認められる。）」と述べる。しかし、一方で結果に対して「予見可能性がある」と認めながら、他方でその「程度が低い」という理由に、論理的整合性はあるであろうか。ここで用いられている「危険性の認識」と「危険の程

---

[25] 井田良「薬害エイズ帝京大学病院第一審無罪判決をめぐって」ジュリ1204号26頁以下（2001年）。

度」、さらには予見の「可能性」という概念には、問題があるように思われる。[26]本件は、刑法学で議論される「認識ある過失」の事案であり、A医師が行為時点で有していた情報と知見を根拠に過失責任を問う余地があるといえよう。

なお、本件は控訴中であったが、被告人の病状を考慮して、しばらく公判停止状態が続き、2005年（平成17年）4月26日に被告人が死亡したことにより、公訴が棄却された。

3 （旧）ミドリ十字ルート

(1) （旧）ミドリ十字ルート一審判決

次に、（旧）ミドリ十字代表取締役社長A、同社代表取締役副社長兼研究本部長Bおよび同社代表取締役専務兼製造本部長Cの過失責任が認定された大阪地裁判決（Aは禁錮2年、Bは禁錮1年6月、Cは禁錮1年4月の各実刑）を取り上げてみよう。

判決は、第1に、「加熱クリスマシンHTの販売が開始された昭和61年1月10日の時点においては、HIVが血液製剤等を介して持続感染し、発病までの潜伏期間が長期にわたり、いったん発病した後の死亡率が高いことなど、HIVのウイルスとしての性質の概要は、既に相当程度明らかになっていた」とし、米国においてのみならず、「我が国においても、医学研究者らにより血友病患者の中に多数のHIV感染者が存在することが指摘され、厚生省AIDS調査委員会が昭和60年5月に日本人血友病患者3名をエイズ患者と認定公表するなど、米国で採取された血しょうを原料とする非加熱血液製剤を使用した血友病患者の中にエイズ発症者が確認されたのであり、その上で、厚生省がその対策として加熱処理した凝固因子製剤の導入を図り、まず第VIII因子製剤について、次いで第IX因子製剤についても早急に承認を与えたのであるから、被告人らにおいて、非加熱クリスマシンを投与された患者らが

26　詳細については、甲斐・前掲（注7）145頁以下参照。

HIVに感染し、エイズを発症するということの危険性を認識することは可能であった」と認定する。そして、「加熱クリスマシンHTの販売が開始された時点において、非加熱クリスマシンの販売を継続し、また、販売済みの非加熱クリスマシンを放置すれば、その投与により患者らにHIVを感染させ、**エイズ発症**により死亡させる危険性があることを予見することができたことは明らかである」とも認定した。この点は肯定せざるを得ないであろう。

第2に、むしろ理論的に興味深いのは、「被告人らが、加熱クリスマシンHTの販売後は、非加熱クリスマシンの販売を中止し、販売済みの非加熱クリスマシンの回収措置を採ることにより、その後のHIV感染の結果を回避させることは、可能であった」、「すなわち、被告人Aが、代表取締役社長として、常務会に諮るなどして、販売中止、回収の措置を実行し、あるいは、被告人Bが、代表取締役副社長兼研究本部長として、常務会等において、販売中止等の措置を採ることを提言するとともに、被告人Aにその旨を進言し、被告人Cが、代表取締役専務兼製造本部長として、販売中止等の措置を採ることを提言すれば、それぞれの社内における地位や職責に照らし、販売中止、回収が実現する可能性は極めて高く、本件被害の発生を未然に防止することが可能であったと認めることができる」と述べて被告人らの注意義務違反を認めている点である。従来、日本では、ホテル・デパート火災等で企業のトップ幹部に刑事責任を問うことはあったが、本件のような場合に、社長Aについて「非加熱クリスマシンの販売を中止し、販売済みの非加熱クリスマシンの回収措置を採る」べき注意義務、あるいはBおよびCについてAへのその旨の進言義務を根拠にして製造物に関する過失責任を認めたケースはあまりなかった。販売中止は結果との因果関係の認定（したがって注意義務として設定すること）も容易であろうが、回収については、刑法上の因果関係の確定が困難な場合も多く、ましてやそれを刑法上の注意義務とするのは、ドイツでも議論が分かれているように、なお検討を要する。進言義務についても同様である。なお、被告人らは、量刑を争って控訴した。

(2) (旧) ミドリ十字ルート二審判決

　二審は、量刑に配慮して原判決を破棄し、甲を禁錮１年６月に、乙を禁錮１年２月に処した（なお、丙は一審判決後に死亡したため、公訴棄却）。その**過失認定**の論理は、次のようなものであった。

　まず、両者の実行行為主体性について、「被告人Ａは、血液製剤等の医薬品の製造販売等を業とするミドリ十字の代表取締役社長として、同社の業務全般にわたる重要な案件について協議し決定する機関である常務会と経営会議を主宰し、営業方針等について報告を受けるなど同社の業務全般を統括していたもの、被告人Ｂは、同社の代表取締役副社長兼研究本部長として、常務会等を構成して同社の意思決定に参画し、被告人Ａを補佐して同社の業務全般に関与すると共に、エイズと血液製剤との関わりについての情報収集等の調査を含む医薬品の研究に関する業務を統括していたものであり、いずれも同社の医薬品の製造販売に伴う危険の発生を未然に防止すべき地位にあった」と認定している。

　続いて、予見可能性および注意義務について、「被告人らは、加熱クリスマシンＨＴの販売開始時点において、濃縮血液凝固第Ⅸ因子製剤の加熱化がこれによって状況を決定的に変化させた極めて重要な意義を有するエイズ対策であって、非加熱クリスマシンの販売を継続し、また、医療機関等に販売済みの非加熱クリスマシンを放置すれば、その投与により患者らをエイズウイルスに感染させ、エイズ発症により死亡させる危険性があることを予見することができ、かつ、血友病等の治療のため非加熱クリスマシンを販売することも販売済みの非加熱クリスマシンを留め置くこともその必要がなかったのであるから、直ちに非加熱クリスマシンの販売を中止するとともに、販売済みの非加熱クリスマシンの回収措置を取るべき業務上の注意義務があった」と判示する。そして、「被告人Ａは、代表取締役社長として、常務会に諮るなどして、販売中止、回収の措置を実行すべき義務があり、被告人Ｂは、代表取締役副社長兼研究本部長として、常務会等において、販売中止等の措置を取ることを提言するとともに、被告人甲にその旨を進言すべき義務

があった。ところが、被告人両名は、いずれもこの義務を怠り、加熱クリスマシンHTの販売後も引き続き非加熱クリスマシンを販売するとの営業方針を常務会等で了承し、その後も、非加熱クリスマシンの販売を継続するとともに、販売済みの非加熱クリスマシンを回収する措置を採らないという過失を犯したものである」と断定する。これは、一審判決の論理と同様である。

なお、**量刑判断**では、一審判決後の事情を考慮し、原判決の各量刑は、その刑期の点で重きに失すると述べ、刑を減軽した。

(3) 薬害と製薬会社幹部の刑事責任

本件において弁護人は、一貫して無罪を争わず、量刑のみを争ったが、むしろ、解釈論としては、本件のような薬害において製薬会社の幹部にいかなる論拠で過失責任を負わせることができるのか、という点が問題となる。[27]

まず第1に、実行行為者たる地位にある者の確定について検討しよう。一審も二審も、血液製剤等の医薬品製造販売を業とするミドリ十字の代表取締役社長Aについて、同社の業務全般にわたる重要な案件について協議し決定する機関である常務会経営会議を主宰し、営業方針、副作用の発生とその対応等の業務全般について報告を受けるなど同社の業務全般を統括していたとして、実行行為者の資格を認め、また、Bについては、同社代表取締役副社長兼研究本部長として、常務会等を構成して同社の意思決定に参画し、Aを補佐して同社の業務全般を統括するとともに、エイズと血液製剤とのかかわりについての情報収集等の調査を含む医薬品の研究に関する業務全般を統括していたとして、やはり実行行為者の資格を認めた。さらに、Cは、一審後に死亡したこともあり、一審だけの判断ではあるが、同社代表取締役専務兼製造本部長として、常務会等を構成して同社の意思決定に参画するとともに、医薬品の製造業務全般を統括していたとして、やはり実行行為者の資格を認めた。すなわち、いずれも同社の医薬品の製造販売に伴う危険の発生を未然に防止すべき地位にあったと判断された。「販売を継続するとともに」

---

27 詳細は、甲斐・前掲（注7）154頁以下参照。

「回収措置を採らないという過失を犯した」とする判決の論理からは、本件においてこれら幹部の行為が作為なのか不作為なのか、判然としない。本件では、A、B、Cらが常務会の中心メンバーであり、しかも非加熱製剤投与の危険性が明確になった時点以降も、実質的権限をもって「販売継続」の実質的意思決定をしていたのであるから、むしろ明確に作為性を前面に出した理論構成をとるべき事案のように思われる。もっとも、一審および二審判決が、「回収措置不実施」という不作為をも過失行為としてとらえ、過失の併存という論理をとった可能性も否定できない。この点を明示すべきであったと思われる。

第2に、因果関係については、本件では争われていない。上記「販売継続」の意思決定に基づき、日本商事に非加熱製剤を販売させ、大阪医科大附属病院で医師をして投与させ、患者をHIVに感染させ、そして発症後に死亡させたことは、因果関係を肯定するに十分な連鎖といえる。

第3に、結果発生の予見可能性についても、上記事実からして、非加熱製剤投与が具体的危険を有することが一般に認識されていた時点以降の「販売継続」の意思決定に際して、具体的に十分に肯定することができる。

第4に、むしろ重要な点は、両判決が注意義務内容として、製薬会社に対して**販売中止義務**のみならず、販売済み**製品の回収義務**を認めた点にある。これは、刑事製造物責任との関連で理論的に入念に検討しておくべき課題である。[28]

4 (旧)厚生省ルート

(1) (旧)厚生省ルート一審判決

最後に、M(元)生物製剤課長に関する(旧)厚生省ルートの判決を取り上げよう。本判決は、A医師にかかわる第1の公訴事実と(旧)ミドリ十字ルートにかかわる第2の公訴事実を内容として含む。

---

28 詳細については、甲斐・前掲(注7) 161頁以下参照。

まず、A医師にかかわる第1の公訴事実について、判決は、裁判官の構成が同様であったこともあって、前提となる事実の認定を帝京大ルート判決と同様に行い、こうした当時の実情の下では、血友病治療の経験もない行政官にすぎない被告人が、例のない治療方針を血友病治療医に実施させるべき注意義務があったなどとはとうてい認められない、として過失責任を否定した。論理については、帝京大ルート判決の部分で述べたような問題点がここでも当てはまると考えられるが、医療現場の責任者に判断の一義的な責任があると考えるべきであり、M（元）課長にA医師に対する監督者としての刑事責任を負わせるのは困難であるように思われる。

　次に、（旧）ミドリ十字ルートにかかわる第2の公訴事実については、当時は本件非加熱製剤第IX因子製剤に比して、エイズに対する安全性においてはるかに優り、その結果として有用性においても有意に優っていた加熱第IX因子製剤等が、現実にわが国の必要量全体を賄える程度に存在しており、そのことは被告人においても現に認識しまたは容易に認識可能であったという前提から出発する。そして、製薬会社には販売する薬剤の安全性を確保すべき一次的な義務があり、医師には自らが処方する薬剤の安全性に関する情報を十分に収集しておくことが望まれるが、①本件において問題となったのは、血液製剤へのエイズ原因ウイルスレベルで生じていたこと、②しかも、本件では、原料の由来や製造方法の相違のために、第IX因子製剤の中でも製剤毎にその危険性が格段に異なっていたものであるところ、一般の医師がその危険性や製剤毎の相違を的確に認識することには困難が伴っていたこと、③投与を差し控えるべきであるにもかかわらず、国による承認を信頼し、あるいはこれを奇貨として、その販売・投与が行われてしまうおそれが存在したこと等の事情が認められる、と認定する。

　かくして、「生物学的製剤の安全性を確保するとともに、その使用に伴う公衆に対する危害の発生を未然に防止する」という生物製剤課長の一般的・抽象的職責は、本件の事実関係の下においては、本件非加熱製剤の不要不急の投与を控えさせるよう配慮を尽くすべき注意義務として、具体化・顕在化

していたとみるべきであって、刑法上もそのような注意義務が被告人に存していたというべきである、と判示する。具体的には、カッターおよびミドリ十字の加熱第IX因子製剤の供給が可能となった時点において、自ら立案し必要があれば同省内の関係部局等と協議を遂げその権限行使を促すなどして、上記2社をして、非加熱第IX因子製剤の販売を直ちに中止させるとともに、自社の加熱第IX因子製剤と置き換える形で出庫済みの未使用非加熱第IX因子製剤を可及的速やかに回収させ、さらに、第IX因子製剤を使用しようとする医師をして、本件非加熱製剤の不要不急の投与を控えさせる措置を講ずることにより、本件非加熱製剤の投与によるHIV感染およびこれに起因するエイズ発症・死亡を極力防止すべき業務上の注意義務があった、と判断して有罪とした（禁錮1年執行猶予2年）。

第2の公訴事実に関する本判決の意義は、行政官たる（旧）厚生省の生物製剤課長の不作為について刑事過失責任を認めたところにある。確かに、結論的には、M（元）課長は、行政上の監督者としてのみならず、医薬品の承認から販売に至るルートを監督する立場にあるがゆえに刑法上も保障人的地位にあるといえ、かつ製薬会社に対する**結果回避措置**を指導する立場にあったといえるであろう。そして、その不作為は、刑事過失の対象になりうるし、時期的にも、結果発生について**具体的予見可能性**を肯定することができるように思われる。しかし、本判決がその点について十分な論理展開をしているかは、なお疑問である。本件も控訴された。

(2) （旧）厚生省ルート二審判決

二審判決も、論理としても結論としても、一審判決と同様に、第1の公訴事実については無罪とし、第2の公訴事実については有罪とした。論点および論理は、上述のものと重複するので割愛する。なお、東京高検が、無罪についての第1の公訴事実については上告を断念したことから、この点については確定したが、第2の公訴事実については、被告人が上告した。

(3) （旧）厚生省ルート最高裁決定

最高裁は、次のように述べて被告人の上告を棄却した。

まず、①行政指導について、次のように述べる。「確かに、行政指導自体は任意の措置を促す事実上の措置であって、これを行うことが法的に義務付けられるとはいえず、また、薬害発生の防止は、第一次的には製薬会社や医師の責任であり、国の監督権限は、第二次的、後見的なものであって、その発動については、公権力による介入であることから種々の要素を考慮して行う必要があることなどからすれば、これらの措置に関する不作為が公務員の服務上の責任や国の賠償責任を生じさせる場合があるとしても、これを超えて公務員に個人としての刑事法上の責任を直ちに生じさせるものではないというべきである」。

次に、②薬務行政上の義務と刑法上の義務との関係について、次のように論じる。「本件非加熱製剤は、当時広範に使用されていたところ、同製剤中にはHIVに汚染されていたものが相当量含まれており、医学的には未解明の部分があったとしても、これを使用した場合、HIVに感染してエイズを発症する者が現に出現し、かつ、いったんエイズを発症すると、有効な治療の方法がなく、多数の者が高度のがい然性をもって死に至ること自体はほぼ必然的なものとして予測されたこと、当時は同製剤の危険性についての認識が関係者に必ずしも共有されていたとはいえず、かつ、医師及び患者が同製剤を使用する場合、これがHIVに汚染されたものかどうか見分けることも不可能であって、医師や患者においてHIV感染の結果を回避することは期待できなかったこと、同製剤は、国によって承認が与えられていたものであるところ、その危険性にかんがみれば、本来その販売、使用が中止され、又は控えられるべきものであるにもかかわらず、国が明確な方針を示さなければ、引き続き、安易な、あるいはこれに乗じた販売や使用が行われるおそれがあり、それまでの経緯に照らしても、その取扱いを製薬会社等にゆだねれば、そのおそれが現実化する具体的な危険が存在していたことなどが認められる。

このような状況の下では、薬品による危害発生を防止するため、薬事法69条の2の緊急命令など、厚生大臣が薬事法上付与された各種の強制的な監督

権限を行使することが許容される前提となるべき重大な危険の存在が認められ、薬務行政上、その防止のために必要かつ十分な措置を採るべき具体的義務が生じたといえるのみならず、刑事法上も、本件非加熱製剤の製造、使用や安全確保に係る薬務行政を担当する者には、社会生活上、薬品による危害発生の防止の業務に従事する者としての注意義務が生じたものというべきである。

そして、防止措置の中には、必ずしも法律上の強制監督措置だけではなく、任意の措置を促すことで防止の目的を達成することが合理的に期待できるときは、これを行政指導というかどうかはともかく、そのような措置も含まれるというべきであり、本件においては、厚生大臣が監督権限を有する製薬会社等に対する措置であることからすれば、そのような措置も防止措置として合理性を有するものと認められる」。

かくして、③結論として、「被告人は、エイズとの関連が問題となった本件非加熱製剤が、被告人が課長である生物製剤課の所管に係る血液製剤であることから、厚生省における同製剤に係るエイズ対策に関して中心的な立場にあったものであり、厚生大臣を補佐して、薬品による危害の防止という薬務行政を一体的に遂行すべき立場にあったのであるから、被告人には、必要に応じて他の部局等と協議して所用の措置を採ることを促すことを含め、薬務行政上必要かつ十分な対応を図るべき義務があったことも明らかであり、かつ、原判断指摘のような措置を採ることを不可能又は困難とするような重大な法律上又は事実上の支障も認められないのであって、本件被害者の死亡について専ら被告人の責任に帰すべきものでないことはもとよりとしても、被告人においてその責任を免れるものではない」と断じる。

(4) 官僚の不作為責任をめぐる検討課題

最高裁決定の論理は、含蓄深いものがあるが、検討すべき点は、本件弁護人が上告趣意において争ったように、本来は薬害防止について「第二次的、後見的」立場にあるとされている国家公務員が不作為による刑事過失責任をなぜ負うのか、という点であり、また、これを肯定した最高裁の作為義務論

の論理の根拠と射程範囲いかんである。民事判例ながら代表的な薬害国賠訴訟判例としてクロロキン薬害訴訟最高裁判決（最判平成7・6・23民集49巻6号1600頁）があり、本決定も、基本的にこの立場を踏襲している。不真正不作為犯の作為義務論については争いがあるが、本件との関係で争われている点のみに焦点を絞って公務員の**作為義務**について論じることにする。[29]

　まず、本件一審、二審、そして最高裁決定、そのいずれも認定しているように、薬事法上も、また（組織の複雑さはあったにせよ）所掌事務の実態としても、当時の厚生省生物製剤課が製剤の安全性の確保について責任があり、とりわけ本件被告人がその主たる責任者であったことは間違いなく、刑法上も業務上過失致死罪の実行行為者たる地位にあったといえる。

　次に、それを前提として、本件被告人のような権限を有する者に、刑法上の作為義務がいかなる根拠で発生するか、が問題となる。その際、法令に直接作為義務の根拠を求めることは、前提を確認する際に有力な手がかりとはなるが、決定的とはいえず、また、先行行為に根拠を求めることも、先行行為が存在しないがゆえに、この種のようなケースでは対応できない。

　そこで、本件のように危険回避がなされる保障が必ずしも十分でない場合、有力説は、法令や先行行為のみで作為義務を基礎づけることに疑問を呈し、「不作為の時点で、不作為者が因果の流れを掌中に収めている場合」を「排他的支配」ととらえる傾向にあるが、この概念をめぐっては、批判も多い。何よりも、「『排他的支配』という基準には、『排他性』という観点と『支配』という観点との2つの異なる視点が含まれていることに注意する必要がある」という指摘がかねてから出されており、正鵠を射た指摘である。[30]

　それでは、国家公務員に固有の作為義務があるわけではないという前提で、理論的課題として、いかにこれらの批判を克服すべきか、である。本件のように、製薬会社幹部と官僚との一種の「過失の競合」がある場合も、その競合によって「排他的支配」を複合的にとらえることは不可能ではないと思わ

29　詳細は、甲斐・前掲（注7）169頁以下および196頁以下参照。
30　平山幹子『不作為犯と正犯原理』（成文堂、2005年）199頁〜200頁。

れるが、「排他的」という要件が強い響きを与えるのであれば、「因果的支配」に置き換えてもよいかもしれない。「因果的支配の競合」は、ありうることである。これを補強するのが、「危険情報」ないし「リスク情報」の掌握という視点である。当該人物が情報掌握をしていても、それを駆使して実質的権限をどの程度行使できるかは、排他性ないし因果的支配性を抜きにしては語ることができない。そこで、排他的支配を事実的なものに限定しつつ、その中に因果力を有する情報掌握という視点を組み込む理論的努力をすべきである。国民の生命・健康に深くかかわるこの種の職務においては、実質的権限と情報掌握(特にリスク情報および企業ないし業者を介しての薬剤等の流通経路の情報掌握)の両方を兼ね備えて初めて、当該職責を有する者について「因果的(排他的)支配」を肯定することができるといえるのである。

5 今後の対策

以上、**薬害エイズ事件**の三つの刑事判決を概観し、簡単な検討を加えてきたが、これらが日本社会に問いかけたものは、薬剤開発・販売・使用システムのあり方等、数多い。本件を教訓に、情報公開、責任の明確化と同時に、今後の安全システム構築を図る必要がある[31]。

〔演習問題〕
1 専断的治療行為の結果、手術が成功した場合と失敗した場合とに分けて、その刑法上の評価について論じなさい。また、あわせて、患者の自己決定権の意義と限界について論じなさい。
2 医療過誤と「信頼の原則」について、具体的場面をいくつか想定しつつ論じなさい。
3 医療事故の届出義務をめぐる問題について法改正も含めて論じなさい。
4 薬害エイズ事件の三つのルートに関する判例が提起した刑事過失論の問題点について論じなさい。

(本章Ⅰ~Ⅴ・甲斐克則)

---

31 薬害の問題について、東京HIV訴訟弁護団編『薬害エイズ裁判史・全5巻』(日本評論社、2002年)は、必読文献である。

第7章　医療政策・医療制度

I　公衆衛生行政と患者の人権──ハンセン病裁判が教えるもの

　公衆衛生行政の一環として患者に対する医療的保護措置が検討される場合には、行政目的に基づいて社会や公衆の安全を確保することが優先されるため、**社会防衛**のために**就業制限**や**強制治療（入院）**の対象となる患者や家族の人権との関係で鋭い緊張関係をもたらすことも少なくない。

　現在においては、とりわけ精神保健分野や感染症分野が患者に対する人権上の配慮のうえで特別の考察を要するものであるが、本書別稿で既に論じられているので、ここでは歴史的な教訓を内包している「らい予防法」違憲国家賠償請求訴訟を取り上げる。

コラム　らい・癩・レプラ（lepra）の疾病史メモ

　レプラは人間が認識した最初の病気とされ、古くは紀元前2400年頃のエジプト文書に記録されているという。13世紀の中世ヨーロッパで頂点に達したが、その頃の医学は全く無力であったため、患者を社会から追放するか収容隔離する以外にすべがなかった。日本でも古代律令時代から規制の対象とされ、永く「天刑病」等としておそれられ、明治時代に至っても社会の偏見と恐怖が変わることなく少なくない患者が浮浪生活を余儀なくされていた。

　しかし19世紀に入り衛生環境が改善される中で、とりわけ1873年にノルウエイのハンセンにより「らい菌」が発見され細菌感染症であることが確定して消毒法や隔離治療が実施される中でらい患者は激減していき、1897年（明治30年）の第1回国際らい会議においては、らい菌の感染力や毒性はきわめて弱く

発病自体がまれであることが内外における医学的な共通認識となっていた。我が国の患者数も、社会的な生活水準の向上等を反映して1900年（明治33年）の3万359人から1906年2万3819人、1919年（大正8年）1万6261人、1925年1万5351人と20世紀に入り急速に減少を始めていた。

　なお、らい菌は結核菌等と同じ抗酸菌に属するが感染力および発病力がきわめて弱く、らい菌に対する免疫異常をもっている者が乳幼児期に長期にわたり感染者と濃厚接触することにより感染発病する症例がほとんどで、普通免疫を有する成人における感染や発病はないとされている。発病する場合には主として皮膚と末梢神経などの低温部が侵され、この病気自体で死に至ることはないが、顔面や手足の変形に伴う後遺症等を残す場合がある。

1　事案の概要

　我が国における**ハンセン病**（「らい菌」の発見者の名前を採った呼称）に対する法政策は、前述のとおり既に患者減少が始まっていた1907年（明治40年）ハンセン病の浮浪患者を隔離することを目的として「癩予防ニ関スル件」を制定したことに始まり、1931年にはすべての患者の隔離を目的とする「癩予防法」（旧法）制定、そして日本国憲法下の1953年（昭和28年）、患者の強制隔離、外出制限、患者に対する懲戒検束規定等を旧法からそのまま継承して**「らい予防法」**（新法）が制定され、1996年（平成8年）に廃止されるまでハンセン病に罹患したというだけで終生隔離されるという制度が実に90年間にわたり継続されてきた。

　廃止法の制定前である1994年12月末日時点において全国13カ所の国立らい療養所に収容されていた元患者は5782名、在園者の5割以上が70歳以上の高齢者であり、約6割の方達が40年以上の在園期間であった。

　この間ハンセン病に対する医学的な知見は大きく展開しており、とりわけ1945年の第2次世界大戦終了前後には特効薬プロミンが開発され、さらにプロミンの改良型で同じスルフォン剤の一種である経口薬ダプソン（DDS）が国際的に普及して以降ハンセン病をめぐる治療環境は大きな変化を遂げ、わ

が国においても1955年頃までには進行性の重症患者が激減し患者の新規発見数も大幅に減少していた。

国際的にも1956年の「らい患者救済及び社会復帰国際会議（ローマ会議）」、1958年の第7回国際らい会議、1960年の世界保健機関勧告等で強制隔離政策が批判され、繰り返し廃止提言等が行われてきたにもかかわらず、「らい予防法」は1996年4月1日**「らい予防法の廃止に関する法律**（以下単に、「廃止法」という）が施行されるまで43年間継続されたのである。

廃止法制定後の1998年に提訴された**「らい予防法違憲国賠訴訟」**において、熊本地裁（杉山正士裁判長）は、らい予防法の廃止が遅れたという国の行政および立法の不作為を憲法違反とする判断を示し（2001年5月11日）、この判決は国の控訴断念により確定した（判決全文は判時1748号30頁以下に収録されている）。

司法判断において国の医療行政法規の廃止が遅れたことにつき、行政府と立法府の不作為がともに憲法違反とされたことはもちろん初めてのことであるが、違憲状態にある法律の存在を長期にわたり見過ごしてきた法律家の責任もまた厳しく問われた事件である。

次項以下では最初にらい予防法の骨格を示したうえで、その違憲判断を行った熊本地裁判決の論理を紹介する。下記3以降のかっこ内の文章はすべて判決文からの引用箇所である。

2　らい予防法の概要

らい予防法（1953年8月15日施行）の主な規定は以下のとおり。退所に関する規定はなく、強制入所や入所期間等の適否に関して審査する機関も設置されていなかった（なお新法の全文は末尾に紹介する参考文献①『らい予防法の廃止と国家賠償請求訴訟』に収録されている）。

①(国立療養所への入所)
　6条　都道府県知事は、らいを伝染させるおそれがある患者について、らい予

防上必要があると認める時は、当該患者又はその保護者に対し、国が設置するらい療養所（以下「国立療養所」という）に入所し、又は入所させるように勧奨することができる。
　2　都道府県知事は、前項の勧奨を受けた者がその勧奨に応じないときは、患者又はその保護者に対し、期限を定めて、国立療養所に入所し、又は入所させることを命じることができる。
　3　都道府県知事は、前項の命令を受けた者がその命令に従わないとき、又は公衆衛生上らい療養所に入所させることが必要であると認める患者について、第2項の手続をとるいとまがないときは、その患者を国立療養所に入所させることができる。
　4　第1項の勧奨は、前条に規定する医師が当該患者を診断した結果、その者がらいを伝染させるおそれがあると診断した場合でなければ、行うことができない。

②（従業禁止）
7条　都道府県知事は、らいを伝染させるおそれがある患者に対して、その者がらい療養所に入所するまでの間、接客業その他公衆にらいを伝染させるおそれがある業務であって、厚生省令で定めるものに従事することを禁止することができる。
　2　前条第4項の規定は、前項の従業禁止の処分について準用する。

③（国立療養所）
11条　国は、らい療養所を設置し、患者に対して、必要な療養を行う。

④（外出の制限）
15条　入所患者は、左の各号に掲げる場合を除いては、国立療養所から外出してはならない。
　一　親族の危篤、死亡、り災その他特別の事情がある場合であって、所長が、らい予防上重大な支障を来すおそれがないと認めて許可したとき。
　二　法令により国立療養所外に出頭を要する場合であって、所長が、らい予防上重大な支障を来すおそれがないと認めたとき。

⑤（秩序の維持）
16条　入所患者は、療養に専念し、所内の紀律に従わなければならない。
　2　所長は、入所患者が紀律に違反した場合において、所内の秩序を維持するために必要があると認めるときは、当該患者に対して、左の各号に掲げる処分を行うことができる。

> 　　一　戒告を与えること
> 　　二　30日を超えない期間を定めて、謹慎させること
> 　3　前項第2号の処分を受けた者は、その処分の期間中、所長が指定した部屋で静居しなければならない。
> ⑥（物件の移動の制限）
> 18条　入所患者が国立療養所の区域内において使用し、又は接触した物件は、消毒を経た後でなければ、当該国立療養所の区域外に出してはならない。
> ⑦（罰則）
> 28条　左の各号の一に該当する者は、拘留又は科料に処する。
> 　　一　第15条第1項の規定に違反して国立療養所から外出した者
> 　　二　第15条第1項第1号の規定により国立療養所から外出して、正当な理由がなく、許可の期間内に帰所しなかった者
> 　　三　第15条第1項第2号の規定により国立療養所から外出して、正当な理由がなく、通常帰所すべき時間内に帰所しなかった者

3　厚生大臣による隔離政策遂行の違法性と責任

(1)　隔離の必要性

　伝染のおそれがあることのみをもって「**隔離の必要性**」は肯定されない。
　「厚生省は、新法の下で、ハンセン病患者の隔離政策を遂行してきたものであるが、いうまでもなく、患者の隔離は患者に対し継続的で極めて重大な人権の制限を強いるものであるから、すべての個人に対し侵すことのできない永久の権利として基本的人権を保障し、これを公共の福祉に反しない限り最大限に尊重することを要求する現憲法の下において、その実施をするにあたっては、最大限の慎重さをもって臨むべきであり、少なくともハンセン病予防という公衆衛生上の見地からの必要性（以下「隔離の必要性」という。）を認めうる限度で許されるべきものである」。「また、右隔離の必要性の判断は、医学的知見やハンセン病の蔓延状況の変化等によって異なり得るものであるから、その時々の最新の医学的知見に基づき、隔離のもたらす人権の制限の重大性に配意して、十分に慎重になされるべきものであり、もちろん、

患者に伝染のおそれがあることのみによって隔離の必要性が肯定されるものではない」。

(2) 隔離の必要性の不存在

らい予防法制定時においても「ハンセン病は、感染し発病に至るおそれが極めて低い病気であって、このことは、新法制定よりはるか以前から政府やハンセン病医学の専門家において十分に認識されていたところであること」、「新法制定時のハンセン病の蔓延状況は、もはや深刻なものではなくなっていたこと」、「既にプロミンがハンセン病に著効を示すことが国内外で明らかになっており……昭和24年（1949年）以降、プロミンがわが国の療養所で広く普及するようになり、かつてのようなハンセン病が不治の悲惨な病気であるとの観念はもはや妥当しなくなっていたこと、更に昭和23年（1948年）ころからは、プロミンと同じスルフォン剤であり経口投与可能なDDSが、少量でプロミンに劣らぬ治療効果をもっていることが明らかになり、新法制定の前年の昭和27年（1952年）のWHO第1回らい専門委員会では、在宅治療の可能性を拡げるものとして高い評価を得ていたこと」等が認められ、らい予防法制定当時、「スルフォン剤治療による再発の頻度がいまだ明らかになっておらず」、「国内外のハンセン病医学の専門家の意見としても、隔離政策を完全に否定するところまではいっていなかったこと等を考慮しても、少なくとも、病型による伝染力の強弱の如何を問わずほとんどすべてのハンセン病患者を対象としなければならないほどの隔離の必要性は見いだし得ないというべきである」。

らい予防法制定以降の事情として、国際的には「スルフォン剤の評価が確実なものとなっていったこと」に伴い、「昭和31年（1956年）のローマ会議、昭和33年の第7回国際らい会議（東京）及び昭和34年のWHO第2回らい専門委員会等のハンセン病の国際会議においては、ハンセン病に関する特別法の廃止が繰り返し提唱されるまでに至っていたこと」、わが国の現実においてもスルフォン剤の登場以降、「進行性の重症患者が激減していたこと」、「昭和30年（1955年）に412人であった新発見患者数が、昭和35年には256人

となり、新発見患者数に顕著な減少が見られたこと等を総合すると、遅くとも昭和35年（1960年）以降においては、もはやハンセン病は、隔離政策を用いなければならないほどの特別の疾患ではなくなっており、病型の如何を問わず、すべての入所者およびハンセン病患者について、隔離の必要性が失われたものといわざるを得ない」。

(3) 隔離の必要性が消失して以降における厚生省（当時）の作為義務とその違反

「厚生省としては、その時点において、新法の改廃に向けた諸手続を進めることを含む隔離政策の抜本的な変換をする必要があったというべきである」。具体的には、「少なくとも、

① すべての入所者に対し、自由に退所できることを明らかにする相当な措置をとるべきであった。

② ハンセン病の治療が受けられる療養所以外の医療機関が極めて限られており……入院治療を要するものは事実上療養所に止まらざるを得ない状況におかれていたので……療養所外でのハンセン病医療を妨げる制度的欠陥を取り除くための相当な措置をとるべきであった。

③ 従前のハンセン病政策が、新法の存在ともあいまって、ハンセン病患者および元患者に対する差別・偏見の作出・助長に大きな役割を果たしたこと……社会に存在する差別・偏見がハンセン病患者および元患者に多大な苦痛を与え続け、入所者の社会復帰を妨げる大きな要因にもなっていること……その差別・偏見は、伝染のおそれがある患者を隔離するという政策を標榜し続ける以上、根本的には解消されないものであることにかんがみれば、入所者を自由に退所させても公衆衛生上問題にならないことを社会一般に認識可能な形で明らかにするなど、社会内の差別・偏見を除去するための相当な措置を採るべきであったというべきである」。

「伝染病の伝パ及び発生の防止等を所管事務とする厚生省を統括管理する地位にある厚生大臣は、厚生省が右のような隔離政策の抜本的な変換やその

ために必要となる相当の措置を採ることなく、入所者の入所状態を漫然と放置し、新法6条、15条の下で隔離政策を継続させたこと、また、ハンセン病が恐ろしい伝染病でありハンセン病患者は隔離されるべき危険な存在であるとの社会認識を放置したことにつき、法的責任を負うものというべきであり、厚生大臣の公権力の行使たる職務行為に国家賠償法上の違法性があると認めるのが相当である」。

「厚生大臣は、昭和35年当時……隔離の必要性を判断するのに必要な医学的知見・情報を十分に得ていたか、あるいは得ることが容易であったと認められ、またハンセン病患者又は元患者に対する差別・偏見の状況についても、容易に把握可能であったというべきであるから、厚生大臣に過失があることを優に認めることができる」。

4 国会議員における立法不作為の違法と責任

(1) 新法の憲法的評価
(ア) 憲法22条論＝「居住・移転の自由」

「憲法22条1項は、何人も、公共の福祉に反しない限り、居住、移転の自由を有すると規定している。この居住・移転の自由は、経済的自由の一環をなすものであるとともに、奴隷的拘束等の禁止を定めた憲法18条よりも広い意味での人身の自由としての側面をもつ。のみならず、自己の選択するところに従い社会の様々な事物に触れ、人と接しコミュニケートすることは、人が人として生存する上で決定的重要性を有することであって、居住・移転の自由は、これに不可欠の前提というべきものである。新法は、6条、15条および28条が一体となって、伝染させるおそれがある患者の隔離を規定しているのであるが、いうまでもなく、これらの規定（以下『新法の隔離規定』という。）は、この居住・移転の自由を包括的に制限するものである」。

(イ) 憲法13条論＝「人格権」

「ただ、新法の隔離規定によってもたらされる人権の制限は、居住・移転の自由という枠内で的確に把握し得るものではない。ハンセン病患者の隔離

は、通常極めて長期間にわたるが、たとえ数年程度で終わる場合であっても、当該患者の人生に決定的に重大な影響を与える。ある者は、学業の中断を余儀なくされ、ある者は、職を失い、あるいは思い描いていた職業に就く機会を奪われ、ある者は、結婚し、家庭を築き、子供を産み育てる機会を失い、或いは家族との触れ合いの中で人生を送ることを著しく制限される。その影響の現れ方は、その患者ごとに様々であるが、いずれにしても、人として当然に持っているはずの人生のありとあらゆる発展可能性が大きく損なわれるのであり、その人権の制限は、人としての社会生活全般にわたるものである。このような人権制限の実態は、単に居住・移転の自由の制限ということで正当に評価し尽くせず、より広く憲法13条に根拠を有する人格権そのものに対するものととらえるのが相当である」。

　　(ウ)　「公共の福祉による合理的な制限」

　「これらの人権も、全く無制限のものではなく、公共の福祉による合理的な制限を受ける。しかしながら、患者の隔離がもたらす影響の重大性にかんがみれば、これを認めるには最大限の慎重さをもって臨むべきであり、伝染予防のために患者の隔離以外に適当な方法がない場合でなければならず、しかも、極めて限られた特殊な疾病にのみ許されるべきものである」。

　　(エ)　新法制定時における合理的な制限の逸脱

　「新法制定当時の事情、特に、ハンセン病が感染し発病に至るおそれが極めて低いものであること及びこのことに対する医学関係者の認識、我が国のハンセン病の蔓延状況、ハンセン病に著効を示すプロミンの登場によって、ハンセン病が十分に治療が可能な病気となり、不治の悲惨な病気であるとの観念はもはや妥当しなくなっていたことなど、当時のハンセン病医学の状況等に照らせば、新法の隔離規定は新法制定当時から既に、ハンセン病予防上の必要を超えて過度に人権の制限を課すものであり、公共の福祉による合理的な制限を逸脱していたというべきである」。

　　(オ)　隔離規定の違憲性

　遅くとも昭和35年（1960年）には違憲性は明白となっていた。

「さらに……新法制定以降の事情、特に、昭和30年代前半までにはプロミン等スルフォン剤に対する国内外での評価が確定的なものになり、また、現実にも、スルフォン剤の登場以降、我が国において進行性の重症患者が激減していたこと、昭和30年から昭和35年にかけても新発見患者数の顕著な減少が見られたこと、昭和31年のローマ会議、昭和33年の第7回国際らい会議（東京）及び昭和34年のWHO第2回らい専門委員会等のハンセン病に関する国際会議の動向などからすれば、遅くとも昭和35年（1960年）には、新法の隔離規定は、その合理性を支える根拠を全く欠く状況に至っており、その違憲性は明白となっていたというべきである」。

(2) 立法不作為の違法と責任

(ア) 立法不作為の違法評価に関する最高裁判決

「ある法律が違憲であっても、直ちに、これを制定した国会議員の立法行為ないしこれを改廃しなかった国会議員の立法不作為が、国家賠償法上違法となるものではない」。この点について最高裁は「国会議員の立法行為は、立法の内容が憲法の一義的な文言に違反しているにもかかわらず国会があえて立法行為を行うというがごとき、容易に想定し難いような例外的な場合でない限り、国家賠償法1条1項の規定の適用上、違法の評価を受けない」と判示している（在宅投票制度の復活に関し、最判昭和60・11・21民集39巻7号1512頁）。

これは「立法の内容が憲法の第一義的な文言に違反している」ことを「絶対条件」とする趣旨ではなく「極めて特殊で例外的な場合に限られるべきであることを強調しようとしたにすぎないものと言うべきである」。

(イ) 隔離規定を改廃しなかった立法不作為の違法性

新法の隔離規定は、前述のとおり遅くとも昭和35年には、その違憲性が明白になっていたのであるが、「このことに加え、新法付帯決議が、近い将来、新法の改正を期するとしており、もともと新法制定当時から新法の隔離規定を見直すべきことが予定されていたこと……昭和38年の第8回国際会議では、『この病気に直接向けられた特別な法律は破棄されるべきである。……無差

別の強制隔離は時代錯誤であり、廃止されなければならない』とされたこと、同年頃の新法改正運動の際には、全患協が、国会議員や厚生省に対し、改正要請書を提出したり新法改正を求める陳情を行う等の活動を盛んに行っており……国会議員としても、この頃に新法の隔離規定の適否を判断することは十分に可能であったこと、昭和39年3月に厚生省公衆衛生局結核予防課がまとめた『らいの現状に対する考え方』からしても、新法の隔離規定に合理性がないことが明らかであること、(その他の事情を考慮すれば) 他にはおよそ想定し難いような極めて特殊で例外的な場合として、遅くとも昭和40年 (1965年) 以降に新法の隔離規定を改廃しなかった国家議員の立法上の不作為につき、国家賠償法上の違法性を認めるのが相当である」。

(ウ) 国会議員の不作為に過失がある

「新法の隔離規定の違憲性を判断する前提として認定した事実関係については、国会議員が調査すれば容易に知ることができたものであり、また、昭和38年ころには、全患協による新法改正運動が行われ、国会議員や厚生省に対する陳情等の働きかけも盛んに行われていたこと等からすれば、国会議員には過失が認められるというべきである」。

5 被告国の違法行為がもたらした共通損害の内容と請求権の起算点

(1) 共通損害としてとらえられるもの

(ア) 隔離による被害

「原告らが社会の中で平穏に生活する権利の中の主要なものとして取り上げる隔離による被害については、確かに、入所時期及び入所期間が、各原告によって異なっている上……その時期によって隔離による自由の制限の程度や入所者に対する処遇内容にも大きな差があり、単純に入所期間の長短のみによって、隔離による被害の程度を評価することはできない。しかしながら、隔離による被害については、時期を特定すれば、一定の共通性を見いだすことが可能であり、各療養所における取扱いの違い等、個々の原告間の被害の

程度の差異については、より被害の小さいケースを念頭において控え目に損害額を算定する限り、被告に不利益を及ぼすものではない。

　原告らは、入所時期、入所期間、入所の形態、入所の症状、入所動機等はそれぞれ異なるが、いずれも、隔離の必要性が失われた昭和35年以降に入所していた経験を持つものであり、その入所期間中に新法15条による自由の制約下におかれていた点では共通しているのであるから、これを共通損害としてみるのが相当である」。

　(イ)　差別・偏見を受ける地位におかれた損害

　「原告らは、社会から差別・偏見を受けたことによる精神的損害をスティグマによる被害或いはその一部として、共通損害である社会の中で平穏に生活する権利の中に含ませている。この点、ハンセン病に対する誤った社会認識（偏見）により、原告らが社会の人々から様々な差別的取扱いを受けたことそのものを賠償の対象とすべきものではなく、そのような地位におかれてきたことによる精神的損害を被害としてとらえるべきであり、これにも、一定の共通性を見いだすことができる」。

　(2)　「優生政策」等の損害論における位置づけ

　判決は「昭和24年から平成8年までに行われたハンセン病を理由とする優生手術が1400件以上、人工妊娠中絶の数は3000件以上に上る」「我が国の療養所においては、入所者は、結婚して通常の夫婦生活を営むために優生手術を受けることを甘受するか、或いは結婚して通常の夫婦生活を営むことを断念するか、そのどちらかを選択せざるを得ない状況におかれていた」「昭和30年代まで、優生手術を受けることを夫婦舎への入居の条件としていた療養所があったが、これ等は事実上優生手術を強制する非人道的取扱いというほかない」と認定し、「優生政策による被害を退所者をも含めた意味で、別個独立の共通損害として評価することはできないが、隔離による被害を評価する上での背景的事情として見ることとする」と判示して、損害額算定の考慮要素に加えている。患者作業による被害も同様である。

(3) 除斥期間の起算点と慰謝料の算定

(ア) 除斥期間の起算点

「本件の違法行為は、厚生大臣が昭和35年以降平成8年の新法廃止まで隔離の必要性が失われたことにともなう隔離政策の抜本的な変換を怠ったこと及び国会議員が昭和40年以降平成8年の新法廃止まで新法の隔離規定を改廃しなかったという継続的な不作為であり、違法行為が終了したのは平成8年の新法廃止時である上、これによる被害は、療養所への隔離や、新法及びこれに依拠する隔離政策により作出・助長・維持されたハンセン病に対する社会的差別・偏見の存在によって、社会の中で平穏に生活する権利が侵害されたというものであり、新法廃止まで継続的・累積的に発生してきたものであって、違法行為終了時において、人生被害を全体として一体的に評価しなければ、損害額の適正な算定ができない。

このような本件の違法行為と損害の特質からすれば、本件において、除斥期間の起算点となる『不法行為ノ時』は、新法廃止時と解するのが相当である」。「従って、本件において、除斥期間の適用はない」。

(イ) 慰謝料の算定

判決は、原告らの入所期間や退所期間等を考慮して最高1400万円、最低800万円の慰謝料と各1割の弁護士費用の支払いを命じた。

6　熊本地裁判決確定後のハンセン病問題政策の進展

(1) 熊本地裁判決の確定から促進法の制定まで

熊本地裁判決を受けた被告国は控訴を断念し2001年（平成13年）5月25日、「ハンセン病問題の早期かつ全面的解決に向けての内閣総理大臣談話」および「政府声明」を発表した。そこで、本件判決の賠償認容額を基準として、訴訟への参加・不参加を問わず全国の患者・元患者全員を対象とする補償を立法により行うことを表明し、同年6月議員立法により「ハンセン病療養所入所者等に対する補償金の支給等に関する法律」が制定され、同月22日に公布・施行された。その後、各地での訴訟において和解、全国の患者組織と厚

生労働省との全面解決に向けての定期協議が進められ、裁判による和解金とは別に「国内ハンセン病療養所退所者給与金」「国内ハンセン病療養所死没者改葬費」（以上は2002年度から）、「国内ハンセン病療養所非入所者給与金」（2005年度から）等の支給が始まった。

　以上のような被害回復措置の実施とともに、ハンセン病患者・元患者等に対する福祉の増進、名誉回復等、未解決の課題の解決を促進するために、「ハンセン病問題の解決の促進に関する法律」（以下単に、「促進法」という）が2008年（平成20年）6月議員立法により成立、2009年（平成21年）4月1日より施行された。

　促進法の施行と同時に「らい予防法の廃止に関する法律」は廃止され、促進法の下で、①国立ハンセン病療養所等における療養および生活の保障、②社会復帰の支援および社会生活の援助、③名誉回復および死没者の追悼、④親族に対する援護等に関する施策等が引き続き実施されることとなった。

　促進法は、ハンセン病問題の経緯に関し「悔悟と反省の念」とともに「お詫び」の言葉を含む長文の前文を掲げたうえで、1条で「この法律は、国によるハンセン病の患者に対する隔離政策に起因して生じた問題であって、ハンセン病の患者であった者等の福祉の増進、名誉の回復等に関し現在もなお存在するもの（以下「ハンセン病問題」という。）の解決の促進に関し、基本理念を定め、並びに国及び地方公共団体の責務を明らかにするとともに、ハンセン病問題の解決の促進に関し必要な事項を定めるものとする」と明記し、3条において3項目の基本理念を規定しており、国がハンセン病問題の解決を促進すべき法律上の義務を負うことが明確化された。促進法の制定により立法的にもハンセン病問題の歴史的解決に向けて大きな第一歩が踏み出されたものと評価することが出来よう。

　しかしながら、ハンセン病問題の真の歴史的解決を図るためには、ハンセン病問題の歴史的経緯に関する全面的な検証作業と検証の結果に基づき再発防止を保証する政策を確定し、徹底して遂行されることが不可欠である。

　加えて法律家の責任としては、何故に戦後の日本国憲法下において、この

ような非人道的な絶対隔離政策が新法の制定という形で維持強化されたのか、何故に違憲性が明らかな法律が40年余にもわたり廃止されなかったのかという根源的な疑問を解明したうえで、二度と再びこのような事態をつくり出さない仕組みをこの国につくり上げていく作業を遂行しなければならない。

(2) 検証会議の検証作業と最終報告書

ハンセン病問題の歴史的経緯を全面的に検証するために、熊本地裁判決から2年5カ月が経緯した2002年10月、厚生労働省は財団法人日弁連法務研究財団に委託して「ハンセン病問題に関する事実検証調査事業」を実施することとなり、その作業を担当する「検証会議」が発足した。検証会議は、自らの調査事業の性格を「国の諸機関、社会の諸団体、そして個々人が、それぞれの立場と主張を持ちながらも、ハンセン病問題という未曾有の国家的人権侵害の真相を究明し、その再発を防止するために集まり、知恵を寄せ合った共同作業の場であった」（最終報告書要約版はしがき）と位置づけている。

検証会議は2年半に及ぶ調査活動を行ったうえで、2005年3月1日最終報告書を厚生労働大臣に提出した。最終報告書（要約版）によれば、前述した新法成立前後の疑問の解明につながるいくつかの興味深い事実関係が検証されている。順不同で項目だけを紹介する。①GHQのハンセン病政策（GHQはハンセン病患者への強制隔離政策を改める意志を持たなかった）、②「軽快退所」を認める表明の下に始まった「全患者」収容政策と治安政策の関係、③栗生楽泉園の特別病室（重監房）廃止と菊池恵楓園に開設された菊池医療刑務支所（癩刑務所）の創設、④恵楓園内の特設法廷で死刑が言い渡された藤本事件の真相、⑤貞明皇后の遺産を基礎に発足した財団法人藤楓協会とハンセン病患者隔離による「文化国家」建設世論の喚起、⑥戦後におけるハンセン病政策と優生政策の結合、⑦厚生省（当時）における強制隔離と処遇改善の「表裏一体論」、⑧国立療養所医師を中心に運営された日本らい学会と厚生行政の対応、等々。これらの項目を一瞥するだけでもハンセン病問題の奥深さと深刻さが容易に推察できるであろう。

検証会議は「ハンセン病強制隔離政策による被害の全体像の解明」のため

に、全国の療養所入所者や退所者を対象として1年間にわたり総計にして841名からの有効回答を得る大規模な被害実態調査を実施するとともに、「全国の国立療養所に残された胎児等標本に関する検証」も行っている。その結果は衝撃的である。現在もなおホルマリン漬けにされた114体の胎児標本、多くの手術摘出材料、2000体を超える病理標本等が保管目的も不明確なままに残置されているという。国立療養所という医療施設に強制入所させられたハンセン病患者は、はたしてどのような「治療」や処遇を受けていたのであろうか、患者のほとんどが入所と同時に死亡時の解剖承諾書を提出させられたというが、はたして医学上の研究材料として扱われていなかったのであろうか、発見された病理標本等は私たちに鋭く問いかけている。

(3) 検証会議の「再発防止のための提言」とその後の進展状況

検証会議は、最終報告書において以下の9項目から構成される「再発防止のための提言」を行った。

① 患者・被験者（臨床研究対象者）の諸権利の法制化
② 政策決定過程における科学性・透明性を確保するためのシステムの構築
③ 人権擁護システムの整備
④ 公衆衛生等における予算編成上の留意点
⑤ 被害の救済・回復（社会復帰支援、差別偏見根絶等）
⑥ 正しい医学知識の普及
⑦ 人権教育の徹底
⑧ 啓発のための資料の保存・開示
⑨ 提言具体化のための行動計画を策定して実施状況を監視するための、各界代表からなる「ロードマップ委員会」（仮称）の設備

提言を受けた厚生労働省はその後、「ハンセン病問題に関する検証会議の提言に基づく再発防止検討会」（以下単に、「検討会」という）を設置、同検討会は「患者の権利に関する体系」をまとめ、国に対し、患者の権利擁護の観点を中心とした医療関係諸法規の整備と医療の基本法の法制化に向けた提言

を含む報告書をとりまとめ、2010年6月厚生労働大臣に提出した。

これを受けて厚生労働大臣は、厚生労働省、法務省、文部科学省の3省からなる事務レベル検討チームを発足させる旨を表明したが、その後の作業の歩みは遅々としており、必ずしも順調に進展しているとはいえない。しかし、ハンセン病問題の歴史的検証を踏まえた再発防止策の冒頭に「患者・被験者の諸権利の法制化」が掲げられ、それを受けて発足した検討会において法制化すべき「患者の権利に関する体系」に関する報告書が提出されたということは誠に興味深いことである。

本章Ⅱ「患者の権利を促進する医療政策上の原則と戦略」で詳しく見るように、第2次世界大戦後の国際連合第3回総会で採択された「世界人権宣言」を出発点として国際的にあらゆる分野における人権の確保と促進が図られることとなったが、医療福祉分野においてみれば欧米諸国においては患者（利用者）個人の人格的自律権を基軸に据えた人権保障へと大きく舵が切られたことに比較し、我が国においては行政のコントロールの下に医療・福祉の専門家におけるパターナリズム（家父長的保護主義）を助長したうえで、かつ世帯主による扶養責任を前提として世帯員の福利を図るという構造が維持され続けてきたため、今日においてもなお患者（利用者）個人の人格的自律権を柱とする権利を明確に規定する法律は存在していない。そのような患者の権利が明確化されていない法的状況こそが、新憲法下において強制隔離を強化する新法を産み落としハンセン病問題の長期化と深刻化を引き起こした重要な背景の一つであったということ、このような事態を二度と繰り返さないための再発防止策の第1として「患者の権利」に関する法制化が喫緊の課題になっていることが公式に確認された意義は極めて大きい。

7　公衆衛生行政における強制措置とその許容性

(1)　強制入院と独立審査手続、適切な医療提供

　仮に今日において強制入院を含む公衆衛生法令を立法する場合、少なくとも1991年12月国連総会において満場一致採択された**『精神病者の保護及び精神保健ケア改善のための原則』**（以下単に、『国連原則』という。なお全文は福岡県弁護士会精神保健委員会編『解法精神障害者の処遇と精神医療の改善』などに収録されているので参照されたい）に準拠しなければ国際人権規範に適合したものとはみなされない。

　即ち、そこで提供される医療は、入院の経緯にかかわりなく、その患者に最もふさわしい医療が提供され、早期の社会復帰が目的とされなければならないし、治療の強制に関しては手続的保障を担保する審査機関による独立した審査手続を備えなければならない。

　『国連原則』は以下のごとく規定している。

　「原則7　地域と文化の役割
　　① すべての患者は、できるだけ自己の居住する地域で、治療されケアされる権利を有する。
　　② 治療が精神保健施設において行われる場合には、患者は、可能な場合にはいつでも、自己の家庭又は自己の親族もしくは友人の家庭の近くの施設で治療される権利及び可及的速やかに地域に帰る権利を有する。
　原則8　ケアの基準
　　① すべての患者は、自己の健康に関するニーズに適合した医療的及び社会的ケアを受ける権利を有し、又、他の病気の者と同一の基準にしたがったケア及び治療についての権利を与えられる。
　原則16　非自発的入院
　　② 非自発的入院、又は退院の制限は、審査機関による入院又は退院制限の審査結果がでるまで、国内法の規定に従い、最初は観察及び

初期治療のための短期間のものとなる。
　原則17　審査機関
　　①　審査機関は、国内法によって設置された司法的、又は他の独立かつ公正な機関であり、国内法で定められた手続に従って機能する。
　　③　審査機関は、国内法で規定されている合理的な間隔をおき、非自発的患者の事例を定期的に審査する」。

『国連原則』採択後、我が国における精神保健福祉法（旧精神衛生法）においても「精神医療審査会」という第三者機関が設置されるよう改正され、あるいは1999年に立法された「感染症の予防及び感染症の患者に対する医療に関する法律（新感染症法）」においては「感染症の審査に関する協議会」が設置されている。

(2)　「公共の福祉」による人権制約の許容性と国際人権規約

前記新感染症法の前文においては、

「医学医療の進歩や衛生水準の著しい向上により、多くの感染症が克服されてきたが、新たな感染症の出現や既知の感染症の再興により、また、国際交流の進展等に伴い、感染症は、新たな形で、今なお人類に脅威を与えている。

一方、我が国においては、過去にハンセン病、後天性免疫不全症候群等の感染症の患者に対するいわれのない差別や偏見が存在したという事実を重く受け止め、これを教訓として今後に生かすことが必要である」、と謳われている。

しかし、「いわれのない差別や偏見」を生み出し、助長した責任の多くが、差別的な公衆衛生法令の存在と、これを推進した公衆衛生行政自体に帰すべきものであったことこそが、強く反省され教訓とされなければなるまい。

ところで、日本国憲法13条が「すべて国民は、個人として尊重される。生命、自由及び幸福追求に対する国民の権利については、<u>公共の福祉に反しない限り</u>、立法その他の国政の上で、最大の尊重を必要とする」と規定していることを根拠として、我が国においては、裁判所においてすら「公共の福

祉」概念を一般的な人権制約の根拠として援用することが少なくない。

　しかしながら、我が国も批准し国内法としての効力を有している『市民的及び政治的権利に関する国際規約（B規約）』においては、権利を制限できる事由は権利ごとに「国の安全」「公の秩序」「公共の安全」等の事由が各条文ごとに制限的に列挙されており、「公共の福祉」というような一般的な制約概念は認められていないし、そうした一般的抽象的な事由により規約上の権利を制約することは規約違反であることが、国際規約人権委員会において繰り返し指摘されているところである。

　日本政府は、規約人権委員会の指摘に対しては「条文の文言上は『公共の福祉』により一般的に人権を制約できる規定ぶりになっているが、『公共の福祉』の概念は、各権利ごとに、その権利に内在する性質を根拠に判例等により具体化されているから、『公共の福祉』概念の下、国家権力により恣意的に人権が制約されることはあり得ない」と反論している（国際規約人権委員会に対する第4回日本政府報告、1998年）。

　これに対し、規約人権委員会は最終見解において次のように述べている。

　「もとより、日本国憲法上の公共の福祉概念が、自由権規約の定める個別の制約根拠に厳密に沿った解釈及び適用がなされていれば、一概に不当であるとはいえない。しかし、公共の福祉の具体的内容が不明確でその適用範囲が包括的にすぎるため、権利の制限が許されるかどうかについての予測可能性が低いという点では大きな問題である。委員会は、憲法98条2項で条約の国内法に対する優先的効力が認められている以上、日本の国内法で規約上の権利を制約しているものについて、規約に定められた個別の制約根拠に沿ったものになっているかどうか厳密にチェックすることを求めたのである」。

　そうした意味においては、ヨーロッパ人権条約の立場はきわめて示唆的である。

　即ち、『生物学及び医療の適用における人権及び人間の尊厳の擁護のための条約』（1996年11月19日、欧州評議会閣僚理事会採択）は従前の社会の利益と個人の人権の調和というような考え方を明確に排し、同条約第2条において

「個人の利益及び福祉は、社会或いは科学の利益より優先されなければならない」と社会や科学に対する「個人の優越」を明記している。

〈参考文献〉
① 池永満編『らい予防法の廃止と国家賠償請求訴訟』(リーガルブックス)
② 日本弁護士連合会編『ハンセン病　いま、私達に問われているもの』(クリエイツかもがわ)
③ ハンセン病問題に関する検証会議編『最終報告書(要約版)』(財団法人日弁連法務研究財団)

コラム　弁護士会を動かした「法曹の責任」を問う1通の手紙

当時、星塚敬愛園に在園していた島比呂志さんが九弁連に対し人権救済の申立てをしたのは1995年9月1日、らい予防法廃止法が制定される半年前のことであった。申立書には「法曹の責任」と題する患者の権利法をつくる会の機関紙『けんりほうニュース』に投稿された同氏の論考コピーが添付されていた。

「既に昭和28年、新薬プロミンで無菌治癒者が続出していたにもかかわらず、終生隔離の『らい予防法』を制定し、昭和31年、ローマの国際らい会議では世界各国から批判を受けた。しかもこの法律の通過には『近き将来改正を期す』との付帯決議があったにもかかわらず、40年余も放置してきたのである。その責任は誰が負うのであろうか」「らいの感染者も、ほとんどが発病しないのである。発病するのは免疫異常(特異体質)の人たちだけである。このような病気を、どうして公共の福祉に害を及ぼすなどとして、強制隔離せねばならなかったのであろうか」「現在療養所に入所中の者は、そのほとんどが無菌治癒している。それでも終生隔離のらい予防法は存続しなければならないのだろうか。黙認している法曹界は、存続を支持していると受け取られても仕方あるまい」。

九弁連理事会は人権救済申立事件として受理し九弁連人権擁護に関する連絡協議会に回付、同協議会による調査が始まった。同協議会は、申立人の島さんとの面会を含め数回の現地調査を行ったうえで九州・沖縄地区国立療養所の全入所者を対象にしたアンケート調査を実施。回収された約1400通の一つひとつに記録された「人生被害」を示唆する衝撃的な事実とデータに突き動かされながら調査報告書を完成し理事会に提出。理事会が調査報告書を全会一致で採択

し、自らの自己批判を含む九弁連理事長声明を発表するとともに、厚生大臣や日弁連会長に対する要請書を提出したのは1996年3月下旬のことであった。

同年4月1日、らい予防法廃止法の施行と同時に協議会を常設委員会に衣替えして九弁連人権擁護委員会がスタート、入所者の方を交えたシンポジウムの開催や出版活動、法律相談活動等が展開される中で、廃止法施行後も国の姿勢が何も変わらないことに対する入所者の怒りと「国賠訴訟」提訴希望の声が日増しに大きくなっていった。やるしかない。九弁連理事長名での要請に応え、1998年7月31日熊本地裁に提起された西日本訴訟の代理人に就任した弁護士は137名に上った。

名誉原告団長として原告団の中心にいた島比呂志さんは、その後、支援者の力を借りて社会復帰していた北九州市において原告本人尋問を受け、勝訴判決後も不自由な体をおして地域住民との交流活動等に積極的な社会参加を継続しながら、永久の眠りにつかれた。

私達に「法曹の責任」の一端を自覚させていただいたことに、心から感謝したい。
　　　　　　　　　　　　　　　　　　　　　　　　　　　　　　　　　合掌

〔演習問題〕

1　熊本地裁判決全文を入手し判決書第3章の「当事者の主張」に整理されている「原告らの主張」と「被告の主張」を対比させて論点ごとに整理・検討したうえで、論点に関する裁判所の判断内容を吟味しなさい。

2　検証会議の「最終報告書」（要約版で可）を入手しハンセン病問題の歴史と現状を概観したうえで、特に「法曹界の役割と責任」「再発防止のための提言」部分に関する検討を加え、自分の意見をまとめなさい。

3　らい予防法（新法）、精神保健福祉法、感染病法等の公衆衛生関連法規を対比させながら、その法律構造と内容を人権論の視点から、実体論、手続論の両側面にわたり吟味しなさい。

II　患者の権利を促進する医療政策上の原則と戦略

1　日本国憲法における生存権保障と健康の位置

　1946年11月3日に公布された日本国憲法25条は、1項において「すべて国民は、健康で文化的な最低限度の生活を営む権利を有する」と定め、2項において「国は、すべての生活部面について、社会福祉、社会保障及び公衆衛生の向上及び増進に努めなければならない」と規定している。これは一般に「生存権」を保障する規定とされ、「健康」はその第1の構成要素として表現されてはいるが、独立した権利としては扱われていない。

　加えて、25条の意義に関して最高裁は「本条により直接個々の国民は、国家に対して具体的、現実的な権利を有するものではない。社会的立法・社会的施設の創造的拡充に従って初めて個々の国民の具体的、現実的な生活権は設定充実される」（最大判昭和23・9・29刑集2巻10号1235頁）、「本条1項は国の責務を宣言したにとどまり個々の国民に対して具体的な権利を付与したものではない。健康で文化的な最低限度の生活とは、抽象的・相対的概念であり、その具体的内容は、文化の発達、国民経済の進展、その他多数の不確定要素を総合考慮して初めて決定できるものである」（最大判昭和42・5・24民集21巻5号1043頁）とする立場をとっており、憲法学説における通説（抽象的法的権利説）に立っても、現行の生存権立法の水準が「健康で文化的な最低限度」の具体的内容をなし、その限度で具体的権利となりうるというものであるから、「健康」に対する憲法上の保障の内容は、いずれにしても立法により具体的に担保されていくものである。

　ところで日本国憲法制定後、次項のとおり、国際機関や国際条約により**「健康を享受する権利」**が謳われ、その概念も明確化されている。

　他方、日本国憲法98条2項は「日本国が締結した条約及び確立された国際法規は、これを誠実に遵守することを必要とする」と規定しており、この規

定は第1に条約が同時に国内法の構成部分をなすことを示すものであるとともに、第2に条約と法律の関係において条約優位説を採ったものと解されている（佐藤功『日本国憲法概説』446頁〜447頁）。即ち「日本が締結した条約と確立した国際慣習法は、特別にそれらを立法手続で定める（国内法による補塡、補完、具体化）必要なしに、当然にすべてそのまま国内法として法的拘束力を有する」という「**一般的受容・採用方式**」がとられている。これは明治憲法時代から認められる法現象であり、明治憲法下における代表的な憲法学者として知られる美濃部達吉博士は、「条約の内容が国内の人民の権利義務に関するものであれば、それは公布により同時に国内の人民を拘束する効力を有するものであり、即ち国内法規たる性質を併せ有する（国内法規としての条約）」「条約は単独の意思によって破ることが出来ないのだから、法律・勅令が条約に抵触する規定を設けても、条約を変更できずこれと調和すべき解釈をしなければならない」と述べている。

つまり国内法となった国際法規は国内法令の中では上位規範として機能するものであり、かつ日本国憲法98条2項は国際協調主義の理念に照らしてそれらの尊重を謳うものであるから、日本国憲法25条における「健康で文化的な最低限度」という憲法基準の解釈適用にあたっても、戦後の国際人権規範として国際連合で採択された世界人権宣言はもとより日本政府が批准・公布して明確な法的規範性を有している国際人権規約において規定されている「健康権」の概念や内容を一体のものとして取り扱うべきである。

言い換えれば、憲法25条における生存権保障を構成する一内容として次項で紹介する国際人権規範において確立されてきた「健康を享受する権利」をとらえるとともに、国においては、それらを全面的かつ具体的に保障する立法上・行政上の努力が継続されなければならない。

2　国際人権規範と健康権、医療保障の位置づけ

1948年12月10日、国際連合第3回総会は、第2次世界大戦終結後の国際社会が「人権及び基本的自由の普遍的な尊重と遵守の促進を達成することを誓

約し」「この誓約の完全な実現にとって、これらの権利及び自由に関する共通の理解は最も重要であるので」「すべての人民とすべての国が達成すべき共通の基準として」公布する「**世界人権宣言**」（Universal Declaration of Human Rights）を採択した。

世界人権宣言は第3条で「すべての者は、生命、自由及び身体の安全に対する権利を有する」と定めるとともに第25条において「すべての者は、衣食住、医療及び必要な社会的役務などにより自己及びその家族の健康と福祉のための十分な生活水準を保持する権利、並びに失業、疾病、障害、配偶者の死亡、老齢その他不可抗力による生活不能の場合には保障を受ける権利を有する」と規定している。

ここでは「生命、自由及び身体の安全に対する権利」とともに「健康と福祉のための十分な生活水準を保持する権利」（a standard of living adequate for the health and well-being）を独立した権利として取り扱うとともに、「健康と福祉」を生活の目的に位置づけたうえで、それらを維持する手段として衣食住について「医療」（medical care）が例示されている。

その後、世界人権宣言の内容に法的拘束力をもたせる目的で二つの国際規約が起草され、1966年12月16日国連第21回総会で採択された。『**経済的、社会的及び文化的諸権利に関する規約（社会権規約）**』（通称『A規約』、1976年1月3日効力発生、日本国が批准・公布し国内法として発効した日は1979年9月21日）と『**市民的及び政治的権利に関する国際規約（自由権規約）**』（『通称B規約』、1976年3月23日効力発生、日本国での批准公布はA規約と同時）である（世界人権宣言と2つの規約、およびB規約のための選択議定書を加えて、「**国際人権章典**」（International Bill of Human Rights）と呼ばれている）。

A規約12条は「健康を享受する権利」を独立した権利として位置付けるとともに、その内容を次のように規定している。

　「1項　この規約の締約国は、すべての者が到達可能な最高水準の身体及び精神の健康を享受する権利を有することを認める。

　　2項　この規約の締約国が1の権利の完全な実現を達成するためにと

る措置には、次のことに必要な措置を含む。
- (a) 死産率及び幼児の死亡率を低下させるための並びに児童の健全な発育のための対策
- (b) 環境衛生及び産業衛生のあらゆる状態の改善
- (c) 伝染病、風土病、職業病その他の疾病の予防、治療及び抑圧
- (d) 病気の場合にすべての者に医療及び看護を確保するような条件の創出」

なおA規約にいう「**到達可能な最高水準の身体及び精神の健康を享受する権利**」の内容に関連し、世界保健機関憲章（1948年4月7日発効）が次のように「健康」概念等を定義していることに留意する必要がある。

「健康とは、単に疾病や虚弱のないことではなく、肉体的・精神的及び社会的に完全に健康な状態をいう。到達可能な最高水準の健康を共有することは、すべての人間の基本的権利の一つであり、人種や宗教、政治的信条、経済的条件、社会的条件による差別があってはならない」

3 患者の権利を促進する原則と戦略に関する世界と日本の動き

(1) 『**ヨーロッパにおける患者の権利の促進に関する宣言**』(1994) の採択

1994年3月、世界保健機関（WHO）加盟のヨーロッパ諸国（当時36ヵ国）はWHOヨーロッパ事務所後援、オランダ政府主催による「患者の権利に関するヨーロッパ会議」をアムステルダムで開催し、『**ヨーロッパにおける患者の権利の促進に関する宣言**』（以下単に「**WHO宣言**」という）を採択した（WHO宣言の全文対訳は末尾の参考文献に収録されている）。

これは、各国において医療保障改革が進められている状況の中で「患者の権利を促進する原則と戦略を明らかにする」ために、「市民及び患者の権利を医療提供者及び医療サービス管理者との保健医療における協力関係を改善する中で強化するための」「ヨーロッパでの共通の活動要綱」として定式化されたものである。

WHO宣言は前文においてヨーロッパにおける患者の権利運動の前進の背景について、ヨーロッパ諸国は「法制度、医療保障制度、経済状況及び社会的、文化的、倫理的な価値観の点において多様である」が各国の政策目的において「個人を尊重するという概念の完全な実現と医療における平等」という2つに中心的地位を与えてきた結果、「現在では個人による選択を奨励し、それが自由に実践できる機会を設けること、医療の質を保障する仕組みを構築することが一層強調されるに至って」おり、「それぞれの状況に応じて適用可能な一定の共通したアプローチが存在すること」を確認した。

WHO宣言は、その指導原理として世界保健総会における「すべての人に健康を」決議（1977年5月）および「アルマ・マタ宣言」を援用するとともに、前述の国際人権章典を始めとし「人権及び基本的自由に関するヨーロッパ条約」（1950）、「ヨーロッパ社会憲章」（1961）などを含めた「国際的人権規範（Human Rights Instruments）が明らかにしている基本概念は保健医療の場面においても妥当するものであり、これらの文書が明らかにしている人間の価値は医療保障制度にも反映されなければならない」との立場から、患者の権利の本文第1章として次項に述べる「保健医療における人権と価値」を確認している。

(2) **WHO宣言が基礎とする「人権と価値」**

WHO宣言本文「患者の権利」第1章「**保健医療における人権と価値**」(Human Rights and Values in Health Care) は、以下の6項目を確認している。

① すべて人は、人間として尊重される権利を有する。
② すべて人は、自己決定の権利を有する。
③ すべて人は、身体および精神の不可侵性の権利および身体の安全を保障される権利を有する。
④ すべて人は、プライバシーを尊重される権利を有する。
⑤ すべて人は、その道徳的および文化的価値観、並びに宗教的および思想的信条を尊重される権利を有する。

⑥　すべて人は、疾病の予防および保健医療に対する適切な措置によって健康を保持される権利、および、達成可能な最高水準の健康を追求する機会をもつ権利を有する。

　これらの内容は、既に国際社会がすべての市民が有する基本的な人権として確認してきた国際人権規範の内容を、保健医療の場においても適用することを確認するものであり、決して新たな権利を創設するものではない。

　そのことは、WHO宣言が「患者」(patients) を「健康であるか病気であるかを問わず、保健医療サービスの利用者」をいうと定義付けていることからも明らかであろう。つまり、市民が医療福祉サービスを利用するに際しては、国際人権規範に裏付けられた人権と価値が尊重されなければならないというものに他ならない。

　したがって、WHO宣言の内容は1人ヨーロッパにおける保健医療においてのみ妥当するものではなく、これ自体が国際人権規範を構成するものとして、我が国を含む国際社会の共通の枠組みとして機能し得るものになっているということができよう。

(3)　患者の権利各則の内容と特徴

　WHO宣言における「患者の権利」(The Rights of Patients) の本文は、前述の第1章に続けて、第2章「情報」(Information)、第3章「コンセント」(Consent)、第4章「秘密保持とプライバシー」(Confidentiality and Privacy)、第5章「ケアと治療」(Care and Treatment) と展開されているが、その骨格となる権利規定は以下のとおりである。

①　完全な情報を提供される権利

　「患者は、容体に関する医学的事実を含めた自己の健康状態、提案されている医療行為及びそれぞれの行為に伴い得る危険と利点、無治療の効果を含め提案されている行為に代わり得る方法、並びに診断、予後、治療の経過について、完全な情報を提供される権利（the rights to be fully informed）を有する。」(2.2)

②　すべての医療行為における**インフォームド・コンセント原則**の適用

「患者によるインフォームド・コンセント（The informed consent of the patient）は、あらゆる医療行為（any medical intervention）にあたって事前に必要とされる。」(3.1)

③　診療記録に対するアクセス権

「患者は、自己の医療記録や専門記録及び自己に対する診断、治療及びケアに付随するその他のファイルや記録にアクセスし、自己自身のファイル及び記録或いはその一部についてコピーを受領する権利を有する。第三者に関するデータはアクセスの対象から除外される。」(4.4)

④　私生活への干渉禁止

「患者がコンセントを与えていることに加え、その患者に対する診断、治療及びケアに必要なものとして正当化されうる場合でなければ、患者の私生活及び家庭生活への干渉は許されない。」(4.6)

⑤　自己の健康に必要なケアを受ける権利

「すべて人は、自己の健康の必要性に応じた保健医療を受ける権利を有する。これには予防的ケアや健康増進を目的とした活動も含まれる。サービスは継続的に利用でき、すべての者に公平にアクセス可能でなければならない。そして差別なく、その社会において利用できる経済的、人的、物的資源に応じて提供されなければならない。」(5.1)

⑥　医療サービスの計画および評価に関する参加権

「患者は、医療保障制度のあらゆる段階において、提供されるケアの範囲、質、機能を含むサービスの計画及び評価に関連する事項に関して、何らかの形で代表を送る集団的権利を有する。」(5.2)

(4)　**日本における患者の権利法制化の運動**

1991年10月、「患者の権利法制定の提唱及び立法要請を行うとともに医療の諸分野における患者の権利の確立と法制化を進めるため必要な諸活動を行うことを目的」（同会会則）とする市民団体として「**患者の権利法をつくる会**」が結成された。同会は発足に先立つ同年7月、わが国において初めて患者の権利の全面的な法制化モデルとなる「**患者の諸権利を定める法律要綱**

案」(略称「**患者の権利法案**」)を発表した（全文は末尾の参考文献に解説文とともに収録されている）。

　患者の権利法案は、発表された直後から大きな市民的反響を呼び起こし、その後、同会が前述のWHO宣言採択等の国際的な動きとの直接的な連携を構築しつつ、立法形式においては個別課題に即した柔軟な対応も含めて国会や政府に対する働きかけを継続してきたこともあり、この間進展してきた医療法改正、臓器移植法制定、薬事法令改正などにおけるインフォームド・コンセント原則の導入、あるいはカルテ開示制度の確立と個人情報保護法令の医療・福祉分野における全面適用等、医療政策に関する立法ないし行政活動において患者の権利に関わる規定の導入や明確化などを検討する際においても積極的な役割を果たしてきている。

　患者の権利法案は、第1章「医療における基本権」、第2章「国および地方自治体の義務」、第3章「医療機関および医療従事者の義務」、第4章「患者の権利各則」、第5章「患者の権利擁護システム」から構成されており、今日まで数度の改訂もなされているが、第1章と第4章に掲げられている権利規定の目次は以下のとおりである。

① 医療における基本権
　ⓐ 医療に対する参加権
　ⓑ 知る権利と学習権
　ⓒ 最善の医療を受ける権利
　ⓓ 安全な医療を受ける権利
　ⓔ 平等な医療を受ける権利
　ⓕ 医療における自己決定権
　ⓖ 病気および障害による差別を受けない権利
② 患者の権利各則
　ⓐ 自己決定権
　ⓑ 説明および報告を受ける権利
　ⓒ インフォームド・コンセントの方式、手続

ⓓ 医療機関を選択する権利と転医・入退院を強制されない権利

ⓔ セカンド・オピニオンを得る権利

ⓕ 医療記録の閲覧謄写請求権

ⓖ 証明書等の交付請求権

ⓗ 個人情報を保護される権利

ⓘ 快適な施設環境と在宅医療および私生活を保障される権利

ⓙ 不当な拘束や虐待を受けない権利

ⓚ 試験研究や特殊な医療における権利

ⓛ 医療被害の救済を受ける権利

ⓜ 苦情調査申立権

　わが国における、患者の権利の主要課題に関する法制化の現状と問題点については、第1章を参照されたい。

4　裁判外権利擁護システム

(1)　患者が有する「苦情調査申立権」

　WHO宣言は、患者の権利本文第6章「適用」において宣言が確認する「患者の権利」の行使を実質的に保障するしくみに関し、極めて重要な提唱を行っている。

　すなわち、WHO宣言において確認された「患者の権利」の享受は差別なく保障されるものであり、これらの権利行使に対する制限は国際的人権規範に適合し、かつ法定の手続によってのみなされること、患者の権利行使のために適当な手段が確立される必要があり、患者が自ら権利行使できない場合には代理人あるいは患者を代表する手段が講じられる必要があること等を確認したうえで、市民が司法手続における「裁判を受ける権利」を保障されると同様に、裁判外においても「苦情調査を申し立てる権利」を有することを確認し、その内容を定式化している。すなわち、

　① 「患者が自己の権利が尊重されていないと感じる場合には、苦情申立てができなければならない」

② 「患者は、自分の苦情について、徹底的に、公正に、効果的に、そして迅速に調査され、処理され、その結果について情報を提供される権利を有する」(6.5)

裁判外における苦情調査申立権の確認は、WHO宣言が、今日の保健医療制度において促進の必要性を強調した患者の権利の主たる内容が「個人の尊厳」や「人格的自律権」にかかわるもので構成されていることと無関係ではなかろう。これらの権利の擁護は、発生した被害に関する損害賠償や制裁などの事後救済を主たる任務とし、かつ最終の紛争解決機関であるが故に欠かせない手続の厳格さ等を伴う司法機関では、必ずしも迅速かつ適切に権利擁護の役割を果たし得ないものであり、むしろ紛争の現場において、かつ、調査や対話を中心手段とする手続の中でこそ、それらの権利を首尾よく擁護しうるとともに侵害された権利の迅速な回復も図りうるとの考え方を背景とするものである。

患者による苦情調査の申立てに対応し、申し立てられた苦情に対して「徹底的に、公正に、効果的に、そして迅速に」調査し、処理し、その結果について情報を提供する義務を、第一義的に負担する者はいうまでもなく、当該苦情を引き起こした医療機関等自身であり、医療機関はそうした義務を履行するために、施設内に苦情受付窓口はもとより苦情手続を遂行するための「独立した機構」を含む苦情対応システムを構築する必要がある。

(2) **裁判外における苦情手続（complaints procedure）のスキーム**

WHO宣言は、患者の苦情調査申立権の行使を保証する苦情手続について、次のようなスキームの確立を提唱している。

① 「裁判所の救済手続に加えて、苦情を申し立て、仲裁し、裁定する手続を可能にするような、その施設内での、あるいはそれ以外のレベルでの独立した機構が形成されるべきである」

② 「これらの機構は、患者がいつでも苦情申立手続に関する情報が利用でき、また独立した役職の者がいて患者がどういう方法を採るのが最も適切か相談できるようなものであることが望ましい」

③ 「これらの機構はさらに、必要な場合には、患者を援助し代理することが可能となるようなものにすべきである」(6.5)

欧米諸国においては1980年代から90年代初頭にかけて医療施設の内外に「**苦情窓口担当者**」(complaints manager)、「**患者擁護者**」(patients advocacy)、「**患者代理人**」(patients representative) 等々、医療福祉サービスを提供する現場で発せられる患者の苦情を直接受け止めて、その解決を支援するさまざまな立場の者が病院職員もしくはボランテイアとして配置され、あるいは医療機関の代表者と患者代表らにより構成される「苦情処理委員会」(イギリス)や「信頼委員会」(スウェーデン)等が施設内に組織され、さらに完全な第三者機関として多くの国で法制度上のオンブズマン(イギリスでは Health Commissioner と呼ばれる)が活動しており、裁判外における紛争解決において多くの実績と教訓が蓄積されていた。

WHO宣言は、これら諸国の経験を踏まえて、具体的な保健医療制度の違いを超えて、どの国においても適用しうる苦情手続の共通の枠組みを定式化したものである。

(3) 苦情手続における施設内外の「独立した機構」の役割と関係

わが国において「裁判外紛争処理機関」(ADR)が議論される場合においては、紛争が直接、両当事者から独立した第三者機関に持ち込まれ、そこでの仲裁と裁定により簡易迅速な解決を図ること、つまり「準司法機関」による仲裁手続を想定していることが多く、2004年12月に公布され2007年に施行された「裁判外紛争解決手続の利用の促進に関する法律」(略称「ADR促進法」Alternative Dispute Resolution)も、そうした構造を前提とするものである。

WHO宣言が定式化した苦情手続における独立した機構においても「仲裁し、裁定」する機能を有することが期待されているが、その機能を有しているのは第三者機関にとどまらず、施設内の独立した機構にも共通する役割であり、むしろ施設内における手続とその独立した機構こそ、苦情手続の中心的役割を果たすものとして位置づけられていることに留意すべきであろう。

施設内苦情手続の重要性は、苦情調査申立権に対応した義務を履行する第一義的責任が苦情を申し立てられた医療機関自身に存するという論理的帰結であるというにとどまらず、自ら苦情の原因を調査し、問題があればこれを除去して同種苦情の再発を防止するという「苦情調査手続」こそ、個別の「苦情解決」にとどまらず、「苦情から学んで、医療・福祉サービスを改善し、質を向上させる」という裁判外苦情手続の重要な課題を実行するうえで、神髄ともいうべき作業であるからに他ならない。

したがって、苦情手続における施設外の独立した機構の役割は、第三者的立場から、必要な場合には患者を代理し援助する立場から、施設内における苦情調査手続が患者の苦情調査申立権に対応して「徹底的に、公正に、効果的に、そして迅速に」進行するように補佐し、そうでない場合にはこれを是正して、当事者間の対話による解決を促進するという補完的な役割をもっていると考えることができよう。

実際の制度運用においても、たとえばイギリスにおいては、まず医療現場における手続を実行したうえで、それでも解決に至らない場合にのみオンブズマンへの調査申立が受理されることを原則としている。

もとより当事者間の対話にもかかわらず解決に至らないときには、施設外の独立した機構にあっては第三者機関という公正・公平な立場から国際的ないしは国内的に確立している「患者の権利」に関する基準に基づいて、それぞれの第三者機関が有している社会的な資源と権限を活用したうえで当該事案に関する調査・点検を実施し、その結果に基づいて裁判外苦情手続としての最終的な見解（多くの場合に「調査報告書」という形式をとっている）を表明するとともにプレス発表等を通じて紛争事案の概要と第三者機関としての見解を広く市民に公表し、当事者に対する内容的な説得力とともに世論の支持等も背景として紛争の解決に資することになる。

なお調査点検作業過程において両当事者の同意を得て、当該事案の最終解決のために仲裁しあるいは裁定を行うことも、第三者機関に期待される重要な機能となるが、裁判外苦情手続における第三者機関の場合においては、そ

れが法律等を根拠として設置されているオンブズマンで調査権限について一定の強制権限が付与されている場合であっても、オンブズマンの報告書自体には裁判所の判決のような強制執行力は付与されていないことが一般的である。

　これは裁判外紛争手続は、あくまで当事者間の対話と納得を基調として迅速に解決されることを企図しており、強制力による解決を押し付けることはその趣旨に反すること、市民社会において紛争の最終的な決着を図る機関としては裁判所を中心とする司法機関が存在していること等に配慮したものであろう。

5　裁判外苦情手続の実際──日本における実践から

(1)　患者の権利オンブズマンの展開

　1999年6月、日本における患者の権利を促進する一方策として、WHO宣言が提唱した裁判外苦情手続を導入し「**苦情から学ぶ医療システム**」を構築することを目的とし、自ら苦情手続における第三者機関の一つとして活動する市民団体として福岡に事務局をおく「**NPO法人患者の権利オンブズマン**」が創設された。以来、「患者の権利オンブズマン東京」（2002年12月創立）、「患者の権利オンブズマン関西」（2004年8月創立）など、この運動と組織は全国的に展開されている。

　患者の権利オンブズマンは、WHO宣言が提唱する裁判外苦情手続における「施設外の」第三者機関として自らを位置づけているが、その活動方式はWHO宣言の提唱を日本の実情に即して具体化し発展させたもので、以下のような共通の視点が打ち出されている。

(2)　苦情調査申立権の行使を支援することが基本的課題

　患者の権利オンブズマンが具体的に実施している事業との関連でいえば、患者自身が相手方医療機関に対して苦情調査の申立てを行うことを支援し、医療機関自身における効果的かつ迅速な調査と処理、回答等を行わせることが市民相談員や法律専門相談員（弁護士）、医療福祉専門相談員等のボラン

ティアを中心として実施されている「相談・支援事業」の主たる課題とされている。

　さらに医療機関等により行われた調査や処理によって患者の苦情が解決されなかった場合に、患者の権利の視点からみて「徹底的に、公正に、効果的」なものとするため、第三者機関の立場から必要な是正作業を行うことが、各分野の専門家や患者代表等を含むボランティア・メンバーにより構成されているオンブズマン会議（NPO法人においては15名、東京と関西では各10名）により実施されている「調査・点検・勧告事業」である。

(3)　自立支援方式の根拠と相談員の役割

　患者の権利オンブズマンは、相談支援事業において患者・家族自身が苦情の解決に向けて行動することを支援する、いわゆる「自立支援方式」を採用しているが、その主要な理由はWHO宣言が明らかにし、その促進を提唱している医療福祉サービスのユーザー（利用者）としての「患者」の権利が人格的自律権を主たるものとしていることに由来している。

　医療に限らずすべての社会分野において自由かつ適切な自己決定を行って行く社会的環境が極めて乏しい日本社会において、人格的自律権にかかわる苦情の解決を、主体的、自立的に進めていくこと自体が、患者の自己決定能力を高めるとともに、将来の人格権侵害を未然に防止する力を形成する過程にもなるからである。したがって、自立支援方式は当事者自身の尊厳や人格的自律権を擁護する目的で展開されている各分野の「アドボカシー」運動における共通の視点でもある。

　ところで、自立支援方式を社会システムとしての苦情手続の機能という視点から考えた場合には、苦情の存在を相手方に直接伝え、相手方自身の原因調査を促し、調査の結果に関する説明義務を尽くさせるという過程自体が重要な意義を有している。本来、患者の生命と権利を守るという共通目標で結ばれている当事者が、サービス提供過程において発生した患者の権利にかかわる苦情や紛争を、当事者間の対話の中で自治的に解決することによって、良好な信頼関係を再構築することができるとともに、患者の苦情から学んで

サービスの質の向上を図る機会を最も効果的に保障することができるというメカニズムに大きな注意が払われなければなるまい。

　したがって市民相談員や専門相談員による相談・支援活動の基本的な役割は、自らのアドバイス等によって苦情内容の直接的解決を図ることではなく、患者・家族が有している苦情を患者の権利の視点から整理することを手伝うとともに、苦情の申立てを受けた相手方医療機関等に対して誠実に苦情原因の調査と処理、その結果報告などを行わせるよう支援することが求められていることに留意することが肝要である。患者と医療側の話合いにボランティアが同席して対話の促進を支援する「同行支援」や患者の苦情を整理するために入手された診療記録コピーの内容を検討する「記録検討支援」など各種の支援活動も、そうした視点を基軸に据えて、相談員の継続的な研修が重ねられている。

　もちろん日本の現状においては、少なくない相談者は、患者の権利オンブズマンの助力により、何らかの自分に有利な結論を見出そうと望み、相談員から苦情を解決するために自ら行動する必要があることをアドバイスされてがっかりする方もいる。相談員のほうも特に専門職に従事した経験者の場合には、時に自分の従前の知識と経験による判断や助言を提示して「一件落着」を図ってやりたいという欲求に駆られる場合もある。そして、苦情内容によっては、例外的に、そうしたアドバイスだけで決着が図られることもないわけではない。しかし、それは本来の「苦情手続」に基づく解決とは必ずしも評価できないものである。

　この点は、従前から医療福祉分野における専門家によって多様な立場から患者支援活動や相談活動等が行われているが、制度的には保護者的立場から、思想的にはパターナリズム（家父長的保護主義）に依拠して展開されている活動も少なくないので、患者の権利擁護を目的とするあらゆる立場からの支援活動の連帯を促進するとともに、そうした成果を患者の権利オンブズマンの諸活動に取り入れていく際に留意すべきことであろう。

(4) 医療機関における苦情調査手続への対応と医療事故訴訟件数の減少

　従前はもっぱら訴訟による救済の対象としてのみ処理されてきた医療事故紛争についても、下記Ⅲで詳述されているように医療事故を患者に隠さず、かつ第三者機関に報告する動きが始まる中で医療機関自らが「医療事故調査委員会」を設置し、「事故から学ぶ」手法が導入され始め、さらに2005年4月1日から個人情報保護法が全面施行され医療機関における患者へのカルテ開示が法律上の義務となったことにより医療情報の共有が制度的に保障され、裁判外解決の道が大きく開かれつつある。

　さらに、患者の権利オンブズマンにおいては、医療事故を含むすべての苦情について、苦情手続の核心となっている調査手続を「徹底的に、公正に、効果的に」遂行するために医療機関が設置する医療事故調査委員会に対する「外部専門委員」の派遣を始めており、さらに施設自身の苦情調査能力の向上など医療機関内部における患者の権利擁護の視点に立った人材養成についても「患者アドボカシー研修講座」を開設するなどして多面的な支援方策を強めている（医療事故調査委員会については、下記Ⅲ参照）。

　以上のような裁判外における紛争解決に向けた取組み、とりわけ医療現場において医療機関自らが事故原因を究明し再発防止策を講じる作業が本格的に始められたのと時を同じくして、一貫して増大を続けてきた医療過誤訴訟の新規提訴数も2004年の1110件をピークとして以後減少に転じている（2005年989件、2006年913件、2007年944件、2008年876件、2009年732件、2010年793件。以上最高裁統計による）。

　医療過誤訴訟が減少しはじめた要因としては、医療訴訟により「医療が萎縮する」など医療崩壊キャンペーンの影響等があるという指摘もなされているが、医療事故情報収集事業における事故報告統計等によれば死亡事故を含む重大な医療事故件数自体においてはそれほどの減少をみていないこと等をあわせ考えれば、医療現場における自律的な事故原因の究明作業や裁判外における医療事故紛争の解決をめざすさまざまな取組みの前進が医療訴訟件数の減少をもたらした一つの重要な背景になっていることも否定できないとこ

ろであろう。

　(5)　患者の権利オンブズマンにおける調査・点検・勧告事業の実施状況

　患者の権利オンブズマンの調査・点検・勧告事業は、当事者間の対話によっては解決をみなかった場合に、患者家族の申立てに基づいて患者の権利オンブズマンが常設している第三者機関である「オンブズマン会議」が実施するものであるが、調査実施の結果は調査報告書としてすべて公表されており、1996年7月にNPO法人患者の権利オンブズマンが活動を開始して以来、2012年4月までの15年余の間に約20件の調査報告書が公表されている。

　オンブズマン会議のメンバーは日常的に相談支援活動を担当している相談員とは別のボランティアにより構成されており、第三者的立場に立って、申立人からだけではなく相手方病院からも事情聴取をしたうえで、その苦情の当否や権利侵害の有無等を検討し、患者の権利に関する内外の規範等に基づいて全員一致で調査報告書をまとめ公表しているところに最大の特徴がある。

　調査の結果、権利侵害が認定される場合には、それを是正し改善するための具体的な勧告を行うことを原則としていることも、苦情から学んで医療福祉サービスの質を向上させるという裁判外苦情手続の趣旨に基づくものである。

　調査の対象となった医療機関はかねて問題を指摘されてきたところが多いかというとそうではなく、大学病院やその関連病院を含め地域において基幹的役割を果たしている医療機関が大半を占めており、患者・家族から高い医療水準を期待されているところがほとんどである。患者の権利とのかかわりでは、インフォームド・コンセント原則に関するケースが最も多いが、患者のプライバシーや尊厳に関するもの、分娩管理中の母児の安全確保方法に関するもの、術後や分娩後の結果説明における情報提供のあり方を問うもの、カルテ開示に関するもの、自己注射や在宅医療も含めた医薬品の副作用や安全性確保に関するもの、苦情対応システム（苦情調査申立権への対応等）に関するもの等、いずれも基本的な患者の権利にかかわるものばかりである。

　重要なことは、20件の調査の結果、ほとんどのケースで患者の権利侵害の

事実が認定され具体的な改善勧告がなされていること、改善勧告を受けた相手方病院のほとんどがオンブズマン会議の勧告を受け入れて具体的な改善措置をとったうえで、申立人との対話を再開し、紛争の具体的な解決を進めているということである。日本においてもWHO方式による苦情手続が、有効に機能しうることを示しているものといえよう。

なお、NPO法人患者の権利オンブズマンは、個人情報保護法の施行に伴い、同法41条に基づいて、医療・介護・福祉関係事業者における個人情報の保護と適切な取扱いを確保することを目的として対象事業者における個人情報の取扱いに関する苦情の申立てを受けて、第三者機関として、迅速かつ公正な解決を支援する「認定個人情報保護事業」を行う団体として、厚生労働大臣の認定を受けて活動している。医療・介護・福祉の3分野にまたがって認定を受けている団体は、NPO法人患者の権利オンブズマンが全国唯一のものである。

6 苦情手続の法制化をめぐる状況と課題

(1) 医療・福祉分野における苦情手続の法制化の進行

医療福祉分野における裁判外苦情手続の法制度としての導入は、医療分野については医療事故対応を軸として医療法施行規則の改正等により進められ、福祉分野においては措置制度から保険制度下の契約方式や支援方式に根本的転換がなされたことに伴う利用者の権利保護手続の一環として導入が進められている。医療分野に関しては医療事故防止・医療安全政策の内容として別稿において詳論されているので、ここでは福祉分野の動向について概観する。

(2) 介護保険法上の位置づけ

介護保険法は、「加齢に伴って生ずる心身の変化に起因する疾病等により要介護状態となり、入浴、排泄、食事等の介護、機能訓練並びに看護及び療養上の管理その他の医療を要する者等について、これらの者がその有する能力に応じ自立した日常生活を営むことができるよう、必要な保健医療サービスおよび福祉サービスに係る給付を行うため、国民の共同連帯の理念に基づ

き介護保険制度を設け、その行う保険給付等に関して必要な事項を定め、もって国民の保健医療の向上及び福祉の増進を図ることを目的とする」（介護保険法1条）もので、2000年（平成12年）4月1日から施行された。

　同法においては、74条2項（指定居宅サービス事業者の基準）、81条2項（指定居宅介護支援事業者の基準）、88条2項（指定介護老人福祉施設の基準）、97条3項（介護老人保健施設の基準）、110条2項（指定介護療養型医療施設の基準）により、「設備及び運営に関する基準は、厚生労働大臣が定める」とされており、これらの規定に基づき制定された「指定居宅サービス等の事業の人員、設備及び運営に関する基準」（平成16年厚労省令112号）の36条が「苦情処理」について以下のごとく定めている。

　　「指定訪問介護事業者は、提供した指定訪問介護にかかる利用者及びその家族からの苦情に迅速かつ適切に対応するために、苦情を受け付けるための窓口を設置する等の必要な措置を講じなければならない。
　　2、指定訪問介護事業者は、前項の苦情を受け付けた場合には、当該苦情の内容等を記録しなければならない」。

　さらに、同法37条は「事故発生時の対応」について、次のごとく定めている。

　　「指定訪問介護事業者は、利用者に対する指定訪問介護の提供により事故が発生した場合には、市町村、当該利用者の家族、当該利用者に係る居宅介護支援事業者等に連絡を行うとともに、必要な措置を講じなければならない。
　　2　指定訪問介護事業者は、前項の事故の状況及び事故に際して採った措置について記録しなければならない。
　　3　指定訪問介護事業者は、利用者に対する指定訪問介護の提供により賠償すべき事故が発生した場合は、損害賠償を速やかに行わなければならない」。

　同じく、同法39条2項は「記録の整備」につき以下のとおり定めている。
　　「指定訪問介護事業者は、利用者に対する指定訪問介護の提供に関する

次の各号に掲げる記録を整備し、その完結の日から2年間保存しなければならない。
　　四　第36条第2項に規定する苦情の内容
　　五　第37条第2項に規定する事故の状況及び事故に際して取った処置についての記録」
以上の規定は、他の介護事業者にもすべて準用されている。
(3) 社会福祉法上の位置づけ
社会福祉法は、「社会福祉を目的とする事業の全分野における共通的基本事項を定め」たものであるが、同法3条は「福祉サービスの基本理念」として「福祉サービスは、個人の尊厳の保持を旨とし、その内容は、福祉サービスの利用者が心身ともに健やかに育成され、またその有する能力に応じ自立した日常生活を営むことができるように支援するものとして、良質かつ適切なものでなければならない」と規定している。

同法65条は「施設の最低基準」につき、
　　「厚生労働大臣は、社会福祉施設の設備の規模及び構造ならびに福祉サービスの提供の方法、利用者等からの苦情への対応その他の社会福祉施設の運営について、必要とされる最低の基準を定めなければならない。
　　2　社会福祉施設の設置者は、前項の基準を遵守しなければならない」
と定めており、さらに82条において、「社会福祉事業の経営者は、常に、その提供する福祉サービスについて、利用者等からの苦情の適切な解決に努めなければならない」と「苦情解決責任」を明示したうえで、その第三者機関として83条で「運営適正化委員会」の設置を定め、同85条で「運営適正化委員会の行う苦情解決のための相談等」について規定している。
(4) 福祉分野における苦情手続と点検システムの必要性
社会福祉法は、医療福祉分野において、わが国としては初めて法律の明文規定により苦情手続を導入したものである。同法65条の規定に基づき、厚生労働省は「社会福祉事業の経営者による福祉サービスに関する苦情解決の仕組の指針について」（平成12・6・7障452号・社援1352号・老発514号・児発

575号）を通知し、施設における苦情窓口の設置や第三者委員の配置についても基準を明確にしている。これは、施設の現場において公正かつ迅速な苦情解決を進めることを企図したものと考えられ、そこでも解決し得なかった場合における第三者機関として都道府県レベルにおいて「運営適正化委員会」を設置したこととともに、明らかにWHO宣言が提唱した裁判外苦情手続を意識した立法と評価できよう。

しかし、福祉施設における「苦情窓口」は必ずしも積極的に利用されていない。前述した「患者の権利オンブズマン」においては、医療分野と福祉分野の区別なく、すべての医療福祉サービスに対する苦情の相談に応じており設立から6年を経過したNPO法人における面談数だけで約1500件を数えているが、その大部分は医療機関に対するもので福祉施設に対する苦情はきわめて少数である。

これは、福祉サービスを受ける直接の利用者が高齢あるいは障害等のために、行動能力を喪失している場合が多く、自ら苦情を訴えることに困難が伴うこと、わが国の福祉施設においては、家族等が本人に代わって施設に対する苦情申立てを行った場合において、事後の経緯について不安を抱いており（貧困な福祉環境の中で、「小さな苦情、大きな仕返し」ということすら囁かれている）、気軽に利用者とその家族が苦情を申し立てることができる環境の整備が求められている。

そのためには苦情の申立てが公正に処理されることにつき、福祉施設における苦情手続において信頼に足る担当者や第三者委員の配置と手続保障に細心の注意が払われるとともに、利用者からの苦情申立てがなくても、定期あるいは不定期に第三者機関による調査や点検が行われ、利用者に面談して直接苦情等を聞き取り、あるいは人権侵害事案等が発覚した場合においては、広く公表するとともに行政上の制裁が科せられるようなしくみも検討される必要があろう。アメリカにおいては、市民団体に登録するボランティアが、連邦政府の研修プログラムを終了したうえでナーシングホーム等を巡回するシステムが稼働しており、参考になろう。

〈参考文献〉
① 世界保健機関（WHO）『ヨーロッパにおける患者の権利の促進に関する宣言（英文対訳）』（患者の権利法をつくる会編）
② 『与えられる医療から参加する医療へ――患者の権利法を私たちの手で――患者の権利法要綱案パンフレット』（患者の権利法をつくる会）
③ NPO法人患者の権利オンブズマン編『Q&A医療福祉と患者の権利』（明石書店）
④ 患者の権利オンブズマン全国連絡委員会編『患者の権利オンブズマン勧告集』（明石書店）
⑤ NPO法人患者の権利オブズマン『オンブズマン青書〈第2巻〉』（リーガル・ブックス）
⑥ NPO法人患者の権利オブズマン編『医療機関における個人情報の取扱いに関する手引き』（リーガル・ブックス）

〔演習問題〕
1　国際人権A規約12条1項が規定する「到達可能な最高水準の身体及び精神の健康を享受する権利」の内容やWHO宣言本文第1章「保健医療における人権と価値」が規定する6項目の内容に関して、日本国憲法の人権に関する各条項との関連を整理しなさい。
2　司法手続と裁判外苦情手続に関し、その目的、手法、結果（の規範力）等の異同を論じたうえで、裁判外手続を円滑に進めうる環境的条件と、そこにおいて法律実務家が果たすべき役割について考えなさい。
3　参考文献もしくは患者の権利オンブズマンのホームページ〈http://www.patient-rights.or.jp/〉から、オンブズマン会議が公表した苦情調査報告書を適宜入手したうえで、当該事案に関連する患者の権利の内容と日本における確立状況、調査報告書の内容と結論の妥当性、当該事案の司法的救済の可能性等について論じなさい。

III 医療事故防止・患者安全政策の展開

1 はじめに

　1999年1月、横浜市立大学病院において患者を取り違え、心臓手術を予定していた患者に肺の、肺の手術を予定していた患者に心臓の、それぞれ間違った手術が最後まで実行されるという衝撃的な医療事故が発生した（本件事故の全貌については厚生省「**患者誤認事故**防止方策に関する検討会報告書」1999年、あるいは東京高判平成15・3・25東高時報（刑事）54巻1-12号15頁参照）。その後も特定機能病院や臨床研修指定病院等において重大な医療事故が続発しマスコミにも大きく報道される中で、医療の安全性に対する患者・市民の大きな不安と不信感が形成された。

　一連の事故報道を契機として後述のとおり、医療界における医療事故政策は大きく転換することとなったが、抗がん剤の過量投与事故（2001年）、心臓手術事故（2002年）、内視鏡による前立腺がん手術事故（2003年）等、その後も重大事故は後を絶っておらず、今や我が国における医療事故防止・医療安全政策の確立と推進は焦眉の国民的課題となっている。横浜市大事件が創立呼びかけの直接的契機となって発足したNPO法人患者の権利オンブズマン（1999年4月呼びかけ、同年6月創立、詳細は本章II参照）が1999年7月より実施してきた医療・福祉サービスに対する患者家族からの苦情相談は2005年3月までに約1500件に達しているが、苦情の約6割は医療事故や医療ミスを疑うもので占められている（同法人「オンブズマン青書〈第2巻〉」2005年9月参照）。

　こうした医療事故をめぐる情勢の中で、医事関係訴訟も増大しているが、全国地裁・簡裁における新受件数が2004年で1000件を超えたレベルであり医療事故紛争のほんの一部に対応しているにとどまっている。加えて、そもそも裁判の役割は被害発生後の事後的救済や制裁を主目的とするものであって、

必ずしも事故原因の究明や事故防止にはつながらない。

　そうした中で、医療事故を防止し患者の安全を確保することが医療機関としての本来的な社会的責任に属する課題であることを明確にしたうえで、医療機関が自ら医療現場において医療事故の発生を防止し、仮に事故が発生した場合には事故を隠さず、事故の原因を究明して、その結果に基づく再発防止策を実行し、一層安全性の高い医療を患者に提供することにより、患者の安全を確保する体制を確立することを求める世論が急速に高まり、厚生労働省も2004年版白書において「第3章　安全で納得できる医療の確立をめざして」と題する独立章を設けるなど厚生労働行政における中心的課題の一つとして患者安全政策が展開されるところとなった。

　ここでは従前においては医療事故被害者や患者側弁護団等によりもっぱら司法の場を通じて医療過誤に対する法的責任（事後救済）を追及する課題（医療側にあっては過失や因果関係の存在を否定して責任追及を免れる課題）として社会的にも関心をもたれ位置づけられてきた医療事故問題が、2000年代頭初より、医療事故被害者をはじめとする患者団体はもとより、医療界自身、さらには行政においても、いわば国をあげて取り組むべき公共政策的課題として位置づけられて推進されることとなった医療事故防止・患者安全政策の内容と、その展開過程並びに今日の到達状況を概観しておきたい。

　なお1990年代後半においては、欧米諸国においても重要な医療機関における重大な医療事故が続発したため、医療事故防止の課題は時を同じくして国際的にも喫緊かつ重大な課題として取り組まれており、その政策目的も「患者の安全（Patients' Safety）」であることが明確にされている。WHOのホームページにおいても医療事故防止政策を展開している部門の資料を閲覧することができるが、それらを束ねているカテゴリーは「患者の安全」である。

　ところが、日本においては、なぜか「医療の安全」という形でカテゴライズされることが少なくない。そのために、医学会等や行政における政策展開においても、医療事故防止により患者の安全を確保する課題に集中するのではなく、元来危険性の多い医療現場における環境の安全性の向上や医療従事

者の安全の確保（労災事故の防止）等もあわせて議論を進めていることが少なくない。

　本節においては、国際的な共通語である「患者の安全」を基本的に使用して以下の論述を進めることとするが、医療界における文書や医療法等においてすでに「医療の安全」として表現され規定されている場合にはそのまま紹介せざるを得ないので、読者におかれては、同一趣旨を表現する用語として「患者の安全」と「医療の安全」が混在して使用されていることについて留意されたい。

2　「安全な医療を受ける権利」の提唱

(1)　患者の権利法案の改訂

　『患者の権利法案』の制定を提唱し日本における患者の権利法制化運動を続けてきた「患者の権利法をつくる会」（1991年10月創立、詳細は本章II参照）は、2001年9月の創立10周年記念総会において「**安全な医療を受ける権利**」を患者の基本的権利の一つに加えるなど、横浜市大事件以来の一連の深刻な事態に患者の権利運動の立場から対処するため、その『患者の権利法案』に以下の改定を行っている。

① 　第1章「医療における基本権」の中に「すべて人は、安全な医療を受けることができる」ことを確認する「安全な医療を受ける権利」を加える。

② 　第2章「国及び地方自治体の義務」における「**医療施設等を整備する義務**」および「**医療保障制度を充実する義務**」の項において、従前「最善の医療」とのみ表現していた文言をすべて「最善かつ安全な医療」と改める。

③ 　第3章「医療機関及び医療従事者の義務」における「**誠実に医療を提供する義務**」の項で提供すべき医療内容の表現を「最善の医療」から「最善かつ安全な医療」に改めるとともに、「医療事故における誠実対応義務」という新たな項目を追加する。

④　第4章「患者の権利各則」において、「**医療被害の救済を受ける権利**」を加える。

(2) 「医療被害防止・補償法要綱案（骨子）」の発表

患者の権利法をつくる会は、患者の権利法案の改訂に加え単独立法の要綱案として「**医療被害防止・補償法要綱案（骨子）**」を発表した。これは、①医療被害の報告制度、原因分析と再発防止策および被害補償制度を確立し、②もって医療被害の防止と迅速・公正な補償を図ることによって、③患者の安全な医療を受ける権利を確保し、④医療の質の向上と国民の健康の保持に資すること、を目的とする法律要綱案であり、「医療被害防止補償機構」という、専門の第三者機関の設置を提唱し、その組織と運営の骨格等を定めたものであるが、そこでは「**医療被害**」について次のように定義されている。

①　この法律で「医療被害」とは、医療に起因して、患者に生じた生命・健康にかかわる被害（疾病・障害・死亡等）をいう。

②　医療被害は医療提供者側の帰責原因の有無を問わない。

③　医療の過程に起因する被害には次の場合を含むものとする。

　ⓐ　医薬品（ヒト組織に由来する医薬品・医療用具を含む）の有害作用（治験中に生じたものを含む）

　ⓑ　医療用具の誤作動を原因とする疾病の悪化

　ⓒ　検査、処置、手術等の医療行為を原因とする予想外の副損傷、合併症

　ⓓ　医療施設内における転倒、転落、院内感染事故

　ⓔ　患者の疾病の悪化で、障害または死亡の回避について医療提供者側に帰責原因のある場合

　ⓕ　医療提供者側に帰責原因のある、患者の適正な同意に基づかない医療行為や虐待等による被害

　ⓖ　その他誤診・誤治療によって生じた被害

(3) 「安全な医療を受ける権利」と個人の優越

医療には本来的に多くの事故発生の危険性が潜んでおり、これらの危険性

を適切にコントロールしながら安全に医療行為を遂行することは医療機関と医療従事者の本来的責務である。言い換えれば、安全性の確保は医療の質の基底を構成する医療の生命線ともいうべきものであり、患者にとって医療の安全性は医療参加の前提条件でもある。

ところが従前にあっては、これらの危険は患者が受忍すべきものであるかのごとく扱われてきた。今でも「医学医療の前進のためには多少の犠牲はやむを得ない」という風潮が根絶されたわけではないが、「個人の利益および福祉は、社会あるいは科学の利益より優先されなければならない」(**欧州評議会「生物学及び医療の適用における人権及び人間の尊厳の擁護のための条約」**2条)という「**個人の優越**」を医療を考える基本原理として確立することが求められている。

市民の立場から患者の主体性と医療参加をうたった「患者の権利宣言案」(1984年10月)は、日々生起している医療事故の背景にあった「医療現場では、しばしば患者は、適切にその内容を知らないまま診療や治療を受けているなど、医療行為の単なる対象物として扱われ、その人間性は十分に尊重されていません」(宣言案前文)という状況を脱して、患者こそが医療の主人公であり、医療内容を決定する主体でなければならないとする、いわば患者の人間宣言であったが、それから20年近くが経過し、患者の権利法案において「安全な医療を受ける権利」が患者における当然の要求として掲げられたことは、ようやく患者自身が「安全な医療」という「医療の質」そのものに関する要求を掲げて医療の前進を求めうる段階に到達したと評価することもできる。

3 「安全な医療を受ける権利」の具体化

(1) 安全な医療を受ける権利に対応する医療機関等の義務

患者の権利法案においては、安全な医療を受ける権利に対応するものとして、国および地方自治体が負うところの医療施設等を整備する義務並びに、医療保障制度を充実する義務の履行における政策目標の基準として患者が「最善かつ安全な医療」を享受しうることを明示するとともに、医療機関お

よび医療従事者が負う誠実に医療を提供する義務の内容としても「最善かつ安全な医療」の提供が明示されている。

　しかし、「安全な医療」の提供が理念的な政策目標として掲げられるだけでは絵に画いた餅に終わる危険性も高い。実際に発生した医療事故の一つひとつにつき、原因が究明され、適切に救済されるとともに、事故を教訓として同種事故の再発を防止するための努力が積み重ねられることなしには安全な医療は実現できない。

　患者の権利法案は、上記の観点から、患者が有する安全な医療を受ける権利に対応する医療機関等の義務として、次のとおり「医療事故における誠実対応義務」を確認している。「医療機関及び医療従事者は、医療行為によって患者に被害が生じた場合、患者本人・家族・遺族に対して誠実に対応しなければならない。前項の場合、医療機関及び医療従事者は、医療被害の原因の究明に努め、患者・家族・遺族に対し、責任の有無を明らかにして十分な説明を行うとともに、再発防止の措置を講じなければならない」（患者の権利法案第3章(d)）。

　そもそも患者と医療機関との間に結ばれる診療契約は、民法656条の準委任契約（「法律行為でない事務の委託」）にあたるもので（最高裁判決）、医療機関（受任者）は現行法上も患者（委任者）が請求した場合にはいつでも事務処理の状況を報告する義務を負っており、仮に医療事故により診療契約が終了するに至った場合には「遅滞なくその経過及び結果を報告しなければならない」（民645条）。

　医療事故により患者が死亡した場合における「経過及び結果を報告」する相手方は、当然ながらその法律上の権利義務を承継した相続人たる遺族であり、**遺族に対する報告義務**を尽くさなかった医療機関に対して慰謝料の支払いを命じた判決は、「自己が診療した患者が死亡するに至った場合、患者が死亡するに至った経緯・原因について、診療を通じて知り得た事実に基づいて、遺族に対し適切な説明を行うことも、医師の遺族に対する法的な義務である」と判示している（広島地判平成4・12・21判タ814号202頁）。

(2) 安全な医療を受ける権利を保証する「医療被害の救済を受ける権利」

患者の権利法案は、安全な医療を受ける権利を具体的に保証するため、医療事故が発生し医療被害を受けた場合においては、患者が「医療被害の救済を受ける権利」を有することを規定している。すなわち、「患者に医療行為による被害が生じた場合、患者本人・家族・相続人は、迅速かつ適切な救済を受ける権利を有する」。

「被害の救済」は、単に金銭の支払いがなされることではない。医療行為による被害が発生した場合は、その被害の拡大を防止し回復を図るため必要な治療措置が（患者等のインフォームド・コンセントを得たうえで）最優先で実施される必要がある。そのうえで医療被害者が求める共通の要求は原因の解明である。さらに、解明された原因に照らして責任の有無を明確にし、責任がある場合は謝罪をすることは当然であろう。最後に、責任の有無にかかわりなく、解明された原因を除去することにより同種被害の再発防止策をつくり上げることである。

ところで原因解明の結果、医療従事者の不注意（過失）が介在していることが判明した場合、その結果発生した被害に関して金銭賠償を行うことは当然のことであろう（そうした事態に即応できるよう医療機関等は損害賠償責任保険等に加入する必要がある）。

もちろん、当事者間において責任の有無や損害の程度等が争われる場合においては、最終的には裁判手続により解決されることになるが、司法手続には多くの時間と費用を要するので、必ずしも迅速な救済につながらないことが多い。さらに医療被害の中には、十分にその危険性がコントロールできない段階においても医薬品や医療技術の開発推進、あるいは公衆衛生の向上というような社会目的のために医療手段として導入されたがゆえに不可避的に発生するものもあり、医療従事者には法律上の過失責任を問えない医療被害に対しても社会的な責任において適切な補償を行うことがふさわしい場合もある（たとえば予防接種副作用被害等）。

そうした問題を解決して、「迅速かつ適切な救済」を実施する試みの一つとして、日本弁護士連合会において、交通事故被害者の迅速な救済のために弁護士会や損害保険会社等が共同して設置・運営して一定の役割を果たしている公益財団法人日弁連交通事故相談センター等を参照しつつ、医療団体や損害保険会社等とも連携して医療被害の迅速な被害の救済を専門的に扱う第三者機関（通称・医療 ADR）の創設する検討が進められ、東京など全国の主要な弁護士会においてすでに活動を開始している。

医療 ADR の創設に向けた弁護士会における協議や創設された医療 ADR の運営においては、医療過誤訴訟においては対立的な関係に立たざるを得ない患者側弁護士と医療側弁護士が胸襟を開いて共同の作業を進めており、仲裁手続の責任者としては医療過誤訴訟の運営につき経験の深い裁判官出身の弁護士が任命される場合が多いことも特徴の一つである。

4 医療機関における医療事故政策の転換

(1) 国立大学病院長会議の提言――「事故を隠さない」

2001年6月、国立大学医学部付属病院長会議は「医療事故防止のための安全管理体制の確立に向けて（提言）」を発表した。提言刊行に付された序文は「近年、多くの大学病院において発生した初歩的ミスによる医療事故は、高度先端医療を提供する国立大学医学部付属病院の関係者に『人は過ちを犯す』ということを改めて認識させるとともに、更なる医療の安全管理体制確立の必要性が問われる結果となった」と述べている。

提言（全文は、参照文献に収録されている）は、
　　第Ⅰ編　医療事故防止のための基本的考え方
　　第Ⅱ編　安全管理に関する総合的な体制整備
　　第Ⅲ編　医療そのものの改善を通じた安全性の向上
　　第Ⅳ編　事故発生時における対応

から構成され、最後に「医療行政への要望」も含まれているが、中でも注目されるのは、「第Ⅳ編　事故発生時における対応」を貫く基調である。

第IV編の「(1)基本的な考え方」の第1に「倫理性の確保」を掲げ、従前強く批判されてきた「患者・家族への不誠実な対応」、「社会常識と隔絶した意識」「事故隠しの疑い」を招かないよう、「病院長をはじめとする幹部職員は、自ら率先して職員全体が範とすべき倫理性を体現するよう努めていただきたい」と述べたうえで、「医療においてまず第1に尊重されなければならないのは患者であり、このことは、医療事故に関わる対応においても同様である。医療事故の防止・医療の安全性の向上は、医療機関・医療従事者自身が第一義的な責任を負って取り組まなければならない課題である」と強調している。

　続いて「(2)患者家族への対応」では、「①誠実で速やかな事実の説明」として、「医療事故ないしは事故の疑いのある事態が発生した場合には、患者や家族に対して、事実を誠実に、かつ速やかに説明することが必要である」ことを確認したうえで、患者家族に説明するにあたり踏まえるべきポイントとして、以下の6点をあげている。

- 重要な事実を省かない。
- 因果関係を省かない。
- 明快に説明できないことがあれば率直にそのことを伝える。多少とも不明な点があることについては断定的な言い方はしない。
- 事態についての異なる解釈があれば、それについてもきちんと伝える。
- 当初の説明と異なる処置、当初の説明を越える処置をした場合にはきちんと伝える。
- ミスの事実があれば、結果には影響を与えていないと考えるものでも、包み隠さずに伝える。

　さらに「②診療記録の開示」として、「患者家族の側から求めがあれば、原則としてこれを開示することが必要である」「診療行為が適切だったかどうか、或いは過誤と結果とに因果関係があるかどうか、こうした点について検証することを目的とした開示申請も適切なものとして認めるべき」ものとし、「③遺族について」も、「患者が死亡した場合に、遺された人々が、患者の疾病とそれに対して行われた医療、患者が最終的に死に至る経緯について

知りたいということであれば、病院としては、そうした要請を尊重してできるだけの対応を行うことが望まれ、診療記録の開示要請に対しても、原則としてこれに応えるべきである」とした。

こうした提言の内容は至極当然のことではあるが、可能な限り医療事故を隠し、発覚してもごまかしや弁明に終始し、本来であれば診療契約（準委任契約）終了時に義務付けられている「経過及び結果の報告」（なお口語化する前の民法では「遅滞ナク其顚末ヲ報告スルコトヲ要ス」と規定されていたので「顚末報告」と呼ばれていた）すら患者や遺族に説明してこなかった従前の日本の医療界における医療事故政策を180度転換するものであり、こうした提言が誠実に実行されていけば我が国における医療事故紛争の様相が大きな変貌を遂げる可能性があるとともに、すべての関係者が医療事故情報を共有し事故から学んで同種事故の再発を防止していくという科学的な医療事故防止・医療安全政策を実行していく前提条件が形成される事になろう。

(2) 同提言――「事故から学ぶ」

第Ⅳ編「(5)事故原因の調査と再発防止策の検討」は、事故から学ぶための不可欠のシステムとなる**「医療事故調査委員会」**に関する基本的な提言である。

・「①調査を行う目的」は「事故原因の調査分析と再発防止策の検討」にあり、事故の再発防止への取組みは、患者家族にとっても重大な関心事であるから「調査に際しては「患者本人（本人が対応困難な場合や死亡している場合は家族）からも意見を聴取し、結果についてもきちんと報告するということが重要である」。調査の対象とする「医療事故」は、過失によって発生した（あるいはその可能性がある）ものに限られない。「当該事例については不可抗力であると考えられる場合でも、今後の医療にその教訓を生かすことは重要である」。

・「②外部の視点の導入」が事故原因等の調査検討には有意義である。「具体的には、他の機関の医師やコ・メディカルのほか、医療分野以外の分野の安全対策の専門家、患者の立場からの意見を頂けるような人、法律や倫理

の専門家、報道関係者、地域の関係行政機関等様々な人々が考えられ」「参加形態も、参考意見の聴取から外部調査委員会の設置まで種々あり得る」。
・「③報告書の作成と配布」は、医療事故調査が「事故の教訓を踏まえ、今後の再発防止・医療の安全性の向上に広く役立てるためのものである」ことを考えれば必須の作業である。「調査結果は、報告書として取りまとめ、院内に周知することはもとより、他のすべての国立大学にも頒布すべきである。また、記者発表、あるいはインターネット等を通じて、国立病院以外の医療機関にも広報を図り、求めがあれば頒布できるようにすることが望ましい」。

なお、医療事故調査は、「法的責任を念頭に置いて診療行為の過誤性を判断するような事とは明確に一線を画すべき」であって、「こうした問題については、基本的には民事・刑事の司法手続（調停や示談を含む）を通じて判断されるべきものであり、病院としては、患者・家族に対する積極的な情報提供や、証拠となり得る関係物件の保全等をもって、これらに最大限の協力を行うことを対応の基本とすべきである」。

つまり、法律判断を含む患者・遺族対応等については病院長を含む当局者により事故調査委員会とは別個に医療事故対策委員会等を組織して、医療事故調査委員会の調査結果を参照しつつ、病院当局としての法的対応を行うことになろう。

(3) 提言――患者中心の医療とインフォームド・コンセント原則の推進

提言の第Ⅰ編は、「(4)患者中心の医療（patient-centered Approach）の必要性」において、「安全で質の高い医療の提供を行っていくためには、病院内に組織横断的な質向上を担保できる体制を構築し、医療従事者の知識や技術の質を確保することが必要不可欠であるが、それだけでは十分ではない」。「安全で質の高い医療を確保していくためには、医療の主役である、患者による自らの医療に対する積極的な参加と自己責任が不可欠である。そのためには、医療従事者は十分な情報提供を行い、患者は自分の健康や疾病につい

て関心を持ち、しっかりと理解した上で判断、選択し、疑問があればそれを解決するように努めることが求められる。これによって、初めて患者と医療従事者の対等な関係が築かれ、医療従事者が患者の自律を最大限に尊重することが可能になる」と述べ、患者中心の医療をつくり上げることこそ、医療安全の土台であることを強調している。

そうした認識を前提としたうえで提言は第Ⅲ編「医療そのものの改善による安全性の向上」において日常医療自体の改善方策を展開しているが、その「(3)患者の参加等を通じた安全性の向上」が基軸をなす提言であるというまでもなかろう。そこでは、

① 新しい患者・医療従事者関係の構築
② クリテイカルパスの積極的導入・情報の共有と医療の標準化の推進
③ インフォームド・コンセントに関する問題
④ 高度医療や新たな医療行為を実施する際に必要な慎重さ

が取り上げられている。

「インフォームド・コンセント」の項では「インフォームド・コンセントの必要性と重要性は既に周知されていることであるが、インフォームド・コンセントに関する問題はしばしば経験されている。インフォームド・コンセントの主体は、『患者』であって『医師』ではないことを、今一度確認し」と述べ、わが国の医療界にのみ広く残存している「**インフォームド・コンセント（informed consent）**」という用語の誤った使用法についても警鐘を鳴らしている（たとえば「患者に対するインフォームド・コンセントを丁寧に行う」等という文章があちこちに散見されるが、これは単に文法的に誤りというにとどまらず、インフォームド・コンセントの国際的な定義を知らず、実態としても患者によるインフォームド・コンセントに基づかない医療、従前型のパターナリズム医療が遂行されている表れともいえよう）。

5　厚生労働省における「医療安全政策」の確立と医療法等の改正

(1)　医療安全推進総合政策（2002年4月）

　厚生労働省に2001年5月設置された医療安全対策検討会議（座長・森亘日本医学会会長）は「医療安全推進総合対策～医療事故を未然に防止するために～」を発表し、わが国の医療に患者の安全を最優先に考える「安全文化」を確立しなければならないと述べるとともに、以下のとおり三つの柱からなる医療安全対策の基本的な方向性を示した。

　　(ア)　医療の安全と信頼を高める

　医療の安全と信頼を高めるためには、患者が医療従事者との十分な対話のうえで納得して医療を受けられる、患者が医療に参加できる環境をつくり上げることが不可欠である。

　　(イ)　医療安全対策を医療システム全体の問題としてとらえる

　医療事故やヒヤリ・ハット事例は、「人」「物」「組織・施設」に由来する要因が相互に関連しながら起こっていることから、各要因ごとに安全対策を講じるとともに、医療安全対策を医療システム全体の問題としてとらえることが不可欠である。

　　(ウ)　医療安全対策のための環境を整備する

　患者の安全を最優先とする「安全文化」を醸成し、関係者全員が積極的に医療安全対策に取り組むとともに、「人は誰でも過ちを犯すものである」との認識の下、過ちが起きにくく、過ちが起きても重大な結果を招きにくい医療環境を整備することが重要である。

　さらに関係者の責務として、以下の3点を指摘した。

① 　国は、医療安全の推進に向けた短期および中長期的な目標を明らかにするとともに、その達成に向けて関係者の取組みを調整し、必要な基盤整備を行うこと

② 　自治体は、国の基本的指針・基準等を踏まえての医療機関に対して指

導監督や地域住民に対する教育、情報提供、相談業務等を実施すること
③　医療機関は、管理者の強い指導力の下、適正な組織管理と体制整備を行い、組織をあげて安全対策に取り組んでいくこと、特に、他産業における標準化や工程管理、チームによる取り組みや誤りを防ぐための手法等を参考に医療を見直すこと、患者の権利を擁護するための体制を院内に整備すること

(2) **厚生労働省の取組みの概要**

医療安全推進総合対策を踏まえ、厚生労働省において医療法施行規則等の改正を行ったうえで、以下のような取組みがなされている。

　㋐　**医療機関における安全対策**

すべての病院および有床の診療所において、①安全管理指針の整備、②安全管理委員会の開催、③安全管理研修の実施、④院内における事故等の報告を義務化（2002年）。

特定機能病院（医療法4条の2に基づき、高度の医療を提供する能力を有する等の要件に該当するものとして、厚生労働大臣の承認を受けた大学医学部付属病院などをいう）、臨床研修病院においては、さらに、①安全管理部門の設置、②安全管理者の配置、③患者相談体制の整備を義務化（2003年）。

　㋑　**医薬品・医療機器等にかかわる安全性向上**

ヒヤリ・ハット事例（誤った医療行為が患者に実施される前に発見された事例や、誤った医療行為が実施されたが結果として患者に影響を及ぼすに至らなかった事例をいう）の収集と分析に基づいた医薬品・医療機器等に関わる安全対策の推進。

　㋒　**医療安全に関する教育研修**

臨床研修病院の指定基準および臨床研修の到達目標への位置づけ（2002年、2003年）。

　㋓　**医療安全を推進するための環境整備等**

医療安全対策ネットワーク整備事業の対象をすべて病院および有床の診療所に拡大（2004年）。

医療事故情報収集事業の整備（2004年10月1日から実施）。

医療安全支援センター（都道府県等に第三者である専門家を配置し医療に関する患者の苦情や相談に対応するもの）の設置（2003年度から）。

(3) 「今後の医療安全対策について」（2005年6月）

医療安全対策検討会議は2005年6月、さらに「今後の医療安全対策について」を発表した。同報告は、前述の「医療安全推進総合対策」に基づいて、それぞれの役割に応じた取組みが進められてきたが、いまだ十分な医療安全体制が確立されておらず、さらに医療安全対策の推進を図るためには「医療安全推進総合対策」の考え方に加え、医療の安全と両輪をなすべき「医療の質の向上」という観点を一層重視し、施策を充実していくことが求められるとして、以下の3項目に関して具体的な将来像を示しつつ当面の課題を提起している。ここに将来イメージとして設定されている内容はこれからの医療機関等における医療安全対策の確立状況を評価するうえで一つのメルクマールとして機能しうるものといえよう。

　㋐　**医療の質と安全性の向上**

　　(A)　医療機関等における医療の質と安全に関する管理体制の充実

　①　医療を提供するすべての施設、薬局等において、必要な管理体制が整備され有効に機能している。

　②　安全管理体制の確保はもとより、質の高い医療を実現するために必要な人材が確保され、必要な制度が整備されている。

　③　各医療機関において、クリニカルインディケーター（Clinical Indicator：医療の質に関する評価指標）等を用いて、医療の質の評価が適切に行われている。

　　(B)　医薬品の安全確保

　①　医薬品が明確な責任体制の下に使用され、医師、歯科医師、薬剤師、看護師等の間、これらの医療従事者と患者の間、および、医療機関と薬局との間に十分な連携が図られている。

　②　夜間、休日における安全管理体制が確立している。

③　特に安全管理が必要な医薬品についての業務手順が確立し、すべての医療機関において実施されている。

④　新薬をはじめ医薬品に係る副作用・事故等の有害事象の早期発見、重篤化防止のための体制が確保されている。

⑤　医薬品メーカー等の積極的な対応により、安全管理上問題を有する医薬品について改善が図られ、新たに開発されるものについても安全管理上、十分に配慮されたものが供給されるとともに、医療機関においてもこのような安全面に配慮された医薬品が積極的に採用されている。

(C)　医療機器の安全確保

①　すべての医療機関等において、医療機器が適切な管理者の下で集中管理され、定期的な保守管理が行われている。

②　医療機器を使用する前に、機器の使い方を習得した職員により、必ず機器の点検が行われており、また、医療機器の使用に関する研修が行われている。

③　医療機器の管理および使用に関し、必要な研修や情報提供が行われている。

④　医療機器の不具合や医療機器による事故等の有害事象の早期発見と重篤化防止のための体制が確保されている。

⑤　医療機器メーカー等の積極的な対応により、安全管理上問題を有する医療機器について改善が図られ、新たに開発される医療機器についても安全管理上、十分に配慮されたものが供給されるとともに、医療機関においてもこのような安全面に配慮された医療機器が積極的に採用されている。

(D)　医療における情報技術（IT）の活用

①　医療におけるIT化を促進するため、標準化された用語・コード等が広くシステム上で活用されるなど、必要な基盤整備が図られている。

②　ヒューマンエラー等が発生しやすい部門や手技にヒューマンセンタードデザイン（Human Centered Design：使う人の使いやすさを考慮したデザ

イン）の視点で開発されたIT機器が導入され、事故の未然防止が図られている。その際、IT化に伴って生じるリスクがあることや、ITに頼りすぎることの危険性等も考慮されている。
③　IT機器の活用により、患者との情報共有が推進されている。
④　職員教育に有用な方法と媒体が開発されている。
⑤　データマイニング（data mining：蓄積された情報の相関を自動的に発見し、役立たせるための手法）が実用化され、医療安全対策の開発が推進されている。
⑥　部門ごとの利用にとどまらず、医療機関全体で統合されている。
(E)　医療従事者の資質向上
①　安全文化の醸成が図られるとともに、すべての医療従事者が、医療安全に関する知識や技能のみでなく、患者やその家族および医療従事者相互と効果的なコミュニケーションがとれること、医療人としての職業倫理を実現できること、科学的根拠と情報を十分に活用し良質な医療を提供すること等が可能な資質を身に付けている。
②　医療従事者に対する技術、技能に関する教育が徹底され、医療従事者の資質向上により、医療の質と安全の向上が図られており、それらを客観的にモニターするための手法が開発され整備されている。
(F)　行政処分を受けた医療従事者に対する再教育
行政処分を受けた医療従事者が、自らの職業倫理を高め、医療技術を再確認し、能力と適性に応じた医療を提供するための再教育を受け、医業再開後、適正に医業を行っている。

(イ)　**医療事故等事例の原因究明・分析に基づく再発防止対策の徹底**
(A)　医療事故の発生予防・再発防止策の徹底と医療事故の減少
①　医療安全管理者を含む医療従事者の資質向上が図られ、組織における役割や位置付けが明確化されており、ヒヤリ・ハットや事故等の事例について、背景要因や根本原因が分析され、それに基づく効果的な再発防止策が提案され実行されている。

② 登録分析機関（事故等分析事業を行うものであって、厚生労働大臣の登録を受けたもの。現在、**日本医療機能評価機構**が当該機関として登録を受けている）に集積されたヒヤリ・ハットや事故等の事例の分析に基づく発生予防・再発防止対策が、医療機関・薬局はもとより、患者、国民、関係企業等に対して迅速に周知され、医療機関、関係企業等において効果的な対策が講じられている。

③ 上記により、ヒヤリ・ハットや事故等の発生率が年々減少し、国民に信頼される安全、安心で質の高い医療が確保されている。

(B) 医療事故の届出、原因分析、裁判外紛争処理および患者救済等の制度の確立

① 医療事故の届出に基づき、中立的専門機関において原因分析が行われ、患者等への速やかな説明の実施などにより医療の透明性の確保、情報共有が図られるとともに、事故の発生予防や再発防止に結びついている。

② 医療における苦情や紛争については、裁判による解決のみではなく、医療機関等、患者の身近なところで解決されるためのしくみと、それが解決しない場合でも、裁判外の中立的な機関で解決を求めることができるという、連続した裁判外紛争処理制度が確立し、短期間で紛争が解決され、患者および医療従事者双方の負担が軽減されている。

③ 事故等の際の補償制度が確立し、必要な場合には患者等に対する補償が迅速に行われ、救済が図られている。

④ これらの制度が一体として適切に運用され、医療従事者が過度の負担を負うことなく、高度先進医療や救急医療等、リスクの高い医療についても、萎縮せずに必要な医療を提供することができる。

⑤ これらの制度が、事故の発生予防や再発防止対策と連動し、効果的な医療安全対策に結びついている。

(ウ) **患者、国民との情報共有と患者、国民の主体的参加の促進**

(A) 患者、国民との情報共有と患者、国民の主体的参加の促進

① 患者、国民と、今後の医療安全と医療の質の向上にかかる諸課題とそ

の対策について情報を共有し、患者、国民とともに、わが国の医療を改善するしくみが構築されている。

② 患者、国民の医療への参加を促すため、必要な知識と情報が提供され、患者、国民が医療に主体的に参加することの意義について理解している。

③ 医療従事者と患者との間にリスク情報を含めた情報の共有が進み、患者の参加も含めたチーム医療が推進され、医療のリスク軽減と質の向上が図られている。

④ 高齢者、障害者などの患者およびその家族に対し、十分な情報共有が図られるよう配慮されている。

⑤ 医療を提供するすべての施設等において、施設の規模や機能に応じ、患者との情報交換や相談等（苦情を含む）を行う窓口があり、専門の知識や技能を身に付けた職員により患者の人権に十分配慮した対応が図られ、患者との情報交換、情報共有等が行われている。

⑥ 患者からの相談等が医療に反映され、医療のリスク軽減と質の向上にも役立てられている。

(B) 医療安全支援センターの充実

① 医療安全支援センターは、患者からの相談等に対し、専門の知識や技能を身に付けた職員により、患者の立場に立ち患者が安心して医療を受けることができるよう対応している。また、必要な場合については、医療機関、関係団体、関係機関等との連携を図り、具体的な解決策を講じている。

② 医療安全支援センターは、患者からの相談等を受けるのみでなく、患者の医療への参加を総合的に支援するための機能を有する機関となっている。

③ 医療安全支援センターは、医療機関等の相談窓口における担当者が患者からの相談に適切に対応できるための支援機能を有する機関となっている。

④ 医療安全支援センターは、保健医療の課題を分析・評価し、解決に向

けての方策を地域単位で確立するための連携の要となっている。
　㈐　**医療安全に関する国と地方の役割と支援**
①　医療安全対策に関する国、都道府県、医療従事者の責務および医療安全の確保における患者、国民の役割等が明確化され、院内感染対策等、医療安全に関連する施策についても法令上整理され、体系的な施策が推進されている。
②　患者、国民との情報共有と患者、国民の主体的な参加が促進され、安全、安心で良質な医療が効率的に提供されるよう、医療行政を所管する都道府県が、医療安全の直接の所管として具体的な取組みを進め、国は法令の整備や、情報提供、IT化の促進、研究の推進等の技術的な支援および財政的支援等、医療安全推進へのインセンティブを高めるための役割を十分に果たしている。
　⑷　**医療法、医療法施行規則の改正**
前述した患者安全政策の進展を反映する形で、その後、平成18年に医療法が改正され、同法6条の9（国等の責務）、6条の10（病院等の管理者の責務）、6条の11（医療安全支援センター）、6条の12（国による情報の提供等）の4条文からなる独立章として「第三章　医療の安全の確保」が新設された。

これにより、患者安全政策を推進することが国や自治体の法律上の責務であることが確認されるとともに、医療機関の法律上の義務であることが以下のとおり明確にされるに至った。

「病院、診療所又は助産所の管理者は、厚生労働省令の定めるところにより、医療の安全を確保するための指針の策定、従業者に対する研修の実施その他の当該病院、診療所又は助産所における医療の安全を確保するための措置を講じなければならない」（医療法6条の10）。

なお、医療法の改正に対応し、医療法施行規則（厚生労働省令）も第1章「二　医療の安全の確保」（1条の11ないし1条の13）を設け、病院等の管理者が確保すべき安全管理の体制について規定している。

ところで、前述したように、国をあげての患者安全政策の推進を求める広

範な国民世論が沸き上がったきっかけが特定機能病院や大学病院における重大事故の連続的な発生にあったことを踏まえて、平成18年改正医療法においては、法律上「高度な医療を提供する能力を有すること」（同法4条の2第1号）が求められている特定機能病院にふさわしい医療事故防止をはじめとする患者安全政策を遂行する体制の確立とともに重大事故に関する報告書の提出等を義務づけている。

すなわち、医療法16条の3第1項7号により特定機能病院の管理者が行うべき事項として、医療法施行規則9条の23（特定機能病院における安全管理等の体制及び事故等報告書の作成）、10条（事故等報告書の提出）等を定めているが、当該事案発生から2週間以内に事故報告書の提出を求める規定については、特定機能病院ではない国立の医療機関や療養所とともにすべての大学病院に対しても準用されている（同規則11条）。

なお、特定機能病院等からの事故報告書の提出を受けて、それを分析し、科学的に調査研究するとともにその成果を提供する事業を行う団体としては前述したように公益財団法人日本医療機能評価機構が厚生労働大臣の認定を受けており、同機構は収集した医療事故情報と分析の結果等について定期的に公表している。

6 医療事故調査手続と第三者機関の役割

(1) 医療機関としての誠実な対応についての調査報告義務

不幸にして医療事故や医療被害が発生した場合、医療機関や医療従事者に最も強く求められるものは誠実性であり、患者の権利法案が「誠実対応義務」を確認していること、国立大学医学部付属病院長会議の提言（2001年6月）が以下のように「誠実で速やかな事実の説明」の重要性を指摘していることは前述したとおりである。

「医療事故ないしは事故の疑いがある事態が発生した場合には、患者や家族に対して、事実を誠実に、かつ速やかに説明することが必要である」「患者・家族への説明は、医療側の考えを＜理解させる＞ために行うのではなく、

患者・家族が自ら＜判断＞できるようにするために行うものであり、そのために十分な情報を提供するということである」。

さらに、発生してしまった事故を徹底的に分析し、同じ過ちは繰り返さないという努力を通じて、自らが提供する医療の安全性と医療の質を高めていかなければならない。

上記の作業を遂行するために、重要な役割を果たすものが医療事故調査手続であり、本章Ⅱで触れた世界保健機関が提唱する患者の苦情調査申立権およびこれを保証する裁判外苦情手続は、医療事故苦情に関しても適用されなければならない。

すなわち、医療機関において、重大な医療事故が発生した場合や、医療事故に関する苦情が患者・家族等から提起された場合においては、事故の原因を公正かつ迅速に調査し、再発防止策を確立して、その結果を患者等に報告する義務があり、そうした義務を遂行するため医療機関自身が医療事故調査委員会を組織して効率的な調査を進める必要がある。

(2) 医療事故調査委員会

医療事故調査は医療上の事故原因を究明・特定し、その原因を是正あるいは除去して同種事故の再発を防止することにより、医療の安全性を向上させる目的で実施するものであり、過失の有無にかかわりなくすべての医療事故、とりわけ死亡等の重大事故については発生とともに直ちに行うべきものである。実際の事故原因には医療従事者の過失、いわゆるヒューマンエラーが関与している場合も少なくない。その場合には過失の内容を具体的に解明し、なぜその過失が引き起こされたのか、さらにどうしてその過失をブロックして事故発生を防止できなかったのかという背景にある真の事故原因の究明がなされなければ、原因を除去する方法や再発防止策の検討に進めない。

事故から学んで安全な医療をつくり上げることこそ医療機関の責務であり、医療事故調査委員会の活動はまさに事故から学ぶ過程そのものであるから、事故調査は第一義的に医療機関自らが行うべき課題であることは明瞭である。仮に医療事故調査を丸ごと第三者機関に投げ渡すとすれば、患者を犠牲にし

た教訓に痛恨の思いで接し、2度と同じ誤りを繰り返してはならないという道義的な責任を学ぶ貴重な機会を放棄することにもつながる。

ところで施設内の医療事故調査委員会が多角的な視点に基づき公正な調査を遂げるためには、第三者機関や外部の専門家を加えるとともに常に患者・家族と調査により解明された情報を共有しつつ作業を進めることが不可欠である。仮に自己の施設だけでは調査体制が組めないような規模の診療所等においては外部委員を中心とする医療事故調査委員会や第三者機関に調査を依頼することも必要となるが、その場合においても調査過程に自ら主体的に参加することが極めて重要であろう。

(3) 第三者機関の機能と医療事故報告事業の展開

第三者機関は、患者・市民の立場から医療機関における事故調査を支援・点検するとともに、その教訓を全国的に普及する役割を担うべきである。前述のとおり、施設内委員会が事故調査を行うことが基本であるとすると、施設内事故調査委員会へ外部委員等を派遣して公正かつ迅速な調査が進行するよう支援するとともに、施設内委員会が出した調査報告書に異論がある患者からの申立てを受け、再調査を実施する第三者機関も必要となる。

また、施設内委員会が行った事故調査結果において検討された再発防止策が十分か否かをチェックするとともに、他の医療機関への共通の教訓とするために必要な措置を講じることも第三者機関の重要な役割となろう。

この点については、前述のとおり医療法施行規則に基づく医療事故報告収集事業が2004年10月1日から開始された。施行規則は国立医療センター・療養所国立病院機構、大学病院、特定機能病院等に対して事故情報を2週間以内に報告することを義務づけており、報告先としては医療機能評価機構が指定されている。報告内容には「当該事案に関し必要な情報」として「(事故の)発生要因、患者側の要因(心身状態)、緊急に行った処置、事故原因、事故の検証状況、改善策」等が掲げられており、「改善策や事故原因等の記述情報の一部については、2週間の提出期限時点で判明或いは検討出来ている内容で暫定的に記載、提出することとし、それ以降改善策や事故原因等の内

容が確定するまで随時情報を追加提出することとする」とされている。

これとは別に医療機能評価機構は、同機構の認定を受けた病院に対して重大事故については45日以内に事故調査を終えて再発防止策等を報告することを求めており、そうした体制が整っていない場合には認定を取り消すこともあり得るとしている。

いずれにしても、医療機関における調査体制と調査能力の向上、それに対する支援が第三者機関としての最優先課題となろうが、重大事故事例が全国的に集約・分析されれば、それなりの効果を期待できることは疑いない。問題は報告対象医療機関を大幅に拡大すること、それらの情報を活かすことができる人的・物的体制を速やかにどの程度確立しうるかであり、第三者機関自身の課題も大きい。

(4) 第三者機関に関するその他の検討課題

迅速な被害者救済という点では、今日のように医師会あるいは個別医療機関と保険会社による私的な損害保険契約による対応と、それで解決できない場合は司法手続を進めるということでは公正かつ迅速な処理は不可能であり、すべての医療機関に保険加入を義務付けるとともに政府や医療産業からの資金拠出も行って、簡易迅速な補償手続を実施する第三者機構を確立する必要があろう。

ただし、仮に救済が迅速に行われるようになったとしても、他方において事故は減少しないということでは医療被害者は浮かばれない。救済手続の中で集約された医療事故情報を開示していかに同種事故の再発防止や安全な医療の確立のための資料として活かしていく方策が検討される必要がある。

医療関連死については、遺族もしくは遺族の承諾を得た医療機関からの申出により承諾解剖を実施し、双方に解剖結果を報告する第三者機関を設置することが急務である。そして、明確に異状死と認識できる場合を除き、医療関連死において承諾解剖が実施される場合には、医師法21条が定める医師による異状死体等の警察への届出義務は免除される取り扱いが相当であろう（なお死体解剖保存法11条は「死体を解剖した者は、その死体について犯罪と関係

のある異状があると認めたときは、24時間以内に、解剖をした地の警察署長に届け出なければならない」と、解剖医に対する犯罪に関係する異状の届出義務を課しており、これは承諾解剖が実施された場合にも当然適用される）。

　さらに、それぞれが所属する専門家団体と共同しつつ、重大な医療過誤を引き起こした医療従事者に対する研修や、医療過誤を繰り返す者に対して資格剥奪を含む制裁処分を検討する第三者機関の設立も検討する必要があろう。

〈参考文献〉
① 「与えられる医療から参加する医療へ（患者の権利法要綱案パンフレット）」（患者の権利法をつくる会）
② 『医療事故防止のための安全管理体制の確立のために（提言）―事故を未然に防ぐ方策から事故後の対応策のガイドライン』（日総研出版）
③ 加藤良夫他編著『医療事故から学ぶ　事故調査の意義と実践』（中央法規）

〔演習問題〕
1　医療事故に関する民事・刑事の医療過誤訴訟における違法性や有責性の判断基準に照らし、医療事故防止や安全な医療体制を促進するうえで司法手続が果たしうる役割について、意義と限界を論じなさい。
2　参考文献①または患者の権利法をつくる会のホームページ〈http://www.02.so-net.ne.jp~/kenriho/index.html〉から「患者の権利法案」全文を入手して、同法案が提唱している「安全な医療を受ける権利」とこれに対応する国・自治体、医療機関・医療従事者の義務の内容を検討したうえで、それらの権利義務が発生する法的根拠について論じなさい。
3　参考文献またはインターネット上に公開されている大学病院等の「医療事故調査報告書」を入手し、医療事故の原因調査や再発防止策を検討する事故調査活動の内容を検討し、法律実務家が果たすべき役割について考えなさい。

Ⅲ　医療事故防止・患者安全政策の展開

> **コラム**　わが国の国民皆保険制度と法律的な枠組み

(1)　健康保険制度の歴史と国民皆保険体制の成立

　わが国最初の医療保険は、1905年（明治38年）鐘紡、八幡製鉄所の共済組合設立に始まり、大正期の労働運動の高まりの中で、1922年（大正11年）、工場、鉱山、交通業等の適用事業所（従業員常時10名以上）を対象として健康保険法が制定公布され、1927年（昭和2年）に全面施行された。農漁村の住民を念頭においた国民健康保険法が制定されたのは1938年（昭和13年）、船員や販売、金融等の従業員を対象とする船員保険法および職員健康保険法が創設されたのはその翌年のことである。

　第2次世界大戦後、社会保障制度が次々と整備され、医療保険制度もその一環として整えられることとなり、1958年、国民健康保険法が全面改正され、被用者保険に入っていない者はすべて居住する自治体が運営する国民健康保険に世帯単位で加入することとなり、1961年4月から改正国民健康保険法が全国の市町村で実施されたことにより、すべての国民はいずれかの医療保険に加入する、いわゆる「国民皆保険」体制が成立した。

　なお、2008年から75歳以上のものを対象とする後期高齢者医療制度が施行されたため、保険主体が被用者保険、国民健康保険に加えて3分割されているが、この制度自体に対する批判が強いため現在見直しの議論が進められている。

(2)　保険医療における法的枠組み（診療報酬支払制度と療養担当規制）

　健康保険による医療を受ける場合には、受診しようとする患者（被保険者やその被扶養者）は保険医療機関に対して保険者証等を提示しさえすれば、必要な医療措置を受けられ（現物給付）、受診者は医療費の一部を医療機関の窓口で負担すればよいという仕組みがとられている。

　現物給付として医療措置を提供する保険医療機関には、保険者から支払機関を通じて受診者の一部負担金を除く診療報酬が支払われる（健康保険法76条1項、国民健康保険法45条1項）。診療報酬の額を定める「診療報酬点数表」は、中央社会保険医療協議会の諮問を経て厚生労働大臣が定めて告示する（健康保険法76条2項、国民健康保険法45条2項）。

　具体的な診療報酬の算定は、原則として出来高払い方式がとられており、実際に実施した医療行為ごとにあらかじめ決められた点数を合算して算定される（1点単価は10円）。なお、医療機関にとって出来高払い方式は患者の症状に応じて適切な医療を提供できるという長所がある反面、投薬等の診療行為が多く

753

なればなるほど収入が増えるため、過剰診療につながりやすい面もあり、最近では医療費抑制の観点から包括払い（個々の診療行為ごとに支払うのではなく、一連の診療行為についてまとめて定額で支払う）方式が広範囲に導入されつつある。

(3) 療養担当規則の意義

　保険医療機関と保険者は互いに「公法上の双務契約」、つまり「保険医療機関は被保険者に対して命令（療養担当規則）で定める療養の給付の担当方針に従って療養の給付を行う債務を負い、保険者は保険医療機関が行った療養の給付について診療報酬を支払う義務を負う」関係にある（大阪地判昭和51・3・23判時998号11頁）。

　保険診療の内容を規制している「保険医療機関及び保険医療養担当規則」（以下単に、「療担規則」という）は、健康保険法70条1項（国民健康保険法40条1項）に基づいて厚生労働大臣が定める省令である。

　療担規則1章2条「療養の給付の担当方針」では、1項で「保険医療機関は、懇切丁寧に療養の給付を担当しなければならない」、2項で「保険医療機関が担当する療養の給付は、被保険者及び被保険者であった者並びにこれらの者の被扶養者である患者の療養上妥当適切なものでなければならない」と定めている。さらに療担規則2章「保険医の診療方針等」では、12条「診療の一般方針」において「保険医の診療は一般に医師又は歯科医師として診療の必要があると認められる疾病又は負傷に対して、適確な診断をもととし、患者の健康の保持増進上妥当適切に行わなければならない」、14条は保険医は「診療にあたっては、常に医学の立場を堅持して、患者の心身の状態を観察し」適切な指導をしなければならないとし、その他各条文において医療上の諸措置は「必要があると認める時」に行うものとする旨の規定がおかれている。

　この点に関して前述の判決は「右規定は、保険医に対して、療養の給付を行うについて常に必要性を吟味することを求め、右各規定にいう『必要』とは、現在の臨床医学の一般水準を基礎とした患者の療養上の必要性をいうものである」と判示している。

　なお、療担規則は18条において特殊療法等を、19条の3において特定保険薬局への誘導を、20条において研究目的の検査を、いずれも保険医療の枠外にあると考えて禁止している。

（本章Ⅰ～Ⅲ・池永　満）

Ⅳ　高齢者医療・老人医療

1　はじめに

　わが国の老人医療は、昭和48年に老人（70歳以上）医療費を無料化することから始まり、昭和58年には老人保健法（老健制度）が制定されたが、高齢化の進展、高齢者医療費の増加、健保組合の拠出金の増大などが勘案されて、平成18年には健康保険法等改正法案が成立した。約10年以上にわたる抜本改革の結果、平成20年に後期高齢者医療制度（75歳以上）が施行された。現況での高齢者医療・老人医療は後期高齢者医療制度で対象とされる医療をいう。WHOの定義では高齢者は65歳以上（年齢のみに着目した呼称）とされるが、現在、わが国の老年人口（65歳以上高齢者）は総人口の23.1％を超え、世界のどの国も経験したことのない超高齢社会を迎えている。この中で健康に恵まれ、何らかの形で労働を続ける高齢者は多く、65歳から74歳を前期高齢者、75歳以上を真の高齢者・後期高齢者と呼称している。実際、医療費の状況をみても、後期高齢者は疾病が憎悪する確率が高い。

　高齢者医療の要点としては、①加齢に伴う生理的機能の低下による治療の長期化、複数疾患への罹患、②多くの高齢者にみられる認知症の問題、③いずれは死を迎えることなどがあげられる。また、その医療のあり方は、①生活を支える柱の一つとして提供されることが重要で、どのような介護・福祉サービスを受けているかを含め、本人の生活や家庭の状況などを踏まえた医療、②尊厳性を配慮した医療、認知症などにより自らの意思が明らかでない場合にも、個人として尊重され、その人らしい生活が送れるように配慮した医療、③死を迎える前に、安心して生命を預けられる医療であることである。

　高齢者は生理的機能の低下に加え、さまざまな疾患に対して投薬を受ける機会が多い。高齢者の薬物療法は、多剤併用となりやすく、副作用が出やすいために、薬物についての専門的知識が必要とされる。その薬物療法の原則

は、病態や病状にあわせて投与を決定することである。すなわち腎機能や体重、加齢変化、認知機能などや家族の協力度も含めた評価が必要である。また薬剤投与後の服薬指導や、重複投与の防止が必要となる。

〈参考文献〉
① 一般社団法人厚生労働統計協会編『国民衛生の動向2012/2013（厚生の指標増刊）』（厚生労働統計協会、2012年）39頁〜43頁。
② 遠藤英俊「後期高齢者に対する医療のあり方」山口徹ほか編『今日の治療指針〈2011年版〉』『今日の診療ベーシック Vol.21』（医学書院、2011年）。
③ 佐々木英忠「老年医療の定義」日本老年医学会編『老年医療の歩みと展望——養生訓から現代医療の最先端まで』（日本老年医学会、2003年）16頁〜18頁。
④ 日本老年医学会編『高齢者の安全な薬物療法ガイドライン2005』（メジカルビュー社、2005年）。

2　後期高齢者医療制度のしくみ

　高齢化に伴う医療費の増大が見込まれる中で、高齢者と若年世代の負担の明確化等を図る観点から、75歳以上の高齢者を対象とした後期高齢者医療制度が平成20年4月に施行された。あわせて、65歳〜74歳の高齢者の偏在による保険者間の負担の不均衡を調整するために、保険者間の財政調整のしくみが導入された。旧老人保健制度では、①若人と高齢者の費用負担関係が不明確、②保険料を収める所（健保組合等の保険者）とそれを使う所（市町村）が分離し財政・運営責任が不明確、③加入する制度や市区町村によって保険料額に高低などの問題点があった。後期高齢者医療制度では、①若人と高齢者の分担ルールを明確化すること（若人が給付費の4割、高齢者が1割）、②保険料を収める所とそれを使う所を都道府県ごとの広域連合に一元化して財政・運営責任を明確化すること、③高齢者全員で都道府県ごとの医療費水準に応じた保険料を公平に負担することなどから、現役世代よりも軽い1割の窓口負担で医療を受けられるようになった。また、1カ月あたりの自己負担

の限度額も、現役世代よりも低く設定された。

　後期高齢者医療制度の加入者・被保険者（以下、「後期高齢者医療被保険者」という）は75歳以上の人、すなわちそれまで加入していた国民健康保険（以下、「国保」という）・健康保険・共済保険等の医療保険から、自動的に後期高齢者医療制度の被保険者となった人、および65歳以上の前期高齢者のうち一定の障害があると認定された人（障害の状態を明らかにするための身体障害者手帳などを添えて住居地の区市町村担当窓口に届け出た人）である。

　後期高齢者医療被保険者が医療機関の窓口で支払う医療費の一部負担金の割合は1割または3割である。一部負担金の割合は前年の所得が確定した後、毎年8月1日に見直される。その合計額が1カ月につき自己負担限度額を超えた場合、住居地の区市町村の担当窓口に申請すると、超えた分が「高額医療費」として支給される。このような医療給付は、〔国：都道府県：市町村＝4：1：1〕の負担金と高齢者（75歳以上）の保険料約1割と後期高齢者支援金（若年者の保険料、すなわち国民健康保険、健康保険等の各医療保険の被保険者）約4割を財源にして行われている。

　後期高齢者医療被保険者は、疾病または負傷に際して、診察、薬剤または治療材料の支給、処置、家庭における療養上の管理およびその療養に伴う世話等、また病院への入院およびその療養に伴う看護等を受けられる。

　一部負担金の割合は、一般（同じ世帯にいる後期高齢者医療被保険者全員の住民税課税所得が145万円未満）では1割、現役並み所得者（住民税課税所得が145万以上の人またはその人と同じ世帯にいる後期高齢者医療被保険者）では3割である。住民税課税所得とは、総所得金額から、各種所得控除を差し引いた所得である。住民税課税所得が145万円以上でも、以下の基準収入額適用条件を満たす場合は、住居地の区市町村の担当窓口に申請し、被保険者等の収入合計額が基準額未満と認定されると、申請日の翌月から一部負担金の割合が3割から1割に変更される。

> **基準収入額適用条件**
> ① 後期高齢者医療被保険者が1人の場合　前年の収入額が383万円未満（ただし、383万円以上でも同じ世帯の中に70から74歳の国保または会社の健康保険などの加入者がいる場合、その人と後期高齢者医療被保険者の前年の収入合計額が520万円未満）
> ② 後期高齢者医療被保険者が2人以上の場合　前年の収入合計額が520万円未満
>
> **医療費負担3割の現役並み所得者の条件**
> 　課税所得145万円（月収28万円以上）以上、および高齢者複数世帯で520万円以上、もしくは高齢者単身世帯で383万円以上の収入がある場合、または月収53万円以上（国保においては年間所得600万円超）の上位所得者

〈参考法令〉
① 高齢者の医療の確保に関する法律（昭和57年法律80号。平成18年法律83号により、「老人保健法」から名称を変更）102条・103条・167条
② 健康保険法（大正11年法律70号。最終改正平成24年法律67号）102条・103条
③ 国民健康保険法（昭和33年法律192号。最終改正平成24年法律63号）102条・103条・167条・168条

3　どのような給付が受けられるか

　後期高齢者医療制度による医療の給付、すなわち高齢者医療では、①医療費、②入院時食事療養費、③特定療養費、④訪問看護療養費、⑤移送費、⑥高額医療費が給付される。

　世帯の全員が住民税非課税の場合（低所得Ⅰ）や世帯の全員が住民税非課税で、かつ、それぞれの被保険者の年金収入が80万円以下・その他の所得がない等（低所得Ⅱ）の場合は入院等の際に「限度額適用・標準負担額減額認定書」を提示すると、食事代と保険適用の負担が減額される。住居地の区市町村の担当窓口で申請し、広域連合で認定されると、「限度額適用・標準負担額減額認定書」の交付が受けられる。

一般病床への入院時の食事代は、一般の人は1食当たり260円の自己負担額、療養病床では1食当たり460円＋1日あたりの居住費320円となる。ただし、低所得Ⅱ・Ⅰに該当する人は、「限度額適用・標準負担額減額認定証」を医療機関に提示することにより、減額される。

　特定疾病（人工透析が必要な慢性腎不全、血友病、血液製剤によるHIV感染症等）の人は、住居地の区市町村へ申請し、広域連合で認定されると、「特定疾病療養受領証」が交付される。この「受領証」を医療機関の窓口に提示することで、特定疾病の自己負担限度額は一つの医療機関につき月額1万円に減額される。

　月ごとの医療費が高額になったとき（高額療養費）は、所定の金額（〈表10〉参照）を自己負担する。それ以上は広域連合が負担する。外来の限度額、入院および世帯の限度額を超えた場合には、住居地の区市町村から高額医療費として限度額を超えた金額が払い戻される。払戻しがある場合は広域連合から申請書が送られてくるので、住居地の区市町村担当窓口で申請する。

　世帯での1年間（毎年8月1日から翌年7月31日）の後期高齢者医療の一部

〈表10〉　高齢者医療費の自己負担限度額（月額）

負担区分	外来・個人ごとの限度額	入院および世帯ごとの限度額
現役並み所得者（3割）	44,400円	80,100円＋1％（40,400円）
一般（1割）	12,000円	44,400円
低所得Ⅱ	8,000円	24,600円
低所得Ⅰ	8,000円	15,000円

※　1％は、一定の医療費を超えた金額の1％が加算。
※　（40,400円）は、一定以上所得者が過去1年間に4回以上入院および世帯ごとの限度額を超えて、高額医療費の支給を受ける場合に、4回目から限度額が40,400円になる。
※　外来の限度額を超えて負担された分については、後日、高額医療の支給として住居地の区市町村から返還される。
※　入院の場合は、医療機関で入院および世帯ごとの限度額までを支払う。ただし、低所得Ⅱ・Ⅰに該当する人は、「限度額適用・標準負担額減額認定証」がないと、医療機関での減額を受けることができない。

負担金等の額と介護保険の利用者負担額の合算額（〈表11〉参照）が世帯の自己負担限度額を超えると、それぞれの制度から払い戻される。

〈表11〉 高額介護合算療養費

負担区分	世帯単位の自己負担限度額（年額）
現役並み所得（3割）	670,000円
一般（1割）	560,000円
低所得Ⅱ	310,000円
低所得Ⅰ	190,000円

事例研究 1　交通事故にあったときなど

76歳の男性甲さんは、高血圧症で8年前からT病院に月に1度通院していた。某年4月1日に、甲さんは、原付自転車で通院中のT病院へ右折（右折信号は青）で入ろうとして、対向車線を猛スピードで直進してきた普通乗用車と衝突して受傷した。このような交通事故など、第三者（相手方）からケガを受けたときでも、老人保健による治療が受けられるか。

交通事故など第三者（相手方）の行為によって受けたケガの治療費は、原則として、加害者が全額負担する。ただし、警察への届出と同時に「**第三者行為による傷病届**」の届出（居住地の区市町村担当窓口へ届出）をすれば後期高齢者医療保険による治療を受けられる。この場合、後期高齢者医療保険で医療費を一時的に立て替え、後で住居区市町村が加害者に請求することになるので、必ず届出が必要となる。加害者は被害者住居地の区市町村が負担した医療費を過失割合に応じて区市町村に返却する。また届け出る前に、治療を受けたり、加害者から治療費を受け取ったり、示談を済ませると、後期高齢者医療保険での治療が受けられなくなることがある。届出には、後期高齢者医療制度被保険者証のほかに、事故証明書などが必要である。

IV 高齢者医療・老人医療

事例研究2　病院で受ける医療のほかに支給される療養費

75歳の乙さんは、A病院で椎間板ヘルニアとの診断を受けた。医師の指示の下に治療用装具（コルセット）をつけることになった。この治療用装具費の支給は受けられるか。

原則として、既製品は治療用装具の対象とはならないが、医師の診断により、その指示の下で治療用装具（コルセット）をつける場合は認められる。この際、かかった医療費は全額支払い、後日、医療費支給申請書、医師の証明書、意見書または同意書、後期高齢者医療被保険者証、領収書、印鑑、本人名義の金融機関の通帳（郵便局は除く）等によって申請をすると、一部負担金以外の部分について払戻しを受けることができる。また医師の同意のもとに、はり、マッサージなどを受けたときも、申請により、一部負担金を控除した額が医療費として給付される。さらに、旅行中であった時に、後期高齢者医療被保険者証を提示できずに医療費を支払ったときにも申請すれば、やむを得ない事情があったと広域連合会が認めた場合に限りその額の一割を控除した額が給付される。

事例研究3　高齢者医療の世帯合算

高齢者医療の世帯合算について、外来限度額1万2000円、入院および世帯限度額4万400円の一般該当例を検討する。

負担区分		負担割合
75歳以上被保険者で、標準報酬月額一定の基準額以下		医療費の1割負担
75歳以上被保険者で、標準報酬月額一定以上所得者		医療費の3割負担
75歳以上被扶養者で被保険者が70歳未満		医療費の1割負担
75歳以上被扶養者で被保険者が70歳以上	被保険者標準報酬一定基準額以下	医療費の1割負担
	被保険者標準報酬一定以上所得者	医療費の3割負担

老人医療制度ができた頃（昭和57年）に比べ、高齢化は予想以上に進行したため（〈表12〉参照）、保険料を主として担う若い世代の負担が耐えきれなくなり、拠出金負担の軽減と公費負担割合の引き上げが策定された。

〈表12〉 高齢化の推移

〔平均寿命〕

昭和57年	平成12年	平成22年
男　74.2歳	男　77.6歳	男　79.6歳
女　79.7歳	女　84.6歳	女　86.4歳

〔総人口に対する割合〕

昭和57年	平成12年	平成23年
70歳以上	70歳以上	75歳以上
7％	12％	12％

（資料：厚生労働省「簡易生命表」「完全生命表」）

〈表12〉の観点から、高齢者医療の対象年齢は70歳以上から75歳以上に引き上げられた。また高齢者は平均在院日数や年間外来1人当たりの受診日数が一般の人より多く、高齢者医療費の伸びは高齢者数の伸びより大きく上回ることになった。このため、生活習慣に関する正しい知識の普及、都道府県および市町村の健康増進計画、健康自己管理の支援（保険者、事業者、市町村、学校等による健康診査の実施およびその結果の通知など）などの保健指導が行われるようになった。

〈参考文献〉

① 厚生労働省「平成18年度医療制度改革関連資料、後期高齢者医療制度（平成20年版）」3頁～8頁。
② 澤口彰子「老人医療」加藤良夫編著『実務医事法講義』（民事法研究会、2005年）666頁～668頁。
③ 厚生労働省「平成15年版厚生労働白書、資料編：伸びる平均寿命、医療保障」365頁・496頁～499頁。
④ 厚生労働統計協会「平成23年版国民衛生の動向、老人医療」71頁。

4　高齢化の現況における医療給付

わが国の総人口は平成23年に1億2780万人となり、65歳以上の高齢者人口

は過去最高の2975万人（前年2925万人）である。総人口に占める65歳以上人口の割合（高齢化率）は23.3％（前年23.0％）である。「65歳〜74歳人口」（前期高齢者）は1504万人、総人口に占める割合は11.8％、「75歳以上人口」（後期高齢者）は1471万人、総人口に占める割合は11.5％である。

今後、少子化のために、総人口は減少に転じるが、高齢化率は上昇する。高齢者人口は、平成54年以降は減少するとされているが、総人口の減少が継続するために高齢化率は上昇する。平成72年には2.5人に1人が65歳以上となり、高齢化率は39.9％に達し、4人に1人が75歳以上となる。

一方、平成22年には、高齢者1人に対して現役世代（20歳〜64歳）2.6人、平成72年には、高齢者1人に対して現役世代（20歳〜64歳）1.2人で1人の高齢者を支える社会の到来となる。

平均寿命（〔表4〕参照）は、平成22年現在、男性79.64歳、女性86.39歳であるが、平成72年には、男性84.19歳、女性90.93歳となり、女性の平均寿命は90歳を超えることになる。

社会保障給付費全体についてみると国民所得に占める割合は、昭和45年度の5.8％に比較すると、29.4％になっている。

社会保障給付費のうち、高齢者関係給付費についてみると、平成21年度は68兆6422億円、社会保障給付費に占める割合は68.7％となっており、諸外国と比較すると、我が国は、世界のどの国もこれまで経験したことのない高齢社会を迎えており、医療給費の増大が懸念される。

〈参考文献〉
○ 内閣府「高齢社会白書、高齢化の状況及び高齢社会対策の実施状況（平成23年版）」2頁〜3頁・4頁・7頁〜8頁。

5 後期高齢者医療制度改革の基本的な方向

現行の後期高齢者医療制度は、国保・被用者保険から分離・区分した独立型の制度を創設し、高齢者と現役世代の負担割合を明確にして世代間の連帯

で支えるとともに、高齢者一人ひとりに保険料負担を求め、原則として同じ都道府県で同じ所得であれば同じ保険料とすることで高齢者の保険料負担の公平化を図った。しかし、年齢到達でそれまでの保険制度から分離・区分するという基本的な構造において問題があり、国民の十分な理解も得ることができなかった。

また、75歳以上の「高齢者間の負担の公平」を図るため、被保険者や被扶養者を国保・健康保険・共済保険等の医療保険から分離・区分したため、75歳を境に保険料や保険給付等が異なることとなり、「世代間の不公平」が発生することとなった。

このため、独立型の後期高齢者医療制度を廃止し、75歳以上も現役世代と同様に国保・健康保険・共済保険等の医療保険に加入するとしたうえで、①公費・現役世代・高齢者の負担割合の明確化、②都道府県単位の財政運営の維持など、よりよい制度をめざすこととした。

新たなしくみの下では、①高齢者の保険料の負担率を見直すとともに、各都道府県に財政安定化基金を設置し、高齢者の保険料の伸びを抑制、②現役世代と同じ制度に加入することで、患者負担が世帯単位で合算され、高額療養費により世帯あたりの負担額は軽減、③高齢者の健康診査は各保険者の義務とされている。

また、後期高齢者医療制度の廃止を契機として、長年の課題であった国民健康保険の財政運営の都道府県単位化を実現し、国民皆保険の最後の砦である国民健康保険の安定的かつ持続的な運営も確保するとしている。

6　新たな制度の具体的な内容

後期高齢者医療制度は廃止し、加入する制度を年齢で区分しないものとする。

国民健康保険は無職者・失業者・非正規雇用者などを含め低所得の加入者が多く、年齢構成も高いなどの構造的問題を抱えている。平成22年の通常国会においては、平成21年度で暫定措置の期限を迎えた財政基盤強化策を4年

間延長し、低所得者を多く抱える保険者に対する財政支援措置や、高額な医療費の発生が国保財政に与える影響を緩和する措置などの対応が講じられることになった。

今後のさらなる少子高齢化の進展を踏まえると、保険財政の安定化、区市町村間の保険料負担の公平化等の観点から、国保の財政運営の都道府県単位化を進めていくことが不可欠であるとされている。

現行の後期高齢者医療制度では、区市町村が保険料の徴収、保険証の引渡し、各種申請の受付、加入や資格喪失の届出の窓口業務を担い、それ以外の被保険者の認定、保険料率の決定、医療の給付、保険料の賦課、健診事業の実施といった業務を都道府県の後期高齢者医療広域連合が担っている。

しかし、この広域連合については、①市町村と比べ、住民から十分に認知されていない、②広域連合長は、運用上、住民から直接選ばれていないので、責任が明確でない、③市町村に対する調整機能が必ずしも十分に働いていない、といった問題点が指摘されている。

以上のことから、「都道府県」は、財政運営、標準（基準）保険料率の設定を行い、「市町村」は、資格管理、標準（基準）保険料率に基づく保険料率の決定、保険料の賦課・徴収、医療の給付、保健事業等を行うといった形で、分担と責任を明確にしつつ共同運営するしくみで、財政安定化のための方策を講じるとしている。

新たなしくみの下では、高齢者も、国民健康保険・健康保険・共済保険等の医療保険にそれぞれ加入することとなる。

75歳以上の医療給付費は、公費、75歳以上の高齢者の保険料、75歳未満の加入者数・総報酬に応じて負担する支援金で支え、加えて、65歳から74歳までについても、全保険者で再按分するとしている。

現行の高齢者医療制度は、75歳以上の医療給付費に約5割の公費を投入しているが、現役並み所得を有する高齢者（約120万人、約7％）の医療給付費には公費負担がなく、その分は現役世代の支援金による負担となっている。このことから、新たな制度への移行時に改善し、実質47％となっている公費

負担割合を50％に引き上げるとしている。

　現在、75歳以上の医療給付費に対する公費については、〔国：都道府県：市町村＝４：１：１〕の比率で負担しているが、75歳以上の医療費を国民全体で支え合うとの案もある。

　国保に加入する75歳以上の保険料については、同じ都道府県で同じ所得であれば、原則として同じ保険料とする。

　現行制度では、高齢者と現役世代の保険料規模の違いを考慮していないため、基本的に高齢者の保険料の伸びが現役世代の保険料の伸びを上回る構造にある。また、高齢者人口の増加分は、現役世代と高齢者で分かち合っていないという問題点がある。

　このため、「高齢者人口の増加」と「現役世代人口の減少」に伴う現役世代の保険料の増加分を、高齢者と現役世代の保険料規模に応じて分担する仕組みとすれば、高齢者と現役世代の保険料の伸びはほぼ均衡するとされている。

　また、国民健康保険については、75歳以上を都道府県単位の財政運営とすれば、少なくとも一定期間は、75歳以上と75歳未満で保険料水準や伸び率が異なり、１人当たり保険料の伸びが75歳以上と75歳未満とで大きく異ならないことになる。

　高齢者の保険料は、同一世帯の他の現役世代の保険料と合算し、世帯主が納付することとなるが、その際、65歳以上の世帯主が年金からの引き落としを希望する場合は、現行制度同様に実施できるとのことである。また現在、国民健康保険と介護保険の保険料の合計額が年金額の２分の１を超える場合や、世帯内に65歳未満の被保険者がいる場合には引き落としの対象とならないが、この場合も世帯主が希望する場合は実施できるとのことである。

　後期高齢者医療制度保険料の上限は50万円（個人単位）、国保では63万円（世帯単位）となっているが、国保の世帯単位の上限を一本化したうえで、段階的に引き上げるとしている。

　75歳以上に適用されている低所得者の保険料軽減の特例措置（均等割の９

割・8.5割軽減、所得割の5割軽減）については、75歳未満の国民健康保険の軽減措置との整合性を踏まえ、段階的に縮小する。なお、75歳以上の1人あたり医療費は高く、毎月その85％がサービスを受けている一方で、9割軽減の保険料は全国平均で月額350円程度に抑制されている。75歳未満の国民健康保険では最大で7割までの軽減であり、世代間の公平を考慮する必要がある

　75歳以上の保険料軽減判定については、世帯単位の判定に加え、後期高齢者医療制度と同様の方法による判定を行ったうえでより高い割合の軽減が適用される。

　現行の後期高齢者医療制度の支援金については、各保険者の財政力にばらつきがあることから、加入者数に応じた負担では、財政力が弱い保険者の負担が相対的に重くなっている。このため、平成22年度から24年度までの支援金については、保険者間の按分方法で3分の1を総報酬割、3分の2を加入者割とする負担方法が導入され、比較的所得の高い共済組合や健保組合の負担が増加することになった。

　患者負担については、これまで、義務教育就学前は2割、それ以降69歳までは3割、70歳から74歳まで2割、75歳以上は1割と、制度横断的に年齢に応じて負担割合を設定する方向で見直しが行われてきた。しかし、70歳から74歳までの患者負担については、現在、2割負担と法定されている中で、毎年度、1割負担に凍結されて、70歳を境に急に負担割合が低下することとなっている。

　このため、70歳から74歳までの患者負担について、新たな制度の施行日以後、段階的に本来の2割負担とする。すなわち、69歳までは3割負担だったが、70歳に到達するときから順次2割負担となるのである。特に配慮すべき低所得者については、1割負担でも2割負担でも、高額療養費の自己負担限度額は同額としている。

　今後増大が見込まれる医療費の効率化については、都道府県・区市町村・保険者等で構成される協議会を都道府県に設置し、地域の関係機関が一体と

なって取り組む体制が重要であるとされる。特に特定健診・保健指導については、75歳以上も75歳未満と同様に、各保険者の義務として行い、実施率向上を進めることが必要とされる。

なお、国民健康保険の健診等の費用については、75歳未満同様、国都道府県はそれぞれ3分の1を負担することとする。各保険者の特定健診・保健指導の実施状況等に応じたインセンティブのしくみは必要であることから、現行と同様の支援金を加減算するしくみを新たな制度にも設けることとしている。

また、高齢期における医療の効率的な提供を図るため、後発医薬品の使用促進、レセプト点検、医療費通知、重複・頻回受診者への訪問指導、適正受診の普及・啓発など、各保険者における取組みの充実を図るとしている。

一方、医療サービスについては、病院・病床の機能分化の推進、急性期医療から慢性期医療、在宅医療までの切れ目のないサービス、地域医療のネットワーク化などが求められる。特に、医療と介護の両方のニーズをもつことの多い高齢者にとっては、地域ごとに医療・介護・福祉サービスが継続的・包括的に提供される体制づくりを進めることが重要である。

平成24年4月には、6年に一度の診療報酬・介護報酬の同時改定が見込まれたが、医療・介護の一体的見直しを行うことが必要である。

このようなシステム改修や被保険者の移行手続については、約2年の準備期間が必要であり、制度施行後においても、適宜、必要な見直しを行っていく必要がある。

7　高齢者のための新たな医療制度等

後期高齢者医療制度廃止後の新たな制度ついて検討を行うため、高齢者医療制度改革会議が平成21年11月に設置された。

厚生労働大臣より示された次の6原則、①後期高齢者医療制度の廃止、②「地域保険としての一元的運用」としての高齢者の新制度の構築、③後期高

齢者医療制度の年齢区分での問題の解消、④区市町村国保などの負担増の配慮、⑤高齢者保険料の急な増加や不公平化を削除、⑥区市町村国保の広域化につながる見直し、などを踏まえて検討された。

　平成22年8月には、制度の基本骨格について中間とりまとめを公表するとともに、国民の意識調査を2回、地方公聴会を7回開催するなど、厚生労働省において、幅広く国民の意見を伺う取組みも進められている。

　中間とりまとめでは、①加入する制度を年齢で区分せず、75歳以上の高齢者も現役世代と同じ国民健康保険などの保険に加入し、年齢による差別的な扱いを解消、②多くの高齢者が加入する国民健康保険については、第1段階で高齢者に関し都道府県単位の財政運営とし、第2段階で現役世代についても都道府県単位化を図ることを基本としている。

　平成22年12月に行われた最終的なとりまとめでは、①加入する制度を年齢で区分せず、75歳以上の高齢者のも現役世代と同じ国民健康保険などの保険に加入、②約8割の高齢者が加入する国民健康保険の財政運営については、段階的に都道府県単位化を図り、国民皆保険の基盤である国民健康保険の安定的な運営を確保するとした。

　平成22年4月の診療報酬改定においては、75歳以上という年齢に着目した診療報酬廃止の取組みを実施した。さらに、高齢者に混乱や不安を生じさせないよう、現行の負担軽減措置については制度を廃止するまでの間継続することとした。

　高齢化の進展等により今後も医療費の増加が見込まれる中で、国民皆保険を堅持していくためには、必要な医療は確保しつつ、効率化できる部分は効率化を図ることが重要である。

8　高齢者医療費の動向

　医療費の動向に着目すると、平成20年度の後期高齢者医療費は、約11兆4145億円であり、国民医療費に占める割合は32.8％となっている。また、近年の傾向としては、わが国の国民医療費は国民所得の伸びを上回る伸びを示

してきている。今後も人口の高齢化や医療の高度化などに伴い、医療費が増大していくことが予想される。

　後期高齢者と若人を比較すると、平成20年度の後期高齢者1人あたり診療費は、若人の4.7倍（入院7.2倍、外来3.8倍）となっている。これを3要素に分解してみると、受診率は入院で6.6倍、外来で2.5倍、1件あたり受診日数は入院で1.4倍、外来で1.3倍、1日あたり診療費は入院で0.8倍となっている。

9　おわりに

　昭和36年度に、すべての市町村において国保の運営を行うこととなり、国民皆保険は50周年を過ぎた。

　一方で、相応の「負担」により、「国民全員で医療保険制度を支えていく」ことが必要となり、高齢者の医療費を賄う財源は公費・高齢者の保険料・現役世代の保険料・患者負担によって構成されている。高齢化の進展に伴い医療費が増大していく中での新たな制度は、世代間・世代内の公平等に配慮しつつ、無理のない負担となるように進め、より納得のいく公費・高齢者の保険料・現役世代の保険料・患者負担の組み合わせによる制度の実現をめざしたものとされている。

　この50年間で社会経済情勢は大きく変化し、特に国民健康保険は制度発足当時と異なり、高齢者や低所得者の加入率が高くなっている。さらに、今後の人口減少を考えれば、保険財政の安定化のためには、財政基盤の強化と広域化の推進が不可欠とされている。

　医療保険制度は、セーフティネットとして国民の暮らしを支える重要な社会基盤の一つであり、制度が支持され安定しなければ高齢者・老人医療も安定しないことになる。

〈参考文献〉
①　厚生労働省「厚生労働白書、厚生労働省改革元年（平成22年版）」237頁

〜239頁。
② 厚生労働省「厚生労働白書、社会保障の検証と展望（平成23年版）」75頁〜76頁・239頁〜242頁。
③ 厚生労働省保健局「第14回高齢者医療制度改革会議資料、新たな制度に関する基本資料」（平成22年12月20日）1頁〜5頁。
④ 伊藤孝治「高齢者福祉における医療福祉の実践と課題」日野原重明ほか監修『医療福祉学の道標』（金芳堂、2011年）90頁〜93頁。

〔演習問題〕
1 高齢者医療において、薬剤投与と高齢者生活機能評価との関連を論ぜよ。
2 高齢者によくみられる肺炎の特徴について論ぜよ。特に年次推移、年代別死亡率を調べ、最近、なぜ高齢者の肺炎による死亡率が高いのか論ぜよ。

(澤口彰子)

● 年月日順判例索引 ●

名古屋区判大正3・9・4新聞970号26頁 ……………………………… *528*
大判大正5・2・5刑録22輯2号109頁 …………………………………… *517*
大判昭和2・5・27民集6巻307頁 ………………………………………… *292*
長崎地佐世保支判昭和5・5・28司法研究18輯246頁 ………………… *291*
大判昭和8・7・18刑集12巻1190頁 ……………………………………… *517*
最大判昭和23・9・29刑集2巻10号1235頁 ……………………………… *706*
最判昭和28・11・20刑集7巻1号2241頁 ………………………………… *517*
最判昭和28・12・22刑集7巻13号2608頁、医事法判例百選64事件 ……… *577, 639*
最判昭和30・5・24刑集8巻7号1093頁 ………………………………… *516*
最大判昭和35・1・27刑集14巻1号33頁 ………………………………… *576*
最判昭和36・2・16民集15巻2号244頁、医事法判例百選45②事件
　　　　　　　　　　　　　　　　　　　　　　　　　 ……………… *111, 127, 190, 215*
名古屋高判昭和37・12・22判時324号11頁、判タ144号175頁 ………… *369*
最判昭和39・1・28民集21巻1号136頁 …………………………………… *224*
最判昭和39・7・28民集18巻6号1241頁 ………………………………… *213*
和歌山地田辺支判昭和39・9・21下民集15巻7-9号2226頁 …………… *291*
東京地判昭和39・9・28判時385号12頁 ………………………………… *64*
高知地判昭和41・4・21医民集546頁 …………………………………… *92*
最大判昭和41・7・20判時460号45頁、判タ196号115頁 ……………… *559*
神戸地竜野支判昭和42・1・25判時481号119頁 ……………………… *90, 95*
東京高判昭和42・3・16東高時報（刑事）18巻3号82頁 ……………… *517*
最大判昭和42・5・24民集21巻5号1043頁 ……………………………… *706*
最判昭和42・11・10民集21巻9号2352頁 ………………………………… *223*
最判昭和44・2・6民集23巻2号195頁 …………………………………… *112, 191, 234*
東京高判昭和45・11・11高刑集23巻4号759頁 ………………………… *629*
東京地判昭和46・5・19下民集22巻5-6号626頁 ……………………… *337, 623*
東京地判昭和47・1・25判タ277号185頁 ……………………………… *95*
秋田地大曲支判昭和48・3・27判時718号98頁、判タ297号275頁 …… *25, 623*
最判昭和48・9・27刑集27巻8号1403頁 ………………………………… *517*
札幌地判昭和49・6・2刑月6巻6号742頁 ……………………………… *643*
最判昭和50・10・24民集29巻9号1417頁 ……………………………… *179, 233*

772

札幌高判昭和51・3・18高刑集29巻1号78頁 ………………………………	*643*
大阪地判昭和51・3・23判時998号11頁 ……………………………………	*754*
最判昭和51・9・30民集30巻8号816頁 ……………………………………	*131*
京都地判昭和51・10・1判時849号93頁 ……………………………………	*92*
熊本地判昭和52・5・11判時863号66頁 ……………………………………	*33*
福岡高判昭和52・7・13判時869号32頁 ……………………………………	*103*
大阪高判昭和53・7・11判時917号71頁、判タ364号163頁 ……………	*132, 210*
東京地判昭和53・8・3判時899号48頁・329頁 …………………………	*571*
札幌地判昭和53・9・29判時914号85頁 ……………………………………	*337, 632*
函館地判昭和53・12・26刑月10巻11-12号1507頁 ………………………	*644*
名古屋高金沢支判昭和54・2・15判タ384号127頁 ………………………	*103*
東京地判昭和54・9・18判時945号65頁 ……………………………………	*406*
最判昭和54・11・13集民128号97頁 …………………………………………	*113*
東京地判昭和55・3・17判時979号83頁 ……………………………………	*22*
高松地判昭和55・3・27判タ413号57頁 ……………………………………	*142*
名古屋地判昭和56・3・6判タ436号88頁 …………………………………	*29*
最判昭和56・4・14判時1001号3頁 …………………………………………	*77*
札幌高判昭和56・5・27判時1020号55頁 …………………………………	*28*
最判昭和56・6・19判時1011号54頁 …………………………………………	*17, 56, 159*
東京地判昭和56・9・28判タ459号120頁 …………………………………	*22*
広島高岡山支判昭和57・3・24判タ678号50頁 …………………………	*644*
最判昭和57・3・30集民135号563頁、判時1039号66頁 …………………	*20, 114, 129*
釧路地帯広支判昭和57・6・21判時1105号116頁 …………………………	*90*
最判昭和57・9・28判時1057号30頁、判タ480号62頁 …………………	*575*
東京地判昭和58・1・28判時1081号88頁 …………………………………	*168*
東京地判昭和58・7・22判時1100号89頁、判タ507号246頁 …………	*406*
名古屋地判昭和58・8・19判時1104号107頁 ………………………………	*522*
東京地判昭和58・11・10判時1134号109頁 …………………………………	*28*
名古屋地判昭和59・4・25判時1137号96頁 ………………………………	*33*
宇都宮地判昭和60・3・8判タ548号291頁 ………………………………	*337*
最判昭和60・3・26判時1178号73頁 …………………………………………	*145*
最判昭和60・4・9金商729号39頁 …………………………………………	*193*
大阪地判昭和60・6・10判タ594号92頁 ……………………………………	*22*

大阪地判昭和60・9・13判タ596号50頁 ……………………………………… *108*
東京地判昭和60・10・29判時1213号98頁 ……………………………………… *134*
最判昭和60・11・21民集39巻7号1512頁 ……………………………………… *693*
大分地決昭和60・12・2判時1180号113頁、判タ570号30頁 …………… *458,633*
大阪高判昭和61・1・3判タ589号108頁 ………………………………………… *103*
大阪高判昭和61・3・27判時1220号80頁 ……………………………………… *146*
最判昭和61・5・30集民148号139頁、判時1196号107頁 ……………… *115,159*
千葉地判昭和61・7・25判タ1220号118頁、判タ634号196頁 …………… *96,522*
東京高判昭和61・8・28判時1208号85頁 ……………………………………… *81,103*
横浜地判昭和61・12・17判時1236号122頁 …………………………………… *147*
東京高判昭和62・5・12東高時報（刑事）38巻4-6号31頁 ……………………… *572*
最判昭和63・1・19集民153号17頁 ……………………………………………… *116*
浦和地川越支判昭和63・1・28判時1282号7頁 ………………………………… *631*
東京地判昭和63・10・31判時1296号77頁 ……………………………………… *25*
名古屋地判平成元・2・17判タ703号204頁 ……………………………………… *94*
東京高判平成元・2・23判タ691号152頁 ……………………………………… *631*
福井地判平成元・3・10判時1347号86頁 ……………………………………… *129*
東京地判平成元・3・13判タ702号212頁 ……………………………………… *25*
広島地判平成元・5・29判時1343号89頁 ……………………………………… *29*
大阪地判平成元・11・30判タ725号65頁 ……………………………………… *137*
大阪地判平成2・2・24判タ1042号94頁 ………………………………………… *573*
最判平成2・3・6集民59巻213頁 ………………………………………………… *210*
神戸地明石支判平成2・10・8判時1394号128頁 ………………… *138,169,538*
広島地判平成2・10・9判タ750号221頁 ……………………………………… *135*
名古屋高判平成2・10・31高民集43巻3号178頁 ……………………………… *23*
東京地判平成2・11・19判時1396号95頁 ……………………………………… *336*
東京高判平成3・11・21判時1414号54頁 ……………………………………… *22*
広島高判平成4・3・26判タ786号221頁 ……………………………………… *137*
最判平成4・6・8判時1450号70頁 ……………………………………………… *142*
神戸地判平成4・6・30判時1458号127頁、判タ802号196頁 …………… *97,523*
東京地判平成4・7・8判時1468号116頁 ……………………………………… *407*
東京地判平成4・8・31判時1463号102頁 ……………………………………… *12,33*
前橋地判平成4・12・15判時1474号134頁、判タ809号189頁 …………… *407*

774

広島地判平成 4・12・21判タ814号202頁 ……………………………………… *101,733*
福岡地判平成 5・10・7 判時1509号123頁 ……………………………………… *169*
新潟地判平成 6・2・10判時1503号119頁 …………………………………… *20,21,34*
東京地判平成 6・3・30判時1522号104頁 ……………………………………… *24*
東京地判平成 6・3・30判時1523号106頁 ……………………………………… *199*
宇都宮地判平成 6・9・28判時1536号93頁 …………………………………… *100*
横浜地判平成 7・3・14判タ893号220頁 ……………………………………… *149*
横浜地判平成 7・3・28判時1530号28頁、判タ877号148頁、医事法判例百選93事件
　………………………………………………………………………………… *55,363*
高知地判平成 7・3・28判タ881号183頁 ……………………………………… *100*
最判平成 7・4・25民集49巻 4 号1163頁、判時1530号53頁、医事法判例百選29事件
　…………………………………………………………………………… *23,159,210*
最判平成 7・5・30判時1553号78頁、医事法判例百選56事件 ……………… *167,538*
最判平成 7・6・9 民集49巻 6 号1499頁、判時1537号 3 頁、判タ883号92頁、
　医事法判例百選45①事件 ……………………………………… *14,20,116,143,179*
最判平成 7・6・23民集49巻 6 号1600頁、医事法判例百選12事件 ……………… *576*
東京地判平成 7・7・28判タ895号222頁 ……………………………………… *34*
最判平成 8・1・23民集50巻 1 号 1 頁、医事法判例百選46事件
　……………………………………………………………………… *117,191,215,218,239*
東京高判平成 8・1・31判タ915号227頁 ……………………………………… *413*
高松高判平成 8・2・27判時1591号44頁 ……………………………………… *169*
秋田地判平成 8・3・22判時1595号123頁 ……………………………………… *23*
横浜地判平成 8・3・25判時1587号53頁 ……………………………………… *84*
大阪地判平成 8・4・22判時1585号66頁 ……………………………………… *23*
大阪地判平成 8・5・29判時1594号125頁 ……………………………………… *13*
東京地判平成 8・6・21判時1590号90頁 …………………………………… *20,33*
大阪高判平成 8・9・10判タ937号220頁 ……………………………………… *150*
大阪高判平成 8・9・26判タ940号237頁 ……………………………………… *241*
最判平成 9・2・25民集51巻 2 号502頁 ……………………………… *214,216,219*
東京地判平成 9・2・25判時1627号118頁 ……………………………………… *101*
東京地判平成 9・3・12判タ964号82頁 ……………………………………… *461*
京都地判平成 9・4・17判タ965号20頁 ………………………………………… *20*
東京地判平成 9・11・11判タ986号271頁 ……………………………………… *12*

東京高判平成10・2・9判時1629号34頁、判タ965号83頁 ……………… *461,636*
東京高判平成10・2・25判時1646号64頁 ………………………………… *101*
仙台高秋田支判平成10・3・9判時1679号40頁、判タ1024号253頁 ……… *24,166*
東京高決平成10・9・16家月51巻3号165頁 ……………………………… *310*
大阪地判平成10・9・22判タ1027号230頁 ………………………………… *169*
大阪地判平成10・12・18家月51巻9号71頁 ……………………………… *310*
静岡地判平成10・12・24判タ1027号221頁 ……………………………… *164*
東京地判平成11・2・17判時1697号73頁 ………………………………… *539*
最判平成11・2・25民集53巻2号235頁 …………………………………… *242*
大阪地判平成11・2・25交民集23巻328頁 ………………………………… *224*
最判平成11・3・23判時1677号54頁 ……………………………………… *215,219*
静岡地判平成11・4・6判タ1011号223頁 ………………………………… *90*
長崎地判平成11・4・13判タ1023号225頁 ………………………………… *94*
最判平成11・4・16判時1675号37頁、判タ1002号83頁 ………………… *576*
東京高判平成11・5・31判時1733号37頁 ………………………………… *21,160*
東京高判平成11・9・16判時1710号105頁 ……………………………… *162*
東京地判平成11・9・16判タ1038号238頁 ……………………………… *100*
広島高岡山支判平成12・1・27判例集未登載 …………………………… *157*
大阪地判平成12・2・24判タ1042号94頁 ………………………………… *670*
最判平成12・2・29民集54巻2号582頁、判時1710号97頁、判タ1031号158頁、
　医事法判例百選36事件 ……………… *26,48,54,158,195,338,347,463,623,635*
名古屋地判平成12・3・24判時1733号70頁 ……………………………… *27*
千葉地判平成12・6・30判タ1034号177頁 ……………………………… *339*
福島地会津支判平成12・8・31判時1736号113頁 ……………………… *100*
名古屋地判平成12・9・18判時1750号121頁 …………………………… *151*
最判平成12・9・22民集54巻7号2574頁 ………………………………… *225,267*
東京地判平成12・12・27判時1171号168頁 ……………………………… *661*
最判平成13・3・13民集55巻2号328頁 …………………………………… *238*
東京地判平成13・3・21判時1770号109頁 ……………………………… *167*
東京地判平成13・3・28判タ1076号96頁 ………………………………… *670*
東京高判平成13・5・30判タ1095号225頁 ……………………………… *152*
東京高判平成13・7・18判タ1120号235頁 ……………………………… *161*
東京地判平成13・8・30判時1771号156頁 ……………………………… *662*

大阪地堺支判平成13・9・12判タ1123号198頁	160
横浜地判平成13・9・20判タ1087号296頁	645
東京地判平成13・9・28判タ1097号84頁	670
大阪地判平成13・10・30判タ1106号187頁	101

最判平成13・11・27民集55巻6号1154頁、判時1769号56頁、判タ1079号198頁、
　医事法判例百選31事件 ……………………………………… *21,54,121,164,196*

大阪地判平成14・2・8判タ1111号163頁	411
東京地判平成14・3・18判タ1139号207頁	212
大阪高判平成14・5・9判例集未登載	230
大阪高判平成14・8・21判時1804号146頁	670
東京高判平成14・9・11判時1811号97頁	169

最判平成14・9・24判時1803号28頁、判タ1106号87頁、医事法判例百選30事件
　……………………………………………………………………… *24,166*

東京高判平成14・9・26判時1809号12頁	84
大阪高判平成14・9・26判タ1114号240頁	166
最判平成14・11・8集民208号465頁	192
金沢地判平成15・2・17判時1841号123頁	27
さいたま地判平成15・3・20判タ1147号306頁	652

東京高判平成15・3・25刑集61巻2号214頁、東高時報（刑事）54巻1-12号15頁
　……………………………………………………………………… *645,728*

東京地判平成15・4・25判タ1131号285頁	*197,224,228*
東京高判平成15・5・19判タ1153号99頁	663
東京地判平成15・5・28判タ1136号114頁	195
仙台高秋田支判平成15・8・27判タ1138号191頁	20
大阪地判平成15・10・29判時1879号86頁	211

最判平成15・11・11民集57巻10号1466頁、判タ1140号86頁、医事法判例百選47事件
　……………………………………………………………… *120,154,217,228,268*

松山地判平成15・11・12判タ1144号133頁	310
東京高判平成15・12・24刑集59巻9号1582頁	652
最判平成16・1・15裁時1355号27頁	*226,236*
大阪高判平成16・1・16判例集未登載	231
甲府地判平成16・1・20判時1848号119頁、判タ1177号218頁	*102,198*
東京地判平成16・1・30判タ1194号243頁	102

777

東京地判平成16・2・23判タ1149号95頁 ·· *21*
最判平成16・4・13刑集58巻4号247頁 ································ *532,596,664*
高松高判平成16・7・16判タ1160号86頁 ·· *311*
東京高判平成16・9・30判時1880号72頁 ·· *102*
東京高判平成17・1・27判時1953号132頁 ·· *34*
大阪家岸和田支審平成17・2・15家月59巻4号135頁 ···························· *473*
東京高判平成17・3・25刑集62巻4号1187頁 ·· *670*
横浜地判平成17・3・25判時1909号130頁、判タ1185号114頁 ··············· *372*
大阪地判平成17・7・29判時1906号79頁 ·· *34*
最判平成17・9・8集民217号681頁、判タ1192号249頁 ················· *55,200*
最判平成17・11・15刑集59巻9号1558頁、医事法判例百選72事件 ········ *577,652*
新潟地判平成18・3・27判時1961号106頁 ·· *101*
最判平成18・4・18集民220号111頁 ··· *207*
名古屋家審平成18・7・25家月59巻4号127頁 ······································ *474*
最判平成18・9・4民集60巻7号2563頁 ·· *311*
東京高決平成18・9・29家月59巻7号89頁 ··· *314*
最判平成18・10・27集民221号705頁、判時1951号59頁 ········ *21,55,170,201*
最判平成18・11・14集民222号167頁 ·· *208*
松山地宇和島支判平成18・12・26判例集未登載 ····································· *331*
東京高判平成19・2・28判タ1237号153頁 ······································· *55,372*
最判平成19・3・23民集61巻2号619頁 ·· *313*
最決平成19・3・26刑集61巻2号131頁 ·· *645*
東京地判平成19・6・27判時1978号27頁 ··· *85*
東京地判平成20・1・11判タ1284号296頁 ·· *376*
名古屋地判平成20・2・13判時2028号76頁 ·· *33*
大阪地判平成20・2・21判タ1318号173頁 ·· *103*
最決平成20・3・3刑集62巻4号567頁 ·· *670*
最判平成20・4・24判時2008号86頁 ··· *28*
福島地判平成20・8・20医療判例解説16号21頁 ···································· *642*
神戸家姫路支審平成20・12・26家月61巻10号72頁 ······························ *314*
最判平成21・3・27集民230号285頁 ·· *193*
最決平成21・12・7刑集63巻11号1899頁、判時2066号159頁、判タ1316号147頁、
　　医事法判例百選94事件 ··· *373*

東京地判平成22・1・28判タ1328号167頁 ……………………………… *103*
東京地判平成22・3・30判時2096号9頁 ………………………………… *562*
広島高岡山支判平成22・12・9医療判例解説36巻2頁 ………………… *100*
東京地判平成23・1・27判タ1367号212頁 ……………………………*86, 103*
東京地判平成23・2・10判時2109号56頁、判タ1344号90頁 …………… *559*
東京高判平成23・4・26民集67巻1号221頁 …………………………… *562*
福岡地判平成23・12・20判例集未登載 ……………………………………… *86*
最判平成24・2・13刑集66巻4号405頁 ………………………………… *540*
神戸家審平成24・3・2家月65巻6号112頁 ……………………………… *312*
東京高決平成24・10・31判例集未登載 …………………………………… *312*
東京高決平成24・12・26判タ1388号284頁 ……………………………… *312*
最判平成25・1・11民集67巻1号1頁 …………………………………… *562*
最決平成25・12・10裁時1593号4頁 ……………………………………… *313*

● 事 項 索 引 ●

【英数字】

Bioethics（バイオエシックス） 288
DNA 416
DNA の二重らせん構造モデル 416
ES 細胞（胚性幹細胞） 316
EU 指令における除外規定 74
GCP（医薬品の臨床試験の実施の基準） 435
GLP（医薬品の安全性に関する非臨床試験の実施の基準） 569
GMP（医薬品・医薬部外品の製造管理・品質管理の基準） 567
GPMSP（医薬品の市販後調査の基準） 570
HIV 573
ICH（日米 EU 医薬品規制調和国際会議） 443
MR 560
Munchausen by syndrome proxy（ミュンヒハウゼン症候群） 479
NPO 法人患者の権利オンブズマン 718
quality of life（QOL） 479
WHO 宣言（ヨーロッパにおける患者の権利の促進に関する宣言） 709

【あ行】

アンケート方式 272
安全管理（配慮）義務 99
安全な医療を受ける権利 730
安楽死 348,624

安楽死法 380
意思決定の因果関係（第 1 の因果関係） 31,32
異状 660,666
異状死 592
異状死ガイドライン 594,667
異状死体 666
異状死届出義務 519,594
遺族 598
遺族等に対する死因・死亡の経過についての説明 10
遺族に対する報告義務 733
遺伝子治療 422,425
遺伝情報 44
遺伝的エンハンスメント 425
医の倫理 289
医プロフェッション 622,625
医学館 494
医学準則（レーゲ・アルティス） 628,630
医学的適応性 627,629
医師の裁量 206
医師の説明義務 10
医師国家試験 506
医師法 495,505
医師免許規則 495
医師免許証 508
医事関係訴訟委員会 266
医事刑法 633
医事刑法学 620
医術開業試験規則 495

医術的正当性　627,630
医籍　508
医的侵襲行為　627
医薬分業　557
医療・介護事業者ガイドライン　72
医療過誤　639
医療過誤の類型　641
医療過誤裁判　639
医療過誤事件　627
医療過誤情報　38
医療慣行　118
医療関連情報　46
医療機器　566
医療契約　88
医療行為　620,627
医療施設等を整備する義務　730
医療事故　639
医療事故調査委員会　737
医療事故届出制度　669
医療情報　36,624
医療水準（論）　110,141,179,654,672
医療水準の内容　14
医療被害　731
医療被害の救済を受ける権利　731
医療被害防止・補償法要綱案（骨子）　731
医療父権主義　8
医療法　495
医療保護入院　341
医療保障制度を充実する義務　730
一般的受容・採用方式　707
因果関係　232,635,639

因果関係否定説　11
インシデント・レポート　641
インターン制度　511
院内感染対策義務　99
インフォームド・コンセント（Informed Consent）　8,11,54,291,338,441,444,479,623,625,630,640,739
インフォームド・コンセント原則　8,711
インフォームド・コンセント取得義務違反　31
インフォームド・チョイス　623,632
請負契約　90
疑わしきは生命の利益に　625
衛生検査技師　501
エイズ事件　670
エイズ発症　674
エホバの証人（による輸血拒否）　26,635
応招義務　96,559
欧州評議会「生物学及び医療の適用における人権及び人間の尊厳の養護のための条約」　732

【か行】

解体新書　494
回復可能性の侵害　222
解剖　181
隔離の必要性　688
過失　670
過失競合　651,652,658
過失致死罪　638

781

事項索引

過失認定　*675*
過失犯　*643*
過失犯の共同正犯　*652*
化膿性（細菌性）髄膜炎　*146*
看護過誤　*667*
看護師　*500*
監察医　*600*, *607*, *608*
監察医制度　*600*
患者誤認事故　*728*
患者主権主義　*8*
患者代理人（patients representative）　*716*
患者の権利宣言（アメリカ病院協会）　*16*
患者の権利に関するリスボン宣言　*16*
患者の権利法をつくる会　*712*
患者の最善の利益（Best Interest）　*25*
患者の自己決定権　→　自己決定権
患者の諸権利を定める法律要綱案（患者の権利法案）　*712*
患者の同一性　*647*
患者の同一性確認　*646*, *648*, *652*
患者の有効な同意を得るための説明　*10*
患者擁護者（patients advocacy）　*716*
間接的安楽死　*348*
感染症　*578*
感染症予防法　*579*
鑑定　*185*
鑑定処分許可状　*599*
鑑定人　*618*

鑑定人協議会　*185*
監督過失　*658*
カンファレンス方式　*271*
危害防止責任　*189*
危険（リスク）の引受け　*629*
器物損壊罪　*302*
基準薬局　*561*
稀少疾病用医薬品（orphan drug）　*565*
技術・設備の普及　*20*
旧過失論　*672*
許可　*506*
共同鑑定　*271*
強制治療（入院）　*684*
行政官の不作為　*670*
行政検視　*596*
業務上過失傷害罪　*645*, *647*
業務上過失致死罪　*635*, *638*, *670*
業務上過失致死傷罪　*627*
業務上過失致傷罪　*519*, *526*
業務独占　*515*
業務法　*505*
緊急避難　*632*, *638*
苦情から学ぶ医療システム　*718*
苦情窓口担当者（complaints manager）　*716*
具体的患者標準修正説　*19*
具体的患者標準説　*12*, *19*
具体的予見可能性　*679*
クローン技術等規制法　*621*
クローン人間　*316*
刑事医療過誤　*641*
刑事規制　*620*

刑事訴訟法　599
刑法　505
刑法学　620
契約責任　188
経済的、社会的及び文化的諸権利に関
　　する規約（社会権規約）　708
欠格事由　507
結果回避可能性　671
結果回避義務　671
結果回避措置　679
結果債務　91
血友病患者　671
血友病専門医　672
ゲノム　417
健康を享受する権利　706
検案　594
検疫感染症　578
検疫法　579
検死　597
検視　596,615
検証　596
献体　598,612
献体の意思　598
研鑽義務　146
謙抑制　622
顕微授精　298
減数（減胎）手術　403
減数中絶　300
小石川養生所　494
行為主義　621
公衆衛生行政　684
厚生省ルート　670
後天性免疫症候群の予防に関する法律
　　581
合理的医師標準説　19
合理的患者標準説　12,19
国際人権章典（International Bill of
　　Human Rights）　708
国民医療費　498
国民医療法　495
国民健康保険　498
個人情報の利用・提供の規制　76
個人情報保護条例　68
個人情報保護制度　64
個人情報保護法（個人情報の保護に関
　　する法律）　43
個人の優越　732
子どもにとっての利益　479
子どもの判断能力　479
雇用契約　90
コレラ感染者　578
コレラ予防仮規則　579
混合契約　90

【さ行】

罪刑法定主義　621,660
再興感染症　578
最後の手段（ultimaratio）　621
在宅医療　561
債務不履行　188,202,206,627
債務不履行責任　202
裁量判断　189
差額説　223
作為義務　638,682
殺人罪　526
サリドマイド　573

783

事項索引

死因説明・解明義務　99
ジェネリック　569
資格法　505
自己決定権　9,47,158,160,161,
　　163,434,479,623,632
自己決定権の意義と射程範囲　622
自己決定論の医療倫理　289
自己情報コントロール権　64,624
自己の身体に対する支配権　9
事故防止　640
自殺関与罪　638
死産　606
自然死　592
死体解剖　617
死体解剖資格　599
死体解剖保存法　598
死体検案書　604
死体損壊罪　597,607,608
実地修練制度　511
児童虐待　487
自発的安楽死　349
市販後治験　570
司法検視　596
死亡診断書　603
市民的及び政治的権利に関する国際規
　　約（自由権規約）　708
社会的合意　625
社会防衛　684
就業制限　684
集中証拠調べ　184
手段債務　91
出生前診断　400
熟慮する機会　21

種痘　578
種痘法　578
守秘義務（秘密保持義務）　42,539
準委任契約　90,188,202
純粋型安楽死　348
傷害罪（等）　526,627,631,638
障害新生児の選択的非治療　483
障害の因果関係（第2の因果関係）
　　31,32
消極的安楽死　348
証拠保全手続　182
使用者責任　636
情報提供義務　48,194,559
情報提供義務違反　222
情報提供責任　207
情報へのアクセス権　339
将来の損害　222
嘱託・承諾殺人罪　638
助産師　500
処方箋　558
処方箋交付義務　519
自律尊重原理　289
人格権　621,636
人格的地位の侵害　222
新過失論　672
親権　488
新興感染症　578
人工授精（AID）　298
新生児医療　480
人体実験　434
診断書等交付義務　519
信頼の原則　642,644,652
診療（応招）義務　519

事項索引

診療（応招）義務違反　510
診療契約　188
診療経過一覧表　252
診療情報　36,41,624
診療情報提供指針（診療情報の提供等に関する指針）　79,82
診療水準　204
診療放射線技師　501
診療録の記載および保存義務　519
正義原理　289
精索捻転症　151
誠実に医療を提供する義務　730
正常な判断能力　28
生殖補助医療　298
精神医療審査会　343
精神科医療　620
精神病者の保護及び精神保健ケア改善のための原則　701
製造業者　567
製造販売業　567
生存権　482
生存の価値なき生命の毀滅　623,625
生体間移植　329
性同一性障害　629
正当業務行為　627,629
成年後見人　29
性病予防法　581
製品の回収義務　677
生物学的研究　434
生物由来製品　564
生命身体への損傷　222
生命倫理　288
生命倫理基本原則　289

生命倫理原則　53
製薬会社　670
世界人権宣言（Universal Declaration of Human Rights）　708
責任主義　621
責任法　505
積極的安楽死　348
絶対的欠格事由　507
説明会　183
説明義務　48,54,142,194
説明義務違反　180
説明事項　445
説明すべき項目　18
説明責任　194,640
説明文書　447
遷延分娩　153
善行原理　289
センシティブ情報　43
専断的治療行為　623,627,631
専断的治療行為罪　628
専門委員　184,260
臓器移植　319
臓器移植法（臓器の移植に関する法律）　320
臓器売買　331
争点整理　184
争点整理表　252
相対的欠格事由　507
創薬　566
措置入院　341
その他の薬剤師　560
損害賠償責任　627,631
尊厳死　348,632

785

事項索引

【た行】

第1の因果関係　→　意思決定の因果関係
第2の因果関係　→　障害の因果関係
代行同意　632
第三者行為による傷病届　760
胎児条項　399
対質　264
耐性菌感染症　578
代諾者や代行判断者　30
代諾ないし代行判断　29
対面診療の原則　529
代理懐胎　301
代理決定の原則　479
代理出産　298, 629
代理母　301
代理母斡旋　301
堕胎罪　301
地域がん登録事業　78
チーム医療　642
治験　570
治験依頼者　444
治験実施医療機関　444
治験実施計画書　441, 444
治験審査委員会　441
治験責任医師　444
治験届出数　442
知見の普及　20
治験薬　441
着床前診断　314, 402
注意義務（論）　672
注意義務違反　639
注意義務説　11

注意義務独立説　13
治療行為　627, 630
治療行為傷害説　628
治療行為非傷害説　628
陳述書　184
帝京大ルート　670
提供卵子体外受精　298
データベース化　38
デザイナー・ベビー　315
デジタルデバイド　37
転医勧告義務　14
転医勧告としての説明　10
伝染病予防規則　579
伝染病予防法　579
天然痘予防規制　578
添付文書　572
顛末報告義務　203
同意殺人罪　624
凍結保存　300
到達可能な最高水準の身体及び精神の健康を享受する権利　709
動物由来感染症　586
ドクターレター　572
特定生物由来製品　565
独立行政法人医薬品医療機器総合機構　568

【な行】

肉体的損傷　222
日本医師会　498
日本医療機能評価機構　745
日本外科学会ガイドライン　667
日本法医学会　667

786

日本薬局方　*564*

ニュールンベルグ綱領　*434*

人間の尊厳　*620, 621, 640*

脳死　*321*

脳死判定基準　*323*

ノー・フォールト・システム　*640*

【は行】

胚移植　*298*

排卵誘発剤　*303*

ハインリッヒの法則　*641*

パターナリズム　*624*

パレンス・パトリエ（の法理）　*335, 470*

犯罪死　*597*

犯罪死体　*596*

反自発的安楽死　*349*

ハンセン病　*685*

販売中止義務　*677*

反復継続意思説　*517*

被害者の承諾　*629, 630*

非加熱製剤　*670*

光凝固療法等　*142*

被験者の人権　*435*

非自発的安楽死　*349*

ヒトゲノム　*417*

非配偶者間生殖補助医療　*307*

ヒヤリ・ハット事例　*741*

病院薬剤師　*559*

品目ごとの承認　*568*

副作用　*573*

複数鑑定　*271*

不真正不作為犯　*526*

不法行為　*202*

不法行為責任　*188, 627*

プライバシー　*63, 625*

プライバシー権　*624*

プライバシー侵害　*39*

ブランド　*569*

文書による同意　*27*

ヘルシンキ宣言　*16, 434*

変死者　*619*

変死体　*596*

法益関係的錯誤　*631*

法益保護主義　*621*

法的介入　*487*

法によるチェック　*622*

法に対するチェック　*622, 623*

保健医療における人権と価値　*710*

保健師　*499*

保険薬局　*561*

保険薬剤師　*561*

保護者　*344*

保護責任者遺棄罪　*526*

保護責任者遺棄（致死）罪　*638*

保護法益　*621*

補償システム　*640*

ポストシークエンス時代　*40*

母体保護法　*396*

ボランティア精神　*442*

ポリス・パワー　*335*

本人の意思の推定　*30*

【ま行】

マスターファイル　*569*

末期がん患者に対する説明　*23*

787

事項索引

未熟児網膜症訴訟　*142*
未承認医薬品　*565*
ミドリ十字ルート　*670*
無危害原理　*289*
無形被害　*223*
無資格診療　*631*
無診察治療および無診察証明の禁止　*519*
無名契約　*90*,*188*
無免許医業罪　*509*,*517*
メディカル・サービス　*629*
メディカル・デュープロセスの法理　*625*
メディカル・パターナリズム　*623*,*625*,*632*
メディカル・モデル　*335*
免許　*506*,*559*
免許更新制度　*509*
免責特権　*190*
問診義務　*127*

【や行】

薬害エイズ事件　*683*
薬剤試験規則　*495*
薬剤師倫理規定　*560*
ヤコブ病　*573*
薬局　*560*
薬局薬剤師　*561*
優越的利益　*627*,*630*,*631*,*637*

有害事象　*446*
有形損害　*222*
優生思想　*624*
輸血拒否　*623*,*632*,*633*
輸血拒否権　*633*,*637*
輸入感染症　*578*
容器 and／or 被包　*572*
予見可能性　*671*
予見可能性判断　*672*

【ら行】

らい予防法　*581*,*685*
らい予防法の廃止に関する法律　*686*
らい予防法違憲国賠訴訟　*686*
リーガル・モデル　*335*
リスクマネジメント　*640*
リビング・ウィル　*367*
リプロダクティブ・ヘルス　*303*
リプロダクティブ・ライツ　*303*
量刑判断　*676*
療養指導義務　*519*
療養方法等の指示指導としての説明　*10*
倫理委員会　*483*,*625*
臨床医学の実践における医療水準　*20*
臨床検査技師　*501*
臨床研修制度　*511*
臨床試験　*628*
臨床治験　*437*

〔編著者略歴〕

加 藤 良 夫　（かとう　よしお）

南山大学大学院法務研究科教授・弁護士
〔略　歴〕
1948年愛知県生。1971年中央大学法学部卒業。同年司法試験合格。1972年最高裁判所司法修習生（26期）。1974年弁護士登録（名古屋弁護士会）。1986年日弁連人権擁護委員（医療と人権部会）。1990年医療事故情報センター理事長。1993年聖隷浜松病院倫理委員会委員。1995年日本医事法学会理事。これまで名古屋大学医学部、公立春日井小牧看護専門学校、静岡県立大学短期大学部看護学科等で非常勤講師（「関係法規」「生命倫理と法」等を担当）を務め、2001年より愛知大学法学部教授（民法）を経て2003年より南山大学法学部教授。2004年4月より現職。
〔主な著書〕
「医療事故から学ぶ　事故調査の意義と実践」（中央法規出版）「患者側弁護士のための実践医療過誤訴訟」（日本評論社）、「生命のフィロソフィー」（世界思想社）、「医療過誤から患者の人権を守る」（ぶどう社）、「生命倫理学講義」（日本評論社）、「民事弁護と裁判実務⑥」（ぎょうせい）、「医療事故紛争の上手な対処法」（民事法研究会）〈以上共著を含む〉

実務　医事法〔第2版〕

平成26年5月12日　第1刷発行

定価　本体6,600円＋税

編 著 者　加藤良夫
発　　行　株式会社　民事法研究会
印　　刷　株式会社　太平印刷社
発 行 所　株式会社　民事法研究会
〒150-0013　東京都渋谷区恵比寿3-7-16
　　　　〔営業〕　TEL 03(5798)7257　FAX 03(5798)7258
　　　　〔編集〕　TEL 03(5798)7277　FAX 03(5798)7278
　　　　http://www.minjiho.com/　　info@minjiho.com

落丁・乱丁はおとりかえします。　ISBN978-4-89628-943-5 C3032 ¥6600E
カバーデザイン　袴田峯男

●紛争解決のための手続上の留意点、理論・実務的指針を解説！

理論・実務から審理のあり方まで網羅！

【専門訴訟講座❹】

医 療 訴 訟

浦川道太郎・金井康雄・安原幸彦・宮澤 潤 編

Ａ５判・744頁・定価 6,930円（税込、本体6,600円）

―― 本書の特色と狙い ――

▶極めて専門性の高い専門的知識・能力を必要とされる医療訴訟について、研究者・弁護士・裁判官がそれぞれの専門知識を駆使して紛争解決の理論と実務指針を明示！

▶［第１部：法理編］では、研究者を中心に、紛争の中に活きる理論を解説し、新たな形での「理論と実務の架橋」を実現！

▶［第２部：実務編］では、医療機関側代理人、患者側代理人それぞれの立場より、手続の流れに沿って訴訟提起前の対応から受任、訴訟活動における紛争解決のノウハウと法的問題点のとらえ方を開示！

▶［第３部：審理編］では、地方裁判所医療集中部出身の裁判官により、最新の審理のあり方について訴訟遂行上の留意点を踏まえて解説！

▶研究者・裁判官・弁護士・司法書士・法科大学院生・医療関係者に必携の１冊！

―― 本書の主要内容 ――

第１部 医療訴訟の法理
　第１章　序　説／第２章　説明義務と責任／第３章　医療過誤と責任／第４章　医療情報と責任／第５章　医療訴訟における損害論

第２部 医療訴訟の実務
　第１章　総　説／第２章　訴訟提起前の活動／第３章　医療訴訟の受任／第４章　医療訴訟の法的論点／第５章　医療訴訟の訴訟活動

第３部 医療訴訟の審理
　第１章　医療訴訟の審理の現状と課題／第２章　医療訴訟における訴訟物と要件事実／第３章　争点整理手続のあり方／第４章　集中証拠調べの準備とその実施／第５章　医学的知見の獲得のための方策／第６章　医療訴訟の解決

・資料編

発行　民事法研究会

〒150-0013　東京都渋谷区恵比寿3-7-16
（営業）TEL.03-5798-7257　FAX.03-5798-7258
http://www.minjiho.com/　　info@minjiho.com